JN255976

第7版

衛生薬学

健康と環境

原　俊太郎
姫野誠一郎　編
吉成　浩一

丸善出版

ま　え　が　き

　薬学は「薬を創る」,「薬の作用機構を理解する」,「薬を正しく有効に使う」などを中心とした学問であるが,「疾病を予防する」も薬学になくてはならない分野であり,その分野を担うのが衛生薬学である.薬剤学などの薬学独自の分野と異なり,衛生薬学で学ぶ保健統計,疫学,栄養,食品衛生,毒性,環境衛生などの内容は,医学部や看護学部の公衆衛生学と重なる部分が多い.現在,医療の様々な分野で多職種の連携が必要となっており,薬学部出身者が他職種の医療人とともに活動するうえで,公衆衛生に関する知識と考え方を共有することは非常に重要である.

　2020年からの新型コロナウイルス感染症(COVID-19)によるパンデミックは,細菌やウイルスに関する微生物学的な知識だけでなく,感染がなぜ広がるのか,どうすれば予防できるのか,などの感染症予防に関する公衆衛生学的な知識と理解が,適切な対策を実施するうえで重要であり,薬剤師もその専門家であるべきことを示した.さらに,地震などによる災害時の医療チームの活動において,初期の緊急対応における薬物治療への関与だけでなく,長期にわたる避難生活における医薬品の管理,環境衛生,食品衛生,栄養管理などの様々な課題に対して,薬剤師が貢献しうることが注目されている.人々の健康増進と疾病予防に貢献するうえで,衛生薬学で学ぶ内容は不可欠のものである.

　本書は,1996年に初版が出版されて以来,約30年にわたって版を重ね,今回が第7版となる.これまで一貫して目指してきたのは,単に薬剤師国家試験出題基準や薬学教育モデル・コア・カリキュラムを後追いするのではなく,衛生薬学の将来を見据え,今後必要と思われる新しい内容も積極的に取り入れることだった.また,様々な用語の定義とその背景にある考え方をていねいに解説することを心がけ,衛生薬学について深く学べる質の高い教科書を目指してきた.第7版では,新たな編者・執筆者も加わり,さらなる内容の充実と吟味に努めた.衛生薬学について正しく理解し,深く学ぶうえで,読者にとって本書が最適な教科書となれば幸いである.

　最後に,本改訂に際して多大なご尽力をいただいた執筆者各位と丸善出版の糠塚さやか氏および佐藤か奈氏,ならびに関係者各位に深甚なる謝意を表したい.

　2025年　早　春

編者を代表して　姫　野　誠一郎

編者および執筆者

編　者　　原　　　　俊太郎　　昭和大学薬学部　教授

姫　野　誠一郎　　昭和大学薬学部　客員教授

吉　成　浩　一　　静岡県立大学薬学部　教授

執筆者　　小　野　　　敦　　岡山大学学術研究院医歯薬学域薬学系　教授　（8・4, 8・5節）

加　藤　真　介　　横浜薬科大学薬学部　教授　（9・6節）

川　﨑　直　人　　近畿大学薬学部　教授　（8・5節, 9・7節, 付表1〜2）

木　村　朋　紀　　摂南大学薬学部　教授　（9・3節, 付表3〜17, 補足表）

桑　田　　　浩　　昭和大学薬学部　准教授　（7・3節）

古　武　弥一郎　　広島大学大学院医系科学研究科　教授　（7・2・3〜7・2・5項）

佐　能　正　剛　　和歌山県立医科大学薬学部　准教授　（8・2節）

篠　永　　　浩　　三豊総合病院薬剤部　副薬剤部長　（6・9節）

杉　田　　　隆　　明治薬科大学薬学部　教授　（5章）

鈴　木　真　也　　徳島文理大学薬学部　教授　（4・4節, 9・3・5項a., 9・5節）

角　　　大　悟　　徳島文理大学薬学部　教授　（8・3・2項a.〜j.）

鳥　羽　　　陽　　長崎大学大学院医歯薬学総合研究科薬学系　教授　（9・4節）

中　西　　　剛　　岐阜薬科大学　教授　（8・3・2項k., 9・2節）

沼　澤　　　聡　　昭和大学薬学部　教授　（8・3・3項b., 8・3・4項）

原　　　俊太郎　　昭和大学薬学部　教授　（4・2節, 7・4〜7・6節）

姫　野　誠一郎　　昭和大学薬学部　客員教授
　　　　　　　　　（1〜3章, 4・1節, 6・1, 6・2, 6・7, 6・8節, 7・1節, 9・1節）

黄　　　基　旭　　東北医科薬科大学薬学部　教授　（8・3・3項a.）

藤　代　　　瞳　　徳島文理大学薬学部　准教授
　　　　　　　　　（4・3節, 7・2・1, 7・2・2, 7・2・6項）

松　沢　　　厚　　東北大学大学院薬学研究科　教授　（6・3〜6・6節）

三　浦　伸　彦　　横浜薬科大学薬学部　教授　（4・5節）

吉　成　浩　一　　静岡県立大学薬学部　教授　（8・1節, 8・3・1項, 8・3・5項）

（2025年1月現在，五十音順，（　）内は執筆担当箇所）

目　　次

Ⅰ　保 健 衛 生

1章　健 康 と 疾 病

1・1　健康と疾病予防 ………………………………………………………… 1
 1・1・1　衛生薬学が目指すもの　*1*
 1・1・2　衛生薬学の知識が必要となる薬剤師の役割　*2*
 1・1・3　疾病構造の変化　*4*
 1・1・4　健康と疾病，およびその境界領域　*5*
 1・1・5　疾病予防の各段階　*6*
 1・1・6　健康水準の新たな指標　*7*
 1・1・7　現代日本の健康問題とその対策　*9*
1・2　環境因子と健康 …………………………………………………………… 14
 1・2・1　健康に影響を及ぼす環境因子　*14*
 1・2・2　環境因子に対する生体反応　*14*
 1・2・3　生体防御機構　*16*

2章　保 健 統 計

2・1　人口統計 ……………………………………………………………………… 17
 2・1・1　人口静態統計　*17*
 2・1・2　人口動態統計　*19*
2・2　世界と日本の人口の動向 ………………………………………………… 19
 2・2・1　世界人口の動向　*19*
 2・2・2　多産多死から少産少死へ　*20*
 2・2・3　日本の人口の推移　*20*
2・3　人口の高齢化と少子化 …………………………………………………… 22
 2・3・1　人口の高齢化　*22*
 2・3・2　出生に関する指標と少子化　*26*
2・4　死亡と疾病に関する保健統計 …………………………………………… 30
 2・4・1　死亡の動向　*30*
 2・4・2　生命表　*35*
 2・4・3　傷病統計　*38*

3章　疫　　学

3・1　疫学の考え方 ……………………………………………………………… 41
 3・1・1　疫学の定義　*41*
 3・1・2　疫学の先駆者　*41*
 3・1・3　疫学の三要因　*42*

vi 目 次

3・2 疫学の方法 ………………………………………………………………… 43
  3・2・1 疫学調査方法の種類 *43*
  3・2・2 コホート研究と症例対照研究 *45*
  3・2・3 分析疫学によるリスクの推定 *48*
  3・2・4 疫学調査データの解釈 *54*
  3・2・5 疫学調査の実際 *57*

4章 疾病予防と健康管理

4・1 非感染性疾患，母子保健，産業保健を学ぶにあたって ……………… 63
4・2 生活習慣病の動向とその対策 …………………………………………… 64
  4・2・1 生活習慣病の特徴 *64*
  4・2・2 がんの動向と予防 *66*
  4・2・3 循環器疾患の動向と予防 *76*
  4・2・4 糖尿病の動向と予防 *84*
  4・2・5 メタボリックシンドローム *85*
  4・2・6 慢性腎臓病(CKD)の動向と予防 *88*
  4・2・7 慢性閉塞性肺疾患(COPD)の動向と予防 *89*
  4・2・8 老人の健康と疾病予防 *90*
4・3 母子保健 ………………………………………………………………… 94
  4・3・1 母子保健の歴史・現状・新たな課題 *94*
  4・3・2 新たな母子保健施策 *95*
  4・3・3 母子保健の指標値 *96*
  4・3・4 母子感染症 *96*
  4・3・5 妊産婦，新生児，乳幼児に対する母子保健事業 *97*
  4・3・6 母子保健の新たな課題とその対策 *100*
4・4 学校保健 ………………………………………………………………… 102
  4・4・1 学校保健とは *102*
  4・4・2 学校保健の経緯，現状，動向 *103*
  4・4・3 学校薬剤師の役割，職務 *103*
4・5 産業保健 ………………………………………………………………… 104
  4・5・1 労働衛生の意義 *104*
  4・5・2 労働災害と職業病 *105*
  4・5・3 おもな職業病の発生状況 *105*
  4・5・4 代表的な職業病 *108*
  4・5・5 労働衛生管理 *113*

5章 感染症とその予防対策

5・1 現代における感染症と予防 ……………………………………………… 117
5・2 感染と発症 ……………………………………………………………… 118
5・3 感染症の予防や感染対策 ………………………………………………… 124
5・4 感染症の発生動向 ……………………………………………………… 131
  5・4・1 感染症の発生動向調査 *131*
  5・4・2 おもな感染症の特徴と発生動向 *131*
  5・4・3 性感染症の発生動向と予防対策 *147*
  5・4・4 新興感染症・再興感染症(新興・再興感染症) *148*
5・5 予防接種の意義 ………………………………………………………… 150
5・6 感染症対策とがん予防 ………………………………………………… 156

Ⅱ　栄養・食品と健康

6章　栄養生理学

6・1　栄養と健康をめぐる概況 ……………………………………………… 159
　　6・1・1　栄養生理学の意義と薬剤師の役割　*159*
　　6・1・2　ライフステージと栄養　*160*
　　6・1・3　エネルギー摂取量および肥満とやせの傾向　*161*

6・2　エネルギー源としての三大栄養素 ………………………………… 163
　　6・2・1　エネルギーをキーワードとして栄養素の代謝を考える　*163*
　　6・2・2　三大栄養素からのエネルギーの摂取　*164*
　　6・2・3　エネルギーの貯蔵と放出　*166*
　　6・2・4　エネルギーの消費　*167*

6・3　食物の消化・吸収 …………………………………………………… 171
　　6・3・1　糖質の消化・吸収　*172*
　　6・3・2　脂質の消化・吸収　*177*
　　6・3・3　タンパク質の消化・吸収　*179*
　　6・3・4　消化管ホルモンの作用　*181*

6・4　エネルギーの貯蔵，活用とその調節 ……………………………… 182
　　6・4・1　糖質の活用と相互変換　*182*
　　6・4・2　脂質の貯蔵と活用　*187*
　　6・4・3　タンパク質の体内変換と活用　*193*
　　6・4・4　エネルギー不足時の代謝調節　*196*

6・5　ビタミン，ミネラル，食物繊維などの役割 ……………………… 197
　　6・5・1　水溶性ビタミン　*199*
　　6・5・2　脂溶性ビタミン　*204*
　　6・5・3　ミネラル　*209*
　　6・5・4　食物繊維　*217*
　　6・5・5　食物繊維以外の非栄養素　*218*

6・6　健康増進と食品成分 ………………………………………………… 219
　　6・6・1　食品の機能　*219*
　　6・6・2　保健機能食品制度　*219*
　　6・6・3　特別用途食品　*221*
　　6・6・4　特定保健用食品　*221*
　　6・6・5　栄養機能食品　*224*
　　6・6・6　機能性表示食品　*225*
　　6・6・7　食薬区分　*225*
　　6・6・8　健康食品と薬剤師　*227*

6・7　栄養の過不足と疾病 ………………………………………………… 227
　　6・7・1　エネルギー・タンパク質の過不足と疾病　*227*
　　6・7・2　糖質の過不足と疾病　*230*
　　6・7・3　脂質の過不足と疾病　*230*
　　6・7・4　ビタミンの過不足と疾病　*233*
　　6・7・5　ミネラルの過不足と疾病　*234*

6・8　食事摂取基準と国民栄養の動向 ………………………………… 234
　　6・8・1　食事摂取基準　*234*
　　6・8・2　国民栄養の変化と動向　*239*

6・9　疾病治療と栄養 ……………………………………………………… 242
　　6・9・1　NST の意義と薬剤師の役割　*242*
　　6・9・2　栄養療法の種類と役割　*243*
　　6・9・3　病態に伴う代謝変化と栄養療法　*250*

viii 目 次

7章 食 品 衛 生

7・1 食品衛生の意義 ……………………………………………… 253
7・2 食品に由来する健康障害 ………………………………… 254
　　7・2・1 食中毒統計　254
　　7・2・2 細菌，ウイルス，寄生虫による食中毒　260
　　7・2・3 自然毒由来の食中毒　267
　　7・2・4 化学物質由来の食中毒　280
　　7・2・5 食品中の発がん物質　288
　　7・2・6 食品中のアレルギー物質　292
7・3 食品の変質(腐敗)と保存 ……………………………… 295
　　7・3・1 食品の腐敗　296
　　7・3・2 油脂の変敗　299
　　7・3・3 その他の食品の変質　304
　　7・3・4 食品変質の予防　306
7・4 食品添加物 ……………………………………………… 308
　　7・4・1 食品添加物総論　308
　　7・4・2 食品添加物各論　311
7・5 バイオテクノロジー応用食品 ………………………… 321
　　7・5・1 遺伝子組換え食品　322
　　7・5・2 ゲノム編集食品(ゲノム編集技術応用食品)　323
7・6 食品衛生とその関連法規 ……………………………… 324
　　7・6・1 食品の安全を守る仕組み　324
　　7・6・2 食品の安全性を確保するための法整備　326
　　7・6・3 食品の安全性に関する今後の課題　328

Ⅲ ヒ ト と 環 境

8章 化学物質の毒性

8・1 化学物質と健康 …………………………………………… 329
8・2 化学物質の体内動態(吸収・分布・代謝・排泄) ……… 331
　　8・2・1 吸　収　332
　　8・2・2 分　布　334
　　8・2・3 排　泄　335
　　8・2・4 異物代謝の機構　338
　　8・2・5 異物代謝に影響を及ぼす因子　353
8・3 化学物質の有害作用 …………………………………… 357
　　8・3・1 毒性発現機序概説　357
　　8・3・2 毒性の種類と代表的な臓器毒性　362
　　8・3・3 代表的な毒性物質　391
　　8・3・4 化学物質による中毒　414
　　8・3・5 化学物質に対する生体防御機構　434
8・4 化学物質の安全性評価と規制 ………………………… 436
　　8・4・1 リスク評価　437
　　8・4・2 有害性確認　438
　　8・4・3 用量反応評価　444
　　8・4・4 曝露評価　448
　　8・4・5 リスク判定　449
　　8・4・6 リスク管理(リスクマネージメント)　449

目　次　ix

8・4・7　化学物質の規制と法律　*449*
8・4・8　リスクコミュニケーション　*453*
8・5　廃棄物 ……………………………………………………………………… *455*
8・5・1　廃棄物の種類と処理方法　*455*
8・5・2　廃棄物処理の問題点とその対策　*459*
8・5・3　マニフェスト制度　*459*
8・5・4　廃棄物・リサイクルに関する法律　*460*
8・5・5　特定化学物質の環境への排出管理に関する法律　*460*

9章　環　境　衛　生

9・1　環境と健康を守るための環境衛生対策 ………………………………… *463*
9・2　生態系における物質循環と化学物質の濃縮 …………………………… *464*
9・2・1　生態系の構成　*464*
9・2・2　生態系における物質循環　*466*
9・3　水環境 ……………………………………………………………………… *469*
9・3・1　上　水　*469*
9・3・2　水道水質基準と上水試験法　*480*
9・3・3　下　水　*484*
9・3・4　水質汚濁指標とその試験法　*490*
9・3・5　水環境にかかわる学校環境衛生基準　*497*
9・4　大気環境 …………………………………………………………………… *500*
9・4・1　大気汚染に影響する気象要因　*500*
9・4・2　大気汚染物質　*502*
9・4・3　大気汚染物質の測定法　*518*
9・5　室内環境 …………………………………………………………………… *524*
9・5・1　室内環境　*524*
9・5・2　室内環境にかかわる学校環境衛生基準　*525*
9・6　放射線 ……………………………………………………………………… *531*
9・6・1　放射線とは　*531*
9・6・2　放射線の物質との相互作用　*532*
9・6・3　おもな放射線の特徴・性質　*532*
9・6・4　放射線被曝　*533*
9・6・5　放射線量　*534*
9・6・6　放射線の人体への影響　*535*
9・6・7　線量限度　*536*
9・6・8　放射性医薬品　*536*
9・6・9　非電離放射線　*537*
9・7　地球環境 …………………………………………………………………… *537*
9・7・1　地球生態系とその構造　*537*
9・7・2　オゾン層破壊　*537*
9・7・3　地球温暖化　*540*
9・7・4　酸性雨　*542*
9・7・5　その他の地球環境問題　*543*
9・7・6　環境保全と法規制　*544*

付　表　*549*
索　引　*565*

1

健 康 と 疾 病

1・1　健康と疾病予防

1・1・1　衛生薬学が目指すもの

　衛生薬学という領域は何を対象とし，何を目指しているのであろうか．

　薬剤師法第一条には**薬剤師の任務**として「薬剤師は，調剤，医薬品の供給その他薬事衛生をつかさどることによって，**公衆衛生の向上及び増進に寄与**し，もって国民の健康な生活を確保するものとする」と規定されている．この規定は，「医師は，医療及び保健指導をつかさどることによって公衆衛生の向上及び増進に寄与し，もって国民の健康な生活を確保するものとする」という医師法第一条に対応する．薬剤師は，医師とともに公衆衛生の向上・増進に寄与することが法的に求められているのである．

　世界保健機関（World Health Organization：WHO）の定義によれば，**公衆衛生**（public health）とは「地域社会において，環境衛生管理，集団レベルでの疾病抑制策の実施，個人衛生に関する教育，疾病の早期発見と予防事業の組織化などを通じて，疾病予防，寿命延伸，心身の健康増進を目指す活動」である．公衆衛生学はそれを実現するための学問である．病気の治療が臨床医学であるのに対し，公衆衛生学は病気の予防のための**予防医学**を中心とした学問である．わが国では，明治時代に始まった医学教育において，公衆衛生学ではなく，**衛生学**（hygiene）という名称でスタートした．衛生学は，公衆衛生学という概念より，疾患に対する個人防衛の意味合いがやや強く，感染症予防や栄養改善に主眼がおかれたものである．その後，衛生学の1分野であった細菌学，ウイルス学，免疫学，栄養学などがいずれも独立して専門領域化した．第二次世界大戦後，医学部に米国流の**公衆衛生学**が導入された．両研究室をもつ医学部では，公衆衛生学は疫学などの社会科学的アプローチを含む分野として，衛生学は実験的アプローチも含む分野として棲み分けしていた．

　薬学においても，以前から「衛生化学」などの名称で，食品衛生学，栄養学，毒性学，裁判化学

2　第1章　健康と疾病

などの研究と教育を行ってきたが，疫学や保健統計は教育内容に含まれていなかった．近年，薬剤師が地域医療のなかでほかの医療スタッフと連携して活躍できる**医療人としての活動**が求められるようになり，公衆衛生の考え方，保健統計の知識，疫学の手法に関する理解も必要とされるようになってきた．薬学教育モデル・コア・カリキュラム（令和4年度改訂版）では，E. **衛生薬学**の範囲を下記の3分野としている．

E-1.　健康の維持・増進をはかる公衆衛生

E-2.　健康の維持・増進につながる栄養と食品衛生

E-3.　化学物質の管理と環境衛生

医薬品の知識だけでなく，病気の予防や健康増進，環境管理などの公衆衛生分野にも詳しい薬剤師の活躍が期待される現在，衛生薬学は薬学のなかできわめて重要な分野となっている．

1・1・2　衛生薬学の知識が必要となる薬剤師の役割

a．衛生行政への貢献

これまでも薬学出身者は保健所，地方衛生研究所，国立医薬品食品衛生研究所，科学警察研究所，都道府県警の科学捜査研究所，麻薬取締部など，国や地方自治体の衛生行政機関において衛生行政に貢献してきた．衛生行政機関で働く薬剤師の数は年々増加し，2022年には約7000人に達している．**全国の保健所には3000人以上の薬剤師が勤務している**．衛生行政機関において，薬剤師は麻薬・向精神薬などの医薬品の適正使用にかかわる業務や，食品添加物，農薬，環境汚染物質，病原微生物のなどのさまざまな環境因子の安全性に関する業務を通して人々の健康を守ることに貢献している．

新型コロナウイルス感染症（COVID-19）のパンデミックの際の保健所職員の奮闘は記憶に新しいところであるが，ワクチン接種への協力，抗原検査体制の構築，治療薬の普及，感染対策に関する情報発信と相談などの活動に保健所をはじめとする衛生行政機関の薬剤師も貢献してきた．将来，わが国においても，米国のように薬剤師がワクチン接種を実施する時代が来る可能性もあり，接種という技能面だけでなく，**ワクチンの有効性と安全性に関する高度な知識をもつ薬剤師**が求められるだろう．

b．医薬品の安全性確保

製薬企業には必ず安全性研究所があり，医薬品候補物質の安全性に関する基礎試験（前臨床試験）だけでなく，新たな毒性試験法の開発なども行っている．「8章　化学物質の毒性」は，医薬品の安全性研究にも関連する**「毒性学」の基本**を伝える内容である．

製薬企業だけでなく，病院・薬局の薬剤師にとっても医薬品の代謝，安全性，副作用にかかわる知識は重要である．一人の患者が複数の医療機関や薬局から医薬品を供給されると，薬の飲み合わせによる思わぬ相互作用・健康被害が生じる可能性がある．帯状疱しんに対する医薬品であるソリブジンとフルオロウラシル系抗がん剤の併用により十数名の患者が死亡したいわゆる「ソリブジン事件」（1993年）は，このような**医薬品の飲み合わせによる健康被害の防止に薬剤師が果たすべき役**

1・1 健康と疾病予防　　3

割と責任が社会的にも強く認知される契機となった．かかりつけ薬局あるいはかかりつけ薬剤師の役割は，患者が複数の医療機関にかかっていたとしても，薬歴や併用薬剤のチェックを系統的に行うことで医薬品の適正な使用と安全性を確保することである．

c．地域包括ケアシステムと健康サポート薬局

　現在，65 歳以上の高齢者の全人口に対する割合は約 30%，75 歳以上の高齢者は 15% を超え，今後さらに増加する（2・3・1 項参照）．75 歳以上の高齢者は，その半数が介護サービスを必要とし，医療サービスの需要も高いため，医療と介護のシームレスな提供が必要となる．

　2014 年に医療と介護に関する多くの法律が一括して改正され，**医療と介護の連携**，および**地域包括ケアシステム**の構築が進められている．地域包括ケアシステムは，医療と介護の両方を必要とする状態の高齢者が，住み慣れた地域で自分らしい暮らしを続けながら医療と介護のサービスを受けられるようにするため，地域医療を活性化することを目的とする．そのためには，地域において，薬剤師を含む多職種が連携することが必要である．薬剤師は，この事業に関与することで，**地域医療の担い手**となることも求められるようになった．

　2016 年から**健康サポート薬局制度**が始まった．これは，地域包括ケアシステムのなかで果たすべき役割を実現できる薬局に対する認定制度である．健康サポート薬局は，かかりつけ薬局としての基本的機能に加え，**国民の病気の予防や健康サポートへの貢献＝健康サポート機能**を備えていることが必要である．健康サポート薬局の薬剤師になるために必要な研修の内容は，地域住民の健康維持・増進，健康食品，禁煙支援，認知症対策，感染対策，衛生・介護用品，薬物乱用防止，学校薬剤師，食中毒など，まさに衛生薬学で学ぶ内容である．

コラム　災害時における薬剤師の役割

　「東日本大震災における活動報告書」（日本薬剤師会）によると，延べ 8378 人（実人数 2062 人）の薬剤師が被災地での支援活動を行い，医薬品の仕分けと提供，薬物療法の適正化などに活躍した．災害時に多忙を極める医療スタッフのなかで，避難場所の衛生状態の確保や避難者の健康管理に対しては，**薬剤師が公衆衛生の専門家として貢献**できる部分が多いことがわかってきた．避難所では上下水設備の確保，ほこり対策，暑熱・寒冷対策などの環境管理が必要となる．夏は熱中症に対する対策，冬は暖房機器からの二酸化炭素，一酸化炭素の発生，発電機からの一酸化炭素の発生についての調査と適切な換気に関するアドバイスが求められる．感染症対策として，次亜塩素酸ナトリウムなどの消毒薬を用途ごとに適正な希釈率で使用すること，栄養管理として，栄養不足，偏りを防ぐための食事指導，適切なサプリメント摂取に関するアドバイスも薬剤師が貢献できることである．学校が避難所になることが多いが，担当する学校薬剤師には，避難時および授業再開に向けた環境衛生検査が求められる．

1・1・3 疾病構造の変化

a．感染症から非感染性疾患へ

疾病予防の中心的課題は**疾病構造の変化**を反映して変化してきた．人類の歴史の大部分において，病気との戦いはペスト，コレラ，マラリア，結核などの感染症との戦いであり，これらの急性，慢性の感染症の流行を防ぐことが予防医学の最重要課題であった．しかし，第二次世界大戦後になって，衛生環境の改善，各種医薬品の開発，予防接種の普及，栄養の向上などにより，感染症による死亡数は急速に減少してきた．多くの感染症が減り，平均寿命が延長して人口が高齢化するのに伴い，がんや高血圧症，糖尿病などの**非感染性・慢性疾患**が増加してきた．世界全体で見ても，1990年に比べて2019年では下痢や結核による死亡順位が低下し，死因上位は虚血性心疾患と脳卒中である（表1・1・1）．わが国においても，現在，がん，心疾患，脳血管疾患（脳卒中）による死亡が全死亡の約50%を占めている．

この傾向は先進国だけでなく，発展途上国を含めた世界全体の傾向となっている．WHOは，がん・糖尿病・循環器疾患・呼吸器疾患・メンタルヘルスをはじめとする慢性疾患をまとめて非感染性疾患（**non-communicable diseases：NCDs**）と定義している．WHOによると，NCDsによる死亡は全世界の死亡原因の70%以上を占めており，毎年，1700万人が70歳未満で死亡している．しかも，その80%以上は発展途上国で起こっている．所得が低い発展途上国は感染症が多く，所得が高い先進国で非感染性疾患が多い，というパターンは消失しつつあり，むしろ発展途上国でのNCDsによる死亡を減らすことが国際的に重要な課題となっている．国連が主導する持続可能な開発目標（sustainable development goals：SDGs）（9章，表9・7・6参照）の目標3「すべての人に健康と福祉を」のターゲット3–4では，2030年までに全世界のNCDsを3分の1減らすことが掲げられている．

表 1・1・1　世界全体の年齢調整死亡率の順位の経年変化

順位	1990 年	2019 年	2021 年
1	虚血性心疾患	虚血性心疾患	虚血性心疾患
2	脳卒中	脳卒中	COVID-19
3	COPD	COPD	脳卒中
4	下気道呼吸器疾患	下気道呼吸器疾患	COPD
5	下 痢	周産期関連疾患	COVID-19 関連死
6	周産期関連疾患	アルツハイマー病および認知症	周産期関連疾患
7	結 核	肺がん	下気道呼吸器疾患
8	肺がん	糖尿病	アルツハイマー病および認知症
9	アルツハイマー病および認知症	慢性腎疾患	肺がん
10	肝硬変	下 痢	糖尿病

204の国，地域の男女の合計，青字は感染性疾患．この統計ではがんを臓器ごとに集計しているので，がん全体の死亡率は出てこない．COPD：慢性閉塞性肺疾患（chronic obstructive pulmonary disease）
〔GBD 2021 Causes of Death Collaborators：*Lancet*, **403**, p.2100–2132（2024）の Fig. 1 より作成〕

わが国では，生活習慣の改善によって予防できることを強調するため，非感染性疾患を**生活習慣病**とよんでいる（4・2・1項 b. 参照）．ただし，特定健康診査（4・2・5項 b. 参照）に関する法律の施行令では，生活習慣病を「内臓脂肪の蓄積に起因するもの」と規定しているため，近年わが国でも，非感染性疾患に関するより一般的な用語として NCDs が用いられつつある．

b．感染症の新たな問題

2020年から始まった**新型コロナウイルス感染症**（COVID-19）によるパンデミックは，感染症が未だに人類にとって重大な問題であることを世界の人々に知らしめ，またワクチンの重要性を再認識させることになった．表 1・1・1 に示したように，2021年における世界全体での死亡率に COVID-19 とその関連死が大きな影響をもたらした．近年，COVID-19 以外にもさまざまな新規の感染症が繰り返し発生しており（5章参照），これらを**新興感染症**とよぶ．一方，一度は制圧したかにみえた感染症が，何らかの原因で再び流行を起こす場合があり，これを**再興感染症**という．新興感染症，再興感染症の流行には，現在のヒトと物の国際的な流動性が大きく関与している．

病院は病原体が集積する場所であり，抵抗力の弱った患者や免疫抑制剤の使用によって免疫機能が低下した患者も存在する．病院内で感染が起こることを**院内感染**という．通常では病原性を示さない微生物が，宿主の抵抗力が弱っているときに病原性を発揮することを**日和見感染**というが，日和見感染は院内感染における重要な問題である．院内感染を悪化させる要因の一つが**薬剤耐性**（**antimicrobial resistance：AMR**）を獲得した菌の出現とまん延である．一つの薬剤に耐性を示す菌は，ほかの多くの薬剤にも耐性を示すことが多く，多剤耐性菌とよばれる．2019年における AMR に関連する死亡者数は，世界全体で約500万人に達しているとの調査報告がある．抗生物質の乱用も一因となっており，国際的にこの問題への取組みが進められている．

1・1・4　健康と疾病，およびその境界領域

a．健康の概念

一般に，健康の定義としてよく引用されるのは，1946年に WHO が設立された際に宣言された WHO 憲章第一項である．そこでは，「健康とは肉体的，精神的ならびに社会的に完全に良好な状態であって，単に病気にかかっていない，あるいは虚弱でないということではない（Health is a state of complete physical, mental and social well-being and not merely the absence of disease or infirmity）」と定義されている．

しかし，WHO による健康の定義に対して異論があるのも事実である．とくに，超高齢社会を迎えた現在，完全に健康であることは困難であり，身体的な健康問題を抱えたままでも精神的，社会的な幸福感を得られることを求めようとすると，WHO の健康の定義に違和感を覚える人も多いだろう．この定義は，あくまで理想とすべき状況と理解するべきかもしれない．

b．疾病の概念

健康の概念と同様に，疾病についても生物学的側面と，社会的側面がある．生物学的な側面とし

て，まず臓器レベルでの生理機能が損なわれた機能障害（**impairment**）があり，さらにそのことによって個体レベルでの能力障害（**disability**）あるいは活動制限（activity limitation）を生じる．たとえば，足を骨折した場合，足の骨という臓器レベルでの impairment によって，個人として日常生活を営む能力を失うことが disability である．さらに impairment や disability のために社会的役割が制限されたり，社会的に不利な状況になること（失職する，乗り物を利用できないなど）は疾病の社会的側面であり，社会的不利（**handicap**）あるいは参加制約（participation restriction）とよばれる．WHO の健康の定義における「社会的に完全に良好な状態」とは，impairment がないだけでなく，disability による handicap もない状態を指している．介護を必要とする高齢者は，impairment もさることながら disability と handicap が問題となる．さまざまな障害により handicap を抱えた人や要介護者も通常の市民生活に近づけることを目標にした社会の実現が求められている．

c．健康の疾病の境界領域

　健康と疾病の境界線は，近年の疾病構造の変化によって流動的なものとなった．感染症が疾病の中心であった時代には，健康と疾病の境界線が比較的はっきりしていた．しかし，非感染症・慢性疾患が多くなった今日では健康と疾病の境界が不明瞭となり，半健康状態，あるいは半病人状態のような**境界領域**が増大してきた．

　疾病予防という観点からは，健康な人を疾病の領域へ行かせないだけでなく，境界領域にいる人を早期に見つけ出し，疾病の領域に行かせない，ということが重要になっている．たとえば，高血圧それ自体は死亡原因となるような「疾病」ではないが，高血圧を放置しておくことは脳卒中や心疾患などのさまざまな疾病につながる．したがって，高血圧という境界領域に入っている人を，健康な状態に戻せないとしても，境界領域にとどめるような**管理**が重要である．実は，このような疾病の重症化を防ぐ「管理」において，**医薬品が広い意味での疾病予防に貢献**している．たとえば，血圧降下剤による血圧の「管理」は，心疾患，脳血管疾患などのさまざまな疾病の予防という役割も担っている．

▌1・1・5　疾病予防の各段階

　ここまで述べてきたように，健康と疾病は連続的な概念であり，とくに生活習慣病の治療や管理においてはその境界領域への積極的な介入が必要になっている．また，健康や疾病には生物学的側面のみならず，社会的側面があり，疾病の治療や予防においては，単に臓器レベルでの impairment をなくすだけでなく，生活や仕事に支障のないような状態の実現が求められている．

　このような健康から疾病への連続的進行，および疾病から健康回復への各段階に対応した形で，一次予防，二次予防，三次予防とよばれる予防対策が立てられる．

a．一次予防

　一次予防は**原因対策**であり，そのために発症要因（病原体や有害物質，危険因子）の除去，不足要因（栄養）の補給，抵抗性獲得のための**予防接種**などが行われる．生活環境の改善や衛生教育も一次

予防に含まれる.

b．二次予防

　二次予防は，疾病の**早期発見**と**早期治療**を行うことにより，疾病が進行する前に健康を取り戻すことである．一次予防が健康な一般人を対象にしているのに対し，二次予防は，疾病にかかっていながら無自覚な有病者，あるいは健康と疾病の境界領域にいる者を対象とし，疾病を自覚させ，早期治療を促すことによって健康を取り戻させることを目的としている．定期健康診断，がん検診，職場での特殊健康診断などが早期発見のために行われている．また，先天性代謝異常症であるフェニルケトン尿症などを新生児マススクリーニングによって早期に発見し，フェニルアラニンを制限したミルクを与えることで脳障害を防ぐことも二次予防の一つである．

c．三次予防

　三次予防は，治療の過程において，疾病の悪化による能力低下を最小限に抑えることや，リハビリテーションによる**機能回復**の努力である．脳卒中の後遺症によって寝たきりになってしまうのを防ぐためのリハビリテーションなど，生活能力の回復と維持が三次予防の主眼である．今後の人口の高齢化に伴い，三次予防の重要性はますます高まっている．

　しかし，すべての予防医学的活動をこの三つのカテゴリーで厳密に区別することは困難である．たとえば，健康診断は，疾病を早期発見するという意味では二次予防であるが，健康診断を受けることによって自分の健康に気を使うようになり，生活習慣を改める機会になるという意味では健康教育としての役割も果たしており，一次予防としての側面ももっている．多くの薬物療法や臨床での治療行為は，疾病の早期治療という二次予防的側面と，重症化の防止という三次予防的側面の両方をもっていることが多い．

■ 1・1・6　健康水準の新たな指標

a．健康寿命とは

　個人レベルではなく，集団全体の健康状態を一般に**健康水準**といい，平均寿命，各疾患の死亡率，乳児死亡率などのさまざまな健康指標で評価する．わが国の平均寿命の長さ，乳児死亡率の低さはいずれも世界のトップレベルである（2・4 節参照）．一方，世界で最も高齢化が進んだ日本においては，健康を損なわれて介護を必要とする高齢者が非常に多くなっている．そこで，近年，**健康寿命**という概念が導入された．健康寿命とは「健康上の問題で日常生活が制限されることなく生活できる期間」である．2019 年におけるわが国の平均寿命は男性 81.41 年，女性 87.45 年，健康寿命は男性 72.68 年，女性 75.38 年である．日本は平均寿命が長いので，必然的に健康寿命も長く，国際比較するとやはり世界のトップレベルである．

　一方，**平均寿命と健康寿命の差**は男性 8.73 歳，女性 12.07 歳，平均すると 10.4 歳であり，2019 年の時点で世界第 33 位である．しかし，この差が小さい国は平均寿命も健康寿命も低い国であり，単純にこの差を国際間で比較しても意味がない．わが国では過去 20 年間，平均寿命も健康寿命も

同様に伸びているため，その差はあまり縮まっていない．高齢者が約10年間にわたって健康を損なわれた状態でいることは，本人の幸福のためだけでなく医療費の面からも改善が求められる状況であり，この差を縮めることが現在の日本の健康政策の目標とされている．

b．疾病負荷と DALY

日本の健康寿命は，3年に一度実施される国民生活基礎調査において「あなたは現在，健康上の問題で日常生活に何か問題がありますか」という質問に「ない」と答えた人を，健康か不健康かの二分法で「健康」とみなして計算している．自己申告に基づくシンプルな数値である．

一方，国際的には国や地域の健康水準の新たな指標として，「不健康」の側に注目した **DALY**（disability-adjusted life year）が活用されている．1990年以降，ハーバード大学と世界銀行が中心となって，国や地域の疾病負荷を評価し，健康増進政策に活用するための新たな指標として DALY, **YLL**（years of life lost），**YLD**（years of life with a disability）が開発された．さまざまな訳語があるが，DALY は**障害調整生存年数**，YLL は損失生存年数，YLD は障害生存年数と訳されることが多い．実際の計算は複雑であるが，意味としては，ある疾患や障害によって理想的な寿命より早く死亡したことで失った年数が YLL，長期の疾患や障害などによって不健康な状態で過ごした年数が YLD，YLL と YLD の合計，すなわち**早期死亡で失った年数**（YLL）**と疾患や障害によって健康を失った年数**（YLD）**の合計**が DALY である．平均寿命から DALY を差し引いたものが **HALE**（healthy life expectancy）となる（図1・1・1）．HALE の意味するものはわが国の健康寿命に近いが，計算方法が異なるので値は一致しない（図1・1・1は簡略化したイメージである）．

図1・1・1に示したように，健康寿命（HALE）が健康に生きた年数を意味するのに対し，DALY は不健康によって失った年数を評価する指標である．たとえば，理想の平均寿命（当初，日本の平均寿命が計算に用いられた）より10年早く死亡し，その傷病にかかっていた期間が5年であれば，DALY は15年となる．子どもが死亡した場合は YLL が非常に大きい値になり，高齢者がかかる長期の疾患では YLL は小さいが YLD が大きい．

DALY は傷病ごとに数値を求めるため，どの疾患や障害が国民の健康をどのくらい損なっているか（**疾病負荷**）を定量的に評価することができる．また，死に直結する疾患だけでなく，腰痛や交通事故などによる障害（1・1・4項b.で述べた disability）についても重みづけをしたうえで評価している．

表1・1・2に，世界204の国・地域の DALY の2010年，2020年，2021年の上位10位までの傷病

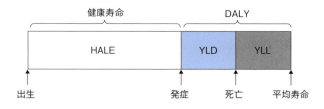

図1・1・1　DALY, YLD, YLL および HALE（健康寿命）の関係

表 1・1・2　世界全体の DALY の順位の経年変化

順位	2010 年	2020 年	2021 年
1	新生児死亡	新生児死亡	COVID-19
2	虚血性心疾患	虚血性心疾患	虚血性心疾患
3	脳卒中	脳卒中	新生児死亡
4	下気道呼吸器疾患	COVID-19	脳卒中
5	下　痢	下気道呼吸器疾患	下気道呼吸器疾患
6	交通事故	COPD	COPD
7	HIV 感染症 /AIDS	糖尿病	糖尿病
8	先天異常	腰　痛	COVID-19 関連疾患
9	COPD	交通事故	腰　痛
10	マラリア	下　痢	交通事故

　204 の国，地域の男女の合計．青字は感染性疾患．この統計ではがんを臓器ごとに集計しているので，がん全体の DALY は出てこない．AIDS：後天性免疫不全症候群（acquired immunodeficiency syndrome），HIV：ヒト免疫不全ウイルス（human immunodeficiency virus），COPD：慢性閉塞性肺疾患（chronic obstructive pulmonary disease）
〔GBD 2021 Causes of Death Collaborators：*Lancet*, **403**, p.2133–2161（2024）の Fig. 1 より作成〕

を示した．DALY の性質上，失われた年数（YLL）が非常に長い新生児死亡が第 1 位となっている．2010 年から 2020 年にかけて，世界全体として感染性疾患よりも非感染性疾患による健康損失が増えたことがわかる．ただし，2021 年には COVID-19 が世界の人々の健康損失に最も強い影響を与えた．

　このように，1990 年以来 30 年以上にわたって，死亡率だけでなく DALY も活用して世界の約 200 ヵ国を対象にしたグローバルな疾病負荷が継続的に解析されてきた．この巨大国際プロジェクト（ビル＆メリンダ・ゲイツ財団が資金提供）のおかげで，実は NCDs の疾病負荷が発展途上国においてもきわめて大きくなっていることなどが明らかにされ，疾病のリスク要因の解析にも活用されている．

　わが国では DALY があまり活用されていないが，1990 年と 2015 年の DALY の比較，および 2040 年の予測値に関する研究がある（表 1・1・3）．世界全体では 1 位だった新生児死亡が，乳児・新生児死亡率の非常に低いわが国では 10 位までに入っていない．1990 年には脳卒中や胃がんによる健康損失が大きかったが，改善されてきている．一方，2015 年から**アルツハイマー病が上位 10 位以内に登場し，2040 年には 1 位**になると予測されている．老人性難聴，転倒などの高齢者の傷病も多い．難聴は認知症のリスクを増大させる因子である．このように，DALY は，死亡率の解析だけでは見えてこない障害や疾患による国民の健康損失についての情報を提供し，疾病負荷の将来予測にも活用可能である．

1・1・7　現代日本の健康問題とその対策

a．超高齢化がもたらす問題

　日本は世界一の長寿国となったが，それは全人口に占める高齢者の割合が世界一高く，今後もその割合が増えていくことを意味する（2・3・2 項参照）．高齢者の多くは医療サービスや介護を必要

表 1・1・3　日本における DALY の推移と将来予測

順位	1990 年	2015 年	2040 年
1	脳卒中	虚血性心疾患	アルツハイマー病
2	虚血性心疾患	腰痛	虚血性心疾患
3	腰痛	難聴，視力障害	腰痛
4	難聴，視力障害	脳卒中	下気道呼吸器疾患
5	胃がん	アルツハイマー病	脳卒中
6	下気道呼吸器疾患	下気道呼吸器疾患	老人性難聴
7	自傷および自殺	肺がん	転倒
8	皮膚疾患	自傷および自殺	糖尿病
9	うつ病	胃がん	肺がん
10	交通事故	大腸がん	肝硬変

青字は感染性疾患．

〔Nomura S, et al.: Lancet, **390**, p.1521-1538(2017) の Fig. 1，および 2040 年については平成 30 年度厚生労働科学特別研究事業報告書(2019) より作成〕

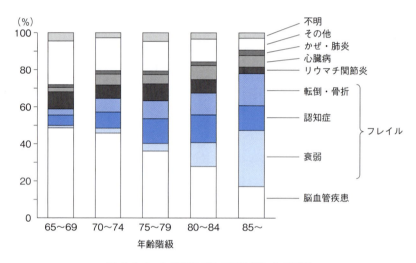

図 1・1・2　年齢階級ごとの要介護になる要因

〔葛谷雅文・雨谷照洋 編："フレイル　超高齢社会における最重要課題と予防戦略", p.25, 医歯薬出版(2014) より〕

とする．2023 年には要介護度 3 以上の高齢者が約 210 万人となり，今後さらに増加すると予測されている．

　これまで，要介護状態になる原因として脳血管障害が重要であると考えられてきた．図 1・1・2 に示すように，確かに 65～74 歳では，脳血管疾患が要介護に至るおもな要因となっている．しかし，75 歳以上になると脳血管疾患の割合が減り，高齢による衰弱，転倒・骨折，認知症が大きな要因となり，加齢とともにそれらの割合が増加する．転倒・骨折の原因として，日常動作が十分に行えなくなるという身体的衰弱，すなわち**フレイル**(frailty) がかかわっている．フレイルには，**ロコモティブシンドローム**とよばれる骨・関節・筋肉の障害，あるいは**サルコペニア**とよばれる筋肉量の低下と筋力の低下もかかわっている (4・2・8 項参照)．フレイルは，不可逆的な身体機能障害

(disability)である「要介護状態」と「健康」との「境界領域」であり，適切な介入により「健康」の側に戻すことが可能な**可逆的な状態**である．高齢者の健康損失を低減するため，フレイルの予防とフレイルへの介入が重要な課題となっている．

サルコペニアの原因として**高齢者における低栄養**が注目されている．6章の図6・7・1に示すように，実は高齢者ではBMI(body mass index)の低い人のほうが死亡が高い．高齢者の低栄養を改善するうえで，エネルギーのみならず，筋肉量の維持に必要なタンパク質栄養が重要である．そのため，わが国の**食事摂取基準**は高齢者の低栄養予防やフレイル予防を視野に入れて策定されるようになった(6・8・1項参照).

認知症は要介護の原因となるだけでなく(図1・1・2)，徘徊や事故の危険性もあり，本人にとっても介護する側にとっても大きな問題である．わが国の認知症患者は2025年には約472万人，2040年には約584万人(**65歳以上人口の約15%**)に達すると予測されている．認知症はおもに**アルツハイマー病**と脳血管障害によって起こるが，DALYの解析から，2040年にはアルツハイマー病がわが国最大の健康損失の原因になると予測されている(表1・1・3).

コラム　認知症の予測値の変化からわかること

　これまで，認知症の将来予測については，2012年に久山町で行われた研究に基づいて，2025年には認知症患者が**700万人**に達するとされ，さまざまな場面でこの数値が用いられてきた(久山町研究については3・2・5項参照)．今回，2022～2023年に日本の4つの地域(久山町を含む)で行われた調査結果に基づき，2025年の認知症患者は約**472万人**になると予測され，前回より低い値になった．ただし，軽度の認知障害の予測値にはあまり差がなかったことから，この十数年の間に**軽度の認知障害から認知症への進行が抑制された**と考えられている．認知症のリスク要因として，高血圧，糖尿病，難聴，喫煙などがある．調査報告書は，この十数年で認知症の進行が抑制された理由として，喫煙率の低下や，**高血圧や糖尿病に対する予防の効果と治療法の向上**(優れた糖尿病治療薬の開発など)が貢献している可能性を指摘している．生活習慣病全般に対する予防対策と適切な治療により，認知症の進行を遅らせる効果も期待できる．

---

b. 肥満とやせ

肥満は高血圧，糖尿病，脂質代謝異常症のリスク要因であり，肥満を防ぐことは生活習慣病対策の重要な目標となっている．発展途上国を含め，世界全体で肥満が関与する虚血性心疾患や糖尿病などがこの数十年で増加している．肥満とやせについてはBMIを指標に評価され，国際的にはBMIが30以上を肥満，25～30は過体重とされている．米国ではBMIが30以上の人が全人口の40%近くに達しているが，日本は5%以下であり，ほぼ世界最低レベルである(6・1・3項参照)．BMIの分布の違いもあり，わが国だけはBMIが25以上を肥満とみなしている．欧米諸国に比べて日本の虚血性心疾患や乳がんによる死亡率が低いことには，両疾患のリスク要因である肥満の少なさが寄与しているとの指摘がある．

わが国の肥満とやせの状況は性・年齢によって大きな差がある．中高年の男性ではこの数十年でBMIが25以上の人の割合が増加し続けており(図6・1・2参照)，メタボリックシンドロームに対す

る対策が必要である．一方，日本の若年女性では逆にやせ（BMI が 18.5 未満）の割合が多く，その割合は国際的にも際立って高いレベルである．日本の乳児死亡率は世界で最も低いレベルであるが，**低出生体重児**（2500 g 未満）の出生割合は全出生の**約 9 %** と**経済協力開発機構（OECD）加盟国のなかで最も高い**（図 4·3·3 参照）．これにはさまざまな要因が関与するが，実は，妊婦の低栄養によって出生児の体重が低下すると，出生児が成熟後に肥満になりやすく，NCDs のリスクが増大することがわかってきた（4·3·6 項参照）．このことを重くみた日本産科婦人科学会と厚生労働省は，若年女性および妊婦が適正な体重を維持するよう提言を出した．**健康日本 21**（第二次，第三次）では，性・年齢別に適正な BMI の目標を設定している（表 6·7·1 参照）．

c．食生活と喫煙

がんや循環器疾患などの NCDs のリスクを増大させる共通の因子として，喫煙，飲酒，肥満，運動不足，および食事がある．欧米諸国に比べて，魚介類，大豆製品，緑茶が多く，肉類と乳製品が少ない日本の食事は，虚血性心疾患などの循環器疾患や大腸がん，乳がんなどのがんが少ないことに寄与してきた．一方，食塩や塩蔵品の多い食事は胃がんや脳卒中を増やす原因となってきた（4, 6 章参照）．和食はヘルシーフードとみなされ，世界の羨望の的であるが，逆に日本人の食生活は欧米化しつつあり，疾病構造にも影響を及ぼしている．わが国の**食事摂取基準**は，欠乏症や過剰症を防ぐための適正摂取量だけでなく，生活習慣病予防のための目標値も設定している（6 章参照）．

日本人の喫煙率は約 20 % で世界の平均値に近いが，男性が約 30 % で先進諸国のなかでは高いほうであり，女性は約 10 % と逆に非常に低いレベルである．

d．健康日本 21

上述のようなわが国のさまざまな健康問題を解決し，さらなる健康増進を目指すため，21 世紀以降，国の健康増進政策の基本として**健康日本 21** が進められている．第一次（2000 ～ 2012 年），第二次（2013 ～ 2023 年）に続き，健康日本 21（第三次）が 2024 年度から開始されている．

健康日本 21（第三次）では基本的な方向を下記の 4 つに設定している．

1. 健康寿命の延伸・健康格差の縮小
2. 個人の行動と健康状態の改善
3. 社会環境の質の向上
4. ライフコースアプローチを踏まえた健康づくり

第一次，第二次の健康日本 21 と同様，第三次でも**健康寿命の延伸**を大きな目標としている．実際には，単に健康寿命を延ばすだけでなく，平均寿命の増加よりも健康寿命の増加をより大きくすることによって，両者の差を縮めようとしている．個人レベルで変えられる食生活や運動習慣に関して，表 1·1·4 に示したような具体的な数値目標を設定している．食塩摂取量の低下，野菜・果物の摂取量の増加，成人・高齢者それぞれでの身体活動の増加，喫煙率の低下，歯・口腔衛生の増進，がん検診の受診率の増加，糖尿病増加の抑制，ロコモティブシンドロームの抑制などを目標にしている．個人では対応できない社会環境の整備として，たとえば，事業所におけるメンタルヘル

表 1・1・4　健康日本 21（第三次）のおもな目標

項　目	指　標	現　状		年	目　標 (2032 年)
健康寿命	健康寿命の延伸（日常生活に制限のない期間の平均の延伸）	男 72.68 年，女 75.38 年		2019	平均寿命の増加分を上回る健康寿命の増加
栄養・食生活	適正体重を維持している者の割合	BMI 18.5 ～ 25（65 歳以上は 20 ～ 25）の者	60.3%	2019	＞ 66%
	食塩摂取量／日	10.1 g		2019	＜ 7 g
	野菜の摂取量／日	281 g		2019	＞ 350 g
	果物の摂取量／日	99 g		2019	＞ 200 g
身体活動・運動	日常生活における歩数	20 ～ 64 歳	男　7864 歩 女　6685 歩	2019	＞ 8000 歩 ＞ 8000 歩
		65 歳以上	男　5396 歩 女　4656 歩	2019	＞ 6000 歩 ＞ 6000 歩
	運動習慣者の割合	20 ～ 64 歳	男　23.5% 女　16.9%	2019	＞ 30% ＞ 30%
		65 歳以上	男　41.9% 女　33.9%	2019	＞ 50% ＞ 50%
喫　煙	成人の喫煙率	16.7%		2019	＜ 12%
歯・口腔の健康	歯周病を有する者の割合	40 歳以上	57.2%	2016	＜ 40%
	よく噛んで食べることができる者の割合	50 歳以上	71.0%	2019	＞ 80%
が　ん	がん検診の受診率	胃がん，肺がん，大腸がん，乳がん，子宮頸がん			＞ 60%
糖尿病	血糖コントロール不良者の割合	HbA1c 8.0%以上	1.86%	2019	＜ 1%
	糖尿病の合併症（糖尿病腎症）	糖尿病腎症の年間新規透析導入患者数	15 271 人	2019	＜ 12 000 人
生活機能	骨粗鬆症検診受診率	5.3%		2021	＞ 15%
メンタルヘルス対策	メンタルヘルス対策に取り組む事業場の割合	59.2%		2021	＞ 80%
ライフコース（女性）	若年女性のやせ	BMI 18.5 未満の 20 ～ 30 歳代女性の割合	18.1%	2019	＜ 15%

ス対策の実施率の向上などを目標としている．さらに，子ども，女性，高齢者などのライフコースのそれぞれの問題に目標を設定している．若年女性のやせの問題，高齢者の低栄養を解決するため，適正な BMI の目標が設定されている．BMI については，さらに細かく性・年齢ごとの目標値が決められている（表6·7·1 参照）．

1・2　環境因子と健康

1・2・1　健康に影響を及ぼす環境因子

ヒトを含むすべての生物の進化と生存は，環境との関係を抜きに論じることはできない．46億年の地球の歴史のなかで，大気中に酸素が存在するようになったのは十数億年前である．それまでの地球には酸素がないのでオゾン層も存在せず，宇宙線，紫外線は地球に直接降り注いでいた．しかし，そのことによる突然変異の積み重ねによって，生物はヒトを生み出すまでに進化した．地球表面に酸素が増加し始めた際，ほとんどの生物にとって酸素は有毒物質だった．しかし，細胞内にミトコンドリアという構造を獲得し，酸素を活用する能力をもった生物が出現し，進化を重ね，現在のように酸素に依存して生存する生物が優勢になるに至った．このように，生物は長い時間をかけて，環境中に存在するさまざまな因子に対して防御能力を獲得し，むしろ環境を活用するように適応することで生存を確保してきた．

しかし，短期的には，環境中に存在するさまざまな因子は生物やヒトに有害作用を及ぼすことが多い．ヒトの健康・疾病に影響を及ぼす環境因子として，温度，湿度，気圧，騒音，放射線，紫外線などの物理的因子，呼吸，飲食，皮膚での接触によって身体に取り込まれる栄養素，農薬，食品添加物，重金属などの化学的因子，ウイルス，細菌などの生物学的因子などがある．

1・2・2　環境因子に対する生体反応

外部環境からの刺激に対し，神経・内分泌系のみならず消化器系，心臓血管系，泌尿器系，筋肉など，体内のあらゆる臓器・組織が協同的に働くことによって維持される身体機能の動的な恒常性を**ホメオスタシス**(homeostasis)という．たとえば，寒冷や暑熱に対しては，ふるえや発汗，血管の収縮や弛緩によって体温が一定に調節される．ホルモン分泌や，生体内物質の代謝におけるフィードバック機構もホメオスタシスの維持に関与している．

ホメオスタシスは，本来生理学における概念であるが，この概念から環境と健康との関係を考えることもできる．すなわち，環境作用によって生じる身体機能の変化が，ホメオスタシスの調節範囲内で保持される場合には健康が保たれ，ホメオスタシスを維持できないような強い変化が起こったときに健康障害に至る，という考え方である．また，持続的な環境作用に対し，ホメオスタシスを維持するために生体機能を変化させるのが「適応」であるということもできる．有害因子に対する耐性の獲得はその一例であろう．

環境中の種々の因子によって生体に有害な影響が現れる場合の，生体影響の現れ方のパターンを示したのが図 1·2·1 である．図 1·2·1 (A)は，多くの有害物質にみられるパターンであり，環境因

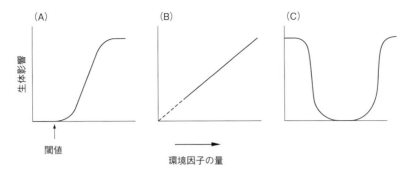

図 1・2・1　環境因子の量と生体影響との関係の3種類のパターン

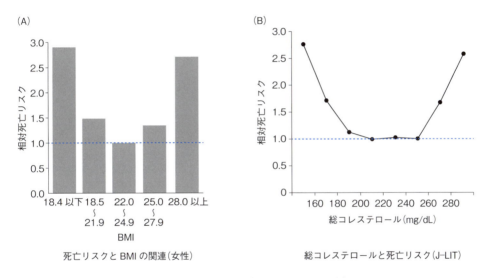

死亡リスクとBMIの関連（女性）　　　　総コレステロールと死亡リスク（J-LIT）

図 1・2・2　U-シェイプを示す健康事象の例

〔(A) 鈴木庄亮, 久道　茂 監修, 辻　一郎, 小山　洋 編："シンプル衛生公衆衛生学 2012", p.69, 南江堂(2012)；
(B) 高田充隆 編著："薬剤疫学への招き", p.161, 京都廣川書店(2009)より〕

子の量(dose)がある一定量を超えるまでは，ホメオスタシスが維持されて生体影響(effect)は現れない．しかし，ある量(**閾値**，threshold)を超えると，因子の量に依存して反応が増加し，最大量に到達する．反応の最大量は疾病の発症，あるいは死である．生体側の感受性が変化すると，閾値が変化して反応カーブ全体が左右にシフトしたり，カーブの傾きが変わったりする．図 1・2・1(B)は，放射線や化学物質による発がんなどにみられるパターンであり，閾値が存在せず，非常にわずかな曝露でも生体影響が起こりうる．図 1・2・1(C)は，温度や栄養素などの環境因子と生体影響との関係にみられるパターンでU-シェイプとよばれる．温度の場合，寒冷も暑熱も侵襲的な作用を及ぼす．また，食物から摂取するエネルギー，栄養素は，不足すれば欠乏症状が現れるが，逆に過剰に摂取しても有害な作用を及ぼす．図 1・2・2にU-シェイプを示す実際の例を示した．太り過ぎや高コレステロール血症だけでなく，やせ過ぎや低コレステロール血症も死亡リスクを高めることがわかっている．

1・2・3 生体防御機構

　生物は，内外からの刺激に対応して自己を防御し，恒常性を保って生存し続けるために，さまざまな防御機構を備えている．生体防御は，環境中に存在する生物学的，物理的，化学的侵襲因子に対してだけでなく，自らの体内成分に対しても行われる．免疫系や薬物代謝酵素による解毒機構は前者の例，遺伝子の修復機構や老化細胞・がん細胞の除去機構は後者の例である．また，生体防御機構は，免疫系を介するものと，そうでないものに大別することもできる．生体防御の能力を超えて侵襲が起こった場合，あるいは防御能力が低下した場合に健康障害が起こる．逆に，生体に防御能力を付与することによって疾病を予防することもできる．ワクチンを用いた予防接種はその一つの方法である．

　本来，生体防御は生体を守るための機構であるが，外来異物の排除のために，相手に傷害を与えて破壊するという機序を含んでいるため，過大な防御反応によって生体が傷害を受ける場合もある．たとえば，免疫反応の結果として生体に傷害がもたらされるアレルギーはその好例であろう．また，炎症は，外来刺激に対する組織レベルの防御反応であるが，炎症も生体防御と傷害作用の両側面をもっている．近年，自己に対する免疫的な攻撃による自己免疫疾患が増加している．

　非免疫系の生体防御機構として，薬物代謝系，活性酸素種消去系，DNA修復などがある．薬物代謝系による解毒では，外来化学物質を水溶性の代謝産物に変換し，体外へ排泄する．薬物代謝系は，解毒だけでなく，一部の発がん前駆物質を代謝することで発がんを促進する場合もある(8・3・2項i.参照)．好気性生物は酸素から生じる活性酸素種を消去する機構をもつことで，酸素を安全に活用する機構を獲得した．活性酸素種は，酸素だけでなく，放射線や，ある種の化学物質により産生される．一方，白血球や食細胞は活性酸素種を利用して侵入した病原体などを殺菌する．活性酸素種消去系の不具合は，血管系疾患やがんの発症に関与し，老化促進にもかかわっている．遺伝子の変異は先天性の疾患やがんの発症にかかわっており，DNA修復系が常に修復を続けている．

　しかし，生体防御系は決して完全なものではなく，また，その多様性が個体差という形で現れる．生体防御機構を解明し，防御能の低下を遅らせる手法や，逆に防御能を亢進するような手法を開発することは，健康維持と疾病予防のために重要である．

2

保 健 統 計

2・1 人 口 統 計

2・1・1 人 口 静 態 統 計

　人口に関する統計は，**人口静態統計**と**人口動態統計**の二つに大別される．**人口静態統計**は，刻々と変化している人口現象についてある一時点での人口規模，人口構造などの特性を断面的に明らかにしようとするものである．最も代表的な人口静態統計は**国勢調査**である．一方，**人口動態統計**は，ある一定期間に起こった出生や死亡といった人口の変化にかかわる事象の発生を数え上げ，その変動を明らかにするものである．

　人口静態統計によって得られる人口規模や**人口構造**などの情報は，罹患率や年齢調整死亡率の計算に必須であり，その地域の保健衛生の状態を知り，保健医療計画を策定するうえで重要な基礎資料となる．

a．国勢調査

　国勢調査は，全国民を対象とした人口静態調査であり，**人口センサス**（population census）ともよばれる．国勢調査は 10 年ごとの大規模調査と，その中間年次の 5 年ごとの簡易調査に分けられる．大規模調査の調査事項は，人口の基本的属性（氏名，性別，出生月日，婚姻状態，国籍など）および経済的属性（世帯主との続柄，就業状況，事業の種類，従業上の地位など）のほか，住宅（住居の種類，居住室数，住宅の建て方など），人口移動（5 年前の住居の所在地），教育（在学，卒業など）に関する事項となっている．一方，簡易調査では人口の基本的属性と経済的属性，住宅に関する事項を調べている．調査日は 5 年ごとの 10 月 1 日と定められており，国籍に関係なく，この日午前 0 時現在日本国内に常住している全人口が対象となる．

b．人口ピラミッド

人口を構成している人々の属性によって分類した結果を**人口構造**という．最も代表的な人口構造が性・年齢別構造である．縦軸に年齢，横軸に人口をとり，年齢別人口構造を性別に積み上げてヒストグラム状に表したものを**人口ピラミッド**という．人口ピラミッドで表すと，その集団の年齢構成のパターンが一目でわかるので，類型化が容易である．図2·1·1にいくつかの型を示す．

① **ピラミッド型**（人口増加型）：出生率が高く，死亡率も高いかまたは低下しつつあり，人口増加が著しい場合にみられる．戦前の日本や現在の多くの発展途上国がこの型である．
② **つりがね型**（人口静止型）：ピラミッド型から次第に出生率が低下し，ピラミッドの底部の年少人口が減少する場合か，あるいは死亡率の低下によって老年人口が増加した場合にみられる．このタイプは先進諸国で多くみられ，人口はほぼ安定している．
③ **つぼ型**（人口減少型）：つりがね型の進展したもので，出生率が著しく低下するとピラミッドの底部がすぼんだ型を示すようになる．この型は将来人口が減少する．

図2·1·2に1970年，2020年，および2070年の人口ピラミッドを示す．日本の人口ピラミッドが，ピラミッド型（人口増加型）からつぼ型（人口減少型）に変動し，さらに超高齢・少子型に向かっているのがわかる．

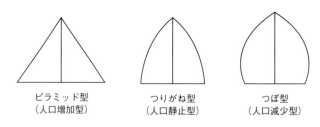

図 2·1·1　人口ピラミッドの代表的な型

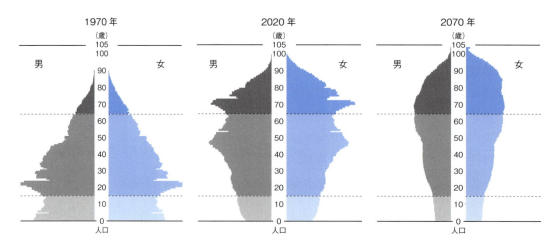

図 2·1·2　日本の人口ピラミッドの変化
〔国立社会保障・人口問題研究所："人口統計資料集2023年改訂版"，図2−1（2023）より作成〕

表 2·1·1　人口動態統計の概況

	実　数		率	
	令和 4 年* (2022)	令和 3 年 (2021)	令和 4 年* (2022)	令和 3 年 (2021)
出　　生	770 747	811 622	6.3	6.6
死　　亡	1 568 961	1 439 856	12.9	11.7
乳児死亡	1356	1399	1.8	1.7
自 然 増 減	△ 798 214	△ 628 234	△ 6.5	△ 5.1
死　　産	15 178	16 277	19.3	19.7
周産期死亡	2527	2741	3.3	3.4
婚　　姻	504 878	501 138	4.1	4.1
離　　婚	179 096	184 384	1.47	1.50

＊は概数

〔厚生労働統計協会：“国民衛生の動向 2023/2024”，p.49（2023）より〕

2·1·2　人口動態統計

a．人口動態統計の概況

　人口の大きさは，出生によって増え，死亡によって減少する．その差を**自然増減**という．ある地域の人口の増減は自然増減だけでなく，人口流出と人口流入によっても変動するが，これを社会的増減という．社会的増減も公衆衛生学的に重要ではあるが，人口動態統計では，人間という生物の集団の自己再生産の結果を観察することを主眼としているので，出生と死亡による自然増減をおもに扱う．また，婚姻，離婚も間接的に自然増減を左右する因子として重要である．そこで，**出生**，**死亡**，**死産**，**婚姻**，**離婚**という五つの要因の一定期間（通常は 1 年間）における動きを表したものを**人口動態統計**（vital statistics）という．

　これらの要因の発生数のみならず，とくに死亡についてはその内容を分析することにより，死亡の趨勢を知ることができる．また，人口の再生産に関する指標は将来人口を予測するうえでも必須の情報である．

　2021 年と 2022 年の人口動態統計の概況を表 2·1·1 に示す．2022 年現在，日本では 1 年間に約 77 万人が生まれ，約 157 万人が死亡し，その差として自然増減は約 80 万人の減少であることがわかる．

2·2　世界と日本の人口の動向

2·2·1　世界人口の動向

　世界人口が急増し始めたのは第二次世界大戦以降であり，**人口爆発**とよばれる．国連の推計によると，世界人口は 2025 年には 80 億人を超え，2050 年には 97 億人に達する見込みである．第二次世界大戦以前の人口増加は先進諸国における増加が中心であったが，第二次世界大戦以降に起こっ

た人口爆発の大部分は発展途上国における爆発的人口増加によるものである．

国別にみると2024年現在，最も人口が多いのはインドである．国連は，2023年にインドの人口が14億2800万人を超え，中国の人口（約14億2600万人）を超えたと発表した．インドの人口は今後もさらに増加すると予測されている．一方，日本を含むいくつかの国では人口減少が始まっている．

2・2・2　多産多死から少産少死へ

人口の増減は，おもに出生と死亡の差によって決まる．先進諸国における人口の増減を歴史的にみると，出生率も死亡率もともに高い**多産多死型**から，現在のような**少産少死型**へと移行してきている（図2・2・1）．このような変化を**人口転換**という．先進諸国では18〜19世紀から，公衆衛生の進歩や医学の発展に伴って徐々に死亡率が低下し，まず多産少死になって人口増加が起こった．しかし，やがて出生率も低下し，少産少死型への転換を成し遂げたため，現在では人口増加率は低いレベルに保たれている．これに対し，多くの発展途上国では人口転換が終了しておらず，死亡率は減少したものの，出生率がまだ高いため，その差の人口増加率が増大し，今日の発展途上国における人口爆発の原因となっている．

日本は明治時代から第二次世界大戦後に至る短い期間内に多産多死型から少産少死型への急激な人口転換を経験している（図2・2・2）．

2・2・3　日本の人口の推移

2023年のわが国の人口は約1億2400万人である．

江戸時代の200年間以上，日本の人口は約3000万人でほとんど増加しなかった．いわゆる多産多死型であったと思われる．明治時代以降，人口は急激に増加し（多産少死），1920年に行われた第1回国勢調査では5596万人に達した．1970年には人口1億人を超え，1975年には第1回国勢調査時の2倍に達した．この間わずか55年で日本の人口は倍増した．

戦後の日本の出生率（図2・2・2）と人口増加率（図2・2・3）の推移をみると，第二次世界大戦後の

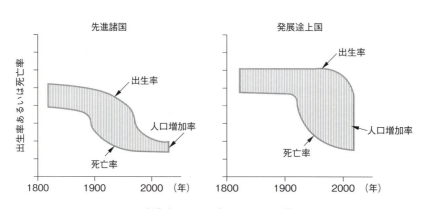

図 2・2・1　先進諸国と発展途上国の人口転換の模式図

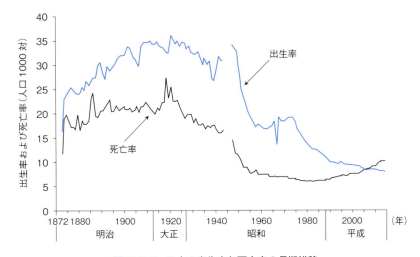

図 2・2・2　日本の出生率と死亡率の長期推移
〔太田英樹 編："スーパー総合医　地域包括ケアシステム"，p.10，中山書店 (2016) の図より作成〕

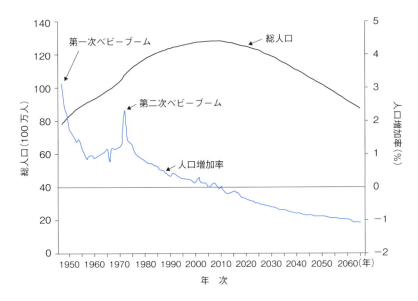

図 2・2・3　総人口，人口増加率の現状および将来推計：1947 ～ 2065 年
〔国立社会保障・人口問題研究所 編："人口の動向—日本と世界　人口統計資料集"，
p.13，厚生労働統計協会 (2023) より〕

1947 ～ 1949 年の**第一次ベビーブーム**を反映して約 3％の高い人口増加率を示した．このベビーブーム時に産まれた子どもが成長し，やがて 1971 ～ 1974 年の**第二次ベビーブーム**をもたらし，1970 年代前半に出生率と人口増加率は再び高い値になった．しかし，2 回目のベビーブーム以降は，人口増加率は減少を続け，2006 年以降ついにわが国の人口は減少し始めた．人口過密の回避という観点からは，人口減少は必ずしも悪いことではない．問題は人口減少とともに起こる**少子高齢化**によって人口の構成が著しくアンバランスになることである．

2・3 人口の高齢化と少子化

2・3・1 人口の高齢化

人口の年齢構造を知るために年齢3区分別人口割合が使われる．人口を0〜14歳，15〜64歳，65歳以上の三つの群に分け，それぞれ**年少人口**，**生産年齢人口**および**老年人口**といい，その全人口に対する割合（％）をそれぞれ年少人口割合，生産年齢人口割合，老年人口割合という．また，年少人口と老年人口の和を**従属人口**という．それぞれの年齢区分別人口の生産年齢人口に対する比率は，**年少人口指数**，**老年人口指数**，**従属人口指数**とよばれ，下記のように計算される．年少人口に対する老年人口の比率は**老年化指数**とよばれ，少子高齢化を反映して増加する．

$$年少人口指数 = \frac{年少人口}{生産年齢人口} \times 100 \qquad 老年人口指数 = \frac{老年人口}{生産年齢人口} \times 100$$

$$従属人口指数 = \frac{年少人口 + 老年人口}{生産年齢人口} \times 100 \qquad 老年化指数 = \frac{老年人口}{年少人口} \times 100$$

一般に，老年人口割合（**高齢化率**ともいわれる）が7％を超えると**高齢化社会**，14％を超えると**高齢社会**，21％を超えると**超高齢社会**とよばれる．図2・3・1にわが国における人口高齢化の推移と将来予測を示す．1960年の老年人口割合は約5％であったが，その後急速に増加し，1970年に7％，1995年に14％，2007年に21％を超え，2022年には29.0％に達した．現在，**わが国は主要国のなかで最も高齢化が進んでいる超高齢社会となっている**（表2・3・1）．将来推計によると，2025年に老年人口割合は30％に達し，2040年には35％を超える．つまり，**約15年後には国民の3人に1人は65歳以上**になると予測されている．

図2・3・1は，65歳以上人口をさらに65〜74歳，75歳以上に分けてその推移と将来推計を示して

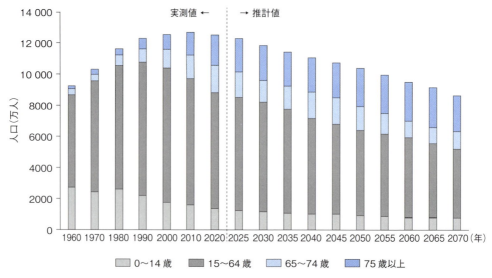

図 2・3・1　年齢区分別人口の年次推移および将来推計
〔厚生労働省："厚生労働白書（令和5年版）", p.3(2023), 図表1-1-1より〕

表 2·3·1　年齢 3 区分別人口割合と年齢構造指数の国際比較

国　名	総人口に占める割合（%）			年齢構造指数	
	年少人口割合 （0 〜 14 歳）	生産年齢人口割合 （15 〜 64 歳）	老年人口割合 （65 歳〜）	老年人口指数	老年化指数
米　国	18.2	64.9	16.8	25.9	92.2
フランス	17.5	61.6	20.9	33.9	119.8
英　国	17.9	63.5	18.6	29.4	104.5
ドイツ	13.8	64.2	22.0	34.2	159.2
日　本	**11.6**	**59.4**	**29.0**	**48.8**	**249.9**
中　国	17.7	69.2	13.1	19.0	74.4
インド	25.7	67.5	6.8	10.1	26.2
エジプト	34.3	61.9	3.9	6.2	11.3
ナイジェリア	42.7	54.6	2.8	5.0	6.4

調査年は英国とナイジェリアが 2020 年，それ以外は 2021 年
〔厚生労働統計協会：" 国民衛生の動向 2023/2024"，p.48（2023）より抜粋〕

いる．実は，65 〜 74 歳の人口は，2022 年以降は徐々に減少し，第二次ベビーブーム（1971 〜 1974 年，図 2·2·3）の時期に生まれた世代の影響で 2040 〜 2045 年に少し増加するものの，全体として減少し続けていくと予測されている．一方，75 歳以上人口は増加し続けており，現在，全人口に対する割合は約 15％に達している．とくに第一次ベビーブーム（1947 〜 1949 年，図 2·2·3）の時期に生まれたいわゆる団塊の世代が 75 歳に達する 2025 年は，**2025 年問題**とよばれている．しかし，2025 年以降も 75 歳以上人口の全人口に対する割合は増加し続け，2040 年には 20％，2055 年には 25％を超えると予測されている．わが国は**約 30 年後には国民の 4 人に 1 人が 75 歳以上**になる．

　一方，これらの高齢者を支える 15 〜 64 歳の人口は減少し続けている（図 2·3·1）．現在，生産年齢人口割合は 60％以下であり（表 2·3·1），さらに将来は 50％近くに減少すると予測されている．単純に生産年齢人口が老年人口を支えると考えると，1960 年代までは 10 人で 1 人を支えていたのが，現在は 10 人で約 5 人を支えており，将来は 10 人で 6 〜 7 人を支える時代が来る．

　欧米諸国に比べ，**わが国の人口高齢化は急速に進行してきた**．図 2·3·2 に示すように，欧米諸国の老年人口割合が 10％を超えていた 1950 年代に，日本はまだ 5％前後だった．しかし，その後急速に高齢化が進み，2005 年以降には欧米諸国を抜いて世界でもトップレベルの高齢化率に達した．一方，アジア諸国でも中国，韓国，シンガポールなどは 2010 年前後から老年人口割合が増加し始め，将来推計によると 2040 年以降は韓国の高齢化率が日本を追い抜くと予測されている（図 2·3·2）．

　老年人口割合が 7％から 14％に倍増するのにかかった年数とそれが起こった時期は，欧米とアジア諸国で大きく異なる．図 2·3·3 に示したように，フランスやスウェーデンでは 19 世紀にすでに 7％を超えていたが，14％に達するのに 100 年前後の時間がかかっている．ほかの欧米諸国も長い時間をかけて徐々に高齢社会に変化してきた．一方，日本は非常に短い期間に高齢化が進行し，その後を中国や韓国が追っている．

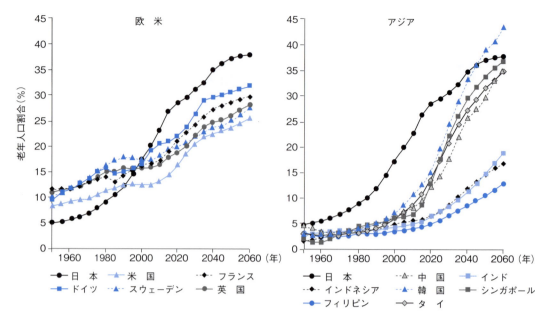

図 2·3·2　欧米，アジアにおける老年人口割合の推移と将来推計
〔内閣府："令和5年版　高齢社会白書"，p.7 (2023)，図表1-1-6 より〕

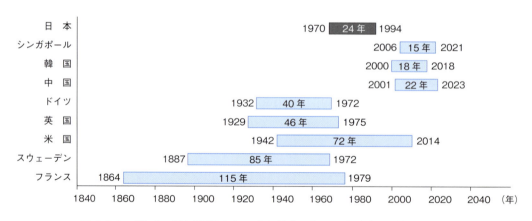

図 2·3·3　老年人口割合が7%から14%に達するまでの所要年数と時期の国際比較
〔内閣府："令和5年版　高齢社会白書"，p.8 (2023) より〕

コラム　高齢者の定義

　保健統計では65歳以上人口を老年人口とするが，高齢者についての一律の定義はない．一方，さまざまなデータから，かつての高齢者に比べて現在の高齢者では加齢に伴う心身の機能変化の出現が遅くなっていることが示されており，65歳を過ぎても活発な社会活動が可能な人が増えている．そこで，2017年に日本老年学会と日本老年医学会は，高齢者を下記のように区分する新たな案を提言した．

　　　　65～74歳　**准高齢者**　　75～89歳　**高齢者**　　90歳～　**超高齢者**

　この提言は，社会の支え手でありモチベーションをもった存在として高齢者をとらえ直し，高齢社会を活力のあるものにすることを意図している．

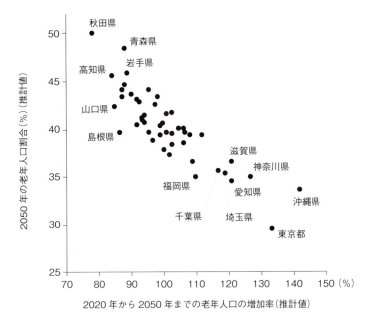

図 2・3・4　各県における老年人口割合(2050年)と老年人口の増加率(2020～2050年)の推計値
〔国立社会保障・人口問題研究所："日本の地域別将来推計人口(令和5(2023)年推計)", p.15(2023)より〕

　高齢者はさまざまな疾患を抱え，医療や介護の対象となることが多い．高齢者を家族と社会がどのように支えるのかを考えたとき，増大する高齢者がどこで誰と暮らすのかが問題となる．昔のように同じ家に祖父母から孫までが暮らす三世代同居家族は減ってきている．逆に，**1人暮らしの高齢者が増えている**．65歳以上人口のうちの1人暮らしの割合は，1980年には男性で4.3%，女性で11.2%だったのが，2020年には男性で15.1%，女性で22.1%を占め，2040年には男性で20.8%，女性で24.5%に達すると予測されている．すなわち，**約15年後には65歳以上の男性の5人に1人，女性の4人に1人が1人暮らしとなる**．

　人口の高齢化は国内で一様に進むのではなく，地域によって異なる．図2・3・4に示したように，すでに高齢化が進んでいる秋田県，青森県，岩手県，高知県では，2050年には老年人口割合が45%を超えると予測されている(図の縦軸)．これらの県では人口減少もさらに進むため，2050年の老年人口(数)は2020年に比べてむしろ減少する(図の横軸)．一方，東京都，神奈川県などの大都市圏においては，2050年には老年人口(数)が2020年に比べて約30%増加すると予測されている．都市別の調査によると，今後の老年人口数の予想増加率は東京都区部と政令指定都市で最も高くなる．すなわち，今後，**地方では人口減少と高齢化がさらに進行する一方，大都市圏においても高齢者の人口が増加**し，しかも**1人暮らしの高齢者が多い状況となる**．このことは，高齢者への福祉，介護，医療サービスの提供などのさまざまな局面での課題となる．

　現在，わが国において人口の高齢化と少子化は同時に進行している．この二つの現象に直接の関係はないように思われがちだが，人口学の研究によると，長い目でみたときに，死亡率の低下より出生率の低下のほうが人口の高齢化に大きく貢献することがわかっている．現在，出生率の低下に

よって年少人口も減少している(図2・3・1). 2022年現在, **老年化指数**は250に達しており, 2060年には370を超えると予測されている.

2・3・2　出生に関する指標と少子化

a. 出生率と出産年齢の推移

出産された児が生きているのが出生である. したがって,

$$（出産数）＝（出生数）＋（死産数）$$

である. **出生率**は人口に対する1年間の出生数を示し, 通常, 人口1000あたりの発生率で表す.

$$出生率 = \frac{1年間の出生数}{人口} \times 1000$$

日本における出生率は, 第二次世界大戦前後まで人口1000対30前後で(図2・2・2), 国際的にも高いほうであった. その後急激に減少し, 1960年代以降はEU諸国並みとなった. 1971～1974年の第二次ベビーブーム以降, 出生率はさらに減少を続け, 2022年には人口1000対6.3になっている(表2・1・1). 現在日本は世界で最も出生率の低い国の一つになった.

図2・3・5に夫と妻の初婚年齢と母の年齢ごとの出生率を示す. 1975年には妻の初婚年齢のピークは20歳代前半にあったが, 2021年には20歳代後半にシフトし, さらに30歳代以上に範囲が広がっている. 夫の初婚年齢も同様にシフトしている. このような**晩婚化**を反映して, 出産年齢が高齢化している. 1981年には出生率がピークとなる母の年齢は26～27歳であったが, 2001年以降には30歳前後となっている(図2・3・5). 2022年現在, 母の年齢が30歳以降の出産数が全体の70%以上を占め, 30～34歳での出産が最も多くなっている.

b. 人口再生産の指標

図2・2・3に示したように, 今後, 日本の人口はさらに減少するものと予想されている. 将来の人口の増減は, 人口の**再生産率**によって予測される.

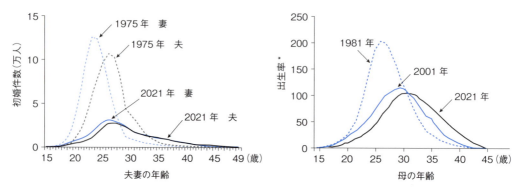

図 2・3・5　初婚年齢および母の年齢別出生率の推移(＊　出生率は年齢別女性人口1000対)
出生率は, 厚生労働省「人口動態統計」と総務省「人口推計」をもとに, 厚生労働統計協会で算出
〔厚生労働統計協会：“国民衛生の動向 2023/2024", p.52, 68(2023)より〕

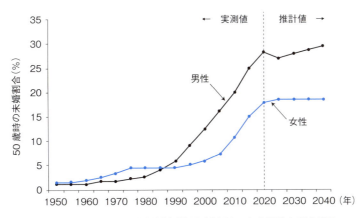

図 2・3・6　50歳時の未婚割合（生涯未婚率）の年次推移と将来推計
〔内閣府こども家庭庁："少子化が我が国の社会経済に与える影響に関する調査報告書", p.5（2023）より〕

　再生産率は，1人の女性が一生の間に何人の子どもを生むかを表した指標である．この指標は，既婚女性だけではなく再生産年齢（15〜49歳）の女性すべてを分母とする．再生産年齢の女性には未婚の人も含まれているため，未婚率の増加（図 2・3・6）も再生産率に影響を及ぼしている．以下の3通りの再生産率がある．

$$\text{合計特殊出生率} = \left\{\frac{\text{母の年齢別出生数}}{\text{年齢別女性人口}}\right\} (15〜49歳までの合計)$$

合計特殊出生率は粗再生産率（crude reproduction rate）ともいう．15〜49歳までの各年齢別の特殊出生率を合計したものである．これは1人の女性が再生産年齢の間に生む平均子ども数を示す．この値が2.0であれば，次の世代に両親と同数の子どもが存在することになる．しかし，これは出生性比が1:1であるという前提に立ったもので，実際には男児の出生のほうが5％ぐらい多い．また次世代で実際に子を生むのは女性である．そこで，1人の女性が一生の間に生む平均女児数を示したのが**総再生産率**（gross reproduction rate）である．

$$\text{総再生産率} = \left\{\frac{\text{母の年齢別\textbf{女児}出生数}}{\text{年齢別女性人口}}\right\} (15〜49歳までの合計)$$

　総再生産率は合計特殊出生率のほぼ1/2である．総再生産率は，生まれた女児が成長して母の年齢になるまでの生存確率を考慮していない．そこで，生命表（2・4・2項）から母の年齢になるまでの生存確率を求めて計算されたものが**純再生産率**（net reproduction rate）である．

$$\text{純再生産率} = \left\{\text{母の年齢までの生存確率} \times \frac{\text{母の年齢別女児出生数}}{\text{年齢別女性人口}}\right\} (15〜49歳までの合計)$$

　純再生産率と将来（30年後以降の次の世代）の人口増減の関係は以下のようである．

　　　　　　　純再生産率 > 1.0　　人口は増加し続ける
　　　　　　　純再生産率 = 1.0　　人口は将来静止する
　　　　　　　純再生産率 < 1.0　　人口は将来減少する

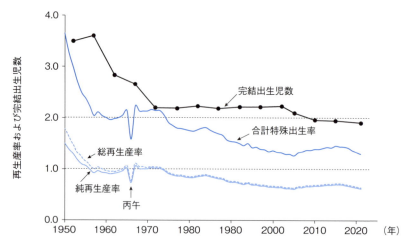

図 2・3・7　再生産率（合計特殊出生率，総再生産率，純再生産率）および完結出生児数の年次推移
〔国立社会保障・人口問題研究所 編："人口の動向―日本と世界　人口統計資料集"，p.50-51（2023），表 4-3：内閣府こども家庭庁："少子化が我が国の社会経済に与える影響に関する調査報告書"，p.7（2023），図表 2-4 より作成〕

図 2・3・7 にこれらの再生産率の年次推移を示す．1950～1974 年までは合計特殊出生率は 2.0 以上で，1966 年の"丙午"の前後を除いて安定していた．しかし，1975 年以降，合計特殊出生率は減少を続け，1997 年以降は 1.3 人台のレベルになっている．2012～2018 年は 1.4 以上のレベルまで戻ったが，2019 年以降再び低下し，2022 年には 1.26 となった．日本は合計特殊出生率が世界で最も低いグループにいるが，現在香港や韓国などではさらに低下し，1.0 未満となっている．

1974 年に純再生産率が初めて 1.0 を下回ってから（図 2・3・7），将来の人口減少が予測されていた．しかし，実際にはその後もわずかながら人口は増加し続けて，実際に人口が減少し始めたのは約 30 年後の 2006 年からである（図 2・2・3）．純再生産率が 1.0 を下回ってから人口の増加が止まるまでには一世代以上かかることがわかる．

c．少子化と非婚・晩婚化

合計特殊出生率や純再生産率などの指標は，15～49 歳の既婚・未婚の女性すべてを対象として何人の子どもを産むかを推測している．つまり，**人口動態で重要な婚姻という因子を無視した指標**である．過去 50 年間，わが国の未婚者の割合は顕著に増加してきた．人口統計では 50 歳までに 1 度も結婚したことがない人の割合を**生涯未婚率**という．図 2・3・6 に示したように，1960 年頃まで，わが国の生涯未婚率は男女とも 2％以下であった．しかし，男性では 1980 年代以降，女性では 2000 年以降，**生涯未婚率が急激に増加してきた**．2020 年における生涯未婚率は男性で 28.3％，女性で 17.8％に達している．欧米諸国では婚姻関係がなくても子どもを産む割合が高いが，日本はその割合が低いため（コラム参照），婚姻の有無はわが国の合計特殊出生率などの指標値に大きな影響を及ぼす．

では，少子化の原因は近年の**非婚化**が原因なのだろうか，それとも結婚した夫婦から生まれる子

どもの数も減っているのだろうか.

　結婚した夫婦が何人の子どもを産んでいるかに関する統計指標として，**完結出生児数**という指標がある．完結出生児数とは，結婚継続期間が 15 ～ 19 年の夫婦の平均出生子ども数である．国立社会保障・人口問題研究所が 5 年おきに夫婦を対象に抽出調査を行い，出生動向基本調査として報告している．わが国では，結婚から 15 年を経過すると追加出生がほとんどみられなくなるので，この数値は夫婦の最終的な子どもの数の平均値とみなされる．その結果を図 2·3·7 に再生産率と併せて示した．1952 年の第 2 回調査以来，完結出生児数は徐々に減少し，1972 年に 2.2 まで低下した．しかし，それ以降 2002 年までほぼ 2.2 前後の値を維持してきた．すなわち，1970 年代 ～ 2000 年頃までは結婚している夫婦にできる子どもの数は 2 人以上のレベルを維持してきた．同じ時期に 15 ～ 49 歳の全女性を分母とする合計特殊出生率が 2.14 から 1.32 まで減少したのとは対照的である．図 2·3·6 および図 2·3·7 のデータから，**現在のわが国の少子化に非婚化という要因が寄与**していることがわかる．

　しかし，2010 年以降の調査によると(図 2·3·7)，完結出生児数が 2.0 以下になっている．すなわち，非婚化という要因に加え，現在は結婚した後に産む子どもの数も減り始めている．出生動向基本調査のデータは，妻の結婚年齢が高いほど完結出生児数が少なくなることを示している．図 2·3·5 に示したような**晩婚化**も夫婦の子どもの数を低下させる要因の一つと考えられている．

コラム　わが国の婚姻率は欧米諸国よりむしろ高い

　生涯未婚者が増えてきた日本では婚姻率が低いのだろうか．実は表 2·3·2 にあるように，2015 ～ 2016 年のわが国の婚姻率(人口 1000 対)は 5.0 であり，欧米諸国よりむしろ高い．ところが欧米諸国は合計特殊出生率(2020 年)も年少人口割合(2021 年)も日本や韓国より高い．出生に占める嫡出でない子ども(父母の間に婚姻関係がない子ども)の割合に注目すると，欧米諸国ではその割合が高く，フランス，スウェーデンでは 50 ％を超えている(表の青字)．出生数への影響を考える際，婚姻率だけを比較するのは注意が必要である．

表 2·3·2　出生と婚姻に関する指標の国際比較

国　名	婚姻率 (人口 1000 対)	出生に占める嫡出でない子どもの割合(%)	合計特殊出生率	年少人口割合(%)
韓　国	5.5	1.9	0.84	12.1
日　本	**5.0**	**2.3**	**1.33**	**11.8**
米　国	6.9	40.3	1.64	18.2
英　国	4.5	47.9	1.56	17.9
フランス	3.6	59.1	1.83	17.5
ドイツ	4.9	35.0	1.53	13.8
スウェーデン	5.5	54.7	1.67	17.7
調査年	2015 ～ 2016 年 [a]	2015 ～ 2016 年 [a]	2020 年 [b]	2021 年 [b]

〔a, 厚生労働省政策統括官："平成 30 年　我が国の人口動態—平成 28 年までの動向—"，p.33(2018); b, 国立社会保障・人口問題研究所 編："人口の動向—日本と世界　人口統計資料集"，p.35 表 2-14，p.53 表 4-5(2023)より作成〕

人口の高齢化のところで述べたように，低い出生率が続くことは，将来の人口の高齢化をさらに促進する．わが国においても，安心して結婚ができ，安心して子どもを産んで育てられる社会を実現することが，これ以上の少子高齢化の進行をとどめるために重要であろう．

2・4 死亡と疾病に関する保健統計

2・4・1 死亡の動向

わが国の年齢階級別死亡数を年次別にみたのが図2・4・1である．明治時代から第二次世界大戦までの間，日本における死亡数の30%〜40%は0〜14歳の子どもであったことがよくわかる．戦後になって0〜14歳の死亡は急速に減少し，逆に65歳以上の死亡が全死亡に占める割合が非常に高くなった．さらに1960年代以降は，80歳以上の死亡が占める割合も高くなり，現在では全体の50%以上を占めるようになった．死亡年齢の変化からも，日本において，乳児・幼児の死亡が減少し，高齢になるまで死亡しなくなったことがわかる．

a．年齢調整死亡率

死亡原因は年齢によって異なるため，死亡率は人口の年齢構成に大きく影響される．たとえば，高齢者の多い集団と若年者の多い集団の死亡率を比べれば，当然前者の死亡率が高くなる．このよ

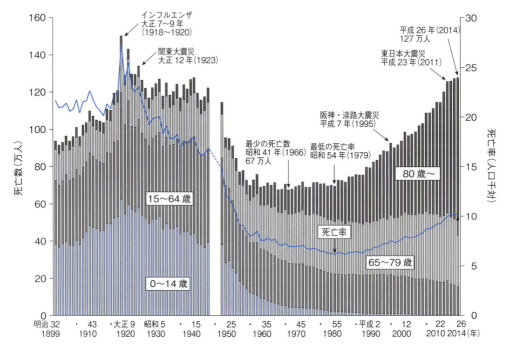

図 2・4・1　死亡数および死亡率の年次推移：1899〜2014年
〔厚生労働省大臣官房統計情報部 編："我が国の人口動態　平成28年", p.15, 厚生労働統計協会(2016)の図より作成〕

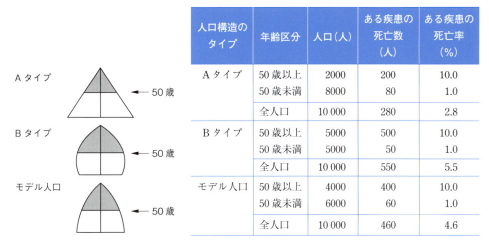

図 2·4·2　粗死亡率と年齢調整死亡率の比較

うに，年齢構造の異なる集団の死亡状況を比較するため，それぞれの集団の年齢構成が等しくなるようにして(標準化して)計算し直した死亡率を**年齢調整死亡率**という．年齢調整死亡率と区別するために死亡率のことを**粗死亡率**ということがある．単に死亡率といえば，粗死亡率のことを指す．

なぜ年齢調整死亡率という指標が必要か，図 2·4·2 の例をみながら考えてみる．

ここでは，高齢者が少なく，ピラミッド型の人口構造をもつ A タイプの集団と，高齢者が多く，つぼ型の人口構造をもつ B タイプの集団におけるある特定の疾患の死亡率を比較する．この特定疾患はがんのように 50 歳以降の死亡率が 10％ と非常に高く，50 歳未満では 1％ と低いものとする．A タイプの集団では，50 歳以上の人口が少ないために全人口に換算したときの死亡率は 2.8％ となる．一方，B タイプの集団では，50 歳以上の人口の多さを反映して全人口あたりの死亡率は 5.5％ になる．これらの数値が粗死亡率に相当する．したがって，粗死亡率だけをみると，A タイプの集団(2.8％)より B タイプの集団(5.5％)のほうがその疾患の死亡率が高いことになる．しかし，年齢ごとの死亡率は二つの集団で同じなので，B タイプの集団の粗死亡率の高さは，単に高齢者が多いことを反映しているだけである．

このように二つの集団の健康事象を比較する際に，集団の人口構造の違いが大きく影響する場合，それぞれの集団の人口構造が，モデルとなる人口構造と同じ構造だったとしたら死亡率はどうなるか，という補正が行われる．これが年齢調整死亡率である．そのためには各年齢ごとの死亡率を求めてモデル人口に当てはめればよい．図 2·4·2 の例では，A，B 両タイプともに年齢調整死亡率は 4.6％ と計算され，差がないことになる．

実は，まったく同じことが現在の日本のがん(悪性新生物)の死亡率の経年変化で起こっている(がんと悪性新生物については，4·2·2 項 a. 参照)．図 2·4·3 に示すように，粗死亡率でみると日本人のがん死亡率は顕著に増加している．しかし，これはがんの好発年齢である高齢者の割合が増えたことを反映しているだけである．実際，年齢調整死亡率を計算すると，男女ともに 1995 年以降減少している．

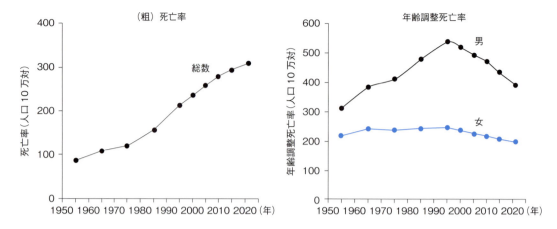

図 2・4・3　がん（悪性新生物）の死亡率および年齢調整死亡率の推移
〔厚生労働統計協会："国民衛生の動向 2023/2024", p.55 表 11, p.382 第 8 表(2023) より作成〕

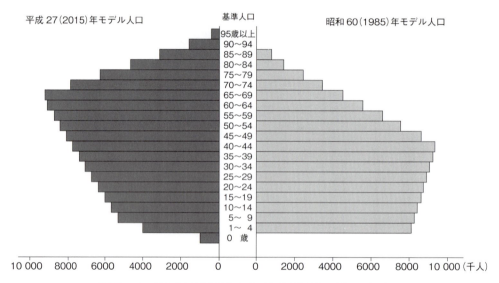

図 2・4・4　昭和 60(1985)年および平成 27(2015)年モデル人口
〔厚生労働省："令和 2 年(2020)人口動態統計(確定数)の概況", p.22(2020) より〕

　年齢調整を行うためには基準となる年齢構成をもつ**モデル人口**が必要である．2019 年までは昭和 60(1985)年モデル人口が用いられてきた（図 2・4・4）．これは昭和 60(1985)年の実際の人口構成に基づいて 5 歳階級ごとに標準化した人口構成である．モデル人口なので性別はない．しかし，近年の人口高齢化に伴い，新たな基準人口の設定が必要となった．そこで，平成 27(2015)年の人口構成に基づいて，つぼ型の人口ピラミッドに近い**平成 27(2015)年モデル人口**が新たに提案され，2020 年以降の人口統計に適用されるようになった．

　年齢調整をしても，死亡率が上昇，または減少している場合は，人口構造の変化では説明できないような要因が関与していることを示唆している．

b．死産率，乳児死亡率と周産期死亡率

人口動態統計でいう死産とは，妊娠 12 週以降の死児の出産で，自然死産と人工死産に区分される．母体保護法に基づく人工妊娠中絶は妊娠満 22 週未満について行われるが，12～22 週までの人工妊娠中絶を行った場合は死産として届け出なければならない．死産に関しては下記の二つの指標がある．

$$死産率 = \frac{死産数}{出産数（出生数＋死産数）} \times 1000$$

$$死産比 = \frac{死産数}{出生数} \times 1000$$

乳児とは生後 1 歳未満をいい，4 週（28 日）未満を**新生児**，1 週（7 日）未満を**早期新生児**という．乳児死亡率は下記のように計算される．

$$乳児死亡率 = \frac{乳児死亡数}{出生数} \times 1000$$

乳児は抵抗力が弱く，死亡しやすいので，乳児死亡率はその地域の衛生水準，医療水準をよく反映する．明治・大正時代の日本の乳児死亡率は出生 1000 対 150～170 であったが，この 100 年の間に著しく低下し，現在は出生 1000 対 2 以下である（図 2・4・5）．

周産期死亡は妊娠満 22 週以後の死産と生後 1 週未満の早期新生児死亡とを併せたものをいい，**周産期死亡率**は下記のように計算される．

$$周産期死亡率 = \frac{妊娠満 22 週以後の死産数＋早期新生児死亡数}{出生数＋妊娠満 22 週以後の死産数} \times 1000$$

周産期死亡率は WHO によって 1950 年に提唱された．死産の定義が各国間であまり一致しないことや，妊娠後期の死産と早期新生児死亡とはともに母体の健康状態に強く影響されることから，

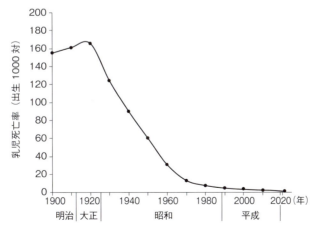

図 2・4・5　過去 120 年間の乳児死亡率の推移

〔国立社会保障・人口問題研究所 編："人口の動向—日本と世界　人口統計資料集", p.74, 厚生労働統計協会（2023）の表 5-2 をもとに作図〕

34 第 2 章 保 健 統 計

この両者を併せて母子保健の指標として評価することにしたものである．なお，1995 年から後期
死産の定義が「妊娠満 28 週以後」から「妊娠満 22 週以後」に変更された．

c. 死因別死亡率の動向

死因の分析は，疾病の動向を知り，公衆衛生対策を立てるうえで重要な資料となる．死亡が発生
した場合，戸籍法に基づいて医師は死亡診断書を作成しなければならない．死因の分類は WHO の
"国際疾病，傷害及び死因統計分類〔略して**国際疾病分類**（International Classification of Diseases：
ICD)〕" によって決められたルールにより行われる．現在，わが国では 2013 年版の **ICD-10** に基
づいて死因分類が行われている．また，死因によっては死亡数が少ない場合があるので，人口
1000 あたりではなく，人口 10 万あたりの死亡率が使われる．

2022 年におけるわが国の死因別死亡率の上位 10 位までを表 2·4·1 に示した．また，1950 年から
の死因別死亡率の年次推移を図 2·4·6 に示した．1980 年代から死因第 1 位は悪性新生物〈腫瘍〉で
あり，2022 年には全死亡の約 25% を占め（表 2·4·1），死亡率は増加し続けている．ただし，年齢調
整した場合の死亡率は 1995 年から減少し始めている（図 2·4·3）．現在，死因の第 2 位と第 4 位は心
疾患と脳血管疾患であり，これらの血管系疾患による死亡が全死亡の約 20% を占めている．

1950 年の死因第 1 位は結核であった（図 2·4·6）．当時，結核はとくに若い年齢の死亡率を高めた．
昭和から平成にかけて，生活環境や栄養状態の改善，公衆衛生施策の実施，医療の進歩により，結
核などの感染性疾患による死亡が減少した．一方，悪性新生物，心疾患，脳血管疾患などの非感染
性疾患の死亡率が増加した．しかし，死亡率は人口の高齢化の影響を受ける．図 2·4·1 に示したよ
うに，近年，全死亡数に占める 65 歳以上，とくに 80 歳以上の死亡数の割合が顕著に増加している．
そのため，**高齢者に多い悪性新生物や心疾患による死亡数の増加の結果として死亡率が増加**した．
しかし，年齢調整死亡率では，悪性新生物だけでなく（図 2·4·3），心疾患も減少傾向にある．

表 2·4·1 死因順位第 10 位までの死因別死亡の状況

死因順位 令和 4 年 （2022 年）	死　因	死亡数	死亡率 （人口 10 万対）	死亡総数に 対する割合 （%）
	全死因	1 568 961	1285.7	
1	悪性新生物（腫瘍）	385 787	316.1	24.6
2	心疾患	232 879	190.8	14.8
3	老　衰	179 524	147.1	11.4
4	脳血管疾患	107 473	88.1	6.8
5	肺　炎	74 002	60.6	4.7
6	誤嚥性肺炎	56 068	45.9	3.6
7	不慮の事故	43 357	35.5	2.8
8	腎不全	30 740	25.2	2.0
9	アルツハイマー病	24 860	20.4	1.6
10	血管性および詳細不明の認知症	24 360	20.0	1.6

〔厚生労働統計協会："国民衛生の動向 2023/2024"，p.55（2023），表 12 をもとに作成〕

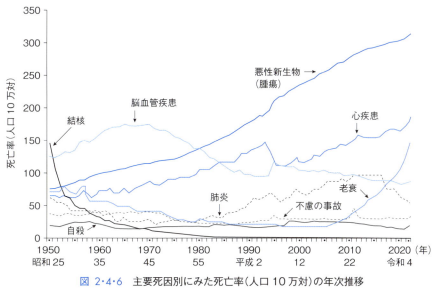

図 2・4・6 主要死因別にみた死亡率(人口10万対)の年次推移
〔厚生労働統計協会："国民衛生の動向2023/2024", p.55(2023)より〕

一方，約10年前から**老衰**が死因順位の上位に登場してきた．2022年の死因順位の上位に老衰(3位)，**誤嚥性肺炎**(6位)，**アルツハイマー病**(9位)，血管性および詳細不明の**認知症**(10位)が増えてきたのは，超高齢社会における高齢者の死因を反映している(表2・4・1).

主要な死因は年齢によっても異なる．表2・4・2に2021年における性・年齢階級別の死因第1位を示す．0～4歳では先天奇形など(先天奇形，変形および染色体異常)が第1位を占める．自殺は近年増加傾向にあり，10～39歳までの死因第1位(総数)が自殺である．悪性新生物が死因第1位になる40歳代以降には働き盛りの年齢層が含まれている．

2・4・2 生命表

a．生命表とは

生命表(life table)とは，ある時点における観察集団の年齢別死亡率が一定のまま永遠に続くものと想定した場合，その集団の生存者数が死亡によって減少していく様相を各種の関数によって示したものである．たとえば，ある時点で出生した10万人の集団が，その後100年の間に各年齢別死亡率に従って年々死亡していくとする．毎年10万人が出生し，年齢別死亡率がその後100年間変化しないものとすれば(つまり出発時点での医療・衛生水準が100年間維持されるとすれば)，この仮想集団の人口構造はやがて定常状態に達する．その定常状態における人口構造の様相を明らかにし，平均余命などを計算するのが生命表である．このようにモデル化した人口集団での死亡状況は，最初に設定した年齢別死亡率のみによって規定される．したがって，生命表から導かれる指標は，観察集団の年齢構成の影響を受けることもなく，また，戦争や一過性のベビーブームなどの歴史的，社会的要因に影響されることもない．

生命表から導かれる指標のなかでも，とくに**0歳平均余命**すなわち**平均寿命**は，全年齢の死亡

表 2・4・2　性・年齢階級別死因第 1 位(2021 年)

年齢階級	総　数	男	女
すべての年齢	悪性新生物	悪性新生物	悪性新生物
0 〜	先天奇形など*	先天奇形など*	先天奇形など*
1 〜 4			
5 〜 9	悪性新生物	不慮の事故	悪性新生物
10 〜 14	自　殺	自　殺	自　殺
15 〜 19			
20 〜 24			
25 〜 29			
30 〜 34			
35 〜 39			悪性新生物
40 〜 44	悪性新生物		
45 〜 49		悪性新生物	
50 〜 54			
55 〜 59			
60 〜 64			
65 〜 69			
70 〜 74			
75 〜 79			
80 〜 84			
85 〜 89			
90 〜 94	老　衰		老　衰
95 〜 99		老　衰	
100 〜			

*　先天奇形，変形および染色体異常.

〔国立社会保障・人口問題研究所 編："人口の動向―日本と世界　人口統計資料集"，pp.91-92，厚生労働統計協会(2023)の表 5-23 をもとに作成〕

状況を集約したもので，観察集団の健康水準をはかる総合的指標として広く用いられる．2023 年におけるわが国の**平均寿命は男性で 81.05 年，女性で 87.09 年**で，世界のトップレベルである．

　生命表の諸関数の意味は以下のとおりである．また，図 2・4・7 にその模式図を示した．

　生存数(l_x)：10 万人の出生者が，設定された年齢別死亡率に従って死亡していく場合，x 歳まで生き残る人数の期待値

　定常人口総数(T_x)：x 歳以上の定常人口の合計

　x 歳平均余命$(\mathring{e}_x)$：x 歳の者のその後の生存年数の期待値

　x 歳平均余命$(\mathring{e}_x)$は，x 歳以降に生き残る生存数の合計(T_x)を x 歳における生存数(l_x)で割った値(T_x/l_x)として求められる．T_x は，x 歳における生存者一人一人の生存期待年数(余命)を l_x 人分積分した値(面積)に相当する．図 2・4・7(A)で，x 歳以降の T_x の面積は，左斜線と右斜線の部分の面積が等しくなるような長方形(点線で囲ったもの)の面積と等しい．したがって，x 歳以降の余命の平均値 $(\mathring{e}_x)$ は，この長方形の横幅に相当する．たとえば，図 2・4・7(A)では，24 歳における平均余命は 52(76 − 24)年となる．x 歳が 0 歳である場合が **0 歳平均余命**，すなわち**平均寿命**である〔図 2・

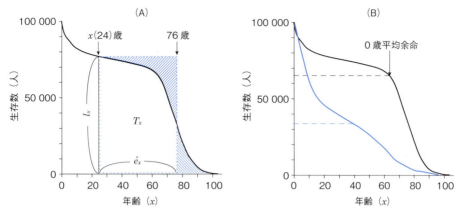

図 2・4・7　生命表における年齢ごとの生存数の変化

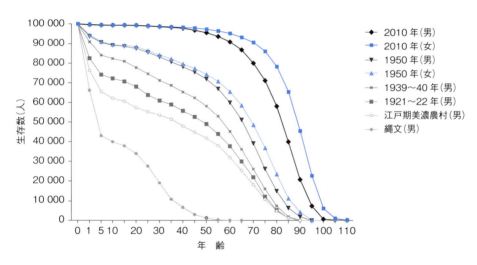

図 2・4・8　わが国における年齢別生存率の推移
〔太田英樹 編："スーパー総合医　地域包括ケアシステム", p.5, 中山書店(2016)をもとに作成〕

4・7(B)〕.

b．平均寿命とその変動

　ある年における平均寿命は，その年の死亡年齢を算術平均して得られた値ではない．その年の生命表から求められる 0 歳平均余命である．したがって，平均寿命を決定する最も大きな要因は，その年のその集団における年齢ごとの死亡率である．図 2・4・7(B)に青線で示したように，ある集団において 20 歳までの死亡率が著しく高い場合，平均寿命は非常に若くなる．逆にいうと，**乳児，幼児などの若年者の死亡率の改善は平均寿命を大きく伸ばすことになる**．

　日本人の年齢ごとの生存率がどのように変化してきたのかを図 2・4・8 に示す．この図を生命表の図のようにみなして縄文時代の平均寿命を推測すると，おそらく 10 〜 20 歳代になる．江戸時代から 1950 年代に至るまでの変化をみると，まず乳幼児や若年者の死亡率が低下したことが平均寿命

を伸ばすのに大きく影響したことがわかる．乳児死亡率の過去100年間の顕著な低下は図2·4·5に示したとおりである．1950年以降，若年者の死亡率がさらに改善されて平均寿命は飛躍的に伸び，世界でもトップレベルに達した．2010年の生存曲線の男女差は，若年者の死亡率ではなく，高齢者の死亡率の男女差を反映していることがわかる（図2·4·8）．

　日本人の平均寿命は，まず乳児死亡率の改善によって大きく伸び，近年のさらなる平均寿命の延伸には高齢者の死亡率の低下も貢献している．

2·4·3　傷　病　統　計

a．傷病統計の種類

　人口動態統計における死因分析により，間接的に疾病の状況を推定することができる．しかし，高血圧のように直接の死因とはなりにくい傷病については推定することができず，実際には死因の順位と国民の傷病の状況とは必ずしも一致しないことが多い．そこで，国民の傷病の量と質を把握するため，**傷病統計**がとられる．傷病とは，疾病と傷害を併せたものをいう．疾病の定義は難しいが，患者の側からは自覚症状のある者，医師の側からは診断のついた者が傷病統計の対象となる．

　傷病統計には，感染症発生動向調査や**食中毒統計**のように，疾病の発生の届出をもとに作成するものがある．これに対し，ある一時点における傷病の状況を全国レベルでの断面調査によって調べる方法がある．厚生労働省が実施する**国民生活基礎調査**や**患者調査**がそれにあたる．

　患者調査は医療施設を対象として調査を行い，医療施設に通院した者（患者）の状況を調査する．一方，国民生活基礎調査は世帯を対象として調査を行い，自覚症状のある者（有訴者）の状況を明らかにする．

b．罹患率と有病率

　傷病は発生してから治療まで，あるいは死亡するまでに時間がかかるため，統計資料を扱う際，時間軸を考慮しなければならない．

　傷病者数の指標として，罹患率，有病率がある．**罹患率**（incidence rate）は一定期間内に新たに傷病者になった者の数（これを罹患数という）の単位人口に対する割合である．図2·4·9に示すように，10人の集団において1ヵ月の間にある疾患の新発生が5例観察されれば，その1ヵ月の罹患率は5/10である．これに対し，ある一時点における傷病者数（これを有病数という）の単位人口に対する割合を**有病率**（prevalence rate）という．図2·4·9でいうと，10月17日における有病率は3/10である．有病率は**点有病率**と**期間有病率**（たとえば10月10日～10月20日までの点有病率の平均）とに分けられるが，単に有病率といった場合は点有病率のことを表す．

　傷病統計のなかで，感染症発生動向調査や食中毒統計では一定期間における感染症や食中毒の新たな発生頻度，すなわち罹患率を知ることができる．一方，患者調査や国民生活基礎調査などの断面調査は，種々の疾病の有病率を明らかにすることを目的とする．

　一般に，罹患率は疾病の新発生を問題にするので，要因と疾病発生との因果関係解明との関連で用いられることが多い．このことは3章で詳しく述べる．一定期間内に発生した死亡という事象の

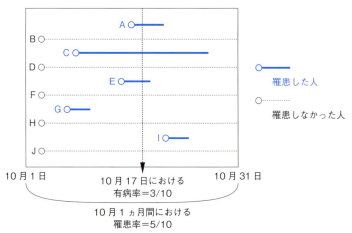

図 2・4・9 有病率と罹患率

発生頻度という意味で，死亡率も罹患率の一種と考えることができる．

一方，有病率は，医療の需要と供給を評価し，公衆衛生的施策を計画する際に用いられることが多い．また，糖尿病のような慢性疾患の罹患率は低いが，一度糖尿病にかかると長期間にわたって病気が続くため，有病率は高い．逆に風邪などは頻繁に起こって罹患率は高いが，有病期間が短いため，有病率は低い．

c．患者調査

患者調査は，病院や診療所などの医療施設を対象とし，これらの施設を利用する患者の傷病状況を明らかにするために行われる．1953年以来，毎年実施されてきたが，1984年からは3年に1度の調査となった．

実際の患者調査では，都道府県別に無作為抽出された医療施設において，ある1日の調査日に受療した患者数を調べる．受療患者数を人口で割って**受療率**を求める．

d．国民生活基礎調査

国民生活基礎調査の前身は"国民健康調査"である．1953年以来，毎年実施されてきたが，1986年からは，厚生行政基礎調査，国民生活実態調査，保健衛生基礎調査の三つと"国民健康調査"とを併せて"国民生活基礎調査"とし，3年に1度大規模調査が，その間の各年は簡易調査が実施されるようになった．この調査は，対象となった世帯に調査表を配布して記入してもらう自記式である．そのため，疾病によっては，当事者が知らない（がんなど），あるいは他人に知らせたくない（性病や精神病）などの理由で記入されない可能性があることに注意しなければならない．

国民生活基礎調査では，入院者，通院者，就床者および自覚症状があり生活影響のあるものを"有病者"と定義している．自覚症状を訴える者についてはとくに**有訴者**として統計をとっている．

3

疫　　　学

3・1　疫学の考え方

3・1・1　疫学の定義

　オックスフォード大学出版局の A Dictionary of Epidemiology (2001) によると，疫学とは "The study of the distribution and determinants of health-related states or events in specified populations, and the application of this study to control of health problems." と定義されている．ここでは，病気の人々だけを対象とするのではなく，**ある人間集団における健康状態や健康に関する事象すべてを疫学の対象としてとらえ，その頻度分布と原因究明を行うとともに，そこで得られた知見を健康問題の解決のために応用する**ことまでを疫学の範囲としている．すなわち，疫学研究の究極の目的は健康問題の解決にあり，そのために対策を立て，実施し，その効果を科学的に評価することも疫学の果たすべき役割に含まれている．

3・1・2　疫学の先駆者

　歴史的にみると，19世紀に英国のジョン・スノーの行ったコレラ対策にすでに近代疫学の萌芽をみることができる．1848 ～ 1849年にかけて，ロンドンでコレラの大流行があり，1万人以上が死亡した．開業医のスノーは患者の発生がブロード街に集中していること（図3・1・1），患者の多くがブロード街の共同井戸水を飲んでいること，流行の中心部にいても同じ共同井戸水を飲まないところでは発病数が少ないこと，さらに，ほかの地域から見舞いに来てそこの水を飲んだ者に発病例があることなどを観察した．これらの観察に基づき，1854年に再度コレラが流行した際，スノーは周囲の反対を押し切ってブロード街の共同井戸を閉鎖させた．果たしてコレラ患者は激減し，彼の推測が正しかったことが認められた．のちにその共同井戸水は，付近の住宅の便所に通じていたことがわかった．当時，病気というものは遺体から発生する瘴気（有毒な気体）が原因であるとされ

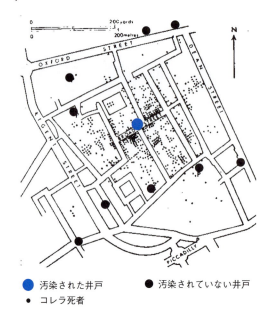

図 3・1・1　ジョン・スノーが示したコレラ発生の地域集積性
〔http://www.york.ac.uk/depts/maths/histstat/snow_map.htm より作成〕

ていた時代であり，コッホによるコレラ菌の発見は 30 年後の 1883 年まで待たなければならなかった．すなわち，ここで注目すべきことは，ある病気の真の原因（ここでは感染症の原因菌）が同定されなくとも，疫学的手法を用いることによって有効な疾病対策が発見されれば，その**疾病の発生を予防することが可能**であるということである．

一方，コレラのような感染症だけでなく，日本において脚気の防止に疫学的手法が活用された．明治時代（1880 年代），日本の海軍において兵士の 3～4 割が脚気にかかり，100 人に 1 人が脚気で死亡するほどの甚大な被害があった．陸軍軍医長の森林太郎（森鴎外）は脚気菌説をとったが，英国で栄養学を学んできた海軍軍医長の高木兼寛は，食べ物のアンバランスに原因があると推定した．高木は，航海中の演習船の食事を白米中心の和食から，大麦，大豆，牛肉を多く摂取する食事に切り替えさせ，脚気の発症が減るかどうかを検討した．食事内容の変更後，海軍の脚気患者は激減した．脚気に効果を示すビタミン B_1 が発見されたのは 1911 年のことである．高木は，脚気の真の原因が明らかにされるのを待つことなく，脚気を予防することに成功したのである．

3・1・3　疫学の三要因

19 世紀後半から病原微生物が相次いで発見されるに至り，病原体による感染という図式で病因の研究が進んだ．しかし，病原体中心の考え方だけでは個人間の感染性の差の問題を説明することができず，また，個体を取り巻く環境条件の違いも病原体の感染経路を考えるうえで重要であるという認識が深まった．現代では，**病因**（agent），**環境**（environment），**宿主**（host）の三つの要因が相互にダイナミックに作用しあって疾病の発生，流行，さらには終息が制御されているという考え方

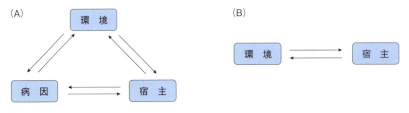

図 3・1・2 疫学の三要因(A)と二要因(B)

が確立されている〔図3・1・2(A)〕．たとえば，病因が宿主に到達するような感染経路(環境因子)を遮断すれば，疾病が予防できるわけで，この三要因の相互関係を理解することは，感染症などの疾病を予防するうえでとくに重要である．

病因は病原微生物のような生物学的要因だけでなく，物理的要因，化学物質や薬物などの化学的要因をも含む．

宿主因子には，性，年齢などの生物学的特性，身長，体重などの身体的特徴，そして抵抗力などがあり，これらによって健康障害の発生が左右される．外部からの侵入に対する抵抗力のうち，病原体に対するものが免疫である．予防接種は，宿主の免疫抵抗力を高めることで病気を予防しようという戦略である．環境因子は生物学的，物理的，社会的要因に分けられる．生物学的要因とは，病原微生物を媒介する動植物などで，感染経路として疾病に影響を与える．

近年，がんや糖尿病などの非感染性疾患が増加しているが，これらの疾患は一つの特定の病因(病原体など)によって起こるのではなく，複数の要因が発症に関与しているため，感染症の克服が重要であった時代につくられた三要因モデルを単純に適用できなくなってきた．そこで，さまざまな病因を環境因子のなかに含める**二要因モデル**が提唱されている〔図3・1・2(B)〕．いずれにしろ，病気の予防，流行拡大の阻止という観点に立ったときに，これらの各因子に対する対策が重要となる．とくに感染症対策では，現在なお三要因が重要であり，病因(病原体)だけでなく，環境因子(感染経路，媒介動物)，宿主因子(免疫抵抗力)に対する対策が行われている．

3・2 疫学の方法

3・2・1 疫学調査方法の種類

a．記述疫学

疫学研究はまず疾病の流行をありのままに観察することから始まる．ここで"流行"とは通常に比べて高い頻度で疾病が発生する状態，すなわち多発現象のことであり，必ずしもその病気がヒトからヒトへと伝播していくことを意味してはいない．ある疾病が特定の地域に多発することを地域集積性といい，スノーによる観察(図3・1・1)がその典型例である．図3・2・1は水俣病発生当時の患者が発見された家を発見順にプロットしたものである．当時，まだ水俣病の原因がわからず，日本脳炎などの感染症が疑われていた．しかし，感染症の場合，患者の発生場所は時間とともに同心円が広がるように分布するはずであるが，水俣病患者の発生した場所を順番にプロットすると，水俣

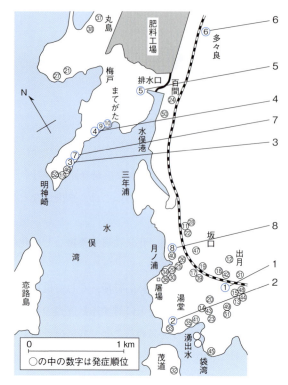

図 3・2・1　水俣病発見当時(1956年)の患者発生分布と発生順序
〔有馬澄雄 編:"水俣病—20年の研究と今日の課題", p.82, 青林舎(1979)より〕

市のあちこちでばらばらに発生していた．このことが，水俣病の原因は感染症ではなく，化学物質による中毒であろうという予測につながった．このように，ある集団のなかで，誰が(人)，いつ(時)，どこで(場)発病したかを観察し，その集積性を明らかにすることを**記述疫学**という．

人に関する要因としては，性，年齢，人種などの先天的要因と，既往歴，食習慣，喫煙の有無などの後天的要因がある．これらの生物学的特徴のみならず，職業，居住環境，配偶関係，教育程度などの社会経済的要因も考えなければいけない．時間に関しては，疾病の発生が増加傾向にあるのか，減少傾向にあるのか，また，集中的なのか散発的なのか，などを明らかにする必要がある．図3・2・1のように，時間と場所を組み合わせてその集積性を追うことにより，疾病の流行地域がどのように動いていくかを推測することも可能になる．

これらの観察に基づいて，記述疫学が最終的に目標とするのは，集団内における疾病の集積性の原因を明らかにするための**仮説を立てる**ことである．

b．分析疫学

記述疫学によって設定された仮説が正しいかどうかを，計画を立てて分析的に検討するのが**分析疫学**である．ある要因と疾病との関連性を明らかにするために，分析疫学ではおもに次の二つの方法を用いる．

すでにある疾病に罹患している群と罹患していない群(対照群)について，ある要因に過去に曝露されていたか否かを比較するのが**症例対照研究**(case-control study)である．患者対照研究ともいう．

一方，ある要因に曝露されている群とされていない群について，各群の疾病の発生率を将来にわたって追跡，比較する研究方法を**コホート研究**(cohort study)とよぶ．

コホートとは，出生年や職業など，ある共通の属性を有する集団のことをいい，同一の出生年の集団(出生コホート)を対象にした研究をとくに出生コホート研究とよぶ．これらの方法はある集団における疾病の発生率を将来に向かって観察するので**前向き研究**(prospective study)とよばれる．これに対し，症例対照研究は多くの場合，過去にさかのぼって情報を集めるので**後ろ向き研究**(retrospective study)とよばれる．ただし，コホート研究のなかには，保存された資料を用いて，過去のある時点を開始時点としてその時点での要因曝露の有無を調べ，その後のある時点までの疾病の発生を調査するという研究もある．たとえば，職場や学校などで入社，入学時の健康診断のデータが保存されている場合が多いが，これを利用して過去にさかのぼってコホートを設定することができる．このような研究方法を歴史的あるいは後ろ向きコホート研究とよび，一般のコホート研究を**前向きコホート研究**とよぶことがある．

症例対照研究もコホート研究も，ある要因があって疾病が起こるという時間軸に沿って分析しているため，**縦断研究**(longitudinal study)とよばれる．これに対し，ある一時点での要因と健康事象の関連性を横断的に調査する研究は**横断研究**(cross-sectional study)とよばれる．たとえば，ある調査時点において運動習慣がある人とない人を比較し，糖尿病の有病率に違いがあるかどうかなどを調べる研究が横断研究である．長期間を要するコホート研究に比べて調査が比較的簡単である．しかし，運動習慣がないから糖尿病になりやすいのか，糖尿病になったために運動しなくなったのかなどの時間的な前後関係が不明，という短所がある．横断研究が個人を対象とするのに対し，国や市町村などの地域や集団を対象として要因と疾病との関連性を比較調査するのが**生態学的研究**(ecological study)である．たとえば，各国の平均的な脂肪摂取量と乳がん死亡率との関係を国際的に比較する，あるいは日本の各県の平均的な食塩摂取量と高血圧の頻度との関係を比較する研究は生態学的研究である．

c．介入研究

分析疫学によって，ある疾病とある要因との関連性が明らかにされた場合，要因となるものを人為的に与えたり，あるいは取り除いたりすることにより，実際に疾病の発症頻度がどう変化するかを観察することを**介入研究**という．介入研究を行えば，ある要因の負荷や除去によって疾病の発生率がどう変化するかを直接証明できるという利点がある．しかし，人間集団を対象にする場合，当然倫理上の配慮をする必要があり，この方法が疾病予防につながる場合にのみ実施することが許される．新薬の治験や，新しい治療法に関する臨床研究は介入研究にあたる．

3・2・2　コホート研究と症例対照研究

a．コホート研究

コホート研究では，まずある時点での集団(調査の目的とする疾病にまだ罹患していないが，今後罹患する可能性のある人なので，population at risk という)を出発点とし，その集団をある要因

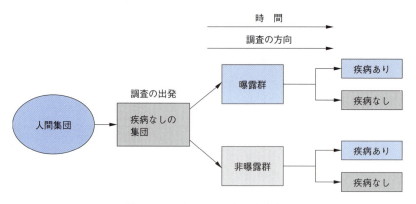

図 3・2・2 コホート研究のデザイン

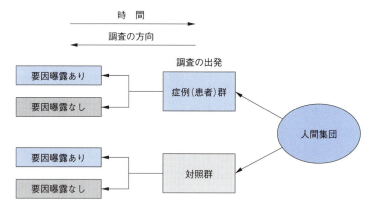

図 3・2・3 症例対照研究のデザイン

に曝露されている群と曝露されていない群とに分ける．この両群を追跡調査し，新たな疾病あるいは何らかの健康事象の発生率を比較する（図3・2・2）．多くの場合，コホート研究は前向き研究である．たとえば，5000人の集団を8年間追跡し，喫煙などのさまざまな要因への曝露の有無と8年後までの肺がんの発生率を比較する，という調査である．

コホート研究は要因があるかないかによって疾病がどの程度起こりやすくなるかを直接比較することができるという利点がある．しかし，観察期間が長期にわたるため，費用，労力がかかり，結果が出るまでに相当の日時を要するという難点もある（表3・2・1）．

b．症例対照研究

症例対照研究では，まずある人口集団のなかから症例群（患者群）を選び，同じ人口集団のなかからその疾病にかかっていない人々（対照群）を設定する．この両群について，特定の要因への曝露の有無，程度を過去にさかのぼって比較することにより，その要因と疾病発症との関連性に関する仮説を検証する，という方法である（図3・2・3）．したがって，症例対照研究は後ろ向き研究として行われる．たとえば，100人の肺がんの患者と200人の対照群の患者について，過去の喫煙歴を聞き

3・2 疫学の方法 47

表 3・2・1 症例対照研究とコホート研究の比較

	症例対照研究	コホート研究
調査の方法	後ろ向き	おもに前向き
要因曝露に関する情報の信頼度	患者の記憶やカルテに頼るため信頼度は低い	現時点での曝露状況が明白なので信頼度が高い
観察期間	短 い	長 い
費用・労力	小さい	大きい
まれな疾患	調査可能	調査不可能
相対危険度	計算できないが，近似値としてオッズ比を計算することはできる	直接計算できる
寄与危険度	計算できない	直接計算できる
仮説の検討	複数の仮説について検討できる	同時に検討できる仮説は少ない
検討できる疾病	少ない	同時に多くの疾病について検討できる
疾病の判定	確 実	調査期間中に診断基準が変わったり，追跡不能例が生じたりする

取り調査する，という手法である．

　対照群の設定に関しては，1人の患者に対して，性，年齢などの属性が同じでその疾病に罹患していない人を選び出す．これを**マッチング**という．対照群を健康な人間から選ぶ場合や別の疾患の患者から選ぶ場合もある．

　症例対照研究は，まず一定数の患者を選び出すことからスタートするため，比較的まれな疾患についても実施することが可能である．また，コホート研究では，最初の仮説（喫煙は肺がんの発生率を高めるのではないかなど）に基づいて設定された要因以外の要因については検討することができない．しかし，症例対照研究ではさまざまな要因への曝露の有無についても後から検討することができる．ただし，過去の曝露について，本人の記憶に頼らざるを得ない場合もあり，記憶の誤り，思い込みなどの偏り（バイアス）が入るという難点もある（3・2・4項参照）．症例対照研究とコホート研究の利点と難点を表3・2・1にまとめた．

c．コホート内症例対照研究

　近年，多くの大規模なコホート研究が進行している．これらを利用し，コホート内で発生した症例に対し，同じコホート内で対照群を選び出して要因曝露の有無を比較する**コホート内症例対照研究（nested case-control study）**という手法が多用されるようになった（図3・2・4）．たとえば10 000人を8年間追跡したコホート研究において，心筋梗塞などの疾患を発症した症例100人，同じコホート内で発症していない対照者200人をそれぞれ選び，調査開始時点での血清コレステロール値などの要因の効果を調べることができる．コホート内から対照群を選ぶ際には，マッチングなどにより適切な対照群を容易に設定することができる．また，コホート研究開始時点でさまざまな要因情報を記録・保存しているため，過去の要因曝露について対象者の記憶に依存する通常の症例対照研究に比べて，要因曝露に関する情報の信頼性が高い．さらに，最近のコホート研究では，調査開始時

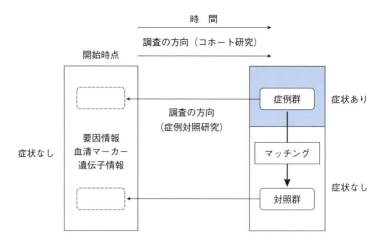

図 3・2・4 コホート内症例対照研究のデザイン

点で対象者の血清，血球，DNAなどの生体試料を保存していることが多いので，これらの試料中のマーカー分子やゲノム情報との関係を調べることもできる．最初に保存したすべての試料を分析する必要がないので，低コストで実施できる利点もある．

d．ケースコホート研究

コホート内症例対照研究は，大規模なコホート研究の短所である膨大なコストと労力の削減を可能とし，要因曝露の情報が確かであるというコホート研究の長所を活かしたハイブリッド型の症例対照研究である．しかし，複数の症例と要因との関連を調べようとすると，それぞれの症例に対応する対照群をマッチングにより新たに選び直す必要があり，それなりのコストと労力が必要となる．そこで，コホート研究の開始時点において，対象者全員からランダムに選んだ小規模のサブコホートを設定し，この群を対照群として用いる**ケースコホート研究**が開発された（図3・2・5）．サブコホートは対象者全員からランダムに選ばれるので，いわば全対象者を代表する対照群と症例群を比較することになる．ケースコホート研究の長所は，調査したい症例を増やした場合にも一つの共通する対照群を活用できる点である．また，要因と症例との関連を評価する際，オッズ比などの症例対照研究の指標と，リスク比などのコホート研究の指標の両方を導き出せる．しかし，コホート内症例対照研究とは異なり，ケースコホート研究では調査開始時点でサブコホート（対照群）を設定するため，図3・2・5に示したように，対照群にも症例が一部含まれてしまうことに注意を要する．

3・2・3 分析疫学によるリスクの推定

a．疫学データにおける割合，率，比

これまで多くの教科書において，コホート研究では相対危険度(relative risk)と寄与危険度(attributable risk)を用いてリスクや要因除去の効果を評価する，とされてきた．しかし，現在，相対危険度や寄与危険度という用語は徐々に用いられなくなっている．理由の一つは，とくに英語圏

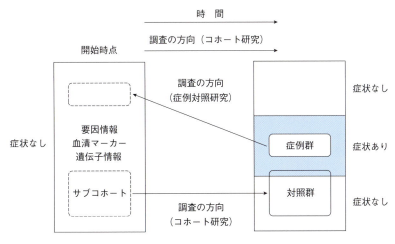

図 3・2・5 ケースコホート研究のデザイン

において，relative risk〔相対的な危険度(リスク)〕という表現が非常にあいまいで，場合によってはオッズ比も含む意味で用いられる可能性もあることから，使用を避けるようになったためである．また，疫学データにおける分子と分母の関係が，**割合**であるのか**率**であるのか**比**であるのかを厳密に区別して考えると，コホート研究にも疾患発生の「割合」を比べる場合と「率」を比べる場合がある．相対危険度というあいまいな用語ではなく，それぞれに対応した用語が用いられるようになってきた．

まず，割合，率，比の違いを整理する．**割合**(**proportion**)における分子は，全体(分母)のなかの一部である．たとえば，5000人でスタートしたコホート研究において，8年後にそのうちの100人が糖尿病となった場合，その100人は研究開始時点の5000人に含まれているので，100/5000＝0.02は糖尿病になった人の割合である．割合は必ず0～1の範囲に入る．**率**(**rate**)は，分母に時間を含む指標である．ある期間内に100人の糖尿病患者が新たに発生した場合，それを発生率，あるいは罹患率という(この場合，分母をどうするかは後述)．**比**(**ratio**)は，ある値(分子)を，異なる性質をもつ値(分母)で割った値である．割合とは異なり，比において分子は分母の一部ではない．

上記の定義に従うと，これまで人口統計や疫学において「率」で表現されてきた指標の一部が，実は「割合」であることがわかる．たとえば有病率は，ある時点における人口のうちの病気の人の割合なので，実は有病割合である．死産率も出生＋死産を併せた全出産が分母なので，死産割合である．これらの分母に時間の概念は含まれていない．

疾病発生の「割合」を比べる場合，その事象が起こるか起こらないか(たとえば全出産のうちどのくらいが死産となるか)が重要である．一方，疾病発生の「率」を比べる場合はその事象がいつ(どのくらい早く)起こるかという時間が重要である．人間はいつか死ぬので，観察期間を150年に設定すれば死亡割合はいずれの群もほぼ100％となる．しかし，10年以内に肺がんで死亡する率が高くなる，という場合にはその事象が起こるまでの時間が重要となる．

疫学における狭義の「リスク」は疾病発生の「割合」に基づいて求められる．疫学調査において選

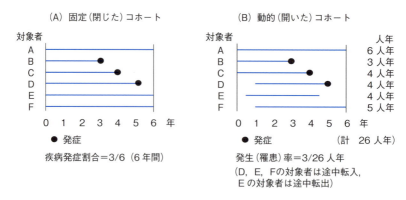

図 3・2・6　固定(閉じた)コホートと動的(開いた)コホートでの発症と人年法

ばれたある集団は，もっと大きな母集団(日本人全体，あるいはその職業についている人全体など)からたまたま選ばれたサンプルである．5000人の集団について8年間追跡した結果，100人が糖尿病になったとする．この集団における糖尿病の発生割合は 100/5000 = 0.02 であるが，この数値は母集団において糖尿病になる確率が 0.02 に近い値であるだろうという推定値である．

b．固定コホートと動的コホート

コホート研究によってある要因への曝露による疾病発生の確率を評価する場合，そのコホートが**固定(閉じた)コホート**であるのか，**動的(開いた)コホート**であるのかによって，用いる評価手法が異なる．固定コホートとは，調査開始時点で観察対象として参加した者のみに対象者が固定され，死亡や転出によって参加者が減ることはあっても，途中から参加者が増えることがないコホートをいう〔図3・2・6(A)〕．出生コホートや，大企業の新入社員のみを対象としたコホートが固定コホートとなる．一方，動的コホートとは途中からの参加者の転入を前提としたコホートである〔図3・2・6(B)〕．

c．コホート研究におけるリスクの評価

コホート研究では，一定期間に新たに発生する健康事象(疾病)の発生頻度を，ある要因に曝露されている群と曝露されていない群(対照群)とで比較する．発症頻度の指標として，固定コホートではおもに発症割合を，動的コホートでは発症率を比較する．

固定コホートでは，調査開始時点の固定された対象人口(population at risk)を分母として，観察期間に新たに疾病を**発症した人の割合**を求めることができる．図3・2・6(A)では，6人のうち3人が発症したので，3/6が発症割合である．実際の疫学調査では，たとえば表3・2・2にあるように2000人の喫煙者を8年間追跡して40例の肺がんが発生した場合，40/2000が疾病発生割合(incidence proportion)である．なお，固定コホートについては，**累積罹患率**という言葉を用いて，8年間における肺がんの累積罹患率は 40/2000 である，と表現することもできる．ただし，名前は「率」であるが，実際には観察開始時の2000人に占める**累積の罹患の「割合」**であり，疾病発生割

合と同義である．分子が分母より大きくなることはないので，累積罹患率の値は必ず 0 ～ 1 の範囲にある．後述する罹患率との違いに注意を要する．

前述したように，ある集団における疾病発生割合から，母集団においてその疾病が発生する確率＝リスクを推定することができる．喫煙者における肺がんの発生割合（リスク）40/2000 を，非喫煙者の肺がん発生割合（リスク）10/2000 で割った値＝4.00 を**リスク比（risk ratio）**という．同様に，40/2000－10/2000 を**リスク差（risk difference）**という（表3·2·2）．それぞれこれまで**相対危険度**，**寄与危険度**とよんできたものに相当する．

一方，動的コホートでは図3·2·6(B)に示したように途中から調査対象に加わる人もいるため，固定コホートのように観察開始時点での人口を分母とする疾病発生割合を求めることはできない．しかし，個々の参加者について疾病発生までの時間がわかっているので，**一定期間の間に新たな疾病が発生する率（罹患率）**を求めて，曝露群と対照群の間で比較することができる．この場合，分母となる期間は対象者ごとに異なるので，個々の参加者の観察期間（開始から発症まで，あるいは開始から未発症のままの調査終了まで）をすべて合計する**人年法**が用いられる．実際には「割合」である累積罹患率とは異なり，**罹患率は分母に時間の要素がある「率」**なので，その値は 1 を超えることもありうる．図3·2·6(B)の例では，6 人全員の人年を合計した 26 人年を分母とする 3/26 がこの 6 年間での発症（罹患）率となる．表3·2·3 の例では，偶然両群の人年の値が同じになった場合の例を示しているが，一般に曝露群のほうが早い時期に発症するため，人年の値が対照群より少なくなる傾向がある．

要因曝露群における疾病の発生率（罹患率）を対照群における疾病の発生率（罹患率）で割った値を**発生率比（rate ratio）**，あるいは**罹患率比（incidence rate ratio）**という．その差は**発生率差（rate difference）**，あるいは**罹患率差（incidence rate difference）**である．

このように，これまで相対危険度といっていた指標は，発症割合を比較する場合（固定コホート）ではリスク比，発生率を比較する場合（動的コホート）では発生率比，あるいは罹患率比というようになった．なお，固定コホートにおいても，人年法を適用すれば，疾患発生の「率」を求めることができる．

表3·2·2 と表3·2·3 のいずれにおいても，喫煙という要因によって肺がん発症のリスク比，発生率比は 4.00 と計算される．一方，表3·2·3 において，喫煙による心疾患の発生率比は 1.80 と肺がんより小さな値である．しかし，発生率差に注目すると，心疾患のほうが，肺がんの 5 倍以上大きな値となる．これは，もし喫煙という因子がなかった場合に，この集団における肺がん（もともとの発生数が少ない）の患者は 40－10＝30 人しか減らないが，心疾患（もともとの発生数が多い）の患者は 360－200＝160 人減るはずである，ということを意味する．

リスク比，発生率比（相対危険度）は，さまざまな環境因子と疾病発症との因果関係を調べるような研究において，発症原因としてのその要因の影響，貢献度の強さの指標となる．一方，発生率差やリスク差（寄与危険度）は，ある要因の除去によってどれだけ多くの患者を減らすことができるか，という公衆衛生学観点に立ったときに重要な意味をもつ．

52　　第 3 章 疫　　学

表 3·2·2　固定(閉じた)コホートでのリスク比，リスク差と 95%信頼区間

	肺がん発症あり	肺がん発症なし	合　計
曝露群(喫煙)	$40\,(a)$	$1960\,(b)$	$2000\,(N_1)$
非曝露群(非喫煙)	$10\,(c)$	$1990\,(d)$	$2000\,(N_0)$

2000 人の固定コホートを 8 年間追跡

リスク比 $= \dfrac{a/N_1}{c/N_0} = \dfrac{40/2000}{10/2000} = 4.00$　　　95%信頼区間$(2.01 \sim 7.98)$

$$リスク比の 95\%信頼区間 = リスク比 \times \exp\left(\pm 1.96 \times \sqrt{\dfrac{b}{aN_1} + \dfrac{d}{cN_0}}\right)$$

$(4.00 \times e^{-0.690} = 2.01 \sim 4.00 \times e^{0.690} = 7.98)$

リスク差 $= \dfrac{a}{N_2} - \dfrac{c}{N_0} = \dfrac{40}{2000} - \dfrac{10}{2000} = 0.015$　　$(0.0114 \sim 0.0197)$

$$リスク差の 95\%信頼区間 = リスク差 \times \exp\left(\pm 1.96 \times \sqrt{\dfrac{ab}{(N_1)^3} + \dfrac{cd}{(N_0)^3}}\right)$$

表 3·2·3　動的(開いた)コホートでの発生率比，発生率差と 95%信頼区間

	肺がん発症あり	心疾患発症あり	人　年
曝露群(喫煙)	$40\,(a)$	360	$15\,000\,(NY_1)$
非曝露群(非喫煙)	$10\,(c)$	200	$15\,000\,(NY_0)$

約 2000 人(途中からの参加者もあり)を 8 年間追跡

肺がんの発生率比 $= \dfrac{a/(NY_1)}{c/(NY_0)} = \dfrac{40/15\,000}{10/15\,000} = 4.00$　　　95%信頼区間$(2.00 \sim 8.00)$

$$発生率比の 95\%信頼区間 = 発生率比 \times \exp\left(\pm 1.96 \times \sqrt{\dfrac{1}{a} + \dfrac{1}{c}}\right)$$

$(4.00 \times e^{-0.693} = 2.00 \sim 4.00 \times e^{0.693} = 8.00)$

肺がんの発生率差 $= \dfrac{a}{NY_1} - \dfrac{c}{NY_0} = \dfrac{40}{15\,000} - \dfrac{10}{15\,000} = 0.002$　　$(0.002 \sim 0.002)$

$$発生率差の 95\%信頼区間 = 発生率差 \times \exp\left(\pm 1.96 \times \sqrt{\dfrac{a}{(NY_1)^2} + \dfrac{c}{(NY_0)^2}}\right)$$

心疾患の発生率比 $= \dfrac{360/15\,000}{200/15\,000} = 1.80$　　$(1.51 \sim 2.14)$

心疾患の発生率差 $= \dfrac{360}{15\,000} - \dfrac{200}{15\,000} = 0.0107$　　95%信頼区間$(0.0106 \sim 0.0107)$

d. コホート研究の指標の95%信頼区間

統計学的にいうと，個別の疫学研究の対象者は，もっと大きな母集団から偶然選ばれたサンプルである．同じ母集団から繰り返しサンプルを選び出してコホート研究を実施した場合，理論上，リスク比や発生率比などの数値は，ある平均値（母集団の平均値＝母平均）を中心に一定のばらつきをもって分布すると考えられる．この分布が正規分布であれば，平均値 ± 1.96 ×標準偏差の範囲に全体の95％が含まれるはずである．したがって，母集団の真のリスク比，あるいは発生率比は，平均値 ± 1.96 ×標準偏差の範囲のどこかに存在するはずである．この範囲を**95%信頼区間**（95% confidence interval：95% CI）という．表 3・2・2 と表 3・2・3 に，リスク比，リスク差，発生率比，発生率差それぞれの95%信頼区間の計算方法を示した．

リスク比，発生率比は，統計的な数値なので，求めた値が統計的に有意であるかどうかが問題となる．あるコホート研究で求めたリスク比が2.0であっても，その95%信頼区間が0.50〜3.5であった場合，母集団における真のリスク比が1（曝露による影響がない），あるいは1以下（曝露によって疾患が減少する）である可能性もある．したがって，リスク比，発生率比の95%信頼区間の範囲が1を含む場合は，統計的に有意とはいえない．逆にいえば，**95%信頼区間が1を含まない場合に，リスク比，発生率比は統計的に有意**である．表 3・2・3 の例で，心疾患の発生率比は1.80という値となったが，95%信頼区間の値（1.51〜2.14）から，この値は統計的に有意であると判断される．リスク差，発生率差の場合，同様に95%信頼区間が0（両群に差がない）を含まない場合にのみ，統計的に有意である．

e. 症例対照研究におけるオッズ比の求め方

症例対照研究は，後ろ向き研究として症例（患者）群と対照群の過去の要因曝露の有無を比較する手法である．表 3・2・4 に示すように，肺がん患者100人と対照群200人に対し，過去の喫煙歴を調査して喫煙という因子と肺がん発症との関連性の強さを調べる．関連の強さの指標として**オッズ比**（odds ratio）を使う．

オッズとはある事象が起こる確率と起こらない確率の比である．サイコロを振ったときに1の目が出る確率は1/6，出ない確率は5/6である．その比であるオッズは1/6を5/6で割るので0.2となる．オッズは競馬などの賭けでも用いられる．疫学では，喫煙などの有害因子に曝露されているかどうかのオッズを，発症した群としなかった群で比較するオッズ比が用いられる．

表 3・2・4 の例で考えてみる．肺がんの患者が喫煙者である確率と非喫煙者である確率はそれぞれ80/100と20/100なので，患者群のオッズは4.00となる．同様に計算して，肺がんを発症していない対照群ではオッズが0.67となる．したがってオッズ比は4.00/0.67＝6.00と計算される．

もし一般患者の数を400人に増やした場合，一般患者における喫煙率がもっと大きな集団でも変わらないとすると，オッズは160/400と240/400の比なのでやはり0.67となり，オッズ比は6.00のままである．つまり，症例対照研究において，**対照群の例数を増やしてもオッズ比は原則として大きく変化しない**．対照群を選ぶとき，症例群と性・年齢・職業などをマッチングさせて1人，あるいは2〜3人の対象者を選び出す症例対照研究において，対照群の例数の影響を受けないオッズ

54 第3章 疫 学

表 3·2·4 症例対照研究におけるオッズ比と95%信頼区間

	曝露(喫煙)あり	曝露(喫煙)なし	合 計
患者群(肺がん)	80(a)	20(b)	100($a+b$)
対照群(肺がんなし)	80(c)	120(d)	200($c+d$)
対照群(2倍)	160	240	400

$$\text{オッズ比} = \frac{\text{患者群のオッズ}}{\text{対照群のオッズ}} = \frac{a/b}{c/d} = \frac{80/20}{80/120} = \frac{4.00}{0.67} = 6.00 \qquad (3.41 \sim 10.6)$$

$$\text{オッズ比の95\%信頼区間} = \text{オッズ比} \times \exp\left(\pm 1.96 \times \sqrt{\frac{1}{a} + \frac{1}{b} + \frac{1}{c} + \frac{1}{d}}\right)$$

$$(6.00 \times e^{-0.566} = 3.41 \sim 6.00 \times e^{0.566} = 10.6)$$

比は有用な指標である.

　オッズ比についても95%信頼区間を求めることができる(表3·2·4). 95%信頼区間が1を含まない範囲にある場合, そのオッズ比は統計的に有意であると考えられる.

　オッズ比は, リスク比や発生率比と異なり, 疾病発生の割合や率を定量的に評価しているのではない. あくまである疾病とある**曝露要因との関連の強さ**を示しているだけである. オッズ比が6だからリスクが6倍高いとはいえないことに注意する必要がある. しかし, 疾病の発生率がきわめて低い場合は, オッズ比がリスク比, 発生率比に近づくので, 近似値として用いる場合がある.

3·2·4　疫学調査データの解釈

a. さまざまな誤差要因

　いうまでもなく, 自然科学の分野において真の値と観察によって得られた値とは必ずしも一致しない. 真の値と観察値との差を**誤差**といい, 測定誤差のような実験誤差はあらゆる実験科学において不可避である. とくに人間の集団を対象とする疫学調査においては, 集団の選定の仕方や, 集団からの標本抽出の方法によっては観察値に**偏り(バイアス)**が生じる危険性がある. バイアスとは方向性をもった誤差である.

　また, がんや心疾患などの生活習慣病のように一つの要因では説明できない現象を扱う場合, 別の要因の存在によって一つの要因の効果が隠蔽されたり, 逆に, ある要因の効果だと思ったものが, 実は別の要因で説明可能だったりする場合もある. このように, 一つの要因の効果に歪みを与えるような別に介在する要因のことを**交絡因子**という.

b. バイアスの原因

　バイアスの原因にはさまざまあるが, ① 対象者の選択におけるバイアスと, ② 要因情報におけるバイアスの二つが疫学研究では重要である.

　たとえば, 喫煙の有無と健康との関連性についてコホート研究を企画し, 対象者を募集することとする. このような調査に参加する意志をもつ者は, 拒否する者(たとえば, かなりのヘビースモー

カー)に比べて，そもそも異なった性向をもっているかもしれない．あるいは，乳児の発達について追跡調査を行おうとすると，意識の高い母親に偏った集団になる可能性もある．また，工場作業者のなかで，ある化学物質に曝露されている者を選ぶ際，その化学物質によってすでに健康を害して退職または配置転換(配転)になった人はまったく含まれず，その化学物質に曝露されても元気に働いている者のみが選ばれてしまうおそれもある．

一方，要因情報に関するバイアスは，症例対照研究における過去の曝露歴についての聞き取り調査に際してとくに問題になる．たとえば，心疾患をもつ患者は，運動不足と心疾患との関連性に関する情報に接する機会が多いため，自分の運動不足を過剰に報告する可能性がある．逆に，対照群の者は自分の運動不足を過小評価するかもしれない．

c．交絡因子

調査目的とする要因(因子)と疾病との関連性を調べる際，別の因子の存在によって調査結果が歪められてしまうことがある．このような第三の因子を**交絡因子**(confounding factor)という．たとえば，喫煙と肺がんとの関連性を調査する際，曝露群と非曝露群の年齢構成を一致させないと結果が歪められてしまう．なぜなら，加齢という因子(交絡因子)によっても肺がんの発症率が増加するため，対照群に比べて曝露群の平均年齢が著しく高い場合，喫煙の影響に加えて年齢という因子によって，肺がん発症率が高くなるからである．性，年齢は交絡因子となりやすい因子である．交絡因子は疫学調査の結果にバイアスを与える原因となる．

たとえば，コーヒーの多量摂取と虚血性心疾患との間に関連性があるという疫学調査結果が示されたとする．しかし，コーヒーを多く飲む人々は同時に喫煙者でもある場合が多い．また，喫煙と虚血性心疾患との関連性はすでに知られているところである(表3・2・3)．したがって，この場合，コーヒー摂取と虚血性心疾患との関係は，喫煙という交絡因子によって実際の影響以上に歪められている可能性がある(図3・2・7)．

交絡因子によるバイアスを避けるためには，調査開始前に関係しそうな交絡因子を十分に検討しておくことが必要である．

d．バイアスを減らすための方策

疫学調査を開始する際，あるいは得られた疫学調査結果を解釈する際に，バイアスを減らすために可能な限りの方策を講じる必要がある．そのため，無作為化，盲検法，マッチングなどの手法が

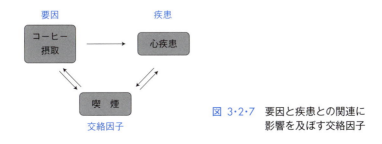

図 3・2・7　要因と疾患との関連に影響を及ぼす交絡因子

用いられる.

　無作為化は，おもに介入研究の開始時点で用いられる手法で，介入群（治療を受ける群）と対照群の間に交絡因子が偏って分布することを避けるために行われる．たとえば，ある疾病に対して新しい治療法の効果を検討する際，軽症患者を介入群，重症患者を対照群にしたのでは，治療効果を正しく評価できない．このようなときに，乱数表などを活用して，患者を無作為に抽出したうえで介入群と対照群に割り当てる必要がある．

　介入研究，とくに臨床試験などの際に，研究に参加している医師，患者，さらには研究者が調査プログラムを知ってしまうと，参加者の心理や行動，結果の解釈に影響を及ぼすおそれがある．そこで，参加者に自分に割り当てられた役割を知らせない方法として，**盲検法**がある．単純盲検法（single blind test）では，観察対象者（おもに患者）に**偽薬（プラセボ）**を与える群を設けることでこれを防ぐ．二重盲検法（double blind test）では，観察対象者（患者）のみならず，観察者（医師など）に対してもプログラムを伏せる（自分が患者に与えたものが偽薬かどうかを伏せる）ことにより，観察者への影響も防ぐ．さらに三重盲検法（triple blind test）は，得られた結果を解析する研究者に対してもプログラムを伏せる方策である．

　症例対照研究において，症例群と対照群における交絡因子の条件をできるだけ類似させるうえで，**マッチング**が重要である．たとえば，症例群のある一人の患者に対し，性，年齢，職業歴，喫煙歴，教育歴などの項目がほぼ一致する人間を対照群のなかから 2 名選び出す，という作業を繰り返すことにより，全体として，症例群と対照群の交絡因子の平均値をほぼ一致させることができる．

e．疫学における因果関係

　感染症においては，ある病原体が特定の感染症の原因となっているかどうかを証明する際に，コッホの四原則*という考え方が用いられてきた．これは疫学の三要因のうちの病因（図 3・1・2）だけに注目した考え方である．しかし，疫学が対象とする疾病は感染症のみならず，がんや心疾患などの，複数の病因，環境要因，宿主要因が複雑に関与している疾病が多く，コッホの四原則のような考え方は適用できない．疫学調査によって得られたデータから，ある要因が疾病の原因となっているかどうかの因果関係を明らかにできるかどうかの基準についてさまざまな考え方が提出されている．

　喫煙が肺がんの原因となるかどうかについて 1960 年代に多くの議論が行われ，米国の軍医総監（Surgeon General）の報告により，因果関係を判定するための五つの基準が提案された（表 3・2・5）．

　「時間的関係」の要因曝露が疾病に先立っているかどうかについては，コホート研究では自明であるが，横断研究では原因が先にあるかどうかを明確にできない．「関連の強さ」は，コホート研究や症例対照研究で求められるリスク比，発生率比，オッズ比などで評価される．また，要因と疾病との間に量-反応関係が存在する場合にも「関連の強さ」が推定される．「関連の特異性」については，病原体による感染症の場合には認められる例が多いが，がんや心疾患などの多要因によって

＊　コッホの四原則：① 患者に病原体となる微生物が存在する．② その微生物を分離できる．③ その微生物が動物にも同じ病気を起こす．④ 動物の病巣部から微生物が分離できる．

表 3·2·5 　因果関係を判定するための基準

時間的関係	要因曝露が疾病に先立っているか？
関連の強さ	相対危険度(リスク比，発生率比)，オッズ比が高いか？ 量–反応関係が認められるか？
関連の特異性	要因があれば疾病が起こり，要因がなければ疾病が起こらないか？
関連の一致性	調査対象，時期，場所，方法が違っても同じ結果が得られるか？
関連の整合性	得られた結果が疫学以外の分野の知見と矛盾しないか？

起こる疾病で特異性を見出すことは困難である．「関連の一致性」は，異なる地域，対象，研究方法によっても一致した結果が得られるかどうかである．「関連の整合性」は，疫学調査で得られた知見と矛盾しないデータが，疫学以外の手法(おもに実験的手法)によっても得られるかどうかである．

　注意が必要なのは，上記の五つの条件をすべて満たさない限り因果関係は認められないので，要因除去などの対応をする必要がない，ということを意味しているのではない点である．3・1・1項で述べたように，疫学はあくまで「そこで得られた知見を健康問題の解決のために応用する」ことを目的として行う疾病予防と不可分の学問である．上記の五つの条件のうちの一部でも満たせば，疾病予防のための公衆衛生対策が必要な場合がある．因果関係を証明できないことを理由に，要因除去などの公衆衛生学的対応が遅れることがあってはならない．水俣病の事例のように，汚染物質を排出した企業の「因果関係が証明されているのか？」という態度を許してきたために，どれだけの健康被害が起こったかを思い起こすべきであろう．

3・2・5　疫学調査の実際

a．大規模コホート研究

　米国，ヨーロッパ，日本においてさまざまな大規模コホート研究が実施されている．古くは1948年から米国マサチューセッツ州のフラミンガム町の住民5209人(30～60歳)を対象として心臓血管系の疾患のリスクを調査した**フラミンガム心臓研究**がある(4・2・1項参照)．また，本格的な大規模コホート研究として，1976年からハーバード大学が女性看護師12万人を対象としたNurses' Health Study を開始した．ハーバード大学は，1986年から男性の歯科医師，薬剤師など5万人を対象とした Health Professionals Follow-up Study も開始している．これらの大規模コホート研究から，食生活とがんにかかわる多くの知見が得られている．

　わが国においても，複数の大規模コホート研究が行われている(表3・2・6)．先駆的な研究としては，1965年から国立がんセンター(当時)が開始した「計画調査」があり，がんと喫煙との関係，緑黄色野菜のがん予防効果など多くのことを明らかにした．1980年代以降，文部科学省による **JACC Study**(The Japan Collaborative Cohort Study)，環境省による宮城，愛知，大阪の3府県コホート，厚生労働省による **JPHC Study**(The Japan Public Health Center-based Prospective Study)などが開始された．JPHC Study は国立がん研究センターと国立循環器病研究センターが中心となってがん

58　　第3章 疫　　　　学

表 3·2·6　日本の代表的な大規模コホート研究

名　　称	開始年	名　　称	開始年
多目的コホート研究コホート I（JPHC Study）	1990	広島・長崎原爆被ばく者コホート	1950
多目的コホート研究コホート II（JPHC Study）	1993	Circulatory Risk in Communities Study：CIRCS	1963
JACC Study	1988	NIPPON DATA	1980
宮城県コホート	1990	茨城県健康研究	1993
大崎国民健康保険コホート	1994	群馬「こも伊勢」追跡研究	1993
3府県コホート研究　愛知	1985	日本多施設共同コーホート研究（J-MICC	2005
3府県コホート研究　宮城	1983	STUDY）	
3府県コホート研究　大阪	1983	日本ナースヘルス研究	2001
高山スタディ	1992	環境と子どもの健康に関する研究・北海道スタディ	2001
		低線量放射線による人体への影響に関する疫学的調査	1990

や循環器疾患の追跡調査を行ってきた．現在「多目的コホート研究」として継続されている．

　福岡県久山町（人口約 8000 人）の 40 歳以上の全住民を対象にした追跡調査が 1961 年から現在に至るまで続けられている．久山町は人の移動が少なく，人口構成が日本全体と類似しているという利点があり，長期間の追跡調査からわが国の将来の認知症患者の増大に関する予測データなどを提供している．**久山町研究**はきわめて高い剖検率（累積で約 75%），高い住民健診受診率（80%），ほぼ完璧な追跡率（99%）が特徴であり，剖検に基づいた正確な疾病の診断と健診データとをつきあわせることで，生活習慣病のリスク（危険）因子に関する新たな知見を次々と提供している．

　表 3·2·6 に示した代表的な大規模コホート研究の多くは 1980 〜 2000 年代にスタートしたものである．近年，食事や環境要因だけでなく，疾患発症における遺伝的要因の関与について解明するため，DNA 試料などを活用した**分子疫学**（分子生物学の手法を活用した疫学）の重要性が認識されている．国際的にも大規模なゲノム情報解析に基づく疾患リスクの予測が盛んになっている．日本においても，上記の JACC Study，JPHC Study を含む複数の大規模コホート研究が協力して 30 万人以上のゲノム情報を収集し，遺伝要因と疾患発症との関連を共同で解析するプロジェクトが進められている．

b．臨床試験・治験と無作為化比較試験

　ヒトを対象とする医学研究はすべて**臨床研究**である．臨床研究のうち，患者に対して何らかの介入を行って治療効果や有効性，安全性について評価を行うのが**臨床試験**である．臨床試験のうち，新規の医薬品や医療機器の承認・販売許可を国から得るために行う，治療を兼ねた試験が**治験**である．臨床試験や治験は介入研究に相当し，介入による効果があったかどうかをコホート研究と同様の手法で解析する．

　臨床試験はヒトを対象とする実験なので，計画の段階から倫理的な問題を解決しておく必要がある．対象者（患者）に対して事前に試験に関する十分な説明を行い，患者が正確な情報に基づいて内

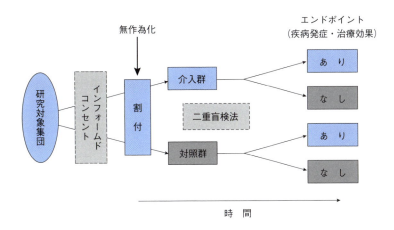

図 3・2・8　無作為化比較試験の進め方

容を理解したうえで検査や治療などの医療行為を選択，同意する**インフォームドコンセント**（informed consent）が必要である．

　治療を受ける患者は，よく効く薬を処方してもらった，という心理的因子だけで症状が変化する場合がある．そのため，治療効果を判定する際には**偽薬（プラセボ）**を与える群を設定し，このような心理的因子の影響（プラセボ効果）をコントロールする必要がある．治験薬と偽薬を与えるに際し，バイアスを防ぐ方法として**二重盲検法**が用いられる（3・2・4 項 d．）．

　臨床試験において，対象者を介入群と対照群のどちらに割り付けるか（治験の場合は治療薬と偽薬のどちらを与えるか）を決める際，乱数表などを用いてまったく作為が入らない無作為割り付けを行うと，得られた結果を比較・評価する際の信頼度が高くなる．このような研究デザインの方法を**無作為化比較試験**（randomized control trial：**RCT**）という（図 3・2・8）．ただし，無作為に割り付けをしても，医師と患者がその内容を知ってしまうとバイアスが入るのを避けられない．二重盲検法を伴う無作為化比較試験は，さまざまな臨床研究のなかで最も信頼度の高い手法とされている．

　臨床試験では，治療（介入）によって発症，再発，死亡などの有害事象の発生率がどのように変化するかを経時的に追跡することが多い．介入開始後のある時点におけるこれらの事象の発生率を**ハザード**という．対照群に対する介入群のハザードの比を**ハザード比**（hazard ratio）として評価する．ハザードは時間を考慮した「率」であり，その事象が起こる速度を反映する．ある事象がいつ起こるかが重要な場合にハザード比が用いられることが多い．ハザード比にも 95％信頼区間があり，その事象が死亡などの有害なものの場合，95％信頼区間が 1 より小さい範囲にあれば治療効果が統計的に有意であったと解釈される．

c．薬剤疫学

　薬剤疫学は，人間集団内における薬剤投与の安全性や有効性などを観察・記録し，それらの分布や因果関係を究明し，その成果を薬剤の適正使用に応用する学問である．したがって，薬剤疫学において，すでに市場で販売，使用されている医薬品の効果と副作用を追跡調査する**医薬品製造販売**

第3章 疫　　学

表 3·2·7　治験の段階と販売後の医薬品使用の違い

	治　験	販売後
投与される患者数	少ない	非常に多い
投与方法	治験薬のみ	他剤との併用がある
投与期間	短い	長期間になる場合がある
投与される患者の年齢	年齢制限がある	年少者から高齢者まで
患者の合併症	合併症のある患者は除外	多様な合併症がありうる

後調査(**post-marketing surveillance：PMS**)のデータを科学的に活用し，その評価を行うことが重要である．

　医薬品が販売される前に治験が行われ，医薬品の効果と安全性についてはすでに検証が行われているはずである．しかし，表3·2·7に示すように，治験においては，治験薬の効果と安全性を効率的に判定するため，なるべくほかの因子による妨害を受けないように，合併症のない患者を対象に，単剤のみの投与が行われ，対象となる患者の数も年齢範囲も限られている．一方，販売後の医薬品は，数千，数万人の患者に処方され，さまざまな合併症をもつ患者や，治験の対象とはなっていなかった年少者や高齢の患者にも投与される．ほかの医薬品との併用による影響も起こる．そのため，治験の際には観察されなかったようなさまざまな副作用が発生する可能性がある．逆に，予期しなかったようなほかの疾病への有効性が市販後に発見されることもある．したがって，PMSを活用し，市場に出た後の医薬品の有効性と安全性に関する情報を収集して評価する薬剤疫学は，医薬品の適正使用を実現するうえできわめて重要なものとなっている．医薬品使用の現場にいて，**薬剤疫学の一次情報に関与する立場にある薬剤師の役割は重要**である．

d．メタアナリシスとシステマティックレビュー

　これまでに数多くの疫学研究の結果が報告されているが，同じ仮説を検証するための疫学研究でも，国や地域，研究対象の特性が異なると違った結果が得られることがある．現在，医学の世界では，臨床医の経験に頼るのではなく，臨床研究や疫学研究によって得られる証拠(エビデンス)に基づいて医療を実践しようという **evidence-based medicine(EBM)** が重視されている．そのため，より信頼度の高いエビデンスに関する順位付けが行われている．さまざまな順位付けが提案されているが，いずれの場合も下記のような順でエビデンスレベルが高くなると考えられている．

①　基礎的な実験の結果や専門家の意見

②　症例報告や記述疫学

③　横断研究や症例対照研究

④　コホート研究

⑤　無作為化していない介入研究

⑥　複数の無作為化比較試験

⑦　メタアナリシスとシステマティックレビュー

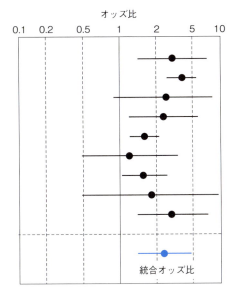

図 3・2・9　メタアナリシスにおける forest plot

　メタアナリシスとは，複数の臨床研究，疫学研究の結果を統計的に統合して解析することである．図 3・2・9 のように，ある要因と疾病との関係について，これまでに報告されたすべての症例対照研究のオッズ比とその 95％信頼区間を年代順，あるいはオッズ比の順に並べたものを forest plot という．この図をみると，オッズ比が高く，95％信頼区間が 1 を含んでいない研究結果もあるが，オッズ比が 1 に近く，95％信頼区間が 1 より下まで含んでいる，すなわち統計的に有意でないものもある．メタアナリシスでは，これらを統合したオッズ比とその 95％信頼区間を求めて評価を行う．

　一方，特定の問い(おもに臨床的な疑問)に対して，さまざまな臨床研究，疫学研究を網羅的に調査し，バイアスを評価しながら適切な研究を選択し，その結果から総合的な評価を行うことを**システマティックレビュー**という．その際，複数の研究のデータの統合が可能かどうかについて，メタアナリシスを活用する場合もある．

　現在，メタアナリシス，システマティックレビューの質を高めるために国際的な努力が行われている．1992 年以来，英国が開始した**コクラン共同計画**(**Cochrane Collaboration**)は，無作為化比較試験を中心に，さまざまな臨床研究，疫学研究のデータを蓄積，解析しており，システマティックレビューの国際センターとなっている．

4

疾病予防と健康管理

4・1 非感染性疾患, 母子保健, 産業保健を学ぶにあたって

　次の5章で扱う感染症は, ほとんどの場合, 病原体という原因が明確であり, 病原体と疾患は1対1対応している. つまり, 結核菌が結核以外の病気を起こすことはない. 一方, 糖尿病, 循環器疾患, がんなどの非感染性疾患では, 病原体のような明確な「原因」を特定できないことが多い. 生活習慣病という言葉が示すように, これらの疾患の発症には生活上の何らかの要因(喫煙, 高塩分食, 運動不足, 肥満など)が関与していることが多い. このような疾患になりやすさを高める要因を**リスク要因**あるいは**危険因子**とよぶ. リスク要因と疾患との関係を明らかにするには集団を対象とした疫学的手法が必要であり, 予防のためには疫学研究で明らかにされたリスク要因を減らすことが重要となる.

　高血圧そのものは死に直結する疾患ではないが, 心臓病, 脳卒中などの循環器疾患のリスクを上昇させる. また, 糖尿病の人はそうでない人に比べて肝臓がん, アルツハイマー病などになりやすいことも疫学研究でわかってきた. このように一つの疾患が別の疾患のリスクを高める「疾患連関」があることも非感染性疾患の特徴である. また, 多くの非感染性疾患は加齢とともに発症率が高まり, 日本のような超高齢社会では患者数が多いのも特徴である. 外科的対応ができない高血圧や糖尿病に対しては医薬品のみが有効な治療手段であり, 血圧や血糖値の「管理」を通じて**医薬品がその後の疾患の予防**につながっている(1・1・4項 c. 参照). 一方, 胃がん, 肝臓がん, 子宮頸がん, 成人T細胞白血病については, その原因となる病原体に対する感染予防対策ががん予防にもつながる. 4・2節では, それぞれの非感染性疾患の特徴, 統計, リスク要因, 対策について解説する.

　わが国は, 世界でも最も乳児死亡率が低い国の一つであり, 母子保健レベルの高さを誇ってきた. B型肝炎の母子感染を防ぐことで成人のB型肝炎ウイルス保有率を低下させ, 新生児マススクリーニングの対象疾患を拡大して先天性代謝異常の早期発見・早期治療にも貢献してきた. しかし, 近年, わが国の低出生体重児(2500 g 未満)の出生割合は OECD 加盟国のなかで最も高い状態が続き,

64　　第4章　疾病予防と健康管理

また，晩婚化・晩産化に伴ってハイリスク妊娠も増えてきた．妊娠前からの適切な体重管理，健康管理が，出生児の成人後の健康にも重要との視点から，**成育医療**をキーワードとした新たな母子保健対策も始まっている．超少子社会となったわが国において，将来の日本人の健康の維持・増進のため，4・3節で学ぶ母子保健の重要性はこれまでになく高まっている．

　4・4節の学校保健では，学校薬剤師の位置づけと役割について概説する．学校の環境衛生を適切に保つだけでなく，薬物乱用防止教育にも学校薬剤師が貢献している．なお，学校の室内環境や飲料水・プールの水質についての測定原理と手法は9章「環境衛生」で詳述する．

　4・5節の産業保健では，近年，職場での健康管理で重視されるようになった過労死対策やメンタルヘルス対策，および有害化学物質，とくに発がん性が疑われる化学物質についての新たな対策について，最新の情報を解説している．薬学部は多くの有害化学物質を扱っており，工場などの産業現場でどのような健康管理が行われているかについて，他人事としてではなく学ぶ必要がある．

4・2　生活習慣病の動向とその対策

4・2・1　生活習慣病の特徴

　戦後わが国では，衛生環境の整備や抗生物質の発見をはじめとする医療技術の進歩により，感染症による死亡が激減し，脳血管疾患，悪性新生物，心疾患といった**非感染性疾患**(non-communicable diseases：**NCDs**)による死亡が増加した．1950年まで死因第1位を占めていた結核に代わり，1951年からは脳血管疾患が死因第1位となり，1981年には悪性新生物が第1位となった(図2・4・6参照)．脳血管疾患，悪性新生物，心疾患を合わせて**三大生活習慣病**とよぶが，2022年現在，三大生活習慣病で，日本人の死因の半数近くを占めている〔悪性新生物(24.6%)，心疾患(14.8%)，脳血管疾患(6.8%)〕(表2・4・1参照)．

　脳血管疾患，悪性新生物，心疾患といった疾患は，「40歳前後から死亡率が高くなり，しかも全死亡の上位を占め，40〜60歳の働き盛りの年齢に多い疾病」であることから，これらの三疾患に，高血圧，糖尿病，肝臓病，痛風，リウマチなどを加え，**成人病**とよぶことが，1950年代半ばから厚生省(現：厚生労働省)により提唱されてきた．これら加齢に伴って発症する疾患の予防は高齢になってからではあまり効果的ではないことから，早期発見が望ましいと考えられ，二次予防として，35〜65歳の間に集団検診や人間ドックを受けることが奨励されてきた．しかし，喫煙と肺がんや心臓病，動物性脂肪の過剰摂取と大腸がん，肥満と糖尿病など，食生活や運動などの生活習慣と成人病との関係が明らかとなり，生活習慣の改善によりある程度予防が可能であることもわかってきた．そこで，国民に生活習慣の重要性を啓発普及し，健康に対する自発性を促し，生涯を通じた健康増進のための個人の努力を社会全体が支援する体制を整備するため，1997年に公衆衛生審議会から「今後の生活習慣病対策について」が提出され，**生活習慣病**(life-style related disease)という概念が導入された．

　生活習慣病とは，従来「成人病」として二次予防(早期発見・早期治療)にその対策の重点をおいていた疾患に対し，生活習慣改善という一次予防対策も推進していくという方針を新たに導入した

疾患概念である．生活習慣病は，食習慣，運動習慣，喫煙，飲酒などの生活習慣が，その発症・進行に関与する疾患群と定義される．また，わが国では「生活習慣病」という言葉が浸透しているが，WHOでは，不健康な食事や運動不足，喫煙，過度の飲酒，大気汚染などにより引き起こされる，これらの慢性疾患をまとめてNCDsと定義しており，国際的にはこのNCDsという言葉のほうが広く用いられている．生活習慣病とNCDsは，いずれも年齢あるいは生活習慣の積み重ねによって発症・進行する慢性疾患であり，多くは重複している．

　生活習慣病は，特定の病原体が主要因として起こる感染症とは異なり，複数の非特異的要因が長期間にわたって緩慢に作用し続けることによって発症する．たとえば，米国フラミンガム心臓研究によると，冠動脈性疾患発症率は，喫煙，血中コレステロール値の上昇，耐糖能の低下，高血圧，心肥大といった要因が加わるごとに上昇する（図4・2・1）．これらの因子は，病原体と感染症との関係のような直線的な因果関係は不明であるものの，明らかに疾患の発症率の上昇に関与している．このように疾患の発症率を上昇させる要因を**リスク要因**あるいは**危険因子**という．図4・2・2には，わが国におけるリスク要因別の関連死亡者数を示した．死亡のリスク要因を見てみると，喫煙などの個人の生活習慣と，これらと関係する高血圧，高血糖などが上位となっていることがわかる．生活習慣病は一度発症すると，多くの場合，症状は不可逆的に慢性化し治癒の可能性は低いうえ，疾病連鎖を生じ，その他の生活習慣病の発病を促進したり増悪化したりすることもある．高血圧は心疾患につながり，糖尿病は腎疾患につながる．

　このため，生活習慣病の増加は医療費の増大を生み，大きな社会問題となっている．生活習慣病の患者数は増え続け，2020年の患者調査によると，医療機関を受診している総患者数は，高血圧性疾患1511万人，糖尿病579万人，悪性新生物366万人，心疾患（高血圧症のものを除く）306万人，脳血管疾患174万人であり，合計すると3000万人近くにものぼる．この患者数の増加に伴い，2021年度国民医療費は，悪性新生物4兆2479億円，脳血管疾患1兆8051億円，高血圧性疾患1

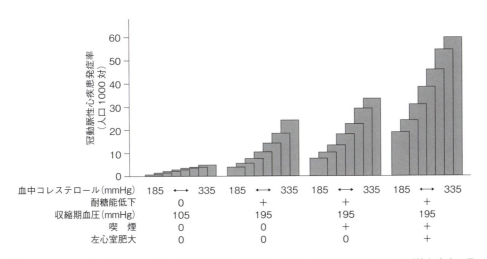

図 4・2・1　高コレステロール血症，耐糖能低下，高血圧，喫煙，心肥大が心臓の冠動脈性心疾患に及ぼす影響（米国フラミンガム心臓研究より）
〔森田啓行：別冊「医学のあゆみ」未病の医学，88-93（2001）より〕

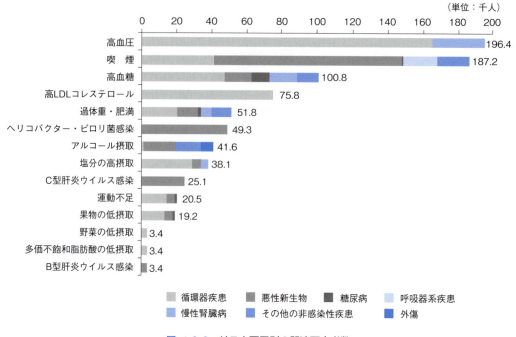

図 4・2・2　リスク要因別の関連死亡者数
日本における 2019 年の非感染性疾患と障害による成人死亡について，喫煙・高血圧などの予防可能なリスク要因別に死亡数を推計したもの
〔厚生労働省："令和 5 年版 厚生労働白書"，p.352(2023)，図表 8-4-2 より〕

兆 7021 億円，糖尿病 1 兆 1994 億円，虚血性心疾患 6824 億円となっている．これらの合計は 9 兆 6369 億円にのぼり，医科診療医療費の 29.7% を占めている．

4・2・2　がんの動向と予防

a．がんの動向

「がん」は，死亡率などに関する保健統計では，国際疾病分類（ICD）に基づいて，**悪性新生物**（malignant neoplasm）として扱われる．悪性新生物には，上皮性組織から発生する**癌腫**（carcinoma）と，非上皮性組織から発生する**肉腫**（sarcoma）がある．漢字の「癌」は癌腫のみを示すが，「がん」と悪性新生物はほぼ同じ意味で用いられる．

悪性新生物による粗死亡率は戦後増加し，現在わが国では 3 人に 1 人が悪性新生物で亡くなっている．性，部位別に悪性新生物による粗死亡率の年次推移（図 4・2・3）をみると，男女とも，悪性新生物のなかでもとくに，**大腸がん，肺がん**で亡くなる人が増加していることがわかる．1955 年に比べ 2022 年において，悪性新生物全体の死亡者数は男性 5.1 倍，女性 4.2 倍増加したが，大腸がんでは男性 13.5 倍，女性 11.6 倍，肺がんでは男性 28.4 倍，女性 28.0 倍も増加がみられた．女性における**乳がん**による死亡者数の増加も 10.1 倍と著しい（表 4・2・1）．一方，戦後しばらくの間，部位別で最も大きかった**胃がん**による死亡者数は，最近では横ばいぎみで，1955 年に比べ男女ともほとんど変化していない．また，女性における子宮がんによる死亡者数はやや減少した．現在部位別で

4・2 生活習慣病の動向とその対策　　67

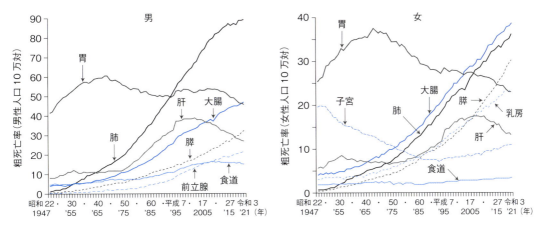

図 4・2・3　性・部位別にみた悪性新生物の粗死亡率(人口10万対)の年次推移

1) 死亡率の「男」は，男性人口10万対，「女」は，女性人口10万対である．
2) 「大腸」は，結腸と直腸Ｓ状結腸移行部及び直腸を示す．ただし，昭和42年(1967年)までは直腸肛門部を含む．
3) 平成6年(1994年)以前の「子宮」は胎盤を含む．

〔厚生労働省：令和3年(2021)人口動態統計より〕

表 4・2・1　性・部位別にみた悪性新生物の死亡者数の変化

性別	悪性新生物の部位	1955年 (昭和30年)	2022年 (令和4年)	増加率 (倍)
男	総数	43 721	223 285	5.1
	胃	22 899	26 456	1.2
	肝臓[1]	4877	15 717	3.2
	肺[2]	1893	53 750	28.4
	大腸[3]	2079	28 098	13.5
	その他	11 973	99 264	8.3
女	総数	39 068	162 502	4.2
	胃	14 407	14 255	1.0
	肝臓[1]	3700	7904	2.1
	肺[2]	818	22 914	28.0
	乳房	1572	15 911	10.1
	子宮	7289	7156	1.0
	大腸[3]	2160	24 990	11.6
	その他	9122	69 372	7.6

1) 肝臓は，肝臓および肝内胆管を含む．
2) 肺は，気管，気管支および肺を含む．
3) 大腸は，結腸と直腸Ｓ状結腸移行部および直腸を示す．

〔厚生労働省：人口動態統計より作成〕

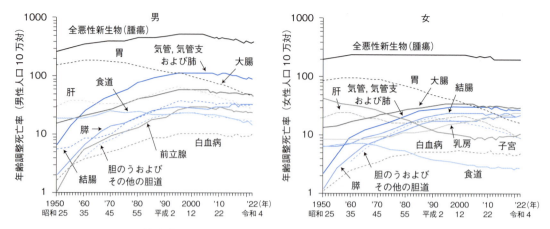

図 4・2・4　性・部位別にみた悪性新生物の年齢調整死亡率（人口10万対）の年次推移
1）年齢調整死亡率の基準人口は，2015年（平成27年）モデル人口である．
2）大腸は，結腸と直腸S状結腸移行部および直腸を示す．
3）結腸は，大腸の再掲である．
4）1994年以前の子宮は，胎盤を含む．
5）肝は，肝および肝内胆管を含む．
〔厚生労働省：人口動態統計より作成〕

　最も死亡者数が多いのは，男性では肺がん，女性では大腸がんである．
　悪性新生物は遺伝子の変異により引き起こされる疾患であるが，遺伝子が変異する頻度は年齢とともに上昇するため，悪性新生物は高齢者に多く発症する．このため，高齢化が進むわが国において，「どのくらいがんで死にやすいか（死ににくいか）」を以前と比較するためには，粗死亡率でなく年齢調整死亡率で比較する必要がある（2・4・1項a.参照）．図4・2・4には，性，部位別に悪性新生物による年齢調整死亡率の年次推移を示した．これをみると，悪性新生物全体の死亡率は最近ほぼ横ばいかやや減少傾向を示していることがわかる．部位別死亡率の推移も年齢調整死亡率でみると，より強調されてくる．すなわち，男女とも肺がん，大腸がん，膵がんによる年齢調整死亡率が50年ほど前に比べ増えているのに対し，胃がん，子宮がんによる死亡率は著しく低下している．また，男性の前立腺がん，女性の乳がんによる死亡率が，現在も増加し続けていることがわかる．
　また，わが国の悪性新生物による死亡率を欧米先進国と比較すると，すべてのがんを併せた死亡率には大きな差はみられないが，部位別にみると，胃がんによる死亡率が著しく高く，肺がんによる死亡率が低い傾向にあることがわかる．また女性における乳がんによる死亡率は明らかに低い（表4・2・2）．部位別悪性新生物の年齢調整死亡率の違いの原因は，わが国と欧米先進国の生活習慣の違いにあると予想されるが，最近の食生活や生活習慣全般の欧米化に伴い，わが国における部位別悪性新生物の死亡率の傾向も欧米化し，胃がんが減少し肺がんと乳がんが増加している．
　ここまでは，患者がどの部位で生じたがんにより死亡したかという，人口動態統計より得られる死亡率に関するデータについて述べてきたが，臨床の現場では，実際にがんの治療を受けている患者数が重要となる．図4・2・5に，性・部位別にみたがんの罹患数の年次推移を示した．男性では，

表 4・2・2 部位別にみた悪性新生物の年齢調整死亡率(人口10万対)の国際比較

		総　数	胃	肺[1]	乳　房[2]
日　本	(2020年)	90.1	9.9	17.0	9.6
カナダ	(2019年)	103.9	2.6	25.3	13.8
米　国	(2016年)	106.2	2.1	26.2	14.5
フランス	(2016年)	115.9	3.2	25.6	17.1
ドイツ	(2019年)	111.2	4.2	23.2	17.2
イタリア	(2017年)	108.4	5.7	22.3	16.4
オランダ	(2018年)	118.0	2.9	28.0	16.6
スウェーデン	(2018年)	96.4	2.6	15.8	12.3
英　国	(2016年)	122.8	3.3	26.6	17.3
オーストラリア	(2018年)	101.4	2.5	19.1	13.5
ニュージーランド	(2016年)	116.2	4.0	22.1	17.3

1) 気管, 気管支と肺を示す.
2) 女性のみである.
注) 年齢調整死亡率の基準人口は世界標準人口による. 日本も同様である.
〔厚生労働統計協会：“国民衛生の動向 2022/2023”より〕

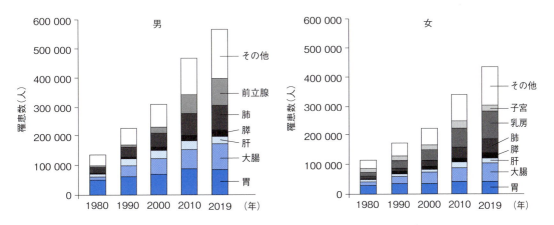

図 4・2・5 性・部位別にみた悪性新生物の罹患数の年次推移
1) 大腸は, 結腸および直腸を示す.
2) 乳房は, 2000年以前は上皮内癌を含む.
〔がん研究振興財団：がんの統計 2023 より作成〕

胃がんの患者数が現在もなお多いが, 経年変化をみたときに増加傾向が著しいのは, 肺がん, 大腸がん, **前立腺がん**であり, なかでも, 前立腺がんの患者数の増加が顕著であり, 2019年には前立腺がんの患者数が最も多くなっている. 女性では, 胃がんの患者数が横ばいであるのに対し, 乳がん, 大腸がんの患者数の増加が著しく, 2019年には乳がんの患者数が最も多くなっている. 男性における前立腺がん, 女性における乳がんの患者数の増加は検査の普及と密接に関係しており, 検査が早期発見につながったことから, 患者数ほど死亡者数は増加していない.

b．がんのリスク要因

ハワイ在住の日系人，白人ならびに日本在住の日本人の部位別悪性新生物の年齢調整死亡率を比較したところ，ハワイ在住の日系人では日本在住の日本人に比べて，胃がんの死亡率が1/2程度と低いものの，大腸がんの死亡率が2倍以上と高くなっているという報告がある（図4·2·6）．また，日本人とロサンゼルス在住の日系一世，二世の悪性新生物の罹患率を比較すると，米国に移民した日系二世では，胃がんが減少し，大腸がん，乳がん増加と米国白人のパターンに近づいていくことも報告されている．これらの調査結果は，悪性新生物，なかでもとくに消化器系のがんの発症には，日本人であるという遺伝的背景よりも，どこに居住しているかという環境由来の因子の影響を受けやすいことを示している．すなわち，がんは遺伝子の疾患であるが，生活環境，言い換えれば，生活習慣の要因の影響が大きい疾患である．やや古い報告ではあるが，がんの要因としては，DollとPetoにより，食物・栄養が35％，喫煙が30％，その他の要因が35％と推定されており，がんの発症はとくに日常の食習慣の影響を大きく受ける（図4·2·7）．

がんのリスク要因，あるいはがんを抑制する可能性がある因子については，これらの研究の後も，国内外の大規模コホート調査によって多くの知見が集積されている．しかし，個々の疫学調査の結果は必ずしも同じになるわけでなく，場合によっては逆の結果が報告されることもある．したがって，単独の疫学調査の結果から性急に結論を出すのではなく，多くの疫学調査の結果を横断的に評価する**メタアナリシス**を行うことが重要である（3·2·5項d.参照）．国立がん研究センターは，複数の疫学調査の結果を横断的に調査することにより，さまざまながんのリスク要因について「確実」「ほぼ確実」「可能性あり」「データ不十分」に区分けしている（表4·2·3）．がんの発症を促進する因子のみならず，抑制する効果が注目される因子についても，同様のランク付け評価を行っている．ただし，メタアナリシスの性格上，新たな疫学調査の知見が追加されれば，リスクに関する評価が変わる可能性があることに注意しなくてはならない．国立がん研究センターのホームページでは絶えずデータが更新されている．

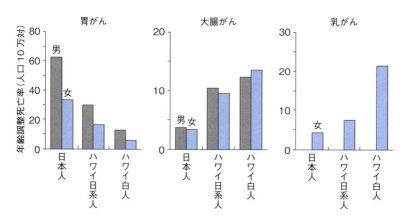

図 4·2·6　ハワイ日系人，ハワイ白人と日本人の悪性新生物の年齢調整死亡率の比較
〔廣畑富雄：日本公衆衛生学雑誌，**21**, 17-26 (1974) より〕

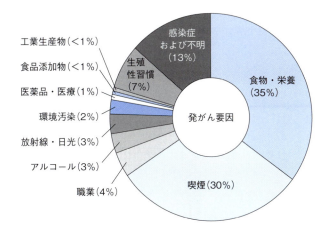

図 4・2・7 ヒトがんの発がん要因
〔Doll, R., Peto, R. : *J. Natl. Cancer Inst.*, **66**, 1191-1308 (1981) より〕

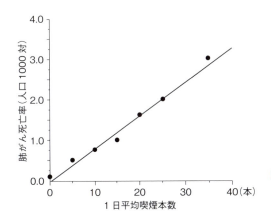

図 4・2・8 英国の医師における喫煙本数と肺がん死亡率との関係 (1951〜1961年)
〔WHO : "Basic Epidemiology", p.2 (1993) より〕

　喫煙は，Doll と Peto の推計でがんの原因の30%を説明できるとされているが，肺を含めた上気道のがんの発症率が喫煙経験に関係があることは，1950年代から疫学的に提唱され始めた．図4・2・8には，英国の医師において報告された1日あたりの喫煙本数と肺がんの死亡率の相関を示した．40歳以上の日本人男性を対象とした近年の調査においても，1日25本以上タバコを吸う人は，吸わない人に比べて，咽頭がんの死亡率が90倍以上，肺がんの死亡率が7倍程度になることが示されている．さらに近年の研究により，喫煙は，上気道のがんだけでなく，口腔がんや胃がん，食道がん，膵臓がん，子宮頸がん，頭頸部がん，膀胱がんの発症リスクを「確実」に高めることが明らかとなっている(表4・2・3)．タバコの煙には4000種類以上の化学物質が含まれているが，そのうち発がん性が確認されているものは200種類を超えており，これらの発がん物質が原因となりがんが発症したと考えられる．2019年におけるわが国の成人喫煙者率は男性27.1%，女性7.6%である．成人男性喫煙者率が1975年に76.2%だったことを考えると，大きく減少したといえるが，まだやや高いレベルにある．喫煙はタバコを吸っている本人だけでなく，**受動喫煙**によりタバコを吸わない周囲の人にまで害を及ぼす．受動喫煙は肺がんの発症リスクを「確実」に高めることが示されて

表 4·2·3　国立がん研究センターでこれまでに行われたがんのリスクに関する評価のまとめ

	全部位	肺	肝	胃	結腸〔大腸〕	直腸〔大腸〕	乳房	食道	膵臓	前立腺	子宮頸部	子宮体部(内膜)	卵巣	頭頸部	膀胱	血液
喫煙	↑↑↑	↑↑↑	↑↑↑	↑↑↑	↑↑↑	*	↑	↑↑↑	↑↑↑	*	↑↑↑	*	*	↑↑↑	↑↑↑	↑↑[a]
受動喫煙	*	↑↑↑	*	*			↑	*	*	*	*	*	*	*	*	
飲酒	↑↑↑	*	↑↑↑	↑↑[b]	↑↑↑	↑↑↑	↑↑[c]	↑↑↑	*	*	*	*	*	↑↑↑	*	
体型 肥満	↑[d]	*	↑↑	*	↑↑	↑↑	↑↑↑[e]	*	↑[f]	*	*	↑↑	*			
体型 高身長					↑↑	↑↑	*					*				
運動	*	*			↓↓	↓↓	↓				*	*	*			
食品 野菜	*	*	*	↓	*		*	↓↓	*	*	*	*	*			
食品 果物	*	↓	*	↓	*		*	↓↓	*	*	*	*	*			
食品 大豆			*	*			↓	*		↓						
食品 肉	*	*	*	*	↑[g]		*	*	*	*	*	*	*			
食品 魚	*	*	*	*	*		*	*	*	*	↓	*	*			
食品 穀類			*	↑	*		*	*								
食品 高塩分食品				↑↑												
飲料 緑茶	*		*	↓[h]			*				*	*	*			
飲料 コーヒー			↓↓		*	↓[i]	*					*	↓			
熱い飲食物								↑↑								
栄養素[m] 食物繊維					↓											
栄養素[m] カルシウム					↓					*						
栄養素[m] イソフラボン	*	*	*	*	*		↓	*	*	↓	*	*	*			
栄養素[m] 脂質		*		*	↓[j]		*			*						
感染症		肺結核 ↑	HBV, HCV ↑↑↑	H.ピロリ菌 ↑↑↑[k]							HPV 16, 18 ↑↑↑[l]					
治療・ワクチン			HCV 肝炎治療 ↓↓↓	ピロリ菌除菌治療 ↓↓↓							HPV ワクチン ↓↓↓					
その他	糖尿病 ↑	職業性アスベスト ↑↑	糖尿病 ↑↑		糖尿病 ↑		授乳 ↓／閉経前ホルモン剤使用 ↑		糖尿病 ↑↑			糖尿病 ↑				

↑(上向き矢印)はがん発生の促進効果あり，↓(下向き矢印)はがん発生を抑制する効果があることを意味する．
(↑↑↑，↓↓↓)は確実，(↑↑，↓↓)はほぼ確実，(↑，↓)は可能性あり，(*)はデータ不十分．
a：急性骨髄性白血病．b：男性はほぼ確実，女性はデータ不十分．c：閉経前はほぼ確実，閉経後はデータ不十分．d：BMI 男性 18.5 未満，女性 30 以上．e：閉経後は確実，閉経前は BMI 30 以上で可能性あり．f：BMI 30 以上の男性で可能性あり，女性はデータ不十分．g：女性は加工肉／赤肉で可能性あり，男性はデータ不十分．h：女性は可能性あり，男性はデータ不十分．i：女性は可能性あり，男性はデータ不十分．j：魚由来の不飽和脂肪酸．k：H. ピロリは確実，EBV はデータ不十分．l：HPV16, 18 は確実，HPV33, 52, 58, クラミジアはデータ不十分．m：食事からの摂取，血中レベルの研究に基づく(サプリメント摂取についての研究は含まない)．

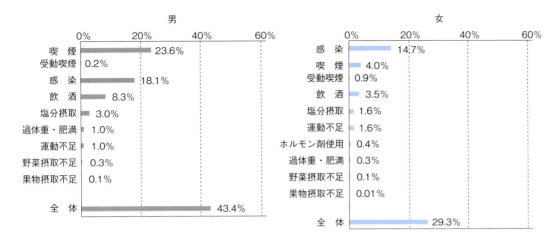

図 4・2・9　わが国におけるがんの要因

「全体」は，予防可能な要因によると考えられるがんの全体数ががんの全体に占める割合．「全体」は，複数のリスク要因が組み合わさってがんになった場合を調整しているため，各項目の単純合計値とはならない．
〔国立がん研究センター：科学的根拠に基づくがん予防（https://ganjoho.jp/public/pre_scr/cause_prevention/evidence_based.html）より〕

いる（表 4・2・3）．図 4・2・9 には，おのおのの発症要因がわが国におけるがんに占める割合を示しているが，喫煙はわが国において，男性のがんの 23.6%（受動喫煙は 0.2%），女性のがんの 4.0%（受動喫煙は 0.9%）の要因となっていると考えられる．さらに，喫煙はがん以外にも，虚血性心疾患等の循環器疾患，慢性気管支炎，肺気腫等の閉塞性肺疾患といった呼吸器疾患，胃・十二指腸潰瘍などの消化器系疾患などの発症と関係しており（図 4・2・2），今後も積極的なタバコ対策が望まれる．とくに，妊娠中の喫煙は，出生児の体重低下，早産などにつながるだけでなく，出生後の身体発育や知能発達の遅延を引き起こすという報告もあり，妊婦の喫煙は避けるべきであることはいうまでもない．

　Doll と Peto の推計で，発がん要因の 35% とされた「食物・栄養」については，食品や栄養素の摂取量を調査する方法の困難さもあって，明確な結論を出すのが困難なことが多い．わが国で近年みられる大腸がん，乳がんの増加および胃がんの減少（図 4・2・4）は，上述したように**食生活の欧米化**が関与していると考えられ，大腸がん，乳がんの増加に影響を及ぼした食生活の欧米化の一つとして，脂肪摂取量の増加が示唆されている．しかし，実際に，脂肪摂取が大腸がんや乳がんのリスクを上げるかについては，まだ確実な結論を出すのにはデータ不足とされている．一方，脂肪のなかでも，魚由来の不飽和脂肪酸は大腸がんのリスクを下げる可能性があるとされる．加工肉や赤肉がリスクを上げる可能性があることを併せて考えると，脂肪摂取の「量」の変化以上に，魚から肉への脂肪摂取の「質」の変化が，わが国における発がんパターンの変化に影響を及ぼしているのかもしれない．また，脂肪摂取量の変化に加え，わが国の食生活の最近の変化の一つに，**食物繊維**の摂取低下がある．食物繊維は，整腸作用，コレステロールの吸収抑制作用をもつが，大腸がんのリスクを下げるかについても，「可能性あり」にされている（表 4・2・3）．

一方，**食塩・塩蔵食品**の摂取は胃がんの発症リスクを，熱い飲食物は食道がんの発症リスクを，「ほぼ確実」に高める（表4・2・3）．日本人の食生活は近年塩分摂取も低下傾向にあるが，まだまだ高塩分型である．このような食生活が，わが国の胃がんによる死亡率が欧米先進国と比較し高いことの一因であるといわれている．食塩には発がんのイニシエーターとしての作用はないが，遺伝子に変異をもつ細胞ががん細胞となる段階のプロモーションに関与している〔8・3・2項 i.(iv)(3)①，384ページ参照〕．高血圧の予防のみならず，がん予防の面からも食塩の過剰摂取は控えるべきである．その他，過度の飲酒は，肝臓がんに加え，大腸がん，食道がん，頭頸部がんの発症を「確実」に高めることが認められている．塩分摂取は男性のがんの3.0％，女性のがんの1.6％，飲酒は男性のがんの8.3％，女性のがんの3.5％の要因となっていると考えられる（図4・2・9）．一方，がんのリスクを低減する食品として，野菜や果物が食道がんのリスクを，コーヒーが肝臓がんのリスクを「ほぼ確実」に低減すると評価されている（表4・2・3）．

肥満や運動と，がんの発症リスクとの関連についてもいくつか報告がある．肥満は，大腸がん，肝臓がん，閉経後の女性の乳がんの発症リスクを高めるうえ，女性における子宮体部がん，男性における膵がんの発症リスクも高める可能性が指摘されている．一方，**運動**は大腸がんのリスクを低減させる（表4・2・3）．ただし，やせていればよいというものではなく，日本人男性のがん全体の発症リスクは BMI が 18.5 未満になると，逆に上昇する．日本人男性で最もがんで死亡するリスクが低い体型は，170 cm，75 kg のぽっちゃり体型とされる．

さらに，食生活，喫煙に加え，ある種の職業環境，電離放射線，紫外線，ウイルスなどの感染なども悪性新生物のリスク要因となりうる．発がん物質のリスク評価については，国際的な発がんリスクの評価機関である**国際がん研究機関**（International Agency for Cancer Research：**IARC**）が評価結果をまとめ，随時更新している．職業に起因するものとしては，ベンジジンや β-ナフチルアミンによる膀胱がん，塩化ビニルモノマーによる肝血管肉腫，アスベスト（石綿）による胸膜中皮腫，六価クロムによる肺がんなどがある．職業がんの場合は曝露要因が明らかである場合が多く，要因除去による一次予防が可能である．過度の電離放射線曝露は白血病，紫外線曝露は皮膚がんの要因となる．また，B 型や C 型肝炎ウイルスの感染者は，肝炎から肝硬変を経て肝がんを発症するリスクが高い．女性のがんについては，乳がんは独身者や高齢出産，少産の人に多く，子宮頸がんは多数の性行為パートナーをもつ人や多産の人に多いことが知られており，性生活や妊娠，出産により発症のリスクが変わるといわれている．このうち，子宮頸がんについては，その90％以上に**ヒトパピローマウイルス**が検出されており，高リスク型のヒトパピローマウイルスの持続感染が子宮頸がんの進行に関与していると考えられている．**感染**は男性のがんの18.1％，女性のがんの14.7％の要因となっており，Doll と Peto の推計（図4・2・7）よりその割合が高い（図4・2・9）．

c．がんの予防

（i） 一次予防

がんの一次予防は発症のリスク要因となるものを除去し，発症を抑制する因子を積極的に取り入れることである．国立がん研究センターがん予防・検診研究センターは，健康習慣5項目＋感染な

ど4項目にわたる**がんを防ぐための新12か条**をまとめ，公益財団法人がん研究振興財団から2011年に公開されている（表4・2・4）．

しかし，喫煙，飲酒，食生活，肥満，運動不足といったリスク要因は生活習慣に深く根ざしていることが多く，短期間でこれを変えるのは困難である．また，12か条には「感染」が含まれ，ウイルスや細菌の感染予防と治療は，肝がん，子宮がん，胃がんといったがんを防ぐのにきわめて有効である．禁煙指導，予防接種などの感染予防をはじめ，がんに関する知識の普及や健康教育において，薬剤師の役割は，今後ますます重要になっていくと考えられる．

表 4・2・4 がんを防ぐための新12か条

項　目	新12か条
喫　煙	1. タバコは吸わない ＊タバコを吸っている人は禁煙をしましょう． 2. 他人のタバコの煙は避ける ＊吸わない人も他人のタバコの煙を避けましょう．
飲　酒	3. お酒はほどほどに ＊飲む場合は1日あたりアルコール量に換算して約23 g程度まで（日本酒なら1合，ビールなら大瓶1本，焼酎や泡盛なら1合の2/3，ウイスキーやブランデーならダブル1杯，ワインならボトル1/3程度）． ＊飲まない人，飲めない人は無理に飲まないようにしましょう．
食　事	4. バランスのとれた食生活を ＊さらに，飲食物を熱い状態でとらないようにしましょう． 5. 塩辛い食品は控えめに ＊食塩は1日あたり男性7.5 g，女性6.5 g未満，とくに，高塩分食品（たとえば塩辛，練りうになど）は週に1回以内に控えましょう． 6. 野菜や果物は不足にならないように ＊野菜や果物不足にならないようにしましょう．
身体活動	7. 適度に運動 ＊たとえば，歩行またはそれと同等以上の強度の身体活動1日60分行いましょう．また，息がはずみ汗をかく程度の運動は1週間に60分程度行いましょう．
体　形	8. 適切な体重維持 ＊中高年期男性のBMI〔体重(kg)/身長(m)^2〕で21～27，中高年期女性では21～25の範囲内になるように体重をコントロールしましょう．
感　染	9. ウイルスや細菌の感染予防と治療 ＊地域の保健所や医療機関で，一度は肝炎ウイルスの検査を受けましょう． ＊機会があればピロリ菌感染検査を受けましょう．
検　診	10. 定期的ながん検診を ＊1年または2年に1回定期的に検診を受けましょう（検診は早期発見に有効で，前がん状態も発見できる）．
受　診	11. 身体の異常に気がついたら，すぐに受診を ＊やせる，顔色が悪い，貧血がある，下血やおりものがある，咳が続く，食欲がない，などの症状に気がついたら，かかりつけ医などを受診しましょう．
情　報	12. 正しいがん情報でがんを知ることから ＊科学的根拠に基づくがん情報を得て，あなたに合ったがんの予防法を身につけましょう．

〔公益財団法人がん研究振興財団：がんを防ぐための新12か条（https://www.fpcr.or.jp/pdf/p21/12 kajyou_2019_1114.pdf）より作成〕

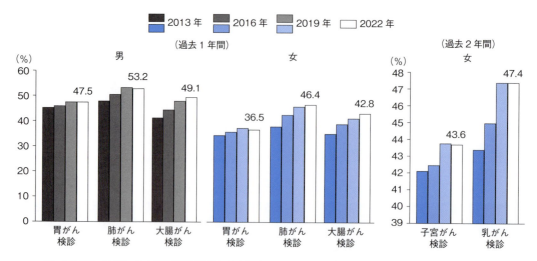

図 4・2・10　性別にみたがん検診(複数回答)を受診した者の割合(厚生労働省「国民生活基礎調査」)
1) 入院者は含まない.
2) 子宮がん(子宮頸がん)検診は 20 ～ 69 歳,その他のがん検診は 40 ～ 69 歳を対象としている.
3) 2016 年の数値は,熊本県を除いたものである.
〔厚生労働統計協会："国民衛生の動向 2024/2025", p.76(2024)より〕

(ii)　二次予防

がんの早期発見・早期治療という二次予防においては,**がん検診**が非常に重要である.「がんを防ぐための新 12 か条」においても,検診ならびに受診の重要性が述べられている.わが国では,1950 年代から胃がんおよび子宮がんの集団検診が始まり,これらのがんの死亡率の低下は,この成果が如実に現れたものと考えられる.さらに,1987 年から肺がんと乳がんの検診が,1992 年から大腸がんの検診が制度化された.未だ死亡率が高いこれらのがんについても,その成果が期待されるものの,一方で,図 4・2・10 に示したように,わが国のがん検診受診率は,子宮がん検診の受診率が 80％に達するような欧米諸国に比べると,かなり低い状況が続いている.今後受診率をより向上させることが,がんの二次予防においてはきわめて重要であるといえるだろう.

(iii)　三次予防

がん治療を受けた患者のリハビリテーション,再発・転移の予防や社会復帰への援助などが三次予防にあたる.

4・2・3　循環器疾患の動向と予防

a.　循環器疾患の動向

高血圧,脳血管疾患,心疾患を合わせて**循環器疾患**(cardiovascular disease)という.わが国の循環器疾患による死亡者は全死亡者の約 1/4(2022 年)を占めている(表 2・4・1 参照).先進諸国のなかで,わが国は脳血管疾患の死亡率が高く,虚血性心疾患の死亡率が低いのが特徴であった.しかし,脳血管疾患の死亡率については,1960 年代をピークに大きく低下した(図 4・2・11).一方,虚血性心疾患を含む心疾患の死亡率は 1960 年代より増加した(図 4・2・12).医療機関にかかる患者数が非

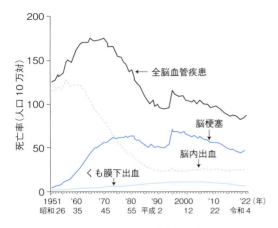

図 4・2・11　脳血管疾患の死亡率(人口10万対)の年次推移
〔厚生労働省：人口動態統計(令和4年は概数である)〕

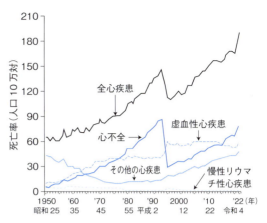

図 4・2・12　心疾患の死亡率(人口10万対)の年次推移
「その他の心疾患」は，「全心疾患」から「虚血性心疾患」「心不全」「慢性リウマチ性心疾患」を除いたものである．
〔厚生労働省：人口動態統計(令和4年は概数である)〕

常に多いのも循環器疾患の特徴である．2020年の患者調査によると，医療機関を受診している総患者数は，高血圧性疾患1511.1万人，高血圧性のものを除いた心疾患305.5万人，脳血管疾患174.2万人となっている．高血圧は，それ自体が直接の死因になることは少ないが，脳血管疾患，心疾患のリスク要因となる基礎病変として重要であり，高血圧の予防はすべての循環器疾患の予防につながる(図4・2・2)．

b．高血圧の動向と予防

（i）　高血圧の動向

　高血圧症のうち，高血圧をきたした原因が明らかでないものを**本態性高血圧症**(essential hypertension)といい，腎疾患や内分泌疾患などの原因疾患が明らかな高血圧症を二次性高血圧症という．本態性高血圧症は高血圧の80%〜90%を占め，単に高血圧といった場合は本態性高血圧症を指すことが多い．日本高血圧学会が2019年に作成した**高血圧治療ガイドライン**の基準では，診察室血圧における収縮期血圧140 mmHg以上または拡張期血圧90 mmHg以上を高血圧とし，さらに高血圧をⅠ度，Ⅱ度，Ⅲ度高血圧，および(孤発性)収縮期高血圧と分類している(図4・2・13)．なお，図4・2・13には，**診察室血圧**の診断基準を示しているが，「高血圧治療ガイドライン2019」には**家庭血圧**の診断基準も示されており，診察室で測る「診察室血圧」と家庭で測る「家庭血圧」の間に診断の差がある場合，家庭血圧による診断を優先すると記されている．高血圧の人のなかには，診察時のみ(白衣の前では)血圧が高くなる**白衣高血圧**の人に加え，健康診断や診察のときは正常なのに家庭や職場での血圧が高い**仮面高血圧**の人がいる．仮面高血圧の人は，診察室血圧・家庭血圧の両方とも高い**持続性高血圧**の人と同じくらい循環器疾患発症のリスクが高く，治療が必要である．

　2019年の国民健康・栄養調査によると，20歳以上の収縮期血圧の平均値は男性132.0 mmHg，女性126.5 mmHgであり，収縮期血圧140 mmHg以上の者の割合は男性29.9%，女性24.9%であっ

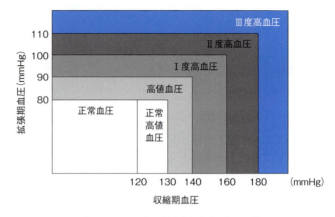

図 4・2・13　血圧値(診察室血圧)の分類
(孤立性)収縮期高血圧は，収縮期血圧≧140，かつ拡張期血圧＜90
〔日本高血圧学会："高血圧治療ガイドライン(2019)"より〕

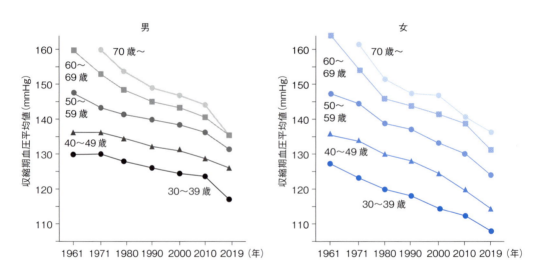

図 4・2・14　性・年齢階級別にみた収縮期血圧平均値の年次推移

〔新旧(1980–2020年)のライフスタイルからみた国民代表集団大規模コホート研究：NIPPON DATA80/90/2010/2020 報告書「国民代表集団における36年間の高血圧の有病率・治療率・管理率の推移」および厚生労働省「令和元年国民健康・栄養調査」〕

た．これらの値は男女いずれにおいても，この10年間でみると大きく減少している．図4・2・14には，1960年頃からの性・年齢階級別にみた収縮期血圧の平均値の年次推移を示しているが，男女とも各年齢階級で収縮期血圧平均値の著しい低下傾向が観察される．高齢者においては高血圧の早期発見と降圧剤治療の普及による低下傾向と考えられ，また若年層では食塩摂取量低下などによって低下した可能性がある．一方，収縮期血圧平均値の低下傾向にもかかわらず，高血圧有病率(高血圧の者に降圧剤服用の者を加えた者の割合)は依然として高く，とくに40歳以上の男性では40年ほど前に比べてあまり低下がみられない(図4・2・15)．このことは，高血圧発症予防が未だ成功

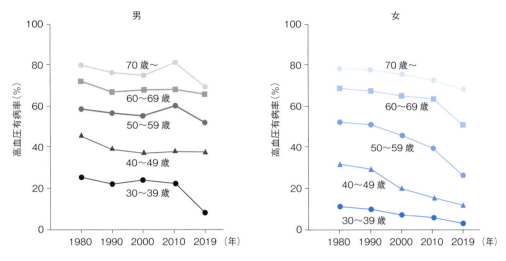

図 4・2・15　性・年齢階級別にみた高血圧有病率の年次推移

〔新旧(1980-2020年)のライフスタイルからみた国民代表集団大規模コホート研究：NIPPON DATA80/90/2010/2020 報告書「国民代表集団における36年間の高血圧の有病率・治療率・管理率の推移」および厚生労働省「令和元年国民健康・栄養調査」〕

していないことを意味しており，生活習慣の改善などによる高血圧発症予防対策のさらなる強化が必要である．

(ii) **高血圧の予防**

　高血圧のリスク要因として最も重要なのは塩分摂取である．また，肥満，ストレス，運動不足，睡眠不足なども高血圧のリスク要因となる．高血圧の有病率は40歳代後半から急激に増加し，若年期からの生活習慣が壮年期に高血圧を引き起こすと考えられている．高血圧の一次予防としては，若年期から過剰な食塩摂取を控えること，適度な運動を維持することが重要である．また，高血圧はほとんど自覚症状がないため，健康診断で血圧を測定して発見される場合が多い．二次予防にあたるこの早期発見が高血圧の対策としてはきわめて重要である．健康診断で高血圧が判明した場合には，塩分の少ない食生活への改善，肥満を解消する努力，適度な運動の維持などが推奨される．さらに，正常血圧に戻らない場合には，降圧剤による血圧のコントロールが行われる．

c．脳血管疾患の動向と予防

(i) **脳血管疾患の種類と動向**

　脳血管疾患(cerebrovascular disease)は，急激に起こった脳の血管循環障害による神経系疾患で，**脳卒中**(stroke)ともよばれる．脳血管疾患は，脳血管が破れて出血する**出血性病変**(脳出血，くも膜下出血)，脳血管がつまって閉塞する**虚血性病変**(脳梗塞)に大別される．その他，一過性脳虚血や高血圧性脳症も脳血管疾患に含まれる．

　脳血管疾患は，1951年から1980年までの30年間，日本人の死亡原因の第1位であったが，1970年代から死亡率が減少し始め，1981年からは第2位，1985年からは第3位となっている(図2・

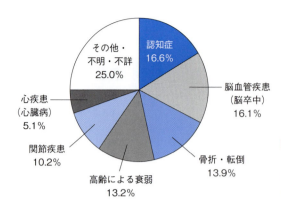

図 4・2・16 介護が必要となった原因(厚生労働省「国民生活基礎調査(2022年)」)
〔厚生労働統計協会："国民衛生の動向 2024/2025", p.82(2024)より〕

4・6参照).年齢調整死亡率でみると,脳血管疾患による死亡率の減少はさらに強調される.1995年に行われた死亡診断書の記入方法の周知により,同年と翌年は死因第2位となったが,1997年には再び第3位となり,2018年からは第4位となっている.脳血管疾患による死亡が改善された大きな要因は,脳出血による死亡が減少したことであり,現在のわが国の脳血管疾患の死亡の多くは脳梗塞による(図4・2・11).

脳血管疾患による死亡率は減少傾向にあるものの,総患者数は2020年においても174万2千人とまだまだ高いレベルにある(1987年では114万4千人).脳血管疾患は,死亡を免れても後遺症として障害が生じたり,療養時の長期の臥床などがきっかけとなり,介護が必要となることが多く,2022年の国民生活基礎調査によると,介護が必要となった原因の16.1%を占める(図4・2・16).

(ii) 脳血管疾患のリスク要因

脳血管疾患の最も重要なリスク要因は**高血圧**である.血圧が高いほど脳血管疾患の発症率は高く,とくに,脳出血,脳血栓,くも膜下出血で高血圧の影響が大きい.福岡県久山町の住民を対象にした**久山町研究**(3・2・5項参照)によると,収縮期血圧 180 mmHg 以上または拡張期血圧 110 mmHg 以上の場合,正常血圧の群に比べ,脳血管疾患の発症率は8.5倍も上昇していた(図4・2・17).収縮期血圧が 10 mmHg 上昇すると,脳血管疾患の罹患率・死亡率は,男性で約20%,女性で約15%上昇するといわれている.精神的ストレスが高血圧を増悪させて脳血管疾患の引き金となることもあるが,高血圧の最も重要なリスク要因は塩分摂取である.このため,脳血管疾患の一次予防としては,高血圧の原因となる過剰な塩分摂取を控えることが最も重要である.

さらに,糖尿病,過度の飲酒,脂肪や動物性タンパク質の摂取不足も脳血管疾患のリスクを高める.また,職業別に脳血管疾患の死亡率をみると,採掘作業者,サービス業従事者,農林漁業従事者に多く,管理職や事務職に少ないことから,労働強度の高い職種においてリスクが高いといわれている.寒冷も脳血管疾患のリスク要因であり,外気温の低い地域で脳血管疾患の死亡率が高い.

(iii) 脳血管疾患の予防

先に述べたように,脳血管疾患の最も重要なリスク要因は高血圧であり,その予防においては,いかに血圧をコントロールするかが重要である.上述したように,わが国では近年,減塩を中心とする食生活の改善に加え,高血圧者における降圧剤の使用により,収縮期平均値,高血圧有病者の

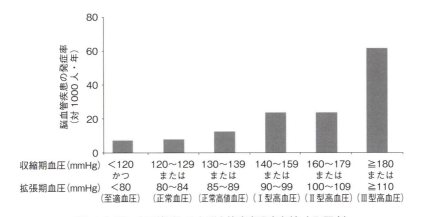

図 4·2·17　血圧値別にみた脳血管疾患発症率(久山町研究)
〔Arima, H. et al. : Arch. Intern. Med., **163**, 361-366(2003)より作成〕

割合がいずれも大きく減少している．脳血管疾患年齢死亡率の1970年代からの著しい死亡率の減少は，何よりも，この高度高血圧者の減少の賜物であるといえる．しかし，死亡率は減少したものの患者数は未だ高いレベルにあり，リハビリテーションを中心とした三次予防が重要である．

d．心疾患の動向と予防
（ⅰ）　心疾患の種類と動向

心疾患は，心筋梗塞(myocardial infarction)，狭心症(angina pectoris)などの**虚血性心疾患**(ischemic heart disease)，心不全，リウマチ性心疾患に分類される．虚血性心疾患は冠動脈が動脈硬化によって狭くなり，供給される血液が減少するために心筋に酸素と栄養素が十分に供給されなくなることで，心筋の機能低下や壊死が起こる疾患である．一方，心不全は心臓のポンプ機能が低下して全身への血液の供給が低下した疾患であり，リウマチ性心疾患はリウマチ熱が原因で心臓の弁の機能が低下した疾患である．

わが国における心疾患の粗死亡率は年々上昇しており，1985年からは日本人の死亡原因の第2位となっている(図2·4·6参照)．1995年に行われた死亡診断書の記入方法の周知により死亡率が大きく減少し，同年と翌年は死因第3位となっているが，これは本質的な死亡率の減少とはいえない．一方，年齢調整死亡率でみると，過去20年間，男女とも心疾患による死亡率は減少傾向が続いており，心疾患による死亡が高齢に多く，心疾患の粗死亡率の増加が人口の高齢化を反映していることが示唆される．

心疾患のなかでも，虚血性心疾患による死亡数は1970年頃まで増加傾向にあり，心疾患による死亡数の約半数を占めていたが，その後は横ばい状態になっている(図4·2·12)．

（ⅱ）　心疾患のリスク要因

心疾患，とくに虚血性心疾患のリスク要因としては，高血圧，脂質異常症，慢性腎臓病，糖尿病，喫煙，肥満などがあげられる．高血圧は，脳血管疾患の場合と同様に，心疾患においても重要なリ

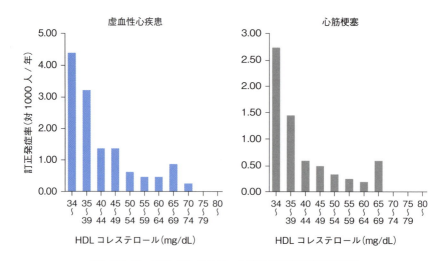

図 4・2・18　HDL コレステロール値と心疾患発症率の関係
〔医療情報研究所 編："病気がみえる 3　代謝・内分泌疾患", メディックメディア（2004）より〕

スク要因であり，収縮期血圧が 10 mmHg 上昇すると，罹患率・死亡率が男性で約 15% 上昇するといわれている．

また，従来「高脂血症」とよばれていた**脂質異常症**は，動脈硬化の最大のリスク要因となる．脂質異常症には，高 LDL コレステロール血症，高中性脂肪（トリグリセリド）血症に加え，低 HDL コレステロール血症が含まれるが，このなかでは，高 LDL コレステロール血症が最も虚血性心疾患の発症との関連が深い．これは，悪玉コレステロールとよばれる LDL コレステロールが血管壁に沈着し動脈硬化を引き起こすからである．一方，HDL は血中からコレステロールを除去する作用があるため，低 HDL コレステロール血症もまた冠動脈疾患のリスクを高めることが明らかとなっている（図 4・2・18）．HDL コレステロールが低い場合も「高脂血症」とよぶのは適当ではないので，日本動脈硬化学会の**動脈硬化性疾患予防ガイドライン**（2007 年版）で，広く普及していた「高脂血症」という疾患名を「脂質異常症」に置き換える方針を打ち出した．このガイドラインでは，**高 LDL コレステロール血症**，**低 HDL コレステロール血症**，**高トリグリセリド血症**の診断基準をそれぞれ，空腹時採血において，血清 LDL コレステロール 140 mg/dL 以上，血清 HDL コレステロール 40 mg/dL 未満，血清トリグリセリド 150 mg/dL 以上としており，これらを合わせ脂質異常症とすることとなった．

(ⅲ)　**心疾患の予防**

高血圧，脂質異常症を予防するための食生活の改善，適度な運動が一次予防として重要である．また，二次予防においては，検診における血圧と血清脂質の検査が重要となってくる．

脂質異常症は発症した後も，適切な食事療法，運動療法により改善することが多いが，食事療法としては，コレステロール含有量の高い食物の摂取を避けること（日本動脈硬化学会では，高 LDL コレステロール血症では，1 日のコレステロールの摂取として，200 mg 以下を推奨している），食物繊維や植物ステロールといったコレステロールの吸収を抑える食物成分を摂取することが必要と

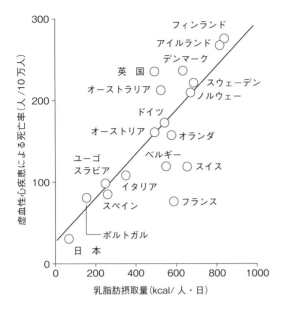

図 4・2・19　脂肪摂取量と虚血性心疾患による死亡率の相関
〔Renaud, S., de Lorgeril, M.: *Lancet*, **339**, 1523–1526(1992)の Fig. 1 を改変〕

表 4・2・5　心疾患の死亡率(人口 10 万対)の国際比較

		日本 (2020年)	米国 (2016年)	フランス (2016年)	英国 (2016年)
男	心疾患	165.5	197.6	139.9	163.2
	慢性リウマチ性心疾患	1.1	0.8	1.4	1.0
	虚血性心疾患	67.0	132.1	63.3	124.5
	肺性心疾患および肺循環疾患, その他の心疾患	92.1	64.7	77.6	37.7
女	心疾患	167.7	165.5	138.6	126.5
	慢性リウマチ性心疾患	2.1	1.4	2.0	1.9
	虚血性心疾患	42.8	93.4	41.0	77.5
	肺性心疾患および肺循環疾患, その他の心疾患	118.7	70.6	104.1	47.1

〔厚生労働統計協会:"国民衛生の動向 2020/2021"より〕

なる.虚血性心疾患の予防としてはコレステロールの過剰摂取を避けることが重要であるが,コレステロールに限らず脂肪全体の摂取を減らすことも有効である.図 4・2・19 には,脂肪摂取量と虚血性心疾患による死亡率の相関を示した.さらに,米国や英国において虚血性心疾患による死亡率が日本より高い(表 4・2・5)ことから,脂肪摂取に関してはその質も重要であるとされる.欧米では,主として畜肉を摂取するため,$n-6$ 系のリノール酸やアラキドン酸を摂取することになるが,これらをとり過ぎると,血栓,動脈硬化,さらには心筋梗塞につながってしまう.一方,魚肉に含まれる $n-3$ 系の脂肪酸であるエイコサペンタエン酸(EPA)やドコサヘキサエン酸(DHA)は,血栓の形成を抑えることが期待される.このため,虚血性心疾患を抑えるための食習慣として,$n-3$ 系脂肪酸の適切な摂取が望まれる.また,運動は HDL コレステロール値を高め,喫煙は逆に低下させるとの報告もある.

コラム　フレンチパラドックス

　　虚血性心疾患による死亡率が軒並み高い欧米先進国のなかで，フランスだけが例外であることが注目されてきた（図 4・2・19）．フランス人は動物性脂肪の摂取量が多いのに，虚血性心疾患による死亡率が低いというこの現象は，フレンチパラドックスとよばれている．このフレンチパラドックスについてはさまざまな解釈が行われてきたが，現在は「赤ワイン説」が有力である．フランス人は，ほかの国の人に比べて，赤ワインの消費量が多く（年間ワイン消費量は英国人の 6.5 倍，ドイツ人の 2.5 倍である），赤ワインのなかのレスベラトロールなどのポリフェノールが血管内膜の障害を予防ないし改善したり，活性酸素種による酸化ストレス攻撃から細胞や組織を守ったりして，動脈硬化などの炎症反応に起因した病気を予防しているものと考えられている．

4・2・4　糖尿病の動向と予防

a. 糖尿病の種類と動向

　糖尿病（diabetes mellitus）は，インスリンの合成，分泌の障害，あるいはインスリンに対する感受性の低下によって慢性的な高血糖を生じる代謝異常症であり，口渇，多飲，多尿などの症状を特徴とする．糖尿病は，その病因から **1 型糖尿病**と **2 型糖尿病**に分けられる．1 型糖尿病は，膵臓ランゲルハンス島 β 細胞が炎症などによって破壊され，インスリン分泌が低下した，あるいは枯渇したことによるインスリンの絶対的な不足によるものである．かつてインスリン依存型糖尿病（insulin-dependent diabetes mellitus：IDDM）とよばれたものは 1 型糖尿病に含まれる．2 型糖尿病は，それ以外の原因によってインスリンの作用が低下したもので，インスリン分泌の低下とインスリン抵抗性が併存する．従来，インスリン非依存型糖尿病（non-insulin-dependent diabetes mellitus：NIDDM）とよばれたものは 2 型糖尿病に含まれる．

　わが国のほとんどの糖尿病は 2 型糖尿病であるが，2 型糖尿病の発症は食事や運動などの生活習慣と強く関係している．2019 年の国民健康・栄養調査によると，糖尿病が強く疑われる人（ヘモグロビン A1 c の値が 6.5% 以上，または質問表で現在糖尿病の治療を受けていると答えた人）は 1196 万人，糖尿病の可能性が否定できない人（ヘモグロビン A1 c の値が 6.0% 以上 6.5% 未満で，糖尿病が強く疑われる人以外の人）は 1055 万人，合わせて 2251 万人にものぼると計算される．とくに，男女とも 50 歳代以降になると，糖尿病が強く疑われたり，その可能性が否定できない人の割合が大きくなっている（図 4・2・20）.

　糖尿病が全死亡に占める割合は 1.0%（2021 年）と，それ自体は死因の上位とはなっていないが，わが国の主要な死亡原因となっている脳血管疾患や虚血性心疾患のリスク要因である．また，糖尿病は症状が出現したときには，すでに病状が進行した状態となっていることもあり，透析を必要とする腎症や視覚障害をきたす網膜症といった糖尿病に関連した合併症が重大な問題となっている．2022 年に新規に腎臓の透析が導入された患者のうち，透析導入の原因疾患が糖尿病性腎症である患者数は 14 330 人であり，透析導入原因の第 1 位（38.7%）である．また，2022 年には糖尿病を主原因として 1415 人が新たに視覚障害と認定されており，糖尿病重症化予防のさらなる取組みの推進が必要とされている．

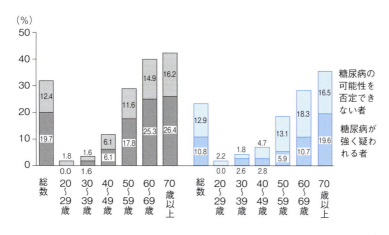

図 4・2・20 性・年齢階級別にみた糖尿病の現状
〔厚生労働省：国民健康・栄養調査(2019年)〕

b．糖尿病のリスク要因と予防

生活習慣病対策が重要となるのは 2 型糖尿病である．2 型糖尿病は 1 型糖尿病に比べ家族集積性が高く，何らかの遺伝的素因が存在するものと考えられているが，その実態は未だ明らかになっていない．遺伝的素因に加え，過食，肥満，運動不足，加齢などがリスク要因として働き，糖尿病が発症するものとされている．とくに，糖尿病の発症はその時点での肥満度あるいは過去の肥満歴と関係があることがわかり，肥満が糖尿病の大きなリスク要因になっている．実際，2 型糖尿病患者の約 80％が肥満を伴っている．

糖尿病の一次予防は，過食や肥満をなくし，適度な運動を行うことである．その治療もまた，食事療法と運動療法が基本となっている．食事は，身体的な活動に応じて必要なエネルギーをとり，炭水化物 55％〜60％，タンパク質 15％〜20％，脂質 20％〜25％が適切とされている．また，単純脂質や動物性脂肪，塩分は制限し，食物繊維，野菜，海草などを多くとり，規則正しい食生活をするように心がける必要がある．運動としては，ウォーキングなどの有酸素運動が有効である．しかし，糖尿病は自覚症状が乏しいため，現実に最も重要なのは糖尿病の早期発見と早期治療・管理，すなわち二次予防である．糖尿病は重篤な合併症を伴うのみならず，その他の生活習慣病のリスク要因ともなる．糖尿病の二次予防は，腎症，網膜症，神経障害などの合併症や動脈硬化の促進による心疾患を防ぐこともつながる．また，治療を継続させ，運動療法や生活習慣の改善の指導を持続的に行うことによって重症化を防ぐ，三次予防も重要である．

4・2・5 メタボリックシンドローム

a．メタボリックシンドロームの概念

4・2・1項で述べたように，生活習慣病はそれぞれの疾患が相互に連関しており，リスク要因を複数もっている患者では，動脈硬化や心疾患などの発症率が増加することがわかってきた(図 4・2・1)．とくに，肥満(内臓脂肪型肥満)，高血圧，耐糖能異常(糖尿病)，脂質異常症の四つの因子が重

第 4 章　疾病予防と健康管理

表 4·2·6　メタボリックシンドロームの代表的な診断基準の比較

	日本(2005)	米国(2004)[1]	WHO(1999)
判　定	中心性肥満(ウエスト周囲長)と，肥満を除く3項目のうち2項目以上	以下の5項目のうち3項目以上	糖尿病に関する項目と，他項目のうち2項目以上
肥　満	ウエスト周囲長 　男性　85 cm 以上 　女性　90 cm 以上 または 内臓脂肪面積　100 cm² 以上 《必須項目》	ウエスト周囲長 　男性　102 cm 以上 　女性　88 cm 以上	ウエスト・ヒップ比 　男性　0.90 超 　女性　0.85 超 または BMI 30 超
脂質異常症	トリグリセリド(トリアシルグリセロール)150 mg/dL 以上 または HDL コレステロール40 mg/dL 未満 または薬物治療中	トリグリセリド(トリアシルグリセロール)150 mg/dL 以上 または HDL コレステロール 　男性　40 mg/dL 未満 　女性　50 mg/dL 未満 または薬物治療中	トリグリセリド(トリアシルグリセロール)150 mg/dL 以上 または HDL コレステロール 　男性　35 mg/dL 未満 　女性　39 mg/dL 未満
高血圧	血圧 130/85 mmHg 以上 または治療中	血圧 130/85 mmHg 以上 または高血圧既往あり治療中	血圧 140/90 mmHg 以上
糖尿病	空腹時血糖値　110 mg/dL 以上 または薬物治療中	空腹時血糖値　100 mg/dL 以上	空腹時，糖付加時の血糖およびインスリン抵抗性の評価 《必須項目》
腎臓病	-	-	尿中アルブミン排泄率 20 µg/分以上またはアルブミン・クレアチニン比 30 mg/g 以上

1)　改訂版 NCEP-ATP III(National Cholesterol Education Program's Adults Treatment Panel III).

なっていると，動脈硬化が関与する虚血性心疾患の発症率が高くなる．これらの四つの因子をもっている状態をかつては「死の四重奏」などとよんでいたが，WHO は 1998 年に，**メタボリックシンドローム**(metabolic syndrome)という名称とその診断基準を発表した(表 4·2·6)．わが国では，内科系 8 学会(日本動脈硬化学会，日本肥満学会，日本糖尿病学会，日本高血圧学会，日本循環器学会，日本内科学会，日本腎臓病学会，日本血栓止血学会)が合同委員会を編成し，WHO や米国の基準とは異なる独自の診断基準を 2005 年に設定した．現在，この基準による診断が行われている．

　わが国の診断基準は，ウエスト周囲(腹囲)長で評価する内臓脂肪型肥満を診断必須項目としている．臍の位置の腹囲が男性 85 cm 以上，女性 90 cm 以上で，内蔵脂肪が蓄積していると判断し，この条件を満たしたうえで，高血圧(収縮時血圧 130 mmHg 以上，拡張期血圧 85 mmHg 以上のいずれか，または両方)，高血糖(空腹時血糖 110 mg/dL 以上)，脂質代謝異常〔血清中性脂肪(トリグリセリド)150 mg/dL 以上，血清 HDL コレステロール値 40 mg/dL 未満のいずれか，あるいは両方〕のうちの二つの条件を満たすと，メタボリックシンドロームと診断される．2019 年の国民健康・栄養調査の結果によると，40 ～ 74 歳の男性 29.8%，女性 9.5% でメタボリックシンドロームが強

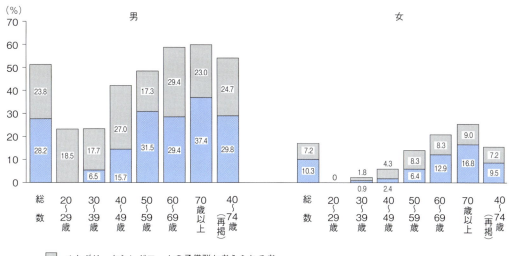

図 4・2・21　メタボリックシンドロームの状況（20 歳以上）
〔厚生労働省：国民健康・栄養調査（2019 年）〕

く疑われている（図 4・2・21）．

　肥満は疾患ではないが，先に述べたように糖尿病をはじめ多くの疾患のリスク要因であり，青年期，少年期からの必要以上のエネルギー摂取がその主因となっている．WHO の国際的基準では，BMI が 25 以上を「過体重」，30 以上を「肥満」としているが（6・1・3 項参照），日本肥満学会では，より厳しい基準を用いており，BMI が 18.5 未満を「やせ」，18.5 以上 25.0 未満を「ふつう」，25.0 以上を「肥満」と判定している．2019 年の国民健康・栄養調査によると，20 歳以上の肥満者（BMI が 25.0 以上）の割合は男性 33.0％，女性 22.3％ であり，男性では 40 歳代（39.7％）が最も多く，次いで 50 歳代（39.2％）の順である（図 4・2・22）．

　肥満は脂肪組織の脂肪細胞に異常に中性脂肪が蓄積するという病態である．脂肪組織には皮下脂肪と内臓脂肪があるが，生活習慣病との関連が問題になるのは内臓脂肪である．内臓脂肪はサイトカインやケモカインなどの生理活性物質を分泌し（脂肪細胞から分泌される生理活性物質を総称してアディポカインという，6・7・3 項 e. 参照），高血圧，糖尿病，脂質異常症といった生活習慣病の発症や進展にかかわる．

b．メタボリックシンドロームの予防

　2008 年 4 月から，老人保健法が全面的に改正されて制定された**高齢者の医療の確保に関する法律**に基づき，生活習慣病対策としてメタボリックシンドロームに着目した**特定健康診査・特定保健指導**が開始された．特定健康診査は，40 〜 74 歳のすべての医療保険加入者を対象とし，この健診により見出されたメタボリックシンドロームの患者と予備軍に対し，特定保健指導を行う．特定保

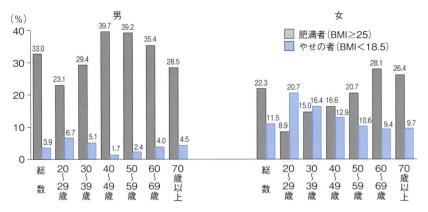

図 4・2・22　性・年齢階級別にみた肥満者とやせの者の割合
〔厚生労働省：国民健康・栄養調査(2019年)〕

表 4・2・7　メタボリックシンドロームの診断基準に基づいた特定保健指導対象者の選定基準

腹　囲	追加リスク ① 高血圧　② 高血糖 ③ 脂質異常症	喫煙歴	対　象	
			40～64歳	65～74歳
85 cm 以上(男) 90 cm 以上(女)	二つ以上該当	ー	積極的支援	動機付け支援
	一つ該当	あり		
		なし		
上記以外で BMI 25 以上	三つ該当	ー	積極的支援	動機付け支援
	二つ該当	あり		
		なし		
	一つ該当	ー		

　① 高血圧は，収縮時血圧 130 mmHg 以上，または拡張期血圧 85 mmHg 以上，② 高血糖は，空腹時血糖 100 mg/dL 以上，またはヘモグロビン A1c 5.6% 以上，③ 脂質代謝異常は，血清中性脂肪 150 mg/dL 以上，または血清 HDL コレステロール値 40 mg/dL 未満．－は，階層化の判定が喫煙歴の有無に関係ないことを意味する．

健指導の対象者の選定基準(表 4・2・7)は，メタボリックシンドロームの診断基準に基づいているが，特定保健指導の対象者は，メタボリックシンドロームの腹囲の基準に加えて BMI を勘案し，喫煙歴を選定基準に加えている(高血糖の基準も若干異なる)．また，高血糖，脂質異常症，高血圧の服薬治療を受けている者は特定保健指導の対象者には含まれない．

4・2・6　慢性腎臓病(CKD)の動向と予防

a．慢性腎臓病(CKD)の動向

　これまでに触れてきた生活習慣病に加え，近年注目されている生活習慣病に，**慢性腎臓病**(chronic kidney disease：**CKD**)がある．CKD は一つの病気を表す病名でなく，腎機能が慢性的に低下している状態を指す総称であり，血液検査や尿検査などにより，腎機能の低下や尿タンパク質などが 3 ヵ

月以上にわたって確認されると CKD と診断される．CKD は慢性腎不全へとつながっていくが，慢性腎不全は腎機能がもとに戻る急性腎不全と違い，もとの状態に回復することはなく，腎機能の低下が著しく，進行を止められない場合は人工透析や腎移植が必要となってくる．CKD 患者は年々増加傾向にあり，日本透析医学会によると，2022 年に新規に透析導入となった患者は 39 683 人であり，2022 年末時点で維持透析療法（腎不全のために日常的に透析を続けること）を受けている患者は 347 474 人となった．また，2023 年の人口動態統計によると，腎不全の死亡数は約 3 万人で，全死亡数の 2% を占めている．

b．慢性腎臓病（CKD）のリスク要因と予防

高血圧や糖尿病，脂質異常症などの生活習慣病は CKD の発症リスクを高め，肥満，喫煙，多量の飲酒，運動不足，ストレスなども CKD の発症や悪性化に深く関与する．上述したように，**糖尿病性腎症**は，新規透析導入の原疾患の 40.2% を占めている．また，CKD があると，狭心症や心筋梗塞といった心疾患や，脳梗塞などの脳血管疾患を発症するリスクが高まることがわかってきた．かつて腎臓病と生活習慣はあまり関係がないと考えられていたが，近年，CKD は生活習慣病の一つとして扱われるようになっている．WHO によるメタボリックシンドロームの診断基準には，腎臓病の項目が加えられている（表 4・2・6）．

CKD の発症や進行を抑えるためには，まず生活習慣を改善することが大切である．なかでも喫煙は CKD の発症・悪化に直接関与していると考えられており，喫煙者は直ちに禁煙することが重要である．食生活では，塩分の過剰摂取は高血圧の原因となるだけでなく，腎臓に大きな負担をかけるため，減塩が大切である．また，過度の飲酒も CKD のリスク要因となる．

さらに，CKD のリスク要因となる生活習慣病を予防するためにも，肥満の改善，適度な運動，ストレスをためないことなども重要である．また，高血圧や糖尿病などを指摘されている場合は，これらの病気のリスク要因を減らすとともに，病気を正しく治療することも大切である．

4・2・7　慢性閉塞性肺疾患（COPD）の動向と予防

a．慢性閉塞性肺疾患（COPD）の動向

慢性閉塞性肺疾患（chronic obstructive pulmonary disease：**COPD**）もまた近年注目されている生活習慣病である．日本呼吸器学会によると，COPD とは，タバコ煙を主とする有害物質を長期に吸入曝露することで生じた肺の炎症性疾患であり，呼吸機能検査で正常に復すことのない気流閉塞を示す．COPD は肺がんのリスク要因ともなり，COPD 患者では肺がんの発症リスクが約 5 倍高まるという報告もある．

わが国において，COPD による死亡数は近年頭打ちではあるものの，2000 年頃より増加しており，2023 年の人口動態統計によると，その死亡数は約 1.7 万人，全死亡数の 1.1% を占める．また，2017 年の患者調査によると，その総患者数は 22 万人にものぼるが，2001 年の NICE スタディとよばれる COPD に関する大規模疫学調査によると，COPD の患者数は約 530 万人とされ，その多くは適切な治療を受けていないと考えられる．年齢が上がるほど COPD の患者は増え，60 歳代以上

が患者全体の約 9 割を占めている．COPD は 20 年以上の喫煙歴を経て発症するといわれ，日本でも 20 年以上前の喫煙率上昇の影響が COPD の死亡率を高めていると考えられている．

b．COPD のリスク要因と予防

COPD は，受動喫煙も含め，喫煙が最大の発症リスク要因であり，禁煙により予防可能である（一次予防）．また，重篤化させないためには早期発見が重要である（二次予防）ことから，これらについての認知度を向上させることが必要である．

4・2・8　老人の健康と疾病予防

a．老年化症状

これまで述べてきた生活習慣病は，食習慣，運動習慣，喫煙，飲酒などの生活習慣が，その発症・進行に関与するため，若年期からの生活習慣の改善によりある程度予防が可能である．しかしながら，いくら予防に努めてきても，人々は老い，加齢に伴い身体機能に変化が生じる．わが国の平均余命は世界でもトップクラスであり，人口構成における老年人口割合は増加し続けている．2023 年の時点で老年人口割合は 29.1％に達し，今後は 40％近くにもなるものと予測されている（2・3・1 項参照）．この超高齢社会においては，「いかに」老いていくかがきわめて重要になっている．

b．フレイルとその予防

近年，高齢者は，健常な状態から要介護状態になるまでに，**フレイル**という中間的な段階を経ていると考えられるようになった．このフレイルとは，多くの高齢者の生活機能の維持・向上を目指して，海外の老年医学の分野で使用されている英語の「frailty（フレイルティ）」をもとに，2014 年に日本老年医学会が提唱した概念である．厚生労働省研究班の報告書によると，フレイルとは，「加齢とともに心身の活力（運動機能や認知機能等）が低下し，複数の慢性疾患の併存などの影響もあり，生活機能が障害され，心身の脆弱性が出現した状態であるが，一方で適切な介入・支援により，生活機能の維持向上が可能な状態像」とされている．すなわち，身体的問題のみならず，認知機能障害やうつなどの精神・心理的問題，独居や経済的困窮などの社会的問題が含まれる，多面的な概念である．

高齢者は，フレイルの時期に，心身および社会性など広い範囲でダメージを受けたときに回復できる力が弱くなり（生理的予備能の低下），環境や外因からのストレスに対しても抵抗力が弱くなる．しかし，この時期は，適切に支援を受けることで健常な状態に戻ることができる時期でもあり，フレイルの状態や兆候を知っておくことで，その後の身体的・精神心理的・社会的に不健康になることを予測し，予防しやすくなるとされる．

健常な段階からフレイルを予防するには，生活習慣病の予防をしながら，運動機能・認知機能の低下を防ぎ，社会的に関わりを保ち続けることが大切である．すでに糖尿病，心臓病，腎臓病などの慢性疾患がある場合には持病をコントロールして悪化させず，また，高齢者が罹患しやすい感染症を予防することも重要である．さらに，栄養素をバランスよくしっかりと摂取して，低栄養状態

に陥らないようにすることがフレイルの予防には不可欠であり，運動機能を維持するために日常生活で運動習慣を取り入れること，栄養素をしっかり取り込むために口腔・嚥下機能を保つことも大切である．一人でこもらず，社会とのつながりをもち続けることもフレイルの予防につながる．

c．運動器の障害とその予防

（ⅰ）　ロコモティブシンドローム・サルコペニアとその予防

　フレイルの予防にもつながるが，超高齢化が進むわが国において，加齢に伴う運動器の障害をいかに防ぐかは，きわめて重要な課題である．2022 年の国民生活基礎調査によると，「骨折・転倒」に「関節疾患」などを加えた運動器の障害は，介護が必要となった原因の約 4 分の 1 に達する（図 4・2・16）．このような現状を踏まえ，日本整形外科学会は，2007 年，**ロコモティブシンドローム**（locomotive syndrome）という名称を提案した．ロコモティブシンドロームとは，運動器の障害により，要介護になるリスクが高い状態になることを示し，変形性関節症や骨粗鬆症，変形性脊椎症，脊柱管狭窄症といった運動器自体の疾患に加え，加齢に伴う筋力低下などの運動器機能不全を含む．年をとり，加齢や運動不足に伴う身体機能の低下や，運動器自体の疾患による痛み（腰痛や膝痛など）や軽微な骨折などの多様な要因があいまって，「負の連鎖」により，バランス能力，体力，移動能力が低下していくと，ついには最低限の日常生活動作（activities of daily living：ADL）が自立的にできなくなっていってしまう．そして動けなくなり安静仰臥状態が長期間続くと，さらに運動器の障害が増していく廃用症候群をきたし，最終的には寝たきりの要介護状態になってしまう．これがロコモティブシンドロームである．

　また，ロコモティブシンドロームに関連する疾患として，**サルコペニア**がある．サルコペニアとは，加齢により筋肉量の減少および筋力の低下が生じた状態である．筋肉（筋力）は 40 歳頃から少しずつ減少し，70 歳を超えた頃から自覚症状を認めるようになる．この筋力の低下が大きく，歩いたり立ち上がったりするといった日常生活の基本的な動作に影響が生じ，介護が必要になったり，転倒しやすくなったりするのが，サルコペニアである．65 歳以上の高齢者の 15% 程度がサルコペニアに該当すると考えられている．また，サルコペニアの割合は，加齢に伴って増加すること（65 歳よりも 75 歳，85 歳で増える），女性よりも男性で高くなることなどの特徴がある．

　ロコモティブシンドロームやサルコペニアを防ぐためには，何よりも，暮らしのなかに運動習慣を取り入れ体を動かすことが重要である．肥満になると，運動習慣を続ける妨げとなるうえ，膝や腰に負担がかかり腰痛や膝痛につながる．一方，高齢者のやせ過ぎや低栄養状態は，骨や筋肉の量の減少を生じさせる．適切な栄養素を食事からとり，太り過ぎずやせ過ぎず，体を動かし続けることが，ロコモティブシンドロームやサルコペニア，さらには身体的フレイルの予防となる．

（ⅱ）　骨粗鬆症の動向と予防

　骨粗鬆症は，骨を形成する骨塩（ヒドロキシアパタイト）と骨基質（主としてコラーゲン）が失われることにより骨量が減少し，骨が空洞化して脆くなる疾患である．2022 年の国民生活基礎調査によると，「骨折・転倒」は，介護が必要となった原因の 13.9% を占める（図 4・2・16）．要介護状態につながる骨折や転倒を防ぐためだけでなく，ロコモティブシンドロームや身体的フレイルを予防し

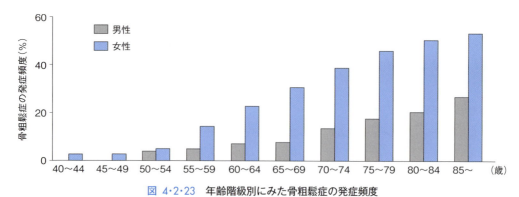

図 4・2・23　年齢階級別にみた骨粗鬆症の発症頻度
〔山本逸雄："骨粗鬆症人口の推定", Osteoporo. Jpn., 7, 10-11 (1999) より〕

　高齢者の QOL を高めるうえでも，骨粗鬆症の予防対策はきわめて重要となる．骨粗鬆症は，内分泌性や薬剤性など，原因となる基礎疾患がはっきりしている「続発性（二次性）骨粗鬆症」と，閉経後の女性や高齢者に多く原因がはっきりしない「原発性骨粗鬆症」に分類されるが，骨粗鬆症の約 90% は原発性骨粗鬆症である．平均骨密度が若年時（20～44歳）の 70%～80% になると骨量減少，70% 未満になると骨粗鬆症と診断される．図 4・2・23 に示すように，その発症頻度は 50～60 歳代にかけて急速に増加し，男性より女性のほうが 3 倍程度高い．70 歳代後半の女性では約 2 人に 1 人が骨粗鬆症になり，人口の高齢化が進むわが国には 1000 万人以上の骨粗鬆症患者がいると推定されている．骨粗鬆症は自覚症状がないまま進行していき，ちょっとしたことで骨折し，それが原因で寝たきりになってしまうこともある．

　骨は骨形成と骨吸収のバランスによってその量を維持しているが，高齢者では骨からカルシウムイオンが遊離しやすくなり骨吸収による骨の脆弱化が起こりやすい．骨内のカルシウムなどのミネラル量を示す骨密度が 1/4 減少すると，骨の強度は約 1/2 に低下するといわれている．男女ともに骨密度は 20 歳代で最大レベルに達し，50 歳前後の閉経以後に女性では骨密度の急激な減少が起こる（図 4・2・24）．したがって，骨粗鬆症の予防には，若年期に十分な骨塩量を獲得する必要があり，そのためには適正な量のカルシウムを摂取し，身体運動によって骨に負荷をかけることが重要とされる．カルシウムは特定保健用食品の関与成分として，骨粗鬆症になるリスクを低減させる旨の疾病リスク低減表示が認められている（6・6・4 項参照）．また，閉経後の女性は，骨吸収抑制作用および骨形成促進作用をもつエストロゲンが低下するために骨量の急激な減少が起こり，骨粗鬆症になりやすくなると考えられる．このため，弱いながらエストロゲン様作用をもつ大豆イソフラボンを含む食品が，骨の健康を保つための特定保健用食品として認可されている．

　骨粗鬆症は自覚症状がないまま進行していくことから，高齢者においては，骨折を予防するうえで，骨量を測定することも重要である．女性では骨量が低下してくる閉経後の 50 歳前後から，男性ではそれよりも遅く 60 歳前後からの測定が望ましい．その結果，若年時（20～44歳）の平均骨密度の 80% 以上であれば 5 年に 1 回程度，80% 未満であれば 1 年に 1 回程度，骨量の測定を行う．

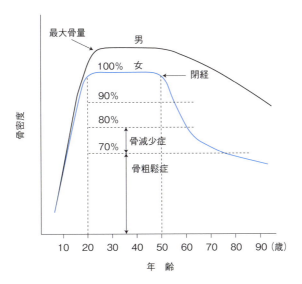

図 4・2・24　成長と老化に伴う骨密度の変化についての概念図
骨減少症，骨粗鬆症の範囲は女性についての日本骨代謝学会の診断基準(2000年).
〔岸　玲子ほか 編："New 予防医学・公衆衛生学"，南江堂(2008)より〕

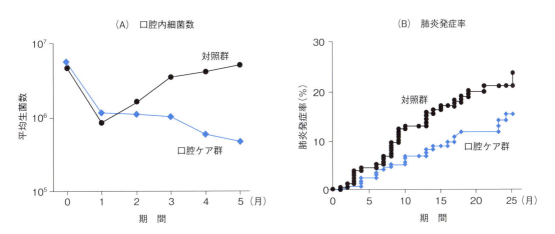

図 4・2・25　口腔ケア群と対照群における口腔内の総細菌数と肺炎発症率の経時変化
〔米山武義：医学のあゆみ，**232**(3), 194-197(2010)より〕

d．口腔ケアと歯の健康
(i)　口腔ケアの重要性
　歯を維持するためには，齲歯や歯周病をいかに予防・治療するかが深くかかわってくる．口腔内を清潔に保つ**口腔ケア**は，齲歯や歯周病を防ぎ，歯の健康を保つうえできわめて重要である．一方，口腔ケアが，老人に多い誤嚥性肺炎の防止にも重要であることが最近注目されている．要介護状態にあって自分で歯を磨くことができない老人の口腔内を清潔に保つことで，口腔内細菌の増加を抑制することができ，これを継続すると肺炎発症率が低下することがわかってきた(図 4・2・25)．さ

94   第4章　疾病予防と健康管理

らに歯を磨くと嚥下反射の改善がみられ，口腔ケアは誤嚥の防止にもつながるのである．また，食物を自分の口で食べられるようになれば，栄養状態の改善と胃腸機能の低下防止も期待できる．

（ⅱ）　生活習慣病としての歯周病

歯周病は自覚症状がほとんどないまま進行し，失歯につながる病気である．30歳代以上の8割以上が歯周病に罹患しているといわれている．歯周病の原因は歯周病菌であるが，食習慣，歯磨きの習慣に加え，喫煙などのさまざまな生活習慣がその発症リスクを上昇させる．口腔ケアの向上はもちろんのこと，禁煙は歯周病の予防につながる．

また，歯周病は，動脈硬化，狭心症，心筋梗塞といった心疾患，がん，糖尿病といったほかの生活習慣病の発症，進行にもかかわる．とくに，糖尿病においては，糖尿病が歯周病の発症リスクを上げる一方で，歯周病が糖尿病を悪化させる．歯の健康を保つことは，中高年の生活習慣病の予防においても重要である．

4・3　母　子　保　健

4・3・1　母子保健の歴史・現状・新たな課題

母親と子どもの健康問題は密接に結びついている．母親にとって妊娠は病気ではなく，生理的現象であるが，負荷や危険性が高く，妊娠中に高血圧や妊娠糖尿病など特定の病気が発生することもある．一方，胎児は母体内で外界の侵襲から保護されて発育するが，ウイルスや薬物，重金属などは胎盤を通過して胎児に先天性の障害をもたらす場合もある．また，出生時は胎児にとって人生最大の環境の変化であり，母体にとっても出血異常などによる死亡が起こりやすい．出生直後の新生児や生後1年未満の乳児は，抵抗力が弱く，さまざまな感染性疾患に罹患する危険性が高い．このように母親と子どもの健康は切り離すことができない．母子保健とは，母親と子どもの健康を向上させ，次世代を担う子どもが心身ともに健やかに育つことを目的に，思春期から妊娠・出産・育児期における一連の保健支援を指す．さらに近年は，生命サイクルの一環として母子の健康をとらえ，子どもの成育過程から介入する**成育医療**の導入や，妊婦の健康が子どもの成人後の健康に及ぼす影響も視野に入れるなど，新たな母子保健対策が展開されている．

戦後間もない1947年，わが国の乳児死亡数は年間20万人を超えていたが，その後の母子保健水準の飛躍的な向上により，1984年には9000人以下となり，乳児死亡率は2021年には出生1000対1.7となった（図4・3・1）．乳児（0歳児）の死亡率の低下は，わが国の平均寿命（0歳平均余命）の延伸にも大きく貢献してきた（2・4・2項参照）．妊産婦死亡率，周産期死亡率も大きく低下し，日本は世界でも最も母子保健水準の進んだ国の一つとなった．このような母子保健水準の劇的な改善には，保健医療技術の進歩と国民の生活水準の向上だけでなく，1965年に制定された**母子保健法**に基づく一貫性と統合性のある母子保健対策が大きな役割を果たしてきた．

一方，母子保健を取り巻く社会情勢は近年大きく変化し，母子保健の課題も変化している．乳児死亡率は着実に減少したものの，現在の乳児死亡の主たる原因は先天奇形，および染色体異常などの先天異常であり（2・4・1項 c. 参照），また先天性代謝異常症の早期発見と対策（後述）も重要な課

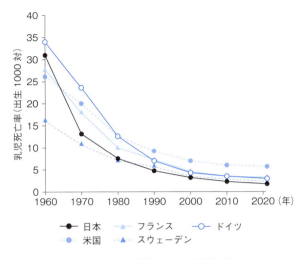

図 4・3・1　乳児死亡率の国際比較
〔厚生労働統計協会："国民衛生の動向 2023/2024", p.67, 表 31, OECD data より作成〕

題である．晩婚化・晩産化，あるいは妊婦の側のさまざまな要因によるハイリスク妊娠が増加しており，育児の孤立化などによる妊産婦・乳幼児を取り巻く環境の変化が起こっている．また，わが国では低出生体重児(2500 g 未満)の割合が OECD 加盟国のなかで最も高いレベルである(後述)．妊娠中および妊娠前からの女性の適切な栄養管理や適正な体重維持が，子どもの成人後の健康に重要な意味をもつことが明らかになり，低出生体重児に対する対策は，将来の日本人全体の健康にかかわる重要な課題であると認識されるようになった．

4・3・2　新たな母子保健施策

上記のような新たな課題に対する対策を進めるため，2018 年に「成育過程にある者及びその保護者並びに妊産婦に対し必要な成育医療等を切れ目なく提供するための施策の総合的な推進に関する法律(**成育基本法**)」が交付された．2023 年には，母子保健や成育医療の課題を解決するため，省庁ごとに分断されている子どもに関連する規制や施策を一括して担当する**こども家庭庁**が設立された．

成育基本法の名称が示すように，妊産婦だけでなく「成育過程にある者」を重視し，必要な「成育医療を提供する」考え方が**プレコンセプションケア**である．プレコンセプションケアは WHO が 2012 年に提唱した概念で，妊娠前に提供される一連の保健介入であり，女性とカップルの健康と幸福を促進し，妊娠と子どもの健康状態を改善するという考え方である．すなわち，「**若い男女の健康を増進することが，次世代の子どもたちの健康にはとても大切である**」という考えに基づき，妊娠前から女性およびカップルに医学的・行動学的・社会学的な介入を行うものである．

わが国の母子保健対策のもう一つの柱が**健やか親子 21** である．健やか親子 21 は，2001 年から開始された母子の健康水準を向上させるためのさまざまな取組みで，2015 年からは新たに**健やか親子 21(第二次)**(～2024 年度の 10 年間)がスタートした．健やか親子 21(第二次)では三つの基盤

96　第4章　疾病予防と健康管理

課題(切れ目ない妊産婦・乳幼児への保健対策，学童期・思春期から成人期に向けた保護対策，子どもの健やかな成長を見守り育む地域づくり)と，二つの重点課題(育てにくさを感じる親に寄り添う支援，妊娠期からの児童虐待防止対策)が設定されている．発達障害児の親は育てにくさを感じることが多いため，子どもの発育と同時に親への支援も必要である．

プレコンセプションケアによる成育過程(妊娠前)からの対策，出産から成育中の時期の母子を対象とした健やか親子21，そして壮年期から高齢者の健康増進を目指す健康日本21(1・1・7項d.参照)の三つは，生命の誕生から次の命へのバトンタッチまで次世代に健康をつなぐ施策として，ライフサイクル全体をカバーするものとなっている．

▎4・3・3　母子保健の指標値

母子保健法第六条において，「妊産婦」とは妊娠中または出産後1年以内の女子，「乳児」とは1歳に満たない者，「幼児」とは満1歳から小学校就学の始期に達するまでの者，「早期新生児」とは出生後7日を経過しない乳児，「新生児」とは出生後28日を経過しない乳児，また死産の届出に関する省令で「死産」とは妊娠満12週以後の死児の出産，と定義される．人口動態統計から得られる母子保健関連統計値としては，出生率，死産率，乳児死亡率，周産期死亡率，妊産婦死亡率などがある(2・4・1項b.参照)．1950年から2021年の間に，妊産婦死亡率は出産10万対161.2から2.5へ，乳児死亡率は出産1000対60.1から1.7へ，新生児死亡率は出生1000対27.4から0.8へ，いずれも著しく減少した．

▎4・3・4　母 子 感 染 症

母から子への感染のうち，経胎盤感染，経産道感染および経母乳感染を母子感染とよび，その感染経路による感染パターンを広義の「垂直感染」ということが多い．母子感染症には，**風しん**，サイトメガロウイルス感染症，単純ヘルペス感染症，**梅毒**，B型肝炎，C型肝炎，エイズ，成人T細胞白血病，クラミジア感染症，トキソプラズマ感染症などが知られている(表5・2・2参照)．

風しんは風しんウイルスによる感染性疾患で飛沫感染する．一般的には症状は軽症で予後良好であるが，妊婦が妊娠20週ごろまでに感染すると，白内障や先天性心疾患，難聴などを特徴とする**先天性風しん症候群**(congenital rubella syndrome：CRS)の子どもが生まれる可能性がある．風しん抗体価は，20～30歳代の男性の抗体陰性率が非常に高い．先天性風しん症候群を予防するために，とくに抗体陰性妊婦の家族は男女を問わず風しん予防接種を受ける必要がある．

梅毒は梅毒トレポネーマの感染によって生じ，早期の抗菌薬による薬物治療で完治が可能だが，治療せずに放置すると，長期間の経過で脳や心臓に重大な合併症を起こすことがある．2013年以降，梅毒の感染者数が増加し続けている(5・4・3項参照)．2023年の梅毒感染者は14 906人と過去最高となった．この流行の特徴として女性の感染者が10～30歳代に多いことから，梅毒に感染する妊婦の数も増加した．梅毒に感染していることに気づかず妊娠すると，子宮内で胎児が梅毒に感染する**先天性梅毒**を発症するリスクがある．梅毒は妊娠週数にかかわらず，流産，死産，先天異常(難聴，肝脾腫，角膜炎，骨異常，心奇形，歯の異常，精神発達遅延など)を引き起こす可能性がある

ため，妊娠前に梅毒に感染していないことが重要である．

4・3・5 妊産婦，新生児，乳幼児に対する母子保健事業

母子保健法では，**妊産婦健康診査**，新生児の**先天性代謝異常等検査**，乳幼児期の定期健康診査などを公的費用によって行うことを規定している．

a．妊産婦に対する健康診査と母子健康手帳

母子保健法により，妊娠した者は速やかに妊娠の届出をすることになっており，市町村から**母子健康手帳**と妊婦一般健康診査受診票や補助券が交付される．母子健康手帳は，妊産婦の妊娠期から産後まで，および子どもの新生児期から乳幼児期まで**一貫して母子の健康の記録を記載**するものである．母子健康手帳には，妊産婦健康診査や乳幼児健康診査など各種の健康診査の結果，訪問指導，保健指導などの母子保健サービスを受けた際の記録，予防接種の接種状況の記録が記載される．必要に応じて医療関係者が記載・参照し，また保護者自らも記載し管理できるよう工夫された優れた母子保健のツールである．検診結果や予防接種の状況が共通の様式で記録されているため，この手帳を用いた母子保健管理のシステムによって，**日本国内のどの場所でもどの時期でも**，医療従事者などによる継続性，一貫性のあるサービスの提供が可能となっている．

妊産婦健康診査では，妊産婦の血圧，体重，尿化学検査，血糖値，貧血，血液型のほか，梅毒（血清反応検査），B型肝炎（抗原），HIV抗体検査，C型肝炎抗体検査，HTLV-1抗体検査，性器クラミジア検査，子宮頸がん検診（細胞診）など，母子感染の可能性の高い感染症を中心に，母体の感染に関する検査が行われている．

b．新生児マススクリーニング

先天性代謝異常症のなかには，出生後早期に治療を開始することで急性期の重い症状や知能障害，発育障害などの慢性期の症状を予防することができるものがある．そのため，代謝異常症などの疾患を早期に発見し，その後の治療・生活指導などにつなげることにより生涯にわたって知的障害などの発生を予防することを目的として，1977年から**新生児マススクリーニング**が開始された．新生児マススクリーニングでは，生後4～6日目（出生日の翌日を生後1日とよぶ）の新生児の血液を採取し，ろ紙にスポットした後，スクリーニング・センターへ郵送し，先天性代謝異常症の指標となる血清成分の検査を行う．当初，**ガスリー法**を用いて検査を行ってきたが，その後ガスリー法に加えて，より迅速で精度の高い**タンデムマス法**が導入され，2014年までにすべての都道府県にタンデムマス法が導入された．

タンデムマス法とは，質量分析計（MS）が2台直列に結合された装置（MS/MS）を用いる分析法で，多種類の物質が含まれる混合試料中の各成分の測定に威力を発揮する．ガスリー法は微生物を利用した生物学的な検査であるため，結果が判明するまでに2日はかかったのに対し，タンデムマス法では1検体あたり2分で結果が出る．ガスリー法で検出対象としていたのは，**フェニルケトン尿症，メープルシロップ尿症，ホモシスチン尿症，ガラクトース血症**，内分泌疾患では**先天性副腎**

98　　第4章　疾病予防と健康管理

表 4・3・1　新生児マススクリーニング年次別有所見者発見数

	フェニル ケトン尿症	メープルシ ロップ尿症	ホモシス チン尿症	ガラク トース血症	先天性副腎 過形成症	クレチン症
総　数	800	98	224	1416	2231	19 467
昭和 52 ～平成 27 年度	664	91	209	1262	1897	15 752
平成 28 年度	23	5	2	9	62	611
平成 29 年度	20	—	2	27	50	594
平成 30 年度	15	—	—	27	69	612
令和元年度	20	1	5	34	55	648
令和 2 年度	31	1	4	24	43	631
令和 3 年度	27	—	2	33	55	619

〔厚生労働統計協会："国民衛生の動向 2023/2024"，p.102，表 5 より〕

過形成症，先天性甲状腺機能低下症(クレチン症)の六つの病気であったが，タンデムマス法を用いることで，前述の乾燥ろ紙血を試料として有機酸代謝異常症や脂肪酸代謝異常症など多くの代謝異常症に対する検査を一斉分析できるようになった．このようにタンデムマスを導入することで新たに評価可能となる疾患数は増加し，また測定感度が上がることで疾患の検出感度が上がる(見逃していた疾患を検出できるようになる)ほか，測定の精度も上がり，再測定が必要になる頻度も減少した．

アミノ酸代謝異常症の検査では，タンデムマス法で異常を示した場合，液体クロマトグラフィー(LC)-MS/MS 法で二次検査を行う．また有機酸代謝異常症は LC-MS/MS 法あるいは GC-MS 法で2次検査を行う．ガラクトース血症の検査では，酵素法で陽性となった検体についてボイラー法およびエピメラーゼ法で二次検査を行う．現在，20 疾患を対象に新生児マススクリーニングが実施されているが，新たな検査法や治療法が実用化されたのを受けて新規対象疾患の候補が増加している．対象疾患をすでに拡大している地方自治体もある．

これまで新生児マススクリーニングで見つかった患者数の概要を表 4・3・1 に示す．現在，新生児マススクリーニングで最も発見者数の多い疾患は，先天性甲状腺機能低下症(クレチン症)で，年間約 600 名が発見されている．患者が発見された場合は，疾病に応じた治療を公費の支援を受けて行うことができる．

c. B 型肝炎母子感染防止事業

B 型肝炎ウイルス(HBV)は血液や体液を介して感染するウイルスで，性交渉時や出生時に感染し，最も感染しやすい経路は HBV キャリア(HBV を体内にもっているヒト)の母親から生まれた子どもへの感染である．母子感染が起こると，生まれた子どもの多くは HBV キャリアとなる．日本では，1986 年から乳児の B 型肝炎キャリア化の予防を目的とする B 型肝炎母子感染防止事業が開始され，当時は HBe 抗原陽性の妊婦から出生した子どもに B 型肝炎ワクチン(HB ワクチン)と抗HBs ヒト免疫グロブリン(HBIG，B 型肝炎ウイルスに対する抗体)を用いる予防処置を行った．

HBe抗原陽性の母親から生まれた子どもは高率にHBVキャリア化し，将来的に肝硬変，肝がんのハイリスク者になるため，この集団が母子感染防止処置の対象とされた．この対策は大きな効果を上げ，B型肝炎母子感染防止事業開始前の1985年の調査で小児のHBs抗原陽性率は0.26%であったのに対し，開始後の1995年には0.024%に低下した．

2013年から接種方式が変更になり，まず妊産婦健診で妊婦がHBVキャリア(HBs抗原陽性)であるかどうかを検査し，HBs抗原陽性の妊婦から出生した子どもに対し，**出生後できるだけ早い時期**(12時間以内が望ましい)に**HBIGとHBワクチンを投与，さらに1ヵ月後と6ヵ月後にHBワクチンを投与するようになった**(図4・3・2のハイリスク群)．その後，HBs抗原陰性の妊婦から出生した子どもが重症肝炎を起こす例もあることが判明し，2016年からはHBVキャリアでない(HBs抗原陰性の)母親から生まれたすべての子どもを対象に，生後2ヵ月から**HBワクチンの定期接種**が行われるようになった(図4・3・2の定期接種)．

d．乳幼児に対する母子保健対策

乳児については3～6ヵ月と，9～11ヵ月の間の1回ずつ医療機関において健康診査を受けることができる．幼児については発達の節目である1歳6ヵ月児と3歳児について健康診査が行われている．新生児聴覚検査，乳児健康診査，1歳6ヵ月健康診査，3歳児健康診査は無償で行われる．予防接種法によっておもに乳幼児期の適切な時期に，主要な感染症に対する定期接種が行われる(表5・5・2参照)．さらに各種相談事業，保健指導，訪問指導，母親学校，育児学級，子育て教室，育児等健康支援などが行われている．

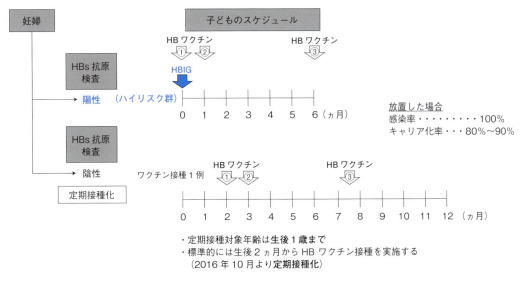

図 4・3・2　B型肝炎母子感染防止対策

〔B型肝炎母子感染予防方法の変更について(厚生労働省，健感発0317第3号)；B型肝炎ウイルス母子感染予防のための新しい指針(日本小児科学会)；B型肝炎ウイルス定期接種スケジュール(日本小児科学会)より作成〕

4・3・6　母子保健の新たな課題とその対策

わが国の乳児死亡率は低下したものの，低出生体重児の出生数が増加し，出産年齢の高齢化や妊婦の生活習慣病などによるハイリスク妊娠など，新たな課題がある．女性のもつリスク要因としては，やせ，肥満などの栄養状態，喫煙，アルコール摂取，母子感染する感染症，糖尿病などの持病，高齢などがあり，これらに該当する女性が妊娠した場合，流産，早産，2500 g 未満の低出生体重児，先天異常などの頻度が高くなる．

したがって，適正体重を守ること，栄養バランスを整えること，適度な運動を行うこと，喫煙を避けること，アルコールの摂取を控えること，過度なストレスをため込まないことなどが重要である．

a．低出生体重児問題と若年女性の栄養の重要性

体重が 2500 g 未満の新生児を**低出生体重児**という．出生時の体重が低いことは，子どもの成長に影響を及ぼすだけでなく，成人後の健康にも影響を及ぼすことがわかってきた．きっかけとなったのは，第二次世界大戦末期のオランダで飢饉により低出生体重で生まれた子どもが，成人期に肥満や耐糖能異常を発症しやすいという調査結果である．その後のさまざまな疫学調査により，子宮内での低栄養により低出生体重児として生まれた子どもは，大人になってから高血圧，心疾患，2型糖尿病，脂質代謝異常症，統合失調症，慢性呼吸器症候群などに罹患する確率が高くなることが明らかになった．子宮内で胎児が低栄養状態に適応して生じたエネルギー倹約型の代謝システムが固定化され，出生・成熟後に十分な栄養を摂取するようになった際に過剰適応の状況となって肥満や代謝性疾患のリスクが上昇する，と考えられている．こうした**成人病胎児期発症説**が一般化され，developmental origin of health and disease（**DOHaD**）という概念に発展した．「胎児期や生後直後の健康・栄養状態が成人になってからの健康に影響を及ぼす」という考え方である．一方，肥満や妊娠糖尿病の母親から生まれた子どもは肥満やアレルギー疾患になりやすいことが報告されている．生まれてくる子が将来メタボリックシンドロームになるのを防ぐためには，妊娠期または妊娠前から母親が適正な食事量と栄養のバランスを確保することが必要である，との認識が国内外で広く受け入れられるようになった．

1980 年代以降，わが国の低出生体重児の出生割合は増加し続け，現在全出生児の約 9%が低出生体重児となっている．これは OECD 加盟国のなかで最も高いレベルである（図 4・3・3）．さまざまな原因が考えられるが，とくに 20 ～ 30 歳代の**女性の低体重（やせ）**化が関与していると考えられている．6・1・2 項で示すように，過去約 20 ～ 30 年間で 20 歳代，30 歳代のやせが増加し，国際的にも高いレベルとなっている（図 6・1・2 参照）．わが国の若年女性の過剰なダイエット志向が関与していると指摘されている．妊娠前に BMI 18.5 未満のやせの女性は，低体重児の出産，早産，難産などの周産期事象の発生率が高いことが報告され，妊娠する前から栄養バランスを考えた食事をとり適正な体重にすることが，生まれた子どもの成人後の健康に大きく影響することがわかってきた．このため，健康日本 21（第三次）において，20 歳代，30 歳代の女性のやせの割合を減らすことが目

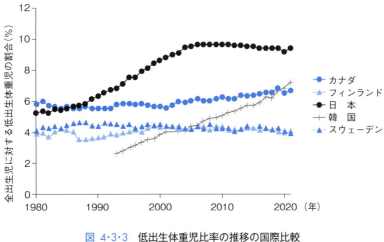

図 4・3・3 低出生体重児比率の推移の国際比較
〔OECD Health Statistics 2023 より作成〕

標として設定されている(表 6・7・1 参照).また,日本産科婦人科学会,厚生労働省も妊婦の体重増加を積極的に推奨する対応を開始した(コラム参照).

> **コラム　妊娠中の体重増加はお母さんと赤ちゃんによって望ましい量に**
>
> これまでわが国では,出産時の安全確保や妊娠高血圧症候群を減らすために,産科医療において妊婦の体重増加について厳しく管理(体重を増やすな,と指導)されてきた.しかし,2021 年に日本産科婦人科学会は「妊娠中の体重増加指導に目安について」を公表し,妊娠中の厳格な体重管理をやめ,**適正な体重増加を促進する方向に転換した**(表 4・3・2).BMI が 18.5 未満の妊婦は妊娠中に 12～15 kg の体重増加が望ましいとしている.同年,厚生労働省も「妊娠前からはじめる妊産婦のための食生活指針～妊娠前から,健康なからだづくりを～」を公表し,妊婦の体重増加の目安として日本産科婦人科学会の示した数値として提示した.
>
> 表 4・3・2　妊娠中体重増加指導の目安
>
> | 妊娠前の体格 | BMI | 体重増加指導の目安 |
> | --- | --- | --- |
> | 低体重(やせ) | 18.5 未満 | 12～15 kg |
> | ふつう | 18.5 以上 25.0 未満 | 10～13 kg |
> | 肥満(1 度) | 25.0 以上 30.0 未満 | 7～10 kg |
> | 肥満(2 度以上) | 30.0 以上 | 個別対応(上限 5 kg) |
>
> 〔日本産科婦人科学会「妊娠中の体重増加の目安について」(令和 3 年 3 月 8 日);厚生労働省母子健康手帳の任意記載事項様式について(子母発 0331 第 4 号)より〕

b. 葉酸欠乏

葉酸は,水溶性ビタミン B 群に属し,核酸合成,DNA 複製,細胞増殖などに必要である.受胎前後に葉酸の摂取量を増やすことによって,先天異常の一種である**神経管閉鎖障害(無脳症や二分**

102　第4章　疾病予防と健康管理

脊椎など）のリスクを低減可能であることが多くの研究で明らかにされている．神経管閉鎖障害の発症予防には 400 μg/ 日の葉酸が必要とされている〔日本人の食事摂取基準（2020 年版）〕．

　乳児の死因第1位は先天異常である．先天異常の原因には染色体異常，遺伝子異常，環境要因，それらの複合影響などがあるが，原因不明の場合が多く，予防は困難である．しかし，神経管閉鎖障害は，受精前から葉酸を摂取することでその発生リスクを低減できる．妊婦および妊娠予定の女性への葉酸摂取の周知が重要である．

c．妊娠，授乳期における食品，嗜好品の影響

　妊娠期は月経の停止により鉄の損失は少ないが，母体の生理的な循環血量の増加，胎児の発育により鉄の要求量が高まっている．妊産婦は鉄含有量が多い食品，鉄の吸収効率の高い食品の摂取を心がけるべきである．

　妊婦の喫煙者と非喫煙者を比較すると，喫煙者から低出生体重児が生まれる頻度は約2倍，自然流産の発生率は約2倍，周産期死亡率は約 1.4 倍高くなるという報告がある．また，授乳期の両親の喫煙により，乳幼児突然死症候群の発症リスクが非喫煙家庭の約5倍に高まる．妊娠中は妊婦が喫煙することはもちろん，受動喫煙の観点からも家庭の禁煙（分煙）の協力が大切である．

　妊婦のアルコールの摂取は，出生児の知的障害や発育障害のリスクを高めるとされ，また母親の血中アルコールは一部母乳中へ移行する．乳児はアルコール代謝能力が未熟であることから，少量の飲酒でも乳児がアルコールの影響を受ける可能性は高い．妊娠中あるいは授乳中は禁酒することが望ましい．

　カフェインは胎盤を通過し，胎児の心拍数や呼吸に影響を与える．また，カフェインは母乳中に移行し，乳児が興奮して眠れなくなることが報告されている．WHO は，授乳中に母親のカフェイン摂取量を1日 300 mg 以下（コーヒー2〜3杯，日本茶4杯程度に相当）にすることが望ましいと推奨している．

4・4　学 校 保 健

4・4・1　学校保健とは

　学校保健とは，学校において，児童生徒などの健康の保持増進を図ること，集団教育としての学校教育活動に必要な健康や安全への配慮を行うこと，自己や他者の健康の保持増進を図ることができるような能力を育成することなど，学校における保健管理と保健教育であり，文部科学省においては，これらの充実のためにさまざまな施策を推進している．

　2009 年，学校保健安全法が施行され，学校薬剤師が学校保健および学校安全に関する専門的事項に関する技術および指導に従事することが求められるなど，学校薬剤師の業務は非常に重要になってきている．

4・4・2　学校保健の経緯，現状，動向

昭和初期の 1930 年，北海道小樽市のある学校で，風邪を引いた児童に頭痛薬（アスピリン）と間違えて消毒液の昇汞（塩化第二水銀）を服用させ，児童が死亡するという事件が起こった．これがきっかけで，小樽市薬剤師会は，学校における薬品などの適正管理のため学校にも薬剤師が必要，と教育委員会に申し入れ，小樽市は 1931 年条例をつくり各学校に薬剤師を配置することに決めた．こうした流れは全国に迅速に広がり，1958 年には学校教育法第十二条の規定に基づき学校保健法が制定され，2009 年には発展的に**学校保健安全法**の施行に受け継がれた．この法により，学校環境衛生基準が正式に法として位置づけられるとともに，学校薬剤師の職務も学校環境の衛生管理のほかに，児童や学校職員の健康管理にも積極的にかかわるよう位置づけられた．

4・4・3　学校薬剤師の役割，職務

a．学校保健安全法に規定される学校保健管理体制

学校保健ではすべての教職員が役割を分担しているが，そのなかで学校保健推進に主として関係する職員は，校長，保健主事，養護教諭，学校医，学校歯科医および**学校薬剤師**である．保健主事は学校保健の企画調整を担い，養護教諭は保健活動の実行管理にあたる．学校薬剤師はこの養護教諭と密接に連携し，学校環境衛生にかかわる検査，点検，指導・助言などの業務を行わなければならない．その結果，改善が必要と認められる場合には校長がそれを行うよう努めなければならない．

学校薬剤師は，学校保健安全法の規定により，幼稚園，小学校，中学校，高等学校，高等専門学校，盲学校，聾学校，養護学校に至るまで，大学を除く国立・公立・私立の学校すべてに委任委嘱される．学校設置者は，薬剤師の資格を有する者のなかから学校薬剤師を任命あるいは委嘱し，学校薬剤師として学校保健・教育の推進にあたらせる．

近年の学校教育において，**薬物乱用防止**や医薬品に関する教育が今まで以上に大切になってきている．このような情勢を踏まえ，学校薬剤師は従来の検査，助言，指導を中心とした活動に加え，児童生徒だけではなく，学校職員や両親など，児童生徒を取り巻く人たちの衛生教育にも関与することが大切である．

b．学校薬剤師の職務

学校薬剤師の職務については学校保健安全法施行規則第二十四条に定義されている（表 4・4・1）．

学校保健安全法第六条には**学校環境衛生基準**が規定されており，学校薬剤師は学校環境がこの基準を満たしているかという観点から，種々の検査を行う．学校環境衛生基準は，① 教室等の環境に係る基準，② 飲料水等に係る基準，③ 学校の清潔，ネズミ，害虫に係る基準，④ 水泳プールに係る基準，⑤ 日常環境衛生に係る基準の五つの小項目に分けられて規定されている．このうち，① の室内環境に係る基準については 9・5・2 項で，②，④ の水環境に係る基準については 9・3・5 項で詳しく述べる．

表 4·4·1　学校薬剤師の職務

学校保健安全法第二十四条
1．学校薬剤師の職務執行の準則は，次の各号に掲げるとおりとする．
　一．学校保健計画及び学校安全計画の立案に参与すること．
　二．第一条の環境衛生検査に従事すること．
　三．学校の環境衛生の維持及び改善に関し，必要な指導及び助言を行うこと．
　四．法第八条の健康相談に従事すること．
　　（第八条学校においては，児童生徒等の心身の健康に関し，健康相談を行うものとする．）
　五．法第九条の保健指導に従事すること．
　六．学校において使用する医薬品，毒物，劇物並びに保健管理に必要な用具及び材料の管理に関し必要な指導
　　及び助言を行い，及びこれらのものについて必要に応じ試験，検査又は鑑定を行うこと．
　七．前各号に掲げるもののほか，必要に応じ，学校における保健管理に関する専門的事項に関する技術及び指
　　導に従事すること．
2．学校薬剤師は，前項の職務に従事したときは，その状況の概要を学校薬剤師執務記録簿に記入して校長に提
　出するものとする．

c．薬物乱用防止などの教育

　薬物乱用に関する最近の状況としては，少年による薬物事犯は減少傾向にあるものの，大麻犯の検挙者の 3 〜 4 割は未成年および 20 歳代の若者である．また危険ドラッグの広がりなど，乱用される薬物が多様化している．薬物乱用が抱える深刻な問題を踏まえ，政府は 1998 年に第一次薬物乱用防止 5 ヵ年戦略を策定し，2003 年以降も 5 年ごとに継続され，2023 年から第六次 5 ヵ年戦略に受け継がれている．学校薬剤師に限らず薬剤師であれば，「薬物乱用防止指導員」として都道府県知事から依嘱を受けて活動することも可能である．その場合は児童生徒に限らず，その父兄など地域住民への薬物乱用防止の啓発活動も対象となる．同様に薬剤師は，地域において喫煙防止，感染症の予防に関する啓蒙活動も行いうる．

4·5　産　業　保　健

4·5·1　労働衛生の意義

　現在の日本の就業者数（従業者と休業者を合わせたもの）は 6726 万人（総務省統計局：2024 年 3 月）である．これは約 1 億 2000 万人の全人口の半数以上を占めており，労働衛生は国民の約半分にかかわる事項である．

　たとえば，職場における有害物質の濃度や取扱い量は，通常の生活環境に比べると高いレベルであり，就労時間と就労年数を考えると，有害物質への曝露期間は長期にわたる．したがって，労働者の健康維持のためには，作業環境を整備して有害物質や有害因子の発生を可能な限り抑制すること，曝露状況や健康影響を定期的にモニタリングすること，もし労働災害が発生した場合には発生原因を解明して再発を防ぐことなどが不可欠である．

　一方，厚生労働省の労働安全衛生調査（実態調査）によると，職場で強いストレスを感じる人が全労働者の 50％を超えており，労働者の精神的ケアも重要な課題となっている．労働衛生の意義は，

表 4・5・1　職業病リスト（労働基準法施行規則別表第1の2より抜粋，一部改変）

① 業務上の負傷に起因する疾病
② 物理的因子による疾病
③ 身体に過度の負担のかかる作業態様に起因する疾病
④ 化学物質等による疾病
⑤ 粉じんを飛散する場所における業務によるじん肺症またはじん肺法に規定するじん肺合併症
⑥ 細菌，ウイルス等の病原体による疾病
⑦ がん原性物質もしくはがん原性因子またはがん原性工程における業務による疾病
⑧ 長期間にわたる長時間の業務その他血管病変等を著しく増悪させる業務による脳出血，くも膜下出血，脳梗塞，高血圧性脳症，心筋梗塞，狭心症，心停止（心臓性突然死を含む），重篤な心不全もしくは大動脈解離またはこれらの疾病に付随する疾病
⑨ 人の生命にかかわる事故への遭遇その他心理的に過度の負担を与える事象を伴う業務による精神および行動の障害またはこれに付随する疾病
⑩ 前各号に掲げるもののほか，厚生労働大臣の指定する疾病
⑪ その他業務に起因することの明らかな疾病

労働現場での有害因子への曝露に起因する健康障害を予防し，**労働者の身体的および精神的な健康を増進**することにある．

4・5・2　労働災害と職業病

　労働災害とは，「労働者の就業に係る建設物，設備，原材料，ガス，蒸気，粉じん等により，又は作業行動その他業務に起因して，労働者が負傷し，疾病にかかり，又は死亡すること」と定義されている（労働安全衛生法）．労働基準法では，事業主に労働者の労働災害（労災）に対する補償責任を定めている．労働災害としての疾病は**職業病**あるいは**職業性疾病**とよばれる．

　職業病は，職業に起因して起こる疾病，という一般的な概念である．歴史的には炭鉱労働者におけるじん肺などの特殊な職業で起こる特殊な疾病として扱われてきたが，1980年代にWHOはより一般的化した**作業関連疾患**という概念を提唱した．作業関連疾患とは，職場の作業条件や作業環境の状態によって発症率が高まったり悪化する疾患であり，過労による心疾患などの一般疾患も含む．わが国の労働衛生法規では，業務（通勤中を含む）に関連して起こり，労災補償の対象となる疾病は**業務上疾病**として扱われる．すなわち，法的に労災補償の対象となる職業病が業務上疾病であり，統計データも業務上疾病として集計される．業務上疾病の範囲は，労働基準法施行規則において表4・5・1のように**職業病リスト**として規定されている．物理的，化学的因子，作業様態によるもののほか，ウイルス感染，心疾患などの血管病変，うつ病などの精神疾患も含まれる．現在，わが国の業務上疾病の範囲は，WHOが提唱した作業関連疾患に近い幅広いものとなっている．

4・5・3　おもな職業病の発生状況

　わが国の労働災害による死傷者数は年々減少してきた（図4・5・1）．しかし，死亡数は減少傾向であるものの，休業4日以上の傷病者の数は過去10年以上横ばい状態である．以下，おもな職業病（業務上疾病）の発生状況について述べる．

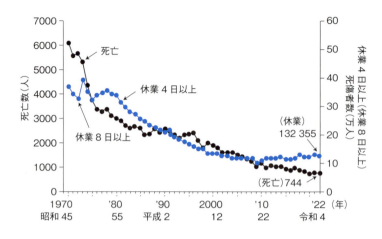

図 4・5・1　労働災害による死傷者などの推移
青のグラフ（縦軸右）：1972 年までは休業 8 日以上の死傷災害件数（労働者死傷病報告）より，1973 年以降は休業 4 日以上の死傷災害件数（労災給付データより）．2020 年以降は新型コロナウイルスへの罹患による労働災害を除いたもの．
〔厚生労働統計協会："国民衛生の動向 2023/2024"，p.322（2023）より〕

表 4・5・2　業務上疾病の発生件数割合（％）の推移

疾病分類	2019 年	2020 年	2021 年	2022 年
災害性腰痛	61.8	37.1	20.8	3.6
新型コロナウイルス感染症罹患	0	40.2	68.9	94.3
病原体による疾病（新型コロナウイルス感染症を含む）	1.4	41.8	69.4	94.4
病原体による疾病以外に占める災害性腰痛	61.8	62.0	66.9	63.2

〔厚生労働統計協会："国民衛生の動向 2020/2021，2021/2022，2022/2023，2023/2024" より著者算出〕

a．災害性腰痛

　職業が関連する腰痛には，負傷や急激な力が突発的に作用した**災害性腰痛**と，長期間にわたって重量物を取り扱うなどの作業により腰に過度の負担がかかって発症する**職業性腰痛**（非災害性腰痛）がある．業務上疾病全体のうち，災害性腰痛の発生率が約 60％と際立って高い．新型コロナウイルス感染症の影響を受け，2020 年の統計からはその割合が低下したものの（表 4・5・2），病原体による疾病以外の業務上疾病に占める災害性腰痛の割合は相変わらず 60％〜70％台を占めている．

b．脳・心臓疾患と精神障害

　近年，**過労死**が社会問題となっている．過労死とは，「業務における過重な負荷による脳・心臓疾患や業務における強い心理的負荷による精神障害を原因とする死亡」であり，厚生労働省はこのような死亡と，死亡には至らないが，これらの要因による脳血管疾患・心臓疾患，および精神障害を併せて「過労死等」と定義している．脳・心臓疾患の発症には，疲労の蓄積をもたらす過重労働が強く関連するとの医学的知見が得られている．

　精神障害による労災認定数は年々増加傾向しており，2010 年以降は脳血管疾患，心臓疾患を上

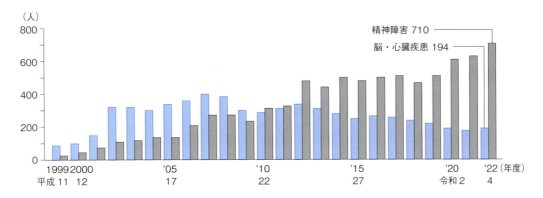

図 4・5・2　脳・心臓疾患，精神障害の労災認定数の推移
〔厚生労働統計協会：" 図説 国民衛生の動向 2023/2024 ", p.113 (2023) より〕

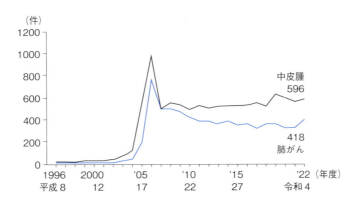

図 4・5・3　石綿による肺がん，中皮腫の労災保険給付の請求・決定状況
〔厚生労働統計協会：" 国民衛生の動向 2023/2024 ", p.322 (2023) より〕

回っている（図 4・5・2）．2022 年度の労災認定件数は 710 件であった．その原因の多くはパワーハラスメントをはじめとする対人関係のストレスによるものである．職場での強いストレスや不安などの心理的要因は，うつ病などの精神障害を引き起こし，自殺の原因ともなる．2022 年に労災と認定された自殺は 67 件であった．

c．石綿（アスベスト）

　石綿（アスベスト）は，天然の無機ケイ酸塩化合物からなる繊維状鉱物である．石綿のもつ耐火・耐摩耗性，断熱性，防音性，絶縁性などの性質を利用し，建築材料をはじめとした多くの目的に用いられてきたが，吸入により**中皮腫**や肺がんなどの重篤な健康障害を発症する．中皮腫とは肺を取り囲む胸膜や腹膜などの中皮にできる腫瘍である．わが国で工業的に利用された石綿は，おもにクロシドライト（青石綿），アモサイト（茶石綿），クリソタイル（白石綿）であり，クロシドライトおよびアモサイトはとくに毒性が強い．2012 年に石綿の含有率が 0.1 % を超える製品の製造・使用が全

面禁止となった.

わが国における石綿の使用量は1960年代から増加し，1970 ～ 1990年代にかけて多くの建造物に使用され，おもに建築業に携わる労働者が石綿に曝露されていた．2012年以降は石綿の使用が全面禁止になったものの，現在なお石綿による中皮腫，肺がんの患者数は減っていない(図4・5・3).今後も，石綿を大量に含む建造物の解体工事などの際，解体作業者が石綿に曝露される可能性が高い．老朽化に伴う建築物の解体数は増加し続け，そのピークは2028年頃と推定されており，今後も継続的な対策が必要である.

■ 4・5・4　代表的な職業病

職業病発生の要因は，**作業環境要因**(物理的要因，化学的要因，生物学的要因)，**作業態様要因**(作業方法など)，および**心理社会要因**に大別できる．以下，それぞれの特徴を述べる.

a．作業環境要因

（i）　物理的要因

（1）　**温度**：**熱中症**は全身性の温熱障害であり，高温多湿な環境下において体内の水分と塩分のバランスが崩れ，体内の調節機能が破綻するなどして発症する障害である．炎天下や暑熱環境での作業などが原因となり，重篤な場合には意識障害，けいれんを起こし，死に至る場合もある．職場における熱中症の死傷者数は毎年500人を超え，死亡者も20 ～ 30人に及んでいる．予防対策として，暑熱環境を評価する指標である**WBGT**(9・5・2項b.参照)を活用することが重要である．職場のWBGTを把握し，遮へい，休息場所の設置などの作業環境の整備，休息時間の設定，熱への順化，水分や塩分の補給，および作業者の健康管理と指導などが必要である.

低温時の寒冷ストレス障害としては，低体温症，末梢血管の収縮による血圧上昇，排尿回数の増加による脱水症状，および凍傷がある．寒冷による業務上疾病として，低温物体との接触による凍傷の例が多い．予防対策としては，休息場所・時間の管理，暖房器具の確保，および防寒服・防寒具の着用があげられる.

（2）　**気圧**：高圧室での業務や潜水業務により，高気圧障害が起こる．高気圧障害には体内の酸素，窒素，二酸化炭素分圧が高まることによる酸素中毒，窒素中毒，二酸化炭素中毒，および急速減圧による**減圧症**がある．減圧症は，高圧環境下で溶解度が増して血液や脂肪組織に溶け込んだ窒素ガスが，急速な減圧によって気泡化して血流障害を引き起こす障害である．膨張した気泡は血管を塞ぎ，血栓ができる要因となる．潜水病や潜函病ともよばれる．予防対策として，減圧する際のスピードを遅くする(潜水作業での浮上速度は10 m/分を超えない)ことがあげられる.

（3）　**酸素欠乏症・硫化水素中毒**：酸素の欠乏は，脳に重篤な障害を与え，めまい，意識喪失を起こし，場合によっては死に至る．酸素欠乏事故にはおもに**酸素欠乏症**によるものと，**硫化水素ガス**の発生を伴う酸素欠乏症によるものがある．酸素欠乏症のおそれがある危険場所として，タンク，マンホール，ピット，槽，井戸，立て坑などの内部が該当する.

硫化水素はさまざまな状況で発生するが，汚泥などの撹拌により高濃度の硫化水素ガスが急激に

空気中に発散されることがある．そのため，硫化水素中毒は清掃業での発生件数が最も多い．硫化水素中毒により，眼の損傷，呼吸障害，肺水腫を起こす．また，硫化水素によるシトクロムcオキシダーゼの阻害が細胞呼吸を抑制し酸素欠乏を引き起こす．酸素欠乏症は死亡率が高い．2022年には6人の被災者中5人が，2021年には3人中2人が死亡している．酸素欠乏事故の防止のためには，上記の酸素欠乏危険場所での酸素濃度・硫化水素濃度の測定，換気，送気マスクなどの呼吸用保護具の使用などが重要である．

（4）　**騒音**：**騒音性難聴**は，おもに金属性の衝撃騒音など高レベルの騒音を伴う作業に従事し，長期間騒音に曝露され続ける労働者で慢性的に進行する．騒音性難聴の特徴は，とくに高音域（3000〜4000 Hz）の聴力が消失することであり，次第に日常会話で用いられる低音域（500〜2000 Hz）の聴力消失へと拡大する．そのため，騒音性難聴がある程度進行してからでないと日常会話での難聴に気づかない．騒音性難聴は回復することがなく有効な治療法もないため，予防が唯一の対処法となる．予防対策として，作業環境の等価騒音レベルを測定し，85 dBを超えている場合には聴覚保護具を着用するなどの適切な作業管理を行うこと，健康診断で聴覚検査（1000および4000 Hz）を実施して早期発見することなどが必要である．

（5）　**振動**：**振動障害**は，振動工具の使用によって末梢循環，末梢神経，および骨や関節に起こる障害である．手指や腕にしびれ，冷え，こわばりなどが現れ，これらの影響が重なり生じてくる**レイノー現象**を特徴的症状とする．レイノー現象は末梢循環・神経系障害により指先が蝋（ろう）のように白くなることから，**白ろう病**ともよばれる．かつては，林業などのチェーンソー取扱い者に多く発生していたが，最近は建設業ならびに製造業における振動工具取扱い者を中心に発生している．**振動に加えて寒冷が末梢循環障害を悪化させる**．振動障害の予防対策として，適切な振動工具の選定，使用時間の短縮，防振手袋などの保護具の着用のほか，作業場所や休憩室での暖房設備の設置による寒冷ストレスの軽減などがあげられる．

（6）　**電離放射線**：電離放射線には粒子線のα線，β線，中性子が，電磁波のγ線，X線がある．電離放射線被曝により発がんをはじめとした重篤な障害が生じる（9・6節参照）．医療現場では，診断や治療に放射性医薬品が用いられる．予防対策として，放射性物質による汚染区域の隔離，飛散や漏れの防止，廃棄物の適切な処理，表面汚染の定期点検，および保護衣類，手袋などの着用が必要である．外部被曝に対しては，**距離**を離す，**時間**を短縮する，**遮へい**する，という放射線防護の3原則が重要である．内部被曝の防止には，喫煙や飲食に伴う放射性物質の取り込みを防止することが重要である．

（7）　**非電離放射線**：非電離放射線には紫外線，可視光線，赤外線，電波がある．人工光源による**紫外線**への曝露として，アーク溶接や溶断作業などがあり，曝露により急性角膜炎などが引き起こされる．予防対策として，溶接作業などでは溶接用保護面や遮光保護具の着用，遮光板の設置などがあげられる．

赤外線に曝露される作業として，溶鉱炉作業やガラス溶融炉作業などがあり，赤外線曝露により眼障害（熱性白内障）や皮膚障害，熱中症が引き起こされる可能性がある．予防対策として，赤外線カットのゴーグル着用や遮熱保護具の使用などがあげられる．

110 第4章 疾病予防と健康管理

（ⅱ） 化学的要因

（1） **粉じん**：粉じんが発生する労働現場として，炭鉱，トンネル工事，採石場，研磨作業，溶接作業などがある．発生した粉じんを長期間にわたり吸い込むことで肺に粉じんが沈着し，さまざまなが病変が起こるのがじん肺である．肺気腫，肺結核，肺がんなどの合併症も引き起こす．一般に，粉じんの粒径が小さいほど肺胞の奥に到達し，構成成分によってもじん肺の症状が異なる．二酸化ケイ素（シリカ）の含有率が高い粉じんの吸入により発生するじん肺を珪肺（**けい肺**）という．また，きわめて細い繊維状の石綿（アスベスト）の吸入により発生するじん肺を**石綿肺（アスベスト肺）**といい，合併症として**肺がん**や**中皮腫**が引き起こされる．溶接アーク作業で発生する**溶接ヒューム**は粉じんとして扱われるが，溶接ヒュームに含まれる塩基性酸化マンガンは神経機能障害を起こし，ヒトに対する発がん性も認められたため，2022年以降，溶接ヒュームは粉じんとしてだけでなく，労働安全衛生法における特定化学物質としての規制も受けることになった．粉じんによる健康障害の予防対策として，粉じんの発散防止と粉じん濃度の測定（作業環境管理），防じんマスク，防毒マスク，電動ファンつき呼吸保護具などによる粉じん吸入防止（作業管理），離職後も含めた健康診断（健康管理）があげられる．

（2） **有害化学物質**：有機溶剤による健康被害を防ぐための規則として**有機溶剤中毒予防規則（有機則）**があり，有機溶剤を第1種・第2種・第3種有機溶剤の3区分に分けて規制している．有機則における特殊健康診断記録および作業環境測定記録の保存期間は5年間である．

がん，皮膚炎，神経障害などの健康障害を引き起こす可能性がある化学物質（特定化学物質）により労働者が健康を害さないよう**特定化学物質障害予防規則（特化則）**を定め，作業方法や設備などのルールを規定している．特定化学物質は第1類・第2類・第3類物質に分類され，第1類および第2類物質には発がん物質が含まれる．

特化則では，事業者が講じるべき義務として，作業主任者の選任，危険性の掲示，発散源対策に加え，作業環境測定の実施（6ヵ月に1度）および作業者の特殊健康診断の実施（6ヵ月に1度）が定められている．取り扱う物質は発がん物質が含まれることから，特殊健康診断記録および作業環境測定記録の**保存期間は30年間**とされている．

2014年に，それまで有機溶剤として有機則での規制を受けてきたクロロホルム，および9物質（四塩化炭素，1,4-ジオキサン，1,2-ジクロロエタン，ジクロロメタン，スチレン，1,1,2,2-テトラクロロエタン，テトラクロロエチレン，トリクロロエチレン，メチルイソブチルケトン）については，その発がん性を踏まえ，特化則の第2類物質としても規制されることになった．また，家庭用殺虫剤として用いられているジメチル-2,2-ジクロロビニルホスフェイト（DDVP）が，新たに特化則の第2類物質で規制されることになった．

労働安全衛生法では，労働者に重度の健康障害を生じる化学物質について，製造禁止物質（法第55条）と製造許可物質（法第56条）を定めている．製造禁止物質は黄リンマッチ，ベンジジン，ベンジジンを含有する製剤を含み，製造，輸入，譲渡，提供または使用が禁止されている．製造許可物質はジクロルベンジジン，ジクロルベンジジンを含有する製剤を含み，製造する場合には厚生労働大臣の許可を受ける必要がある．

（3）**職業がん**：職業がんは，発がん性のある化学物質や物理的要因に業務中に曝露され発症する職業病である．職業がんによる労災認定件数は年間約1000件で推移しており，その大半を石綿曝露による肺がんや中皮腫が占める．化学物質による職業がんの労災認定数は年間20〜30件で，欧米に比べて非常に少なく，多くの職業がんが見逃されている可能性がある．

代表的な職業がんと原因物質を表4・5・3に示した．石綿の曝露により引き起こされる中皮腫は，発症までの潜伏期間が長く，曝露後30〜50年とされている．2005年に尼崎の石綿高圧管メーカー「クボタ」で働く労働者および工場周辺の住民に多数の中皮腫患者が出ていることが明らかにされ，「クボタ・ショック」として大きな社会問題となった．

2012年に大阪府の印刷事業場で胆管がんの発生が報告された．印刷機の洗浄剤として用いられた有機溶剤1,2-ジクロロプロパンおよびジクロロメタンが胆管がん発症の原因物質として推測された．発症した胆管がんの特徴は，若い年齢層の労働者での発生，および曝露からわずか3〜5年での発症であった．この事例を受け，IARCは1,2-ジクロロプロパンをグループ1（ヒトに対して発がん性がある），ジクロロメタンをグループ2（ヒトに対しておそらく発がん性がある）に分類した．

2015年に福井県の染顔料中間体製造メーカーで膀胱がんの多発事案が報告され，芳香族アミンである o-トルイジンが原因物質として特定されたことにより，2018年12月に o-トルイジンが職業病リスト（表4・5・1）の⑦ がん原性物質に追加された．2018年には o-トルイジンによる膀胱がん多発を受けた全国の事業所調査のなかで，新たに膀胱がん（尿路系腫瘍）発生が報告された．当該労働者にウレタン樹脂の硬化剤に使用される MOCA（3,3'-ジクロロ-4,4'-ジアミノフェニルメタン）の取扱い歴があったことから，尿路系腫瘍を引き起こす化学物質として2023年1月に「3,3'-ジクロロ-4,4'-ジアミノフェニルメタンにさらされる業務による尿路系腫瘍」が職業病リスト（表4・5・1）の⑦ がん原性物質に追加された．

職業がんの予防対策は，発がん物質の発散と漏えいの防止，有機則や特化則に基づいた職場での掲示と注意喚起，作業記録の作成，作業環境測定と特殊健康診断の実施である．多くの有機溶剤や化学物質を扱う薬学部においても，同様の対策を講じる必要がある．

コラム　化学物質の自立的な管理への移行

化学物質による労働災害（休業4日以上）は年間400件以上あるが，その8割は有機則，あるいは特化則で規制を受けていない化学物質によることがわかってきた．事業所が有機則や特化則による規制を受けていない化学物質を扱う際，その危険性や有害性を十分認識せず，対策を立てていないことが一因である．そこで，有機則，特化則による規制を受けていないものの，危険性・有害性が確認された化学物質については，それを製造または取り扱う事業者が個別に**リスクアセスメント**（危険性および有害性の調査）を実施すること，曝露によるリスクを最小限にするリスク低減措置を講じること，さらにラベル表示による危険性伝達，安全データシート（SDS）交付による情報伝達などを講じることが義務づけられることになった．ラベル表示やSDS交付の対象となる化学物質は毎年順次追加される予定である．これにより，化学物質の管理は従来の「個別規制型」から「**自立管理型**」に移行していくことになる．

112　第4章　疾病予防と健康管理

表 4·5·3　おもな職業がんと原因物質

職業がん	原因物質	構造式	用　途
膀胱がん	ベンジジン β−ナフチルアミン （＝2−ナフチルアミン） o−トルイジン	H_2N—⟨⟩—⟨⟩—NH_2 他	染料，顔料 製造・輸入・使用はすべて禁止 （労働安全衛生法による）
尿路系腫瘍	4−アミノジフェニル 4−ニトロジフェニル オーラミン	他	染料 製造・輸入・使用はすべて禁止 （労働安全衛生法による）
	MOCA（3,3′−ジクロロ−4,4′−ジアミノフェニルメタン）	他	ウレタン樹脂の硬化剤
胆管がん	1,2−ジクロロプロパン ジクロロメタン	他	印刷機の洗浄剤
肺がん	ビス（クロロメチル）エーテル	Cl—O—Cl	殺虫剤
	ニッケル，ヒ素，クロム		精錬
	アスベスト		建材，断熱材 製造・輸入・使用はすべて禁止 （労働安全衛生法による）
中皮腫	アスベスト		
肝血管肉腫	塩化ビニルモノマー	他	プラスチック
皮膚がん	コールタール（ベンゾ [a] ピレン）	他	建設作業
	ヒ素		精錬
白血病	ベンゼン	⟨⟩	溶剤 製造・輸入・使用はすべて禁止 （労働安全衛生法による）

（iii） 生物学的要因

医療現場をはじめとして，と殺場，し尿処理施設などの職域では，ウイルスや細菌，真菌などの病原体や，寄生虫による感染の危険性がある．薬剤師を含む医療従事者は常に患者と接するため，さまざまな病原体に感染する可能性があり，感染防止対策を講じる必要がある．

b．作業態様要因

（ⅰ） 頸肩腕症候群

頸肩腕症候群は，頸部や肩，上腕部，首，背中などの凝りや痛み，手指の痛みやしびれなどの症状を示す職業性の障害である．現代社会ではパソコンを用いた作業が不可欠であり，**VDT**(visual display terminals)作業による頸肩腕症候群は，さまざまな職場で発生している．予防対策として，正しい姿勢を保つことや適度な運動，ストレッチ，マッサージなどがあげられる．

（ⅱ） 職業性腰痛

重量物を取り扱う業務や，腰部に過度の負担を与える立ち作業や座作業，福祉・医療分野における介護・看護行為など，不自然な作業姿勢による業務などが原因で生じる腰痛を**職業性腰痛**という．急激な力が作用して突発的に起こる災害性腰痛(表4・5・2)とは区別される非災害性の腰痛である．予防対策として，ストレッチや負担にならない程度の運動，入浴による保温などがあげられる．

c．心理社会的要因

厚生労働省の労働安全衛生調査(実態調査)によると，現在の仕事や職場生活に関して強い不安や悩み，あるいはストレスを感じている労働者の割合は，近年一貫して50％を超えている．2022年の調査では80％を超えていた．メンタルヘルスの不調により，うつ病などの精神障害の発症や，自殺に至る場合がある．また，COVID-19によるパンデミック以降テレワークが急速に進んだことにより，ハラスメント対策だけでなく，孤立・孤独対策も必要になってきている．

2015年12月より，従業員50人以上の事業所では，**ストレスチェック制度**が導入された．この制度は労働者のメンタルヘルス不調を未然に防止することをおもな目的としたものである．労働者のストレスの状況について定期的(年1回)に検査を行い，労働者自身のストレスへの気づきを促し，個人のメンタルヘルス不調のリスクを低減させるとともに，検査結果を集団的に分析して職場環境の改善につなげることを目指している．

4・5・5　労働衛生管理

a．労働衛生関連法規

労働基準法は労働者保護の理念から1947年に制定され，労働条件の最低基準を定めている．その後1972年に，衛生面および安全面の充実を図るために労働基準法から独立して**労働安全衛生法**が定められた．両法律に加え，労働衛生に関連する法律として労働者災害補償保険法(労災保険法)，作業環境測定法，じん肺法などがある．個別の要因による職業病に対応して，表4・5・4に示したような各種規則がある．

表 4·5·4　特殊健康診断を行うべき業務と関連する法規

業　務	対応する法規
特定の有機溶剤業務	有機溶剤中毒予防規則
鉛業務	鉛中毒予防規則（鉛則）
四アルキル鉛業務	四アルキル鉛中毒予防規則（四アルキル則）
特定化学物質取扱い業務	特定化学物質障害予防規則
高圧室内・潜水業務	高気圧作業安全衛生規則
放射線業務	電離放射線障害防止規則
石綿業務	石綿障害予防規則
粉じん作業	粉じん障害予防規則
歯に有害な物質取扱い業務	労働安全衛生法
除染業務	東日本大震災より生じた放射性物質により汚染された土壌等を除染するための業務等に係る電離放射線障害予防規則

　2005年の労働安全衛生法の改正で，過重労働への対策やメンタルヘルス対策が盛り込まれた．さらに2014年の改正では，リスクアセスメントの実施やストレスチェックの実施が義務づけられ，また受動喫煙防止措置の努力義務が課せられた．

b．労働衛生の3管理

　労働衛生の基本となる3管理とは，① 作業環境管理，② 作業管理，③ 健康管理である．さらに，④ 労働衛生教育，⑤ 総括管理を含めたものを5管理という．

（ⅰ）　作業環境管理

　労働者が働く環境を安全に整え管理することを**作業環境管理**という．職場（作業環境）中に存在する有害因子の状態（量，濃度，種類）を把握して発生を防ぐこと，発生した場合はこれを除去して労働災害が生じないよう管理すること，必要に応じた改善措置を実施することを目的とする．全体換気や局所排気をはじめ，温度・湿度，照明など職場環境を整えることが必要となる．**作業環境測定**は，作業環境中の有害因子の状態（量，濃度，種類）を把握するために実施する．

（ⅱ）　作業管理

　作業管理は作業の手順や作業方法を対象とし，健康障害の要因や負荷を排除，あるいは軽減することである．作業手順や方法を定めることで曝露時間を短縮すること，保護具を適正に使用すること，また作業姿勢を見直すことなどが含まれる．

（ⅲ）　健康管理

　労働者の健康障害を早期発見し，未然に防ぐために健康診断を実施し，その進行，増悪を防止すること，あるいは医学的対応で回復させること，場合によっては配置転換などの管理をすることを**健康管理**という．事業主は労働者に対して一般健康診断を実施する義務がある．また，特定の有害物取扱い業務（表4·5·4）に従事する労働者には**特殊健康診断**を受診させる義務がある．

c．特殊健康診断

　有害な業務に常時従事する労働者に対しては，雇入れ時，そして配置替えの際または6ヵ月以内

ごとに 1 回，特殊健康診断を実施しなければならない．特殊健康診断が必要な業務には表 4·5·4 に示したような業務がある．じん肺健診はじん肺法に規定されており，管理区分に応じて 1 ～ 3 年ごとに 1 回の健診を実施する．特殊健康診断結果の保存期間は 5 年間，じん肺健康診断記録は 7 年間，放射線および特化則の対象物質(特別管理物質)の健康診断記録は 30 年間，石綿健康診断記録は 40 年間の保存期間が定められている．

d．生物学的モニタリング

生物学的モニタリングとは，健康診断の際に尿や血液などの生体試料を採取し，生体試料中の有害物質やその代謝物，あるいは生体内因子などを測定することで，労働者が曝露された有害因子の量を間接的に類推し，有害物への曝露の程度を把握する手法である．作業環境測定が作業区域の平均的な有害物質濃度を測定するのに対し，生物学的モニタリングでは**個人曝露量**を測定する．有機溶剤などの有害物質は，体内で解毒代謝を受け，代謝物が尿中に排泄される．たとえばトルエンは代謝されて馬尿酸に，キシレンはメチル馬尿酸になって尿中に排泄される(表 4·5·5，図 8·3·49 参

表 4·5·5 特殊健康診断における有機溶剤のバイオマーカー

有機溶剤	尿中バイオマーカー	バイオマーカーの構造式
トルエン	馬尿酸	
キシレン	メチル馬尿酸	
n−ヘキサン	2,5−ヘキサンジオン	
トリクロロエチレン，テトラクロロエチレン，1,1,1−トリクロロエタン	トリクロロ酢酸，総三塩化物	
スチレン	マンデル酸(左)およびフェニルグリオキシル酸(右)	
エチルベンゼン	マンデル酸	
N,N−ジメチルホルムアミド	N−メチルホルムアミド	

116　第4章　疾病予防と健康管理

表 4·5·6　特殊健康診断における金属化合物のバイオマーカー

金属化合物	尿中バイオマーカー	血中バイオマーカー
鉛	δ-アミノレブリン酸(5-アミノレブリン酸)	鉛，赤血球中プロトポルフィリン
四アルキル鉛	δ-アミノレブリン酸(5-アミノレブリン酸)	鉛，赤血球中プロトポルフィリン
カドミウム	β_2-ミクログロブリン	カドミウム
インジウムおよびその化合物	—	インジウム
ベリリウムおよびその化合物	ベリリウム	ベリリウム

照)．排泄された代謝物の量を分析することで，被験者が曝露された有害物質の量をある程度推定することができる．

　生物学的モニタリングで用いられる指標は**生物学的指標（バイオマーカー）**とよばれ，曝露量だけでなく，生体影響を評価することもできる．たとえば血中鉛濃度は曝露量の，血中プロトポルフィリン濃度は造血機能に対する生体影響のバイオマーカーとなる（表4·5·5，4·5·6，図8·3·28参照）．生物学的モニタリングは有機則，特化則，鉛則，四アルキル鉛則などにより，特殊健康診断の際に実施することが定められている．生物学的モニタリングの測定値について日本産業衛生学会が勧告値（生物学的許容値）を定めている．

e．労働安全衛生管理体制

　労働安全衛生法は，事業者に事業場の安全衛生管理体制を整備することを義務づけている．常時50人以上の労働者を使用する事業者は，衛生に関する技術的事項の管理のためにその事業場専属の**衛生管理者**を選任し，また労働者の健康管理のために**産業医**を選任しなければならない．衛生管理者または産業医の選任数は，事業所の規模により異なる．なお衛生管理者は薬剤師をはじめ，医師，歯科医師，保健師などの有資格者のなかから選任される．

コラム　医療従事者のハザーダスドラッグへの曝露とその対策

　病院や調剤薬局で薬剤師が扱う抗がん剤のなかには，発がん性などの有害影響をもつものがあるため，調剤時はもちろん，投薬管理や廃棄，患者の排泄物などの取扱いを含めた総合的な対策が必要となる．医療従事者に有害影響を及ぼす可能性のある薬剤をハザーダスドラッグ（hazardous drugs）という．ハザーダスドラッグとは，「職業上の曝露によって健康被害をもたらすことが知られているか，あるいは疑われている医薬品」と定義され（米国国立労働安全衛生研究所，NIOSH），具体的には「人体または動物に対して，① 発がん性，② 催奇形性またはほかの発生毒性，③ 生殖毒性，④ 低用量での臓器毒性，⑤ 遺伝毒性，⑥ 上記基準によって有害であると認定された既存の薬剤に類似した新薬（化学構造および毒性プロファイルのいずれか一つ以上に該当するもの）」とされている．

　医療従事者の健康を守るためにも労働衛生3管理が必要である．すなわち環境管理，安全キャビネットの使用などの作業管理，特殊健康診断の実施などの健康管理，およびそれらの結果の適切な期間の保存が必要となる．

5 感染症とその予防対策

5・1 現代における感染症と予防

　人類は有史以来，さまざまな感染症の猛威に幾度となく見舞われ，これらと闘ってきた．14世紀にヨーロッパで流行したペストでは約2500万人，1918年に世界的に流行したスペイン風邪（インフルエンザ）では約5000万人，1980年代以降にはHIV感染症/AIDSで，約3000万人以上が死亡した．これらの感染症がもたらす社会的な影響ははかり知れず，治療予防戦略，科学技術開発，さらには社会構造に大きな変化をもたらした．感染症との闘いは，抗菌薬とワクチンの開発によって大きく前進した．1928年の抗生物質ペニシリンの発見以来，さまざまな抗菌薬が開発され，多くの感染症の克服に寄与してきた．痘瘡（天然痘）ワクチン，ポリオワクチンや麻しんワクチンなどの導入は，これらの感染症を根絶または抑制することに成功したが，その反面，抗菌薬の広範囲にわたる使用は，耐性菌の出現を招き，治療が困難な多剤耐性菌の増加をもたらした．この問題は医療現場における治療選択肢を限定することにもつながる．新たな抗菌薬の開発や医療技術の向上などにより世界的に平均寿命が伸びる一方で，免疫が低下した**易感染性宿主**(immunocompromised host)の数も増加している．これに伴い通常は健常人には感染を引き起こさない病原性の低い病原体により引き起こされる**日和見感染症**(opportunistic infection)が多発するようになった．

　気候変動は，マラリアやデング熱など特定の感染症の地理的分布を変えつつある．とくに，温暖化により，かつては寒冷地でみられなかった蚊などの節足動物が生息可能となり，これらに媒介される感染症のリスクが拡大している．また，極端な気候条件は，食品や水の安全性を損なうことで食中毒や水媒介性感染症の発生率を高めることも指摘されている．さらに，近年グローバル化が進むなかで，**新興感染症**と**再興感染症**が世界的な健康リスクとなり，なかでも国際間での旅行と貿易の増加は，**輸入感染症**のリスクを高めている．感染症の病原体と媒介生物は人々や物質とともに国境を越えて移動し，新たな地域で感染症を引き起こす可能性があることから，これには，国際的な監視と対応の強化が求められている．

これらに加えて，未知のウイルスがもたらす脅威という意味では2019年12月に認識された新型コロナウイルス感染症（COVID-19）のパンデミック（世界的な大流行）は，世界中に衝撃を与え，衛生薬学の重要性を強く再確認させた．この感染症は，急速な拡大をしたために医療システムへの負担がきわめて大きく，経済や社会にも深刻な影響を与えた．この危機は，公衆衛生の強化，感染症対策の迅速な実施，ワクチン開発の加速，および国際的な協力の必要性といった数々の課題を浮き彫りにした．また，感染症の予防と管理における衛生薬学者が担う役割の重要性が強調され，疫学調査，ワクチン接種プログラムの実施，薬剤の適切な使用といった幅広い分野での専門知識とスキルが求められることも示された．COVID-19から得た数々の教訓は，将来の感染症対策において貴重な資源となり，衛生薬学分野における研究と教育の発展を促進させると考えられる．

感染症の持続的な脅威に立ち向かうためには，病原微生物の特徴などを理解することに加えて，感染症を取り巻く社会状況の変化への適切な対応が常に求められる．

本章では，これらを理解することを目的として，主要な感染症の特徴と発生動向およびその予防対策について解説する．

5・2　感染と発症

感染（infection）とは，微生物（細菌，真菌，ウイルス，原虫・蠕虫）がヒトや動物などの宿主（host）の体内に侵入し，組織や器官に定着して増殖する現象を指す．感染が宿主に何らかの臨床症状を引き起こすことを**発症**といい，このような感染を**顕性感染**（apparent infection）とよぶ．一方，微生物に感染しても臨床症状を認めない場合を**不顕性感染**（inapparent infection）とよぶ．日本脳炎ウイルスやポリオウイルスによる感染の大部分は不顕性感染である．不顕性感染では臨床症状が現れないものの，宿主はしばしば**保菌者（キャリア）**となるため，発症した者と同様に病原体を排出し感染源となることがあるため注意が必要である．

感染症は宿主の生体防御機能と宿主に侵入する病原体の**病原性**（virulence）の関係に依存するため，病原体の病原性が宿主の生体防御機能より優位になれば発症し，逆に宿主の生体防御機能が病原体の病原性に勝れば宿主の健康が維持されることとなる．抗菌薬の開発をはじめとして医療技術の向上は多くの感染症を克服したが，他方，現在では免疫抑制薬や抗悪性腫瘍薬などを投与された患者，あるいは高齢者のような生体防御機能が低下した**易感染性宿主**（immunocompromised host）の数が増加しており，これらの宿主に発症する**日和見感染症**（opportunistic infection）の予防と対策も必要である．

a．感染症の成立条件

感染は，① **病原体**（感染源），② **感染経路**，③ **宿主**の三つの要因が揃うことで成立する（図5・2・1）．細菌やウイルスなどの病原体に加えて，これらを含んでいる嘔吐物・排泄物，血液・体液や使用した器具・器材などが感染源になり，また，感染経路には接触感染や飛沫・飛沫核感染などがある．宿主は病原体への感受性，すなわち宿主の抵抗力を表す．これらの三つの要因の一つでも欠けると

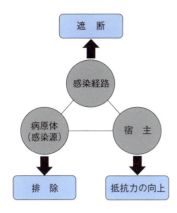

図 5・2・1 感染成立の三つの要因
〔厚生労働省:"感染対策の基礎知識"
(https://www.mhlw.go.jp/content/
000501121.pdf)より一部改変〕

感染は成立しないため，抗菌薬や消毒による病原体(感染源)排除，マスク，手洗いや換気などによる感染経路の遮断，ワクチン接種などによる宿主の抵抗力を高めることが重要である．

b. 感染経路とその経路に対する対策

病原体の感染経路は感染症の成立の要因の一つであるため，感染経路の理解は感染予防に非常に重要となる．感染の様式は，病原体がヒトからヒトへ**直接的に感染**する場合と，動物や食品を介して**間接的に感染**する場合がある(表5・2・1)．

接触感染は，皮膚や粘膜を介して感染するものであり，**経皮・経粘膜感染**とよぶこともある．感染者から直接的な接触による場合と，感染者の汚物が手指を介して感染したり，医療従事者を介して医療器具や衣類などから間接的に感染する場合がある．また，性行為により感染者の皮膚や粘膜を介して発症する感染症を**性感染症**とよぶ．

飛沫感染・飛沫核感染は，感染者の咳やくしゃみ，唾とともに排出された病原体を吸入することで感染するものであり，排出された粒径の大きさで飛沫感染と飛沫核感染に大別される．飛沫の粒径が5 μm以上の場合を飛沫感染，飛沫から水分が蒸発して飛沫核を形成している場合(粒径5 μm以下)を飛沫核感染とよぶ．飛沫核のほうが飛沫よりも空気中に長時間浮遊し，飛距離も長いためヒトが吸入する確率も高くなる．これを**空気感染**とよぶこともある．

空気中に浮遊する粒子を**エアロゾル**(aerosol)とよぶが，レジオネラ属菌はエアロゾルとして浮遊しそれをヒトが吸入することでしばしば集団感染の原因となる．明確な定義はないが，飛沫核感染(空気感染)と区別するため，この感染を**エアロゾル感染**とよぶこともある．環境中に存在する真菌の胞子も空気感染を起こす．飛沫も空気も呼吸器を介して侵入するので，これらの感染を**経気道感染**という．

経口感染には，病原体によって汚染された食物を摂取することで発症する**食物感染**，汚染された飲料水で発症する**水系感染**，さらに患者の糞便で汚染された飲食物の摂取による**糞口感染**がある．

汚染された血液や血液製剤を介する感染を**血液感染**という．

動物由来感染には蚊，ノミやダニなどの節足動物がベクター(媒介生物)として感染動物からヒト

第5章 感染症とその予防対策

表 5·2·1 病原体の感染経路

感染経路	特 徴	代表的な病原体
接触感染	感染者の皮膚や粘膜に直接接触することによる直接的な感染，および医療従事者を介して医療器具や衣類などからの間接的な感染がある 性行為により皮膚や粘膜を介して感染する性感染症がある	経皮・経粘膜感染：メチシリン耐性黄色ブドウ球菌（MRSA），多剤耐性緑膿菌（MDRP）など
		性感染症：梅毒トレポネーマ，ヒト単純ヘルペスウイルス，クラミジア・トラコマチス，淋菌，ヒト免疫不全ウイルスなど
飛沫感染	咳やくしゃみ，唾とともに飛沫や飛沫核となった病原体が呼吸器から吸入されて感染する	SARS コロナウイルス，インフルエンザウイルス，ムンプスウイルス，アデノウイルス，マイコプラズマ，インフルエンザ菌，髄膜炎菌など
飛沫核感染 （空気感染）		麻しんウイルス，水痘・帯状疱しんウイルス，結核菌など
エアロゾル感染	空気中の塵埃や飛沫に吸着した病原体を吸入して感染する	レジオネラ属菌など
経口感染	飲食物を汚染した病原体が経口的に摂取されて感染する．食物感染，水系感染，糞口感染に分類できる	コレラ菌，チフス菌，腸管出血性大腸菌，ノロウイルス，A 型肝炎ウイルスなど
血液感染	輸血や血液製剤の投与によって感染する	B 型肝炎ウイルス，C 型肝炎ウイルス，ヒト免疫不全ウイルスなど
動物由来感染	蚊，ノミやダニなどの節足動物（ベクター）を介して感染する．感染動物に刺されたり咬まれたりしてできた傷口から感染する	日本脳炎ウイルス（蚊），重症熱性血小板減少症候群（SFTS）（ダニ），デングウイルス（蚊）など

に病原体を伝播する感染症（ベクター媒介感染症ともいう）と，家畜，家禽や野生動物が保有する病原体が咬み傷や引っ掻き傷などから侵入して引き起こされる感染症がある．これらの同一の病原体によりヒトと動物が感染する感染症を**人獣（人畜）共通感染症**（zoonosis）という．感染対策には，ベクターの駆除と家畜や家禽については飼育環境衛生対策が重要である．また，人獣（人畜）共通感染症については，ヒトと動物とそれを取り巻く生態系環境が密接に関係しているため，「ヒトと動物」と「環境保全」を包括的に解決する活動が求められている．このような活動を「**ワンヘルス**（one health）アプローチ」という．

　上述の感染様式以外に，胎盤・産道あるいは母乳を介して母親から子どもに感染が伝播する**垂直感染**（vertical transmission）もあり，**母子感染**（mother-to-child transmission）ともよばれる．これに対比して，ヒトからヒトに感染が伝播する感染を**水平感染**（horizontal transmission）という．

　母子感染には，**経胎盤感染**，**産道感染**と**母乳感染**の三つの感染経路がある．経胎盤感染は妊娠中に母体が病原体に感染した場合，母体血液中の病原体が胎盤を通過し，胎児へ移行して感染が生じることをいう．産道感染には，出産時に産道に存在する淋菌や B 群溶血性レンサ球菌（*Streptococcus agalactiae*）などの病原体が児に感染する場合，また出産時の母親の血液による血液感染を起こす B 型肝炎ウイルスや HIV による感染がある．母乳感染は，母乳中のリンパ球に感染しているヒト T 細胞白血病ウイルス 1 型（Human T-cell leukemia virus type 1：HTLV-1）が児に移行することに

よって引き起こされるもので，成人T細胞白血病が典型例である（表5・2・2）．HTLV-1抗体陽性の母親から生まれた児には，母乳をやめて完全人工栄養にすることが予防方法として推奨されている．

妊娠中の母体の免疫グロブリンG（IgG）は胎盤を通過して胎児に移行し，数ヵ月間は児に存在する（図5・2・2）．また分娩0〜3日に分泌される初乳には大量のIgAが含まれているため腸管免疫に寄与するが，生後，半年〜1年は母体由来の免疫グロブリン量が低下し，またこの期間は児が産生する免疫グロブリン量は十分でないため，感染症が引き起こされやすい時期となる．

表 5・2・2 母子感染の病原体

感染症	病原体の分類	病原体	おもな感染経路	感染症法上の分類
梅毒	細菌	梅毒トレポネーマ（*Treponema pallidum*）	経胎盤	五類
性器クラミジア感染症	細菌	クラミジア・トラコマチス（*Chlamydia trachomatis*）	産道	五類
淋菌感染症	細菌	淋菌（*Neisseria gonorrhoeae*）	産道	五類
B群溶血性レンサ球菌感染症	細菌	B群溶血性連鎖球菌〔*Streptococcus agalactiae*, Group B *Streptococcus*（GBS）〕	産道	
先天性風しん症候群	ウイルス	風しんウイルス（*Rubella virus*）	経胎盤	五類
サイトメガロウイルス感染症	ウイルス	サイトメガロウイルス（*Cytomegalo virus*）	経胎盤	
B型肝炎	ウイルス	B型肝炎ウイルス（*Hepatitis B virus*）	経胎盤産道	五類
C型肝炎	ウイルス	C型肝炎ウイルス（*Hepatitis C virus*）	経胎盤	五類
後天性免疫不全症候群（AIDS）	ウイルス	ヒト免疫不全ウイルス（HIV）	経胎盤	五類
成人T細胞白血病（ATL）	ウイルス	ヒトT細胞白血病ウイルス1型（HTLV-1）	母乳	
トキソプラズマ症	原虫	トキソプラズマ（*Toxoplasma gondii*）	経胎盤	

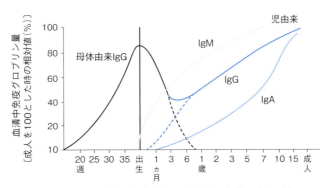

図 5・2・2 胎生期から小児期の血清中免疫グロブリン量
〔矢田純一："医系免疫学 改訂16版"，p.1002，中外医学社（2021）より〕

c. 消　毒

消毒(disinfection)は最も一般的に実施されている有効な初期の感染症対策の一つである．消毒は対象物に存在する微生物の存在量を減らすことで感染のリスクを減少させる対策であり，すべての微生物を完全に殺滅あるいは除去する滅菌(sterilization)とは目的が異なる．消毒法には化学的方法と物理的方法がある．化学的方法は消毒薬を用いるもので，その効果は消毒薬の成分や作用時間および対象とする微生物の種類によって異なる．一般にバシラス属やクロストリジウム属のような芽胞形成細菌やエンベロープをもたないウイルスには消毒薬は効果が低い．アルデヒド系の消毒薬はすべての細菌，真菌やウイルスに有効であるが，人体に用いることはできない(表5·2·3)．また，物理的方法には，加熱処理や紫外線照射などがあるが，病原微生物によって効果に差異があることに注意を払う必要がある．

d. 日和見感染と院内感染

生体防御機能(免疫)が低下した宿主が，通常は健常人には感染症を引き起こさない病原性の低い病原体により引き起こされる感染症を日和見感染症(opportunistic infection)，またその宿主を易感染性宿主(immunocompromised host)という．生体防御機能の低下の原因としては，糖尿病，腎不全，肝不全，悪性腫瘍，臓器移植などの基礎疾患，未熟児や高齢者，抗悪性腫瘍薬や免疫抑制薬の投与やHIV感染症/AIDSなどがある．日和見感染症の原因菌は多種多様であるため，原因菌の特定は必ずしも容易でない．また原因菌に抗菌薬耐性菌も含まれていることから，治療が困難となることもある．医療技術の進歩に伴い日和見感染症の患者数は増加傾向にある．

院内感染(nosocomial infection)とは，医療機関において患者が原疾患とは別に新たに罹患したり，医療従事者などが医療機関内において感染した感染症のことであり，病院感染(hospital-acquired infection)や医療関連感染(healthcare-associated infection)とよばれることもある．医療機関では易感染性宿主が多いため，感染症が引き起こされやすい環境にある．そのため院内感染と日和見感染は密接に関連する．加えて，耐性菌の出現により感染症の治療が困難となる場合がある．院内感染のおもな原因菌を表5·2·4に示す．

院内感染対策の基本は，手洗い，手袋とマスクの着用などの標準的予防策に加えて，感染経路別〔接触感染，飛沫感染，飛沫核感染(空気感染)〕の予防策，易感染患者を防御する環境整備や感染性廃棄物(8·5節参照)の処理対策を講じる．院内感染は，ヒトからヒトへ直接，または医療従事者，医療器具，環境などを媒介して発生するため，院内感染対策については，医療機関全体として対策に取り組むことが必要である．そのため，病院長などの管理者を委員長とし，診療部門，看護部門，薬剤部門，臨床検査部門，洗浄・滅菌消毒部門，給食部門，事務部門などにより構成される院内感染対策委員会が院内感染に関する技術的事項などを検討する．また，おおむね300床以上の医療機関では医師，看護師，薬剤師および検査技師からなる感染制御チーム(infection control team：ICT)を設置して，定期的な病棟ラウンドを行うことで感染症患者の発生状況などを点検するとともに，各種の予防策の実施状況やその効果などを定期的に評価し，臨床現場への適切な支援を行う．さらに抗菌薬の使用状況を把握し，必要に応じて指導・介入も実施する．

表 5·2·3 おもな消毒薬の種類と特徴

水準	分類	消毒薬	細菌 一般細菌	緑膿菌	MRSA	結核菌	芽胞	真菌 真菌	ウイルス エンベロープ有	エンベロープ無	人体 手指	手術部位 皮膚	手術部位 粘膜	創傷部位 皮膚	創傷部位 粘膜	器具 金属器具	非金属器具	環境	排泄物
高水準	アルデヒド系	グルタルアルデヒド	○	○	○	○	○	○	○	○	×	×	×	×	×	○	○	×	×
		フタラール	○	○	○	○	○[1]	○	○	○	×	×	×	×	×	○	○	×	×
	過酢酸系	過酢酸	○	○	○	○	○	○	○	○	×	×	×	×	×	○[2]	○[4]	×	×
中水準	アルデヒド系	ホルマリン	○	○	○	○	△	○	○	○	×	×	×	×	×	△	△	×	×
	塩素系	次亜塩素酸ナトリウム	○	○	○	○	△	○	○	○	×	×	×	×	×	×	○	○	○
	アルコール系	エタノール	○	○	○	○	×	○	○	△	○	○	×	△	×	○[3]	○[4]	△	×
		イソプロパノール	○	○	○	○	×	○	○	△	○	○	×	×	×	○[3]	○[4]	△	×
	ビグアナイド系配合剤	クロルヘキシジングルコン酸塩・エタノール	○	○	○	×	×	△	△	×	○	○	×	○	×	○[3]	○[4]	△	×
	ヨウ素系	ヨードチンキ	○	○	○	○	△	○	○	△	○	○	×	×	×	△	△	×	×
		ポビドンヨード	○	○	○	○	△	○	○	△	○	○	○	○	○	△	△	×	×
	フェノール系	クレゾール石ケン液	○	○	○	○	×	○	△	×	○	○	×	×	×	△	△	△	△
		フェノール	○	○	○	○	×	○	△	×	×	×	×	×	×	△	△	△	△
低水準	過酸化物系	オキシドール	○			×	×	△	△	×	×	○	△	○	○	○	○	△	×
	第四級アンモニウム塩	ベンザルコニウム塩化物	○	○	○	×	×	△	△	×	○[5]	○[5]	○[5]	○[5]	○[5]	○[3]	○[4]	△	△
		ベンゼトニウム塩化物	○	○	○	×	×	△	△	×	○[5]	○[5]	○[5]	○[5]	○[5]	○[3]	○[4]	△	△
	両性界面活性剤系	アルキルジアミノエチルグリシン塩酸塩	○	○	○	△	×	△	△	×	○[5]	○[5]	○[5]	○[5]	○[5]	○[3]	○[4]	△	△
	色素系	アクリノール水和物	○	○							○[5]	○[5]	○[5]	○[5]	○[5]	○	○	×	×

微生物: ○有効. △効果が得られにくいが、高濃度の場合や時間をかければ有効となる場合がある. ×無効. 対象物: ○使用可能. △注意して使用. ×使用不能.

1) 芽胞に対する効果は弱い。
2) 腐食のため、鉄、銅、黄銅(真ちゅう)、亜鉛鋼板、炭素鋼板には使用できない。
3) 長時間浸漬時には防錆剤添加。
4) ゴム、樹脂製品などを変質・変色することがある。
5) 化膿局所の消毒に0.05%～0.2%溶液使用。

[高松宏治:"第7版 薬科微生物学", 杉田 隆, 安齋洋次郎 編, p.272, 丸善出版(2021)より]

124　第5章　感染症とその予防対策

表 5・2・4　院内感染のおもな原因菌

細菌	髄膜炎菌，百日咳菌，化膿レンサ球菌，結核菌，セラチア属菌，マイコプラズマなど 【抗菌薬耐性菌】メチシリン耐性黄色ブドウ球菌（MRSA），バンコマイシン耐性黄色ブドウ球菌（VRSA），カルバペネム耐性腸内細菌目細菌（CRE），多剤耐性緑膿菌（MDRP），バンコマイシン耐性腸球菌（VRE），多剤耐性アシネトバクター属菌（MDRA），ペニシリン耐性肺炎球菌（PRSP），基質拡張型βラクタマーゼ産生菌（ESBL）など
ウイルス	麻しんウイルス，水痘・帯状疱しんウイルス，B型肝炎ウイルス，C型肝炎ウイルス，インフルエンザウイルス，ムンプスウイルス，ノロウイルス，アデノウイルスなど
真菌	カンジダ属菌，アスペルギルス属菌

　一定期間内に，同一病棟や同一医療機関などの一定の場所で発生した院内感染の集積が通常よりも高い状態にあることを**アウトブレイク**とよぶ．これまでに，メチシリン耐性黄色ブドウ球菌（MRSA），バンコマイシン耐性黄色ブドウ球菌（VRSA），カルバペネム耐性腸内細菌目細菌（CRE），多剤耐性緑膿菌（MDRP），バンコマイシン耐性腸球菌（VRE）や多剤耐性アシネトバクター属菌（MDRA）などによるアウトブレイクが各国で報告されている．医療機関は，**厚生労働省院内感染対策サーベイランス（JANIS）**などの全国的なサーベイランスデータと比較し，多剤耐性菌の分離状況や多剤耐性菌による感染症の院内の発生動向の把握に努めなければならない．

5・3　感染症の予防や感染対策

　わが国における感染症に関する法律は，1897年に「伝染病予防法」が初めて制定され，次に「性病予防法」「後天性免疫不全症候群の予防に関する法律」が追加された．しかし，その後の感染症を取り巻く社会環境の変化により，新興および再興感染症への迅速な対応や国際的な情報共有と協力，感染症患者の人権尊重などの要求に十分に応えることができなくなっていた．そこで，これら既存の法律を統合し，現代的な要求に合わせた法的対応を提供することを目的として**「感染症の予防及び感染症の患者に対する医療に関する法律」**（以下，**感染症法**）が制定され，1999年4月1日から施行された．また，同法の中では，感染症の発生動向や科学的な知見の進展に応じて，法律の内容を定期的に見直すことも規定されている．これにより，感染症対策の法体系の整備が強化され，より柔軟かつ効果的な対応が可能となった．

　2003年11月にはWHOよりグローバルアラートが発せられた新興感染症である重症急性呼吸器症候群（severe acute respiratory syndrome：SARS）への対応を受けて，① 緊急時における感染症対策の強化，ことに国の役割の強化，② 動物由来感染症に対する対策の強化と整理について改正がなされた．また，2006年10月の改正では，生物テロ対策，感染症の分類，結核対策の見直しが行われた．この際に，感染症法とは別に定められていた「結核予防法」は廃止され，結核は二類感染症に分類され，感染症法に統合された．2008年5月には新型インフルエンザ対策を盛り込んで感染症法の一部が改正された．2019年12月に中国湖北省武漢市で初めて認識された新興感染症，のちの新型コロナウイルス感染症（COVID-19）のパンデミックが全世界を襲い，日本国内においても

5・3 感染症の予防や感染対策　125

緊急事態宣言の発令や各種の制限措置がとられた．これを受け，感染症法および関連する法律は，感染症の拡大防止と社会経済活動の維持を両立させるための措置を講じる方向で再度見直しがなされた（後述）．政府や地方自治体による行動制限の指示，個人の隔離・入院治療の強化，ワクチン接種の促進などが新たに盛り込まれた．

a. 感染症法による疾病の分類とその意義

感染症法では，病原微生物の感染力および罹患した場合の重篤性，公衆衛生への影響などの基準により，感染症を一類感染症，二類感染症，三類感染症，四類感染症，五類感染症，新型インフルエンザ等感染症，指定感染症，新感染症に分類している（表5・3・1）．

（i）　**一類感染症**

「感染力，罹患した場合の重篤性等に基づく総合的な観点からみた**危険性がきわめて高い感染症**」として**エボラ出血熱，クリミア・コンゴ出血熱，痘そう，南米出血熱，ペスト，マールブルグ病，ラッサ熱**の7疾患を指定している．これらのうち，病原体が細菌であるのはペストのみで，ほかはすべてウイルスである．わが国には現在，これらの感染症はいずれも存在せず，1999年から一類感染症の届出はない．海外の流行地域からの病原体の侵入を阻止するため，これら7疾患をすべて**検疫感染症**に指定し，船舶や航空機による感染者の入国や感染動物の輸入を監視し制限している．

（ii）　**二類感染症**

「感染力，罹患した場合の重篤性等に基づく総合的な観点からみた**危険性が高い感染症**」として**急性灰白髄炎（ポリオ），結核，ジフテリア，重症急性呼吸器症候群（SARS），中東呼吸器症候群（middle east respiratory syndrome：MERS），鳥インフルエンザ（H5N1），鳥インフルエンザ（H7N9）**の7疾患を二類感染症に指定している．鳥型からヒト型に変異した新しい亜型のインフルエンザウイルスの出現は，ヒトに大流行を起こす新型インフルエンザとなり，重篤な危害を及ぼす可能性をもつ．2008年に鳥インフルエンザ（H5N1），2016年に鳥インフルエンザ（H7N9）が二類感染症に位置づけられた．MERSコロナウイルスによる中東呼吸器症候群は，2014年にはアラビア半島から世界各地に感染が拡大し，隣国の韓国でも流行したことから，2016年に鳥インフルエンザ（H7N9）と同時に二類感染症に分類された．鳥インフルエンザ（H5N1，H7N9）と中東呼吸器症候群（MERS）は検疫感染症に指定され，国外からの侵入を監視している．

（iii）　**三類感染症**

「感染力，罹患した場合の重篤性等に基づく総合的な観点からみた危険性は高くないが，**特定の職業への就業**によって感染症の集団発生を起こし得る感染症」として，**コレラ，細菌性赤痢，腸管出血性大腸菌感染症，腸チフス，パラチフス**を三類感染症に分類している．これらの病原体は腸管細菌感染症の原因菌であり，患者および無症状病原体保有者に対して，食品製造や調理など特定の業務への就業制限措置がとられる．

（iv）　**四類感染症**

「人から人への感染はほとんどないが，**動物，飲食物等の物件を介して感染**するため，動物や物件の消毒，廃棄等の措置が必要となる感染症」として，**マラリア，日本脳炎，つつが虫病，ウエス**

126　　第5章　感染症とその予防対策

表 5·3·1　感染症法に基づく感染症の分類

感染症類型	感染症名	届出基準
一　類	エボラ出血熱，クリミア・コンゴ出血熱，痘そう，南米出血熱，ペスト，マールブルグ病，ラッサ熱	全数把握（診断後直ちに届出）
二　類	急性灰白髄炎，結核，ジフテリア，重症急性呼吸器症候群（病原体がSARSコロナウイルスであるものに限る），中東呼吸器症候群（病原体がMERSコロナウイルスであるものに限る），鳥インフルエンザ(H5N1)，鳥インフルエンザ(H7N9)	全数把握（診断後直ちに届出）
三　類	腸管出血性大腸菌感染症，コレラ，細菌性赤痢，腸チフス，パラチフス	全数把握（診断後直ちに届出）
四　類	E型肝炎，ウエストナイル熱（ウエストナイル脳炎を含む），A型肝炎，エキノコックス症，黄熱，オウム病，オムスク出血熱，回帰熱，キャサヌル森林病，Q熱，狂犬病，コクシジオイデス症，エムポックス，ジカウイルス感染症，重症熱性血小板減少症候群（病原体がSFTSウイルスであるものに限る），腎症候性出血熱，西部ウマ脳炎，ダニ媒介脳炎，炭疽，チクングニア熱，つつが虫病，デング熱，東部ウマ脳炎，鳥インフルエンザ(H5N1およびH7N9を除く)，ニパウイルス感染症，日本紅斑熱，日本脳炎，ハンタウイルス肺症候群，Bウイルス病，鼻疽，ブルセラ症，ベネズエラウマ脳炎，ヘンドラウイルス感染症，発しんチフス，ボツリヌス症，マラリア，野兎病，ライム病，リッサウイルス感染症，リフトバレー熱，類鼻疽，レジオネラ症，レプトスピラ症，ロッキー山紅斑熱	全数把握（診断後直ちに届出）
五　類	アメーバ赤痢，ウイルス性肝炎（E型肝炎およびA型肝炎を除く），カルバペネム耐性腸内細菌目細菌感染症，急性弛緩性麻痺（急性灰白髄炎を除く），急性脳炎（ウエストナイル脳炎，西部ウマ脳炎，ダニ媒介脳炎，東部ウマ脳炎，日本脳炎，ベネズエラウマ脳炎およびリフトバレー熱を除く），クリプトスポリジウム症，クロイツフェルト・ヤコブ病，劇症型溶血性レンサ球菌感染症，後天性免疫不全症候群，ジアルジア症，侵襲性インフルエンザ菌感染症，侵襲性髄膜炎菌感染症，侵襲性肺炎球菌感染症，水痘（入院例に限る），先天性風しん症候群，梅毒，播種性クリプトコックス症，破傷風，バンコマイシン耐性黄色ブドウ球菌感染症，バンコマイシン耐性腸球菌感染症，百日せき，風しん，麻しん，薬剤耐性アシネトバクター感染症	全数把握（侵襲性髄膜炎菌感染症，風しん，麻しんは直ちに届出．その他の感染症は7日以内に届出）
五　類	【小児科定点医療機関】RSウイルス感染症，咽頭結膜熱，A群溶血性レンサ球菌咽頭炎，感染性胃腸炎，水痘，手足口病，伝染性紅斑，突発性発しん，ヘルパンギーナ，流行性耳下腺炎	定点把握（週単位または，月単位で届出）
五　類	【インフルエンザ／COVID-19定点医療機関及び基幹定点】インフルエンザ（鳥インフルエンザ及び新型インフルエンザ等感染症を除く），新型コロナウイルス感染症〔病原体がベータコロナウイルス属のコロナウイルス（令和二年一月に中華人民共和国から世界保健機関に対して，ヒトに伝染する能力を有することが新たに報告されたものに限る）であるものに限る〕	
五　類	【眼科定点医療機関】急性出血性結膜炎，流行性角結膜炎	
五　類	【性感染症定点医療機関】性器クラミジア感染症，性器ヘルペスウイルス感染症，尖圭コンジローマ，淋菌感染症	
五　類	【基幹定点医療機関】感染性胃腸炎（病原体がロタウイルスであるものに限る），クラミジア肺炎（オウム病を除く），細菌性髄膜炎（髄膜炎菌，肺炎球菌，インフルエンザ菌を原因として同定された場合を除く），マイコプラズマ肺炎，無菌性髄膜炎，以上は週単位で届け出る，ペニシリン耐性肺炎球菌感染症，メチシリン耐性黄色ブドウ球菌感染症，薬剤耐性緑膿菌感染症，以上は月単位で届け出る	
五　類	【疑似症定点】法第14条第1項に規定する厚生労働省令で定める疑似症	定点把握（診断後直ちに届出）
新型インフルエンザ等感染症	新型インフルエンザ	全数把握（診断後直ちに届出）
新型インフルエンザ等感染症	再興型インフルエンザ　新型コロナウイルス感染症　再興型コロナウイルス感染症	全数把握（診断後直ちに届出）
指定感染症		全数把握（診断後直ちに届出）
新感染症		全数把握（診断後直ちに届出）

トナイル熱，**E 型肝炎**，**A 型肝炎**，**鳥インフルエンザ**〔鳥インフルエンザ(H5N1，H7N9)を除く〕
などを四類感染症に分類している．

四類感染症のなかには，ネッタイシマカによる黄熱，コガタアカイエカによる日本脳炎，ハマダ
ラカによるマラリアのように，節足動物が介在するもの，狂犬病，野兎病のように，感染した野生
動物や家畜，家禽からヒトへの感染が起こる人獣共通感染症が多く含まれている．これらの患者や
無症状病原体保有者を診断した場合には直ちに報告するのみならず，感染症を媒介するおそれのあ
る動物の輸入規制や，蚊やダニの駆除，野生動物の感染状況の調査などを実施することにより，感
染の予防と感染の拡大防止を図る対策がとられる．

（ⅴ）　五類感染症

「国が**感染症発生動向調査**を行い，その結果等に基づいて必要な情報を一般国民や医療関係者に
提供・公開していくことによって，発生・拡大を防止すべき感染症」を五類感染症と位置づけてい
る．感染症発生動向調査において，**全数把握**が必要な疾患としてアメーバ赤痢，風しん，麻しんな
どが，**定点把握**が必要な疾患としてインフルエンザ(鳥インフルエンザおよび新型インフルエンザ
などを除く)，細菌性髄膜炎などがある．五類感染症には，おもな性感染症や薬剤耐性菌による感
染症も含まれる．

（ⅵ）　新型インフルエンザ等感染症

インフルエンザに関しては，鳥に対して高い病原性を示し，まれにヒトに感染して高い致命率を
示す鳥インフルエンザ(H5N1)および(H7N9)を二類感染症に，それ以外の鳥インフルエンザは四
類感染症に分類し，法的な措置を整備している．2008 年 5 月には，感染症法に「新型インフルエン
ザ等感染症」の区分を新たに設け，ヒトからヒトへの感染能力をもつ新型インフルエンザと，過去
に世界的に流行した後，長期間流行していないが再興したインフルエンザ(再興型インフルエンザ)
を含めた．また，「国民の大部分が現在その免疫を獲得していないこと等から，新型インフルエン
ザ等が全国的かつ急速にまん延し，かつ，これにかかった場合の病状の程度が重篤となるおそれの
ある新型インフルエンザ等に対する対策の強化を図り，国民の生命及び健康を保護し，国民生活及
び国民経済に及ぼす影響が最小となるようにすること」を目的として，**新型インフルエンザ等対策
特別措置法（特措法）**が 2012 年 5 月に制定され，翌年 4 月から施行された．これにより，政府は新
型インフルエンザ等緊急事態宣言を発することができるようになり，外出自粛要請，興行場，催物
などの制限などの要請・指示，住民に対する予防接種の実施(国による必要な財政負担)，医療提供
体制の確保など，迅速な初動対応のための体制構築や，経済社会全体にわたる総合的な対策を統一
的に講じることが可能となった．2021 年 2 月に改正された特措法では，① まん延防止等重点措置
制度の導入，② 緊急事態宣言に基づく営業自粛要請に従わない事業者に対する措置命令，③ 新型
インフルエンザ等の影響を受けた事業者に対する財政上の支援，などが新たに組み込まれた．

2019 年 12 月に中国湖北省武漢市で発生した新型コロナウイルス感染症(COVID-19)は，2020 年
2 月に指定感染症に分類されたが，2021 年 2 月の感染症法の改正により新型インフルエンザ等感染
症に区分された．この区分における新型コロナウイルス感染症は，今後出現するかもしれない
COVID-19 以外の新型コロナウイルス感染症も含み，また，再興型コロナウイルス感染症も加えら

れた(表5·3·1). その後, 2023年5月から, 発生初期に比べて COVID-19 の重症度が低下したことから, 新型コロナウイルス感染症のうち COVID-19 は五類感染症に移行した(表5·3·1).

（vii） 指定感染症

感染症法においては,「**既に知られている感染性の疾病**(一類感染症, 二類感染症, 三類感染症及び新型インフルエンザ等感染症を除く)であって, 当該疾病のまん延により国民の生命及び健康に重大な影響を与えるおそれがあるもの」を指定感染症と定めている. 一類から三類感染症に対する規定の準用が可能であり, 政令により期間は1年以内(1年間の延長が可能)と定めている. 新型コロナウイルス感染症は, 政令で2020年2月に指定感染症に指定された.

（viii） 新感染症

感染症法においては,「人から人に伝染すると認められる疾病であって, 既に知られている感染性の疾病とその病状又は治療の結果が**明らかに異なる**もので, 当該疾病にかかった場合の病状の程度が重篤であり, かつ, 当該疾病のまん延により国民の生命及び健康に重大な影響を与えるおそれがあると認められるもの」を新感染症と定めている. 一類感染症と同様の措置がとられる. これにより, 感染性疾病と考えられるが原因(病原体)が不明であっても原因が特定されるのを待たずに迅速な対応が可能となる. 重症急性呼吸器症候群(SARS)は2003年4月に新感染症に指定され, 原因(病原体)が判明した後に指定感染症に移行し, 現在では二類感染症となっている.

b. 医療機関への届出

感染症法は感染症に罹患した患者を診察した医師の届出基準も定めている(表5·3·1). 一類から四類感染症, 新型インフルエンザ等感染症, 指定感染症および新感染症では, 患者(確定例)および無症状病原体保有者を含むすべての症例について, 氏名, 年齢, 性別, 症状, 診断方法, 感染原因・感染経路・感染地域などの情報を直ちに, 保健所長を通じて都道府県知事に届出をしなければならない(**全数把握**).

五類感染症は全数把握と**定点把握**に分けられている. 全数把握の対象はアメーバ赤痢などの24疾患で, 7日以内に届出が必要である(ただし, 侵襲性髄膜炎菌感染症, 風しん, および麻しんは直ちに届出が必要). 定点把握の対象疾患である RS ウイルス感染症などの25疾患は, 指定された医療機関(小児科定点, 眼科定点, 性感染症定点など)において感染症の発生状況を指定の期間(週または月)ごとにとりまとめている. 届出の情報は「感染症週報」として厚生労働省と国立感染症研究所のホームページから入手できる.

c. 疾病に対する措置

感染症法による分類に基づき, それぞれの疾病に対するおもな措置が決められている. 一類感染症, 二類感染症, 新型インフルエンザ等感染症の患者は入院の措置がとられるのに対して, 三類感染症, 四類感染症, 五類感染症の患者は一般の医療機関での治療となり, 入院勧告や移送などの特別な措置はとられない(表5·3·2).

一類感染症, 二類感染症, 三類感染症, 新型インフルエンザ等感染症の患者は, 健康診断受診の

表 5·3·2 感染症法におけるおもな措置など

感染症法上の分類	入院勧告	就業制限 健康診断受診の勧告
一類感染症	○	○
二類感染症	○	○
三類感染症		○
四類感染症		
五類感染症		
新型インフルエンザ等感染症	○	○

勧告および飲食物の製造や販売などを中心に，他者の身体に直接接触する可能性が高い特定業務への就業が制限される．

四類感染症の患者には入院や健康診断受診の勧告，就業制限はないが，患者の吐瀉物や排泄物などで汚染された場所の消毒や汚染された物件の廃棄など，対物的な措置がとられる．

指定感染症の患者には一類から三類および新型インフルエンザ等感染症に準じた措置が，新感染症の患者には一類感染症に準じた措置がとられる．

d．病原体等の管理体制

米国における 2001 年 9 月の同時多発テロ，同年 10 月の炭疽菌混入郵便物による死亡者を含む健康被害などを契機に，生物テロを含めたテロ防止対策への国際的な対応が求められてきた．わが国では病原性微生物などの管理体制の確立を図るため，2006 年 12 月に感染症法の改正が行われた．

病原体等とは，「感染症の病原体及び毒素」と定義され，その感染性，重篤度などに応じた規制対応のため，一種病原体等から四種病原体等に分類され，原則禁止，許可制，届出制，基準の遵守の適用等の規制が設けられている．

（ i ）　一種病原体等

感染すれば，生命および身体に回復しがたいほどのきわめて重大な被害を及ぼすおそれがあるもので，たとえば，エボラウイルスなどが該当する．所持は原則禁止である．ただし，厚生労働大臣が指定した施設に限って所持しうる．

（ ii ）　二種病原体等

治療や検査などに用いられる社会的有用性もあるが，感染した場合，一種病原体等と同様に生命および身体に重大な被害を及ぼすおそれがあり，さらに生物テロに使用される危険性も指摘されているもので，たとえば，ペスト菌やボツリヌス菌・ボツリヌス毒素などが該当する．一定の安全性などを満たすことを要件に，厚生労働大臣の許可を受けた者に限り所持が認められる．

（iii）　三種病原体等

事前に所持者を制限する必要はないが，所持した場合には 7 日以内に厚生労働大臣に届出が必要であり，施設基準などに従った適正な管理体制を図るもので，たとえば，狂犬病ウイルスや多剤耐性結核菌などが該当する．

130 第5章 感染症とその予防対策

（iv） 四種病原体等

施設基準などに従った所持などを認め，その基準に対する違反が判明した場合に，改善命令や立入検査などを行うとされたもので，たとえば，A型インフルエンザウイルスや黄熱ウイルスなどが該当する．

e．検疫感染症と輸入感染症

（i） 検疫感染症

検疫は，国内に常在しない感染症の病原体が船舶または航空機を介して国内に侵入することを防止するとともに，船舶または航空機に関して感染症の予防に必要な措置を講ずることを目的とするもので，1951年に**検疫法**が制定された．検疫を行う検疫所は厚生労働省の所管の機関であり，2022年4月現在，全国の海港に80ヵ所，空港に30ヵ所（支所，出張所を含む）が設置されている．検疫所では，検疫法に基づき，ヒトの検疫，貨物の検疫，港湾衛生業務〔船舶・航空機などを介して，媒介動物（蚊，ネズミなど）が国内へ侵入・まん延しないよう監視するために行う業務〕，海外感染情報の収集と提供，申請業務を行っている．これに加えて，感染症法に基づく動物の輸入届出制度の審査業務，食品衛生法に基づく輸入食品の監視業務も担っている．なお，動植物の検疫については農林水産省の動物検疫所と植物防疫所が担当する．

検疫は日本に入国する者を対象として実施しているが，とくにWHOが指定する**検疫感染症**の汚染地域からの来航者には自覚症状の申告と早期検診をよびかける．そして，必要に応じて医師による検査や診察が行われ，さらに病原体の検査陽性者およびその濃厚接触者に対しては，一定期間の隔離や停留措置がとられ，国内への病原体の侵入を予防する．

検疫の対象となる**検疫感染症**には，① 感染症法の一類感染症，② 新型インフルエンザ等感染症，③ 国内に常在しない感染症のうちその病原体が国内に侵入することを防止するためその病原体の有無に関する検査が必要なもの，が規定されている（表 5・3・3）．なお，新型コロナウイルス感染症は，2023年5月に五類感染症へ移行したため検疫感染症の指定から除外された．

（ii） 輸入感染症

海外から入国あるいは出国するヒトや，輸入される食品あるいは動物を介して国内に持ち込まれる感染症を**輸入感染症**とよぶ．国内では一般的でない病原体が原因であることが多く，とくにグローバル化が進む現代社会において，ヒトや物の国際的な移動が容易になったことから，輸入感染症のリスクが高まっている．輸入感染症は，その地域に特有の感染症である可能性も高いため，渡航先

表 5・3・3 検疫感染症

感染症法上の分類	感染症
一　類	エボラ出血熱，クリミア・コンゴ出血熱，痘そう，南米出血熱，ペスト，マールブルグ病，ラッサ熱
二　類	鳥インフルエンザ（H5N1），鳥インフルエンザ（H7N9），中東呼吸器症候群
四　類	デング熱，チクングニア熱，マラリア，ジカウイルス感染症
新型インフルエンザ等感染症	

表 5・3・4　おもな輸入感染症

感染症法上の分類	感染症	病原体の分類
三　類	細菌性赤痢, 腸チフス, パラチフス, コレラ	細　菌
四　類	A 型肝炎, E 型肝炎, ジカウイルス感染症, デング熱, チクングニア熱	ウイルス
	マラリア	原　虫
	レプトスピラ症	細　菌
五　類	アメーバ赤痢, クリプトスポリジウム症, ジアルジア症	原　虫
	風しん, 麻しん	ウイルス

での感染予防措置, 帰国後の健康状態のモニタリングが重要となる. 感染症発生動向調査から一定以上の報告がある 15 の感染症を表 5・3・4 に示す.

5・4　感染症の発生動向

5・4・1　感染症の発生動向調査

　感染症の**発生動向調査**(サーベイランス)は, 感染症の発生や流行のパターンを継続的に監視し, 評価する公衆衛生上の重要な手法である. この調査の目的は, 感染症の発生情報の正確な把握と分析, その結果の国民や医療機関への迅速な提供・公開により, 感染症に対する有効かつ的確な予防・診断・治療にかかわる対策を図り, 多様な感染症の発生およびまん延を防止することである. 感染症発生動向調査は, 1981 年から開始され, 1999 年に感染症法が施行されたことに伴い, 感染症法に基づく施策として位置づけられている. 厚生労働省管轄の国立感染症研究所がわが国の感染症対策の中心となり, 地方の衛生研究所, 保健所などと協力して感染症の情報を収集している.

　感染症は国境を越えて発生することがあることからも, わが国のみならず世界中の発生動向を調査し把握することが重要である. WHO は, 全世界の感染症の監視と情報収集を主導しており, **国際保健規則**(International Health Regulations：IHR)を通じて各国が感染症の発生を迅速に報告するシステムを構築している. WHO は, 感染症のアウトブレイクが起こった場合, 情報の収集と分析, リスク評価, 対策の提案, 技術支援を行い, 必要に応じて国際的な緊急対応を調整する. 米国においては, 米国疾病予防管理センター(Centers for Disease Control and Prevention：CDC)が感染症の監視を行っており, 国際的なパートナーシップを活用し, グローバルな感染症対策におけるリーダーシップを発揮している.

5・4・2　おもな感染症の特徴と発生動向

a.　一類感染症

　国内発生例はないが, 発症した場合の致死率は高い. エボラ出血熱は 1976 〜 2019 年までに 30 回以上のアウトブレイクがアフリカで報告されており, その致死率は 50% 〜 90% と非常に高い(表 5・4・1).

表 5・4・1　一類感染症の疫学的およびおよび臨床学的特徴

	ラッサ熱	エボラ出血熱	マールブルグ病	クリミア・コンゴ出血熱	ペスト	痘そう	南米出血熱
病原体	ラッサウイルス〔マムレナウイルス属（アレナウイルス科）（RNAウイルス）〕	エボラウイルス（フィロウイルス科）（RNAウイルス）	マールブルグウイルス属（フィロウイルス科）（RNAウイルス）	クリミア・コンゴ出血熱ウイルス（ナイロウイルス科）（RNAウイルス）	ペスト菌（*Yersinia pestis*）（グラム陰性細菌）	痘瘡ウイルス（ポックスウイルス科）（DNAウイルス）	南米出血熱はアルゼンチン出血熱, ボリビア出血熱, ベネズエラ出血熱, ブラジル出血熱などの総称で, それぞれ, マムアレナウイルス属（アレナウイルス科）に属するウイルス（RNAウイルス）
患者発生地域	感染者は西アフリカおよび中央アフリカ一帯で毎年20万人程度と推定	スーダン, 旧ザイール, ガボン, ギニア, リベリア, シエラレオネ. 毎年数百例程度の報告	南アフリカ, ケニアなどで現在まで数百例	アフリカ中央・南部地域, 中近東, 東欧, 旧ソ連, 中央アジア地域	ベトナム, ケニア, ボリビア, マダガスカル. 毎年数百例の報告	かつては日本を含む世界各国で発生	中南米
動物→ヒト感染の経路	自然宿主はネズミ（マストミスなど）動物の糞, 尿との濃厚接触	自然宿主は不明	自然宿主は不明	媒介動物はダニ. 宿主は, 家畜, 野生の哺乳類	媒介動物はノミ. 宿主はネズミ, イヌ, ネコなど		ウイルス保有ネズミの排泄物, 唾液, 血液などとの接触
ヒト→ヒト感染の経路	注射器・手術など血液. 性的接触などの体液（空気感染は否定的）				患者からヒトへの飛沫感染（肺ペスト）	接触および飛沫感染（一部, 飛沫核感染の報告あり）	ラッサ熱に準ずる
致死率	入院患者の15～20%　感染者の1%～2%	50%～90%	約25%	15～30%	10%程度（未治療では＞50%）	致死率が高い（20%～50%）variola major と致死率が低い（1%以下）variola minor に分けられる	約30%

〔厚生労働統計協会：”国民衛生の動向 2023/2024” より一部改変して引用〕

b．二類感染症

（i） 急性灰白髄炎（ポリオ）

ピコルナウイルス科エンテロウイルス属に属する RNA ウイルスであるポリオウイルスが原因となる．このウイルスは糞口感染により経口的にヒトの体内に侵入し，咽頭や小腸の粘膜で一次増殖し，その後，リンパ節を介して血流中に入り全身に広がる．次に各組織で増殖したウイルスが二次ウイルス血症を引き起こし血液脳関門を通過あるいは末梢神経を経て，最終的に中枢神経系へ達し，とくに脊髄前角細胞や脳幹の運動神経細胞に感染する．これらの細胞破壊の結果として弛緩性麻痺が起こる．感染患者の 90％〜95％は不顕性に終わるが，約5％では発熱，頭痛，咽頭痛，悪心，嘔吐などの感冒様症状に終始し（不全型ポリオ），1％〜2％では上記の症状に引き続き無菌性髄膜炎を起こすが麻痺はない（非麻痺型ポリオ）．麻痺型ポリオを発病するのは感染患者の 0.1％〜2％である．糞便には数週間にわたってウイルスが排泄されるので，感染源としての問題を生じる．

急性灰白髄炎の患者数は 1960 年に 5600 人以上であったが，1965 年から経口生ワクチンの投与が開始され（2012 年より不活化ワクチンに切り替え，5・5 節 a 項参照），1980 年以降，野生株ウイルスによる麻痺症例は発生していない．

（ii） 結 核

マイコバクテリウム属に属するグラム陽性桿菌である結核菌（*Mycobacterium tuberculosis*）を原因とする．本菌は，脂質，とくに総炭素数約 80 の超高級脂肪酸に富む厚い強固な細胞壁を有するため，グラム染色では染色が困難であることから，代わりに抗酸性染色を行う．結核患者の咳などから飛散する飛沫核を吸入し，その飛沫核が肺胞に達すると肺胞マクロファージに貪食されるが，結核菌は貪食された後も肺胞マクロファージ内に潜伏，増殖し，肺に定着して原発病巣を形成する．一部はマクロファージから抗原提示を受けて感染防御免疫が成立するため，多くは発症には至らないが，結核菌は数十年という長期間にわたり体内に潜伏感染し，その後，高齢化や HIV 感染による感染防御免疫の低下により，増殖して病巣を形成して発症することがある．結核の多くが肺結核であり，これに結核性胸膜炎が続く．

わが国における結核による死亡率は 1950 年に 146.4（人口 10 万対）であり，死亡率1位の疾患であったが（図 2・4・6 参照），BCG ワクチンによる予防接種，胸部 X 線撮影の導入，また化学療法薬の開発によりその死亡率は 1955 年に 52.3，1985 年に 3.9，1990 年に 1.5 と減少してきた．

ところが，1999 年に新登録結核患者数と罹患率が前年より上昇したこと（図 5・4・1），および集団感染が増加したことから，同年に政府は**結核緊急事態宣言**を発し，さらに，2006 年に結核予防法を廃止して感染症法に統合し，結核を感染症法上の二類感染症に分類した．また，**BCG ワクチン**（弱毒生ワクチン）の接種を予防接種法の A 類疾病に規定した（表 5・5・2 参照）．

2007 年には結核に関する特定感染症予防指針が作成され，結核治療成績の向上のために患者への服薬管理の徹底と確実な治療を行うための**直接服薬確認療法**（**directly observed treatment, short course**：**DOTS**）を推進している．

結核は世界的に罹患者数が多く，2022 年の WHO の報告によれば，年間約 1060 万人（男性 580 万例，女性 350 万例，小児 130 万例）が罹患し約 130 万人が死亡している．その罹患者数は東南ア

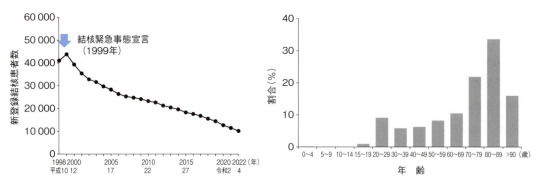

図 5・4・1 新登録結核患者数の年次推移（左），2022年における新登録結核患者数の年齢分布（右）
人口10万対の罹患率は1999（平成11）年が34.6，2022（令和4）年が8.2．
〔厚生労働省："2022年 結核登録者情報調査年報集計結果"より作成〕

表 5・4・2 諸外国と日本の結核罹患率

国　名	集計年	罹患率（人口10万対）
日　本	2022	8.2
フランス	2021	7.7
オーストラリア	2021	6.5
英　国	2021	6.3
カナダ	2021	5.3
ドイツ	2021	5.0
イタリア	2021	4.9
オランダ	2021	4.4
スウェーデン	2021	3.8
デンマーク	2021	3.8
米　国	2021	2.6

〔日本のデータは厚生労働省："2022年 結核登録者情報調査年報集計結果"より，日本以外の国はWHO："TB country, regional and global profiles"より〕

ジアとアフリカで全体の約 2/3 を占めている．これらの地域は，十分な医療体制が整っていないことに加えて，HIV 感染のまん延による免疫低下も原因となっている．

わが国は，先進諸国のなかでは結核の罹患率が高い（表 5・4・2）．この理由の一つとして，高齢化があげられる．新登録患者数は**現在なお年間 1 万人を超え**，その年齢別分布では高齢者が多く，2022 年では 70 歳代以上が 72％，80 歳代以上が 50％を占めている（図 5・4・1）．一方で，20 歳代で新登録患者数が増加しているが，これはこの年代で新たな感染が起こっていることを意味している．さらに，感染の機会が多い都市部で患者が多いことは薬剤耐性結核菌の出現も理由として考えられている．

（ⅲ）ジフテリア

グラム陽性桿菌であるジフテリア菌（*Corynebacterium diphtheriae*）を原因としておもに飛沫により感染する．感染鼻粘膜，咽頭粘膜で増殖し，ジフテリア毒素を産生することで局所粘膜組織を壊死させる．扁桃から咽頭粘膜表面の偽膜性炎症，下顎部から前頸部の著しい浮腫とリンパ節腫脹

などの症状が出現する.

ジフテリアは，1945 年には約 86 000 人の報告があったが，1948 年のワクチン予防接種開始および 1958 年からの二種混合（DP）あるいは 1968 年からの三種混合（DPT）ワクチンの接種により，急速に患者数が減少した．1999 年の 1 例を最後に現在まで報告はない.

（iv） 重症急性呼吸器症候群（SARS）

重症急性呼吸器症候群（**severe acute respiratory syndrome：SARS**）はコロナウイルス科ベータコロナウイルス属に属する RNA ウイルスである SARS コロナウイルス（SARS-CoV）を原因として発症する．SARS は 2002 年 11 月に中国南部広東省で患者が報告されて以来，北半球のインド以東のアジアとカナダを中心に，32 の国や地域へと拡大した．報告症例数は，2002 年 11 月〜2003 年 8 月に中国を中心に 8096 人に達し，うち 774 人が死亡している．医療従事者の感染が 1707 人（21％）であったことが示すように，ヒト-ヒトの接触が密な場合において，集団発生を引き起こす可能性が高い．国内発生例はない.

（v） 鳥インフルエンザ（H5N1），鳥インフルエンザ（H7N9）

オルソミクソウイルス科に属する RNA ウイルスである H5N1 および H7N9[*1] の A 型インフルエンザウイルスが原因となる．ヒトの A 型インフルエンザウイルスと鳥などの同種ウイルスの間に遺伝子の組換えが起こることで新型の抗原を示すウイルスに変異する.

1997 年，香港において H5N1 型の高病原性鳥インフルエンザのヒトでの感染が確認された（18 例が感染し 6 例が死亡）．鳥インフルエンザ（H5N1）ウイルスのヒトへの感染は，感染した鳥との濃厚接触が主たるもので，ヒトからヒトの持続的な感染は限定的であると考えられている．現在，世界中で感染例が報告されており，2003 〜 2024 年 2 月までに 887 例の感染が WHO に報告され，そのうち，462 例が死亡している．病原性の強さや諸外国での感染拡大の実態を踏まえ，また，ほかの亜型と区別して，鳥インフルエンザ（H5N1）を 2006 年 6 月に指定感染症に，2008 年 4 月には二類感染症に分類した.

鳥インフルエンザ（H7N9）についても高い病原性と鳥からヒトへの感染の可能性から 2014 年に二類感染症に追加された．2013 〜 2019 年の間に中国を中心に 1568 例の感染と 616 例の死亡が確認されている．わが国における鳥インフルエンザ（H5N1，H7N9）によるヒトでの感染の報告例はない.

c．三類感染症

（i） 腸管出血性大腸菌感染症

志賀毒素あるいはベロ毒素を産生するグラム陰性桿菌である大腸菌（*Escherichia coli*）によって起こる感染症である．1982 年米国オレゴン州とミシガン州でハンバーガーによる集団食中毒事件が発生し，患者の糞便から血清型 O157:H7 株[*2] が原因菌として見つかったのが最初の報告である

---

*1 A 型インフルエンザウイルスのエンベロープの表面には赤血球凝集素（HA）とノイラミニダーゼ（NA）が存在し，その抗原性により HA は H1 〜 H18 の 18 種類，NA は N1 〜 N9 の 9 種類の亜型が存在している.

*2 O 抗原と H 抗原の型別は，それぞれ菌体の表層にある糖鎖構造と運動器官であるべん毛の抗原性から行う.

ことから，新興感染症として位置づけられる．腸管出血性大腸菌感染症の原因菌の血清型は O157 が大部分であるが，ほかに O26，O111，O128 および O145 などがある．

わが国では 1984 年以降，散発的な感染例が報告されているが 1990 年には井戸水を原因とした O157 株による集団感染が発生した．その後，1996 年の学校給食における集団食中毒が発生したことから腸管出血性大腸菌感染症を指定感染症に，その後，三類感染症に分類された．食品を原因とすることが多いため，夏季を中心に流行が認められ，しばしば集団感染を起こす．

（ii）　コレラ

グラム陰性菌であるコレラ菌(*Vibrio cholerae*)が原因となる．本菌は経口感染し，体内で分泌されるコレラ毒素により，米のとぎ汁様の激しい水溶性下痢と嘔吐を起こし，脱水症状を呈する．1995 年にインドネシアへの旅行者 306 人の感染例があったが，2012 〜 2022 年までの報告数は 10 件以下であった．その多くが海外渡航時に現地で感染して国内に持ち込まれる輸入感染症である．

（iii）　腸チフス，パラチフス

腸チフス，パラチフスは，それぞれグラム陰性菌であるチフス菌(*Salmonella enterica* serovar Typhi)とパラチフス A 菌(*Salmonella enterica* serovar Paratyphi A)が原因となる．本菌は患者および保菌者が唯一の感染源であり，その糞便や尿中に含まれる菌で汚染された食品や飲料水を経口摂取することで感染する．

腸チフスの患者数は 1940 年代に毎年数万人であったが，その後は著しく患者数が減少，また，パラチフスの患者数は，1958 年に 1000 人以上であったが，その後減少した．2000 〜 2022 年では，腸チフス，パラチフスともに 100 件以下の報告であり，多くは輸入感染症例である．

（iv）　細菌性赤痢

グラム陰性菌である赤痢菌〔シゲラ(*Shigella*)属菌〕が原因となる．赤痢菌は単一菌種ではなく，4 亜群〔*Shigella dysenteriae*(志賀赤痢菌)，*S. flexneri*(フレクスネリ赤痢菌)，*S. boydii*(ボイディイ赤痢菌)，*S. sonnei*(ソンネイ赤痢菌)〕からなる．腸チフス・パラチフスと同様に患者あるいは保菌者の糞便や尿中に含まれる菌により汚染された食品や飲料水を経口摂取することで感染する．

1967 年までは国内で毎年 3 万人以上の患者数が報告されていたが，その後，急激に減少し，2010 〜 2022 年での年間報告は，300 件以下であった．アジアを中心とする海外感染例が多く，輸入感染症と位置づけられている．

d．四類感染症

四類感染症は，全部で 44 疾患からなる(表 5・3・1 参照)．

（i）　A 型肝炎

ピコルナウイルス科に属する RNA ウイルスである A 型肝炎ウイルス(*Hepatitis A virus*：HAV)を原因とする．汚染された飲食物を経口的に摂取した後，腸管上皮から血行性に肝臓へ移行して一過性の急性肝炎を引き起こす．一般に劇症化することも慢性化することもない．HAV は糞便排泄され，それが付着した飲食物から糞口感染により伝播するため，A 型肝炎の発症は衛生環境に依存する．中国，インド，東南アジアでの発生が大部分であり，わが国で流行はなく，高年齢層以外で

の抗体陽性率はきわめて低い．2000 ～ 2022 年での年間報告数は約 100 ～ 900 件であり，秋に少なく冬から春，初夏にかけて発生が多い．感染の予防にはワクチン(不活化)が有用である．

（ⅱ） E 型肝炎

ヘペウイルス科に属する RNA ウイルスである E 型肝炎ウイルス(*Hepatitis E virus*：HEV)が原因となる．HEV は HAV と同様に糞口感染で伝播し，とくに飲用水の汚染が原因となることが多い．HEV はアジアにおける流行性肝炎の重要な原因ウイルスである．一方で，日本や米国，ヨーロッパでは散発的な発生のみであり，その大半は輸入感染症と考えられてきたが，渡航歴のない国内感染例が 2002 年から報告されるようになった．わが国では報告数が年々増加しており，2022 年では 435 件の報告があった．豚肉，野生の猪あるいは鹿の肉の摂取が原因となることが多い．

（ⅲ） エキノコックス症

単包条虫(*Echinococcus granulasus*)と多包条虫(*Echinococcus multilocularis*)の幼虫の組織内寄生により発症するが，とくに多包条虫による感染例が多い．**条虫(エキノコックス)**は終末宿主としてイヌやキツネなどの小腸に寄生し，終末宿主の糞便中の虫卵をヒトが経口摂取することで感染する．虫卵はヒトの腸管内で孵化し，六鉤幼虫(幼虫被殻に覆われた条虫の未熟型)を放出する．六鉤幼虫は腸管壁から侵入して血行性に移行し，肝臓や肺などの臓器に達するが，臨床症状が現れるには数年以上かかる．無治療では肝機能不全に進展し予後不良となる．単包条虫によるエキノコックス症は世界中に分布しているが，多包条虫によるエキノコックス症は北半球に限定的である．わが国では毎年 20 ～ 30 例の多包条虫によるエキノコックス症の新たな患者が報告されているが，北海道に限局している．これには終末宿主である北海道のキツネの感染がかかわっている．わが国で単包条虫が原因となるエキノコックス症の報告は年間数例である．

（ⅳ） 黄 熱

フラビウイルス科フラビウイルス属に属する RNA ウイルスである黄熱ウイルス(*Yellow fever virus*)が原因となる．黄熱には，サルとネッタイシマカの感染サイクルにヒトが巻き込まれる森林型黄熱と，蚊によりヒトからヒトに伝播される都市型黄熱がある．臨床的特徴は，発熱，頭痛，筋肉痛，嘔吐などの症状である．なお，弱毒生ワクチンがある．

わが国では，2000 年から現在までの間に報告例はないが，熱帯アフリカと中南米では依然として流行を繰り返している．なお黄熱は検疫感染症であったが，2006 年の検疫法の改正に伴い指定から外された．

（ⅴ） ジカウイルス感染症

フラビウイルス科フラビウイルス属に属する RNA ウイルスであるジカウイルス(*Zika virus*)が原因となる．ジカウイルスはネッタイシマカやヒトスジシマカの吸血によって感染する．潜伏期間は 3 ～ 12 日で，発熱，斑状丘しん性発しん，関節痛・関節炎，結膜充血を呈するが，約 80 ％は不顕性感染といわれている．ブラジルでは，妊婦がジカウイルスに感染することにより胎児に感染が起こり，小頭症児を含む先天異常が報告されている．わが国では，2016 年にジカウイルス感染症が四類感染症に追加された．同年に 12 件の報告があり，その後，年間数例が報告されているが，いずれも海外で感染し日本で発症したもので，国内での感染例はない．

138　第 5 章　感染症とその予防対策

（vi）　重症熱性血小板減少症候群

　重症熱性血小板減少症候群（**severe fever with thrombocytopenia syndrome**：**SFTS**）はフェニュイウイルス科バンヤンウイルス属に属する RNA ウイルスである重症熱性血小板減少症候群ウイルス（*SFTS virus*）が原因となる．このウイルスを保有する**マダニに刺咬**されることで感染し，6日〜2 週間の潜伏期間ののち，発熱，嘔吐や下痢・腹痛などの消化器症状を発症する．その他，頭痛，筋肉痛，意識障害や皮下出血・下血などの出血症状を起こし，致死率は 6%〜30% と報告されている．2013 年に海外渡航歴のない症例が初めて報告されている．わが国では，2013 年 3 月（届出開始日）〜2022 年に合計で 803 例の報告があった．

（vii）　つつが虫病

　ダニの一種であるツツガムシの吸血によって媒介されたリケッチア科の細菌（*Orientia tsutsugamushi*）を原因として発熱，刺し口，発しんを徴候とする．かつては，新潟，秋田や山形の河川敷に生息しているダニの一種であるアカツツガムシにより伝播される感染症として知られていたが（古典的ツツガムシ病），戦後はフトゲツツガムシ，タテツツガムシにより媒介される新型が全国でみられるようになった．2000〜2022 年に年間 300〜500 件の報告がある．

（viii）　日本脳炎

　フラビウイルス科フラビウイルス属の RNA ウイルスである日本脳炎ウイルス（*Japanese encephalitis virus*）が原因となる．ウイルスを媒介する動物は**コガタアカイエカ**で，増幅動物（ウイルスの複製が行われ，感染を促進させる動物）であるブタを介する感染サイクルが形成され，コガタアカイエカがヒトに吸血することで感染する．ヒトからヒトへの感染はなく，ヒトは終末宿主である．ウイルスが中枢神経に侵入して増殖することによってウイルス性脳炎を発症するが，ウイルスに感染しても大部分は不顕性感染となり，脳炎を発症するのは 100〜1000 人に 1 人の割合である．

　日本脳炎は，わが国で，1950 年代には年間数千人が感染していたが，ワクチン接種の普及により，患者数は劇的に減少し，1970 年代には年間数十人にまで低下した．2000〜2022 年の報告数は年間 10 件以下である．

（ix）　デング熱

　フラビウイルス科フラビウイルス属の RNA ウイルスであるデングウイルス（*Dengue virus*）が原因となる．ネッタイシマカやヒトスジシマカによって媒介されるが，日本脳炎ウイルスにおけるブタのようなウイルスを大量に増加させる増幅動物は存在しない．非致死性の一過性熱性疾患であるデング熱と重症型のデング出血熱がある．デング熱は，熱帯，亜熱帯地域のほぼ全域でみられ，とくに東南アジア，中南米で患者発生の報告が多い．世界では年間約 1 億人以上がデング熱を発症し，そのうち 25 万人以上がデング出血熱を発症すると推定されている．2014 年 8 月に東京都内で，輸入症例により持ち込まれたと考えられるウイルスにより 150 例以上の感染が発生した．その後も海外渡航歴のない症例が報告されている．デング熱は検疫感染症に指定されている．

（x）　ボツリヌス症

　偏性嫌気性のグラム陽性菌であるボツリヌス菌（*Clostridium botulinum*）が産生するボツリヌス

毒素が原因となる．摂取されたボツリヌス毒素は小腸から吸収され，神経伝達を遮断し運動神経の弛緩性麻痺を引き起こす．ボツリヌス菌は土壌中に広く存在し，菌が付着した食品を缶詰，瓶詰や真空パックに保存した場合，保存前の滅菌が不十分であると芽胞を形成した状態で生存・増殖する．容器内は嫌気状態でかつ栄養が豊富であるため，増殖しながら毒素を産生する．これを経口摂取したときに発症した場合を**食餌性ボツリヌス症**（ボツリヌス食中毒）という．ボツリヌス菌は芽胞を形成すると耐熱性となり，100℃で数時間，120℃で少なくとも10分は生存することもある．わが国では2003 〜 2021年に合計で10例の報告があった．

　乳児ボツリヌス症は生後1年未満の乳児がボツリヌス菌芽胞を経口的に摂取した場合，乳児の消化管内で増殖した菌により産生されたボツリヌス毒素の作用により発症する疾患である．わが国では1986年に，ハチミツ（検査によりボツリヌス菌が検出された）[*3]を摂取した乳児の症例が報告されたことを受けて，翌年には生後1年未満の乳児にハチミツを与えないように通知がなされた．1999 〜 2021年に合計27例の報告がある．**創傷ボツリヌス症**はボツリヌス菌芽胞により汚染された創傷部において，嫌気的な傷の内部でボツリヌス菌が増殖し，ボツリヌス毒素が産生されることにより発症する疾患である．わが国での感染例の報告はない．**成人腸管定着ボツリヌス症**は乳児ボツリヌス症と同様，成人の消化管内でボツリヌス菌が増殖し，産生されたボツリヌス毒素の作用により発症する疾患である．2002 〜 2021年に2例の報告がある．

（xi）　**マラリア**

　ヒトに病原性を示すマラリアの病原体はプラスモディウム（*Plasmodium*）属の**マラリア原虫**で，熱帯熱マラリア（*P. falciparum*），三日熱マラリア（*P. vivax*），卵形マラリア（*P. ovale*），四日熱マラリア（*P. malariae*）の4種類がある．

　マラリア原虫はハマダラカを媒介動物としてヒトに感染する．マラリア原虫のスポロゾイト（無性生殖増殖過程における形態）を保有する蚊の刺咬によりヒトに感染し，スポロゾイトは肝細胞に移行しそこで増殖する．その後，血液中に移り，次に赤血球のなかで増殖しながら赤血球を破壊し，次の赤血球に浸入して増殖・破壊のサイクルを繰り返す．マラリアの基本症状は，発熱，肝脾腫および貧血の三つである．

　WHOの報告では，2021年の全世界での患者数は2億4700万人，また死亡者数は約62万人であり，患者および死亡者の報告例の大部分がアフリカである．近年では抗マラリア薬に耐性のマラリア原虫が出現している．マラリアの国内感染例はほとんどなく，アジアおよびアフリカからの輸入感染である．2010 〜 2022年の報告数は100件以下となっている．マラリアは検疫感染症に指定されている．

（xii）　**レジオネラ症**

　グラム陰性菌であるレジオネラ・ニューモフィラ（*Legionella pneumophila*）を代表とするレジオネラ属菌を原因とする肺炎である．本菌は河川や湖などの自然の水系環境に広く分布し，また空調冷却水，循環ろ過式浴槽水，給水給湯設備やシャワーなどの設備にも存在する．レジオネラ・

---

*3　土壌や花粉に付着したボツリヌス菌がハチミツに混入することがある．ハチミツは低水分で高糖度のため微生物が増殖しづらい環境にあるが，ボツリヌス菌の芽胞はこのような環境でも生存できることがある．

ニューモフィラはこれらの設備に付着するアメーバーや，繊毛虫など細菌捕食性原虫のなかで増殖する能力を有する．汚染水のエアロゾルに含まれるレジオネラ属菌を吸入し，肺胞のマクロファージ内で増殖することによって感染が成立する．1976 年に米国のフィラデルフィアのホテルで在郷軍人(legionnaire)大会が開催された際にホテル宿泊者に集団発生したことから，レジオネラ症と名付けられた．

わが国では年間約 100 例が報告されていたが，温泉施設などでの患者が増加し，2013 年には1000 件，2018 ～ 2022 年では年間約 2000 件の報告がある．

（xiii）**エムポックス**

ポックスウイルス科オルソポックスウイルス属の DNA ウイルスであるエムポックスウイルス(*Monkeypox virus* が正式な学名であるが，通称として *mpox virus* も用いられる)が原因となる．2023 年 5 月 26 日に「エムポックス」は「サル痘」からに感染症法上の名称が変更となった．発熱，頭痛，リンパ節腫脹，特徴的な発疹(水ぶくれ)が主症状となり，また，**接触，飛沫あるいは性的接触が主な感染経路である**．1970 年にザイール(現在のコンゴ民主共和国)でヒトでの初めての感染が確認されて以来，アフリカで流行してきたが，2022 年 5 月以降は世界中で感染が認められ，その報告数は世界で 10 万例以上である(2024 年 7 月現在)．この流行を受けて WHO は国際保健規則(IHR)に基づく「国際的に懸念される公衆衛生上の緊急事態」を 2022 年 7 月と 2024 年 8 月に宣言した．

わが国では，2022 年 7 月 25 日に，国内 1 例目の患者が報告され，これまでに 251 例の症例が確認されている(2024 年 10 月現在)．

e. 五類感染症

五類感染症には，全数把握として診断から直ちに報告義務がある 3 疾患と，7 日以内に報告が義務づけられている 21 疾患，および定点把握として翌週または翌月に報告義務がある 25 疾患の，計49 疾患がある(表 5・3・1)．

（ⅰ）**ウイルス性肝炎(E 型肝炎および A 型肝炎を除く)**

五類感染症のウイルス性肝炎には **B 型肝炎**〔原因はヘパドナウイルス科の DNA ウイルスである B 型肝炎ウイルス(HBV)〕，**C 型肝炎**〔原因はフラビウイルス科の RNA ウイルスである C 型肝炎ウイルス(HCV)〕および **D 型肝炎**〔原因はデルタウイルス属の RNA ウイルスである D 型肝炎ウイルス(HDV)，増殖には HBV との共存が必要〕が含まれる．

わが国では，輸血による感染予防のために 1972 年から輸血・血液製剤用血液の B 型肝炎ウイルスのスクリーニング検査が開始されたことにより，輸血による B 型肝炎の発症はほとんどなくなった．さらに 1986 年から B 型肝炎母子感染防止事業(妊婦の抗原検査および抗原陽性妊婦から出生した児に対する感染防御処置が公費負担)が実施され，垂直感染による HBV 無症候性キャリアの発生も減少した(4・3・5 項 c. 参照)．さらに，2016 年からは B 型肝炎は定期予防接種の A 類疾病とされた．

現在では B 型肝炎ウイルスの感染様式は，性行為によるものが大部分であることから**性感染症**

(sexually transmitted diseases：STD)と位置づけられている．

C型肝炎ウイルスは血液を介して感染するが，B型肝炎ウイルスと同様，輸血用の血液のスクリーニング検査が実施されており，輸血による発症のリスクはほとんどない．しかし，注射器や針の使い回し(覚醒剤など)は感染の原因となる．B型肝炎ウイルスより感染力は弱いが性行為によって感染することがある．

D型肝炎ウイルスはB型肝炎ウイルスと重複感染することにより急性肝炎を発症して重症化するが，単独での感染や発症はなく，また，持続感染もしないといわれる．

B型肝炎ウイルスもC型肝炎ウイルスも持続感染を引き起こすため慢性化し，その後，肝硬変を経て肝臓がんに進展することもある．

2010〜2022年のウイルス性肝炎全体の年間報告は約200〜300件で推移している．WHOの報告では2022年の慢性B型肝炎の患者数と新規感染者数はそれぞれ2億5400万人，120万人，また死亡者は110万人と推定している．慢性C型肝炎の患者数と新規感染者数はそれぞれ5000万人，100万人，また死亡者は24万人と推定している．いずれの死亡者もその死亡原因の多くは肝臓がんである．ウイルス性肝炎の予防はがん予防につながるのである(5・6節参照)．

(ⅱ) **劇症型溶血性レンサ球菌感染症**

グラム陰性菌であるA群溶血性レンサ球菌(group A *Streptococcus*：GAS)がおもな原因となる．

初発症状は咽頭痛，発熱，消化管症状(食欲不振，吐き気，嘔吐，下痢)，全身倦怠感，低血圧などの敗血症症状，筋肉痛などであるが，明らかな前駆症状がない場合もある．後発症状としては軟部組織病変，循環不全，呼吸不全，血液凝固異常，肝腎症状など多臓器不全を起こし，症状が現れてから24時間以内に多臓器不全となるような急速な進行を示すこともある．致死率は30%〜40%と非常に高い．飛沫感染，接触感染により伝播する．

1987年に米国で初発例が報告され，その後，ヨーロッパやアジアからも報告されている．日本では1992年に初発例が報告されて以来，その患者数は増加している(図5・4・2)．

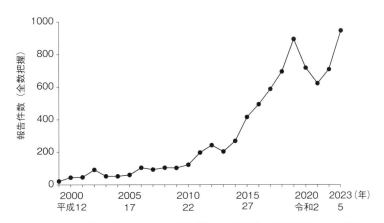

図 5・4・2 劇症型溶血性レンサ球菌感染症の報告数(全数把握)の年次推移
〔厚生労働省感染症発生動向調査のデータより作成〕

142 第 5 章 感染症とその予防対策

表 5・4・3 世界の地域別の HIV 感染者数と AIDS による死亡者数

地　域	HIV 感染者（万人）	AIDS による死亡者数
全世界（総数）	3900	630 000
東部・南部アフリカ	2080	260 000
アジア太平洋	650	150 000
西部・中央アフリカ	480	120 000
西欧・中欧・北米	230	13 000
ラテンアメリカ	220	27 000
東欧・中央アジア	200	48 000
カリブ海沿岸	33	5600
中東・北アフリカ	19	5300

2022 年末現在．数値は推定値のためおのおのの地域の数を合計しても総数
とは合わない
〔エイズ予防情報ネット："UNAIDS（国連合同エイズ計画）ファクトシート
2023" より一部改変〕

（iii）　後天性免疫不全症候群（acquired immunodeficiency syndrome：AIDS）

レトロウイルス科の RNA ウイルスであるヒト免疫不全ウイルス（*Human immunodeficiency virus*：HIV）が原因となる．HIV 感染後，2 週間～2 ヵ月間の潜伏期間を経て，通常は伝染性単核症やインフルエンザ様の急性症状が現れ，その症状は約 2～3 週間持続するが無症状の場合もある．感染初期には体内の HIV 量が高く，HIV の受容体である CD4 受容体をもつ CD4 陽性 T リンパ球が破壊されてその数は急激に減少する．その後，CD4 陽性 T リンパ球数は一時的に回復するが，HIV は体内で排除されずに持続感染する．これにより CD4 陽性 T リンパ球が継続的に破壊され，その数が 200 細胞 /μL 以下になると AIDS を発症し，日和見感染や悪性腫瘍が引き起こされる．

AIDS は抗 HIV 抗体が陽性であり，AIDS 指標疾患が発症していることで診断する．この指標の多くは日和見感染症であり，活動性結核などの細菌感染症，クリプトコックス症やニューモシスチス肺炎などの真菌症，クリプトスポリジウム症などの原虫症，サイトメガロウイルス感染症などのウイルス感染症がある．HIV 関連死の 3 人に 1 人は結核が主原因である．

国連合同エイズ計画（UNAIDS）によると，2022 年末現在における世界の HIV 感染者数は 3900 万人（推定中央値）であり，その大部分は東部・南部アフリカが占めている（表 5・4・3）．2022 年の全世界の新規 HIV 感染者数は 130 万人，AIDS による死亡者数は年間 63 万人と推定されている．抗 HIV 治療が行われている HIV 陽性者は全数の 76% である．

わが国では，2022 年末現在で HIV 感染者と AIDS 患者の累積報告数はそれぞれ，23 863 人，10 558 人であり，そのうち，2022 年に新規に報告された HIV 感染者と AIDS 患者は，それぞれ 632 人，252 人と，2010 年代に比べると減少傾向である（図 5・4・3）．感染の原因は性的接触が最も多く，全体の約 9 割を占める．なかでも，男性同性間の性的接触が多いことが特徴である．

（iv）　破傷風

偏性嫌気性の芽胞形成菌である破傷風菌（*Clostridium tetani*）が原因となる．土壌に広く分布している菌が創傷部から侵入し，嫌気状態の創傷部で増殖し，破傷風毒素（テタノスパスミン）を産生

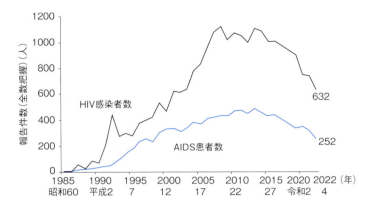

図 5・4・3 HIV 感染者および AIDS 患者の報告数(全数把握)の推移
〔厚生労働省エイズ動向委員会："令和4(2022)年エイズ発生動向年報"より作成〕

する．この毒素は血行性およびリンパ行性に末梢神経終末に到達，末梢神経軸内を逆行性に移動して，シナプス前抑制神経終末で，抑制性神経伝達を減少させる．その結果，運動神経系の活動亢進(けいれんや硬直)が引き起こされる．WHO の報告では 1988 年に 80 万人近くの新生児が死亡したと推定されているが，現在では，ワクチン接種率が高い国では新生児の破傷風の発生はほとんど認められなくなった．わが国では 1947〜1954 年に年間 1000〜2000 例の破傷風による死亡報告があったが，1955 年に 960 例，1972 年には 183 例となった．2000〜2022 年には年間約 100〜130 件の報告となっている．

破傷風はワクチンによる予防効果が高い感染症である．わが国では 1952 年からトキソイドワクチンの接種が開始され，1968 年から破傷風トキソイド，ジフテリアトキソイド，百日せきワクチンが組み合わされた三種混合ワクチン(DPT)の接種が行われてきた．現在では，これに不活化ポリオワクチンと Hib(ヘモフィルス・インフルエンザ菌 b 型)ワクチンが組み合わされた五種混合ワクチン(DPT-IPV-Hib)の接種が行われている(表 5・5・2 参照)．

(v) 百日せき

グラム陰性桿菌の百日せき菌(*Bordetella pertussis*)の感染によって起こるけいれん性の咳発作(けい咳発作)を特徴とする急性気道感染症である．感染経路は，鼻咽頭や気道からの分泌物による飛沫感染であり，少ない菌量(10 コロニー形成単位)で感染する．1950 年からワクチン接種が開始されたが，それ以前は年間約 10 万人の患者が発生し，約 1 万人が死亡していた．ワクチンの普及により 1971 年には 206 例と患者数は激減した．その後，ワクチン接種による脳症などの重篤な副反応発生が問題となり，1975 年 2 月に予防接種は一時中止となった．同年 4 月に，接種開始年齢を引き上げるなどして再開されたが，接種率の低下は著しく，その結果，1979 年には年間の届出数が約 13 000 例，死亡者数は約 20 例に増加した．その後のワクチンの改良と接種率の向上により患者数は減少したが再び増加に転じた．感染症法では，当初，小児科定点把握疾患に分類されていたが，小学校高学年以上の患者が多くなってきたことなどから，より正確な疫学の把握を目的として，2018 年に成人を含む全数把握疾患となった．2018 年に 12 115 件，2019 年に 16 845 件の報告があっ

144   第5章　感染症とその予防対策

たが，2020年以降は減少している．

（vi）　麻しん

パラミクソウイルス科モルビリウイルス属に属するRNAウイルスである麻しんウイルス（*Measles virus*）の感染によって起こる急性熱性発しん性疾患で，おもな感染経路は，患者や感染者からの空気感染，飛沫感染あるいは接触感染などである．ウイルスの感染力が強いため，初感染ではほぼ100％が発症する．

わが国では1978年からワクチンが定期接種となっており，麻しんの流行規模は小さくなってきたものの1984年，1987年，1991年に比較的大きな流行が起きた．1999年に施行された感染症法では定点把握の対象疾患となった．予防接種率の上昇により2006年には過去最低の定点あたり報告数となっていたが，2007年に10歳代，20歳代を中心とする流行が起こり，2008年から全数把握の対象疾患となった．2008年には11 013件の報告があったがその後減少し，2010年代には年間200～400例となった．2015年3月，WHO西太平洋地域事務局は，日本が麻しんの排除状態にある[4]と認定した．しかし，患者発生がなくなったわけではなく，また輸入例の割合が増加している．

（vii）　インフルエンザ（鳥インフルエンザおよび新型インフルエンザ等感染症を除く）

オルソミクソウイルス科に属するRNAウイルスであるインフルエンザウイルス（*Influenza virus*）が原因となる．このウイルスは内部タンパク質の抗原性からA，B，Cの3型に大別でき，流行を引き起こすのはA型とB型で，C型による感染は比較的軽症あるいは不顕性となる．A型はヒトのみならず鳥，ブタやウマにも感染するが，B型とC型はヒトのみに感染する．A型のエンベロープには赤血球凝集素（HA）とノイラミニダーゼ（NA）の抗原性により亜型が存在するがB型とC型には亜型は存在しない．

わが国ではインフルエンザの流行が毎年12月上旬から始まり，1～2月にかけて流行が拡大，後に終息となる．この毎年繰り返されるインフルエンザを季節性インフルエンザと位置づけて五類感染症に分類している．インフルエンザは，ウイルス感染後の1～3日間の潜伏期間を経て，発熱（通常は38℃以上の高熱），頭痛，全身の倦怠感，筋肉痛や関節痛などの症状が突然現れるのが特徴となる．これらの全身症状に加え，咳や鼻水などの上気道炎症症状もみられるが，一般的に約1週間で軽快する．高齢者や，呼吸器系や循環器系，腎臓に慢性疾患を有する患者，また糖尿病などの代謝疾患を有する患者や免疫機能が低下している患者では，インフルエンザウイルス感染が原疾患の増悪を引き起こすことがある．さらに，これらの患者群では，二次的な細菌感染症が発生しやすくなることが知られており，その結果，入院や死亡のリスクが高まることがある．

毎年異なるインフルエンザが流行するのは，ウイルスゲノムの突然変異によって抗原となるタンパク質の構造や免疫原性に変化が生じる抗原連続変異，HAとNAの不連続的抗原変異（複数の異なるウイルス株間で遺伝子の交換が起こり抗原の構造や免疫原性が劇的に変化する）が生じるためである．後者はA型インフルエンザウイルスに特異的である．変異株によってはこれまでパンデ

＊4　排除状態とは，麻しんの持続的な感染が一定期間以上発生していない状態を指す．ただし，輸入例が発生しても迅速に封じ込められた場合は「排除」と見なされる．「排除」には，高い予防接種率と強力な監視体制が重要となる．

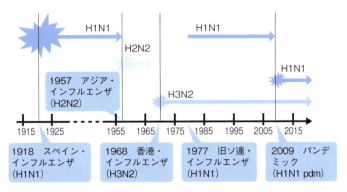

図 5・4・4 ヒトにおけるパンデミックウイルスの出現と流行の変遷
〔三隅将吾：“第7版薬科微生物学”，杉田 隆，安齊洋次郎 編，p.151，丸善出版(2021)より〕

ミック（世界的大流行）を引き起こし多数の死者が発生した（図 5・4・4）．

1918 年に A/H1N1 のスペイン・インフルエンザが発生し，死亡者数は 4000 万人と推定されている．この A/H1N1 は，1957 年の A/H2N2 によるアジア・インフルエンザのパンデミックまで，季節性インフルエンザの流行を繰り返した．1968 年には A/H3N2 による香港・インフルエンザのパンデミックが起こり，A/H2N2 は消失した．この A/H3N2 は現在も季節性インフルエンザの流行を繰り返している．1977 年にはスペイン・インフルエンザの A/H1N1 が再流行し，旧ソ連・インフルエンザのパンデミックを引き起こした．その後，A/H1N1 季節性インフルエンザの原因ウイルスとして存在したが，2009 年のブタ由来インフルエンザウイルス（A/H1N1 pdm09）の出現によって消失した．その後，A/H1N1 pdm09 は季節性インフルエンザの原因ウイルスとして存続している．

(viii) 新型コロナウイルス感染症（COVID-19）

2019 年 12 月に中国湖北省武漢市で初めて検出された新興感染症であり，その後世界各地に感染が拡大した．翌年 1 月 9 日に WHO は武漢市における肺炎の集団発生を新型コロナウイルスが原因であると発表し，同年 1 月 30 日，WHO は新型コロナウイルス感染症について，「国際的に懸念される公衆衛生上の緊急事態（Public Health Emergency of International Concern：PHEIC）」を宣言した．2 月 11 日に WHO は，このウイルスによる感染症を **COVID-19**（coronavirus disease 2019）と命名した．また，国際ウイルス分類委員会は原因ウイルスが重症急性呼吸器症候群（SARS）および中東呼吸器症候群（MERS）と同じコロナウイルス科のベータコロナウイルス属に属するウイルスであることから，**Severe Acute Respiratory Syndrome Coronavirus 2（SARS-CoV-2）**と命名した．その後，WHO は世界的な感染拡大の状況，重症度などから 3 月 11 日，新型コロナウイルス感染症をパンデミックとみなせると表明した．

わが国においては，武漢市から帰国した者が肺炎を呈し，2020 年 1 月 16 日に WHO に対して第 1 例となる症例を通告した．

2020 年 2 月 1 日に新型コロナウイルス感染症の名称で指定感染症に位置づけられた．その後，2021 年 2 月 13 日に新型インフルエンザ等感染症に分類が変更され，全数把握対象疾患として対策

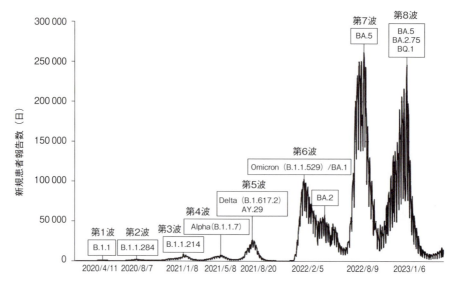

図 5·4·5　わが国における新型コロナウイルス感染症(COVID-19)の新規患者報告数の推移
〔厚生労働省感染症発生動向調査のデータより作成(初発例から五類感染症に以降するまでの全数把握).
ウイルスの亜型の情報は，八木澤守正ら：*Jpn. J. Antibiot.*, **77**, 13–55(2023)より〕

が講じられた．さらに，変異株について重症度が上昇していることを示す知見が国内外で確認されていないとして2023年5月8日から五類感染症に移行し，定点把握対象となった．WHOは2023年5月5日に，2020年1月30日に宣言した「国際的に懸念される公衆衛生上の緊急事態」を終了した．

五類感染症に移行する前に，わが国ではそれぞれの変異株により8回の大きな流行(波)が生じた(図5·4·5)．第1波は，2020年4月11日をピーク(新規感染患者701例/日)としてB.1株により起こった．第5波は2021年8月の東京オリンピック・パラリンピックの開催時期と重なり，ウイルス株はデルタ株(B.1.617.2)に変異し，初めて1日1万人を超える新規感染患者が報告された．2022年2月3日の第6波のピークではオミクロン株(B.1.1.529)により新規感染患者が1日10万を超え，その後，患者数は減少に向かったが，同年5月11日にBA.2亜型株を主として第6波の3峰(新規感染患者46 398例/日)が生じた．その後，新規感染患者数は1万人を下回るようになったが7月より再び新規感染患者の増加が認められ，第7波が生じた．2022年8月19日には新規感染患者が1日あたり過去最高の261 735人となった．当時，日本の新規感染患者数が世界で最も多く，それに韓国(13万人)，米国(7万8千人)が続いた．第7波では呼吸困難などの重篤な症状が現れることは少なかった．2023年5月8日に五類感染症へ移行するまでの全数把握による累積の患者数は33 772 464人であり，日本の人口の27%に相当した．また累積死亡者数は74 663人で累積患者数の約0.2%である．WHOの報告によると，2023年6月時点での世界の累積患者数は約7億7千万人であり，累積死亡者数は約700万人であった．ただし，COVID-19関連死を含めると死亡者数はさらに多くなる(表1·1·1参照)．

臨床的な特徴としては，潜伏期間は1〜10日(通常2〜4日)間で，おもな症状は，発熱，咳，

全身倦怠感などの感冒様症状であり，頭痛，下痢，結膜炎，嗅覚障害，味覚障害などを呈する場合もある．高齢者および基礎疾患をもつものにおいては重症化するリスクが一定程度あると考えられている．

感染症の予防にはワクチンが第一義であるが，新型コロナウイルス感染症ワクチンは感染防御効果持続時間が短く，ウイルスの変異が頻繁に起こるため，ワクチンの接種が必ずしも完全な防御効果を発揮しているわけではない．しかし，症状の重症化のリスク軽減にはおおいに寄与したと考えられている．WHOの報告によると，2022年12月末までに世界で130億回のワクチン接種が行われた．

5・4・3　性感染症の発生動向と予防対策

性感染症(sexually transmitted diseases：STD)は，性的接触を介して性器や口腔などの粘膜や皮膚から感染する可能性がある感染症をいう．原因となる微生物は，細菌，ウイルス，真菌や原虫・蠕虫と多様であり，その症状もさまざまである(表5・4・4)．性的接触を介して感染するB型肝炎やAIDSも性感染症であり，表5・4・4に示されたすべての性感染症は五類感染症としてその発生動向が把握されている．

主要な性感染症である**性器クラミジア感染症**，**性器ヘルペスウイルス感染症**，**尖圭コンジローマ**，**淋菌感染症**，**梅毒**は感染症法では五類感染症に位置づけられており，梅毒は全数把握，それ以外は定点把握の対象となっている．性器クラミジア感染症と淋菌感染症の患者報告数は，2002年以降に減少したが，2010年以降は変化していない(図5・4・6)．梅毒はかつて世界的に広く発生していたが，抗菌薬ペニシリンの普及により第二次世界大戦後に発生数は激減した．しかし，1990年頃から各国で再流行を繰り返している．わが国では1960年代後半に10 000例を超える大規模な流行が

表 5・4・4　おもな性感染症

病原体の分類	疾患名	病原体	感染症法上の分類
細　菌	梅　毒	梅毒トレポネーマ(*Treponema pallidum*)	五　類
	淋菌感染症	淋菌(*Neisseria gonorrhoeae*)	五　類
	軟性下疳	軟性下疳菌(*Haemophilus ducreyi*)	五　類
	性器クラミジア感染症	クラミジア・トラコマチス(*Chlamydia trachomatis*)	五　類
	鼠径リンパ肉芽腫(第四性病)	クラミジア・トラコマチス(*Chlamydia trachomatis*)	
ウイルス	AIDS	ヒト免疫不全ウイルス(HIV)	五　類
	性器ヘルペスウイルス感染症	ヒト単純ヘルペスウイルス(*Human herpes simplex virus*)	五　類
	尖圭コンジローマ	ヒトパピローマウイルス(HPV)*	五　類
	B型肝炎	B型肝炎ウイルス(*Hepatitis B virus*)	五　類
原　虫	腟トリコモナス感染症	腟トリコモナス(*Trichomonas vaginalis*)	
	ジアルジア症	ランブル鞭毛虫(*Giardia lamblia*)	五　類
	アメーバ赤痢	赤痢アメーバ(*Entamoeba histolytica*)	五　類
真　菌	腟カンジダ症	カンジダ属菌(*Candida albicans*)など	

*　子宮頸がんの原因となるウイルスと分類学には同一であるが血清型が異なる．

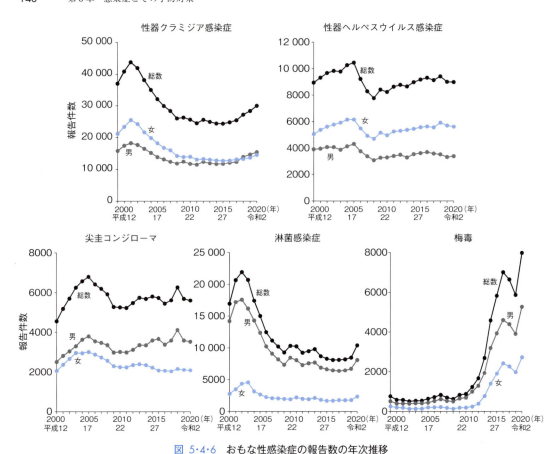

図 5・4・6　おもな性感染症の報告数の年次推移

性器クラミジア感染症，性器ヘルペスウイルス感染症，尖圭コンジローマ，淋菌感染症は定点報告数，梅毒は全数報告の数である．

〔厚生労働省感染症発生動向調査のデータより作成〕

みられたのち，減少し，2000年代には500〜900例程度となっていた．しかし，2011年頃から再び増加傾向となり，2022年は2000年以降最高の患者報告数となっている（図5・4・6）．

　性感染症の治療には，早期発見と早期治療が重要である．とくに，生殖年齢にある女性が性感染症に罹患した場合には，母子感染により児に先天性の障害が発生したり（表5・2・2参照），不妊や流産・早産の原因となることもある．また，粘膜の損傷によりHIVやほかの病原体の感染を容易にすることにもつながる．性感染症は粘膜を介して感染することからコンドームの使用は感染予防に有用であり，また不特定多数との性行為は感染の可能性を高める．性感染症に対する正しい知識の普及と教育，性のモラルを高める啓発活動を行うことが重要である．

5・4・4　新興感染症・再興感染症（新興・再興感染症）

a．新興感染症

　WHOは，新興感染症（emerging infectious diseases）を「過去には知られていなかったか，または局地的にしか発生しなかったが，近年新たに公衆衛生上の問題として認識された感染症」と定義し

5・4　感染症の発生動向　　**149**

表 5・4・5　おもな新興感染症とその病原体

発見年	病原体	疾患名または症状	病原体の分類
1973	ロタウイルス	下痢症	ウイルス
1976	エボラウイルス	エボラ出血熱	ウイルス
1976	レジオネラ菌（*Legionella pneumophila*）	レジオネラ症	細　菌
1976	クリプトスポリジウム	下痢症	原　虫
1977	ハンタウイルス	腎症候性出血熱	ウイルス
1977	カンピロバクター・ジェジュニ（*Campylobacter jejuni*）	下痢症	細　菌
1980	ヒト T 細胞白血病ウイルス 1 型（HTLV-1）	成人 T 細胞白血病	ウイルス
1982	ボレリア属菌（*Borrelia burgdorferi* sensu lato）	ライム病ボレリア	細　菌
1982	腸管出血性大腸菌 O157:H7	腸管出血性大腸菌感染症	細　菌
1983	ヒト免疫不全ウイルス（HIV）	後天性免疫不全症候群（AIDS）	ウイルス
1983	ヘリコバクター・ピロリ（*Helicobacter pylori*）	胃潰瘍，胃がん	細　菌
1988	E 型肝炎ウイルス	肝炎	ウイルス
1988	ヒトヘルペスウイルス 6（HHV6）	突発性発しん	ウイルス
1989	C 型肝炎ウイルス	肝炎，肝がん	ウイルス
1990	肺炎クラミジア（クラミドフィラ・ニューモニアエ *Chlamydophila pneumoniae*）	肺　炎	細　菌
1992	リケッチア・ジャポニカ（*Rickettsia japonica*）	日本紅斑熱	細　菌
1992	バルトネラ・ヘンセレ（*Bartonella henselae*）	猫ひっかき病	細　菌
1997	鳥インフルエンザウイルス（A/H1N1）	新型鳥インフルエンザ（H5N1）	ウイルス
1999	ニパウイルス	脳　炎	ウイルス
2003	SARS コロナウイルス	重症急性呼吸器症候群（SARS）	ウイルス
2009	新型インフルエンザウイルス（A/H1N1）	新型インフルエンザ（H1N1）	ウイルス
2011	SFTS ウイルス	重症熱性血小板減少症候群	ウイルス
2012	MERS コロナウイルス	中東呼吸器症候群（MERS）	ウイルス
2013	鳥インフルエンザウイルス（A/H7N9）	新型インフルエンザ（H7N9）	ウイルス
2019	新型コロナウイルス（SARS-CoV-2）	新型コロナウイルス感染症（COVID-19）	ウイルス

ている．おもな新興感染症を表5・4・5に示した．

　最近の経済活動のグローバル化や物流・人的交流の拡大を背景に，以前は限定された地域で認められた感染症がほかの地域でも流行するようになり，公衆衛生上問題となる感染症である．

b．再興感染症

　WHO は再興感染症（reemerging infectious diseases）を「既知の感染症で，かつて公衆衛生上問題とならない程度まで患者数が減少していたが，再び流行して患者数が増加している感染症」と定義している．おもな再興感染症を表5・4・6に示した．

　再興感染症の出現の要因として，抗菌薬に対する耐性を示す病原体の増加（薬剤耐性菌），経済発展に伴うヒトや物の移動により一度制圧された感染症が再び出現する可能性の増加（国際交流），地球温暖化などの環境変化による病原体の生息地の拡大（気候変動），高齢化，糖尿病，がん，HIV 感染などにより免疫が低下した集団の存在（宿主の免疫低下）などがあげられる．

表 5・4・6　おもな再興感染症とその病原体

病原体の分類	病原体	疾患名または症状
ウイルス	デングウイルス 狂犬病ウイルス ウエストナイルウイルス 黄熱ウイルス	デング熱，デング出血熱 狂犬病 ウエストナイル熱 黄　熱
細　菌	ペスト菌(*Yersinia pestis*) コレラ菌(*Vibrio cholerae*) A群溶血性レンサ球菌 結核菌(*Mycobacterium tuberculosis*) 百日せき菌(*Bordetella pertussia*) ジフテリア菌(*Corynebacterium diphtheriae*) 薬剤耐性菌(MRSA，CRE など)	ペスト コレラ 劇症型溶血性レンサ球菌感染症 結　核 百日せき ジフテリア
原　虫	マラリア原虫 エキノコックス トキソプラズマ(*Toxoplasma gondii*)	マラリア エキノコックス症 トキソプラズマ症

　このような新興感染症と再興感染症を併せて**新興・再興感染症**とよぶこともある．とくにウイルスは遺伝子の変異が容易であることから新たな病原体の出現の可能性が高い．公衆衛生上の大きな脅威である新興・再興感染症への対応のため，世界規模での情報収集，研究・技術の面での国際間協力，WHO や国内外の研究機関との連携が重要である．

5・5　予防接種の意義

　宿主の抵抗性(免疫)を高めることは感染の予防と感染拡大，そして症状の重篤化を防ぐうえで重要な要素の一つである(図 5・2・1 参照)．

　獲得免疫(acquired immunity)は，**能動免疫**(active immunity)と**受動免疫**(passive immunity)に大別できる．能動免疫は，ワクチンにより病原体の抗原を宿主に投与することで抗原特異的な免疫記憶を獲得させて感染症の発症を予防することである．受動免疫は，抗体をほかの個体に移入することであり，母体の抗体が胎盤あるいは母乳を介して胎児や乳児に移行することや，ヒトあるいはウマなどの動物から得た抗体を**免疫グロブリン製剤**として人為的に導入することである．免疫グロブリン製剤にはB型肝炎の感染予防のための抗 HBs 抗体人免疫グロブリン(4・3・5 項 c. 参照)や破傷風の感染予防のための抗破傷風人免疫グロブリンなどがある．

　予防接種には，個人が感染症に罹患しないようにする**個人防衛**の意味だけでなく，社会全体に感染症がまん延しないようにする**社会防衛**の意味もある．

a．ワクチンの種類（表 5·5·1）

（ⅰ）　弱毒生ワクチン

目的とする病原体の免疫原性を保持したまま，病原性を減弱させた病原体株を投与し，免疫応答を誘導する．本来の感染状態に近いためすべてのエフェクター機能を誘導することができる．接種回数は通常 1 回であるが，高い免疫を誘導するには 1 ヵ月ほどの期間を要する．複数回接種の場合，生ワクチン（注射）接種後 27 日以上の間隔をおかなければ次の生ワクチン（注射）の接種を受けることはできない．しかし，経口生ワクチンや不活化ワクチンについては接種間隔の制限はない．

AIDS などによる免疫不全を有する場合には，弱毒生ワクチンの接種により重篤な合併症を引き起こすことがある．また，急性灰白髄炎（ポリオ）に対して経口生ワクチンが用いられてきたが，ワクチン株によるポリオ様の麻痺（ワクチン関連麻痺）が，まれではあるが（数百万人に 1 人）発生する場合があるため，2012 年 9 月から生ポリオワクチンの定期予防接種は中止され，不活化ポリオワクチンの定期接種が導入された．

結核に対する予防接種として，かつて，結核菌の培養ろ液中の分泌タンパク質画分を皮内注射し，48 時間後の発赤の長径の大きさ（ツベルクリン反応）から陰性の場合に **BCG ワクチン**を接種していた．しかし，ツベルクリン反応偽陽性者の BCG 接種機会喪失の弊害などを踏まえて，2005 年 4 月以降はツベルクリン反応検査を廃止し，全対象者に BCG を接種している．

（ⅱ）　不活化ワクチン

病原体を滅菌などの物理的処理またはホルマリンなどの化学的処理によって不活化したものを使用する．不活化された病原体は増殖能力を失うが，免疫系が認識できる抗原性は保持される．弱毒生ワクチンに比べて誘導される免疫応答は弱く，持続時間も短い．おもに体液性免疫を誘導し，細胞性免疫を担うエフェクター細胞は産生されない．十分な免疫を獲得するためには，追加の接種が必要となる．

病原体そのものを不活化するものに加えて，病原体の特定の抗原成分を病原体から抽出したもの，

表 5·5·1　ワクチンの種類

種　類	特　徴	ワクチンの例
弱毒生ワクチン	病原性を減弱させた生きた病原体株を投与する	風しん，麻しん，水痘，結核（BCG），ロタウイルス感染症
不活化ワクチン	不活化した病原体（増殖能はない）を投与する	日本脳炎，百日せき，インフルエンザ，B 型肝炎，急性灰白髄炎（ポリオ），肺炎球菌感染症，Hib 感染症，ヒトパピローマウイルス感染症
トキソイド	無毒化した病原体の毒素を投与する	ジフテリア，破傷風
mRNA ワクチン	抗原となるタンパク質の遺伝子に対応する mRNA を投与し，宿主内で抗原タンパク質を産生させる	新型コロナウイルス感染症
ウイルスベクターワクチン	抗原タンパク質の遺伝子 DNA をウイルスベクターに組み込み，宿主内で抗原タンパク質を産生させる	新型コロナウイルス感染症

あるいは遺伝子組換え技術を用いて抗原タンパク質を作製したワクチンを**成分ワクチン**とよぶ．病原体そのものを用いるより安全性，安定性が高い．たとえば，インフルエンザ HA ワクチンでは，インフルエンザウイルスの赤血球凝集素(HA)，肺炎球菌ワクチンでは肺炎球菌莢膜の構成成分であるポリサッカライド(多糖体，13 種類あるいは 23 種類)を抽出して接種する．組換え沈降 B 型肝炎ワクチン(酵母由来)は，遺伝子組換え技術を用いて，酵母により産生された B 型肝炎ウイルス表面抗原(HBs 抗原)を接種する．

（iii）　**トキソイド**

ジフテリアなどの毒素タンパク質は，毒性部位と受容体結合部位から構成されている．**トキソイド**は，毒性部位をホルマリンなどで変性させ，毒性を失活させた毒素(トキソイド)を免疫抗原として用いるワクチンである．トキソイドの受容体結合部位が免疫抗原となって中和抗体を誘導することができる．ただし，トキソイドだけでは免疫原性が低いのでアルミニウム塩などのアジュバントを併用する．

（iv）　**mRNA ワクチン**

mRNA ワクチンは，病原体の抗原となるタンパク質の遺伝子に対応する mRNA をヒトに接種し，この mRNA の情報をもとに産生される抗原タンパク質による免疫応答を誘導するワクチンである．抗原タンパク質に対する中和抗体が産生されるが，さらに細胞性免疫応答も誘導される．ただし，mRNA は，体内の RNA 分解酵素で簡単に分解されるため，脂質ナノ粒子で包むなどの製剤学的な工夫が必要である．ヒトには逆転写酵素が存在しないため，接種した mRNA がヒトの染色体に組み込まれることはない．この技術は mRNA の配列を変えることで変異型病原体に対しても比較的短期間での新しいワクチンの開発を可能にさせた．mRNA ワクチンが新型コロナウイルス感染症の予防に対して世界で初めて実用化された．

（v）　**ウイルスベクターワクチン**

ウイルスベクターワクチンは，ヒトに対して病原性のない，あるいは弱毒性のウイルスをベクターとして病原体の抗原タンパク質の遺伝子 DNA を組み込んだワクチンである．接種後にこの遺伝子情報をもとに体内で抗原タンパク質が産生され，中和抗体産生および細胞性免疫応答が誘導される．ベクターとして用いるウイルスは生体内で自己増殖できないような処理が施されている．新型コロナウイルス感染症に対するワクチンで初めて実用化された．たとえば，SARS-CoV-2 のスパイク糖タンパク質の遺伝子を組み込んだ非増殖性のチンパンジーアデノウイルスがベクターとして用いられた．

b．予防接種法と疾病

1948 年に制定された予防接種法は，「伝染のおそれがある疾病の発生およびまん延を予防するために公衆衛生の見地から予防接種の実施その他必要な措置を講ずることにより，国民の健康の保持に寄与するとともに，予防接種による健康被害の迅速な救済を図る」ことを目的としている．

予防接種は**定期接種**と**臨時接種**に分けられる．定期接種はさらに **A 類疾病**と **B 類疾病**に分けられ，A 類疾病は平時のまん延予防として集団予防を目的とする．都道府県知事または市町村長には

接種を**勧奨**する義務，対象者は接種を受ける**努力義務**がある．B 類疾病は個人の予防を目的とした
ものであり，接種を勧奨することと接種を受ける努力義務はない．いずれも実施の主体は市町村長
である．

定期接種の概要を表 5・5・2 に示した．2014 年に，公的に接種するワクチンの種類が少ない「ワク
チンギャップ」の解消などを目的に「予防接種に関する基本的な計画」が策定された．これにより
A 類疾病に水痘と B 型肝炎，B 類疾病に肺炎球菌感染症（高齢者）が追加された．また，HPV ワク
チンについては，接種後に多様な症状がみられたことから 2013 年以降に定期接種の積極的な勧奨
を差し控えていたが，2022 年 4 月より接種対象者への個別の接種勧奨を順次進めている．これま
でジフテリア，百日せき，破傷風，急性灰白髄炎（ポリオ）に対するワクチンとして四種混合ワクチ
ン（DPT-IPV）が接種されてきたが，2024 年 4 月以降，Hib 感染症に対するワクチンを加えた**五種混
合ワクチン**（DPT-IPV-Hib）が用いられることとなった．ただし，当面は四種混合ワクチンも使用さ
れる．

定期接種が平時のまん延防止のためであるのに対し，**臨時接種**は A 類および B 類疾病のまん延
予防上，**緊急の必要があるときに実施**される．定期接種の実施主体が市町村長であるのに対し，臨
時接種は厚生労働大臣が必要と認めたときに都道府県知事あるいは市町村長が主体となって実施す
る．原則として接種の勧奨義務と接種を受ける努力義務があるが，疾患や対象者によっては義務が
ない場合もある．

これまでの例では，2009 年に流行した新型インフルエンザ（A/H1N1 pdm09）に対して，医療従
事者や重症化リスクの高い人を対象に臨時接種が行われた．2018 年には風しんの流行を受けて，
接種経験のない特定の年代の男性に対する風しんワクチンの追加接種が行われた．新型コロナウイ
ルス感染症に対しては，2021 年 2 月から特例としての臨時接種が行われたが 2023 年度で終了した．
2024 年 4 月から**新型コロナウイルス感染症は B 類疾病に分類**された（表 5・5・2）．接種対象者は，B
類疾病のインフルエンザや肺炎球菌感染症（高齢者）と同様，65 歳以上および 60 〜 64 歳の一定の
基礎疾患あるいは免疫機能の障害を有する者となった．

上記の予防接種以外に個人が任意で接種する**任意接種**がある．弱毒生ワクチンとして，流行性耳
下腺炎，黄熱，帯状疱しん（水痘ワクチンを使用），不活化ワクチン・トキソイドとして，破傷風ト
キソイド，成人用ジフテリアトキソイド，A 型肝炎，狂犬病，髄膜炎菌（4 価），帯状疱しん，肺炎
球菌（15 価結合型）などがある．また，定期接種を対象年齢以外で受ける場合も任意接種となる．
定期接種と臨時接種は基本的に公費負担であるが，任意接種は自己負担となる．

予防接種法施行規則と定期接種実施要領では，予防接種の不適当者と要注意者を表 5・5・3 のとお
り定めている．

c．予防接種の健康被害救済

予防接種の副反応による健康被害は，きわめてまれであるが不可避的に発生することを踏まえて
国家補償の精神に基づき，1977 年に予防接種健康被害救済制度が制定された．これにより，予防
接種と健康被害との因果関係が認定された場合，医療費，障害年金などの救済を受けることができ

表 5·5·2 定期接種

対象疾病	ワクチン*		接種対象年齢など	標準的な接種年齢など	回数
	ジフテリア、百日せき、破傷風、急性灰白髄炎(ポリオ)、Hib感染症	沈降精製百日せきジフテリア破傷風不活化ポリオヘモフィルスb型混合ワクチン(DPT-IPV-Hib)、沈降精製百日せきジフテリア破傷風不活化ポリオ混合ワクチン(DPT-IPV)、沈降精製百日せきジフテリア破傷風混合ワクチン(DPT)、沈降ジフテリア破傷風混合トキソイド(DT)、不活化ポリオワクチン	1期初回	生後2～89ヵ月(DTを使用する場合は、生後3～89ヵ月)	生後2～11ヵ月(DTを使用する場合は、生後3～11ヵ月)	3回
			1期追加	生後2～89ヵ月(1期初回接種(3回)終了後、6ヵ月以上の間隔をおく)(DTを使用する場合は生後3～89ヵ月(1期初回接種(3回)終了後、6ヵ月以上の間隔をおく))	1期初回接種(3回)後12～18月までの間隔をおく	1回
		沈降ジフテリア破傷風混合トキソイド(DT)	2期	11～12歳	11歳	1回
	麻しん、風しん	乾燥弱毒生麻しん風しん混合ワクチン(MR)、乾燥弱毒生麻しんワクチン、乾燥弱毒生風しんワクチン	1期	生後12～24ヵ月		1回
			2期	5～6歳(小学校就学の始期に達する前の1年間の初日から当該初日に達する日の前日まで)		1回
	風しん	乾燥弱毒生麻しん風しん混合ワクチン(MR)、乾燥弱毒生風しんワクチン	5期	昭和37年4月2日から54年4月1日までの間に生まれた男性		1回
A類疾病	日本脳炎	乾燥細胞培養日本脳炎ワクチン	1期初回	生後6～89ヵ月	3歳	2回
			1期追加	生後6～89ヵ月(1期初回終了後おおむね1年をおく)	4歳	1回
			2期	9～12歳	9歳	1回
	B型肝炎	組換え沈降B型肝炎ワクチン	1回目 2回目 3回目	1歳に至るまで	生後2～8ヵ月	3回
	結核	乾燥BCGワクチン		1歳に至るまで	生後5～7ヵ月(ただし、結核の発生状況など市町村の実情に応じて、標準的な接種期間以外の期間に行うことも差し支えない)	1回
	Hib感染症	インフルエンザ菌b型(Hib)ワクチン	初回3回	生後2～59ヵ月	初回接種開始は、生後2～6ヵ月(接種開始が遅れた場合の回数などは別途規定)	3回
			追加1回			1回
	肺炎球菌感染症(小児)	沈降13価肺炎球菌結合型ワクチン	初回3回	生後2～59ヵ月	初回接種開始は、生後2～6ヵ月(接種開始が遅れた場合の回数などは別途規定)	3回
			追加1回		追加接種は、生後12～14ヵ月	1回
	水痘	乾燥弱毒生水痘ワクチン	1回目	生後12～35ヵ月	1回目の注射は生後12～14ヵ月	2回
			2回目		2回目の注射は1回目の注射終了後6～12ヵ月までの間隔をおく	

表 5・5・2 つづき

対象疾病	ワクチン*	接種対象年齢など	標準的な接種年齢など	回数
A類疾病（つづき） ヒトパピローマウイルス感染症	組換え沈降2価ヒトパピローマウイルス様粒子ワクチン、組換え沈降4価ヒトパピローマウイルス様粒子ワクチン、組換え沈降9価ヒトパピローマウイルス様粒子ワクチン	12歳となる日の属する年度の初日から16歳となる日の属する年度の末日までの間にある女子	13歳となる日の属する年度の初日から当該年度の末日までの間	3回
ロタウイルス感染症	経口弱毒生ヒトロタウイルスワクチン	1回目 2回目 出生6週0日後～24週0日	初回接種については、生後2月に至った日から出生14週6日後までの間	2回
	5価経口弱毒生ロタウイルスワクチン	1回目 2回目 3回目 出生6週0日後～32週0日		3回

対象疾病	ワクチン*	接種対象年齢など	回数
B類疾病 インフルエンザ	インフルエンザHAワクチン	・65歳以上の者 ・60歳以上65歳未満であって、心臓、腎臓または呼吸器の機能に自己の身辺の日常生活が極度に制限される程度の障害を有する者およびヒト免疫不全ウイルスにより免疫の機能に日常生活がほとんど不可能な程度の障害を有する者	毎年度 1回
肺炎球菌感染症（高齢者）	23価肺炎球菌莢膜ポリサッカライドワクチン	ア、65歳の者 イ、60歳以上65歳未満であって、心臓、腎臓または呼吸器の機能に自己の身辺の日常生活が極度に制限される程度の障害を有する者およびヒト免疫不全ウイルスにより免疫の機能に日常生活がほとんど不可能な程度の障害を有する者 ただし、イに該当するものとしてすでに当該予防接種を受けた者は、アの対象者から除く	1回
新型コロナウイルス感染症	コロナウイルス（SARS-CoV-2）RNAワクチン、組換えコロナウイルス（SARS-CoV-2）ワクチン	・65歳以上の者 ・60歳以上65歳未満の者であって、心臓、腎臓もしくは呼吸器の機能の障害またはヒト免疫不全ウイルスによる免疫の機能の障害を有するもの	1回

* ワクチン名は日本ワクチン産業協会による（www.wakutin.or.jp/faq/）.
[厚生労働統計協会：“国民衛生の動向 2024/2025”, p.144-145 (2024) をもとに一部修正して作成]

156　第 5 章　感染症とその予防対策

表 5・5・3　予防接種の不適当者と要注意者

予防接種の不適当者

1. 当該予防接種に相当する予防接種を受けたことのある者で当該予防接種を行う必要がないと認められるもの
2. 明らかな発熱を呈している者(37.5℃以上)
3. 重篤な急性疾患にかかっていることが明らかな者
4. 当該疾病にかかわる予防接種の接種液の成分によってアナフィラキシーを呈したことがあることが明らかな者
5. 麻しんおよび風しんにかかわる予防接種の対象者にあっては，妊娠していることが明らかな者
6. 結核にかかわる予防接種の対象者にあっては，結核その他の疾病の予防接種，外傷などによるケロイドの認められる者
7. B 型肝炎にかかわる予防接種の対象者にあっては，HBs 抗原陽性の者の胎内または産道において B 型肝炎ウイルスに感染したおそれのある者であって，抗 HBs 人免疫グロブリンの投与に併せて組換え沈降 B 型肝炎ワクチンの投与を受けたことのある者
8. ロタウイルス感染症にかかわる予防接種の対象者にあっては，腸重積症の既往歴のあることが明らかな者，先天性消化管障害を有する者(その治療が完了したものを除く)および重症複合免疫不全症の所見が認められる者
9. 肺炎球菌感染症(高齢者がかかるものに限る)にかかわる予防接種の対象者にあっては，当該疾病にかかわる定期の予防接種を受けたことのある者

予防接種の要注意者

1. 心臓血管系疾患，腎臓疾患，肝臓疾患，血液疾患，発育障害等の基礎疾患を有する者
2. 予防接種で接種後 2 日以内に発熱のみられた者および全身性発しんなどのアレルギーを疑う症状を呈したことがある者(なお，インフルエンザの定期接種に際しては，接種不適当者となる)
3. 過去にけいれんの既往のある者
4. 過去に免疫不全の診断がされている者および近親者に先天性免疫不全症の者がいる者
5. 接種しようとする接種液の成分に対してアレルギーを呈するおそれのある者
6. バイアルのゴム栓に乾燥天然ゴム(ラテックス)が含まれている製剤を使用する際の，ラテックス過敏症のある者
7. 結核の予防接種にあっては，過去に結核患者との長期の接触ある者もしくは過去に結核感染の疑いのある者
8. ロタウイルス感染症の予防接種にあっては，活動性胃腸疾患や下痢などの胃腸障害のある者

る．1997 年 2 月から 2022 年 12 月現在までの予防接種健康被害認定者の総件数は 3588 件であり，ワクチン種別では MMR(麻しん，風しん，おたふく風邪混合)ワクチンが 1041 件，BCG ワクチンが 767 件，日本脳炎ワクチンが 245 件と続く．なお，MMR ワクチンの接種により無菌性髄膜炎の発生が認められたため，1993 年に使用が中止された．一方で，2021 年 2 月から接種が開始された新型コロナウイルス感染症のワクチンでは 2024 年 8 月までに約 8000 件が被害認定された．予防接種法の規定によらない任意接種により発生した健康被害は，医薬品副作用被害として独立行政法人医薬品医療機器総合機構法(医薬品副作用被害救済制度)により救済される．

5・6　感染症対策とがん予防

　WHO のがん専門機関である**国際がん研究機関**(IARC)は，「ヒトに対して発がん性がある」グループ 1 にヒトパピローマウイルス(HPV)，肝炎ウイルス(B 型と C 型)，ヒト T 細胞白血病ウイルス 1

型(HTLV-1)およびヘリコバクター・ピロリ菌を分類しており，これらの病原体はそれぞれ，子宮頸がん，肝がん，成人T細胞白血病，胃がんを引き起こすことが知られている．したがって，これらの病原体による感染を予防することは効果的ながん対策となる．一次予防ではワクチン接種が最も効果的である．

2023年3月に発表された第4期がん対策推進基本計画では，感染症対策ががん予防につながることを明確に述べている．

子宮頸がんの年齢調整罹患率は，2007年に10万人あたり10.3であったのに対して，2019年には13.9と増加した．子宮頸がんの予防のため，2013年4月からHPVワクチンの接種が開始されたが，重篤な有害事象が報告されたため，同年6月に接種の積極的な勧奨が控えられた．しかしながら，ワクチンの安全性に特段の懸念はなく，接種の有効性は副反応のリスクを上回ることから，2022年4月から予防接種法に基づくA類疾病としての接種勧奨を再び積極的に実施している．また，2013年以降，接種の機会を逃した者に対しては公平な接種機会を確保するために従来の定期接種の対象年齢を超えて，2022年から3年間の「キャッチアップ接種」を実施している．

肝炎ウイルス検査の受検率の増加に伴い，HBs抗原とHCV抗体の陽性率はそれぞれ，2010年の1.0％と0.8％から2019年には0.5％と0.2％へと低下している．B型肝炎ワクチンの接種率は，2016年に予防接種法で定期接種に位置づけられて以来，90％を超えている．

胃がんの年齢調整死亡率は1975年に人口10万人あたり40.1であったが2021年には7.7へと減少した．日本人の胃がんの罹患リスクはピロリ菌の除菌により有意に低下することがメタアナリシスによって認められている．

栄養生理学

6

6・1　栄養と健康をめぐる概況

6・1・1　栄養生理学の意義と薬剤師の役割

　これまで，わが国の医学・薬学教育において栄養学の重要性は軽視されてきた，といっても過言ではない．薬学教育においても，生化学の知識があれば，栄養に関する教育をさらに行う必要はないだろう，との考えが支配的であった．衛生薬学系の教科書における栄養の扱いは，ほぼ生化学の焼き直しに終わっているものが多かった．

　しかし，現代の医療の現場における薬剤師の役割，とくに病気の予防にもかかわるべき薬剤師の役割を考えたとき，薬学教育における栄養学の重要性はきわめて高くなっている．

　高血圧，糖尿病，動脈硬化などの生活習慣病の基礎疾患として，糖や脂質などの栄養素の代謝異常が関与している．栄養素の代謝異常は「病態栄養学」の領域であるが，糖尿病や脂質異常症などの病態を理解するには，まず正常な（生理的な状態での）栄養素の代謝，すなわち「栄養生理学」を学ぶことが必須である．

　また，臨床現場において**栄養サポートチーム**（nutrition support team：**NST**）の役割はますます重要になっており，多くの病院において**薬剤師もNSTの一員**となっている．1970年代の米国において，いくら医療が高度に進歩しても，骸骨のようにやせた入院患者の低栄養状態を改善しない限り治療効果は望めないことを指摘した "The skeleton in the hospital closet" という論文が強い影響を与え，NSTがスタートした．これが医者以外のメディカルスタッフとの共同作業を重視するチーム医療の始まりでもある．NSTに参加する薬剤師にとって，栄養療法におけるエネルギー必要量の計算，褥瘡などの病態に応じて補給されるビタミンやミネラルの役割，栄養アセスメントなどに関する基本的な知識が必須となっている．NSTでは「**万病に効く薬はないが，栄養は万病に効く**」といわれている．

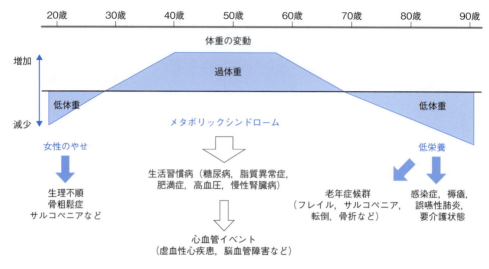

図 6・1・1　ライフステージと栄養の関係
〔葛谷雅文 編："臨床栄養別冊　JCN セレクト 11　別冊健康寿命延伸をめざす栄養戦略　フレイル・疾病重症化予防のために", p.5, 医歯薬出版(2016)より〕

　今後，75歳以上人口が増加し続けるわが国において，高齢者が自力で歩ける，自分で食事をとることができる，骨折しない，肺炎などの感染症を起こさない，という状態を維持するには，タンパク質，カルシウム，ビタミンなどの十分な摂取が重要である．**75歳以上の高齢者では低体重，低栄養が新たな課題**となっている(図6・1・1)．

　以上のように，① 生活習慣病の予防，② NST 活動による疾病治療への支援，③ 高齢者が要介護状態となるのを防ぐ，という現在の医療の課題のいずれにおいても，「栄養」の重要度がますます高まっている．衛生薬学のなかで栄養を学習することは，臨床現場での薬剤師としての活動に直結するのみならず，健康増進・疾病予防に詳しい薬剤師になるためにも必須である．

6・1・2　ライフステージと栄養

　ライフステージの違いはさまざまな栄養障害のリスクの違いにつながる(図6・1・1)．新生児，乳児は母親の栄養素の過不足の影響を受けやすく，新生児は胎盤を通過しないビタミン K 不足に陥る可能性が高い(6・5・2項 d. 参照)．乳児，小児は成長のために多くの栄養素を必要とするが，自力で食物を獲得できないため，エネルギー・タンパク質不足やビタミン・ミネラル欠乏を起こしやすい．青年期にはとくに女性において摂食障害や神経性のやせ症が増加する．妊娠，授乳期の女性は必要な栄養が増加する．近年，胎児期の栄養不足が成人期以降の生活習慣病の増加に及ぼす影響が懸念されている(4・3・6項参照)．また，妊娠中の葉酸不足は胎児の神経管閉鎖障害を起こす可能性がある(6・5・1項 e. 参照)．一方，20歳代を過ぎると加齢に伴って筋肉量が低下し，基礎代謝量も低下するが(図6・2・3参照)，エネルギー摂取量が多いままだとその差が体重増加につながり，とくに中高年男性の肥満の一因となっている(図6・1・2)．

　高齢者では食欲が低下し，咀嚼・嚥下困難などによる摂食量低下も起こる．高齢者の活動性の低

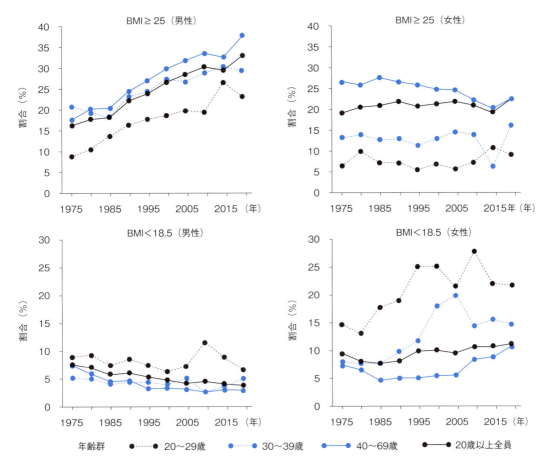

図 6・1・2 日本人における肥満（BMI≧25）とやせ（BMI＜18.5）の割合の性・年齢群別年次推移（1975～2019 年）
（女性については妊娠中，授乳中の女性を除いたもの）
〔健康日本 21（第二次）分析評価事業（国立研究開発法人 医薬基盤・健康・栄養研究所）の報告より作成〕

下（ロコモティブシンドローム）は筋肉量と筋力の低下（サルコペニア）と密接に関連し，フレイルの重要な原因となるため，近年，高齢者のタンパク質栄養の重要性が指摘されている．また，女性の骨粗鬆症の発症頻度が高齢化に伴って著明に増加し（図 4・2・23 参照），骨折は寝たきり・要介護状態の重要な原因となる．女性の閉経後の骨量の低下の程度は若いときの骨量に大きく依存するため（図 4・2・24 参照），若年女性が十分なカルシウムを摂取することが，将来の健康寿命の延伸にもつながる．

6・1・3 エネルギー摂取量および肥満とやせの傾向

　現代のわが国は，栄養不足が解消されて飽食の時代となり，エネルギー摂取量の増大により，肥満が増加していることが生活習慣病増大の原因である，というのが世の中の一般的な感覚であろう．しかし，具体的なデータを見ると，このような感覚は全体の一部にしか当てはまらない誤った認識であることがわかる．

162 第6章 栄養生理学

6・8・2項で示すように，実は，**日本人のエネルギー摂取量は過去50年にわたって少しずつ減少している**（図6・8・2参照）．最大の原因は炭水化物（糖質）摂取量の減少である．1950～1960年代に日本人は1日に約300g以上の米を食べていたが，2000年代以降はその半分以下にまで減少した（図6・8・3参照）．パンや麺類の摂取が米食に替わっているものの，糖質摂取量は減少し続けている．エネルギー摂取量をみる限り，現在の日本人全体が栄養過多になっているわけではない．

肥満についても，実際のデータは世の中の感覚とは異なっている．18歳以上の男女全体の肥満率の国際比較では，日本はほぼ世界最低レベルに近い（コラム参照）．性・年齢群別の肥満とやせの経年変化を見ると（図6・1・2），**肥満が増加しているのは男性**だけである．女性の肥満は増えていない．エネルギーの過剰摂取，運動不足などによって肥満になり，メタボリックシンドロームが懸念されているのは中高年の男性である．逆に，**若年女性ではやせが増加**している．年齢別にみると，20歳代と30歳代の女性（妊娠中，授乳中を除く）でやせが増加している（図6・1・2）．世の中のダイエットブームとは裏腹に，この世代の女性のやせが，わが国における低出生体重児の増加に関連しているのではないかと懸念されている（4・3・6項参照）．

死亡率とBMIとの関係を調べると，BMIの値が高い人だけでなく，BMIの値が低い**やせた人の死亡率が高くなっている**ため，U字型の分布を示す（図1・1・2参照）．高齢者だけを対象にした調査

コラム　日本人の肥満の割合は世界191ヵ国中181番目

日本ではBMI ≥ 25が肥満とされているが，世界標準はBMI ≥ 30が肥満（obesity），25～30は過体重（overweight）である．世界191ヵ国の1975年と2016年の18歳以上の肥満の人の割合を比較したデータの一部を表6・1・1に示した．世界的に肥満が増加しており，2016年の時点で肥満の割合が25%を超えた国は62ヵ国ある．米国は18歳以上の40%近くがBMI ≥ 30の肥満である．一方，アジアの国々は肥満の割合が少ない．日本は4.4%であり，191ヵ国中181番目である．

表 6・1・1　1975年と2016年の18歳以上の肥満の割合

| 国　名 | 肥満（BMI ≥ 30の割合（%）） | | 順　位 |
	1975年	2016年	（2016年）
トンガ	17.8	45.9	7
米　国	**11.7**	**37.3**	**11**
サウジアラビア	9.5	35.0	13
メキシコ	8.3	28.4	34
ドイツ	9.9	25.7	54
ノルウェー	**8.0**	**25.0**	**62**
ペルー	5.5	19.1	113
中　国	0.4	6.6	162
韓　国	0.5	4.9	172
日　本	1.0	4.4	181
ネパール	0.3	3.8	185
ベトナム	0.1	2.1	191

〔Our World in Data（https://ourworldindata.org/obesity）より抽出して作成〕

ではこの傾向がさらに顕著で，やせた高齢者ほど死亡率が高い(図6・7・1参照)．これらのデータは，現在のわが国において，栄養過多だけでなく栄養不良，肥満だけでなく「やせ」も重要な問題であることを示している．

6・2 エネルギー源としての三大栄養素

6・2・1 エネルギーをキーワードとして栄養素の代謝を考える

食事をする最大の目的はエネルギーを得ることである．エネルギー源となる栄養素は，糖質，脂質，およびタンパク質である．これらを**三大栄養素**とよび，エネルギー源という観点から熱量素ともいう．食事から摂取した三大栄養素を体内に蓄積し，エネルギーに変換する過程は，大きく**異化**(catabolism)と**同化**(anabolism)に分けられる(図6・2・1)．

健康な成人は，1日に約2000 kcalのエネルギーを食事から得て(input)，さまざまな活動と代謝により約2000 kcalのエネルギーを使っている(output)．このバランスが崩れて，エネルギー摂取量が消費量を恒常的に上回れば体重が増加し，逆にエネルギー摂取量を超えて消費し続ければ体重は減少する．体重が増加するということは，すなわち，エネルギーを何らかの体内物質として貯蔵しているということである．体内でのエネルギー貯蔵物質は，脂肪だけでなく，グリコーゲンなどの糖質や，筋肉や内臓のタンパク質も含まれる．

食事で摂取する三大栄養素は，デンプンやタンパク質などの高分子化合物である．これらをグルコースやアミノ酸など，消化管から吸収可能な低分子化合物に変換する過程が**消化**である．吸収されたグルコースの一部はそのままエネルギーの産生に消費されるが，残りはグルコースの重合体で

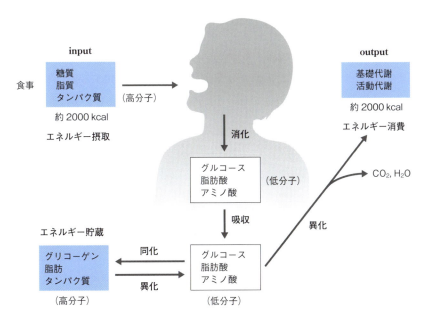

図 6・2・1 三大栄養素からのエネルギー摂取，消化，吸収，同化，異化，およびエネルギー消費までの流れ

あるグリコーゲン(高分子化合物)として肝臓や筋肉に一時的に貯蔵される．体内の脂肪組織には，食事から摂取した脂肪も貯蔵されるが，過剰に糖質を摂取した場合には，脂肪に変換されて貯蔵される．肉や魚などのタンパク質は，アミノ酸にまで消化された後，体内で再びタンパク質に合成され，文字どおり血となり肉となる．しかし，タンパク質の一部は常に分解されてアミノ酸になっており，再びタンパク質合成に使われる．その際，アミノ酸の一部はアミノ基転移反応によって2-オキソ酸(α-ケト酸)となり，TCA回路に導入され，エネルギー産生に活用される．このように，食事から摂取した三大栄養素は，消化によって低分子化合物となって吸収された後，再び高分子化合物として貯蔵される．この過程が**同化**である．一方，高分子化合物を分解して低分子化合物に変換し，エネルギー源として活用する過程が**異化**である(図6・2・1).

人は1日に数回の食事をし，身体を動かし，睡眠をとる．この過程のなかで，三大栄養素の同化と異化がそれぞれの臓器ごとに適切に調節されながら進行している．そして，この過程が正常に機能しなくなったとき，糖尿病などの糖質代謝異常や肥満に伴う脂質代謝異常が起こり，やがて動脈硬化などの血管障害を引き起こす原因となる．健康維持のためにどのように栄養素が代謝(同化と異化)されるのかを理解するにあたって，まず**エネルギーの摂取**，**貯蔵**，**消費**という視点から三大栄養素の役割をみる必要がある．

6・2・2　三大栄養素からのエネルギーの摂取

a．Atwater係数とその応用

健康な成人は，1日に約2000 kcalのエネルギーを食事から得る必要がある．では，三大栄養素のうちのどの栄養素からどのくらいのエネルギーを摂取しているのであろうか．

三大栄養素(糖質，脂質，タンパク質)のそれぞれを摂取することによってどのくらいのエネルギーが得られるかについて表した換算係数が**Atwater係数**である．米国の栄養学者Atwaterらは，食物を試料として爆発熱量計(Bomb熱量計，図6・2・2)の容器中で「燃焼」させた際に発生する熱量(エネルギー量)は，その食物を体内で代謝することによりゆっくり「燃焼」した際に得られる熱量(エネルギー量)とほぼ等しい，と考えた．個々の食品によって値は変化するが，平均すると，糖質，脂質，タンパク質を爆発熱量計で燃焼させたときに得られる熱量は表6・2・1のようになる．

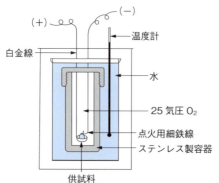

図6・2・2　爆発熱量計

6・2　エネルギー源としての三大栄養素　　165

表 6・2・1　三大栄養素の Atwater 係数

成　分	爆発熱量計での燃焼熱 (kcal/g)	消化吸収率 (%)	尿素としての消失分 (kcal/g)	Atwater 係数 (kcal/g)
糖　質	4.1	98	—	**4**
脂　質	9.7	95	—	**9**
タンパク質	5.7	92	1.25	**4**

　糖質，脂質の場合は，これに消化管からの吸収率を乗じると，糖質で 4 kcal/g，脂質で 9 kcal/g となる．これを Atwater 係数という．1 cal は 1 g の水を 1℃ 上昇させるのに必要な熱量である．SI 単位では熱量の単位としてジュール(J)が用いられるが，栄養学では伝統的に cal，kcal が用いられる．

　糖質，脂質は基本的に炭素(C)，水素(H)，酸素(O)のみで構成されているために，燃焼によって CO_2 と H_2O が生じるだけである．しかし，タンパク質の場合，C，H，O に加えて必ず窒素(N)が含まれている．身体の構成成分としてタンパク質が同化される場合は C，H，O，N のいずれも重要であるが，タンパク質が異化作用によってエネルギー源として利用される場合には N は利用されずに尿素に変換されて尿中に排泄される．したがって，タンパク質からエネルギーを得るための変換効率には，尿素としての損失分を考慮しなければならない．その結果，タンパク質の Atwater 係数は 4 kcal/g となる．Atwater 係数を用いることによって，個別の食品を摂取したときに得られるエネルギー量(カロリー)を概算することができる(コラム参照)．

　現在の日本人の 1 日平均エネルギー摂取量は約 1900 kcal であり，この 10 数年来やや減少傾向にある(6・8・2 項，図 6・8・2 参照)．2019 年国民健康・栄養調査によると，日本人の 1 人 1 日あたりの炭水化物，脂質，タンパク質の平均摂取量は，それぞれ，約 250 g，60 g，70 g である．炭水化物由来のエネルギーのほとんどは糖質由来なので，それぞれ Atwater 係数を乗じると，現在の日本

コラム　Atwater 係数からカロリー計算ができる

　Atwater 係数を用いることにより，個別の食品を摂取したときに得られるエネルギー量(kcal)を計算することができる．たとえば，うどん 100 g を摂取したときに体内で利用できるカロリーを計算できる(表 6・2・2 A)．同様に，病院で輸液を調製する際，輸液に添加するグルコース(ブドウ糖)，脂肪乳剤，アミノ酸の含量から得られるエネルギー量を計算する際にも Atwater 係数が用いられる(表 6・2・2 B)．

表 6・2・2　Atwater 係数を用いたカロリーの概算

A.　うどん 100 g のカロリー		B.　中心静脈栄養の輸液のカロリー	
糖　質	30 g × **4** kcal/g = 120 kcal	グルコース	200 g × **4** kcal/g = 800 kcal
脂　質	0.5 g × **9** kcal/g = 4.5 kcal	脂肪乳剤	20 g × **9** kcal/g = 180 kcal
タンパク質	8 g × **4** kcal/g = 32 kcal	アミノ酸	50 g × **4** kcal/g = 200 kcal
	合計　156.5 kcal		合計　1180 kcal

人が三大栄養素から得ているエネルギー量は，糖質から約1000 kcal（約55%），脂質から約540 kcal（約30%），タンパク質から約280 kcal（約15%）であることがわかる．

b．医療現場でのAtwater係数の活用

Atwater係数は，食品のカロリー計算に用いられるだけでなく，医療現場で栄養療法を行う際のエネルギー計算にも重要である（表6・2・2）．咀嚼ができない，胃腸の機能が失われているなどの理由で口から食物を摂取することができない患者に対しては，経腸栄養や経静脈栄養が実施される．とくに，経静脈的に栄養を補給する中心静脈栄養（total parenteral nutrition：TPN）で用いられる高カロリー輸液では，輸液中に添加されるグルコース（ブドウ糖），アミノ酸，脂肪乳剤が唯一のエネルギー源となる．

病院において，高カロリー輸液の調製は薬剤師の仕事となることが多い．Atwater係数の意味を理解し，必要なエネルギー量を計算することは薬剤師にとって必須の技能となっている．

6・2・3 エネルギーの貯蔵と放出

6・2・2項a.で示したように，食事から摂取するエネルギーの約50%〜60%は糖質に由来する．しかし，人体を構成する成分としての糖質の存在割合は体重の1%以下である．そのほとんどはおもに肝臓と筋肉に存在するグリコーゲンであり，合計で200〜300 g程度にすぎない．摂取した糖質は，直ちに消費されるか，わずかにグリコーゲンとして貯蔵されている．一方，脂肪の場合，体重50 kgで体脂肪率が20%の人では10 kgの脂肪が存在する．

グリコーゲンや脂肪が，エネルギーとしてどのくらいの量を貯蔵しているのかについて，Atwater係数を用いて計算することができる（表6・2・3）．グリコーゲンの場合300 g × 4 kcal/g ＝ 1200 kcalであり，1日に必要なエネルギー量の半分程度にしかならない．一方，脂質10 kgから得られるエネルギー量を計算すると，10 000 g × 9 kcal/g ＝ 90 000 kcalであり，1日に必要なエネルギー量を2000 kcalとすると，45日分のエネルギーを貯蔵していることになる．

毎日摂取する食事の量は一定ではない．過剰に摂取した糖質の一部は脂肪に変換（同化）されて蓄積されている．逆に，エネルギー摂取量が足りないときは，エネルギーの貯蔵庫としての脂肪から脂肪酸とグリセロールが放出され，代謝（異化）を受けてエネルギー源として活用されている．

筋肉は，成人男性で20〜25 kg，成人女性で12〜15 kg存在している．タンパク質は常に一定量が分解されてアミノ酸プールを形成し，タンパク質の再合成に利用されるだけでなく，アミノ基転移反応によって2-オキソ酸がTCA回路でエネルギー産生に活用される（6・4・3項参照）．

エネルギー摂取が停止した**飢餓状態**のときには，これらのエネルギー貯蔵庫からエネルギーが放

表 6・2・3　体内に貯蔵されるエネルギー量の例

栄養素	貯蔵臓器	貯蔵臓器の量	Atwater係数	貯蔵されるエネルギー量
糖質（グリコーゲン）	肝臓・筋肉	200〜300 g	4	800〜1200 kcal（**0.5日分**）
脂質（**中性脂肪**）	脂肪組織	10 kg	9	90 000 kcal（**45日分**）

出される．まず，グリコーゲンが分解されて血糖レベルを維持しようとする．次に，脂肪組織の中性脂肪が分解されて脂肪酸とグリセロールが放出され，脂肪酸がエネルギー源として活用されるだけでなく，グリセロールが糖新生の材料となる．肝臓では，脂肪酸から生じるアセチル CoA がケトン体に変換されて血中に放出され，腎臓や心臓でケトン体がアセチル CoA に再変換されて TCA 回路で活用される．筋肉の分解で生じたアミノ酸の一部は肝臓でグルコースに変換され，あるいはアミノ基転移反応で 2-オキソ酸に変換され，TCA 回路でエネルギー産生に活用される．飢餓状態が続くと，まず，グリコーゲンが枯渇して疲れやすくなり，脂肪量が減ってやせていき，さらには筋肉の分解も促進される．極限状態まで飢餓が続くと，骨格筋だけでなく，内臓のタンパク質も分解されて機能異常をきたす．

　現在，わが国では糖尿病の有病率が高まっている．糖尿病は，食事を十分に摂取しているにもかかわらず，グルコースをエネルギー源として十分に利用できない病気であり，**糖尿病患者の体内では飢餓状態と同様の代謝が起こる**．糖尿病の病態を理解するためには，エネルギーの貯蔵と消費という視点から，三大栄養素が体内でどのように同化・異化反応を受けているのか，その生理的な機構をまず把握する必要がある．

■ 6・2・4　エネルギーの消費

　ヒトが消費するエネルギーの総量は，**基礎代謝量**と**活動代謝量**の合計である．ヒトは寝ているときにも心臓，肺，脳が活動しているので，それを維持するのに必要なエネルギー量が基礎代謝量である．それに加えて，起きてさまざまな身体活動をすることで消費するエネルギー量が活動代謝量である．活動代謝量は，活動レベルによって異なるが，基礎代謝量の 0.5～1.0 倍となる．さらに，食事をした直後は胃，腸，肝臓などの消化器官の活動が高まるので，その際にエネルギーが消費されることを**食事誘発性熱産生**という．

　体内でエネルギーを消費するということは，三大栄養素を酸素と反応させて静かに燃焼させることである．したがって，エネルギー消費量は熱量(kcal)として表される．また，燃焼の際に酸素を消費するため，呼気分析によって酸素消費量を計測することで，それぞれの活動時におけるエネルギー消費量を推測できる．呼気分析で，酸素消費量だけでなく，二酸化炭素の排出量も測定して呼吸商を求めると，三大栄養素のどの成分を燃焼させてエネルギーを得ているかを推測することが可能となる．

a．基礎代謝とその変動要因

　基礎代謝とは，人が生きていくために必要な最低限の生命維持活動の概念であり，**基礎代謝量**(basal metabolic rate：BMR)とはその活動に必要な 1 日あたりのエネルギー量を指す．通常，基礎代謝量は，10 時間以上絶食後の早朝空腹時に，快適な室内にて仰臥位で，肉体的・精神的に安静であり，睡眠することなく，腕や脚などを動かさない状態で消費するエネルギー量として測定される．この状態でも脳，心臓，腎臓，呼吸器を動かすための筋肉などが活動しているため，一定のエネルギーを消費する．一方，**安静時代謝量**は，基礎代謝測定の条件より現実的な(横臥位か座位，

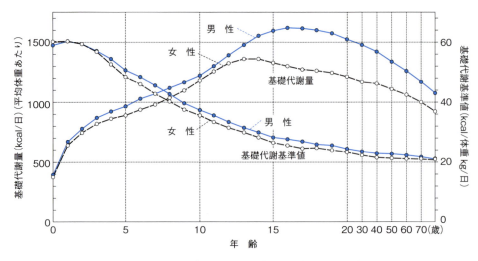

図 6・2・3　年齢と基礎代謝量，基礎代謝基準値との関係
〔遠藤克己: "栄養の生化学 1-2-3", p.166, 南江堂(1997)より〕

室温，絶食の状態，肉体的・精神的な安静度などに関して厳密ではない）条件での消費エネルギー量として測定される．安静時代謝量は，基礎代謝量に若干の筋肉活動によるエネルギー消費分が上乗せされているため，基礎代謝量の約 1.2 倍に相当する．

同じ年齢では基礎代謝量はおおむね体表面積に比例している．体表面積の測定は困難なので，体重で基礎代謝量を除した値を**基礎代謝基準値**という．

図 6・2・3 に示したように，思春期以降では男性の基礎代謝量が女性より高くなっているが，これは男性の筋肉量の多さを反映している．基礎代謝基準値でみると男女差は非常に小さくなる．1 歳児の基礎代謝基準値が最も高いのは，体重に占める脳の割合が大きいことも影響している．

基礎代謝量は，下記の Harris–Benedict の推定式から求めることができる．

　男性: 基礎代謝量(kcal/日) = 66.5 + 13.8 ×体重(kg) + 5.0 ×身長(cm) − 6.8 ×年齢(歳)
　女性: 基礎代謝量(kcal/日) = 655.1 + 9.6 ×体重(kg) + 1.8 ×身長(cm) − 4.7 ×年齢(歳)

b．基礎代謝に影響を及ぼす因子

(1) **年　齢**: 基礎代謝量は乳幼児から思春期までは増加し，男性では 15～17 歳，女性では 12～14 歳でピークを迎える（図 6・2・3）．その後，基礎代謝量は徐々に減少する．一方，基礎代謝基準値は生後 1 年をピークに減少し続ける．

(2) **筋肉量**: 筋肉の量は基礎代謝量に大きく影響する．基礎代謝量の性差はおもに男女の筋肉量の差を反映している．加齢に伴って筋肉量が減少すると，基礎代謝量も減少する．逆に，筋肉量を増やすことにより基礎代謝量を高めることができる．

(3) **気　温**: 気温が低ければ，体温維持のために基礎代謝量は上がる．

(4) **栄養状態**: 栄養状態が悪いと，その状態に適応するため基礎代謝量は減少する．

(5) **疾　病**: 発熱すると基礎代謝量は増大する．

c. 活動時エネルギー消費量

1日のエネルギー消費量の総量は，基礎代謝量に活動代謝量と食事誘発性熱産生を加えたものになる．基礎代謝量は性・年齢，体格などで決まり，日々の活動の影響を受けない．活動代謝量は，運動や日常の生活活動，姿勢の維持などの身体活動で消費される量で，その日の身体活動によって変動する．一般に，基礎代謝量の1.5〜2倍のエネルギーを1日で消費している．食事摂取基準では，日本人の平均的な身体活動レベルを基礎代謝量の1.5倍，1.75倍，2倍の3段階に大まかに分類し，それぞれの身体活動レベルに応じた必要エネルギー量を算出している（表6・8・3参照）．

以前は，個々の活動や作業の強度を評価するためにエネルギー代謝率（relative metabolic rate：RMR）が用いられた．RMRは，（活動時の代謝量−安静時代謝量）/（基礎代謝量）で求められるが，基礎代謝量の測定が困難であることから，最近は，個々の活動や運動の強度を相対的に評価するのにメッツ（**METs**, metabolic equivalents）を使うようになった．メッツは，活動時の総代謝量/安静時代謝量として計算される．実際には，活動時酸素消費量/安静時酸素消費量（＝約3.5 mL/kg/分）で求められる．「犬を連れて歩く」「自転車に乗る」「水泳」「ジョギング」などの動作のメッツは，それぞれ3.0，4.0，6.0，7.0である．1メッツは約1 kcal/kg体重/時に相当するため（正確には1.05 kcal/kg体重/時），以下の式で，個々の活動を行っている間の総エネルギー消費量を大まかに予測できる．

$$\text{活動によるエネルギー消費量} = \text{その活動のメッツ} \times \text{時間} \times \text{体重(kg)} \times 1.05$$

すなわち，60 kgの人が4メッツの活動を1時間行うと，約252 kcalのエネルギー消費に相当する．さまざまな活動ごとのメッツを知っていれば，その活動によるエネルギー消費量を自分で予測できる．

d. 食事誘発性熱産生

食事誘発性熱産生（diet-induced thermogenesis：DIT）は，食事をした後に一過性にエネルギー消費が起こることをいう．食物の摂取後に栄養素の消化，吸収，代謝に必要なエネルギーが消費されるために熱産生が起こる．かつては特異動的作用（specific dynamic action：SDA）ともいわれた．食事誘発性熱産生は栄養素の種類によって異なる．一定カロリーの食品を摂取した場合，タンパク質のみを摂取したときは摂取エネルギーの約30%，糖質のみの場合は約6%，脂質のみの場合は約4%である．

e. 呼吸商

体内でエネルギーを消費するということは，糖質，脂質，タンパク質のC，Hを内呼吸で静かに燃焼させることであり，本質的には，有機物質が酸素と反応して二酸化炭素と水を生じる化学反応である．たとえば，グルコースが燃焼する場合，以下の反応式と同じ関係が体内でも成り立っているはずである．

$$C_6H_{12}O_6 + 6O_2 \longrightarrow 6CO_2 + 6H_2O$$

したがって，糖質（グルコース1モル）をエネルギー源として消費する際，内呼吸で6モルの酸素

を消費し，6モルの二酸化炭素量を排出しており，これが外呼吸の呼気にも反映されるはずである．呼気分析により求めた二酸化炭素の排出量を酸素消費量で除したものを**呼吸商**という．

$$呼吸商 = \frac{単位時間あたりのCO_2排出量(L)}{単位時間あたりのO_2消費量(L)}$$

糖質のみが燃焼に用いられた場合，呼吸商は上述の式で求められるように1.0である．脂質の場合は，脂肪酸の種類によって異なるが，平均すると呼吸商は0.71になる．タンパク質の場合，窒素(N)を除いた後の炭素骨格のみが燃焼に用いられるので理論的に求めることは困難であるが，実測値から約0.80とされている．

タンパク質の場合，酸化分解はNを除いた炭素骨格に対して起こり，Nは尿素として尿中に排泄される．したがって，タンパク質の分解量は尿中N量の測定によって求められる．タンパク質に含まれる平均N含量を16％とすると，尿中N量に100/16（＝6.25，窒素係数）を乗ずることにより，体内で燃焼したタンパク質の量(g)が求められる．タンパク質1gを酸化分解する際に必要な酸素量と発生する二酸化炭素量はわかっているので，尿中N量を測定することで，タンパク質分解のために使われた酸素量とその結果生成した二酸化炭素量が求められる．以下の式により，タンパク質による燃焼を除いた**非タンパク質呼吸商**を計算することができる．

$$非タンパク質呼吸商 = \frac{総CO_2排出量 - タンパク質分解によるCO_2排出量}{総O_2消費量 - タンパク質分解によるO_2消費量}$$

非タンパク質呼吸商は，糖質と脂質のみの燃焼に基づいている．仮に糖質が100％燃焼したときには1.0，脂質が100％燃焼したときには0.71となるので，糖質と脂質のどちらがより多く利用されているかによって呼吸商は変動する．

ある身体活動によってどのくらいのエネルギーが消費されるかは，**呼気分析**を行ってその活動による酸素消費量を計測することで求められる．非常に激しい運動をした場合でも消費できる酸素量には上限があり，最大酸素摂取量に対する実際の酸素消費量の割合が運動強度の指標となる（図6・2・4）．その際，**エネルギー源として体内の糖質と脂質がどのくらいの割合で利用されたかは，呼気分**

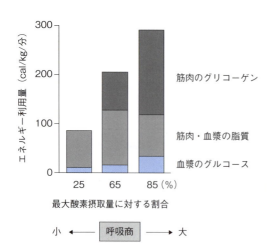

図6・2・4 運動強度(最大酸素摂取量に対する割合)と呼吸商との関係
〔Romijn *et al*.：*Am. J. Physiol*., **265**, E380-361(1993)のFig. 8より作成〕

析によって酸素消費量と二酸化炭素排出量を測定し，呼吸商を求めることで推測できる．図6·2·4に示したように，早足で歩くなどの強度の低い身体活動(図では酸素消費量が最大酸素摂取量の25％)では，血糖や筋肉のグリコーゲンなどの糖質の利用量は少なく，おもに脂質が利用(燃焼)されるので，呼吸商は小さい．身体活動が中程度(65％)から高い強度(85％)になると，筋肉のグリコーゲンの利用が増加し，呼吸商は大きくなる．全力疾走などの強度の運動時には，筋肉中のグリコーゲンを分解して得たグルコースから酸素を必要とせずにATPを産生できる解糖系が重要になるからである．このように，**糖質と脂質がエネルギー源として利用される割合は身体活動の強度によって変化**し，その割合は呼吸商(非タンパク質呼吸商)を測定することで推測できる．

6·3　食物の消化・吸収

　ヒトは多様な栄養素を含む物質群(食物)を摂取し，**消化管内で吸収可能な成分まで分解(消化)して栄養素を取り込んで(吸収)**いる．消化・吸収は，糖質や脂質，タンパク質などの重合化した高分子化合物をグルコース，脂肪酸，アミノ酸などの低分子化合物に分解し，生体内に取り込む過程である(図6·2·1参照).

　食物の消化は，咀嚼や蠕動運動などによる**物理的消化**と，消化腺から分泌されるさまざまな消化液に含まれる酵素による**化学的消化**に分けられる．口から取り入れた食物は，口腔内では咀嚼によって物理的に粉砕され，唾液腺からの唾液によりペースト状の流動性を有する形状にされて食道へ移送される．唾液中にはアミラーゼが含まれ，糖質は口腔内で部分的に化学的消化を受ける．

　続いて，口腔内の食物は，嚥下により咽頭を通過し，**蠕動運動**によって食道を下降して，噴門を通って胃に運ばれる．胃では，蠕動運動により，食物が胃液と混和され，物理的(機械的)消化が行われる．半液体状になった食物は，少量ずつ幽門から十二指腸へ送り込まれる．胃内容物の胃内滞留時間は，摂取した食物の種類によって異なり，炭水化物に富む食品では数時間以内と短く，タンパク質の多い食品はそれよりやや長く，脂肪の多い食品が最も長く滞留する．胃では胃酸や消化酵素の作用でタンパク質の消化が行われるほか，その後の消化を促進する種々のホルモン様物質が分泌される．

　小腸は十二指腸(約25 cm)，空腸(2～3 m)，回腸(3～4 m)で構成される．十二指腸では，膵臓からの膵液と肝臓からの胆汁が合わさって分泌される．胃酸によって酸性化した内容物は，弱アルカリ性の膵液で中和され，膵液由来の消化酵素群と，肝臓でつくられて胆嚢で濃縮された胆汁によって，糖質，タンパク質，脂質の消化が進む．小腸などの管腔での消化を**管腔内消化**といい，この段階ではまだ消化は完全には終了していない．

　小腸の内壁は絨毛とよばれる小さな突起で覆われており，さらに小腸粘膜の上皮細胞の管腔側には**微絨毛**が存在し，小腸全体の表面積を約200 m²と非常に大きくして，消化・吸収の効率を高めている．消化・吸収の90％以上が小腸で行われる．小腸上皮細胞の膜上には，糖質とタンパク質の最終段階の消化を行う酵素が存在し，**膜消化**を行う．膜消化で生じたグルコースなどの単糖，およびアミノ酸，ジペプチド，トリペプチドなどは，直ちに小腸粘膜上皮細胞に取り込まれる．ジペ

172　第6章　栄養生理学

プチド，トリペプチドは小腸上皮細胞の膜上および細胞内に存在する酵素により，最終的にアミノ酸にまで分解される．これらの単糖とアミノ酸は毛細血管から門脈を経て肝臓に運ばれる．一方，小腸粘膜上皮細胞に吸収された脂質は**キロミクロン**に取り込まれ，門脈ではなくリンパ管を経て最終的に血流に合流する．

　消化管の最終部の大腸では水分の吸収（ただし小腸が90%，大腸では10%）を行うとともに，**腸内細菌**が多く生息し，未消化物の発酵分解と糞便の形成が行われる．腸内細菌は，ビタミンなどの生体に必須な成分をつくり出し，健康維持に重要な役割を果たしている．表6・3・1に主要な消化酵素とその作用の概略を示す．

■ 6・3・1　糖質の消化・吸収

a．食品中の糖質

　食事摂取基準では，炭水化物のうち，**ヒトの消化管で消化できる成分を糖質，消化できない成分を食物繊維**としている．糖質には，**多糖類，二糖類，単糖類**などがある．米や小麦などに多く含まれる**デンプン**はグルコース（ブドウ糖）の重合体である．デンプンのうち，**アミロース**は，グルコースが**α1→4結合**によって直鎖状の重合体となって，らせん構造をとる．ヨウ素デンプン反応によるアミロースの青色は，このらせん構造にヨウ素が取り込まれて呈する色である．**アミロペクチン**は，α1→4結合に加えて，**α1→6結合**を介した分枝鎖を含んでいる（図6・3・1）．うるち米では約80%がアミロペクチンで残りがアミロース，もち米ではほぼ100%がアミロペクチンである．一方，グルコースが**β1→4結合**で直鎖状に重合している**セルロース**は，ヒトの消化酵素では分解できない食物繊維の成分である．

　食品に含まれる二糖類には，**マルトース**（麦芽糖），**ラクトース**（乳糖），**スクロース**（ショ糖）がある．**マルトースはグルコースがα1→4結合で2分子結合**したもので，麦芽や甘酒に多く含まれ，水飴の主成分でもある．デンプンを含む食品を十分に咀嚼すると口のなかで甘みを感じるのは，アミラーゼによるデンプンの消化によって生じたマルトースの甘みのせいである．**ラクトースはグルコースとガラクトースがβ1→4結合**した二糖であり，母乳や牛乳に含まれる．**スクロースはグルコースとフルクトース（果糖）がα1→2結合**した二糖であり，砂糖の成分である．食品中に存在す

コラム　炭水化物の分類方法は統一されていない

　炭水化物のうち，ヒトの消化管で消化できる成分を糖質，消化できない成分を食物繊維とよぶことは本文でも記載した．これは，食事摂取基準〔日本人の食事摂取基準（2020年版）〕での消化性の難易を基準にした分類である．2025年版では，糖質のうち単糖および二糖類をさらに「糖類」とよぶことにした．糖類の過剰摂取による健康影響を考慮してのことである．一方，食品成分表〔日本食品標準成分表2020年版（八訂）〕は，日常摂取する食品の成分やエネルギー量（カロリー）を正確に算出するために，栄養素を細分化して実測された成分値が記載されたものであり，体が利用できるかどうかを基準に栄養素の分類が行われる．したがって，炭水化物は，利用可能炭水化物（おおよそ糖質にあたる）と，エネルギーとして利用が不可能な食物繊維総量および糖アルコールに分類されており，食事摂取基準とは若干の違いがある．

6・3 食物の消化・吸収　　**173**

表 6・3・1　**主要な消化酵素**

分泌腺	消 化			消化酵素	基 質	触媒作用または分解産物
	糖質	脂質	タンパク質			
唾液腺	●			**唾液アミラーゼ**	デンプン	α1→4 結合を加水分解 α–限界デキストリン, マルトトリオース, マルトースを生成
胃腺			●	**ペプシン**(ペプシノーゲン)	タンパク質, ポリペプチド	芳香族アミノ酸につながるペプチド結合を切断
		●		胃リパーゼ	中性脂肪(トリアシルグリセロール)	脂肪酸, グリセロール
膵外分泌腺			●	**トリプシン**(トリプシノーゲン)	タンパク質, ポリペプチド	アルギニン(Arg)またはリシン(Lys)など塩基性アミノ酸のカルボキシ基のペプチド結合を切断
			●	**キモトリプシン** (キモトリプシノーゲン)	タンパク質, ポリペプチド	芳香族アミノ酸(Phe, Tyr)のカルボキシ基のペプチド結合を切断
			●	**エラスターゼ** (プロエラスターゼ)	エラスチンほか	脂肪族アミノ酸のカルボキシ基のペプチド結合を切断
			●	**カルボキシペプチダーゼ** (プロカルボキシペプチダーゼ)	タンパク質, ポリペプチド	ペプチドのカルボキシ末端アミノ酸を切断
		●		**膵リパーゼ**	中性脂肪(トリアシルグリセロール)	モノアシルグリセロール, 脂肪酸
		●		コレステロールエステラーゼ	コレステロールエステル	コレステロール, 脂肪酸
	●			**膵アミラーゼ**	デンプン	(唾液アミラーゼと同じ)
腸粘膜			●	**エンテロキナーゼ**	トリプシノーゲン	トリプシン
			●	**アミノペプチダーゼ**	ポリペプチド	ペプチドからアミノ末端アミノ酸を切断
			●	**カルボキシペプチダーゼ**	ポリペプチド	ペプチドからカルボキシ末端アミノ酸を切断
			●	ジペプチダーゼ	ジペプチド	アミノ酸2分子
	●			**マルターゼ**	マルトース, マルトトリオース, α–限界デキストリン	グルコース
	●			**ラクターゼ**	ラクトース	ガラクトース, グルコース
	●			**スクラーゼ / イソマルターゼ複合体**	スクロース, イソマルトース, α–限界デキストリン	フルクトース, グルコース
	●			α–デキストリナーゼ	α–限界デキストリン, マルトース, マルトトリオース	グルコース

注)　酵素の(　)内に前駆体を表示した.

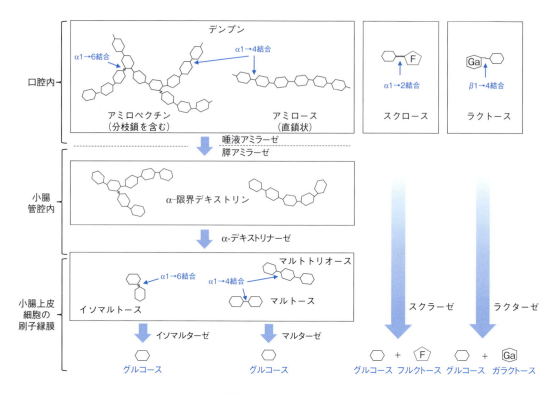

図 6・3・1 糖質の消化

る単糖としては，ハチミツや果物にフルクトースが含まれている．フルクトースは，天然の単糖類のなかでは最も甘みが強く，低温ではさらに甘みが強くなる．ガラクトースは単糖の形で食物中に存在することはほとんどない．グルコースは，通常の状態での脳の唯一のエネルギー源である．

b．糖質の消化

デンプンは口腔内で唾液の**唾液アミラーゼ**の作用を受け，部分分解されてさまざまな大きさのデキストリンとなる．ヒトの消化酵素アミラーゼはα-アミラーゼであり，α1→4 結合を加水分解するが，分子末端の α1→4 結合，および α1→6 結合は切断しない．口腔内で部分分解されたデンプン消化物は，胃に移行するが，アミラーゼの至適 pH は 6.7 付近にあり，その作用は胃酸によって阻害される．十二指腸ではアルカリ性の膵液によって胃酸が中和されるため，唾液由来の α-アミラーゼが再び活性化する．さらに，膵臓に由来するアミラーゼ(**膵アミラーゼ**)により，デンプンとデキストリンはさらに低分子量のデキストリン(α-限界デキストリン)やマルトトリオース(グルコース 3 分子が結合)といった低糖類，イソマルトースやマルトースなどの二糖類にまで消化される(図 6・3・1)．これらの低分子量の糖質は，小腸上皮細胞の管腔側表面の**微繊毛膜**(**刷子縁膜**)に存在する**マルターゼ**，**イソマルターゼ**(スクラーゼ/イソマルターゼ複合体として存在)により膜消化を受け，最終的に単糖のグルコースまで分解される．マルターゼはマルトースを 2 分子のグルコースに分解する．イソマルターゼは α1→6 結合を加水分解することができる．

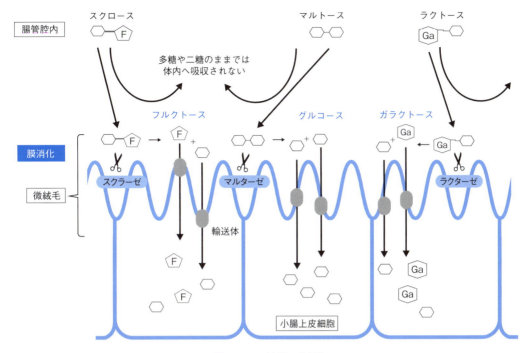

図 6・3・2　糖質の膜消化

　糖質は，**単糖までに分解されずに，多糖や二糖のままでは体内へ吸収されない**．糖質の消化とは，多糖を単糖にまで分解する過程である．砂糖の成分であるスクロースは，小腸上皮刷子縁膜上に存在する**スクラーゼ**によって，グルコースとフルクトースに分解される．母乳や牛乳に含まれるラクトースは，同じく小腸上皮刷子縁膜上に存在する**ラクターゼ(β-ガラクトシダーゼ)**によってグルコースとガラクトースに分解される．これらの酵素による膜消化で生じた単糖のグルコース，フルクトース，ガラクトースは直ちに小腸上皮刷子縁膜上の輸送体(グルコーストランスポーター)によって体内に取り込まれる(図 6・3・2)．

コラム　乳糖不耐症と糖尿病治療薬の副作用は似ている？

　α-グルコシダーゼ阻害薬とよばれる糖尿病治療薬(ボグリボース，アカルボース，ミグリトール)は糖質に類似した構造をもち，マルターゼのようなα-グルコシダーゼ(糖質のα1→4結合を分解する)を阻害するため，消化管における糖の吸収を緩やかなものにする作用がある(アカルボースはα-グルコシダーゼおよびα-アミラーゼを阻害する)．しかし，消化されずに腸管に残存するマルトースなどが，腸管内腔の浸透圧を上昇させて下痢を起こし，腸内細菌による異常発酵で発生したガスが腹部膨満感を生じさせる．また，糖尿病治療薬が効きすぎて低血糖症状が起こった際，血糖値を回復させる作用はグルコースよりスクロースのほうが弱い．これは，α-グルコシダーゼ阻害薬によってスクラーゼも阻害されるためである．したがって薬剤師は，糖尿病患者に対して，低血糖時にはなるべく砂糖よりブドウ糖(スクロースよりグルコース)を摂取するように指導しなければならない．

ヒトを含む大部分の哺乳類において，小腸のラクターゼは授乳中に高い活性を示すが，成人に近づくにつれて低くなる．ラクターゼ活性が著しく低い**乳糖不耐症**のヒトでは，二糖のラクトースは吸収されずに大腸へ移行する．大腸管腔内で低分子量のラクトースの濃度が上昇すると腸管側の浸透圧が上昇するため，腸管壁から腸管側に水分が引き寄せられて下痢を引き起こし，また，ラクトースを分解する腸内細菌の活動が活発になり，異常発酵をもたらす．

c．糖質の吸収

グルコース，フルクトース，ガラクトースなどの単糖は，小腸上皮細胞の刷子縁膜に存在する輸送体によって取り込まれる．グルコースおよびガラクトースは，**Na$^+$依存性グルコーストランスポーター 1**(sodium-dependent glucose transporter 1：**SGLT1**)によって Na$^+$ と共役して細胞内に運ばれる(図 6・3・3)．側底膜(血管側)には Na$^+$/K$^+$-ATPase が存在し，ATP のエネルギーによって細胞内の Na$^+$ を血管側に排出して，細胞内 Na$^+$ 濃度を低くしている．この細胞外から細胞内への Na$^+$ 濃度勾配によって，SGLT1 を介して Na$^+$ が細胞内へ流れ込む力を利用して，グルコースが細胞内へ輸送されるという仕組みである．SGLT1 による刷子縁膜側での Na$^+$/グルコースの共輸送による取込みは，側底膜の Na$^+$ 輸送に共役した**能動輸送**となっている．グルコースの吸収が濃度勾配に逆らった能動輸送で行われることは，グルコースをすばやく取り込んで体内のエネルギー源として活用するうえで都合がよい．上皮細胞内に取り込まれたグルコースは側底膜に存在する**グルコーストランスポーター 2**(glucose transporter 2：**GLUT2**)を介する促進拡散によって血管側に運ばれる(表 6・3・2)．細胞内外の濃度勾配に従ったエネルギーを必要としない**受動輸送**のうち，輸送体を必要とするものを**促進拡散**といい，必要としないものを**単純拡散**という．ガラクトースもグルコースと同様に SGLT1 を介して細胞内に取り込まれ，GLUT2 で血管側に運ばれる．一方，フルクトースは刷子縁膜の GLUT5 による促進拡散によって小腸上皮細胞内に取り込まれ，GLUT2 により血管側へ輸送される(表 6・3・2)．フルクトースの一部は小腸上皮細胞でもグルコースに変換される．グルコースは，小腸粘膜上皮細胞のエネルギー源として利用されることなく，直ちに血管側に輸送されて全身に供給される(小腸上皮細胞のエネルギー源については 6・4・3 項 c. 参照)．小腸の血管は合流して門脈となり，小腸で吸収したグルコースなどを肝臓に運ぶ．

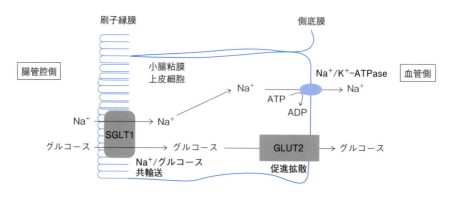

図 6・3・3 小腸粘膜上皮細胞でのグルコースの輸送機序

表 6·3·2　糖の吸収にかかわる主要なグルコーストランスポーター

	機　能	おもな発現部位
Na$^+$/グルコース共輸送		
SGLT1	小腸でのグルコースの吸収	小腸
SGLT2	原尿からのグルコースの再吸収	腎尿細管
促進拡散		
GLUT1	脳や赤血球へのグルコースの取込み	脳，赤血球，胎盤，ほとんどの組織
GLUT2	膵島 B 細胞グルコース感受機構，グルコースとガラクトースの輸送	膵島 B 細胞，肝臓，小腸上皮細胞
GLUT3	恒常的グルコースの細胞内取込み	脳，胎盤，その他
GLUT4	インスリン刺激時のグルコース取込み	骨格筋，心筋，脂肪組織，その他
GLUT5	フルクトース輸送	小腸，精子
GLUT6	低親和性グルコース輸送	脾臓，白血球
GLUT7	小胞体でのグルコースの輸送	肝臓，その他

コラム　新たな糖尿病治療薬としての SGLT2 阻害薬

　表 6·3·2 のように，SGLT2 は腎尿細管で原尿からグルコースを再吸収するトランスポーターである．近年，SGLT2 に対する阻害薬が開発され，新たな糖尿病治療薬として期待されている．糖尿病は，この病名のように，血液中の糖の濃度が高くなると腎尿細管の SGLT2 で糖を取り込みきれなくなり，尿に糖が出てくる疾患である．SGLT2 阻害薬は，これを逆手に取り，積極的に尿に糖を出すことで，血液中の糖を少なくするという作用機序の薬である．上市されている SGLT2 阻害薬は，基本的には SGLT2 への選択性が高いものが多いが，腸や腎臓の SGLT1 を若干阻害するものもあり注意が必要である．また，糖とともに水分が排泄されることになるため，脱水とそれに伴う脳梗塞などの副作用も注視すべきである．

6·3·2　脂質の消化・吸収

a．脂質の消化

　食品中の脂質成分には，**中性脂肪**とよばれる**トリアシルグリセロール**(トリグリセリドともよばれる)，**コレステロール**，およびそのエステル体，**リン脂質**，およびその他の脂溶性物質群が含まれる．中性脂肪は，三価アルコールのグリセロールに 3 個の脂肪酸がエステル結合したものである．体脂肪や食品に含まれる中性脂肪の脂肪酸は，ほとんどが 16 〜 22 の長鎖脂肪酸である．

　成人における脂質の消化は，十二指腸で始まる．乳児では膵リパーゼの機能が十分でないため，胃からわずかに分泌される**胃リパーゼ**(表 6·3·1)の機能も重要となる．小腸に達した脂肪塊は，界面活性作用を有する胆汁酸によって**ミセル化(乳化)**され，消化酵素が作用しやすい形状になる．**胆汁酸**は肝臓で生成され，胆汁として胆管に分泌される．胆囊に一時貯蔵された胆汁は，食事をすると十二指腸に排出されて働く．腸内に分泌された胆汁酸のほとんどは小腸下部の回腸で再吸収され，門脈を通って肝臓に入る．これを**腸肝循環**という．

　中性脂肪は小腸において，**膵リパーゼ**によってエステル結合が加水分解される．膵リパーゼは中

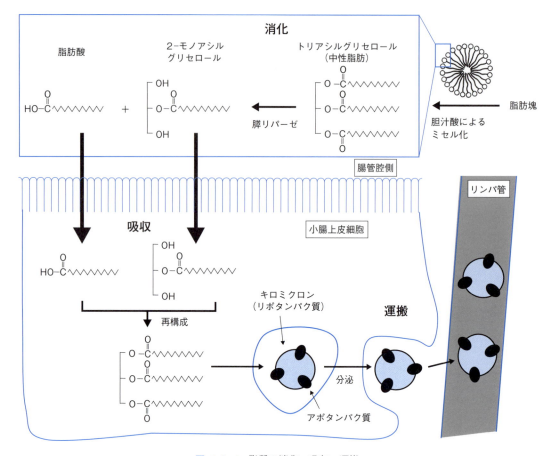

図 6·3·4　脂質の消化，吸収，運搬

性脂肪のおもに1位と3位のエステル結合を加水分解し，遊離脂肪酸と2-モノアシルグリセロールを生じさせる（図6·3·4）．食品中のコレステロールは，遊離型および脂肪酸とのエステル型で存在するが，コレステロールエステルは小腸内で膵臓由来のコレステロールエステラーゼによって遊離型に加水分解される．

b．脂質の吸収

脂質の吸収の大部分は小腸中間部の空腸で行われる．小腸管腔内で消化を受けて生成した遊離脂肪酸と2-モノアシルグリセロールは，小腸粘膜上皮細胞膜に取り込まれた後，小腸上皮細胞中で，2-モノアシルグリセロールの1位と3位が遊離脂肪酸由来のアシルCoAによってアシル化され，中性脂肪に再合成される（図6·3·4）．吸収された遊離型コレステロールの一部は再びエステル化される．これらの中性脂肪，コレステロールエステルは次いで**アポタンパク質**，コレステロール，リン脂質層に取り巻かれて**キロミクロン**とよばれる**リポタンパク質**粒子となり，**リンパ管**中に移行する．リンパ管中のキロミクロンは胸管を経て**鎖骨下静脈**から**大静脈**に**合流**し，全身血流に入る．グルコースやアミノ酸などの水溶性の栄養素が**門脈**を経て肝臓に移行するのに対し，脂質と脂溶性ビ

タミン(ビタミン A, D, E, K)はキロミクロンに取り込まれて小腸からリンパ管内を運搬され, 最終的に血中に移行する.

血中に移行したキロミクロン中の中性脂肪は, 血管内皮細胞上の**リポタンパク質リパーゼ**の作用で遊離脂肪酸とグリセロールに分解され, 脂肪組織, 筋肉などに取り込まれる. 中性脂肪含量が減少してサイズの小さくなった**キロミクロンレムナント**は最終的に肝臓に取り込まれる.

c. 中鎖脂肪酸の吸収と役割

中鎖脂肪酸(middle chain fatty acid:MCFA)は, 炭素原子数が 8 ～ 10 個程度の脂肪酸で, C_8 のカプリル酸, C_{10} のカプリン酸が, ココナッツ油や母乳, 牛乳などに含まれる. 中鎖脂肪酸はわずかに水溶性があるので, 遊離脂肪酸として中性脂肪から切り出された後, 単糖やアミノ酸と同様に, 小腸粘膜上皮細胞から毛細血管を経て直接門脈血中に移行できる. 中鎖脂肪酸はリンパ管を経由せず速やかに肝臓に取り込まれ, また, 長鎖脂肪酸と異なり, **β酸化**を行うミトコンドリアに, **カルニチン**を介さずに取り込まれ, エネルギーとして利用されやすいので(6・4・2 項 d. 参照), 経腸栄養などの栄養療法の際に活用される.

中鎖脂肪酸を含む中性脂肪(medium chain triglyceride:MCT)は, 未熟児や腎臓病患者, 消化器系手術のため長鎖脂肪酸の消化吸収が低下した患者への栄養補給時に広く利用され, とくに, 体重減少や免疫力の低下により, 感染症や褥瘡などが発生しやすい高齢者のタンパク質・エネルギー**低栄養**(protein energy malnutrition:**PEM**)の改善に非常に重要である(6・9・2 項 c. 参照). 最近では, 中鎖脂肪酸の β 酸化によって産生されたアセチル CoA がケトン体に変換され, そのケトン体が, 血糖利用が低下した状態の脳のエネルギーとして使われることで, 軽度な認知症の改善効果も示されている.

6・3・3 タンパク質の消化・吸収

タンパク質の消化は胃から始まる. タンパク質は胃酸で変性を受け, タンパク質分解酵素(プロテアーゼあるいはペプチダーゼ)の一つである**ペプシン**により, ペプチド結合の一部が切断される. ペプシンは至適 pH が 1.6 ～ 3.2 であるため, 胃酸で酸性状態となっている胃液においても酵素として働くことができる. ペプシンは胃粘膜の主細胞から不活性な酵素前駆体(**チモーゲン**)であるペプシノーゲンの形で分泌され, 壁細胞より分泌される塩酸, および活性化されたペプシン自身によっても限定分解されて活性をもつペプシンとなる.

ペプチダーゼには, ペプチド鎖の内部を切断する**エンドペプチダーゼ**と, アミノ(N)末端あるいはカルボキシ(C)末端からアミノ酸を切り出す**エキソペプチダーゼ**がある. タンパク質は特異的な切断部位をもつ複数のエンドペプチダーゼによってさまざまな大きさのペプチドに分解され, 最終段階でエキソペプチダーゼによって末端から切断されてアミノ酸まで分解される. ペプシンはエンドペプチダーゼであり, フェニルアラニンやチロシンのような芳香族アミノ酸や酸性アミノ酸につながるペプチドを切断する. しかし, その配列特異性は厳密ではない.

胃酸を含む胃内容物は, 十二指腸に移動した後, アルカリ性の膵液で中和され, 膵液に由来する

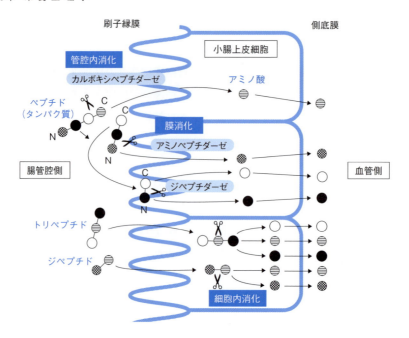

図 6・3・5　小腸上皮細胞におけるタンパク質の最終的な消化と吸収

エンドペプチダーゼによりさらに消化される．膵臓からは，**トリプシン，キモトリプシン，エラスターゼ，カルボキシペプチダーゼ**の前駆体であるトリプシノーゲン，キモトリプシノーゲン，プロエラスターゼ，プロカルボキシペプチダーゼなどが分泌され，いずれも十二指腸内で限定分解されて活性化される．トリプシノーゲンは，十二指腸粘膜細胞から分泌された**エンテロキナーゼ**によってトリプシンに活性化される．活性化されたトリプシンもこれらの前駆体を限定分解して活性化させる．これらの酵素はいずれも弱アルカリ側に至適 pH をもつ．トリプシンは塩基性アミノ酸(Arg, Lys)の，キモトリプシンは芳香族アミノ酸(Phe, Tyr)の，エラスターゼは脂肪族アミノ酸の，それぞれカルボキシ末端側のペプチド結合を切断する(表 6・3・1)．生じた短鎖ペプチドは，ペプチド鎖のカルボキシ末端側のエキソペプチダーゼであるカルボキシペプチダーゼによる分解や，小腸上皮細胞刷子縁膜上のアミノペプチダーゼ，トリプチダーゼ，ジプチダーゼによって膜消化を受け，その多くは最終的にアミノ酸にまで分解され，小腸上皮細胞に吸収される．ただし，糖の吸収の場合と異なり，**アミノ酸としてだけでなく，ジペプチドとトリペプチドの一部も小腸上皮細胞内に取り込まれ**，これらは細胞内ジプチダーゼやトリペプチダーゼでさらに最終消化されてアミノ酸となる(図 6・3・5)．

20 種類の性質の異なるアミノ酸を効率よく吸収するため，小腸でのアミノ酸吸収の輸送系は複数存在する．多くのアミノ酸は Na^+ との共輸送系で能動輸送されるが，Na^+ に依存しない輸送系もあり，ジペプチドとトリペプチドは H^+ 共輸送体による能動輸送によって，また，酸性アミノ酸は促進拡散で吸収される．吸収されたアミノ酸は側底膜にある複数種の輸送担体によって血管側に輸送され，門脈血中に入る．

6・3・4 消化管ホルモンの作用

食物を摂取して胃や小腸に消化物が到着すると，それが刺激となり消化管からさまざまな消化管ホルモンが分泌される．**ガストリン**は胃幽門部の胃壁 G 細胞から血中に内分泌され，壁細胞，主細胞に作用してそれぞれ胃酸とペプシンの分泌を刺激する．ガストリンの分泌は，胃内消化物による物理的，化学的刺激，および食物の咀嚼に伴う迷走神経の刺激により増大する．

セクレチンは，胃での消化産物が小腸に達することが刺激となって，小腸粘膜 S 細胞から内分泌される．セレクチンは膵臓からの膵液中への重炭酸分泌を促し，ガストリンや胃酸の分泌を抑制する．これらの作用により，胃から十二指腸に送られてきた消化液を中和する．

コラム　糖尿病治療に用いられるインクレチン関連薬は抗肥満薬として有用か？

インクレチン関連薬は新しい糖尿病治療薬として注目されている．GLP-1 や GIP は，膵臓 B 細胞のおのおのの G タンパク質共役型受容体に作用してインスリン分泌を促進し（図 6・3・6），インクレチン分解酵素 DDP-4 で速やかに分解されることから，GLP-1 受容体や GIP 受容体，DDP-4 は糖尿病治療の重要な標的となっており，これら標的とした治療薬を総称してインクレチン関連薬とよぶ．たとえば DDP-4 阻害薬や GLP-1 受容体作動薬は，食事摂取時に血糖値が高くなったときだけ特異的にインスリン分泌を促進し，グルカゴン分泌抑制とも相まって食後高血糖を抑制する．インクレチンの作用はグルコースに依存するので，血糖値が上昇したときのみに作用し，副作用としての低血糖も起こさない．さらに最近では，とくに GLP-1 受容体作動薬が抗肥満薬として米国などでは使われ，関心を集めている．しかし，表 6・1・1 に示したように BMI ≥ 30 の肥満者の割合は米国では 37.3％と，日本の 4.4％と比較して圧倒的に高い．一般の日本人は，GLP-1 受容体作動薬のような抗肥満薬を必ずしも必要としないと考えられる．

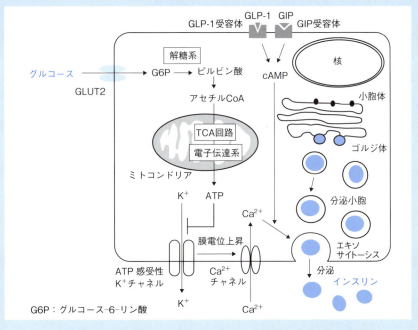

図 6・3・6　膵臓 B 細胞におけるグルコースの感知とインスリン分泌

182　第 6 章　栄 養 生 理 学

　コレシストキニンは，ペプチド，アミノ酸，および脂肪酸が小腸上皮に接触することで，上部小腸の I 細胞から分泌される．コレシストキニンは，胆嚢の収縮と膵液の分泌を引き起こし，トリプシンの限定分解を行う酵素であるエンテロキナーゼの十二指腸粘膜細胞からの分泌を高め，また，セクレチンの作用を増強する．一方，セレクチンはコレシストキニンの膵消化酵素分泌作用を増強する．さらに胃内容物の十二指腸への排出を抑制し，小腸と大腸の運動性を亢進させると同時に，摂食も抑制する．これらの作用により，タンパク質と脂質の消化を促進する．

　グルコースによるインスリン分泌効果は，グルコースを静脈注射して直接血中に入れた場合よりも経口的にグルコースを摂取したときのほうが大きいことから，消化管由来のインスリン分泌促進物質の存在が予想されていた．そのような物質として，**GIP**(gastric inhibitory polypeptide，胃抑制ポリペプチド)，および **GLP-1**(glucagon-like peptide-1，グルカゴン様ペプチド-1)が同定された．これらを総称して**インクレチン**とよぶ．GIP は，十二指腸と空腸にある K 細胞から分泌される．消化管上部での消化で生じたグルコースが K 細胞を刺激し，分泌された GIP が血流を介して膵臓 B 細胞のインスリン分泌を刺激すると同時に A 細胞のグルカゴン分泌を抑制する．これ以外に胃酸分泌抑制作用もあるため，gastric inhibitory polypeptide(GIP)と名づけられたが，現在は膵臓への作用から，glucose-dependent insulinotropic polypeptide(GIP)ともよばれる．一方，GLP-1 は食物とグルコースの到達が刺激となって，小腸下部の L 細胞から分泌される．GIP と同様に，膵臓 B 細胞のインスリン分泌を刺激すると同時に A 細胞のグルカゴン分泌を抑制する．どちらも血中に存在するインクレチン分解酵素 DDP-4(dipeptidyl peptidase-4)により速やかに分解される．

6・4　エネルギーの貯蔵，活用とその調節

　栄養素の**代謝は同化と異化**に大別される．**グルコース，アミノ酸，脂肪酸などから生体を構成する高分子化合物を合成する過程が同化**であり，一方，**異化は生体構成成分を代謝・分解することによってエネルギーを得る過程**である(図 6・2・1 参照)．三大栄養素の主要な役割は，エネルギー源と体の構成成分となることだが，エネルギーが不足するときは，体の構成成分が代謝されてエネルギー源となり(異化)，逆にエネルギーが余剰なときは体の構成成分に変換(同化)されて貯蔵される．その過程で糖質から脂質，タンパク質から糖質など，栄養素の間での相互変換が起こるが，それらのバランスはヒトの体の状態によって調節される．たとえば，単純な空腹時には，優先的に脂肪をエネルギー源とし，タンパク質の異化と同化のバランスは維持されるが，手術や外傷などでの入院患者の場合は，損傷した組織の修復のために，エネルギー代謝は亢進し，筋肉などのタンパク質の異化が同化を大幅に上回って進む(187 ページ，コラム参照)．

6・4・1　糖質の活用と相互変換

a．糖質の役割

　食事から摂取する栄養素のうち，糖質が占める割合が最も多く，日本人の場合は約 55％である．一方，ヒトの体の構成成分のうち，糖質が占める割合は 1％以下である．すなわち，食物から摂取

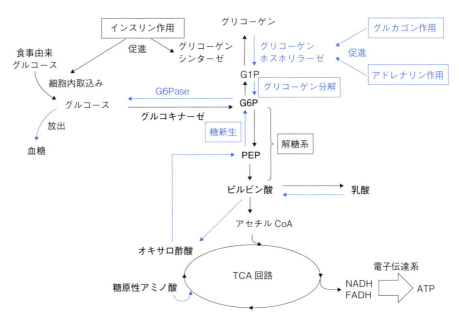

図 6・4・1　インスリンとグルカゴンによる肝臓における糖代謝の調節
青線矢印と青字：グリコーゲン分解および糖新生．

した**糖質のほとんどがエネルギー源として消費**され，そのごく**一部がグリコーゲンとして貯蔵**され，あるいは糖タンパク質などの形で体の構成成分となる．

　細胞内に取り込まれたグルコースは，グルコキナーゼ（筋肉ではヘキソキナーゼ）によって直ちに**グルコース-6-リン酸（G6P）**に変換される．**G6P は糖を利用するか貯蔵するかの分岐点となる物質である**．G6P から**解糖系**，**TCA 回路（クエン酸回路）**，**電子伝達系**を経て ATP が産生され，エネルギーに変換される（図 6・4・1）．一方，G6P から合成されたグリコーゲンにエネルギーが貯蔵される．グリコーゲンが分解されると G6P を生じ，多くの組織では解糖系に移行する．肝臓では G6P がグルコースに変換されて血糖として放出される．ピルビン酸や TCA 回路の中間体から逆に G6P を経てグルコースが生成される過程が**糖新生**である．満腹時や空腹時，さらに飢餓時など，ヒトの体の状態が変わると，これらの反応の進む方向が変化する．

b．血糖値の調節機構

　血糖とは血液中のグルコース（ブドウ糖）のことであり，その濃度を**血糖値**という．空腹時血糖値は 75〜100 mg/dL（4〜5 mmol/L）である．血糖の供給源は，食事からのグルコース，肝臓からのグリコーゲン分解で生じるグルコース，および肝臓の糖新生によって産生されるグルコースである．食事をしてグルコースが吸収されれば血糖値は 100 mg/dL 以上に上昇する．血糖値の変化を感知する臓器は膵臓であり，血糖値の上昇に応じて**インスリン**を血液中に分泌する．インスリンは，肝臓のインスリン受容体に作用して G6P からグリコーゲンへの合成を活性化する．また，筋肉や脂肪組織のインスリン受容体に作用してグルコースの取込みを促進する．一方，興奮時にはアドレナ

リンが，また空腹時には膵臓から**グルカゴン**が分泌され，肝臓におけるグリコーゲンの分解を促進し，生じた G6P はグルコースに変換されて全身に供給される．食事からのグルコース供給が止まる睡眠時には，肝臓では糖新生が亢進し，血糖値を維持する．グリコーゲンの分解だけでなく，グリセロールや，乳酸から変換されたピルビン酸，アミノ酸のアミノ基転移反応で産生されたピルビン酸やオキサロ酢酸からホスホエノールピルビン酸(PEP)を介して，糖新生が行われる．**脳は，通常状態ではグルコースのみをエネルギー源としており**，食事の有無にかかわらず，常時一定の血糖値を維持して脳にグルコースを供給しなければならない．血糖値が 3 mmol/L(54 mg/dL)以下になると**昏睡**状態になる危険性がある．このように，血糖値を正常状態に保つために，肝臓と膵臓が協調して働く．

食事により血糖値が上昇すると，**膵臓ランゲルハンス島の B 細胞**からインスリンが分泌される．血液中のグルコースは，**GLUT2** を介して B 細胞に取り込まれ，グルコキナーゼによってリン酸化されて G6P となり解糖系に入り，**ピルビン酸**から**アセチル CoA** を経てミトコンドリアでの TCA 回路や電子伝達系に入り，ATP を産生する．ATP は ATP 感受性カリウム(K$^+$)チャネルを抑制し，K$^+$流出を減少させる．その結果，B 細胞の脱分極が誘導され，Ca^{2+}流入が起こる．Ca^{2+}流入はインスリン分泌顆粒の**エキソサイトーシス**を誘導し，インスリンが血液中に分泌される(図 6·3·5 参照)．

グルカゴンは膵臓ランゲルハンス島の**A 細胞**から分泌され，血糖値が低いと分泌は増加し，血糖値が高いと分泌は低下する．また，β-アドレナリン作動性刺激や迷走神経刺激によっても増加する．

膵臓ランゲルハンス島の A 細胞と B 細胞からインスリンとグルカゴンが血液中に分泌されるのは**内分泌**である．一方，膵臓から膵アミラーゼ，タンパク質分解酵素，膵リパーゼなどの消化酵素が十二指腸に分泌されるのは**外分泌**とよばれる．

c．グリコーゲンの合成と分解の制御

グリコーゲンの合成経路では**グリコーゲンシンターゼ**が，分解経路では**グリコーゲンホスホリラーゼ**が律速酵素である(図 6·4·1)．これらは，グルカゴンやアドレナリン，インスリンなどのホルモンによって調節されている．食後にインスリンが分泌され，肝臓のインスリン受容体が刺激されると，グリコーゲンシンターゼが活性化され，グリコーゲンホスホリラーゼが抑制されてグリコーゲン合成が促進される．逆に，空腹時には，グルカゴンやアドレナリンが肝臓あるいは筋肉の受容体に作用し，グリコーゲンホスホリラーゼの活性化とグリコーゲンシンターゼの不活性化が起こり，グリコーゲンの分解が促進され，G6P が産生される．肝臓で生じた G6P は，**グルコース-6-ホスファターゼ**(**G6Pase**)によってグルコースに変換され，血中に血糖として放出される．一方，筋肉などの肝臓以外の臓器には G6Pase が存在しないので，グリコーゲンの分解で生じた G6P は解糖系に進み，その臓器でのエネルギー源として用いられる．このように，**肝臓はグルコースを産生し，血糖として血中に放出して，血糖値を維持できる特殊な臓器**であり，全身へのエネルギー供給センターとして機能している．したがって，肝硬変などの肝疾患があると肝臓での糖質の貯蔵や糖新生が十

分にできなくなる．そのため，多少の絶食でも低栄養状態になりやすく，脂質やタンパク質を分解して糖質を合成しなければならないため，脂肪や筋肉量の減少が著しい．また，肝疾患患者は迅速な血糖調節が困難であることを十分考慮して栄養療法を行う必要がある．

d．糖質の貯蔵と活用

食事によってグルコースが十分に供給され，細胞内のエネルギー需要が低い場合，グルコースはおもに肝臓と骨格筋においてグリコーゲンとして蓄えられる．肝臓では約 100 g まで，骨格筋では体格によって異なるが，100 ～ 200 g のグリコーゲンを貯蔵できるが，これ以上は貯蔵できない．グルコースの供給量がさらに余剰となった場合には，グルコースは肝臓で脂質に変換される．肝臓では，グルコースから変換されたグリセロール 3-リン酸が，同じくグルコースから変換されたアセチル CoA を出発物質としてマロニル CoA を経て生合成された脂肪酸と結合して**中性脂肪**となる．中性脂肪は肝臓細胞内で**超低密度リポタンパク質**(very low density lipoprotein：**VLDL**)に取り込まれ，血流に放出されて全身へ送られ，脂肪組織などに貯蔵される．また，血液中のグルコースの一部は，脂肪組織へ取り込まれ，グリセロール 3-リン酸を経て中性脂肪の合成に使われるほか，とくに脂肪組織(脂肪細胞)が生理的に肥大化する過程では，アセチル CoA を経由した脂質合成にも利用される．

骨格筋や脂肪組織へのグルコースの取込みは **GLUT4** によって行われる(表 6・3・2 参照)．GLUT4 はグルコーストランスポーターのなかで，唯一，**インスリンに応答するグルコース輸送体**で，通常は細胞内の小胞に不活性な状態で貯蔵されているが，インスリン受容体が活性化されると細胞表面に移動(translocation)して，グルコースを取り込む．食事直後に血糖値は上昇するが，直後に分泌されるインスリンによって肝臓ではグリコーゲン合成が促進され，骨格筋や脂肪組織ではグルコースの取込みが高まるため，健康人では血糖値は数時間のうちに通常レベルまで低下する．

空腹時には，グルカゴンの作用により，肝臓のグリコーゲンの分解が促進され，全身に血糖としてグルコースが放出される．しかし，グリコーゲンの分解だけで必要なエネルギーを供給するのは困難である(表 6・2・3 参照)．

e．筋肉と糖質代謝

肝臓よりも骨格筋のグリコーゲン含量のほうが多いので，筋肉は体のなかで最大の糖質貯蔵器官である．食事によって血糖値が上昇した際，筋肉にグルコースを取り込む GLUT4 は，前述のように，インスリンで活性化される．さらに，運動によって筋肉の ATP が消費され，ATP/ADP 比が低下すると AMP キナーゼが活性化され，筋肉細胞の小胞に貯蔵されていた GLUT4 が細胞膜へ移動する．すなわち，**運動による筋肉の GLUT4 の活性化にインスリンは必要ない**．**糖尿病治療**において**運動療法が重要**なのは，筋肉の GLUT4 を活性化してグルコース取込みを促進するためである．図 6・4・2 に示すように，健康人のいくつかの組織のなかで**筋肉がインスリン依存的なグルコース代謝**(血糖取込みと利用)の主要な部分を担っている．一方，**糖尿病患者**では，筋肉でのグルコース代謝の低下が全身でのインスリン依存的なグルコース代謝の低下に大きく寄与している．

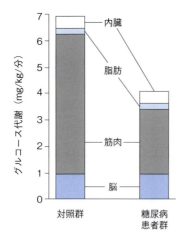

図 6・4・2 各組織のインスリン代謝の割合
糖尿病患者と年齢を合わせた対照群を対象に実施された正常血糖インスリンクランプ試験における各組織のグルコース代謝について解析した.
〔DeFronzo RA, *Diabetes*, **37**, 667–687(1988)の Fig. 2 より〕

持続的な激しい運動(短距離走など)では，血液中から酸素供給が追いつかなくなるので，脂肪酸のβ酸化による ATP 産生だけでなく，筋肉中のグリコーゲンを分解して得たグルコースから，解糖系で酸素を使わずに嫌気的に産生された ATP が利用される．持久的な筋肉活動(マラソンや早歩きなど)には，グリコーゲンなどの糖質の利用は少なくなり，常時行われている，酸素を使った脂肪酸のβ酸化によって産生された ATP の利用の割合が相対的に多くなる．糖質と脂質がどのような割合でエネルギー源として利用されているかは，呼吸商を測定することで推測することができる(6・2・4 項 e. 参照)．持久的な有酸素運動では脂肪酸β酸化が糖質と比較して相対的に優位になり，非タンパク質呼吸商は 0.7 に近づく一方，激しい運動では嫌気的解糖による糖質利用が優位になり，非タンパク質呼吸商は 1.0 に近づく．

酸素の供給量が少ないなかで筋肉を激しく動かすと，解糖系で生じたピルビン酸が十分に TCA 回路に移行しないので，筋肉中の乳酸デヒドロゲナーゼによって**乳酸**になる．乳酸は筋肉から血中へ移行し，肝臓に運ばれて，糖新生の出発物質となるピルビン酸に再び変換される．ピルビン酸は糖新生の出発物質となる．このように乳酸から糖新生が行われることを**コリ回路**という(図 6・4・3)．

糖新生には，ピルビン酸のみならず，タンパク質からの糖原性アミノ酸(図 6・4・8 参照)も活用される．筋肉のタンパク質は，常にアミノ酸に分解されてはタンパク質に再合成されるという動的平衡状態を保っている．筋肉で生じたアミノ酸の一部は，**アラニン**やグルタミンとして血液中に放出されて肝臓に移行し，肝臓においてアミノ基転移反応によってピルビン酸や α-ケトグルタル酸などの **2-オキソ酸**に変換される．これらは，糖新生に用いられ，また，いくつかの経路から TCA 回路に入り(図 6・4・8 参照)，糖新生に必要な ATP を供給し，オキサロ酢酸を経てグルコースの原料となる(6・4・3 項参照)．このようにアミノ酸から行われる糖新生を**グルコース-アラニン回路**という(図 6・4・3)．

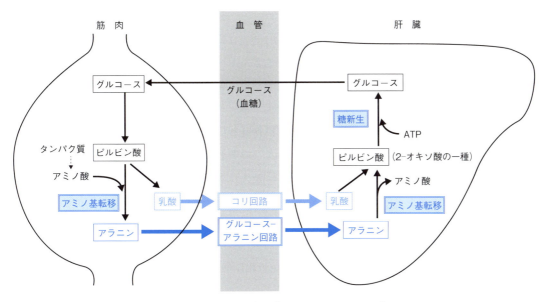

図 6・4・3　コリ回路とグルコース–アラニン回路

> **コラム　なぜ病気や手術後に筋肉が減るのか？**
>
> 　病気や手術後の患者では筋肉量が低下してやせてしまう．これは，脂肪酸からグルコースを直接合成することはできない（脂肪酸は糖新生の材料にはならない）ため，脂肪酸が血糖値の上昇には直接貢献できないことが重要なポイントである．たとえば，食事からの糖質摂取が制限されてしまうと，血糖が不足しても，皮下脂肪に由来する脂肪酸は利用できないため，筋肉から供給されるアミノ酸から糖新生が行われることになり，筋肉量が低下してしまう．手術や疾患で動けない，あるいは十分に食事をとれない入院患者は，太っているが筋肉量が低下している場合が多く，このような場合，緊急な血糖値の変化に対応することが難しい．とくに高齢の患者では加齢によってすでに筋肉量が減っているため，血糖値の維持に必要な蓄えがなくなり，重篤な栄養障害に陥ることがあり，注意が必要である．

6・4・2　脂質の貯蔵と活用

a．脂質の役割

　現在，メタボリックシンドロームなど，エネルギーの過剰摂取が健康に及ぼす影響が問題となっているが，ヒトを含む動物は常に飢餓と戦ってきた進化の歴史があり，飢餓に備えて余剰となった栄養素を可能な限り体内に貯蔵できるという形質は，生存にとって必須であった．限られた体内のスペースにできるだけ多くのエネルギーを詰め込むためには，重量あたりのカロリーが高い（Atwater 係数＝9）脂質が最も適した栄養素である．前述のように，グリコーゲンとして貯蔵できる糖質の量は非常に少なく，また筋肉に貯蔵されたタンパク質も本来は運動機能の保持に必要であり，余剰分は少ない．実際，栄養補給が十分にできない入院患者は筋肉のタンパク質を消費することになるため，運動機能が失われて寝たきりになる場合もある．したがって，**エネルギー貯蔵体と**

188 第6章 栄養生理学

しての脂質の役割は重要である.

体内に存在する脂質は,中性脂肪,リン脂質,および,コレステロールとそこから合成される種々のステロイド化合物である.**中性脂肪は生体内でエネルギー貯蔵体としてとくに脂肪組織に蓄積される**.**リン脂質は細胞膜の構成物質として不可欠である**.リン脂質二重膜は,コレステロールを含有することで,しなやかな生体膜の膜流動性を発現する.**コレステロールは細胞膜の構成成分となるだけでなく,ステロイドホルモンや胆汁酸の前駆物質**として重要である.

生体膜のリン脂質は基本的に一つの飽和脂肪酸と一つの不飽和脂肪酸を含有している.不飽和脂肪酸はメチル末端からの最初の二重結合の位置によって n-3(ω3)系と n-6(ω6)系に大別される. n-6系脂肪酸であるアラキドン酸からは,プロスタグランジン,トロンボキサン,ロイコトリエンなどの一群の生理活性脂質が産生され,その多くは炎症や血栓形成を促進する方向に働く.逆に,魚類に多く含有される n-3系脂肪酸である**ドコサヘキサエン酸(DHA)やエイコサペンタエン酸(EPA)**からつくられる生理活性脂質は,炎症や血栓形成を抑制する方向に働くため,その摂取によって**心疾患などのリスクが低下**することがわかっている. n-6系のリノール酸と n-3系のα-リノレン酸はいずれも**必須脂肪酸**であり,不足すると皮膚炎などを起こすため,経静脈栄養で栄養補給中の患者での欠乏症には注意が必要である.

b. 脂質の貯蔵と運搬機構

水に溶けない脂質は,リポタンパク質という粒子の内部に取り込まれて血中を運ばれる.リポタンパク質による脂質の輸送系は,**キロミクロン**による消化管から肝臓までの**外来性**(食事性)脂質の輸送系,**VLDL**,およびVLDLから生じた**LDL**によって肝臓から各臓器に**内因性**の中性脂肪とコレステロールを運搬する系,**HDL**によって各組織からコレステロールを回収する**逆輸送系**がある.とくにVLDLが肝臓でつくられ,中性脂肪やコレステロールを末梢組織へ受け渡しながらLDLとなる一方,HDLが末梢組織からコレステロールを引き抜き,LDLへ受け渡すと同時に,肝臓に回収される一連の流れは重要である(図6・4・4).LDLが活性酸素種などによって修飾を受けて酸化LDLになると,マクロファージが異物と認識して貪食し,さらに泡沫化して血管壁に付着することによって,**アテローム性(粥状)動脈硬化**が進行する.

小腸上皮細胞に吸収され,再合成された中性脂肪やコレステロールエステルは,キロミクロン粒子に詰め込まれ,近傍の細リンパ管へ放出される(図6・3・4 参照).リンパ液は,毛細リンパ管から集合リンパ管へと移動し,胸管より鎖骨下静脈で全身血流に合流する.脂肪組織周辺の毛細血管内皮細胞に存在する**リポタンパク質リパーゼ(lipoprotein lipase:LPL)**の作用によって,キロミクロン中の中性脂肪は遊離脂肪酸とグリセロールに分解され,脂肪酸が脂肪細胞に取り込まれる.徐々に中性脂肪を失って中性脂肪の割合が減少したキロミクロンは,キロミクロンレムナントとよばれ,最終的に肝臓に取り込まれ,肝臓に食事由来の中性脂肪とコレステロールを供給する.

肝臓内で脂肪酸とグリセロールから合成された中性脂肪,およびキロミクロン由来の中性脂肪は肝臓細胞内でVLDLに取り込まれ,肝臓から血中に放出される.**VLDLは肝臓でつくられ,脂質成分を体内へ分配するための重要なリポタンパク質**である.VLDL中の中性脂肪は,キロミクロン

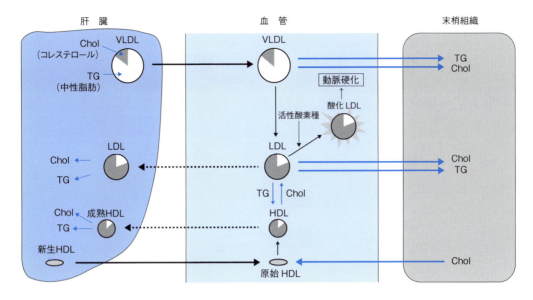

図 6・4・4 リポタンパク質による内因性の中性脂肪とコレステロールの輸送系

中の中性脂肪と同様に，毛細血管内皮細胞の LPL によって分解され，生じた脂肪酸は脂肪組織へ蓄積される．中性脂肪含量の減少した VLDL は密度が増加し，中間密度リポタンパク質 (intermediate density lipoprotein: IDL)，さらには**低密度リポタンパク質** (low density lipoprotein: **LDL**) とよばれる性状になる．

中性脂肪含量が減少して相対的にコレステロール含量が増加した **LDL は，組織にコレステロールを供給する**役割を果たす．LDL 中のコレステロールは，肝臓で生合成されて VLDL に取り込まれたもの，および血液中で**高密度リポタンパク質** (high density lipoprotein: **HDL**) から受け渡されたものである．各組織や肝臓に存在する LDL 受容体を介して LDL が取り込まれ，コレステロールが細胞に供給される．コレステロールは副腎や生殖器官でステロイドホルモンの合成に利用され，また，全身の細胞において細胞膜の構成成分となる．

肝臓または腸管から分泌された新生 HDL は血管内皮細胞など末梢細胞表面に接着し，末梢細胞やマクロファージの遊離コレステロールを引き抜き，コレステロールに富む HDL となる．HDL に取り込まれたコレステロールの一部は血中で LCAT (lecithin-cholesterol acyltransferase) によってエステル化され，CETP (cholesteryl ester transfer protein) を介して LDL に受け渡される．このとき，LDL から HDL へ中性脂肪の一部が受け渡される．最終的に HDL が肝臓に取り込まれて肝臓にコレステロールと中性脂肪が転送される．

c．脂肪細胞における中性脂肪の貯蔵と放出

食事から摂取した脂肪はキロミクロンによって運搬され，脂肪組織周辺の血管内皮細胞の **LPL によって中性脂肪から切り出された脂肪酸が脂肪細胞に取り込まれる**．一方，食事から摂取したグルコースは，インスリンによって活性化される GLUT4 を介して脂肪細胞に取り込まれ，グリセロー

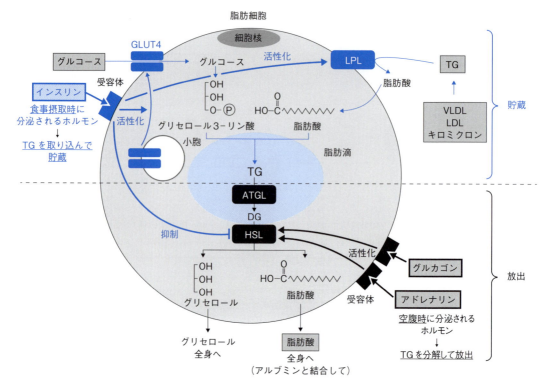

図 6・4・5　脂肪細胞におけるトリアシルグリセロールの貯蔵と放出
TG：トリアシルグリセロール，LPL：リポタンパク質リパーゼ，HSL：ホルモン感受性リパーゼ，
DG：ジアシルグリセロール，ATGL：脂肪トリグリセリドリパーゼ．

ル3-リン酸に代謝されて脂肪酸と結合し，中性脂肪を構成する．したがって，食事の直後にはインスリンによって脂肪組織への中性脂肪の蓄積が促進される（図 6・4・5）．

一方，空腹時，飢餓時には，グルカゴンが作用して脂肪組織中の中性脂肪は血中に放出される．脂肪組織中には，グルカゴンやアドレナリン，カテコールアミンなどのホルモンによって活性化される**ホルモン感受性リパーゼ**（hormone-sensitive lipase：**HSL**）が存在する．**中性脂肪は脂肪トリグリセリドリパーゼ（ATGL）によってジアシルグリセロール（DG）に変換された後，HSLによって加水分解され，遊離脂肪酸とグリセロールを生成し，血中に放出される**．遊離脂肪酸は血中でアルブミンと結合し，各組織へ運ばれる．グリセロールは肝臓に取り込まれて糖新生に利用される．逆に，HSLによる中性脂肪の分解はインスリンによって抑制される．

d．脂肪酸のβ酸化

脂肪組織においてHSLによって中性脂肪から切り出されて各組織に輸送された脂肪酸は，おもに細胞のミトコンドリア内での**β酸化**によってエネルギーに変換される（図 6・4・6）．細胞質の脂肪酸は，まず**カルニチンエステル体**となってミトコンドリアの膜を通過してマトリクス内に運び込まれる．ただし，炭素数が8〜10個程度の**中鎖脂肪酸はカルニチンを必要とせずにミトコンドリア内に取り込まれるので，エネルギーとして利用される効率が高い脂肪酸**として，肥満対策や経腸栄

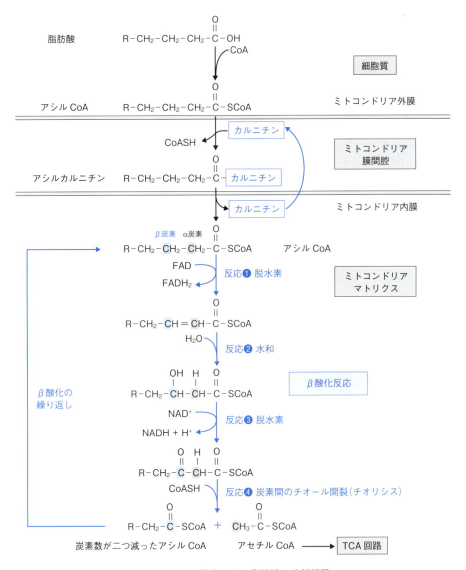

図 6・4・6 β酸化による脂肪酸の分解経路

養などの栄養療法で注目されている．ミトコンドリアのマトリクス内に運び込まれた脂肪酸は，一連のβ酸化反応によって**アセチル CoA を連続的に生成**する．この過程においても電子伝達系に H^+ が供給されて ATP 産生が起こる．さらに**アセチル CoA が TCA 回路に入ると，電子伝達系を経て，ATP が産生**される．これが"脂肪を燃やす"生化学的プロセスであり，脂肪をエネルギーに変換する「異化」の過程である．ケトン体へと変換されるアセチル CoA を生じるという点で，脂肪酸はケト原性物質ということもできる．

β酸化系の酵素活性は肝臓，心臓，腎臓などの内臓組織で高く，**心臓と腎臓では，通常必要なエネルギーの大部分は脂肪酸の酸化分解の過程で得られた ATP，および生じたアセチル CoA を TCA 回路で利用することでまかなわれている**．筋肉ではβ酸化系の酵素は運動により適応的に誘導され

192 第6章 栄養生理学

コラム　新生児マススクリーニングの対象疾患の原因遺伝子の多くが脂肪酸β酸化経路に関与する

　新生児マススクリーニングは，新生児の一連の遺伝性・代謝性疾患を発見し，早期に治療を開始することで，重篤な合併症を予防することを目的としている（4・3・5項b.参照）．現在，スクリーニング対象の遺伝子欠損症のなかで，脂肪酸代謝異常に分類されるものは，中鎖アシル CoA 脱水素酵素（MCAD）欠損症，極長鎖アシル CoA 脱水素酵素（VLCAD）欠損症，三頭酵素／長鎖 3-ヒドロキシアシル CoA 脱水素酵素（TFP/LCHAD）欠損症，カルニチンパルミトイルトランスフェラーゼ 1（CPT1）欠損症，カルニチンパルミトイルトランスフェラーゼ 2（CPT2）欠損症の五つである．CPT1と CPT2 は，図 6・4・6 に示されている β 酸化の最初のステップにおいて，それぞれ長鎖脂肪酸にカルニチンを結合してミトコンドリア内膜を通過させ，その後にカルニチン結合脂肪酸を再びアシルCoA に変換する酵素である．MCAD，VLCAD は，それぞれ中鎖脂肪酸，極長鎖脂肪酸の β 酸化における第一の脱水素反応を担い，TFP はそれ以降の長鎖脂肪酸の β 酸化反応を進行させるために不可欠な酵素である．このように新生児マススクリーニングの対象疾患の原因遺伝子が β 酸化関連酵素群に集中するという事実は，β 酸化が生命の維持にとって最も重要な反応経路の一つであることを示している．

る．一方，肝臓に取り込まれた脂肪酸は β 酸化によってアセチル CoA まで分解されるが，その大部分はケトン体となって血中に放出される．

e．ケトン体の生成と利用

　2 分子のアセチル CoA からアセトアセチル CoA を経て生じる**アセト酢酸**，**β-ヒドロキシ酪酸**，**アセトン**を称して**ケトン体**という．脂肪酸の β 酸化が進行するとアセチル CoA を生じるが，アセチル CoA が TCA 回路に流れていかずに過剰になると，縮合してアセトアセチル CoA を生じる．肝臓ではアセトアセチル CoA からアセト酢酸を生じ，さらに β-ヒドロキシ酪酸やアセトンを生じる（図 6・4・7）．水溶性のケトン体は血中に容易に移行し，心臓や腎臓，筋肉などの組織に取り込まれる．取り込まれたケトン体は再びアセチル CoA に変換され，TCA 回路に入ってエネルギー産生に使われる．脳も血糖不足の場合にはケトン体をエネルギー源とすることができる．すなわち，エネルギー供給センターである肝臓からは，血糖だけでなく，**ケトン体もエネルギー運搬物質として放出**され，各組織で利用されている．

f．コレステロールの合成と輸送，その調節機構

　コレステロールは，細胞膜の素材，ステロイドホルモンや胆汁酸の前駆物質として重要な脂質である．食物中の外来性コレステロールは小腸上皮細胞に吸収され，同細胞内で中性脂肪などとともにキロミクロン内に取り込まれ，リンパ管を経て，循環血液中へ入る．体内のコレステロールは，食事のみならず，肝臓でのコレステロール生合成によって供給される．**肝臓中コレステロールの約20％が食事由来，残りの約 80％は肝臓で生成**される．血糖値とは異なり，血中総コレステロール濃度はほとんど食事の影響を受けない．

　コレステロールはアセチル CoA をもとに**ヒドロキシメチルグルタリル CoA**（hydroxymethyl-glutaryl-CoA：**HMG-CoA**）を経由して合成される．**HMG-CoA 還元酵素を阻害するスタチン系の薬**

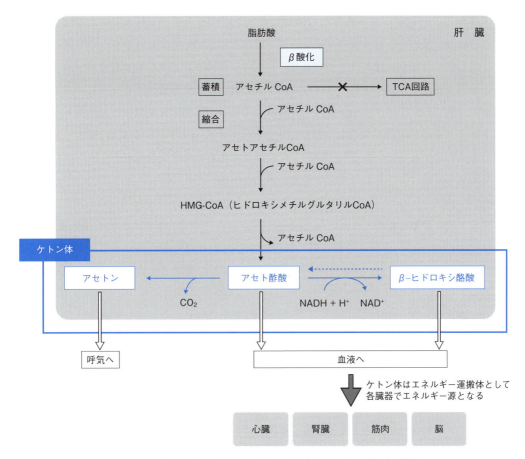

図 6・4・7　ケトン体の生成およびケトン体からのエネルギー生成経路

剤は，高コレステロール血症に対する治療薬として，世界で最も販売量の多い医薬品の一つである．
　肝臓で合成された内因性コレステロールの大部分は VLDL に組み込まれて血中へ放出される．VLDL の中性脂肪含量が減少して LDL となった後，LDL はステロイドホルモンや性ホルモンを合成する副腎や生殖器官，およびその他の組織に LDL 受容体を介して取り込まれ，コレステロールを供給する．逆に，組織中のコレステロールは HDL に回収されて，再循環される（図 6・4・4）．一部のコレステロールは肝臓において胆汁酸に変換され，胆汁中に排出される．脂肪のミセル化に使われた後，胆汁酸の大部分は回腸から吸収されて肝臓へ戻ってくる（**腸肝循環**）．

6・4・3　タンパク質の体内変換と活用

a．タンパク質の動的平衡

　食品中のタンパク質の消化によって得られたアミノ酸は，体を構成するタンパク質の合成に利用される（同化）．一方で，生体内のタンパク質は絶えずさまざまなタンパク質分解系によって分解されている．食事から摂取したタンパク質由来のアミノ酸と内因性タンパク質から生じたアミノ酸は，共通の**アミノ酸プール**をつくり，再びタンパク質合成に使われ，また，一部は尿素に変換されて尿

194　第6章　栄養生理学

中に排泄される．したがって，食事から摂取したタンパク質の量は1日あたり約50gとしても，体内ではその数倍量のタンパク質の合成と分解が常に進行している．これを**タンパク質の動的平衡**とよび，成長期や妊娠期にはアミノ酸とタンパク質の生体内平衡がタンパク質合成へ傾く．

　糖質などの栄養が不足した状態では，**タンパク質の異化が亢進してエネルギーに変換される**．この状態が長く続くとタンパク質が不足し，骨格筋や心筋などの筋肉量が減少し，造血不全や免疫機能の低下により創傷治癒能が失われ，臓器障害が起こる．全身のタンパク質の25%～30%が失われるとヒトは死に至る場合がある（**窒素死**）．栄養療法を必要とする入院患者，とくに術後患者には，ほかの栄養素も含めタンパク質の十分な補充が重要である．

b．アミノ酸の役割と変換

　アミノ酸の役割は，① **タンパク質合成の材料**となること，② **分解されて炭素骨格となり，エネルギーに変換**されること，③ **ホルモンや神経伝達物質などの生理活性物質の材料**となることである．

　動物は代謝エネルギーの10%～15%をアミノ酸の酸化分解でまかなっている．エネルギー源となる栄養素のうち，タンパク質（アミノ酸）が糖質，脂質と最も異なっている点は，その構成元素として窒素（N）を必ず含有することである．アミノ酸からエネルギーを取り出すためには，アミノ基（N）を取り除いてC，H，Oからなる炭素骨格をもつ化合物である2-オキソ酸（α-ケト酸）へ変換する必要がある．この異化反応において，脱アミノ反応，および**アミノ基転移反応**が主要な役割を演じる．アミノ基転移反応は，とくに肝臓と筋肉で盛んに行われる．

c．各組織におけるアミノ基転移反応とその役割

　アミノ基転移反応で生じる2-オキソ酸の一部はTCA回路や糖新生の中間体となる（図6・4・8）．アラニン（炭素原子数が3）のアミノ基がケトン基に置換されたものがピルビン酸であり，アスパラギン酸（炭素原子数が4）のアミノ基がケトン基に置換されたものがオキサロ酢酸であり，グルタミン酸（炭素原子数が5）のアミノ基がケトン基に置換されたものがα-ケトグルタル酸である．その他のアミノ酸から生じる2-オキソ酸についても何段階かの反応を経てアセチルCoAなどの糖代謝中間体のいずれかを生じる．糖新生の直接の材料となる2-オキソ酸を生成するアミノ酸を**糖原生アミノ酸**，アセチルCoAやアセト酢酸などを生成するアミノ酸を**ケト原生アミノ酸**という．このような経路により，アミノ酸はTCA回路を経てエネルギー源となり，また，糖新生の材料となる．

　各組織において，特定のアミノ酸がエネルギー源として利用される．**分枝鎖アミノ酸**（branched chain amino acid：**BCAA**）とよばれるバリン，ロイシン，イソロイシンのアミノ基転移酵素のほとんどは筋肉内にのみ存在している．BCAAのアミノ基転移反応で生じる2-オキソ酸は**筋肉の重要なエネルギー源**となる．

　一方，チロシン，フェニルアラニンなどの**芳香族アミノ酸**（aromatic amino acid：**AAA**）は，**主として肝臓で代謝**される．血中の分枝鎖アミノ酸と芳香族アミノ酸の比（BCAA/AAA，フィッシャー比という）は通常3～4である．輸液による栄養補給の際，**肝機能が低下している患者では，輸液**

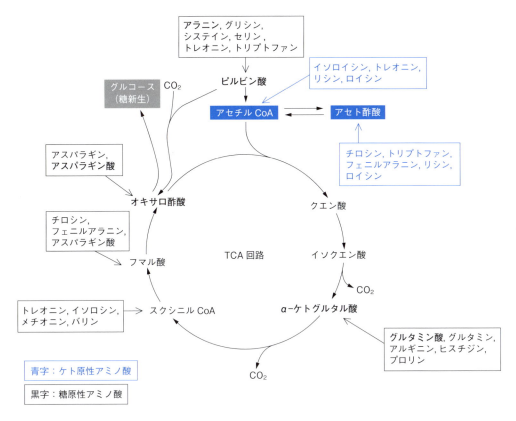

図 6・4・8 アミノ基転移反応と TCA 回路の役割
※ ケト原性アミノ酸のみ: ロイシン, リシン
※ ケト原性アミノ酸と糖原性アミノ酸の両方: フェニルアラニン, トリプトファン, チロシン, イソロイシン, トレオニン
※ 糖原性アミノ酸のみ: 上記以外のアミノ酸

組成のフィッシャー比を高める必要がある．これは，肝機能が低下した患者の場合，**肝臓での AAA 異化代謝が減少する一方，不足するエネルギーを補うために筋肉での BCAA 異化代謝が亢進して BCAA が減少し**，血中フィッシャー比が低下するためである(6・9・3 項 a. 参照).

グルタミンは筋肉や脳などから放出され，小腸上皮細胞，肝臓などに取り込まれる．**血液中の遊離アミノ酸のなかでグルタミンの含量が最も高い**．小腸上皮細胞で吸収されたグルコースは小腸を速やかに通過して血中に移行し，ほとんどエネルギー源として利用されない．食物および血中から補給される**グルタミンが脱アミノ反応，およびアミノ基転移反応によって 2-オキソ酸となり，小腸上皮細胞の主たるエネルギー源**となっている．**免疫担当細胞においてもグルタミンやアルギニンが重要なエネルギー源**となる．なお，アルギニンは細胞増殖や免疫賦活化に働き，褥瘡などの治療に重要である．経腸栄養，経静脈栄養などの栄養療法で用いる輸液に関して，患者の病態に応じて，フィッシャー比やグルタミンなどのアミノ酸組成を変化させる必要がある(6・9・3 項参照).

アミノ基転移反応は，アミノ酸から炭素骨格を取り出してエネルギー源とするだけでなく，タンパク質の脱アミノ反応などで生じる有害な**アンモニアを安全に処理するうえでも重要**な役割を果た

す．さまざまな臓器から肝臓に運ばれたアミノ酸は，肝臓においてアミノ基転移反応によって最終的にグルタミン酸に変換される．グルタミン酸から生じたアンモニアは**尿素（オルニチン）回路**に取り込まれて安全な尿素に変換され，腎臓に運ばれて尿中に排泄される．尿素回路は肝臓のみに存在しているので，さまざまな臓器からアミノ酸を肝臓に運搬することは，組織で生じたアンモニアを無毒なアミノ酸の形で肝臓に運ぶという意味でも重要である．例外として，小腸上皮細胞においてグルタミンの脱アミノ反応で生じたアンモニアは，アンモニアのまま門脈に放出され，肝臓に運ばれて肝臓の尿素回路で処理される．肝機能が著しく低下すると，アンモニアの処理ができなくなり，血中アンモニア濃度が上昇して脳の機能が障害を受け，**肝性昏睡**を引き起こす．BCAA は TCA 回路の 2-オキソグルタル酸にアミノ基を与えてグルタミン酸の生成を促進し，このグルタミン酸はアンモニアと反応してグルタミンとなりアンモニアを解毒する．そのため，肝性昏睡にも BCAA が有効である．

チロシンは甲状腺ホルモン（サイロキシン，トリヨードサイロニン）の前駆物質であり，グルタミン酸は，それ自体が神経伝達物質になるだけでなく，GABA などの前駆物質となる．システイン，グルタミン酸，グリシンから構成されるトリペプチドのグルタチオンは，細胞内の還元性を維持する重要な SH 化合物である．

6・4・4　エネルギー不足時の代謝調節

a．空腹時のエネルギー代謝調節

1 日に必要な平均的なエネルギー量（約 2000 kcal）のうちの 50 % 〜 70 % は基礎代謝とよばれる脳や心臓などの内臓の基本的な機能の維持に必要である．とくに，**脳は通常の状態ではグルコースのみをエネルギー源とする．ミトコンドリアをもたない赤血球も脂肪酸の β 酸化ができず，そのエネルギー源をほぼグルコースに依存**している．この基本的なエネルギー需要に応じるために，血糖値は睡眠中も含めて常に 75 〜 100 mg/dL に維持されている．肝臓中のグリコーゲンは，血糖値を維持するためにまず第一に利用されるエネルギー貯蔵物質である．空腹時にはグルカゴン刺激によって分解され，血糖として供給される．一方，筋肉中のグリコーゲンは血糖の供給源とはならない（6・4・1 項 c. 参照）．食間および睡眠中も血糖値を維持するため，グリコーゲンの分解だけでなく，糖新生および脂質とタンパク質の異化反応によって供給されるグルコースも活用される．

脂質はおもに脂肪組織に貯蔵されており，空腹時にグルカゴン刺激によって中性脂肪から切り出された脂肪酸が血中に放出され，肝臓および心臓，腎臓，筋肉などに取り込まれる．組織内で脂肪酸は β 酸化によって ATP を産生する．肝臓で β 酸化が活発に起こっているときには電子伝達系の処理能力が飽和するために TCA 回路の駆動力が低下し，β 酸化で生じたアセチル CoA が縮合反応を起こしてケトン体を生じるようになる．肝臓で生成した**ケトン体は，水溶性のエネルギー運搬物質として各組織に運ばれ，再びアセチル CoA として利用**される（6・4・2 項 e. 参照）．**空腹時における心臓や腎臓において，脂肪酸の β 酸化やケトン体から得るエネルギー量は，血糖から得るエネルギー量よりも大きい**．

一方，タンパク質の最大の貯蔵器官は筋肉であり，**筋肉のタンパク質が一定の割合で分解されて**

生じたアミノ酸は，アラニンやグルタミンとして肝臓に運ばれ，アミノ基転移反応によって 2‑オキソ酸に変換されることにより TCA 回路や糖新生に利用される．

b．エネルギー不足時の代謝異常

エネルギー不足は，干ばつなどによる飢餓だけで起こる問題ではなく，超高齢社会を迎え高度に医療が発達したわが国にとって，実は身近な問題となっている．とくに，摂食困難な状態にある長期入院者や在宅患者，高齢者における慢性的な栄養不足，エネルギー不足は，疾患からの回復を遅らせ，感染症などへの抵抗力を弱める要因となっている．これらの問題の対処は薬剤師も参加する **NST 活動** において重要な課題である．褥瘡（床ずれによる広範囲の創傷）は長期入院患者の QOL における大きな問題であるが，実は NST の導入によって最も改善された事項の一つである（6・9・1 項参照）．**褥瘡は，やせて栄養不足の患者ほど症状が重い**．看護的な対応のみならず，エネルギーと適切な栄養素の補給が褥瘡の治癒に大きく貢献する．

絶食，食事困難などによって**エネルギーの摂取が止まると，まず，肝臓のグリコーゲンが分解され，続いて，脂肪組織からの脂肪酸，筋肉からのアミノ酸が利用**される．しかし，この状態が長く続いた場合，**糖質が利用できないため，体内に存在する脂質，タンパク質の異化が著しく亢進**する．そのため，肝臓における β 酸化の亢進に伴って，ケトン体生成が非常に活発になる．通常の状態では，脳はグルコースのみをエネルギー源とするが，飢餓状態ではケトン体もエネルギー源として利用するようになる．血中にケトン体が過剰に蓄積されると，アセト酢酸，β‑ヒドロキシ酪酸により，血液 pH の低下を招く．この状態を**ケトアシドーシス**とよぶ．糖尿病は，血糖をエネルギー源として利用する能力が衰えている状態であり，糖尿病が進行した状態では，飢餓状態に類似した代謝異常が起こってくる．**糖尿病が進行した患者では糖を利用できずに脂質とタンパク質を消費**するため，最終的には体がやせてくる．症状が急激に進行する 1 型糖尿病患者ではケトアシドーシスにより昏睡や意識障害を起こして死亡する場合もある．

エネルギー不足状態が進むと，まず，脂肪組織が減少するが，さらに進行すると筋肉の崩壊が起こってくる．筋肉内のグリコーゲンが枯渇すると，アミノ酸をエネルギー源として利用する活性が高まるので，平衡を保っていたタンパク質の分解と合成のバランスが分解過剰の側に傾く．筋肉の崩壊は，エネルギー貯蔵物質としてのタンパク質の減少のみならず，**廃用症候群**（4・2・8 項 c. 参照）としてのさまざまな機能障害を引き起こす．また，免疫担当細胞ではグルタミンやアルギニンなどのアミノ酸がエネルギー源として活用されるため，タンパク質栄養の不足は免疫能の低下にもつながる．栄養補給のための経静脈栄養や経腸栄養において，必要エネルギーを補うだけでなく，病態に応じたアミノ酸の補給が重要となる．

6・5　ビタミン，ミネラル，食物繊維などの役割

五大栄養素は，糖質（炭水化物），脂質，タンパク質の三大栄養素にビタミンとミネラルを加えたものである．

198　第6章　栄養生理学

　ビタミンは「微量であるが，ヒトあるいは動物の恒常性維持のために必須な物質で，体内では合成できないか，できても必要量に満たないために外部から摂取しなければならない有機化合物」と定義される．三大栄養素とは異なり，ビタミンはエネルギー源にはならないが，代謝系における潤滑油的な役割を果たしたり，ホルモンのように微量で代謝を調節したりする作用を有しており，これらが不足すると特有の欠乏症を引き起こす．とくに，輸液などを用いた栄養療法の際には，ビタミンやミネラルの欠乏症が起こりやすく，適切な栄養管理が必要となる．

　現在，ビタミンとして認識されている物質は13種類あり，化学的性質の違いから**水溶性ビタミン**と**脂溶性ビタミン**とに分類されている．おもなビタミンの生理的機能，欠乏症，過剰症および供給食品について表6·5·1に示す．

表 6·5·1　おもなビタミン

名　称	生理的機能	欠乏症	過剰症	おもな供給食品
ビタミンB_1	糖質を分解するときに必要な補酵素の成分，神経の働きを正常化	**脚気**，ウェルニッケ脳症	とくになし	豆類，豚肉，穀類の胚芽
ビタミンB_2	脂肪などエネルギーに変換する際の補酵素	口角炎，口唇炎，舌炎	とくになし	卵，肉，豆類
ビタミンB_6	アミノ酸の合成分解に必要な補酵素，神経伝達物質GABAの合成	発育不全，脂漏性皮膚炎，口唇炎	感覚神経障害	穀類，豆類，魚介類，レバー
ビタミンB_{12}	DNAの主成分である核酸の合成	**巨赤芽球性貧血**，神経障害	とくになし	肉，卵，レバー，牛乳など動物性食品
葉　酸	核酸合成，メチル基転移反応	**巨赤芽球性貧血**，**神経管閉鎖障害**	とくになし	緑黄色野菜，果物，豆類，肉類
パントテン酸	コエンザイムAの成分としてアシル転移反応に関与	とくになし	とくになし	豆類，卵，レバー，米ぬか，野菜全般
ナイアシン	NAD^+あるいは$NADP^+$として酸化還元反応に関与	**ペラグラ**（皮膚炎，下痢，認知症）	皮膚紅潮，瘙痒感，胃腸障害	肉，魚，レバー
ビオチン	カルボキシラーゼの補酵素	脱毛，皮膚炎，抑うつ	とくになし	レバー，卵黄，豆類
ビタミンC	コラーゲンの合成，副腎から分泌されるホルモンの合成，抗酸化作用	**壊血病**	吐き気，下痢，腹痛	新鮮な果実類，野菜
ビタミンA	上皮細胞の機能維持，視覚作用，成長促進	**夜盲症**，皮膚炎	頭痛，**頭蓋内圧亢進**，めまい，悪心，催奇形性	レバー，ウナギなど動物性食品
ビタミンD	カルシウムの代謝調節	**くる病**，**骨軟化症**，骨粗鬆症	カルシウムの臓器への沈着	魚介類，キノコ類
ビタミンE	抗酸化作用	（不妊症，各種の生活習慣病）	とくになし	小麦胚芽やアーモンド，大豆
ビタミンK	血液凝固因子の合成を助ける作用，カルシウムの代謝	欠乏はまれ，**新生児・乳児出血症**	吐き気，呼吸困難，血圧低下，貧血	緑黄色野菜，納豆

6・5・1　水溶性ビタミン

ビタミン B_1，ナイアシン，ビタミン C 以外の水溶性ビタミンは腸内細菌が産生するため，これら三つのビタミン以外の水溶性ビタミンによる欠乏症は起こりにくい．しかし，抗生物質投与によって腸内細菌が死滅した場合，あるいは腸内細菌叢の未発達な新生児では，腸内細菌が産生するビタミンも欠乏する場合がある．水溶性ビタミンは，過剰分が速やかに尿中に排泄されるため過剰症は起こりにくいが，逆に，蓄積できないため，必要量を毎日摂取しなければならない．また，近年，極端な偏食や過度のダイエットに起因する欠乏症や，サプリメントの誤った適用によって水溶性ビタミンの過剰症も起こっている．このような現状に対し，薬剤師などからの適切な指導が求められている．

a．ビタミン B_1

ビタミン B_1 は最初に発見されたビタミンであり，**チアミン**ともよばれる（図 6・5・1）．ビタミン B_1 の二リン酸エステル〔チアミンピロリン酸（thiamine pyrophosphate：TPP または thiamine diphosphate：TDP）〕は糖質代謝酵素（解糖系のピルビン酸デヒドロゲナーゼ，ペントースリン酸経路のトランスケトラーゼ，TCA 回路の α-ケトグルタル酸デヒドロゲナーゼなど）の補酵素として，糖質代謝に深く関与している．**糖質から ATP が合成される際には必ずビタミン B_1 が使われる**ことから，栄養療法では投与した糖質を十分なエネルギーに変換させるために，糖質摂取量に合わせたビタミン B_1 の投与が重要となる．

ビタミン B_1 の欠乏症には四肢の麻痺，けいれん，浮腫，心臓障害などを主症状とする**脚気**と眼球運動障害，運動失調，記憶障害などを主症状とするウェルニッケ脳症（**ウェルニッケ・コルサコフ症候群**），高ピルビン酸血症などがある．ピルビン酸や乳酸の蓄積によって重篤なアシドーシスを引き起こした場合には，ビタミン B_1 の投与が有効である．脚気は末梢神経において，ウェルニッケ脳症は中枢神経において症状が現れる．

ビタミン B_1 は豆類，豚肉，穀類の胚芽などに多い．江戸期から昭和中期にかけて，精米により

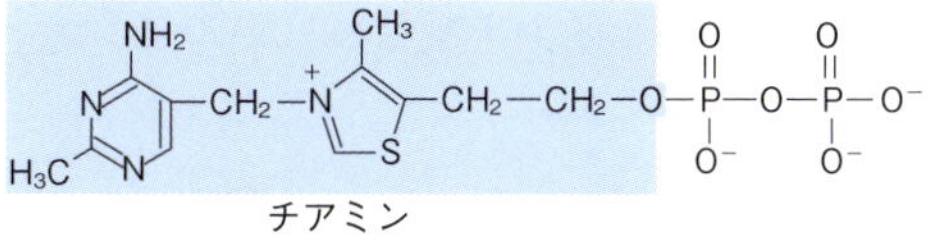

チアミン

チアミンピロリン酸（TPP）

図 6・5・1　ビタミン B_1（チアミン）

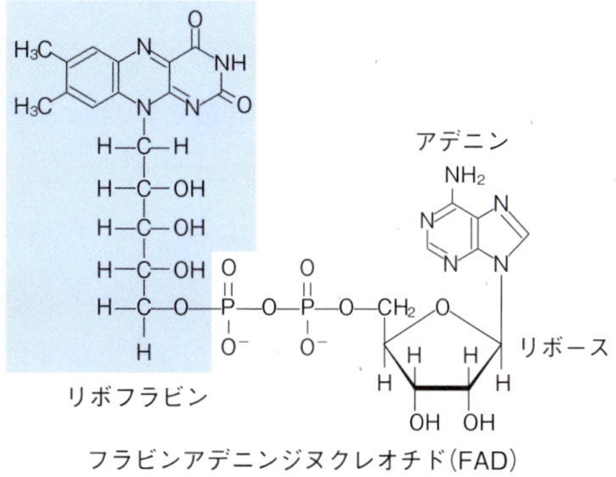

リボフラビン

フラビンアデニンジヌクレオチド（FAD）

図 6・5・2　ビタミン B_2（リボフラビン）

200　第 6 章　栄 養 生 理 学

胚芽が除去された白米が普及するとともに，副食を十分にとらなかったことで多くの脚気患者を出した．日清・日露戦争時にも多くの兵士が脚気で死亡した．戦後，脚気による死亡は激減したが，1975 年頃から脚気が再発してきた．また，高カロリー輸液による中心静脈栄養(TPN)が導入された当初，ビタミン B_1 を含まない輸液の使用によってウェルニッケ脳症が発症し，問題となった．とくにアルコールの大量摂取はビタミン B_1 の吸収を阻害するため，アルコール依存症患者にウェルニッケ脳症が起こることがある．

b．ビタミン B_2

ビタミン B_2 は，**リボフラビン**とよばれ，主として酸化還元酵素の補酵素(補欠分子族)フラビンアデニンモノヌクレオチド(**FMN**)およびフラビンアデニンジヌクレオチド(**FAD**)としてエネルギー代謝，アミノ酸代謝，薬物代謝などに関与している(図 6・5・2)．ミトコンドリアにおける電子伝達系においてフラビン酵素が重要な役割を果たしている．ビタミン B_2 の欠乏により，発育停止，眼精疲労，口唇炎，皮膚炎などの症状を引き起こす．食品では，卵，肉，豆類などに多い．

c．ビタミン B_6

ビタミン B_6 には，**ピリドキシン**，**ピリドキサミン**，**ピリドキサール**の三つの化合物がある(図 6・5・3)．生体内ではピリドキサールのリン酸エステル体(ピリドキサールリン酸，pyridoxal phosphate：PLP)が**アミノ基転移反応**や脱炭酸反応などの補酵素として作用する．したがって栄養療法を行う際に，タンパク質の摂取量を多くした場合は，同時にビタミン B_6 が必要となる．ビタミン B_6 の欠乏により，幼少期では発育不全，けいれん発作，成人では脂漏性皮膚炎，口角炎や口唇炎などの口内外炎症が生じる．

ビタミン B_6 は，穀類，豆類，魚介類，レバーなどに豊富に含まれており，またヒトにおいては腸内細菌によっても産生される．先進国において通常の食事をとっていれば欠乏症はあまりみられないが，発展途上国ではとくに幼少期において欠乏症が現れることがある．

d．ビタミン B_{12}

ビタミン B_{12} は，ヌクレオチド構造をもった化合物で，分子内にコバルトを含むことから**コバラミン**と総称され，メチルコバラミン，シアノコバラミン，アデノシルコバラミンなどを含む(図 6・5・4)．生体内では酵素タンパク質と結合し，各種メチル基転移反応や異性化，脱離，還元反応などに関与している．とくにメチルコバラミンは，図 6・5・5 に示すように，有害なホモシステインをメチル化してメチオニンに変換するほか，核酸合成のもとになるチミンやプリンの合成にも関与する．後述のように，これらの反応では，ビタミン B_{12} が葉酸代謝におけるメチル基転移反応の補酵素として働くため，欠乏症は葉酸と共通する部分がある．

ビタミン B_{12} の消化管からの吸収には胃粘膜から分泌される糖タンパク質である**内因子**が重要である．ビタミン B_{12} は内因子と結合して小腸下部へ達し，そこで特異的な受容体を介して吸収される．また，ビタミン B_{12} は核酸合成に必要であるため，欠乏症として血球(おもに赤血球)の成熟不

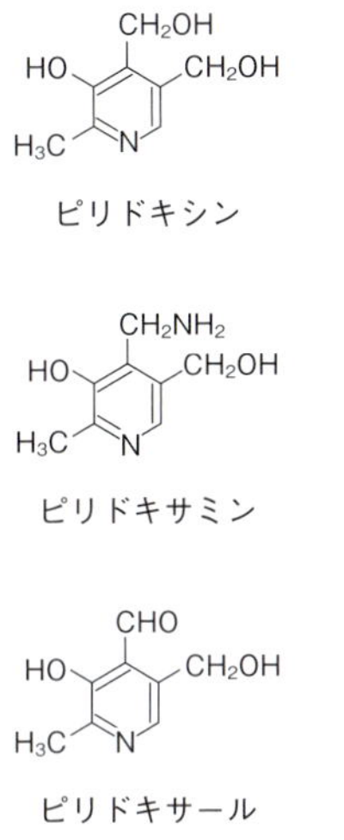

図 6・5・3　ビタミン B6

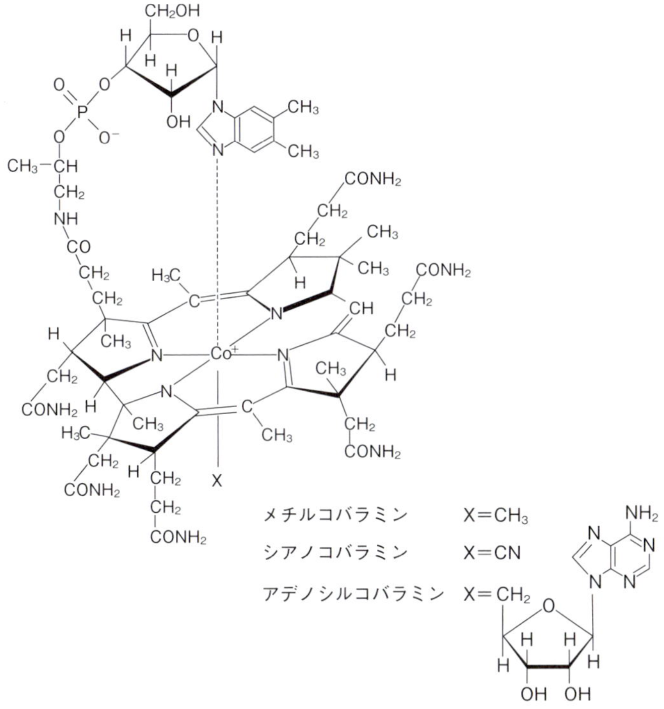

図 6・5・4　ビタミン B12

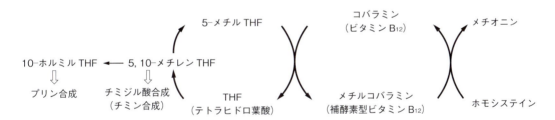

図 6・5・5　ビタミン B12 と葉酸を介したメチオニン合成反応と核酸合成反応

足による**巨赤芽球性貧血**(悪性貧血)が起こる．通常の状態ではビタミン B12 欠乏は起こりにくいが，胃切除者や胃の機能障害がある場合には，胃の内因子の欠乏によってビタミン B12 の消化管吸収が抑制されるため，重篤な巨赤芽球性貧血が起こる場合がある．また，欠乏によりホモシステインがメチオニンに変換されずに蓄積し，ホモシステイン血症になる．

ビタミン B12 は，植物にはほとんど含まれず，肉，卵，レバー，牛乳など動物性食品のみに含まれるため，菜食主義者(ベジタリアン)で欠乏する場合がある．

e．葉　酸

葉酸はプテリジン骨格にパラアミノ安息香酸とグルタミン酸が結合した構造をもっている(図 6・5・6)．葉酸は肝臓で還元されて**テトラヒドロ葉酸**(THF)となり，メチル基やホルミル基(1炭素単位)

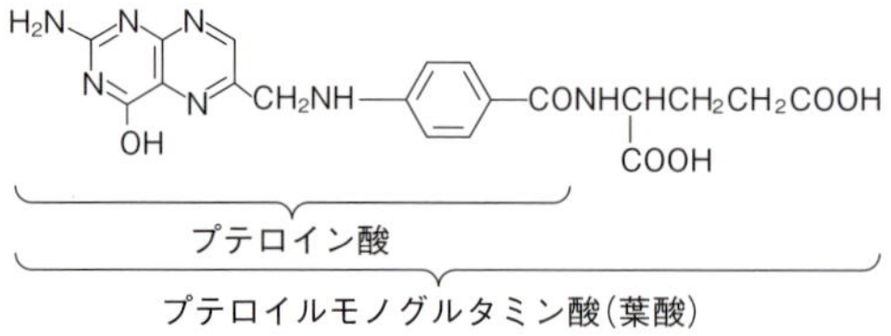

図 6・5・6　葉酸

の転移反応における補酵素として働く．1炭素単位の転移は，核酸の原料となるプリン・ピリミジン塩基の合成，ポルフィリン核の生成，ホモシステインからのメチオニン合成などに不可欠である．このような反応の際に，5-メチル THF からメチル基転移が行われて THF となるが，このメチル基転移反応にビタミン B_{12} が必要となる（図 6・5・5）.

図 6・5・6 にはグルタミン酸が一つ結合したモノグルタミン酸の構造を示したが，食事から摂取する葉酸のほとんどはポリグルタミン酸として存在する．これらも葉酸としての活性を有する．一方，サプリメントに含まれる葉酸はモノグルタミン酸である（6・6・4項参照）.

葉酸欠乏時には，ビタミン B_{12} 欠乏時と同様に**巨赤芽球性貧血**を呈するほか，血液中にホモシステインが蓄積し（ホモシステイン血症），進行すると動脈硬化や心筋梗塞の危険性が増す．また，妊婦が葉酸欠乏に陥ると，胎児に**神経管閉鎖障害**（二分脊椎，無脳症，脳瘤など）が起こることがある．そのため，葉酸を含む特定保健用食品は，神経管閉鎖障害をもつ子どもが生まれるリスクを低減する可能性を表示してよいことになっている（6・6・4項参照）．現在，80ヵ国以上の国が神経管閉鎖障害の低減などを目的に，主要な穀類への葉酸添加を行っている.

葉酸は緑黄色野菜，果物，豆類，肉類などに広く分布し，腸内細菌によっても生合成される．葉酸は核酸合成に必須であるため，創傷時や術後など細胞増殖を促す必要がある患者の栄養療法には欠かせない．一方，葉酸が供給されなければ，がん細胞の増殖を抑制できるため，葉酸に構造が類似した**メトトレキサート**などの**葉酸代謝拮抗剤**ががん治療に用いられている.

f．パントテン酸

パントテン酸は，パントイン酸と β-アラニンが結合した化合物であり，これに生体内でアデノシル基とシステアミンが結合して，糖質代謝や脂質代謝において重要な補酵素であるコエンザイムA（CoA）を構成する（図 6・5・7）．グルコースや脂肪酸はアセチル CoA を経て TCA 回路に入るが，パントテン酸はそのアセチル CoA の構成成分である．ヒトではパントテン酸は腸内細菌によっても合成され，通常の食生活では欠乏症が現れることはまれである．パントテン酸は食品に広汎に（pantothenic）分布することからこの名前がつけられており，豆類，卵，レバー，米ぬか，野菜全般に含まれる.

g．ナイアシン

ビタミンとしてのナイアシンには**ニコチン酸**と**ニコチン酸アミド**（ニコチンアミド）が含まれる（図 6・5・8）．ナイアシンはトリプトファンからも生合成されるが，トリプトファンがナイアシンに

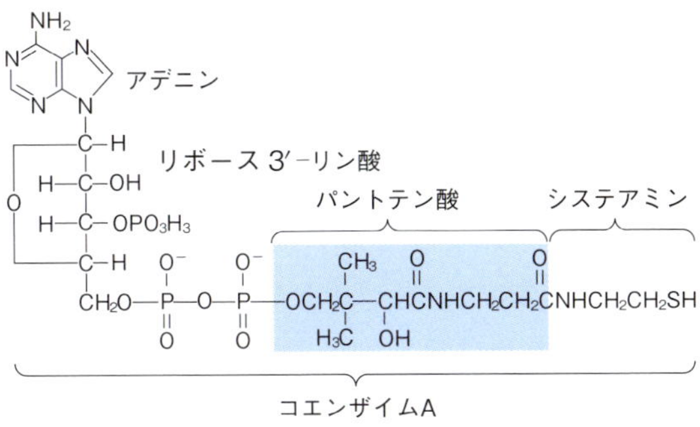

6・5 ビタミン，ミネラル，食物繊維などの役割　　203

図 6・5・7　パントテン酸

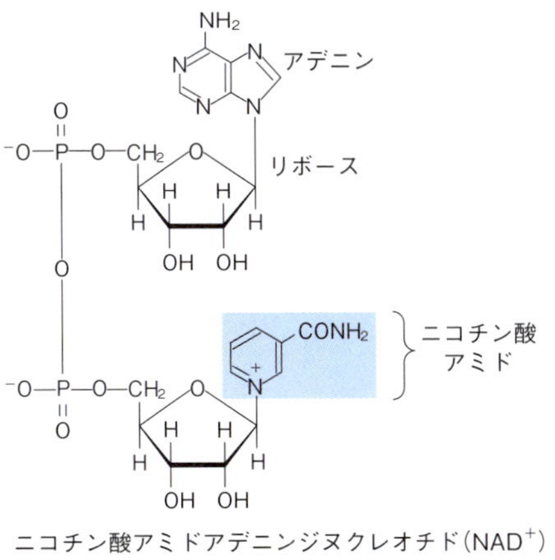

図 6・5・8　ナイアシン（ニコチン酸，ニコチン酸アミド）
青で網かけしている部分がナイアシン（この図ではニコチン酸アミド）. ニコチン酸アミドの NH_2 基が OH 基に変わるとニコチン酸になる.

変換される比率は重量比で約 1/60 と低い. ナイアシンは体内において NAD^+ や $NADP^+$ に変換され，種々の酸化還元反応の補酵素として，解糖系，TCA 回路，電子伝達系などで広く機能する.

　ナイアシンは肉や魚，レバーなどに含まれる. ナイアシンの欠乏症は，皮膚炎，下痢，認知症を主症状とする**ペラグラ**とよばれる疾患で，過去にトウモロコシを主食とする地域に発症が認められた. これは**トウモロコシのトリプトファン含量が低く，ナイアシンの生体内合成量が不足**したためと考えられている. ナイアシンの過剰症として，皮膚紅潮，瘙痒感，胃腸障害などが知られる.

h．ビオチン
　ビオチンは硫黄原子を含むビタミンで，側鎖のカルボキシ基と酵素タンパク質のリシン ε-アミノ基との間でアミド結合したビオシチンという構造が生体内での活性型である（図 6・5・9）. ビオチンは，4 種類の**カルボキシラーゼの補酵素として作用**する. 脂肪酸合成ではアセチル CoA カルボキシラーゼ，糖新生ではピルビン酸カルボキシラーゼが代表例である.

　ビオチンはレバー，卵黄，豆類など各種食品に含まれており，腸内細菌によっても合成される. 大部分が食物中のタンパク質と共有結合しているビオチンは，膵液中のビオチニダーゼによって遊離され，能動輸送で空腸から吸収される. ビオチンは卵白に含まれているアビジンと強く結合するため，生の卵白と同時摂取すると消化管吸収が阻害される. 生卵を常用するヒトでビオチン欠乏による脱毛，皮膚炎，抑うつなどの欠乏症を呈する場合がある.

i．ビタミン C
　ビタミン C は抗壊血病因子として発見された古くから知られるビタミンであり，還元性を有する. 還元型は**アスコルビン酸**であり（図 6・5・10），酸化されてデヒドロアスコルビン酸になる. 多

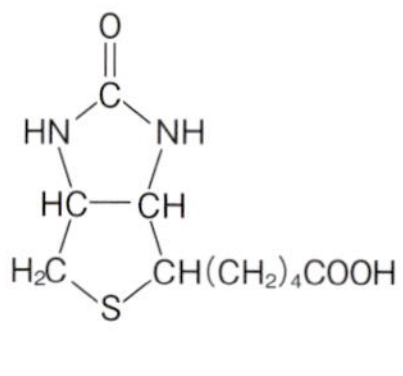

図 6・5・9　ビオチン

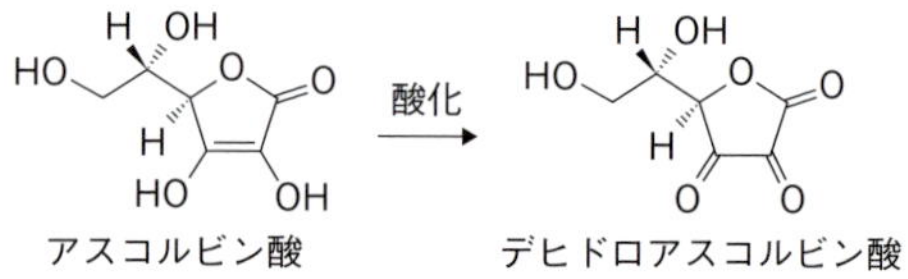

図 6・5・10　ビタミンC

くの動物ではグルコースから合成されるが，ヒトを含む霊長類やモルモットなどの一部の哺乳類とある種の鳥類ではビタミンC合成に必要な酵素を失っており合成できない．ビタミンCの重要な生理作用は，コラーゲンの合成と保持であり，**コラーゲン中に含まれる水酸化プロリンと水酸化リシンの生成に関与**している．また，チロシンやフェニルアラニンの代謝，鉄吸収の促進，活性酸素種の除去，ビタミンEラジカルの再生などにも寄与する．

　ビタミンCが欠乏すると，組織間をつなぐコラーゲンや象牙質，骨の間充組織の生成と保持に障害を受ける．これがさらに血管，骨などの損傷につながり，歯根部，皮膚や粘膜からの出血を主症状とする**壊血病**を呈する．ビタミンCは褥瘡などの皮膚や結合組織の再生促進を必要とする疾患の治療にも不可欠である．ビタミンCは新鮮な果実類や野菜に多く含まれている．アルカリ条件あるいは加熱で不可逆的にジケトグロン酸に分解されるため，調理や貯蔵中に失われやすい．

6・5・2　脂溶性ビタミン

　脂溶性ビタミンにはA，D，E，Kがある．ビタミンA，D，およびKは核内受容体に結合して遺伝子発現を活性化する．ビタミンEは脂溶性の抗酸化物質として，ビタミンKは血液凝固因子の活性化酵素の補酵素として作用する．水溶性ビタミンは過剰に摂取した際にも比較的容易に尿中に排泄され，過剰症が現れにくいのに対して，脂溶性ビタミンは体内に蓄積されやすいため，多量摂取による過剰症が現れやすい．また，一部の脂溶性ビタミンは医薬品としても使用される．

a．ビタミンA

　ビタミンAは，**レチノール，レチナール，レチノイン酸**の形をとりうるが，食品中ではレチノール，およびそのエステル体として存在する．レチノールは生体内で代謝され，側鎖末端のヒドロキシ基がアルデヒドに酸化されてレチナール，さらに酸化されてカルボキシ基となったレチノイン酸となり，生理活性を示す(図6・5・11)．

　ビタミンAは脂溶性であるため，小腸から脂質とともにキロミクロンに取り込まれて吸収され，肝臓に一部蓄積された後，**レチノール結合タンパク質**(retinol-binding protein：**RBP**)と結合して血中を輸送される．肝臓中では主として星細胞(伊東細胞)に，レチノールのエステル体として貯蔵される．網膜の桿体細胞では，光依存的に構造変化を起こす11−*cis*−レチナールとしてオプシンと結合し，光を感知するタンパク質であるロドプシンを形成する．レチノイン酸は，細胞内で核内受容体の**レチノイン酸受容体**(retinoic acid receptor：**RAR**)に結合し，転写因子としてのRARの作用を

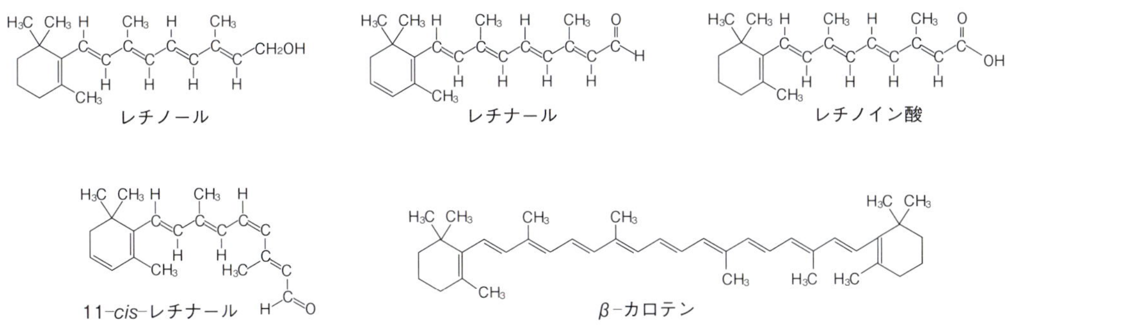

図 6・5・11　ビタミン A 関連化合物の構造

活性化し，一群の遺伝子の発現亢進によって，細胞分化や細胞死，または上皮系細胞の増殖や維持に寄与する（図 6・5・12）．

　ビタミン A が欠乏すると，ロドプシンの機能低下により暗いところで明るさを感知する機能が低下する**夜盲症**となる．また，上皮系細胞の維持機能が障害されることから，とくに乳児，小児などで成長阻害や，皮膚の角質化，粘膜の乾燥により感染症への抵抗性が失われる．ビタミン A には過剰症が存在し，急性中毒と慢性中毒に分けられる．急性中毒は幼少期での泉門の膨張，成人での後頭部疼痛などであり，慢性中毒は**頭蓋内圧亢進**，筋肉痛，疲労などがある．また，妊娠 12 週までにビタミン A を連日 15 000 IU 以上摂取すると，水頭症や口蓋裂などの胎児奇形発生のリスクが高くなると報告されている．

　ビタミン A はレバー，ウナギなど動物性食品に含まれる．緑黄色野菜や海藻には**β-カロテン**な

コラム　レチノール活性当量を指標にビタミン A を健康維持に役立てよう

　食事摂取基準におけるビタミン A の摂取基準は，食品中のビタミン A の主要成分であるレチノールに換算した「レチノール活性当量」(retinol activity equivalents：RAE) を用いて設定されている．レチノール活性当量は，以下の式で算出される．

レチノール活性当量（μg RAE）
＝レチノール（μg）＋ β-カロテン（μg）× 1/12 ＋ α-カロテン（μg）× 1/24
　＋ β-クリプトキサンチン（μg）× 1/24 ＋その他のプロビタミン A カロテノイド（μg）× 1/24

　すなわち，レチノール活性当量は，ビタミン A 含有食品などの効果を総合的に示す指標で，レチノール，β-カロテン，α-カロテンなどのプロビタミン A カロテノイドの活性のすべてを含めて評価できる．たとえば，みかんやオレンジ色の野菜や果物が含有する「みかん色素」も，β-クリプトキサンチンのようなカロテノイド色素を豊富に含み，レチノールに変換されて生理活性を発揮する．食事摂取基準では，このようなプロビタミン A カロテノイドの摂取量と利用効率も合わせた値をレチノール活性当量に換算している．みかんやにんじん，かぼちゃなどビタミン A 含有食品を摂取し，レチノール活性当量を意識した食生活を送ることで，ビタミン A の必要量を効果的に補い，視力の維持や免疫力の向上など身体機能を最適に保つことが期待できる．

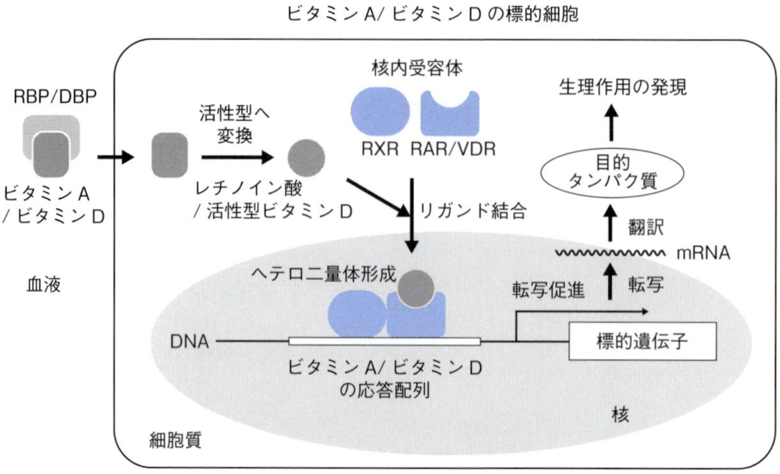

第6章 栄養生理学

図 6·5·12 ビタミン A およびビタミン D の作用機構

RBP：retinol binding protein(レチノール結合タンパク質)，DBD：vitamin D binding protein
(ビタミン D 結合タンパク質)，RXR：retinoid X receptor(レチノイド X 受容体)，RAR：retinoic
acid receptor(レチノイン酸受容体)，VDR：vitamin D receptor(ビタミン D 受容体).

どのプロビタミン A カロテノイドとよばれる物質が含まれる．β-カロテンは体内で分解されてビタミン A となるが，その効率は約 1/12 である．なお，β-カロテンには抗酸化作用があり，体内でβ-カロテンそのものとしても機能する．

b．ビタミン D

ビタミン D は**カルシフェロール**とよばれ，食品に由来するビタミン D_2(エルゴカルシフェロール)とコレステロール前駆体から合成されるビタミン D_3(コレカルシフェロール)がある．これらはほぼ同等な生物活性を有する．ビタミン D_2 とビタミン D_3 は，それぞれ前駆体となる生体中の**エルゴステロール**(プロビタミン D_2)と **7-デヒドロコレステロール**(7-DHC，プロビタミン D_3)から紫外線(UVB)による開裂作用を受けて生成する．ビタミン D_2 および D_3 は，次いで肝臓でシトクロム P450 によって 25 位が水酸化され，さらに腎臓でシトクロム P450 によって 1 位が水酸化されて，ジヒドロキシ体〔**1α,25-ジヒドロキシビタミン D**＊〕となる．これらが**活性型ビタミン D** である(図 6·5·13)．なお，25-ヒドロキシビタミン D は，血中での滞留時間が活性型ビタミン D より長く，食事からの摂取量と皮膚での産生量の両方を反映することから，ビタミン D 栄養状態の指標に用いられる．

活性型ビタミン D は主としてカルシウムの吸収促進に関与する．活性型ビタミン D の作用は，ビタミン A と同様に核内受容体に依存している(図 6·5·12)．活性型ビタミン D は核内受容体である**ビタミン D 受容体**(vitamin D receptor：**VDR**)に結合し，小腸上皮細胞のカルシウム結合タンパ

＊ 1α,25-ジヒドロキシビタミン D や 25-ヒドロキシビタミン D は，慣例的に 1α,25$(OH)_2$-ビタミン D や 25-(OH)ビタミン D などと表記されてきた.

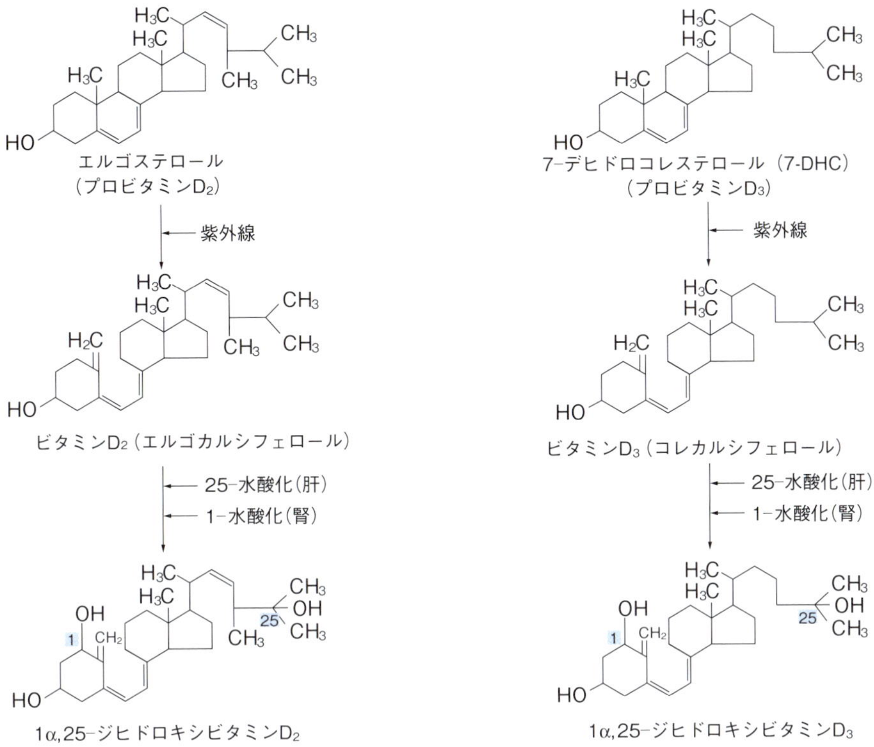

6・5 ビタミン，ミネラル，食物繊維などの役割 207

図 6・5・13 ビタミン D の構造と代謝

ク質(カルビンディン)の遺伝子の転写を促進し，小腸からのカルシウム吸収を促進する．さらに骨成分の分解(骨吸収)や腎尿細管からのカルシウム再吸収の促進によって血液中のカルシウム濃度を上昇させる．一方で，骨吸収を促進する**副甲状腺ホルモン**(パラトルモン，parathyroid hormone：**PTH**)の分泌を抑制し，最終的には骨形成を促進する方向に働く．後述のように，活性型ビタミン D は，甲状腺から分泌される**カルシトニン**と副甲状腺ホルモンとともに，血液中カルシウム濃度を調節し，**骨のリモデリング**(**再構築**)や生体内のカルシウム恒常性維持に重要な役割を果たしている(図 6・5・17 参照).

　ビタミン D が欠乏すると，小児では**くる病**とよばれる骨成長障害が生じ，成人では**骨軟化症**を呈する．近年，わが国においてビタミン D 不足が増えているとの報告があり，とくに日光を浴びる機会の少ない高齢者の**骨粗鬆症**との関連が懸念されている．ビタミン D には過剰症が知られており，血中カルシウム濃度の上昇(高カルシウム血症)，軟骨組織の石灰化，各臓器へのカルシウム沈着，腎臓ではカルシウム排泄の負担増による腎不全を起こす場合が多い．

　ビタミン D_2 はキクラゲなどのキノコ類に多く，ビタミン D_3 はウナギをはじめ魚介類に多い．活性型ビタミン D は，骨粗鬆症治療用の医薬品にもなっている．活性型ビタミン D 製剤には，1α,25-ジヒドロキシビタミン D_3(カルシトリオール)と 1α-ジヒドロキシビタミン D_3(アルファカルシドール)がある．肝機能低下や腎不全の患者の場合，ビタミン D を摂取しても活性型ビタミン D に変換できないため，活性型ビタミン D 製剤で補う必要がある．

208　第6章　栄養生理学

c．ビタミンE

ビタミンEは**トコフェロール**とよばれる一群の化合物群であり，α，β，γ，δの4種類が知られる．このうち，α-トコフェロールが生体内で最も高い生理活性を示す．ビタミンEの最も重要な生理作用は抗酸化作用である．ビタミンEは脂溶性が高く，生体膜に広く分布し，膜中で産生される活性酸素種や過酸化脂質の生成抑制に寄与している．ビタミンEの構造において，イソプレノイド鎖がリン脂質二重膜への局在化に，クロマン環のヒドロキシ基がラジカル捕捉作用に寄与している（図6·5·14）．

ビタミンEは小麦胚芽やアーモンド，大豆などに多く含まれる．ビタミンEの欠乏症，あるいは過剰症に関する報告はほとんどない．未熟児では，細胞膜の異常から溶血性貧血を引き起こす場合がある．実験動物では，ビタミンE欠乏により不妊や神経障害が生じるという報告がある．

d．ビタミンK

ビタミンKには，**ビタミンK$_1$（フィロキノン）**および**ビタミンK$_2$（メナキノン）**があり，ほぼ同程度の生物活性を有する（図6·5·15）．ビタミンKは，プロトロンビン，VII因子，IX因子，X因子などの**血液凝固因子**のグルタミン酸（Glu）残基の**γ-カルボキシル化（Gla化）**を行う酵素の補酵素として作用する．これらの血液凝固因子はGla化によりCa^{2+}結合能を獲得し，カルシウム依存的な血液凝固反応が可能となる．骨芽細胞が産生するタンパク質である**オステオカルシン**もビタミンK依存的にGla化され，Ca^{2+}を結合できるようになり，骨の形成と石灰化を亢進させる（図6·5·16）．

フィロキノン（ビタミンK$_1$）は緑黄色野菜に多く含まれ，メナキノン（ビタミンK$_2$）は腸内細菌および納豆菌により合成される．動物体内ではメナキノン-4が多い（図6·5·15）．ビタミンKはオステオカルシンのGla化を介して骨へのカルシウム沈着を促進するので，骨粗鬆症の治療薬としてビタミンK製剤が使用されている．一方，抗凝固薬の**ワルファリン**はビタミンKの作用を阻害することにより血栓の生成を抑制する薬剤である．そのため，ワルファリンの作用はビタミンKの過剰摂取で抑制される．薬剤師は，ワルファリン服用患者にビタミンK製剤を服用させないこと，過剰の緑黄色野菜や青汁，納豆を摂取しないよう指導する必要がある．

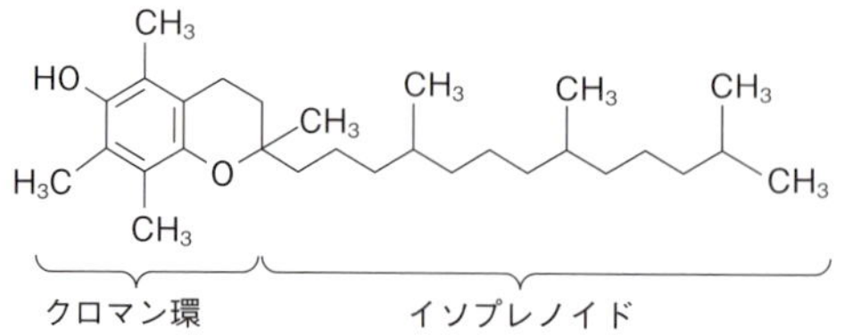

図 6·5·14　ビタミンEの構造

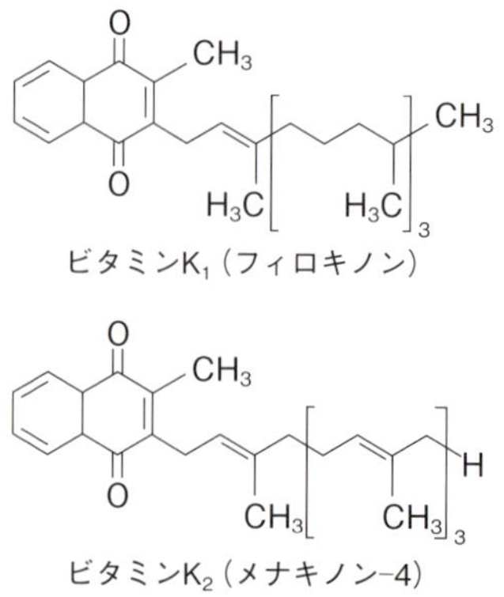

図 6·5·15　ビタミンKの構造

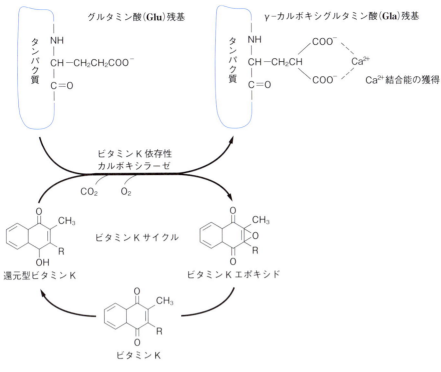

図 6・5・16　ビタミンK依存性タンパク質Gla化

　ビタミンKは腸内細菌によって合成される唯一の脂溶性ビタミンであり，必要量のほとんどは腸内細菌の産生量で供給されている．またGla化反応で酸化されたビタミンKエポキシドは，還元酵素で直ちに活性型のビタミンKとして再生されるため（ビタミンKサイクル），欠乏症は起こりにくい．ただし，新生児では腸内細菌叢が未発達で，腸内細菌からのビタミンKの供給が少ないこと，ビタミンKの胎盤透過性が低いこと，母乳からのビタミンK供給量が少ないことから，欠乏症が起こりやすい．症状として，新生児では皮膚や消化管の出血（**新生児出血症**），乳児では頭蓋内出血がある．現在，日本小児科学会の指導により，**新生児と乳児にビタミンKの投与**が行われている．

6・5・3　ミネラル

　人体を構成する元素は，酸素（O），炭素（C），水素（H），窒素（N）の順に多く，この4元素で生体内の96%を占める．これ以外にも人体には数十種類の元素が存在している．現時点で生体内での役割が明らかになっているか，少なくとも欠乏によって生理機能に支障が生じることが明らかとなっているものを表6・5・2に示す．日本人の食事摂取基準（2025年版）では，カルシウム（Ca），リン（P），ナトリウム（Na），カリウム（K），マグネシウム（Mg）を**多量ミネラル**，鉄（Fe），亜鉛（Zn），銅（Cu），マンガン（Mn），ヨウ素（I），セレン（Se），クロム（Cr），モリブデン（Mo）を**微量ミネラル**としている．

第6章 栄養生理学

表 6·5·2 おもなミネラルの特徴

元素	生理的機能	欠乏症	過剰症	おもな供給食品
Ca	骨成分, 筋肉収縮, 血液凝固, 神経機能	骨形成不全, 骨粗鬆症	高 Ca 血症	乳製品, 小魚, 海藻類, 豆腐, 胡麻, 小松菜
P	骨成分, ATP, リン脂質成分, 体液の緩衝能	骨形成不全, 骨粗鬆症		乳製品, 肉, 卵, 小魚, 海藻類, 穀類, 豆類
Na	血漿浸透圧に寄与, 細胞の電位勾配に寄与		高血圧	味噌, 醤油, その他加工食品
K	血漿浸透圧に寄与, 細胞の電位勾配に寄与		心機能障害	野菜全般, 黒砂糖
Mg	ATPase の補因子, 骨, 歯の成分	(生活習慣病)		穀類, 野菜, 海藻類
Fe	酸素の運搬と貯蔵, 酸素添加反応	貧血	血色素症	肉類, レバー, ホウレンソウ
Zn	酵素の補因子, 核酸・タンパク質合成に関与, 免疫機能に関与	発育不全, 創傷治癒遅延, 脱毛症, 味覚障害	発熱, 肺疾患	魚介類, 肉, 穀類
Cu	セルロプラスミン, SOD の成分, ヘム合成に関与	鉄不応性貧血, 心不全	肝障害, 中枢神経障害	魚介類, レバー
Mn	補因子(ピルビン酸カルボキシラーゼ), 脂質代謝	骨発育不全, 血液凝固異常, 糖鎖形成異常	中枢神経障害, 甲状腺肥大	茶, 海藻類, 穀類, 豆類
I	甲状腺機能	甲状腺腫, 甲状腺機能障害	甲状腺腫	魚介類, 海藻類
Se	抗酸化活性, グルタチオンペルオキシダーゼ活性, 水銀中毒軽減	心筋症, 克山病	毛髪や爪の脆弱化	魚介類, 小麦胚芽
Cr	糖代謝	耐糖機能低下		魚介類, 肉
Mo	キサンチンオキシダーゼの補因子, 亜硫酸オキシダーゼの補因子	発育不全, 頻脈		豆類, 海藻類, 穀類
Co	ビタミン B_{12} 成分, 造血	巨赤芽球性貧血	甲状腺疾患, 心疾患, 聴覚障害	魚介類, レバー
F	骨格形成, 虫歯予防	貧血, 骨多孔症	斑状歯	飲料水

a. カルシウム(Ca), リン(P)

Ca は, 生体内で最も多く存在するミネラルで, その 99% がヒドロキシアパタイトとよばれるリン酸塩や炭酸塩の形で骨や歯に存在している. 残りの 1% の Ca は血液や体液中, さらに筋肉などに分布し, 筋収縮調節で中心的な役割を果たしている. 細胞外に比べて細胞の細胞質の Ca^{2+} 濃度は約 1/100 000 レベルに保たれている. 細胞内 Ca^{2+} 濃度の上昇は, さまざまな細胞においてシグナル伝達に重要な役割を果たしている.

図 6·5·17 に示すように, 血液中の Ca^{2+} 濃度は種々のホルモンによって厳密に調整されている. 血液中の Ca^{2+} 濃度が減少すると, 副甲状腺から**副甲状腺ホルモン(PTH)**の分泌が促進される. PTH は骨成分の分解(骨吸収)による血液中への Ca^{2+} の放出を促進するほか, 腎尿細管からの Ca^{2+} 再吸収を促進する. また, 腎臓における 25−ヒドロキシビタミン D から **1α,25−ジヒドロキシビタミン D(活性型ビタミン D)**への変換を促進することで, 活性型ビタミン D による小腸上皮細胞

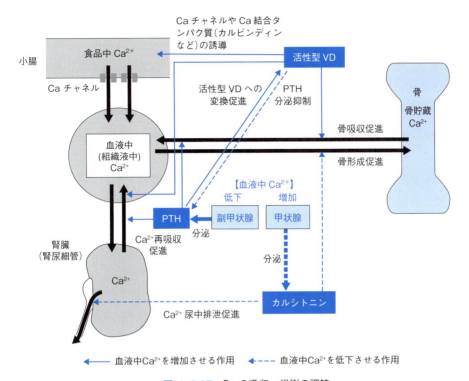

図 6·5·17 Ca の吸収, 代謝の調節
PTH: 副甲状腺ホルモン, VD: ビタミン D.

からの Ca 吸収を促進する.

一方, 血中 Ca^{2+} 濃度が上昇すると, 甲状腺からのカルシトニン分泌が促進される. **カルシトニン**は骨形成を促進するとともに, 腎臓での Ca^{2+} 再吸収を抑制することで血液中 Ca^{2+} 濃度を低下させる. 骨は Ca 以外にも P や Mg も豊富に富む組織であり, これらミネラルの骨への分布動態は Ca 代謝の影響を強く受ける.

Ca や P の欠乏は, 骨形成の不全をもたらす. とくに高齢者では骨密度の低下を主因とする骨粗鬆症に至りやすい (4·2·8 項 c. 参照). 加齢に伴う骨密度の低下はある程度避けられない事象であるが, 骨粗鬆症の予防には若年時に十分に Ca を摂取して骨密度を高めておくこと (図 4·2·24 参照), Ca 吸収を助けるビタミン D の積極的な摂取や運動などの物理的負荷を与えることが有効である.

食物から摂取した Ca の消化管吸収率は, 共存するリン酸, フィチン酸 (イノシトールヘキサリン酸), あるいは食品の種類によって変動する. 共存するリン酸イオンの含量が多いと, 消化管で Ca が不溶性のリン酸塩をつくり, 吸収率が低下する. 穀類に含まれるフィチン酸は, Ca だけでなく, Mg, Fe, Zn などと結合してそれらの吸収を妨げる. 乳製品の Ca 吸収率がよいのは, 乳タンパク質であるカゼイン中のセリン残基が適度にリン酸化されており, このリン酸基と Ca が相互作用することで Ca の可溶化を促進するためと考えられている. カゼインが消化酵素により分解され

212　　第6章 栄養生理学

て生じるペプチドのうち，リン酸化セリンを多く含む部位はカゼインホスホペプチド(CPP)とよばれ，Ca吸収促進物質として特定保健用食品にも用いられている(表6・6・1 参照).

　Caは，乳製品，小魚の干物，ひじき，昆布，豆腐，胡麻などに多く含まれる．日本人のCa摂取量は過去50年間において，おもに乳製品の摂取量の増加に伴って著しく増加したものの，**現在も男女ともに食事摂取基準で設定された推奨量に達していない**(図6・8・5 参照).

　Pは，前述のようにCaとリン酸塩などの形でヒドロキシアパタイトを構成し，骨基質を形成している．その他，生体膜成分であるリン脂質，核酸やATPなどのヌクレオチド成分となる．細胞内でのシグナル伝達や種々の酵素の活性化(あるいは不活性化)を誘導するタンパク質リン酸化の役割もPの重要な機能である．また，リン酸イオンは体液の緩衝能を付与する陰イオンとしても重要である．リン酸イオンも腎尿細管で再吸収されるが，Caの場合とは反対に，PTHによって再吸収が抑制される.

　Pは，乳製品，肉，卵，小魚，海藻類，穀類，豆類などに多い．Pの欠乏は滅多にみられない．むしろ，Caに対して，インスタント食品や加工食品の添加物として含まれる**Pの摂取量が過剰になると，Caの吸収率や利用効率が低下**するので，CaとPとの摂取バランスが重視されている．慢性の腎臓病患者では，Pの排泄が難しくなり，骨形成異常による骨折リスクの増加や，血管内皮へのCaとPの沈着により動脈硬化が亢進しやすい．なお，CaとPによるヒドロキシアパタイトにフッ素が加わると，酸に溶けにくいフルオロアパタイトに変わり，結晶の強度が増す．これが，虫歯予防のために歯磨き粉にフッ素が添加される理由の一つとなっており，WHOでもフッ素の虫歯予防効果を認めている．一方，フッ素の過剰摂取は歯の黒色化(斑状歯)を起こす．とくに小児期では，歯のエナメル質の脆弱化や変色も指摘されており注意が必要である.

b．ナトリウム(Na)

　体液は，血液，細胞間液などの細胞外液と細胞内液に分けられる．細胞内外ではミネラルの組成が大きく異なっている．**細胞内にはK⁺が，細胞外液にはNa⁺が多く存在する**．細胞外液のNa⁺は，浸透圧の大部分を担っており，その濃度が体液量に大きな影響を及ぼす．ホルモンや神経支配によってNaの尿中排泄量が厳密にコントロールされ，血液中Na⁺濃度の恒常性が保たれている．血圧低下によって腎臓から分泌されたレニンという酵素がアンジオテンシノーゲンに働き，最終的に変換されたアンジオテンシンIIがアルドステロンを副腎皮質から放出させる．このホルモンはNa⁺の再吸収を促進し，血液量が増加して血圧が上昇する.

　食事からのNaの主たる供給源は，味噌，醤油，加工食品などの食塩含有食品である．Naの過剰摂取は高血圧の原因となる．また，Naの摂取量と胃がんの前駆症状となる萎縮性胃炎との相関を示す疫学データが存在する．Naに関しては，不足よりも過剰摂取による健康影響が懸念されるため，**日本人の食事摂取基準(2025年版)では食塩(NaCl)摂取の目標量として，成人の男性で7.5 g/日未満，女性で6.5 g/日未満と設定**されている(表6・8・2 参照).

c．カリウム(K)

体内においてKは，Naと同様に，細胞内の浸透圧やpHの維持に寄与するほか，神経伝達，筋肉の運動などにも関与する．Kの腎臓での排泄はNaとリンクしており，Na摂取量が増加するとKの排泄も増加し，逆にK摂取が増加するとNaの尿中排泄も増加する．よって，適切な量のK摂取は高血圧の予防に効果があるとされ，逆にKの欠乏は高血圧の要因となりうる．利尿薬の作用で低カリウム血症となると，不整脈などの心機能の障害を生じる．逆に慢性腎臓病患者ではK排泄ができず，血中K^+濃度が高くなり，この場合も不整脈や心停止を起こすリスクが高まるため，Kの摂取制限が必要である．

Kは植物由来食品に広く分布する．野菜や果物全般，昆布，黒砂糖に多い．野菜などの摂取が不足している人は，Kが不足しやすい．日本人の食事摂取基準(2025年版)では，K摂取の目標量として，成人の男性で3000 mg/日以上，女性で2600 mg/日以上と設定されている(表6·8·2参照).

d．マグネシウム(Mg)

Mgは，ATPを介したエネルギーの蓄積や消費がかかわる数多くの生体内酵素反応において補因子として作用している．解糖系やTCA回路の多くのステップでMgは必須である．生体のMgの50%～60%は骨に含まれ，骨や歯の形成にも必要である．MgとCaの体内挙動は連動していることが知られており，Ca摂取量に対するMg摂取量の比率が低いほど，虚血性心疾患のリスクが増大する．またMgは，Kの細胞内取込みを促進するため，神経伝達や筋肉の運動にも欠かせない．Mgは穀類，野菜，海藻類などに多い．

e．鉄(Fe)

Feは体内に約3 g存在しており，微量ミネラルのなかでは最も多い．体内ではFeの大部分は赤血球の血色素であるヘモグロビンにヘム鉄として存在しており，酸素や二酸化炭素の運搬に寄与している．また筋肉中にもFe含有タンパク質であるミオグロビンが存在する．肝臓をはじめとする全身の臓器にFe貯蔵タンパク質のフェリチンがあり，また，薬物代謝酵素のシトクロムP450の活性中心にはヘム鉄が存在する．寿命がきた赤血球はマクロファージ系の細胞に貪食され，回収されたFeが再びヘモグロビンなどのFeタンパク質の合成に再利用されるため，体内でのFeの循環が起こっている．しかし，食事からのFe摂取が慢性的に欠乏すると，体内の貯蔵Feが減少し，鉄欠乏性貧血を発症する．

図6·5·18に消化管におけるFeの吸収機構を示した．食品中のFeには動物性食品に多いヘム鉄と，植物性食品に多い非ヘム鉄(無機鉄)とがあり，ヘム鉄のほうが消化管での吸収率が高い．非ヘム鉄のうち，おもにFe^{2+}が吸収される．胃酸はFeを溶解し，可溶性のイオンにすることで吸収を助ける．Feは酸性でFe^{2+}の状態になるが，胃の下流の消化管で酸性であるのは十二指腸上部だけで，この部分でFe^{2+}を吸収することになる．したがって，胃や十二指腸切除後にはFeの吸収不足に陥る点に注意が必要である．ビタミンCはFe^{3+}をFe^{2+}へ還元することによりその吸収を促進する．消化管腔のFe^{3+}は，小腸上皮細胞の刷子縁膜上の還元酵素によってもFe^{2+}に還元され，二価

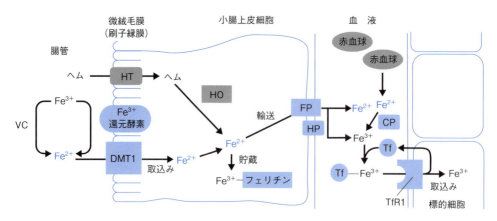

図 6·5·18　Fe の吸収，代謝
HT：ヘムトランスポーター，Tf：トランスフェリン，VC：ビタミン C，HO：ヘムオキシゲナーゼ，FP：フェロポーチン，HP：ヘファスチン，CP：セルロプラスミン

金属輸送体 1（divalent metal transporter 1：**DMT1**）によって細胞内に取り込まれる．ヘム鉄はヘム輸送体によって消化管上皮細胞に取り込まれ，細胞内で Fe^{2+} が遊離される．消化管上皮細胞内で，非ヘム鉄の吸収，およびヘム鉄の分解から生じた Fe^{2+} は，上皮細胞の血管側の膜に存在する**フェロポーチン**とよばれる Fe^{2+} 輸送体によって血管側に輸送される．その際，同じく消化管上皮細胞の血管側の膜に存在する**ヘファスチン**とよばれる Cu 含有酸化酵素によって Fe^{3+} に酸化される．

血清中の Fe の輸送には Fe 運搬タンパク質である**トランスフェリン**（transferin：**Tf**）が重要な役割を果たす．Tf は Fe^{3+} のみと結合できる．小腸上皮細胞の血管側の膜に存在するヘファスチンによって酸化された Fe^{3+} は直ちに Tf と結合してトランスフェリン鉄（Tf–Fe^{3+}）となり，血流を介して各組織へ運搬される．正常人の場合は Tf の約 1/3 が Fe と結合し，残りは未結合の形で存在する．組織の細胞表面には Tf–Fe^{3+} の受容体である**トランスフェリン受容体 1**（**TfR1**）が発現しており，この受容体に Tf–Fe^{3+} が結合すると，Tf–Fe^{3+} は細胞内へエンドサイトーシスによって取り込まれる．エンドソーム内で Tf–Fe^{3+} から Fe^{3+} が遊離してさまざまに利用され，Tf の一部は再び血流中に戻って再利用される．細胞内で Fe^{3+} は**フェリチン**と結合して蓄えられる．

Fe の取込みが最も盛んに起こっているのは，赤血球のもとになる骨髄の赤芽球細胞である．赤芽球において，Fe はミトコンドリア内でヘムに取り込まれ，ヘモグロビンとなる．赤血球の寿命が尽きてマクロファージに貪食されると，ヘモグロビンから遊離した Fe^{2+} は，フェロポーチンを介してマクロファージから血中に放出され，再び Tf に取り込まれて全身に運ばれる．このときマクロファージから放出された Fe^{2+} を Fe^{3+} に変換するのは，血液中に存在する Fe 酸化酵素**セルロプラスミン**である．セルロプラスミンは消化管上皮細胞のヘファスチンと同様，活性中心に Cu を含有するタンパク質である．したがって，Cu の欠乏によりセルロプラスミンやヘファスチンが機能しなくなると，十分に Fe を摂取していても貧血を生じることがあり，このような銅欠乏性の貧血では鉄剤を投与しても治療効果は得られない**鉄不応性貧血**とよばれる状態となる．

一方，Fe 過剰が起こった場合，それを感知する組織は肝臓である．肝臓からは Fe 過剰の際にペ

プチドホルモンである**ヘプシジン**が分泌され，小腸に作用してフェロポーチンを介した血流中への Fe の移行を抑制する．Fe 過剰を感知する機能が損なわれると，小腸での Fe の過剰吸収が起こり，全身に Fe が蓄積する**ヘモクロマトーシス**という病気になる．白人では遺伝的に Fe 過剰を感知するタンパク質に変異をもつ人が多く，ヘモクロマトーシスが重要な問題となっている．また，C 型肝炎などの慢性肝炎になると，Fe 過剰を感知，抑制する肝臓の機能が障害を受け，Fe 過剰状態を起こす．Fe は生体にとって必須なミネラルだが，過剰に摂取した Fe が Fenton 反応を惹起することで活性酸素種が生成され，DNA など生体に損傷を与えることにもなる．Fe に限らず，サプリメントなどでの摂取も含め，一般的に栄養素の摂取は多すぎても少なすぎても健康を害することになるため，適量を守ることが肝要である．

f．亜鉛(Zn)

Zn はさまざまなタンパク質の活性中心，あるいは構造維持に利用されている．ヒトの全ゲノムを解析した結果では，すべての遺伝子産物のうちの約 10% は Zn を結合する可能性をもっていることが報告されている．アルカリホスファターゼや炭酸脱水酵素など，明らかになっているだけでも Zn 含有酵素は 200 種類を超える．また，Zn はインスリンに結合してその構造を安定化させる．多くの転写因子は zinc finger とよばれる Zn^{2+} が配位した特徴的なドメイン構造を有し，その安定化には Zn^{2+} が重要な役割を果たしている．また，タンパク質の構成成分となるだけでなく，脳においては，神経細胞から Zn^{2+} がグルタミン酸とともに放出されて神経伝達物質としての役割を果たしている．

Zn は多くの転写因子やタンパク質合成酵素にかかわっているため，とくに細胞の増殖時に Zn の必要量が増大する．臨床においては，創傷治癒の際，細胞増殖が盛んになるので，Zn の補給が有効となる．**Zn は褥瘡の治療の際に補給すべき重要なミネラル**である．また，経静脈栄養や経腸栄養においても，Zn の添加が必須である．

Zn 欠乏症には皮膚障害，成長障害，味覚障害などがある．舌の味蕾を含む上皮細胞には炭酸脱水酵素などの Zn 酵素が多く発現しており，Zn 欠乏時には味蕾などの構造変化と機能低下によって味覚異常が起こる．食品中で Zn は肉類に多く含まれており，高齢者や菜食主義者では Zn が欠乏しやすい．また，食物繊維の過剰な摂取は，Zn^{2+} とのキレート生成によって Zn 吸収を抑制することがある．

g．銅(Cu)

Cu は，Zn とともに細胞質において活性酸素種消去にとって重要な Cu, Zn 型スーパーオキシドジスムターゼ(Cu, Zn-superoxide dismutase：Cu, Zn-SOD)の活性中心を構成する．鉄の項で述べたように，血清タンパク質のセルロプラスミンや，小腸上皮細胞のヘファスチンは Cu 含有タンパク質である．ヘファスチンやセルロプラスミンは Fe の体内利用で重要な役割を果たしており，その欠乏によって**鉄不応性貧血**を起こす．電子伝達系のシトクロム c オキシダーゼ(複合体 IV)は Cu を補因子とする銅酵素である．

216 第6章 栄養生理学

　食事から摂取した Cu は消化管上皮に取り込まれた後，ATP7A という Cu 輸送体によって血管側に放出される．この遺伝子に変異があると，Cu の体内吸収が阻害され，**メンケス病**という遺伝性銅欠乏症になる．また，肝臓に蓄積した Cu が胆汁に排泄される際には，ATP7B という ATP7A と類似した構造をもつ Cu 輸送体が必要である．この遺伝子に異常があると，肝臓に Cu が異常蓄積する遺伝性疾患である**ウィルソン病**になる．

h．マンガン(Mn)

　Mn は，ミトコンドリアに局在する Mn 型 SOD(Mn-SOD)や，ピルビン酸カルボキシラーゼの構成成分である．茶，海藻類，穀類，豆類などに含まれる．米は Mn を蓄積する植物であるため，日本人において Mn 欠乏が起こる可能性はほとんどない．**Mn には毒性もあり，過剰摂取によりパーキンソン病に類似した症状などの中枢神経障害を起こす**ことが知られている．

i．ヨウ素(I)

　I は，甲状腺ホルモンの**サイロキシン(T_4)**や**トリヨードサイロニン(T_3)**の構成成分である．T_4 は 1 分子中に I 原子を 4 個，T_3 は 3 個有する．甲状腺ホルモンとしての作用がより強いのは T_3 であり，T_4 から I 原子を一つ取り除いて T_3 にする脱ヨード化酵素の活性中心には，同じく微量ミネラルの Se が含まれている．

　I の欠乏は，甲状腺機能の低下を招き，**甲状腺腫**を引き起こすほか，**クレチン病，精神発達遅滞**などを生じさせる．I 欠乏になると，代償的に甲状腺が肥大し，外見からすぐにわかる甲状腺腫(goiter)とよばれる症状を呈する．I の過剰摂取によっても甲状腺腫を生じる．I は魚介類，海藻類などに多いため，わが国ではヨウ素欠乏症はほとんど起こらない．しかし，アンデス，チベットおよびアフリカ内部など海産物の入手が困難な地域では，甲状腺機能低下症やクレチン病などの多くの欠乏症が発生し，かつてその患者数は微量ミネラルの欠乏症のなかで世界最大であった．現在は I 欠乏が危惧される多くの国において，食卓塩に I が添加されている．

j．セレン(Se)

　Se は，グルタチオンの存在下で過酸化水素や過酸化脂質の還元に働く**グルタチオンペルオキシダーゼ**の活性中心を構成することにより，体内の抗酸化因子として機能している．また，上述の甲状腺ホルモンの脱ヨード化酵素の活性中心にもなっている．通常の金属酵素は，タンパク質のペプチド鎖とは別の構造としてヘム鉄や Cu，Zn，Mg などが補因子として配位しているが，セレンタンパク質の場合，**セレノシステイン**というシステインの S 原子が Se 原子に置き換わった構造のアミノ酸としてペプチド鎖中に Se が存在している．セレノシステインは 21 番目のアミノ酸としてその代謝と機能が注目されている．Se 欠乏症として，中国の**克山(Keshan)病**が知られている．これは，中国の土壌中の Se 濃度が低い地帯の風土病として知られていた心筋症で，高い死亡率を示す．微量ミネラルの欠乏症のなかで死亡に至るのは Se 以外にほとんどない．現在は，Se の食卓塩への添加や Se を含む食品の流通拡大によって発症はほとんどみられなくなった．中心静脈栄養や

経腸栄養を長期間続けることで Se 欠乏症が起こることがある．この場合，心電図異常，爪の白色化，筋肉疼痛などの症状が現れる．

一方，Se は毒性も強いミネラルである．米国や中国の土壌中の Se 濃度が高い地域において，家畜やヒトの Se 中毒症が報告されている．症状として，神経症状，脱毛，爪の脱落，嘔吐などが報告されている．米国で Se のサプリメント錠剤に誤って過剰の Se が含有されていたために，サプリメントを摂取した人に同様の Se 中毒症が複数回起こっており，医薬品のような濃度管理を受けないサプリメント錠剤の問題点を提起する事例となった．

また，Se は水銀やカドミウムの毒性を抑制する作用をもつ〔8・3・3 項 a.(viii)参照〕．Se は，魚介類や小麦，肉類，卵などに多く含まれる．マグロやクジラなどには食物連鎖によってメチル水銀が蓄積されやすいが，Se も同時に存在するため，水銀の影響や毒性発現の評価を複雑にしている．

k．クロム(Cr)

Cr は六価クロム(Cr^{6+})と三価クロム(Cr^{3+})として存在するが，自然界に存在するのはほとんど Cr^{3+} である．Cr^{3+} は生体内で耐糖因子として作用すると考えられ，2025 年版の食事摂取基準では目安量と耐容上限量が設定されている．しかし，最近になって，Cr による血糖値降下作用は，少し過剰量の Cr による薬理的な作用であることがわかり，Cr 欠乏症が本当に存在するのか，Cr 含有耐糖因子が存在するのか，また Cr がそもそも必須元素であるか否かについて，懸念が提出されている．食事摂取基準(2025 年版)では「Cr を必須の栄養素とする根拠はないとする説が有力」とし，目安量を設定したものの「サプリメント等での積極的摂取を促すものでは全くない」としている．

l．モリブデン(Mo)

Mo は，核酸代謝においてプリン体を尿酸に変換するキサンチンオキシダーゼや，亜硫酸を硫酸に酸化して解毒化を進める亜硫酸オキシダーゼなどの酵素の補因子として働く．発育不全などを伴う遺伝性の欠乏症を除いて，Mo は通常の食事で十分に摂取でき，過剰摂取しても比較的容易に尿中排泄されるため，通常の食生活では欠乏症や過剰症はほとんど認められないものの，中心静脈栄養を長期間受けた患者に頻脈，嘔吐，昏睡などの欠乏症が生じたという報告例がある．また，慢性的な過剰摂取によって，高尿酸血症や関節痛といった痛風のような症状が現れる可能性がある．Mo は豆類，海藻類，穀類に多く含まれる．

6・5・4 食 物 繊 維

ヒトの消化酵素で消化されない食物中の難消化性炭水化物を総称して食物繊維という．食物繊維には，細胞壁の構成成分であるセルロース，ペクチン，リグニン，キチンや，それ以外の寒天(アガロース)，アルギン酸，グルコマンナンといった多糖類，あるいは難消化性オリゴ糖などがある．セルロースは野菜や果物などの陸生植物の細胞壁の成分で，ペクチンは柑橘類，リグニンは木質，キチンはキノコなどの菌類やエビやカニなどの甲殻類にとくに多く含まれ，一部のペクチンを除いて不溶性である．寒天はテングサなどの紅藻類，アルギン酸は昆布やワカメなどの褐藻類，グルコ

マンナンはコンニャクに含まれる水溶性の食物繊維である．難消化性オリゴ糖は，多糖類やデンプンなどを原料として人工的に製造された食物繊維で，ヒトの小腸では分解されずに大腸で腸内細菌に利用され，**腸内細菌叢のバランスを整える有用な成分**として食品に添加される．食物繊維は，そのままでは大部分はエネルギー源にならないが，腸内細菌によって一部分解され，水素やメタンを生じるほか，酪酸やカプロン酸などの短鎖脂肪酸となって宿主生体に吸収され，エネルギーを供給する場合もある．しかし，その割合はごくわずかである．

食物繊維は，さまざまな健康事象との関連が注目されている．食物繊維は多量の水で膨潤し，ゲル状の食物塊を形成する傾向があるため，とくに粘性の高い食物繊維の摂取は，**グルコースやコレステロール，中性脂肪などを吸着**し，これらの栄養成分の吸収を遅延させ，血糖値や血中中性脂肪値の上昇を穏やかにする効果がある．また，不溶性で腸内細菌の発酵を受けにくい食物繊維は，便重量を増加させ，排便を促進する．

世界がん研究基金（WCRF）と米国がん研究協会（AICR）による報告では，食物繊維が**大腸がんのリスクを下げる「可能性大」**としている．食物繊維がさまざまな発がん物質を吸着し，腸内細菌による異常発酵や腸内細菌のバランスを改善することで，大腸がんのリスクを低下させている可能性がある．わが国の疫学データでは，食物繊維の摂取が多いほど，心筋梗塞などの心疾患のリスクが低下することが示されており，これをもとに日本人の食事摂取基準（2025年版）では食物繊維の目標量が，18～29歳の男性で20 g/日以上，30～64歳の男性で22 g/日以上，15～74歳の女性で18 g/日以上と定められている（表6・8・2参照）．しかし，実際の摂取量は目標量の6～8割程度で，**すべての年齢層で目標量を下回っている**．一方，食物繊維の過剰摂取は，FeやZnなどのミネラル吸収を抑制することがある．

6・5・5　食物繊維以外の非栄養素

食物繊維以外に，低分子の非栄養素として，香辛料の香気成分や辛味成分，嗜好飲料の苦味成分などがある．香辛料は，味覚，臭覚などの感覚を刺激して食欲を高めるだけでなく，肉類の防腐，消臭作用，保存剤として役立ってきた．これらの成分のなかには，**抗酸化作用，ホルモン様作用**，種々の酵素系の作用増強あるいは減弱作用を介した生理活性を有するものが見つかってきている．トウガラシの辛味成分であるカプサイシンは副腎からのアドレナリン分泌促進作用があり，アドレナリン受容体刺激作用を介して糖代謝や脂質代謝を促進する．ニンニクの臭み成分であるアリルメチルスルフィドには，血小板のシクロオキシゲナーゼ阻害作用がある．

多くのカロテノイドやフラボノイド類は，活性酸素種の消去作用などの抗酸化作用，抗がん作用や老化を防ぐ作用がある．β-カロテンの抗酸化作用や抗がん作用は，β-カロテンそのものの作用であって，β-カロテンから生成するビタミンAの作用ではない．トマトなどに多く含まれるリコピンや，エビ，カニ，サケなどに含まれるアスタキサンチン，モロヘイヤなどの緑黄色野菜に含まれるルテインなどのカロテノイドも抗酸化活性が高い．

ポリフェノールは分子内に複数のフェノール性ヒドロキシ基をもつ分子の総称で，フラボノイド類，リグナン類，フェノール酸類などに分類され，いずれも抗酸化活性をもつ．フラボノイド類に

は，茶やワインなどに含まれるカテキンやタンニン，ブドウやブルーベリーに含まれるアントシアニン，大豆などに含まれるイソフラボノイドがある．胡麻の成分のセサミンはリグナン類，コーヒーの成分のクロロゲン酸はフェノール酸類である．一方で，イソフラボノイドのダイゼインとゲニステインは，抗酸化作用だけでなく，エストロゲン様作用あるいは抗エストロゲン様作用も示し，骨粗鬆症への予防効果があると考えられている．一方，茶やワインなどに含まれるカテキン類には，脂質代謝酵素の発現を誘導することによって生体のエネルギー消費を増加させる作用や，リパーゼ活性を抑制して脂肪消化を遅延させる作用がある．

そのほかに，カニやエビの甲殻類の成分から得られるキトサンは，血中コレステロールの低下作用が報告されており，特定保健用食品の機能成分にもなっている(6・6・4項参照)．コエンザイムQ10は抗酸化作用に加えて，エネルギー産生を補助する働きがあること，またグルコサミンやヒアルロン酸は膝関節痛の改善効果があることなどから，それぞれ機能性表示食品の機能性関与成分になっている(6・6・6項参照)．

6・6　健康増進と食品成分

6・6・1　食品の機能

薬膳や医食同源という言葉にもあるように，食品のなかには，単に栄養素としての役割だけでなく，健康増進や疾病予防などの効果をもつもの，たとえば，食物繊維や抗酸化物質のようなさまざまな機能をもつ物質が含まれている．

食品の機能は下記の三つに分けられる．

一次機能：生命維持のための栄養素としての機能
二次機能：味，香り，食感など，感覚や心理面で嗜好を高める機能
三次機能：免疫能や生体防御機能などの高次生体機能を調節する機能

近年，疾病・老化予防の観点から，食品の三次機能が注目されている．食品の三次機能は，免疫能や生体防御機能を高める機能，高血圧や糖尿病，がんなどに対する疾病予防機能，疲労回復機能，ホルモン分泌調節機能，活性酸素種生成を抑制して老化を防止する機能など，健康増進のための機能である．

近年の生活習慣病に対する予防意識や健康志向の高まり，あるいは社会の高齢化に伴って，健康食品に対する関心が急速に強くなり，さまざまな機能性が強調された食品が「健康食品」として広く販売されようになった．しかし，「健康食品」という言葉は法律的根拠のある言葉ではなく，健康に何らかのよい影響を与えそうな食品であれば，どんな食品にも使われる安易な名称となってしまい，根拠のある効力や安全性が軽視されてきた傾向がある．さらに「健康食品」と称する食品による健康被害も起こるようになった．そこで，**保健機能食品制度**が導入されることとなった．

6・6・2　保健機能食品制度

これまでに「健康食品」として販売されている食品のうち，ダイエット食品などの摂取によって

逆に健康を害する事件が起こっている．たとえば，ダイエット食品として販売された輸入食品のなかにフェンフルラミン（抗てんかん薬）や，シブトラミンというわが国では認可されていない向精神薬などの中枢性食欲抑制薬が含まれていたため，その副作用によって死亡例を含む重篤な健康被害が起こった．また，滋養強壮，強精作用を謳う食品のなかに，糖尿病治療薬である高濃度のグリベンクラミドが含まれていたため，副作用として低血糖が起こった例もある．さらに，米国では，Seを含有するサプリメントのなかに誤って800～1000倍のSeが入っていたため，Se中毒が起こった例が複数報告されている．

このような健康食品によるトラブルを防ぎ，一定の基準を定めて正しい情報の提供を行い，消費者が安心して健康増進にかかわる食品を選択できるようにすることを目的として，厚生労働省は2001年に**保健機能食品**制度を導入した．保健機能を有する食品を販売する場合には，有効性や安全性について国が審査し，基準を満たした食品のみを保健機能食品と称して販売することを認めることとした．当初，保健機能食品は，**特定保健用食品（トクホ）**と**栄養機能食品**であったが，**2015年以降機能性表示食品**が加わった．このうち，機能性表示食品は国の審査を必要としない．図6·6·1にあるように，保健機能食品は，医薬品と一般食品の中間にあり，**食品衛生法施行規則**で定義された特別の食品である．従来，医薬品との区分のために，カプセルや錠剤などの形態のものを「食品」として販売することは認められていなかったが，この制度により，保健機能食品についてはカプセ

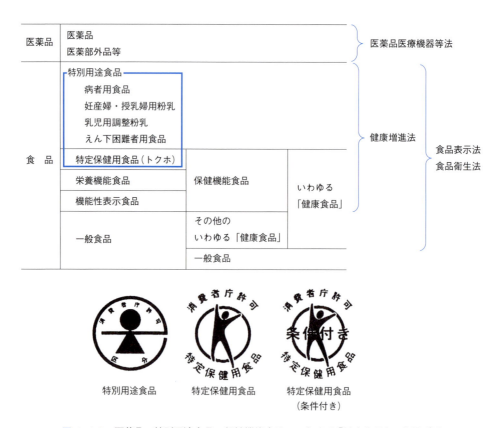

図 6·6·1 医薬品，特別用途食品，保健機能食品，いわゆる「健康食品」の位置づけ

ル，錠剤などの形態をとることも可能となった．また，栄養機能食品では，これまで食品では認められていなかった「カルシウムは，骨や歯の形成に必要な栄養素です」などの**栄養成分の機能について表示**することが可能となった．ただし，その記載内容は規格基準で定められた内容に限られる（6・6・5項参照）．

　一方，特定保健用食品(トクホ)は，「血圧が高めの方に適する」など，健康の維持・増進にかかわる特定の用途に適する食品であることを表示することが可能である．元来，特別の用途に適する旨の表示が可能な食品は，1991年に制度化された**特別用途食品**として，**栄養改善法**(2002年から現在の**健康増進法**に名称変更)で以前から認められていた．特別用途食品には，糖尿病などの病者用の食品や高齢者用食品などが含まれる．特別の用途に適する食品であることを表示できるという意味で，特定保健用食品は特別用途食品の一部としても位置づけられる．そのため，特定保健用食品については，食品衛生法と健康増進法によって二重に定義されている．また，2009年に**消費者庁**が発足し，保健機能食品の表示許可などの業務は消費者庁が管轄することとなり，特定保健用食品のマークにも消費者庁許可と記載されるようになった(図6・6・1)．さらに，2015年から施行された**食品表示法**に従って，新たに機能性表示食品制度が始まった．**機能性表示食品**は，特定保健用食品と栄養機能食品とは異なり，事業者の責任で，科学的根拠をもとに消費者庁に届け出れば，商品に機能性を表示できる食品である．

　現在，行政的には，これら三つの保健機能食品に，その他のいわゆる「健康食品」を合わせて，“いわゆる「健康食品」”と総称している(図6・6・1)．ただし，“いわゆる「健康食品」”は行政用語としての区分であり，法律的な定義はない．

6・6・3　特別用途食品

　特別用途食品は，栄養改善法から引き継がれた健康増進法に基づき，国民の栄養の改善を図るために，健康に及ぼす影響が大きく，とくに適正な使用が求められる病者，妊産婦，授乳婦，乳児，高齢者などに用いる食品であり，そのマークの表示については国の許可を要する．マークの“区分”の部分には，“病者用食品”“妊産婦用食品”などの用途を記載する．具体的な食品としては，糖尿病患者用の低タンパク質食品やアレルギー患者用のアレルゲン除去食品などの**病者用食品**，**妊産婦・授乳婦用粉乳**，**乳児用調製粉乳**，**えん下困難者用食品**がある．図6・6・1にあるように，2001年当時の栄養改善法の施行細則改正により，特定保健用食品は，ヒトの健康に効果が期待できると認められた，特別の用途に適する食品として，特別用途食品の一つのカテゴリーとして定義された．

6・6・4　特定保健用食品

　特定保健用食品(トクホ)は，身体の生理機能などに影響を与える特定の成分を含み，特定の保健の用途のために利用される食品であり，その有効性，安全性，品質について国の審査を受ける必要がある．基本的に**審査と許可は個別の製品ごと(個別許可型)**に行われ，たとえ同じ会社の同様の食品であっても，新しい製品を販売するときには，新たに審査を受ける必要がある．特定保健用食品として許可されると，そのことを示すマーク(図6・6・1)とともに，**特定の保健の用途に適すること**

222 第6章 栄養生理学

の表示が許可される．**特定保健用食品は，安全性について国の審査を受けたものだけが許される点が，国の審査を必要としない機能性表示食品と大きく異なる．**

特定保健用食品に表示してよい内容は，医薬品と誤解されるような疾病の治療，予防，診断に関するものであってはならない．表 6·6·1 に示したように，「血圧が高めの方に適する食品」「食後の

表 6·6·1　おもな特定保健用食品の表示例，関与する成分，および想定される作用機序

表示の例	関与する成分	想定される作用機序
お腹の調子を整える食品		
オリゴ糖類を含む食品	フラクトオリゴ糖，ガラクトオリゴ糖，大豆オリゴ糖，乳果オリゴ糖，イソマルトオリゴ糖，ラクチュロースなど	善玉菌であるビフィズス菌の増加
乳酸菌類を含む食品	乳酸菌，ビフィズス菌類	乳酸菌により腸内環境を改善
食物繊維類を含む食品	難消化性デキストリン，グアーガム分解物，サイリウム種皮，小麦ふすまなど	便量を増やし，排便を促進
コレステロールが高めの方に適する食品	大豆タンパク質，キトサン，低分子化アルギン酸ナトリウム，リン脂質結合大豆ペプチド，サイリウム種皮由来の食物繊維など	コレステロールの吸収を抑制
食後の血糖値の上昇を緩やかにする食品	難消化性デキストリン	グルコースの小腸からの吸収を緩やかにする
	グァバ葉ポリフェノール	糖の吸収を抑制
	小麦アルブミン	デンプンの消化を遅延
	L-アラビノース	スクラーゼの働きを抑制
血圧が高めの方に適する食品	ラクトトリペプチド，カツオ節オリゴペプチド，イソロイシルチロシン，サーディンペプチド，カゼインドデカペプチド，ワカメペプチド	アンジオテンシン変換酵素（ACE）を阻害
	杜仲葉配糖体（ゲニポシド酸）	副交感神経を刺激
	γ-アミノ酪酸	末梢交感神経系の抑制
	酢（酢酸）	血管の拡張
歯の健康維持に役立つ食品	パラノース，マルチトール，エリスリトール，還元パラチノース	虫歯菌の栄養素にならない甘味料
	茶ポリフェノール	虫歯菌の増殖を抑制
食後の血中中性脂肪が上昇しにくい，または身体に脂肪がつきにくい食品	中鎖脂肪酸	中性脂肪になりにくく，エネルギーとして利用されやすい
	グロビンタンパク質分解物	食後の血清中性脂肪の上昇を抑制する
	EPA/DHA	高脂血症（脂質異常症）を改善し，血栓形成を抑制する
	茶カテキン	脂質の消費を促進
カルシウムなどの吸収を高める食品	クエン酸リンゴ酸カルシウム（CCM），カゼインホスホペプチド（CPP），ポリグルタミン酸	カルシウムの吸収を促進
骨の健康維持に役立つ食品	ビタミン K_2 高産生納豆菌	オステオカルシンなど骨タンパク質の形成を促進
	大豆イソフラボン	骨からのカルシウム溶出の抑制

表 6·6·2　特定保健用食品の類型

特定保健用食品	身体の生理機能などに影響を与える特定の成分を含んだ食品の, 有効性, 安全性, 品質などの科学的根拠を示して, 国の厳しい審査・評価のもとに消費者庁長官より表示が許可される. 個別許可型.
条件付き特定保健用食品	有効性の科学的根拠が特定保健用食品のレベルに届かないものの, 一定の有効性が確認された食品を, 限定的な科学的根拠であるという表示条件付きで許可される.
規格基準型特定保健用食品	特定保健用食品として許可実績が十分あるなど, 科学的根拠が蓄積されている食品について, 規格基準により許可される. (オリゴ糖を含む食品, 食物繊維を含む食品)
疾病リスク低減表示特定保健用食品	関与成分の疾病リスク低減効果が医学・栄養学的に確立されている場合に, 許可表示の一つとして疾病リスク低減の特定保健用食品として表示が許可される. 個別許可型. (骨粗鬆症とカルシウム, 神経管閉鎖障害と葉酸, う蝕と発酵性糖質を含まない食品, 心血管疾患と n-3 系脂肪酸)

血糖値の上昇を緩やかにする食品」などと表示することはできるが, 血圧低下作用がある, あるいは糖尿病治療効果がある, などの表示はできない.

特定保健用食品は, 1991 年に創設され, 当初は特別用途食品の一部として扱われた(図 6·6·1). 2001 年に保健機能食品制度が創設された際, 錠剤やカプセル状のものも許可されることになった. 2005 年に制度の見直しが行われ, **条件付き特定保健用食品, 規格基準型特定保健用食品, 疾病リスク低減表示特定保健用食品**が加わった(表 6·6·2).

条件付き特定保健用食品は, 一定の有効性が認められる食品については, 限定的な科学的根拠である旨の表示をすることを条件に許可される. たとえば, 「…, 根拠は必ずしも確立されていませんが, …に適している可能性がある食品です」のような表示となる.

疾病リスク低減表示特定保健用食品は, 個別許可型審査の特定保健用食品で, **カルシウム**や**葉酸**(プテロイルモノグルタミン酸)が認められている. カルシウムは, 「歳をとってからの骨粗鬆症になるリスクを低減する可能性があります」との表示をしてもよい. また, 葉酸は「女性にとって, 神経管閉鎖障害を持つ子どもが生まれるリスクを低減する可能性があります」との表示が許可されている. 2022 年には, **う蝕**に関する疾病リスク低減表示が認められた. 発酵性糖質を含まず, おもに間食として利用される食品で, プラーク pH の低下を抑制する成分, 歯の耐酸性を向上する成分または再石灰化を促す成分が関与成分として含まれている場合には, 「むし歯のリスクを減らす可能性があります」との表示をしてもよいことになった. さらに 2024 年に, 関与成分として DHA や EPA などの **n-3 系脂肪酸**を豊富に含む特定の製品について, 「心血管疾患になるリスクを低減する可能性があります」との表示が初めて許可された. 今後, きちんとしたエビデンスがあれば, 上記以外の関与成分についても疾病リスク低減表示が許可される可能性がある. ただし, その関与成分を含む製品すべてに疾病リスク低減表示が認められるわけではなく, 個別に審査・許可が行われる. いずれの場合も, リスクがなくなるわけではないことを注意事項として記載する必要がある.

保健機能食品制度が創設されてから特定保健用食品の数は増加していたが, 後述の機能性表示食品の活用が進むなかで, 現在, 1000 品目程度であり, 年間総売上高は約 6500 億円で, 一般用医薬

224　第6章　栄養生理学

品(いわゆる OTC 薬)の売上規模に匹敵するものの，年次推移はほぼ横ばいとなっている.

▌6・6・5　栄養機能食品

栄養機能食品は，通常の食生活によって1日に必要な栄養素がとれない場合に，**栄養素の補給・補完のために**利用されることを趣旨とした食品である．おもに食品の一次機能を重視する点が特定保健用食品と異なっている．すなわち，現在，おおむね健康である人が，さらなる健康増進効果や疾病予防効果を求めて摂取するものではない．栄養が不足している人を対象に，不足した栄養素を補給することが目的である．対象となる栄養成分は，13種類のビタミンと6種類のミネラル，n-3系脂肪酸である(表6・6・3)．なお，β-カロテンはビタミンAの前駆体として，ビタミンAと同じ内容を表示して販売することができる．

特定保健用食品が**個別許可型**であるのに対し，栄養機能食品は栄養成分ごとに定められた規格を満たしていれば，審査を受けることなく販売することができる**規格基準型**である．1日あたりの摂取目安量の上限値と下限値の両方が必ず決められており，栄養機能食品が含む栄養成分の量はこの上限値と下限値の範囲にある必要がある．また，表6・6・4に示したように**栄養機能表示**をすることができるが，表示してよい内容は規格基準で定められている．さらに，多量に摂取すればするほど健康増進効果が現れるわけではないことを示す**注意喚起表示**を必ず行わなければならない．このように，不足した栄養素の補給のためだけでなく，過剰摂取による健康障害を起こさないためにも，栄養機能食品の規格基準は厳重に守られる必要がある．

表 6・6・3　栄養機能食品の種類

ビタミン	ビタミンA(β-カロテン)，ビタミンB$_1$，ビタミンB$_2$，ビタミンB$_6$，ビタミンB$_{12}$，ビタミンC，ビタミンD，ビタミンE，葉酸，ナイアシン，パントテン酸，ビオチン，ビタミンK
ミネラル	カルシウム，鉄，マグネシウム，亜鉛，銅，カリウム
脂　質	n-3系脂肪酸

表 6・6・4　栄養機能食品の機能表示と注意喚起表示の例

栄養成分	栄養機能表示	注意喚起表示
ビタミンA	ビタミンAは，夜間の視力の維持を助ける栄養素です．ビタミンAは，皮膚や粘膜の健康維持を助ける栄養素です．	本品は，多量摂取により疾病が治癒したり，より健康が増進するものではありません． 1日の摂取目安量を守ってください． 妊娠3ヵ月以内または妊娠を希望する女性は過剰摂取にならないよう注意してください．
カルシウム	カルシウムは，骨や歯の形成に必要な栄養素です．	本品は，多量摂取により疾病が治癒したり，より健康が増進するものではありません． 1日の摂取目安量を守ってください．
n-3系脂肪酸	n-3系脂肪酸は，皮膚の健康維持を助ける栄養素です．	本品は，多量摂取により疾病が治癒したり，より健康が増進するものではありません． 1日の摂取目安量を守ってください．

6・6 健康増進と食品成分　225

6・6・6　機能性表示食品

　特定保健用食品の審査と認可取得までの時間や費用がかかるという問題点を受けて，2015年から施行された食品表示法に基づいて，**機能性表示食品制度**が導入された．食品表示法は，「食品衛生法」「健康増進法」「JAS法」の3法の食品表示に関する規定を整理・統合したものである．機能性表示食品は，生鮮食品やサプリメントなどを含む，ほぼすべての食品を対象（病者や未成年者，妊産婦，授乳婦を対象とした食品を除く）とし，**国の審査を必要とせず，商品を販売する事業者の責任で，科学的根拠をもとに，商品パッケージに「機能性表示食品」と明示したうえで機能性を表示できる食品**である．事業者は，安全性と機能性の根拠に関する情報を消費者庁に届け出ることが必要で，これらの内容は消費者庁のウェブサイトで販売前に公開される．審査が不要な反面，**消費者の誤認や健康被害が発生していないかなど，消費者庁が中心となり，表示内容の有効性や安全性に関する販売後の監視が必要**である．

　このように健康食品は，さまざまな形態や制度を通してわれわれに供給されるが，必ずしも長期間で大規模な試験や研究に基づいて安全性や有効性が確立されたものではない点に注意する必要がある．図6・6・2には，内閣府食品安全委員会が健康食品に対して提言した「19項目のメッセージ」の要点を抜粋した．実際に健康食品を安全で効果的に健康の増進に生かすためには，国民が知識のないまま過大なキャッチフレーズに流されず，科学的な判断によって正しい情報を自ら判断することが大切であることが指摘されており，この点において薬剤師の役割も重要となってくる．

6・6・7　食 薬 区 分

　国民の健康と安全な生活のためには，食品と医薬品との境界を明確に分ける必要があり，そのための食品と医薬品の区別，およびその境界線が**食薬区分**である．食薬区分が曖昧だと，無承認・無許可の医薬品が市中で扱われる，あるいは過剰な量の医薬品成分が機能性表示食品やサプリメントなどに使用される危険性が増大する．国民の健康と安全を守るために，とくに食品や医薬品を扱う業界は食薬の区別を正しく判断する義務がある．しかし，その区別は個人の判断では困難なため，わが国では**「食品衛生法」および「医薬品，医療機器等の品質，有効性及び安全性の確保等に関する法律（医薬品医療機器等法／薬機法）」をもとに食薬区分が定められ，法的に厳密にリスト化して食品と医薬品とを区別**する作業が行われている．

　食薬区分の判断は，医薬品の範囲に関する基準をもとにして行い，ヒトに摂取されるものが，① 医薬品専用の成分である（成分本質），② 疾病の治療・予防効果や改善効果などがある（効能効果），③ アンプルや舌下錠など医薬品専用に使われる形をしている（形状），④ 摂取時期や服用量・方法が指定されている（用法用量），これら4点の項目について総合的に判断し，いずれかに該当すれば医薬品とみなされる．逆に食品の場合は，医薬品と誤解されないために，基本的にはこれらの項目が一つも該当してはならない．これらの基準をもとに，具体的にどの成分や製品が食品，または医薬品として扱われるかについて厚生労働省がまとめた一覧表が食薬区分リストであり，「専ら医薬品として使用される成分本質（原材料）リスト（**専医リスト**）」と「医薬品的効能効果を標ぼうしない

226 第6章 栄養生理学

「健康食品」については，多くの人での何年にも及ぶ長期間の科学的研究が少なく，安全性や有効性が確立しているとはいえません．「健康食品」を利用するかどうかはあなたの判断次第です．信頼のできる情報をもとに，あなた自身の健康に役立つ選択をしてください．

> ここでいう「健康食品」とは，「健康への効果やダイエット効果を謳って販売されている食品」をいいます．これには，特定保健用食品（トクホ），栄養機能食品，機能性表示食品も含まれます．
> また，ここでは「サプリメント」とは，カプセル・錠剤・粉末・顆粒形態の「健康食品」をいいます．

「食品」であっても安全とは限りません．
- 健康被害のリスクはあらゆる食品にあります．身近な「健康食品」にも健康被害が報告されています．
- 「天然」「ナチュラル」「自然」のものが，安全であるとは限りません．これは食品全般にいえることです．
- 栄養素や食品についての評価は，食生活の変化や科学の進展などにより変わることがあります．健康によいとされていた成分や食品が，その後，別の面から健康を害するとわかることも少なくありません．

多量にとると健康を害するリスクが高まります．
- 錠剤・カプセル・粉末・顆粒の形態のサプリメントは，通常の食品よりも容易に多量をとってしまいやすいので注意が必要です．

ビタミン・ミネラルをサプリメントでとると過剰摂取のリスクがあります．
- 現在の日本では，通常の食事をしていればビタミン・ミネラルの欠乏症が問題となることはまれであり，ビタミン・ミネラルをサプリメントで補給する必要性を示すデータは今のところありません．健康な食生活が健康の基本です．
- むしろ，サプリメントからのとり過ぎが健康被害を起こすことがあります．とくにセレン，鉄，ビタミンA，ビタミンDには要注意です．

「健康食品」は医薬品ではありません．品質の管理は製造者任せです．
- 病気を治すものではないので，自己判断で医薬品から換えることは危険です．
- 品質が不均一，表示通りの成分が入っていない，成分が溶けないなど，問題ある製品もあります．成分量が表示より多かったために健康被害を起こした例があります．

誰かにとってよい「健康食品」があなたにとってもよいとは限りません．
- 摂取する人の状態や摂取量・摂取期間によって，安全性や効果も変わります．
- 限られた条件での試験，動物や細胞を用いた実験のみでは効果の科学的な根拠にはなりません．口コミや体験談，販売広告などの情報を鵜呑みにせず，信頼のできる情報※をもとに，今の自分にとって，本当に安全なのか，役立つのかを考えてください．

※ 食品安全委員会，医薬基盤・健康・栄養研究所の『「健康食品」の安全性・有効性情報』，厚生労働省のインターネットサイトなど．

図 6・6・2 内閣府食品安全委員会による健康食品への「19項目のメッセージ」（要点抜粋）

限り医薬品と判断しない成分本質（原材料）リスト（**非医リスト**）」から構成される．専医リストに含まれる成分は医薬品としてのみ使用されるものであり，食品としては認められていない．例として，特定の強力な薬理効果をもつハーブや化学成分などがあげられ，毒性の強いアルカロイドなどの成分や麻薬，向精神薬および覚醒剤様作用があるものも含まれる．ビタミン，ミネラル，生薬成分，ハーブなどは，高濃度での使用や摂取量が多くなると医薬品として分類される場合がある．非医リストに含まれる成分は，医薬品的な効能効果を表示しなければ食品として使用できるものであり，ある種のビタミンや一般的なハーブは，このカテゴリーに入ることが多い．これらのリストは常に新しい情報に基づいて見直されている．

　販売されている食品が実際には医薬品の効果をもつ場合，使用方法や用量が不適切であれば健康

被害を引き起こす. 逆に, 医薬品であるべき製品が食品やサプリメントとして販売されると, その効果は期待できず, むしろ副作用のリスクが高まる. 国や販売業者, 薬剤師はもちろん, 国民も含めて食薬区分を理解し, 適切に管理することが, 医薬品と食品を安心して健康向上に利用するために必要である.

6・6・8 健康食品と薬剤師

前述のような健康食品による健康被害やトラブルは現在でも断続的に発生している. さまざまな原因があるが, 一因として, インターネットなどで種々の情報が氾濫しているなかで, 正しい情報と誤った情報を見分けることが一般の消費者にとって困難なことがあげられる. さらに, 健康食品の成分によっては医薬品との相互作用を起こす可能性について, 消費者は判断できない. 薬を処方された患者が, 健康食品の同時摂取について報告する相手は, 医師や栄養士よりも薬剤師である場合が多く, 薬剤師は健康食品の効果や医薬品との相互作用について質問される機会も多い.

現在, 保健機能食品や, その他の健康食品やサプリメントについての正しい情報を国民に提供し, 専門的観点から個人の栄養状態を考慮して, 相談相手になることのできる人材として, アドバイザリースタッフの養成が求められている. そのために, 医療従事者が取得できる資格として, 以前からあった nutritional representative (NR) とサプリメントアドバイザーの資格を統一し, **NR・サプリメントアドバイザー**という新たな民間資格が創設されており, 薬剤師はこの受験資格がある. 現在, NR・サプリメントアドバイザーのなかでの薬剤師の割合は高く, かかりつけ薬剤師や在宅医療の地域社会における重要性の認識と相まって, 今後のこの分野での薬剤師の活躍が期待されている.

6・7 栄養の過不足と疾病

6・7・1 エネルギー・タンパク質の過不足と疾病

a. エネルギー収支バランスの指標としての BMI

エネルギーの過不足により, 短期的には体重が変化する. しかし, エネルギー消費量に比べてエネルギー摂取量が少ない, あるいは多い状態が長期間続くと, 体重は一定レベルまで変化した後, 安定する. その時点では, エネルギー消費量も変化して平衡状態になるからである. 長期的なエネルギー摂取量と消費量のバランス(エネルギー収支バランス)の評価には, 平衡状態に達した後の新たな体重が重要となる. 体重は身長の影響を受けるため, 体格は BMI (body mass index) で評価する.

$$\mathrm{BMI}(\mathrm{kg/m^2}) = \frac{\text{体重}(\mathrm{kg})}{\text{身長}^2(\mathrm{m})}$$

BMI が高すぎること(肥満)は高血圧, 糖尿病などのリスク要因である. 6・1・2 項で述べたように, わが国において 20 ~ 60 歳代の男性の肥満者(BMI ≥ 25)の割合が増加している(図 6・1・2 参照).

一方, 女性の肥満者の割合は過去数十年間ほとんど変化していない(図 6・1・2 参照). 近年, **若年女性と高齢者のやせ**が問題となっている. 若年女性のやせは排卵障害(月経不順), 女性ホルモンの

分泌低下,骨量減少と関連することが報告されている.また,妊娠前にやせている女性は,標準的な体型の女性と比べて低出生体重児(2500 g 未満)を出産する可能性が高いことが報告されている(4・3・6項参照).

高齢者のやせは肥満よりも死亡率を増加させる要因となっている.高齢者の死亡率と BMI との関係を調べた調査によると(図 6・7・1),BMI が低い高齢者ほど死亡リスクが高い.

このような状況を踏まえ,2020 年版以降の日本人の食事摂取基準(6・8・1項参照)において,目標とすべき BMI の値の上限値は全年齢群で 24.9 以下と設定されているが,下限値は 18 ～ 49 歳で 18.5 以上,50 ～ 64 歳で 20.0 以上,に対し,65 歳以上では 21.5 以上と高い値が設定されている.

健康日本 21(第二次および第三次)(1・1・7項 d. 参照)においても,**適正体重の維持を目的とする BMI の目標値**がそれぞれの性・年齢群ごとに設定されている(表 6・7・1).肥満については,第

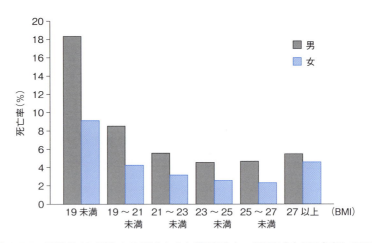

図 6・7・1 高齢者 13 000 人の BMI と 3 年間(2004 ～ 2007 年)の死亡率との関係
〔星　旦二:公衆衛生情報,2 月号,29(2011)より〕

表 6・7・1 健康日本 21(第二次,第三次)における適正体重の維持に関する目標値と開始時におけるベースライン値

性・年齢群別の項目	ベースライン値 2010 年	目標値 (第二次)	ベースライン値 2019 年	目標値 (第三次)
20 ～ 60 歳代・男性 肥満(BMI ≥ 25.0)の割合	31.2%	< 28%	35.1%	< 30%
40 ～ 60 歳代・女性 肥満(BMI ≥ 25.0)の割合	22.2%	< 19%	22.5%	< 15%
20 歳代・女性 やせ(BMI<18.5)の割合	29.0%	< 20%		
20 ～ 30 歳代・女性 やせ(BMI<18.5)の割合			18.1%	< 15%
65 歳以上 低栄養傾向(BMI<20.0)の割合	17.4%	< 22%	16.8%	< 13%

二次においてもその割合を減らす目標が設定されたが，十分に改善されていないので，引き続き第三次での目標が設定された．若年女性のやせについては，第二次において20歳代のやせの割合を減らすことが目標とされたが，第三次において対象が20〜30歳代に拡大された．**高齢者については BMI が20未満を低栄養傾向とし**，第三次ではこの割合をさらに減らすことが目標とされた．

b．タンパク質・エネルギー低栄養（PEM）

人が生きていくために必要なタンパク質，エネルギーを十分に摂取できていない状態が**タンパク質・エネルギー低栄養**（protein energy malnutrition：PEM）である．PEM にはタンパク質・エネルギーの摂取不足による原発性のものと，疾患などによってタンパク質・エネルギーの利用が妨げられる二次性のものがある．小児では原発性，高齢者では二次性の PEM が多い．

エネルギー不足とタンパク質不足のどちらの影響が強いかにより，PEM はマラスムス（marasmus），クワシオルコル（kwashiorkor）に分けられる．**マラスムスではタンパク質とエネルギーの摂取量が低下**しているが，とくにエネルギー摂取量が不足している．マラスムスが長期間続くと，体脂肪が減少するだけでなく，骨格筋などのタンパク質も分解されてエネルギー源として使われるため，著しい体重減少を起こす．**クワシオルコルはエネルギーよりもタンパク質の摂取不足**によって起こる．肝臓でのアルブミン生合成の材料となるアミノ酸が枯渇するため，**血中アルブミン濃度が減少**し，浸透圧が変化して**浮腫**を起こすことが特徴である．エネルギー不足が深刻でないために体脂肪や骨格筋は減少せず，体重減少は軽度である．一方，マラスムスでは骨格筋の分解によってアミノ酸が供給されるため，血中アルブミン濃度の低下は軽度である．

マラスムスとクワシオルコルという分類は，元来，小児の栄養不足に基づいたものである．加齢によって筋肉量が低下している高齢者，あるいは疾患によってタンパク質栄養が低下している患者において，エネルギー摂取量が低下すると，**マラスムスとクワシオルコルの混合型**の PEM が起こる．

現在，医療や介護の現場で問題となっている二次性の PEM が起きる原因として，肝硬変，がんなどの疾患，手術，骨折などによる侵襲が重要である．肝障害により肝機能が低下するとアルブミン合成が低下し，血中アルブミン濃度の低下による浮腫や腹水を起こす．また，代償的に筋肉のタンパク質分解が促進され，筋肉量が低下する．肝硬変の患者では高頻度で PEM とサルコペニアを併発する．

とくに疾患がなくても，高齢者のサルコペニアの防止は，フレイルの進行を抑え，要介護状態となるのを防止するうえで重要である（1・1・7項 a．参照）．近年，サルコペニア防止のため，高齢者こそタンパク質を十分に摂取することが重要と認識されている．

PEM の治療の際に急激に多量のグルコースを補給すると，**リフィーディング症候群**とよばれる症状を呈する．低栄養に適応して細胞のサイズが小さくなり，ATP 産生も抑制されていたところに急激にグルコースが補給されると，細胞サイズの膨張や ATP 産生のために細胞外のリン，カリウム，マグネシウムなどの電解質が細胞内に動員される．そのため，細胞外の電解質濃度が急激に低下してさまざまな代謝性合併症が起こり，致命的な病態に至ることもある．

c. 食品のタンパク質栄養価

小児の栄養不良を改善するためには良質のタンパク質源となる食品を摂取することが重要との考えから，さまざまな食品について，タンパク質源としての質が評価されてきた．

ある食品がどれだけ栄養となりうるかを量的・質的に評価したものを**栄養価**という．食品のタンパク質栄養価の指標として，生物価とアミノ酸スコア（アミノ酸価）がある．

生物価は，ある食品から摂取したタンパク質量（吸収した N 量）に対し，体内に保持されたタンパク質量（残存 N 量）の百分率比である．体内保持量は糞便中への N 排出量から差し引いて求める．これに対し，**アミノ酸スコア**は，食品中に含まれるアミノ酸の含量を測定することで，化学的に食品のタンパク質栄養価を評価する指標である．アミノ酸には体内で合成できず，食事から摂らなければならない9種類の**必須アミノ酸**（バリン，ロイシン，イソロイシン，トレオニン，リシン，メチオニン，フェニルアラニン，ヒスチジン，トリプトファン）がある．ある食品中に含まれる必須アミノ酸のうち，必要量に対して最も不足している必須アミノ酸の量によって，その食品のタンパク質栄養価が決まる，という考えに基づき，食品中の必須アミノ酸の含量を理想的なアミノ酸含量と比較し，百分率で表す．その値が最も少ないアミノ酸を**制限アミノ酸**といい，植物性食品ではリシンが制限アミノ酸となることが多い．

6・7・2　糖質の過不足と疾病

糖質を摂取しなければ，解糖系から TCA 回路でのエネルギー産生ができないので，糖質の摂取は必須である．しかし，過剰の糖質摂取は，肥満，高血糖の原因となる．

血糖値が高い状態が続くと，還元糖であるグルコースのアルデヒド基は，タンパク質やアミノ酸のアミノ基とシッフ塩基を形成し，その後，**メイラード反応**とよばれる一連の反応によってさまざまな低分子化合物を体内で生じる（7・3・3項 b. 参照）．その一部は**終末糖化産物**（advanced glycation endoproducts：AGEs）とよばれ，AGE 受容体に認識されて，血管，血管内皮細胞に対する種々の作用を引き起こす．

通常の食生活で糖質の摂取量不足による低血糖となることはまれであるが，薬剤師は，糖尿病の治療薬の副作用によって低血糖を起こすことがあることを十分に認識している必要がある．脳は，基本的に血糖のみをエネルギー源としているので，**著しい低血糖状態は昏睡を引き起こす**．

6・7・3　脂質の過不足と疾病

脂肪は貴重なエネルギー供給源であり，適切な量の摂取が必要である．脂肪摂取量の低下は脂溶性ビタミンの吸収量低下の原因ともなる．しかし，過剰な脂肪摂取は肥満を引き起こし，脂質代謝異常，糖尿病などの疾病につながる．

食事から摂取する脂質は**油脂**であり，常温で液体の**油**と常温で固体の**脂**からなる．油脂の性状は構成成分である脂肪酸によって変化する．**飽和脂肪酸**が多いと常温で固体となり，不飽和脂肪酸が多いと常温で液体となる．動物性脂肪は，ステアリン酸やパルミチン酸などの飽和脂肪酸，オレイン酸などの**一価の不飽和脂肪酸**が多く，ラードのように常温で固体である．植物性脂肪は，リノー

6・7 栄養の過不足と疾病　231

表 6・7・2　おもな食品，油の脂肪酸組成(%)

	大豆油	ごま油	オリーブ油	和牛肩脂身つき	ぶた肩脂身つき	さば	まいわし	ほんまぐろ脂身
脂質　g/100 g	100.0	100.0	100.0	27.5	22.6	16.5	13.8	24.6
飽和脂肪酸	14.8	15.1	13.1	43.8	43.5	29.3	31.9	26.2
パルミチン酸	10.3	9.0	9.9	**28.2**	**26.2**	18.5	19.0	15.5
ステアリン酸	3.8	5.3	3.2	**11.5**	**15.0**	4.9	3.3	4.9
一価不飽和脂肪酸	24.5	39.4	75.7	53.9	45.1	40.0	32.7	45.2
オレイン酸	24.3	39.0	**75.0**	**45.7**	**41.1**	26.5	13.0	20.7
多価不飽和脂肪酸	60.6	45.4	11.2	2.4	11.3	30.6	35.2	28.4
リノール酸	**52.7**	**44.8**	10.4	2.0	9.9	1.4	2.6	1.5
α-リノレン酸	7.9	0.6	0.8	0.2	0.6	0.8	1.0	0.9
エイコサペンタエン酸						**9.0**	**13.0**	**6.4**
ドコサヘキサエン酸						**13.2**	**10.7**	**14.3**

〔飯塚美和子ほか 著："栄養学総論　第4版"，p.22，南山堂(2001)の表 2-8 より作成〕

ル酸などの**多価不飽和脂肪酸**を多く含み，常温で液体であるため，サラダ油，てんぷら油などに用いられる．魚油には，エイコサペンタエン酸(EPA)，ドコサヘキサエン酸(DHA)などの n-3系(ω3系)脂肪酸が多く含まれる(表6・7・2)．

a．飽和脂肪酸

　国内外の研究により，飽和脂肪酸の摂取量が多いと血中の総コレステロール濃度，LDLコレステロール濃度のいずれも増加することが報告されている．LDLコレステロールの増加は循環器疾患や糖尿病のリスク因子である．また，飽和脂肪酸の過剰摂取は肥満の要因ともなる．

b．不飽和脂肪酸

　不飽和脂肪酸のうち，一価不飽和脂肪酸のオレイン酸は，オリーブ油や肉類に多く含まれている(表6・7・2)．多価不飽和脂肪酸のうち，リノール酸，アラキドン酸などは，メチル末端から6番目に最初の二重結合があるため，**n-6系脂肪酸**とよばれる．アラキドン酸は，炎症や免疫応答で重要な役割を果たすプロスタグランジン類やロイコトリエンなどの生理活性脂質の出発物質となる．α-リノレン酸，EPA，DHAなどは，メチル末端から3番目に最初の二重結合があるため，**n-3系**(あるいは，ω3系)**脂肪酸**とよばれる．n-6系のリノール酸，n-3系のα-リノレン酸は必須脂肪酸であり，不足により魚鱗癬とよばれる皮膚症状が起こる．完全静脈栄養が実施されるようになった当初，輸液に脂肪成分が含まれていなかったために皮膚障害が生じたが，脂肪乳剤の導入によって皮膚障害は起こらなくなった．

　EPA，DHAは魚油に豊富に含まれており(表6・7・2)，日本人の平均的なEPA + DHA摂取量は，米国人の約4倍である．EPA + DHA摂取量と冠動脈疾患の罹患率との関係については多くの研究が行われている．わが国のJPHC研究，JACC研究(3章参照)においても，**EPA + DHA摂取量が多いほど，冠動脈疾患の罹患率，心不全の罹患率が低下**することが報告されている．しかし，これ

らは観察研究の結果であり，積極的に EPA＋DHA を与えた介入研究では，現在まで循環器疾患に対する明確な予防効果は認められていない．

c．トランス脂肪酸

植物性油のほうが，動物性脂肪より健康によいイメージがあるため，植物性油の不飽和脂肪酸（液体）に水素を導入して，工業的に飽和脂肪酸（固体）をつくり出し，バター（動物性脂肪）のように固体化したのがマーガリンやショートニングである．自然界に存在する不飽和脂肪酸のほとんどはシス型である．しかし，近年，工業的な飽和脂肪酸製造過程で，トランス型の不飽和脂肪酸である**トランス脂肪酸**が生成することが明らかになった．欧米において，トランス脂肪酸の摂取量が多いほど冠動脈疾患などの心臓疾患の発症リスクが高まることが報告されている．しかし，日本人の平均的なトランス脂肪酸摂取量は総エネルギー摂取量の約 0.3％であり，米国が 2％を越えているのに比べると著しく低く，WHO が勧告した目標値である 1％を十分下回っている．

d．コレステロール

体内のコレステロールの約 8 割は肝臓で合成されており，食事からのコレステロール摂取量は血中コレステロール濃度に影響を及ぼさない．むしろ，食事からのコレステロールの摂取量が低下するとフィードバック機構により，体内での合成量が増加する．上記の理由により，2015 年版の食事摂取基準では，2010 年版にあったコレステロール摂取量の目標値が廃止された．しかし，2020 年版および 2025 年版では，コレステロール摂取量と血中コレステロール濃度に有意な相関があるとされ，目標値は設定しないものの，脂質異常症の重症化予防の観点から 200 mg/日未満にすることが望ましいとの記述が追加された（表 6・8・1 参照）．

e．内臓脂肪とメタボリックシンドローム

過剰な脂肪摂取，それに伴う肥満は，高血圧，動脈硬化，糖尿病などの危険因子となる．近年，脂肪組織が単にエネルギーを貯蔵するだけの組織ではなく，**アディポカイン**（アディポサイトカイン）などのさまざまな**生理活性物質を分泌する内分泌組織**であることが判明し，とくに内臓脂肪の蓄積がこれらのアディポカインの産生を介して疾病の発症や罹患に及ぼす影響が明らかになってきた．

リポタンパク質に，LDL（実際には酸化 LDL，変性 LDL）のような悪玉と，HDL のような善玉があるように，アディポカインにも悪玉と善玉がある．悪玉アディポカインの**TNF-α**は，筋肉などのインスリン受容体に作用してインスリン抵抗性を高める作用がある．これに対して，善玉アディポカインである**アディポネクチン**は，TNF-α に拮抗する作用を示し，逆にインスリン感受性を高める．さらに，アディポネクチンは動脈硬化を抑制する作用ももっている．このような疾病の予防につながるような生理活性物質を脂肪組織，とくに皮下脂肪が合成・分泌している．

しかし，内臓脂肪が増加すると，TNF-α の産生量が増加し，逆にアディポネクチンの産生・分泌が抑制される．内臓脂肪からは，血圧上昇に関与する**アンジオテンシノーゲン**，血栓形成を促進

する PAI-1 なども分泌される．これらの作用が相まって，内臓脂肪が増加すると，インスリン抵抗性の亢進，血圧の上昇，動脈硬化の促進，血栓形成の促進などが起こり，糖尿病，高血圧，心臓疾患などの血管系の疾患のリスクが増大する．このような状態を**内臓脂肪症候群**，いわゆる**メタボリックシンドローム**という(4・2・5項参照)．

6・7・4 ビタミンの過不足と疾病

a. 食事と生活習慣に由来するビタミンの過不足

個別のビタミンの過剰症，欠乏症はすでに6・5節で述べたとおりである．一般に，ビタミンC，ナイアシン，ビタミンB_1以外の水溶性ビタミンは腸内細菌が合成する能力をもっているので，通常の食事をしている限り，わが国の食生活で重大な欠乏症が起こる可能性は低い．ただし，胃の切除を行った患者や胃の機能障害がある患者では，ビタミンB_{12}の回腸からの吸収を促進する内因子の分泌が行われないため，ビタミンB_{12}欠乏を起こす危険性がある．また，菜食主義者では肉類に多く含まれるビタミンB_{12}が欠乏しやすい．核酸合成に必要な葉酸が妊娠時に欠乏すると，胎児の神経管閉鎖障害の原因となることが知られており，葉酸を含む特定保健用食品(トクホ)については，疾病リスク低減効果の表示が認められている(6・6・4項)．

発展途上国においては，小児のビタミンA欠乏が今なお問題となっている．ビタミンAの不足で起こる角膜乾燥症によって失明に至ることがあり，粘膜上皮の乾燥，免疫能の低下によって感染症にかかりやすくなる．

近年，国内外において，乳児のビタミンD欠乏が決してまれではないことが報告されている．わが国においても，乳児の"頭蓋癆"（頭蓋骨の石灰化不良）とビタミンD不足との関係が調べられている．ビタミンDの体内合成には食事由来のプロビタミンDだけでなく，日光を浴びることが重要である(6・5・2項b.参照)．妊婦と乳児，高齢者は適度に日光にあたることが望ましい．2020年版の食事摂取基準において，ビタミンDの摂取基準に「日常生活において可能な範囲内での適度な日光浴を心がける」ことが付記された(6・8・1項g.参照)．血中での半減期の長い25-ヒドロキシビタミンD濃度がビタミンDの栄養状態の評価に用いられるが，近年，この濃度が低い日本人が多いとの報告もある．

脂溶性ビタミンには，欠乏症だけでなく過剰症が存在するので，サプリメントなどからの過剰摂取に注意を要する．ビタミンAの過剰により，皮膚の剥落，頭蓋内圧亢進による激しい頭痛，肝障害などが起こる．ビタミンAは肝臓に蓄積する性質があり，大型魚の肝臓にはきわめて高濃度のビタミンAが蓄積しているため，多量に摂取すると，皮膚の剥落，激しい頭痛などの過剰症が生じる(7・2・3項a.参照)．

b. 服薬・栄養療法に伴うビタミンの過不足

抗凝固薬である**ワルファリンはビタミンKの作用を阻害する**ことで抗凝固作用を発揮する医薬品である．したがって，ワルファリンを摂取している患者にはビタミンK製剤（骨粗鬆症に対する医薬品として処方されている）を併用してはいけない．また，ワルファリンを服用する患者に，ビ

234 第6章 栄養生理学

タミンKを多量に含有する納豆, 青汁, クロレラ, 緑色野菜の過剰な摂取を控えるよう指導するのは薬剤師の大事な役割である.

近年, 骨粗鬆症が増加しているため, ビタミンD製剤が多く使用されている. **ビタミンDの過剰摂取は高カルシウム血症を引き起こし**, 場合によっては命にかかわる. 通常の食事からの摂取でビタミンD過剰になることはほとんどないが, 医薬品としてビタミンDを摂取する場合は過剰症に対する注意が重要となる. さらに, 骨粗鬆症の患者はカルシウムを含有するサプリメントも摂取している可能性が高く, ビタミンD製剤との併用でさらに高カルシウム血症のリスクが高まる. 薬剤師はこの点に注意して, **ビタミンD製剤を服用する患者からサプリメントの使用に関する情報も得る**ことが重要である.

TPNが導入されて高カロリー輸液が使用され始めた当初, 輸液中にビタミンを入れていなかったために重篤なビタミンB_1欠乏である**ウェルニッケ脳症**が起こったことがある(6・9・2項d.参照). 現在は, 高カロリー輸液には必ずビタミンの混合物が添加されている.

6・7・5　ミネラルの過不足と疾病

個別のミネラルの過不足については, 6・5・3項ですでに述べた. 一般の日本人で不足がちなミネラルはカルシウム, 鉄, 亜鉛である(6・8・2項c.参照).

ビタミンと同様, 高カロリー輸液が導入された当初, 輸液中にミネラルは添加されていなかったので, 長期間にわたってTPNによる栄養療法を受けていた患者にさまざまな**微量ミネラル欠乏症**が多数発症した(6・9・2項d.参照).

6・8　食事摂取基準と国民栄養の動向
6・8・1　食事摂取基準

日本人の健康の保持と増進のために, それぞれの栄養素, およびエネルギーに関する適切な摂取量を示したのが食事摂取基準である. かつては栄養所要量とよばれ, 1970年以来, 5年ごとに改訂されてきた. 2000年の第6次改訂栄養所要量から食事摂取基準の考え方が盛り込まれ, 2005年からは名称も**食事摂取基準**となった. 2025年からは食事摂取基準(2025年版)が用いられる.

栄養所要量に代わって使われるようになった食事摂取基準の特徴は下記の3点である.

(1)　**栄養素の欠乏だけでなく過剰による健康障害も考慮**

栄養所要量は, 栄養素の欠乏を防ぐことが主目的であったため, 必要量(所要量)のみを決めていた. 食事摂取基準では, 必要量のみならず, 栄養素の過剰摂取による健康障害も考慮し, 上限となる値(耐容上限量および目標量)を定めるようになった.

(2)　**個人差を考慮した指標の設定**

栄養素の摂取不足によって欠乏症状が現れる際, 個人によって感受性が異なるはずである. そこで, 摂取量と欠乏症発症リスクとの関係について十分なデータが得られている栄養素については, 必要な摂取量の平均値と変動の両方を考慮し, 二つの指標(推定平均必要量と推奨量)を設定した.

(3) 生活習慣病の予防のための目標量の設定

脂肪酸やナトリウム（食塩）などの栄養素については，その摂取量の不足，あるいは過剰が生活習慣病の発症に関与する場合がある．そこで，生活習慣病の一次予防を目的として目標量が設定された．目標量は，必要量のみならず，適切な摂取範囲，あるいは上限量が設定されている．

これらの基本的な考え方に基づき，食事摂取基準では，各栄養素について**推定平均必要量**，**推奨量**，**目安量**，**耐容上限量**，**目標量**の5種類の指標が提示されている（図6・8・1，表6・8・1）．一方，エネルギーについては，エネルギー収支バランス維持の指標としてBMIが用いられ，死亡率や疾患発症率が最も低くなるBMIの範囲が目標量として設定されている（6・7・1項 a. 参照）．

なお，食事摂取基準は，原則として日常生活に支障のない人のためのものである．病院や介護施設に入院している患者，食事療法を受けている人に適用することは適切ではない．

a. 推定平均必要量

推定平均必要量（estimated average requirement：**EAR**）とは，特定の集団を対象として測定された栄養素必要量から推定された栄養素必要量の平均値である．この指標と次の推奨量には確率論の考えが盛り込まれている．すなわち，ある個人の栄養素摂取量が推定平均必要量より低い場合，その栄養素の必要量を充足している可能性（確率）が50％よりも低いと推定される（図6・8・1）．推定平均必要量は，性・年齢階級別に値が設定されている．

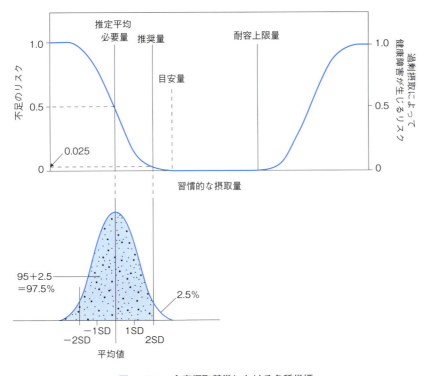

図 6・8・1　食事摂取基準における各種指標

表 6·8·1　食事摂取基準(2025年版)で策定した栄養素と設定した指標(1歳以上)[1]

栄養素			推定平均必要量(EAR)	推奨量(RDA)	目安量(AI)	耐容上限量(UL)	目標量(DG)
タンパク質[2]			○	○	—	—	○[3]
脂質	脂質		—	—	—	—	○[3]
	飽和脂肪酸		—	—	—	—	○
	n-6系脂肪酸		—	—	○	—	—
	n-3系脂肪酸		—	—	○	—	—
	コレステロール[4]		—	—	—	—	—
炭水化物	炭水化物		—	—	—	—	○[3]
	食物繊維		—	—	—	—	○
	糖類[5]		—	—	—	—	—
エネルギー産生栄養素バランス[2]			—	—	—	—	○[3]
ビタミン	脂溶性	ビタミンA	○	○	—	○	—
		ビタミンD[2]	—	—	○	○	—
		ビタミンE	—	—	○	○	—
		ビタミンK	—	—	○	—	—
	水溶性	ビタミンB_1	○	○	—	—	—
		ビタミンB_2	○	○	—	—	—
		ナイアシン	○	○	—	○	—
		ビタミンB_6	○	○	—	○	—
		ビタミンB_{12}	—	—	○	—	—
		葉酸	○	○[4]	—	○[7]	—
		パントテン酸	—	—	○	—	—
		ビオチン	—	—	○	—	—
		ビタミンC	○	○	—	—	—
ミネラル	多量	ナトリウム	○	—	—	—	○
		カリウム	—	—	○	—	○
		カルシウム	○	○	—	○	—
		マグネシウム	○	○	—	○	—
		リン	—	—	○	○	—
	微量	鉄	○	○	○	○	—
		亜鉛	○	○	—	○	—
		銅	○	○	—	○	—
		マンガン	—	—	○	○	—
		ヨウ素	○	○	—	○	—
		セレン	○	○	—	○	—
		クロム	—	—	○	○	—
		モリブデン	○	○	—	○	—

　1)　一部の年齢階級についてだけ設定した場合も含む．2)　フレイル予防を図るうえでの留意事項あり．3)　総エネルギー摂取量に占めるべき割合(％エネルギー)．4)　脂質異常症の重症化予防を目的とした望ましい摂取量を脚注に記載．5)　単糖および二糖類を糖類として2025年版から追加．6)　妊婦(中期・後期)と授乳婦については付加量あり．7)　通常の食品以外の食品からの摂取について定めた．

b．推奨量

同じ量の栄養素を摂取しても，個人によって欠乏症状を起こしやすい高感受性の人と，欠乏症状を起こしにくい低感受性の人がいるはずである．また，その範囲の広がり方（変動）は栄養素によっても異なるはずである．このような個人差の変動を考慮して，**ある集団のなかのほとんどの人（97%〜98%）が1日の必要量を満たすであろう摂取量**として設定されたものが**推奨量**（recommended dietary allowance：**RDA**）である．栄養素の必要量に関する個人差が正規分布すると仮定すると，図6·8·1に示すように，標準偏差（standard deviation：SD）の2倍までの範囲に95%の人が含まれる．推定平均必要量＋標準偏差の2倍の値を推奨量として設定すると，95 + 2.5 = 97.5%の人が必要量を満たすようになる（図6·8·1）．

c．目安量

推定平均必要量，推奨量を算定するのに十分な栄養調査データが得られない場合，代替の指標として**目安量**（adequate intake：**AI**）が決められる．栄養調査が不可能な乳児の場合も目安量が用いられる．目安量を求める際，原則としてこれまでの栄養調査で得られている**日本人の習慣的な栄養素摂取量の中央値**を用いる．目安量は，健康上の問題が起こっていない人々が実際に摂取している量の中央値であるため，もし，目安量よりも少ない量を摂取したとしても，実は必要量を満たしていることが多い．したがって，目安量は必要最低量ではなく，十分量と考えてよい．

d．耐容上限量

耐容上限量（tolerable upper intake level：**UL**）とは，ある性・年齢階級に属するほとんどすべての人々が，過剰摂取による健康障害を起こすことのない栄養素摂取量の最大限の値である（図6·8·1）．以前は上限量といわれた．おもに**サプリメントなどの過剰摂取による健康障害を予防するため**の数値であり，通常の食生活では起こり得ない値となっている．

e．目標量

目標量（tentative dietary goal for preventing life-style related diseases：**DG**）とは，**生活習慣病の発症および重症化の予防のために**，現在の日本人が当面の目標とすべき摂取量またはその範囲である．目標量は栄養素の不足および過剰の両方を考慮している．表6·8·2に目標量の一覧を示す．

タンパク質，炭水化物，脂質の三大栄養素はエネルギー源となる栄養素であるため，個々の栄養素の摂取量についてではなく，総エネルギー摂取量に対するそれぞれの栄養素由来のエネルギー摂取量の割合（%エネルギー）を**エネルギー産生栄養素バランス**として栄養素ごとの目標量が設定されている．たとえば，脂質の摂取によるエネルギー摂取量は，総エネルギー摂取量の20%〜30%になるのが望ましいという目標量である（表6·8·2）．炭水化物は，消化が容易な糖質と消化が困難な食物繊維に分けられるが，エネルギー源としての食物繊維の寄与度はほぼ無視できるので，エネルギー産生栄養素バランスでは両者を区別せずに炭水化物として扱われる．

一方，食物繊維の摂取量が多いほど全死亡率，冠動脈系心疾患，糖尿病，大腸がんの発症率が低

238　第6章　栄養生理学

表 6·8·2　食事摂取基準(2025年版)における目標量(1日あたり)

栄　養　素	目　標　量	
	男(18歳以上)	女(18歳以上)
タンパク質	13%〜20%エネルギー[1,2]	
脂　質	20%〜30%エネルギー[1]	
飽和脂肪酸	〜7%エネルギー[1]	
炭水化物	50%〜65%エネルギー[1]	
食物繊維	20 g〜[3]	18 g〜
ナトリウム(食塩相当量)	〜7.5 g	〜6.5 g
カリウム	3000 mg〜	2600 mg〜

食塩相当量(g) = ナトリウム(g) × 58.5/23 = **ナトリウム**(g) × 2.54.
1)　総エネルギー摂取量に対するそれぞれの栄養素由来のエネルギーの割合.
2)　50〜64歳は14%〜20%, 65歳以上は15%〜20%.
3)　30〜64歳は22 g〜, 65〜74歳は21 g〜, 75歳以上は20 g〜.

表 6·8·3　各身体活動レベルの活動内容の例

身体活動レベル (カテゴリーと基準値)	低い(Ⅰ) 1.50 (1.40〜1.60)	ふつう(Ⅱ) 1.75 (1.60〜1.90)	高い(Ⅲ) 2.00 (1.90〜2.20)
日常生活の内容	生活の大部分が座位で, 静的な活動が中心の場合	座位中心の仕事だが, 職場内での移動や立位での作業・接客など, あるいは通勤・買い物での歩行・家事, 軽いスポーツ, のいずれかを含む場合	移動や立位の多い仕事への従事者, あるいはスポーツなど余暇における活発な運動習慣をもっている場合

〔厚生労働省："日本人の食事摂取基準(2020年版)", p.76, 第一出版(2020)の表6より作成〕

下することが報告されているため, 食物繊維摂取量の目標量が設定された(表 6·8·2).

　ナトリウム(食塩相当量)については, WHO は5 g/日以下が望ましいとしているが, 日本人の実際の食塩摂取量は約10 g/日と高いレベルにある. 食事摂取基準の改訂ごとに少しずつ低い値に設定されてきたが, 2020年版と2025年版で, 男性で7.5 g未満, 女性で6.5 g未満と設定された.

f．推定エネルギー必要量

　食事摂取基準2015年版以降, 推定エネルギー必要量は目標量ではなく参考値として示され, 個人ごとの推定エネルギー必要量を求める方法が示されている. 1日あたりのエネルギー必要量は, 基礎代謝量に活動代謝量を加えた値である. 基礎代謝量は身長, 体重, 年齢に基づいて Harris–Benedict の推定式などで求め(6·2·4項 a.), 活動代謝量は基礎代謝量に身体活動レベルの基準値を乗じて求める. 身体活動レベルは3段階に区分され(表 6·8·3), それぞれの基準値が決められている.

g．2020 年版と 2025 年版の食事摂取基準におけるおもな変更点

2020 年版以降の食事摂取基準の策定における特徴は，**高齢者の低栄養予防とフレイル予防を視野に入れた点である**(4・2・8 項 b. 参照)．フレイル予防で重要となるタンパク質摂取量について，65 歳以上の高齢者の目標量を総エネルギー摂取量の 15％〜20％(50 歳未満では 13％〜20％)とした．骨粗鬆症防止に重要なビタミン D の目安量を 5.5 μg/日から 2020 年版で 8.5 μg/日，2025 年版では 9.0 μg/日に引き上げ，「フレイル予防にあたっては，日常生活において可能な範囲内での適度な日光浴を心がける」との文言が目標に追加された．

炭水化物の一つの項目として，2025 年版から単糖および二糖類を合わせた「糖類」が新たに設定された．糖類の過剰摂取がエネルギー過剰摂取や虫歯の原因となることに基づいている．しかし，摂取量に関する具体的な指標は設定されなかった(表 6・8・1)．

ビタミン B_{12} について，2020 年版までは内因子が欠損した悪性貧血の患者へのビタミン B_{12} 筋肉内投与による貧血改善の効果に基づいて推奨量が設定されていたが，2025 年版ではビタミン B_{12} の栄養レベルを反映する血清バイオマーカー濃度のデータに基づいて目安量に変更された(表 6・8・1)．

ミネラルについてはサプリメントなどの過剰摂取による健康障害が懸念されるため，耐容上限量が設定されている(表 6・8・1)．クロムについては，2020 年版以降「クロムを必須の栄養素とする根拠はないとする説が有力である」とされ，「サプリメントなどでの積極的摂取を促すものではまったくない」と明記されている．鉄については，耐容上限量の根拠とされたアフリカでの鉄過剰症が実は遺伝性の疾患であった可能性が指摘されたこと，通常の健康状態であれば鉄を過剰摂取した際に，ヘプシジンによる消化管吸収を抑制するフィードバック制御が機能することから(6・5・3 項 e. 参照)，2025 年版では鉄の耐容上限量は設定されないこととなった．

6・8・2　国民栄養の変化と動向

a．三大栄養素の摂取量の変化

日本人の栄養摂取状況について知るために，1947 年から国民栄養調査(2003 年からは**国民健康・栄養調査**)が毎年実施されている．三大栄養素の摂取量がどのように変化しているかをみると，日本人の総エネルギー摂取量は過去数十年間，約 2000 kcal 前後で大きく変化していないことがわかる(図 6・8・2)．意外かもしれないが，現在の日本人が特別にエネルギーの過剰摂取状態にあるわけではなく，第二次世界大戦直後のレベルとほとんど差がない．エネルギー摂取量は，1970 年代をピークにむしろ減少傾向がみられる．しかし，エネルギー源としての三大栄養素の摂取量の割合は大きく変化している．エネルギー摂取に占める糖質(炭水化物)の割合は，1960 年までは 70％を超えていたのが，現在は約 55％となっている(図 6・8・2)．これには，過去数十年間の米の摂取量の低下が大きく影響している．図 6・8・3 に示したように，1950〜1960 年代は 300 g/日を超える米を摂取し，わが国は国際的にも米を多食する国であった．しかし，1970 年代以降に米の摂取量は徐々に減少した．図 6・8・3 で 2000 年と 2005 年の米の摂取量が大きく変化しているのは，2001 年以降の国民健康・栄養調査において，米の摂取量を調理後の飯(めし)の量として調査するようになったからであ

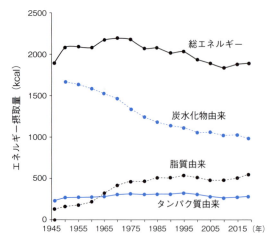

図 6・8・2　日本人のエネルギー摂取量と摂取源の年次推移

各栄養素由来のエネルギー摂取量(kcal)は国民健康・栄養調査から得られた炭水化物，脂質，タンパク質量(g)に Atwater 係数を乗じて求めた．
〔国立研究開発法人 医薬基盤・健康・栄養研究所：健康日本 21 (第二次) 分析評価事業の報告より作成〕

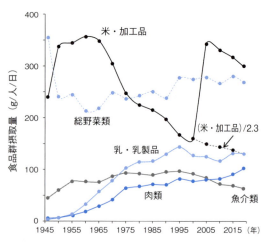

図 6・8・3　日本人の食品群別摂取量の年次推移

2005 年からの米・加工品の点線部分は米・加工品の値を 2.3 で除して調理前の値を推定したもの．
〔国立研究開発法人 医薬基盤・健康・栄養研究所：健康日本 21 (第二次) 分析評価事業の報告より作成〕

る．炊いた後の飯の重量は米よりも平均で 2.3 倍増加する．図の点線は米・加工品の値を 2.3 で割り，以前の米の摂取量との大まかな比較をしたものであるが，やはり 2000 年代以降も減少し，最近は米として約 130 g/日にまで減少している．

　一方，総エネルギー摂取量に占める脂質の割合は，1960 年代には約 10% だったのが，徐々に増加し，1980 年代以降は 25%～30% に達している (図 6・8・2)．これはおもに動物性脂質の摂取量の増加を反映している (図 6・8・4)．食品群別にみると，乳・乳製品，肉類の摂取量が顕著に増加しているためであることがわかる (図 6・8・3)．

　タンパク質の摂取量は過去 50 年以上ほとんど変化していない (図 6・8・2，6・8・4)．しかし，総タンパク質に占める動物性タンパク質の割合が増え (図 6・8・4)，食品群別のデータでも肉類と乳・乳製品の摂取量が大幅に増加した (図 6・8・3)．一方，日本人は魚を食べなくなってきた，と以前からいわれてきたが，図 6・8・3 に示したように，実は 2000 年前後までは魚介類の摂取量は減っていない．ただし，2000 年以降，徐々に魚介類摂取量が減ってきている．

　このように，日本人がエネルギー摂取源とする食品は，米の割合が減り，乳・乳製品，動物性タンパク質の割合が増えてきた．このような**食生活の欧米化**が日本人の健康にさまざまな影響を及ぼしている．食事摂取基準では，エネルギー摂取に占める脂肪の割合を 20%～30% の範囲にするという目標量が設定されている (表 6・8・2)．

b．ビタミンの摂取量

　ビタミンの摂取量のうち，国民健康・栄養調査 (2019 年) で示された 20 歳以上の**ビタミン A とビ**

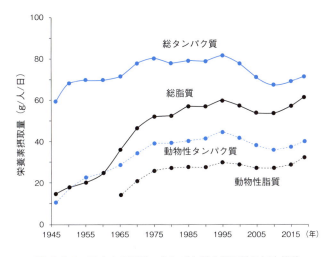

図 6・8・4 日本人の脂質, タンパク質の摂取量の年次推移
〔国立研究開発法人 医薬基盤・健康・栄養研究所：健康日本 21（第二次）分析評価事業の報告より作成〕

タミン D の摂取量は食事摂取基準に達していない．ビタミン A 摂取量（レチノール活性当量）の推奨量は，20 歳以上の男性では 600 あるいは 650 µg/日，女性では 650 あるいは 700 µg/日であるのに対し，摂取量は男性で 564 µg/日，女性で 532 µg/日であった．ビタミン D の目安量は 20 歳以上の男女ともに 8.5 µg/日（2025 年版からは 9.0 µg/日）であるが，摂取量は男性で 7.9 µg/日，女性で 6.6 µg/日であった．ビタミン D は魚類に多く含まれているので，魚介類摂取量の低下，日光にあたる量の低下は今後も懸念材料であろう．

c．ミネラルの摂取量

ヒトは塩分を摂取しなければ生きていけないが，過剰な塩分摂取は高血圧や胃がんのリスクを上昇させる．これまで，栄養士を中心に減塩に関する啓蒙活動が続けられてきたが，現在なお，日本人の平均食塩摂取量は約 10 g/日であり，食事摂取基準（2025 年版）の目標量である 7.5 g/日未満（男），6.5 g/日未満（女）を上回っている．

ミネラルのうち，カルシウム，鉄，亜鉛の摂取量は食事摂取基準の推奨量を満たしていない．**カルシウム**については，第二次世界大戦直後に比べれば，乳・乳製品の摂取量の増加に伴って増加したものの，2000 年以降横ばい状態であり，現在なお**男女ともに食事摂取基準（2020，2025 年版）の推奨量に達していない**（図 6・8・5）．図 4・2・24 で示したように，女性の閉経期以降の骨密度の低下の程度は若年時の骨密度に強く影響される．将来の**骨粗鬆症の予防のためにも若年時のカルシウム摂取が重要**である．

鉄については 20 歳以上の男性では食事摂取基準の推奨量を超えているものの，**女性（月経あり）では大幅に不足している**（図 6・8・5）．海外では鉄を添加した強化食品が多く流通している（米国のシリアル食品など）が，将来的にはわが国でも何らかの対応が必要かもしれない．亜鉛の推奨量は

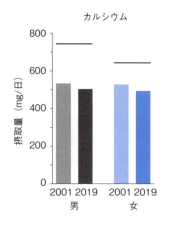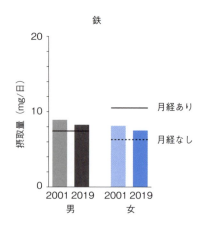

図 6・8・5　日本人のカルシウム，鉄の摂取量

国民健康・栄養調査(2001年および2019年)の20歳以上の集計値に基づいて作成．バーは食事摂取基準(2020年版)の推奨量(カルシウムは男女とも30〜74歳までの値．鉄は男性で18〜74歳，女性で18〜49歳の値．月経あり(10.5 mg/日)，月経なし(6.5 mg/日)．
〔国立研究開発法人 医薬基盤・健康・栄養研究所：健康日本21(第二次)分析評価事業の報告より作成〕

20歳以上の男性で11 μg/日，女性で8 μg/日であるが，摂取量は2019年において20歳以上の男性で9.2 μg/日，女性で7.7 μg/日とやや下回っている．

6・9　疾病治療と栄養

6・9・1　NSTの意義と薬剤師の役割

　臨床においては，外科的対応，薬物療法とともに，栄養療法が治療の一環として実施されている．多くの病院の**栄養サポートチーム(NST)**での活動に薬剤師が加わっている現在，NST活動の基礎となるべき知識，すなわち，疾病治療における栄養素の役割，栄養アセスメントと栄養療法の基本については，衛生薬学で学ぶ栄養に関する項目と連続的に学習するのが望ましい．このような観点から，令和4年度改訂版の薬学教育モデル・コア・カリキュラムにおいても，「疾病の予防や治療における栄養管理」という学修項目が衛生薬学領域で設定され，予防だけでなく**疾病治療**における**栄養管理**についても学ぶことが求められている．疾病治療における各栄養素の役割は，基本的には，健康な人間における役割と同じである．しかし，食事摂取基準は健康な人間を想定してつくられたものであり，それぞれの疾病によって，特定の栄養素の過不足が重要となる場合や，個別の栄養素の補給が治療上重要な役割を果たす場合もある．

　1970年代に米国において，入院患者の栄養不良が免疫能を弱らせ，感染症などの合併症の増加，入院期間の延長，治癒率の低下の原因となっていることが問題とされ，さまざまな栄養補給方法や専属チームとして栄養療法を行う活動が開始された．2000年以降，わが国の病院でもNSTが開始されたが，欧米の専属型とは異なり，薬剤師を含む多職種による全科型のNSTが広く普及している．わが国でNSTが導入されて間もない2004年に，NSTの導入によって何が最も変わったかが全国

表 6・9・1　栄養管理における薬剤師の活動指針 2018

1. 静脈・経腸栄養における処方支援
2. 静脈・経腸栄養における適正使用の推進
3. 病棟薬剤業務および在宅医療における栄養管理
4. 栄養管理を基盤とした地域連携
5. 地域連携のための情報共有

〔日本臨床栄養代謝学会："栄養管理における薬剤師の活動指針 2018"（https://yakuzaishi.jspen.or.jp/greetings/）より〕

の導入施設で調査された．その結果，下記に示すような順位で回答が得られた．

第 1 位　褥瘡の改善	第 4 位　在院日数の短縮
第 2 位　中心静脈栄養の減少	第 5 位　薬剤使用の減少
第 3 位　経腸栄養の増加	第 6 位　感染症発生率の低下

　褥瘡の改善が第 1 位にあげられているのは，いかに**栄養状態の改善が褥瘡の改善に重要**であるかを物語っている．中心静脈栄養が減少し，経腸栄養が増加したのは，安易に中心静脈栄養を実施するのではなく，なるべく患者の消化管を使う努力がなされた結果であり，そのことが，感染症発生率の低下（後述），在院日数の短縮につながった．こうした成果により，2010 年には NST による活動が診療報酬でも認められ，2023 年現在，全国 1300 以上の施設で NST が設立されている．

　NST の目的と意義は，単に患者に栄養療法を施すことではなく，栄養状態の改善によって患者の健康状態の改善，病態悪化の抑制，感染症などの合併症を防止することであり，可能な限り患者の消化器官を使い，経口摂取できるようにすることで，患者の QOL を上げることである．

　NST の一員としての薬剤師には，表 6・9・1 に示す五つの役割が期待されている．

　経静脈・経腸栄養における必要エネルギー量の算出，輸液選択などを含めた処方支援，輸液の無菌調製，栄養療法に用いる医療機器や材料なども含めた適正使用の推進，使用薬剤との相互作用などに関する提案，患者および患者家族への説明・指導・情報収集などにおいて，薬剤師は重要な役割を果たす．また，病院内のみならず，在宅医療を含めた地域での栄養管理を拡充するための情報連携などについても期待されている．

6・9・2　栄養療法の種類と役割

a．栄養アセスメント

　入院患者の栄養障害を早期に発見し，適切な栄養ケアを実施することは，合併症，褥瘡などの発症を防止し，治療効果を高めるうえで重要である．現在，病院のみならず，介護施設を含むさまざまな施設において，栄養ケアの立案から評価，改善までを含めた**栄養ケア・マネジメント**が実施されている．

　栄養ケア・マネジメントは，入院直後の栄養スクリーニング，栄養不良が懸念された場合の種々の栄養アセスメント，栄養ケアプランの作成，栄養療法施行中のモニタリング，再評価による栄養療法（栄養補給経路）の変更という手順で進行する．

244 第6章 栄養生理学

初期段階での**栄養スクリーニング**では，主観的包括的評価（subjective global assessment：SGA）を実施する．SGAは，患者に対する簡単な問診により，食物摂取状況，消化管症状，体重変化，身体機能，病歴などを聞き取り，皮下脂肪や筋肉の喪失具合，浮腫，腹水の有無などの身体所見（測定値ではなくスコアによる評価）から主観的に栄養状態を評価し，栄養ケアの対象とするかどうかを判断する．65歳以上の高齢者に特化した栄養状態の評価手法として，食事歴，体重減少，BMI，疾病の状態，精神状態などから栄養状態を評価するMNA-SF（mini nutritional assessment-short form）や，血清アルブミン値と現体重，理想体重を用いて栄養状態のスコアを算出するGNRI（geriatric nutritional risk index）などがある．

栄養スクリーニングで栄養不良の可能性が示された場合，詳細な**栄養アセスメント**（栄養評価）が行われる．栄養アセスメントでは，SGAに加え，身体所見や臨床検査による客観的評価（objective data assessment：ODA）が行われる．SGAでは，食欲，味覚変化，下痢・便秘の有無などの自覚症状，皮膚症状，浮腫・脱水・黄疸の有無などの身体観察によって得られる他覚的症状を調べる．身体観察によってどのような栄養素の欠乏が推測されるかについて表6・9・2に示す．

ODAでは身体測定と臨床検査が行われる．身体測定では身長，体重，BMIに加え，体脂肪の変化の指標として**上腕三頭筋皮下脂肪厚**（triceps skinfolds：TSF），骨格筋量の指標として**上腕周囲長**（arm circumference：AC），および**上腕筋囲**〔arm muscle circumference：AMC（AMC（cm）= AC（cm）− 3.14 × TSF（mm）÷ 10）〕を調べる．浮腫のチェックや上記の身体所見のデータを得るには，患者の身体に直接触れて聴診，打診，触診，計測などを行う**フィジカルアセスメント**が必要となる．

臨床検査では血液検査，尿検査が行われる．とくに重要なのが**血清アルブミン**である．アルブミ

表 6・9・2　皮膚・毛髪・爪などにおける身体徴候と栄養状態

部　位	所　見	推測される欠乏栄養素，原因
毛　髪	光沢なし，脱毛	エネルギー，タンパク質
皮　膚	蒼白（そうはく）	貧　血
	黄　染	黄疸（高ビリルビン血症），柑皮症（カロテン過剰）
	皮下出血	ビタミンC，ビタミンK（新生児では新生児メレナ）
	皮膚炎（口や肛門周囲）	亜　鉛
	皮膚炎（赤褐色紅斑，水疱（すいほう），光線過敏）	ペラグラ（ナイアシン欠乏）
	脂漏性湿疹	ビタミンB_2，ビタミンB_6
	セロファン（パラフィン）様皮膚	タンパク質
	うろこ状皮膚，鱗屑（りんせつ）	必須脂肪酸
	皮膚角化症	ビタミンA，ビタミンC
	ツルゴール低下（2秒以上）	脱　水
	圧窩，圧痕	浮　腫
爪	さじ状爪（スプーン状，凹状（おうじょう））	貧　血
	爪甲横溝（そうこうおうこう）（ボーズライン）	タンパク質
	ばち状（爪床の角度に異常）（そうしょう）	一部の慢性肺疾患など

〔本田佳子，曽根博仁 編："栄養科学イラストレイテッド─臨床栄養学　基礎編　第3版"，p.56，羊土社（2022）より〕

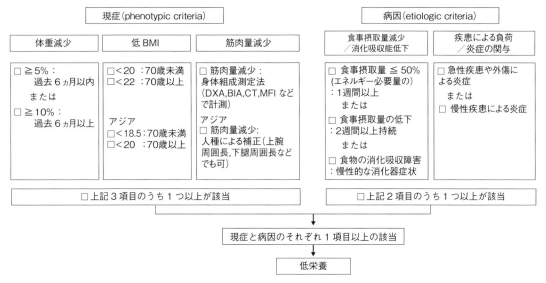

図 6・9・1　GLIM 基準：低栄養アセスメントツール
〔Cederholm, T., et al.: *Clin Nutr.*, **38**, 1-9(2019)より作成〕

ンは肝臓で合成され，血清中に最も多く含まれるタンパク質であり，血中での半減期が21日と比較的長いため，長期的な栄養状態の指標として用いられる．一方，血中での半減期が短いタンパク質である血清トランスフェリン(半減期8～9日)，レチノール結合タンパク質(半減期12～16時間)，トランスサイレチン(半減期2日)などは短期的な栄養状態の変化の指標として用いられる．これらの血中タンパク質は，栄養状態やタンパク質摂取量の指標となるだけでなく，手術後は筋肉の崩壊に伴って血中濃度が変化するので，侵襲に対する生体反応の指標ともなる．ただし，多くのタンパク質の血中濃度は，肝疾患，炎症，感染症，腎疾患の影響を受けるので注意が必要である．体内でのタンパク質の異化・同化のバランスの変化を知るために，タンパク質やアミノ酸を投与して尿中への窒素排泄量を調べ，窒素平衡を調べることもある．タンパク質摂取量不足や外傷，熱傷がある場合，タンパク質の異化が亢進して窒素平衡が負となる．

　2018年に低栄養のアセスメントに関する国際基準としてGLIM(global leadership initiative on malnutrition)基準が公表された．GLIM基準では，体重減少，低体重，筋肉量減少などの表現型(現症)，および食事摂取量減少または消化吸収機能低下，疾患・炎症などの原因(病因)を考慮し，低栄養の判定を行う．図6・9・1にGLIM基準を示す．

　これらの栄養アセスメントは，栄養ケアの導入前のみならず，栄養療法の実施中にもモニタリングとして実施され，より適切な栄養療法への変更の判断材料ともなる．

b．栄養療法の種類と選択

　栄養不良の患者，口から食事をとることのできない患者，胃腸が機能していない患者に対して栄養療法が行われる．

栄養療法は，栄養補給の経路として消化管を用いるかどうかで二つに大別される（図6·9·2）．消化管を用いる**経腸栄養**（enteral nutrition：**EN**）は，一般食や特別食を経口的に補給する経口栄養，口からは摂取できないが消化管が機能している場合にチューブなどで直接胃腸に栄養素を送りこむ経管栄養に分けられる．胃腸が機能していない患者への栄養補給には，静脈内に直接栄養素を投与する**経静脈栄養**（parenteral nutrition：**PN**）が用いられる．経静脈栄養は，末梢血管から短期間の投与を行う**末梢静脈栄養**（peripheral parenteral nutrition：**PPN**）と，体幹部にある太い静脈（中心静脈）を用いる**中心静脈栄養**（total parenteral nutrition：**TPN**）に分けられる．

経静脈栄養は外科手術時の対応策として開発された．血管内にグルコースを直接投与すると浸透圧が高まって血管炎を起こすおそれがあるため，末梢血管から高濃度のグルコースを補給することは困難であった．太い静脈を用いる中心静脈栄養が開発されたことにより，高濃度のグルコースを含む**高カロリー輸液**の投与が可能となった．その結果，手術後や重症患者の栄養管理が容易となり，また，先天的に胃腸が機能しない小児患者の延命が可能となった．

しかし，経管栄養や中心静脈栄養を長期間継続すると，**咀嚼をしないことや消化管が使われないための弊害**が起こる．消化管を長期間使わないと**消化管粘膜が萎縮**し，通常は腸管内にとどまっている腸内細菌が腸管粘膜を通過して感染症を引き起こす（図6·9·3）．これを**バクテリアル・トラン**

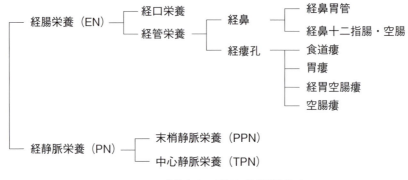

図 6·9·2　栄養療法の種類と栄養補給経路

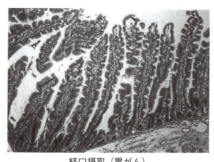 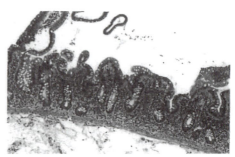

経口摂取（胃がん）　　　　　　TPN 4ヵ月（クローン病）

図 6·9·3　TPN 施行による小腸粘膜の萎縮
〔鈴木彰人 編："はじめて学ぶ臨床栄養管理―薬学生・薬剤師からのアプローチ", p.53, 南江堂（2011）より〕

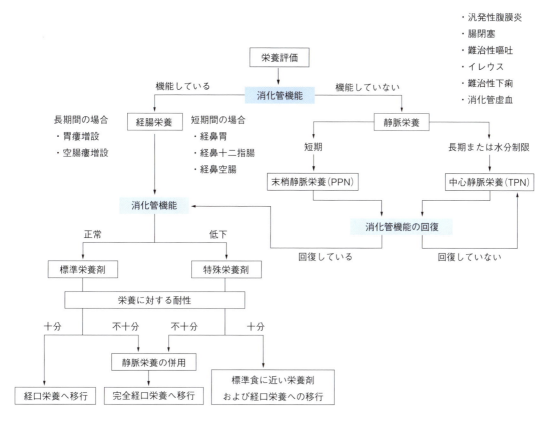

図 6・9・4　栄養療法の選択基準
〔鈴木彰人 編:"はじめて学ぶ臨床栄養管理—薬学生・薬剤師からのアプローチ", p.51, 南江堂(2011)より〕

スロケーション(bacterial translocation: BT)という. また, 咀嚼による唾液の分泌は, 口腔内を清潔に保ち, 口腔の乾燥を防ぐことで, 感染症の予防につながる. また, 咀嚼による脳の刺激は, 高齢者の認知症予防にも有効と考えられている.

したがって, 経静脈栄養を施行されている患者では, 消化管の機能が一部でも回復した場合には, 経腸栄養に切り替えることが望ましい. さらに, 経管栄養から経口栄養への移行も, 感染症の予防のみならず患者の QOL を高めるために重要である. 現在, 経腸栄養, 経静脈栄養の選択のアルゴリズムとして, わが国においても米国静脈経腸栄養学会(ASPEN)のガイドライン(図 6・9・4)が広く用いられている.

NST の導入によって, 栄養アセスメント→栄養療法の実施→モニタリング→栄養補給経路の変更という流れができ, 6・9・1項の調査結果に示したようなさまざまな変化が起こった. 安易に中心静脈栄養を継続するのではなく, 可能な限り経腸栄養に移行するようになり, 感染症の減少, さらには在院日数の短縮にもつながったのである.

c. 経腸栄養

栄養療法の大原則は「**消化管が機能しているなら(胃腸が使えるなら)経腸栄養を行う**」である.

第6章　栄養生理学

表 6.9.3　経腸栄養剤の種類と特徴

分　類	天然濃厚流動食	人工濃厚流動食		
		半消化態栄養剤	消化態栄養剤	成分栄養剤
区　分	食　品	食品 / 医薬品	食品 / 医薬品	医薬品
製品名		エンシュア・ラコール・エネーボ・イノラス	ツインライン	エレンタール
適　応	咀嚼, 嚥下能力が低下している	胃の消化能力が低下している	十二指腸や小腸の消化吸収能力が低下している	十二指腸や小腸の消化吸収能力が著しく低下している
窒素源	タンパク質	タンパク質	ペプチド・アミノ酸	アミノ酸
糖　質	デンプン	デキストリン	デキストリン	デキストリン
脂　質	食　品	大豆油・コーン油・中鎖脂肪酸	大豆油・コーン油・中鎖脂肪酸	少　量
消化機能	良好 ◀——————————————————————▶ 不十分			

嚥下障害, 意識障害などにより経口摂取ができない患者であっても, 消化管が機能している場合は**経腸栄養**が第一選択となり, 状況に応じて経静脈栄養と併用される場合もある. 投与経路として, 経口と経管があり, 経管栄養では経鼻チューブ, 胃瘻, 腸瘻などが用いられる(図 6・9・2).

　経腸栄養の長所は, ① 消化管ホルモンの分泌が自然に行われ, 消化管機能が維持される, ② 消化管の免疫機能が維持される, ③ 消化管粘膜の萎縮によるバクテリアル・トランスロケーションが起こらない, ④ チューブの挿入や留置が経静脈栄養に比べて容易である, ⑤ 在宅での実施も可能である, などである.

　経腸栄養剤は, 天然濃厚流動食と人工濃厚流動食に大別される(表 6・9・3). 人工濃厚流動食は, さらにタンパク質が消化された状態かどうかによって, **半消化態栄養剤**, **消化態栄養剤**, さらに**成分栄養剤**に分けられる. 消化機能の低下の程度によって栄養剤が選択される. 半消化態栄養剤では, カゼインなどのタンパク質が窒素源として用いられ, 食物繊維も含まれる. 消化態栄養剤では, タンパク質ではなくペプチドやアミノ酸が用いられ, 脂質として大豆油・コーン油, さらに中鎖脂肪酸が配合されているものもある. 中鎖脂肪酸はわずかに水溶性であるため, 消化管から門脈を通って肝臓に直接運ばれ, また, ミトコンドリアに容易に取り込まれてエネルギー源となる. 成分栄養剤では, アミノ酸が用いられ, 消化管のタンパク質消化能力を必要としない. 脂質は最小限しか含まれず, エネルギー源はほぼ糖質となる. アミノ酸や, デキストリンから生じたグルコースなどの低分子量物質によって消化管内の浸透圧が高くなり, 下痢を起こしやすくなるので注意を要する. 半消化態栄養剤および消化態栄養剤の一部, 成分栄養剤は食品ではなく医薬品であるので, これらの選択と使用における助言は薬剤師の仕事である.

d. 経静脈栄養

　血管内に比較的多量(50 ～ 100 mL 以上)の注射液を点滴注入する行為, および, その液を輸液と

いう．**中心静脈栄養**（**TPN**）および**末梢静脈栄養**（**PPN**）は輸液により栄養補給する方法である．消化管の閉塞，穿孔，出血などにより経口摂取や経管栄養の実施が不可能な場合，および，消化管の手術前と手術後（周術期）や，急性膵炎，炎症性腸疾患のように，治療上，経口摂取や経管栄養の適用が好ましくない場合に用いられる．

　TPN は，消化管を使うことが困難であり，栄養不良の程度が高く，2 週間以上の長期にわたる経静脈栄養が必要な場合に適用される．TPN では，20%〜50%の高濃度のグルコースや高濃度のアミノ酸を含む輸液の投与が可能である．中心静脈とは，上大静脈，鎖骨下静脈，大腿静脈などの体幹部の太い静脈全般を指す．これらの太い静脈を使うことによって，血管炎を起こすことなく，高濃度のグルコースやアミノ酸を含む浸透圧の高い輸液を投与できる．

　栄養不良の程度が軽度で，2 週間以内に経腸栄養に移行可能と推測される場合には，PPN が選択される（図 6·9·4）．PPN では，浸透圧の上昇によって血管炎が起こるのを防ぐため，5%〜10%のグルコースと低濃度のアミノ酸を用いる．

　経静脈栄養は，消化管の機能を必要とせずに，生体に必要なすべての栄養素を確実に投与できる優れた方法である．しかし，欠点として，① 手技・管理が煩雑である，② 消化管を長期間使用しないことによるバクテリアル・トランスロケーションを起こしやすい（図 6·9·3），③ 栄養素を直接体内に投与することによる合併症を発症しやすい，④ ビタミンや微量元素の欠乏症を起こすことがある，などがある．

　TPN が導入された当初，ビタミンを添加していなかったため，ビタミン B_1 欠乏によるウェルニッケ脳症を発症する患者が問題となった．現在では，ビタミン混合剤を必ず輸液に添加しているが，TPN では高濃度のグルコースを直接血管内に投与するので，過剰な糖の代謝に対応するためのビタミン B_1 が不足し，**乳酸アシドーシス**を起こすことがある．その場合はビタミン B_1 製剤を急速静注する．

　長期間にわたって TPN を施行している患者に，Zn，Cu，Se，I，Mn などの微量ミネラルの欠乏症が起こることがあり，これらの**微量ミネラル欠乏症**に対する注意も必要である（6·5·3 項参照）．Zn 欠乏では貧血や創傷治癒遅延などの皮膚症状，Cu 欠乏では貧血，白血球減少や神経症状，Se 欠乏では心電図異常，筋肉痛や筋力低下，爪の白色化などの皮膚症状が代表的な欠乏症状である．微量元素については欠乏症のみならず，過量投与による過剰症にも注意が必要である．TPN の輸液に Mn が添加され始めた当時，Mn 濃度が高すぎたためにパーキンソン病類似症状を示す患者が現れた．そのため，現在は，輸液に添加する Mn 濃度が低く設定されるようになった（6·5·3 項 h.参照）．ビタミン・微量元素ともに欠乏・過剰症状をモニタリングし，適切な投与量に調節することが重要である．また，消化管機能をモニタリングし，消化吸収能が回復した場合には，経腸栄養，あるいは経腸栄養と末梢静脈栄養の併用に切り替えることが重要である．

　在宅中心静脈栄養（home parenteral nutrition：**HPN**）は，状態が比較的安定しており，長期にわたり在宅で TPN が必要とされる患者に実施される．近年，薬剤師による在宅訪問業務が重要視されているが，HPN においても薬剤師の果たす役割は大きい．病院や薬局のクリーンルームでの輸液の無菌調製だけでなく，患者宅や介護施設での HPN 実施の指導も行う．指導内容として，HPN

250 第6章 栄養生理学

に使用されるアクセスデバイスやライン，ポンプなどの必要器材の使い方や整備・点検方法，医療廃棄物の取扱い，手指消毒や無菌操作などの感染予防対策，緊急時の対応方法などがある．長期間のHPNでは，カテーテル関連血流感染症や代謝障害などのさまざまな合併症の危険性が高まることに注意が必要であり，HPNに関する知識と指導能力が求められる．また，HPNが適切に進められるよう，本人，家族，医療担当者間で意思統一を図る必要がある．

▎6・9・3 病態に伴う代謝変化と栄養療法

a. 肝疾患

肝臓は，糖質，脂質の代謝，合成，運搬，貯蔵にかかわるエネルギーセンターであり，タンパク質合成の場でもある．そのため，肝疾患においては，タンパク質・エネルギー低栄養(protein energy malnutrition：PEM)を生じ，血清アルブミン濃度が低下する．

肝疾患における栄養療法においては，アミノ酸，とくにBCAAとAAAの存在比(**フィッシャー比，BCAA/AAA**)の管理が重要である．分岐鎖アミノ酸であるBCAA(バリン，ロイシン，イソロイシン)は，肝臓では代謝されず，筋肉で代謝を受け，アミノ基転移反応によって2-オキソ酸を生成し，エネルギー源となる(6・4・3項c.参照)．肝臓は，アンモニアを解毒して尿素に変換するほぼ唯一の臓器であるため，重度の肝障害の際にはアンモニア処理能力が低下し，**肝性昏睡**を引き起こすおそれがある．BCAAはアミノ基転移反応と連動して筋肉や脳におけるアンモニア処理に関与するため，肝疾患時にはBCAA消費量が多くなり，血中BCAA濃度が低下する．一方，芳香族アミノ酸であるAAA(チロシンとフェニルアラニン)は，おもに肝臓で代謝されるが，肝疾患においては異化が低下しているため，肝臓や血中のAAA濃度が上昇する．したがって，肝疾患においては血液のフィッシャー比が低下する．AAAは脳血液関門において脳内へのBCAAと拮抗し，また，AAAの増加は肝臓でのアンモニア処理の負担を増大させる．肝疾患においては，**体内のBCAA量を高め，AAA量を抑える**ため，アミノ酸含量においてフィッシャー比を高くしたアミノ酸製剤が用いられる．

b. COPD

COPD(慢性閉塞性肺疾患)は，喫煙者に多く発生する閉塞性の換気障害である．COPDでは，呼吸に伴うエネルギー消費量が増加し，栄養不良となりやすい．栄養不良は，さらに呼吸筋である横隔膜や肋間筋の量を減少させ，ますます呼吸障害が進行する悪循環をきたす．

COPDの栄養療法では，エネルギー補給によって栄養不良を防ぐとともに，換気障害がある場合には，呼気からの**CO_2の排出量を抑制**する必要がある．呼吸商は，糖質が1.0，脂質が約0.7であるため(6・2・4項e.参照)，エネルギー源として摂取する**糖質を減らし，脂質を増やす**ことにより，CO_2排出量を減らすことが推奨されている．

c. 創傷と周術期

創傷とは体表面の組織が物理的な侵襲により損傷を受けることであり，その治癒の過程で肉芽形

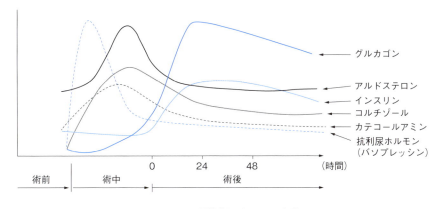

図 6・9・5　周術期のホルモン変動
〔馬場忠雄，山城雄一郎 編："新臨床栄養学 第2版"，p.185，医学書院(2012)より〕

成，線維化などが起こる．侵襲への対応，創傷の治癒にはさまざまな急性期タンパク質の合成が必要となるため，貯蔵タンパク質の異化が亢進し，血中アルブミン濃度は低下する．**手術は人為的に創傷を起こす行為**であり，ストレスに対応して，タンパク質のみならず糖質，脂質の異化が亢進して**栄養不良を起こしやすい状態**となる．図6・9・5 に示すように，術前，術中，術後(周術期)には，ストレスによってさまざまなホルモンの分泌が著明に変化する．術中には副腎皮質ホルモンのアルドステロンやコルチゾールの分泌が増加し，交感神経の活性化によってカテコールアミンも増加する．術後にはインスリンも増加するが，それ以上にグルカゴンが増加し，糖新生が活性化される．したがって，手術後には高血糖になりやすい．これを**外科的糖尿病**といい，術後で経口摂取ができない患者に経静脈栄養を行う際には，**血糖値の管理**が重要となる．

　術後の合併症を防ぎ，早期回復を促進するための管理法として術後早期回復強化(enhanced recovery after surgery：ERAS)プロトコールが推奨されている．ERASでは，栄養に関して，周術期の経口摂取(**絶食期間をできるだけ短くする**)，術後の腸管運動刺激，悪心・嘔吐の予防，術中に大量のナトリウム・水分を負荷しないことによる腸管浮腫の予防，術前夜・当日朝の炭水化物液の経口摂取が示されている．腸管を使用した栄養管理を行うことで感染防御能改善・早期回復を図り，術前に炭水化物液を経口摂取させることで患者の口渇・不安感を軽減するとともに，糖代謝の改善・筋萎縮の予防を図る．

d．褥　瘡

　6・9・1項で示したように，NSTの導入初期に最も改善されたのが褥瘡である．栄養不良は褥瘡発症の危険因子であり，かつ褥瘡の治癒が遅れる原因にもなる．とくに治癒の過程において，十分なエネルギー，アミノ酸，ビタミン，微量ミネラル，および脂肪酸が必要となる．また，感染抵抗力を高めることも重要である．必要エネルギー量を充足することは重要であり各種経腸栄養剤を用いることも考慮する．

　褥瘡の治癒は，広い範囲の皮膚に生じた創傷・潰瘍の治癒の過程であり，皮下組織のコラーゲン

生成，線維芽細胞の新生・増殖が起こる．コラーゲン生成を促進する栄養素として **Cu**，ビタミン **C**，および多価不飽和脂肪酸がある．多価不飽和脂肪酸のうち，とくに **n-3 系脂肪酸**は過剰炎症を抑制する．ビタミン A は皮膚の上皮形成に必要となる．**Zn** は細胞増殖を通じて創傷治癒を促進し，免疫系を活性化する作用もある．創傷の治癒の際には，免疫細胞を活性化する作用のあるアルギニン，グルタミンなどのアミノ酸が有効である．**グルタミンは必須アミノ酸ではないので**，通常の栄養療法の製剤には含まれていないが，創傷治癒にはグルタミン含有製剤が用いられる．

e．腎疾患

腎疾患においては，タンパク質や電解質のろ過と再吸収に異常が生じている．腎疾患の患者に対する食事療法では，**タンパク質の摂取制限**が行われる．しかし，高齢者の患者では，タンパク質の摂取制限で低栄養にならないように適切なエネルギーを投与する．透析療法中の患者では，透析によって喪失するタンパク質を補充する必要があることを考慮する．

エネルギー不足の際には，アミノ酸もエネルギー源として利用され，エネルギーが十分であれば，アミノ酸はタンパク質への同化に使われる．栄養療法において，投与したアミノ酸が効率よくタンパク質合成に使われるかどうかの指標が **NPC/N 比**（非タンパク質カロリー / 窒素比）である．非タンパク質，すなわち糖質と脂質のカロリーをタンパク質中の窒素量で除して求める．通常は，NPC/N 比が 150 ～ 200 であれば，タンパク質合成の効率がよいとされるが，腎障害をもつ患者に対してはタンパク質制限のため，この値を高く設定する．

f．腸管機能と免疫能の低下に対するグルタミンの役割

栄養療法の際，腸管機能改善のためにグルタミンを投与することの意義は大きい．とくに小腸上皮細胞において，グルタミンはアルギナーゼによってグルタミン酸に代謝され，アミノ基転移反応などの複数の経路を経て細胞の重要なエネルギー源として利用される（6・4・3 項 c. 参照）．また，免疫の中心的な役割を担うリンパ球の約 6 割は小腸に集中しており，グルタミンがエネルギー源として重要である．したがって，グルタミンの補給による消化管機能と免疫能の改善によりバクテリアル・トランスロケーションを防ぐ効果が期待できる．

グルタミンは溶液中で不安定なため，わが国における標準的な経静脈栄養製剤には含有されておらず，経静脈栄養のみによる栄養管理によって腸管萎縮や腸管免疫能の低下が生じる要因となっている．また，さまざまな疾患や手術などの侵襲によって筋肉からのグルタミン放出が低下すると，消化管に供給されるグルタミンが不足し，消化管機能の低下につながる．消化管機能の改善・維持を目的とした経腸栄養において，グルタミン投与は重要な役割を果たす．

7

食　品　衛　生

7・1　食品衛生の意義

　食品衛生は保健所や衛生行政機関の重要な業務の一つである．1章で述べたように，全国の衛生行政機関で約7000人の薬剤師が働いている．保健所や各地方自治体の衛生行政機関において，薬剤師が得意とする化学分析，生物試験の技術を活かし，食中毒の原因究明や検査法，予防法の開発などを通して，国民の健康を守るために貢献している．

　本章では，まず食中毒統計の概況を示した．これだけ医療が発達してきたにもかかわらず，実は過去数十年間の食中毒の患者数はあまり減っていない．しかし，食中毒の原因は変化してきている．微生物による食中毒対策としてHACCP(7・3・4項参照)やコールドチェーンなどの対策が進められ，サルモネラ属菌や腸炎ビブリオなどの細菌性食中毒は激減した．一方，これらの対策が困難な細菌による食中毒や，ノロウイルス，寄生虫などによる食中毒は，依然として多く起こっている．

　カドミウムや水銀によって米や魚などの食品が汚染されて生じたイタイイタイ病や水俣病も，広い意味での食中毒事件である．本章では，これらの化学物質による食品汚染の状況とその対策を中心に扱う．個々の化学物質が人体に影響を及ぼす機序については，8章「化学物質の毒性」で扱う．

　食品による健康影響の一つに食事性アレルギーがある．とくに乳幼児と小児を食事性アレルギーから守ることが重要である．近年，アレルギー対策に関する考え方が大きく変わってきた．乳幼児に対して，単にアレルゲンを含む食品を「食べさせない」だけでなく，皮膚の湿疹などに対する対策を通じて，皮膚からのアレルゲンの侵入を防ぐことが予防対策として重要であると認識されるようになった．

　食品の腐敗はさまざまな健康障害を引き起こし，油脂の変敗(酸化)や食品の加熱時のメイラード反応は，さまざまな有害因子を生み出す．食品の調理過程(とくに焼け焦げ)やくん製の作製過程で発がん物質が生じることもある．魚介類やキノコ類はさまざまな自然毒を含んでいることがある．

254　第7章 食品衛生

これらの有害因子の発生機序，予防対策についても概説する．

　食品の腐敗防止などに，食品添加物は非常に有効であるが，一方で食品添加物という化学物質を適正に使用し，健康被害を防ぐ必要もある．わが国は，家畜の飼料用や加工食品用に大量の遺伝子組換え農作物を輸入しているが，国内での遺伝子組換え農作物の商用栽培は行われていない．また，近年，ゲノム編集食品も登場している．食品の安全性については国民の関心も高く，場合によっては過剰な反応が起こることもある．食品安全について，法的にどのような基盤が整備され，活用されているかについても正しく理解しておくことが重要である．

7・2　食品に由来する健康障害

7・2・1　食 中 毒 統 計

　食中毒は，化学物質や病原微生物，それによって産生される有害物質などを，食品とともに経口摂取して生じる急性中毒である．多くは急性の胃腸障害(嘔吐，腹痛，下痢などの症状)を起こす．食中毒には，① 微生物(細菌類・ウイルス類)によるもの，② 寄生虫によるもの，③ 化学物質によるもの，④ 植物や動物に由来する自然毒によるものがある．また，病因物質の種類によっては，散発的に発症する場合と，学校などで集団発生する場合がある．食中毒による健康被害を防ぐためには，食中毒の発生情報を迅速に把握する必要があるため，食中毒統計調査が行われており，原因となった家庭・業者・施設などの所在地，名称，発病年月日，原因食品名，病因物質，患者数，死者数などが集計され，厚生労働省が作成する食中毒統計に記載される．食中毒は病因物質(食中毒統計では微生物も病因物質として扱われる)によって分類され，月別，年次別に，それぞれ発生件数，患者数，死者数が公表される．なお，食中毒の発生状況，事例は厚生労働省の「食中毒統計資料」で公開されている．

a．食中毒発生状況

　表7・2・1に，2019 ～ 2023 年の病因物質別食中毒発生状況の累計を示す．これらの数値から，発生件数では，病因物質の約45%を細菌とウイルスが占めること，患者数では，細菌が約50%，ウイルスが約40%を占めること，自然毒は件数が少ないが死者数が多いことがわかる．微生物による食中毒で，2019 ～ 2023 年の5年間の統計では，カンピロバクター，ノロウイルス，ウェルシュ菌，サルモネラ属菌による食中毒が発生件数の上位を占めている．アニサキスは，1999 年の食品衛生法改正により食中毒の病因物質として指定され，2013 年以降，食中毒事件報告書の病因物質欄にアニサキスやクドアなどの寄生虫に関する項目が独立して記載されるようになった．アニサキスによる食中毒は 2019 年以降，発生件数が最も多い食中毒となっており近年注目されている．

　一方，化学物質による食中毒は，年間発生件数は少なく 10 件程度，年間患者数は 100 人前後で推移しているが，そのほとんどは食品中のヒスタミンによるものである．ヒスタミンは魚肉中に多く含まれるアミノ酸のヒスチジンがモルガン菌などのヒスチジン脱炭酸酵素を有する細菌によって生成する(7・3・1項b.参照)．しかし，魚の缶詰などに含まれていたヒスタミンによる食中毒の

7・2 食品に由来する健康障害　255

表 7・2・1　病因物質別食中毒発生状況(2019 ～ 2023 年の 5 年間累計)

	件　数	(%)	患者数	(%)	死者数	(%)
総数	4648		57 370		18	
原因物質不明	73		1148		0	
原因物質判明	4575	100	56 222	100	18	100
細菌						
サルモネラ属菌	109	2.4	3008	5.4	2	11.1
ぶどう球菌	97	2.1	1427	2.5	0	0.0
ボツリヌス菌	2	0.0	5	0.0	0	0.0
腸炎ビブリオ	3	0.1	12	0.0	0	0.0
腸管出血性大腸菌	61	1.3	580	1.0	1	5.6
その他の病原大腸菌	23	0.5	9231	16.4	1	5.6
ウェルシュ菌	125	2.7	6934	12.3	0	0.0
セレウス菌	17	0.4	343	0.6	0	0.0
エルシニア・エンテロコリチカ	0	0.0	0	0.0	0	0.0
カンピロバクター・ジェジュニ／コリ	1018	22.3	6513	11.6	0	0.0
ナグビブリオ	0	0.0	0	0.0	0	0.0
コレラ菌	0	0.0	0	0.0	0	0.0
赤痢菌	0	0.0	0	0.0	0	0.0
チフス菌	0	0.0	0	0.0	0	0.0
パラチフス A 菌	0	0.0	0	0.0	0	0.0
その他の細菌	2	0.0	2	0.0	0	0.0
ウイルス						
ノロウイルス	609	13.3	22 959	40.8	1	5.6
その他のウイルス	9	0.2	211	0.4	1	5.6
寄生虫						
クドア	63	1.4	627	1.1	0	0.0
サルコシスティス	0	0.0	0	0.0	0	0.0
アニサキス	2056	44.9	2105	3.7	0	0.0
その他の寄生虫	4	0.1	12	0.0	0	0.0
化学物質	44	1.0	802	1.4	0	0.0
自然毒						
植物性自然毒	207	4.5	588	1.0	9	50.0
動物性自然毒	110	2.4	165	0.3	3	16.7
その他	16	0.3	698	1.2	0	0.0

〔厚生労働省：食中毒統計資料 2019-2023 より作成〕

場合，食中毒統計では化学物質による食中毒として分類されている．調製粉乳にヒ素が混入し乳幼児に数多くのヒ素中毒患者が発生したヒ素ミルク事件，ポリ塩化ビフェニル(PCB)で汚染された食用米ぬか油が健康被害をもたらしたカネミ油症事件，カドミウムやメチル水銀などの重金属によって汚染された農作物や魚介類などの食品の摂取によって起こったイタイイタイ病や水俣病も，広義での化学物質による食中毒である(7・2・4項参照)．

　過去 5 年間の食中毒発生件数は年間 1000 件前後である．患者数は 10 年前には年間 2 万人前後であったが，年々減少傾向にあり，近年は年間 1 万人前後である(表7・2・2)．2023 年は患者数 500 人

256　　第7章　食品衛生

以上の大規模食中毒が2件発生したことにより前年より患者数が増加した.

　表7·2·1から発生件数あたりの患者数を求めると，細菌19.3人，ウイルス37.5人，寄生虫1.3人，化学物質18.2人，自然毒2.4人となる．このように，細菌性・ウイルス性食中毒と化学物質による食中毒では集団発生の事例が多い．たとえば，給食や仕出し弁当などの多人数で食べる食品に原因物質となる細菌が混入した場合や，二次感染も起こすノロウイルスによる食中毒では集団食中毒になりやすい．一方，寄生虫と自然毒では散発事例が多い．アニサキスのような寄生虫，あるいはフグやキノコなどの自然毒による食中毒は，家庭での事例が多いため同時に多数の患者が発生しにく

表 7·2·2　病因物質別食中毒発生状況(2019 ～ 2023 年)

	2019 年			2020 年		
	件数	患者数	死者数	件数	患者数	死者数
総数	1061	13 018	4	887	14 613	3
細菌						
サルモネラ属菌	21	476	−	33	861	−
ぶどう球菌	23	393	−	21	260	−
ボツリヌス菌	−	−	−	−	−	−
腸炎ビブリオ	−	−	−	1	3	−
腸管出血性大腸菌	20	165	−	5	30	−
その他の病原大腸菌	7	373	−	6	6284	−
ウェルシュ菌	22	1166	−	23	1288	−
セレウス菌	6	229	−	1	4	−
エルシニア・エンテロコリチカ	−	−	−	−	−	−
カンピロバクター・ジェジュニ／コリ	286	1937	−	182	901	−
ナグビブリオ	−	−	−	−	−	−
コレラ菌	−	−	−	−	−	−
赤痢菌	−	−	−	−	−	−
チフス菌	−	−	−	−	−	−
パラチフスA菌	−	−	−	−	−	−
その他の細菌	−	−	−	1	1	−
ウイルス						
ノロウイルス	212	6889	1	99	3660	−
その他のウイルス	6	142	−	2	41	−
寄生虫						
クドア	17	188	−	9	88	−
サルコシスティス	−	−	−	−	−	−
アニサキス	328	336	−	386	396	−
その他の寄生虫	2	10	−	−	−	−
化学物質	9	229	−	16	234	−
自然毒						
植物性自然毒	53	134	2	49	127	2
動物性自然毒	28	38	1	35	65	1
その他	4	37	−	3	19	−
不明	17	276	−	15	351	−

〔厚生労働省：食中毒統計資料 2019-2023 より作成〕

い．また原因施設別にみると，家庭では発生件数が多い割に患者数が少ないのに対し，仕出し屋，あるいは給食施設をもつ事業場，学校，および病院などでは発生件数あたりの患者数が多く，飲食店がこれに続いて多い．

b．食中毒の年次別発生状況

おもな食中毒について，病因物質ごとに年次推移をみると，1998 ～ 1999 年には**腸炎ビブリオ**と**サルモネラ属菌**による食中毒が発生のピークとなり，年間 800 件を超えていたが，その後急速に減

2021 年			2022 年			2023 年		
件数	患者数	死者数	件数	患者数	死者数	件数	患者数	死者数
717	11 080	2	962	6856	5	1021	11 803	4
8	318	1	22	698	–	25	655	1
18	285	–	15	231	–	20	258	1
1	4	–	1	1	–	–	–	1
–	–	–	–	–	–	2	9	1
9	42	–	8	78	1	19	265	1
5	2258	–	2	200	–	3	116	1
30	1916	–	22	1467	–	28	1097	1
5	51	–	3	48	–	2	11	1
–	–	–	–	–	–	–	–	–
154	764	–	185	822	–	211	2089	–
–	–	–	–	–	–	–	–	–
–	–	–	–	–	–	–	–	–
–	–	–	–	–	–	–	–	–
–	–	–	–	–	–	–	–	–
–	–	–	–	–	–	–	–	–
–	–	–	–	–	–	1	1	–
72	4733	–	63	2175	–	163	5502	–
–	–	–	–	–	–	1	28	1
4	14	–	11	91	–	22	246	–
–	–	–	–	–	–	–	–	–
344	354	–	566	578	–	432	411	–
–	–	–	–	–	–	2	2	–
9	98	–	2	148	–	8	93	–
27	62	1	34	151	3	44	114	1
18	26	–	16	21	1	13	15	–
1	5	–	3	45	–	5	592	–
12	150	–	9	102	–	20	269	–

少し続け(図7・2・1),2023年には年間発生件数は,腸炎ビブリオが2件,サルモネラ属菌が25件と減少した.これらの食中毒件数の減少の背景としては,**HACCPの導入**(7・3・4項参照)による食中毒対策が効果を発揮したことがあげられる.サルモネラ属菌については,鶏卵による事件が多発していたが,生産段階で産卵鶏へのワクチン投与などにより鶏卵の汚染率が下がったことや鶏卵の割置き防止を指導することなどで発生数が減少した.腸炎ビブリオについては,魚市場で使用する海水が清浄化されたことや発泡スチロールと氷による**コールドチェーン**の確立が激減のおもな原因であると考えられる.コールドチェーンとは,製品が生産されてから消費者に届くまでの間,一貫して適切な温度で管理される物流方式のことで,品質管理が始まる生産段階から,最終的に消費者に届けられる販売段階まで複数のステップで構成される.この方式の確立までは,食品の輸送と保管中に適切な温度が維持されず,細菌やその他の病原体が増殖し,食中毒のリスクが高まることがあったが,コールドチェーンの普及により,食品は安全な温度で管理され,消費者に安全な状態で届けられるようになった.

カンピロバクターによる食中毒は,細菌性食中毒のなかでは過去10年以上,件数・患者数ともに最多である.その報告は集団事例よりも散発事例が多い.生食ブームにより鶏刺などの生食が増加したこともあり,減少傾向は認められず,2023年は件数211件,患者数2089人であった.潜伏期間が2〜7日間と幅があるため,症状が起こっても食中毒によるものとは気づかないこともある.カンピロバクターによる汚染が起こりやすい食材である鶏肉の処理の過程がHACCPによる微生物制御を行いにくいことも,発生数が減少しないことにつながっている.

ノロウイルスは,ノロウイルスによる食中毒の統計がとられるようになった1998年以降,集団食中毒を頻発し,高い発生件数と患者数を示す.近年起こった患者数500人以上のノロウイルスによる食中毒は,ノロウイルスを保有していた従業員がつくった大福もち,仕出し弁当,食パンを食べた人で起こっている.ノロウイルスはヒトの腸管で大量に増殖するため,調理従事者などからの

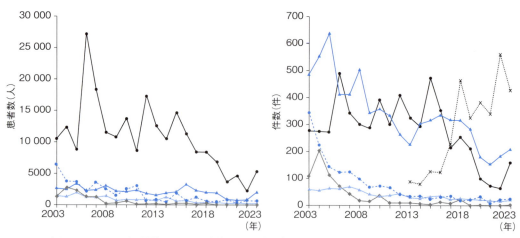

図7・2・1 年次別食中毒発生状況
〔厚生労働省:食中毒統計資料2003−2023 より作成〕

二次感染が問題となる．

黄色ブドウ球菌を原因とする食中毒（食中毒統計では「ぶどう球菌」と表記）は，2019〜2023年の統計の期間を通じてほぼ一定の件数，患者数を示している（表7・2・2）．手指の切り傷や化膿巣からの汚染と増菌によるエンテロトキシン産生が原因である．2000年には牛乳製造過程で用いた脱脂粉乳に黄色ブドウ球菌の産生するエンテロトキシンが含まれていたことによる集団食中毒が起こり，患者数は13 420人に達した．その後は年間20件程度で推移している．

アニサキスによる食中毒は，2013年から食中毒統計の病因物質の新規項目になった．その後年々件数が増加し，2018年以降はアニサキス食中毒の発生件数が最も多くなった．アニサキスはサバ，イカ，アジなどに寄生しており，魚を生食する日本では起こりやすい．アニサキスは−20℃で24時間以上の冷凍によって死滅するが，冷蔵では死なないため，近年のチルド輸送による流通の発達も食中毒増加の要因と考えられている．

2020年からの**新型コロナウイルス**感染拡大に伴う食生活の変化の影響により，2020〜2022年はとくにノロウイルスによる食中毒の患者数が減少した（表7・2・2）．

c．食中毒の月別発生状況

図7・2・2におもな食中毒の月別発生状況（患者数／月）を示す．サルモネラは8月をピークに6〜9月に多く，この原因菌が夏季を中心に増殖することと関連がある．腸炎ビブリオは発生のピークだった1998年前後は夏季に多発しており，現在も8月に多いが発生件数が激減している．

一方，ノロウイルスは，これらの細菌とは反対に夏季には少なく，12〜4月にかけての冬季に多くの食中毒患者を出す．これはおもな原因食材であるカキを食する季節がおもに冬季であることと密接な関連がある．しかし，二次感染や集団食中毒なども起こっており必ずしも季節性があるとはいえず，夏季にも200〜500人／月の患者が報告されている．植物性自然毒による食中毒患者は，

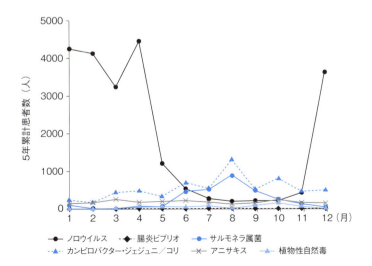

図 7・2・2　食中毒の月別患者数の推移（2019〜2023年の累計患者数）
〔厚生労働省：食中毒統計資料より作成〕

6〜10月にみられるが，冬季には少なくなる．

7・2・2 細菌，ウイルス，寄生虫による食中毒

細菌性食中毒には，**毒素型**と**感染型**がある（図7・2・3）．ただし，セレウス菌のように同一の細菌が毒素型と感染型の両方の食中毒様式をとる場合もある．

毒素型食中毒は，細菌が食品中で増殖するときに食中毒の原因となる毒素を産生し，この毒素を摂取することが原因で起こる食中毒である（食品内毒素型ともよぶ）．原因食品の摂取前に加熱などにより細菌を死滅させても，毒素が残っていれば食中毒が起こる．毒素を摂取することで症状が起こるので，潜伏期間が短いのが特徴である．

感染型食中毒には，細菌の摂取により腸管などの生体内で細菌が増殖して発症するものと，細菌が生体内で増殖する際に毒素を産生して発症するもの（生体内毒素型ともよぶ）がある．一般に，感染型食中毒では，細菌が増殖して症状が現れるまでの潜伏期間が，毒素型に比べると長い．

細菌などの微生物によるおもな食中毒の概要を表7・2・3にまとめた．代表的な食中毒原因菌のほとんどが感染型を示し，毒素型は黄色ブドウ球菌とボツリヌス菌の2種類，毒素型と感染型の両方の様式を示すのはセレウス菌のみである．

a．毒素型食中毒原因菌

（i） 黄色ブドウ球菌（*Staphylococcus aureus*）

黄色ブドウ球菌は，グラム陽性球菌で，芽胞は形成しない．ブドウの房状の塊をつくり増殖する．自然界に広く分布し，ヒトでは，皮膚の表面にも存在するが，**傷口などの化膿巣**に高濃度で存在する．皮膚で生育するため耐塩性がある．黄色ブドウ球菌は食品中で増殖すると，**エンテロトキシン**を産生し，これが食中毒の原因となる．黄色ブドウ球菌のエンテロトキシンは，消化酵素に耐性を示し，100℃の加熱に対しても**耐熱性**を示す．したがって，食直前の加熱によって殺菌はできても，エンテロトキシンの活性が残るため食中毒を予防できない．エンテロトキシンで汚染された食品を摂取すると，1〜6時間の短い**潜伏期間**の後に，**激しい嘔吐**を発症する．おもな原因食品は，おに

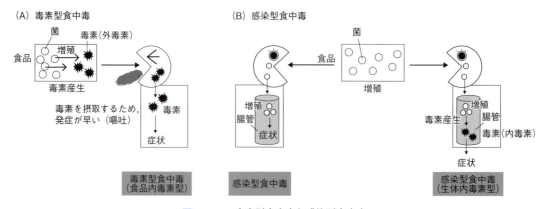

図7・2・3　毒素型食中毒と感染型食中毒

表 7・2・3 おもな食中毒の特徴のまとめ

	病因物質	学術名	主症状	潜伏期間	おもな原因食品
毒素型	黄色ブドウ球菌	*Staphylococcus aureus*	激しい嘔吐	1〜6時間	素手でつくったおにぎり、サンドウィッチ
	ボツリヌス菌	*Clostridium botulinum*	消化器症状のち、神経症状。重症例では呼吸麻痺	12〜24時間	真空パック、缶詰、瓶詰食品
感染型	サルモネラ属菌	*Salmonella enterica serovar Enteritidis, Salmonella enterica serovar Typhimurium*	下痢、腹痛、嘔吐、発熱	6〜48時間	汚染された鶏卵、食肉
	腸炎ビブリオ	*Vibrio parahaemolyticus*	下痢、腹痛、嘔吐、発熱	8〜24時間	魚介類の生食など
	カンピロバクター・ジェジュニ／コリ	*Campylobacter jejuni/coli*	下痢、腹痛、嘔吐、発熱	2〜7日	汚染された食肉(鶏肉)、環境水(井戸水)
	腸管出血性大腸菌	enterohemorrhagic *E. coli*	激しい腹痛、血便、小児や高齢者では溶血性尿毒症症候群(HUS)	4〜9日	生肉、汚染された牛肉
感染型	ウェルシュ菌	*Clostridium perfringens*	下痢、腹痛	8〜12時間	学校給食の大型深底鍋でつくったカレーやシチューなどの大量調理食品
	エルシニア・エンテロコリチカ	*Yersinia enterocolitica*	下痢、腹痛、嘔吐、発熱	1〜3日	海外での生食あるいは不十分な加熱の食品、生水
	赤痢菌	*Shigella dysenteriae, S. flexneri, S. boydii, S. sonnei*	発熱、粘血便、下痢、腹痛	1〜3日	
	コレラ菌	*Vibrio cholerae, Vibrio cholerae eltor*	下痢、嘔吐	1〜3日	魚介類の生食など
	チフス菌・パラチフス菌	*Salmonella enterica serovar* Typhi, *S. enterica* Serovar Paratyphi	発熱、バラ疹、脾腫、消化器症状	7〜14日	魚介類の生食など
毒素型・感染型	セレウス菌 毒素型(嘔吐型) 感染型(下痢型)	*Bacillus cereus*	悪心、嘔吐 下痢、腹痛	1〜6時間 8〜16時間	穀類とその加工品、野菜、肉、スープなど
ウイルス	ノロウイルス	*Norovirus*	下痢、嘔吐	1〜2日	生カキなどの二枚貝

ぎりや寿司，サンドウィッチなどである．2000年には，黄色ブドウ球菌が産生するエンテロトキシンが混入した牛乳による集団食中毒が起こった．また，2023年に八戸で起こった弁当による500人を超える食中毒の原因は，黄色ブドウ球菌とセレウス菌（下痢型）と報告されている．

本菌による食中毒の予防には，一般的な予防対策のみならず，皮膚に傷がある人は食品を加工・調理しないこと，などが重要である．

（ⅱ） ボツリヌス菌（*Clostridium botulinum*）

ボツリヌス菌はグラム陽性桿菌で，**嫌気性菌**であり，**耐熱性の芽胞**を形成する．ヒトに病原性を示し，食中毒を起こすのは，ボツリヌス菌が産生するボツリヌス毒素のA，B，E，F型毒素である．ボツリヌス毒素は易熱性で，80℃，20分間，または100℃，1〜2分間の加熱で失活する．ボツリヌス毒素で汚染された食品を経口摂取すると，通常12〜24時間の潜伏期間を経て，悪心，嘔吐，下痢などの初発症状，続いて，めまい，頭痛，視力障害，瞳孔散大などの**神経症状**が現れる．重症になると**呼吸筋の麻痺による呼吸困難**となり死亡する．わが国におけるボツリヌス菌による食中毒の発生件数は少ないが，ボツリヌス毒素は微量でもきわめて有毒であるため，致命率が高い．早期に抗毒素療法を行うことにより治療可能である．

ボツリヌス菌は環境中で芽胞を形成して存在し，「いずし」などの発酵魚介類，果実や魚，肉類などの缶詰，真空パック食品などを汚染して嫌気的な環境におかれると，発芽して増殖し，毒素を産生する．

本菌による食中毒の予防には，120℃，4分間以上の加熱殺菌，または食品摂取前に80℃，30分間以上の加熱を行うことが有効である．ボツリヌス菌は，土壌，河川などに広く存在しているため，予防のために，原材料となる食品がボツリヌス菌により汚染されないように管理する必要がある．

1歳以上の人では，腸内でボツリヌス芽胞から菌が増殖することはない．しかし，腸内細菌叢が未発達の生後1歳未満の乳児がハチミツなどに混入した芽胞を摂取後，腸内で菌が増殖して発症する**乳児ボツリヌス症**が知られている．乳児にハチミツの入った離乳食を与えたことにより，乳児が死亡した事例が起こり，「**ハチミツを与えるのは1歳を過ぎてから**」という厚生労働省による啓発が行われている．1999年以降，ハチミツを摂取していない事例も含めて16例の乳児ボツリヌス症が報告されている．

b．感染型食中毒原因菌

（ⅰ） サルモネラ属菌（*Salmonella enterica*）

サルモネラ属菌は，グラム陰性桿菌で，芽胞は形成しない．乾燥や凍結に強く，水中でも生存することができる．ヒトに食中毒を起こすサルモネラ属菌は10種類ほどで，このうち *S. Enteritidis*（ゲルトネル菌），*S. Typhimurium*（ネズミチフス菌）の占める割合が多い．サルモネラ属菌はヒトや動物，とくに家畜の腸管に広く常在菌として存在する．

汚染食品の摂取から約6〜48時間の潜伏期間を経て，悪心，下痢，腹痛，発熱，嘔吐などの食中毒症状を起こす．発熱が特徴で，39℃以上の高熱や脱水症状，また，重症化して死亡する場合もある．細菌性食中毒のなかでは致命率が高く，高齢者や幼児の死亡例もみられる．

原因食品としては，鶏卵・鶏肉など，ニワトリに由来するものの比率が高かったが，近年，**HACCP の普及**により，鶏卵を原因とする割合は低下した．

本菌による食中毒の予防のためには，調理や給食では生肉の扱いに注意し，調理器具の汚染を通じてほかの食材に二次感染が起こらないようにする．サルモネラ属菌は乾燥に強いが熱に比較的弱いため，食肉および鶏卵は低温保存し，食肉や卵の調理の際の十分な加熱が重要である．

（ii）　**腸炎ビブリオ**(*Vibrio parahaemolyticus*)

腸炎ビブリオは，グラム陰性桿菌で，好塩性を示し食塩濃度3％前後でよく増殖するが，淡水中では生存できない．腸炎ビブリオが付着した食品を食べることにより，腸管で産生された耐熱性溶血毒素によって食中毒が発症すると考えられている．腸炎ビブリオは海洋細菌で，沿岸部や河口付近に多く分布する．夏季に多い食中毒で，原因食品は，腸炎ビブリオを含んだプランクトンを摂取した近海の魚介類や二次的に汚染した食品である．

食中毒の潜伏期間は8〜24時間で，急性胃腸炎として発症し，急激な腹痛と悪寒，悪心，嘔吐，下痢および発熱が起こるが，2〜3日で回復する．

本菌による食中毒の予防には，魚介類の洗浄を行うこと，食品を10℃以下で流通させ，飲食店や家庭では冷蔵保存すること，汚染魚介類から調理器具などを介した**二次感染の防止**，十分な加熱調理に努めることが重要である．

（iii）　**カンピロバクター・ジェジュニ / コリ**(*Campylobacter jejuni/coli*)

カンピロバクターは，**らせん状(S字形)**のグラム陰性菌で，鞭毛をもち，高い運動性を示す．カンピロバクターのうち，食中毒の原因となるのはおもにカンピロバクター・ジェジュニ(*C. jejuni*)であり，まれにカンピロバクター・コリ(*C. coli*)も原因菌となる．

食中毒の潜伏期間は，**2〜7日間と幅があり**，その後，下痢，腹痛，発熱，頭痛などの食中毒症状を示す．下痢は本食中毒の特徴で，ほぼ85％の患者でみられるが，多くは短期間で自然に回復する．腸炎の終息後1〜3週間を経て，筋力低下や下肢の弛緩性運動麻痺，顔面神経の麻痺などをおもな症状とする**ギランバレー症候群**が現れることがある．

カンピロバクターは，ウシやニワトリ，ブタの腸管に広く分布し，これらの家畜や家禽の肉の汚染，野生動物やペットのし尿や糞便を通して食品や飲用水を汚染している可能性が高い．食中毒の原因食としては鶏肉(鶏レバー，ささみなどの刺身，たたきなど)が最も多く，次いで井戸水や湧き水などの飲料水，さらに豚肉，臓器肉，加工食品がこれに続く．一方，カンピロバクターは乾燥に弱いため，殻の表面が乾燥している鶏卵の生食による発症のリスクは低いとされる．カンピロバクターによる食中毒は少量の菌(100〜数百個程度)で起こり，潜伏期間が長めであることから原因特定が困難であることが多いが，推定原因食品として半生や加熱不十分な調理品が疑われることが多い．

本菌による食中毒の予防には，十分な加熱調理，調理器具やほかの食品への二次感染予防が重要である．

（iv）　**腸管出血性大腸菌**(enterohemorrhagic *Escherichia coli*：EHEC)

大腸菌はグラム陰性，通性嫌気性桿菌で，大部分が周毛性の鞭毛をもち，芽胞は形成しない．ヒ

トに下痢を起こす大腸菌を病原大腸菌または下痢原性大腸菌とよび，正常の腸内フローラ（腸内細菌叢）を形成する非病原性の大腸菌と区別する．病原大腸菌はさらに5種類（腸管病原性大腸菌，腸管組織侵入性大腸菌，腸管毒素原性大腸菌，**腸管出血性大腸菌**，腸管凝集付着性大腸菌）に大別される．

　腸管出血性大腸菌によって起こる感染症では，本菌が産生する**ベロ毒素**（verotoxin：VT）によって症状が引き起こされる．VT1，VT2 は志賀毒素1，志賀毒素2ともよばれ，VT1 は，赤痢菌の産生する志賀毒素と同一のものであり，VT2 は類似した性状を有する．菌は強い酸抵抗性を示し，胃酸のなかでも生存するため，少量の菌（100 個程度）の摂取によっても感染・発症する．この毒素は血管内皮細胞や腎上皮細胞のタンパク質合成を阻害し，腎不全を起こす．感染後4～9日間の潜伏期間を経て，**激しい腹痛**を伴う**血便**や下痢を発症し，重症例では**溶血性尿毒症症候群**（hemolytic uremic syndrome：HUS）を伴い，さらに意識混濁や麻痺などの**脳症**へ移行し，致死的である．なお，腸管出血性大腸菌には，O157：H7 を血清型とするものが圧倒的に多いが，O157 以外の O 血清型 O26，O111 などを示す腸管出血性大腸菌もある．

　腸管出血性大腸菌 O157 による食中毒は，1982～1983 年に米国およびカナダで初めて発見されており，その事例のほとんどがハンバーガーまたは牛挽肉が原因食であった．腸管出血性大腸菌はウシの腸管に定着していることが多く，菌に汚染された牛肉の生食あるいは加熱が不十分な場合や二次汚染された野菜などからしばしば感染が起こる．わが国においても，1996 年，学校給食を中心に腸管出血性大腸菌 O157 による全国規模の食中毒が発生し，社会問題になった（患者9300 名以上，死者10 名以上）．その後も多数の報告があり，2011 年4月には，富山県，福井県，横浜市において焼肉チェーン店を利用した人が腸管出血性大腸菌 O111 による食中毒を起こし，患者181 人のうち5人が死亡した．原因食品は焼肉店で提供されたユッケと焼肉（カルビ，ロース）であると考えられた．この事件を契機とし，食品衛生法において，生食用食肉（牛肉）の規格基準が設定された．また，2012 年8月には，北海道において，白菜の浅漬けを原因とする腸管出血性大腸菌 O157 による食中毒が発生し，患者169 人のうち8人が死亡した．この食中毒を受けて，2013 年に漬物の衛生規範が改正された．さらに，2021 年に食品衛生法が改正され，営業許可業種の一つとして「漬物製造業」が新設された（経過措置期限は2024 年5月）．漬物製造業は営業許可の取得が必要となり，HACCP についての講習を受けた食品衛生責任者を置くことが義務づけられた．

　本菌による食中毒の予防には，衛生環境の悪い地域の飲食物を生で摂取しない，適切な熱処理をする，食品の加工・流通・消費の段階で HACCP による安全管理を行う，調理や食事の際に手洗いを行うなどが必要である．

（ⅴ）　ウェルシュ菌（*Clostridium perfringens*）

　ウェルシュ菌はグラム陽性桿菌で，芽胞を形成する．**ガス壊疽菌**ともよばれ，産生する毒素の種類により A～E 型に分類されるが，食中毒やガス壊疽の原因になるのはほとんど A 型である．食中毒は菌の大量摂取によって起こり，8～12 時間の潜伏期間を経て下痢を発症し，下腹部痛を伴う．嘔吐や発熱の症状は少ない．ウェルシュ菌を摂取した後，腸管内で増殖し，芽胞を形成する際に産生される毒素（エンテロトキシン）により食中毒を起こす．

ウェルシュ菌は土壌や水中だけでなく，ヒトや動物の腸管にも棲息している．これらの菌が食品を汚染すると，嫌気的な条件で増殖するが，熱に強い芽胞を形成するため加熱調理に対して耐性を示す．これらの性質から，給食施設などで**大型の深底鍋**を用いてカレーなどを大量に調理する際に，ウェルシュ菌に汚染された食材が含まれていると，ウェルシュ菌の芽胞は生き残り，ゆっくりと放冷する過程で鍋底の嫌気的な条件で急速に増殖する．わが国では**学校給食**などでの集団食中毒の事例が多い．

本菌による食中毒の予防には，加熱調理した食品を小分けするなどして急速に冷却し，低温で保存すること，再加熱を行う場合には，十分に加熱して増殖している菌を殺菌することなどが重要である．

（vi） エルシニア・エンテロコリチカ（*Yersinia enterocolitica*）

エルシニア・エンテロコリチカはグラム陰性桿菌で，冷蔵庫内の温度である4℃でも増殖が可能な**低温細菌**で，至適増殖温度は25℃〜30℃と低いが増殖速度は遅い．

エルシニア・エンテロコリチカは周辺の水系環境にも分布するが，ブタなどの家畜やイヌやネコなどのペットは感染源として重要である．汚染された水やミルク，豚肉などを介して摂取されると，約1〜3日間の潜伏期間を経て，下痢，腹痛，発熱，頭痛などを発症する．

本菌による食中毒の予防には，低温で増殖する特徴があるため，冷蔵庫で長期低温保存した食品は摂取しないようにし，調理時に十分な加熱をする．

c．セレウス菌（毒素型・感染型）

セレウス菌（*Bacillus cereus*）はグラム陽性桿菌で，芽胞を形成し，芽胞は100℃，30分間の加熱に耐性で，120℃，60分間の乾熱滅菌で死滅する．

本菌による食中毒は，**毒素型（嘔吐型）**と**感染型（下痢型）**の二つの食中毒様式を示す．この違いは，セレウス菌によって食品中で産生される毒素による食中毒か，腸管内で産生される毒素による食中毒かによる．

毒素型（嘔吐型）食中毒では，セレウス菌が食品中で産生する毒素である**セレウリド**の経口摂取により悪心，嘔吐，腹痛を発症する．セレウリドは**耐熱性**であり，消化酵素や酸，アルカリにも耐性である．毒素型は汚染食品摂取後1〜6時間の潜伏期間を経て発症する．

一方，感染型（下痢型）食中毒では，セレウス菌で汚染された食品の摂取により，腸管内でセレウス菌が増殖する際にエンテロトキシンを産生し，腹痛を伴う下痢を発症する．このエンテロトキシンは易熱性のタンパク質で56℃，30分間の加熱で失活する．感染型は汚染食品摂取後8〜16時間の潜伏期間を経て発症する．いずれも比較的軽症で，発症後1〜2日で回復する．

セレウス菌の原因食には炒飯，寿司，弁当などがある．セレウス菌は芽胞を形成するため，加熱調理後も生存していることが多い．本菌による食中毒の予防には，調理から喫食までの時間を短くし，食品中での菌の増殖を抑えることが重要であり，保存する場合は速やかに低温にする．

d．ウイルス性食中毒

ウイルスは細胞のなかでしか増殖できないため，食品中で増殖することはない．ウイルスによる食中毒には，A型肝炎ウイルス，E型肝炎ウイルスなどによるものもあるが，食中毒統計ではウイルス性食中毒のほとんどすべてが**ノロウイルス**による食中毒である（表7·2·1）．細菌性食中毒が食品中で細菌が増殖しやすい夏季に多く発生するのに対して，ウイルス性食中毒は空気が乾燥してウイルスが飛散しやすい**冬季に多い**（図7·2·2）．

ノロウイルス（*Norovirus*）による食中毒の原因は，**カキなどの二枚貝の生食**あるいは加熱不十分な調理によることが多い．また，カキを喫食していない場合もあり，しばしばノロウイルスの**二次感染**が原因で集団食中毒が起こる．

ノロウイルスは経口摂取されると小腸で増殖し，約1～2日間の潜伏期間後に激しい嘔吐，腹痛，および水様性下痢などを主症状とする急性胃腸炎を発症する．通常1～2日で回復するが，免疫能が低下した患者や高齢者ではまれに重症化する．ノロウイルスの感染力は強く，少量のウイルスでも感染が起こるため，患者の吐瀉物や糞便から飛散したウイルスによる二次感染に対する注意が必要である．

本ウイルスによる食中毒の予防には，調理前の手洗いや85℃で1分以上の加熱が重要である．吐瀉物などの汚染に対しては，次亜塩素酸を用いた消毒が有効である．

e．寄生虫による食中毒

近年，わが国では，寄生虫による食中毒事例が増加している．2013年の食中毒統計から，寄生虫という項目で，クドア，サルコシスティス，およびアニサキスが病因物質として集計されるようになった（表7·2·1，表7·2·2）．

アニサキスはクジラやイルカなどの海洋哺乳類の体内で成虫となって産卵し，これが海水中に排出されるとオキアミなどの甲殻類に食べられて成長したのち，魚介類に食べられて寄生する．わが国では，サバ，カツオ，サンマ，アジ，イワシなどの多くの魚類で見出されている．ヒトに食中毒を起こす幼虫は2～3cmと小さく透明または乳白色の太い糸状で，ヒトの体内では生育できないが，胃や腸壁に侵入して激しい腹痛を起こし，嘔吐や下痢を伴う食中毒を発症する．**2017年から急激にその発生件数が増加**し，2020年から病因物質の第1位となっている．

クドア（クドア・セプテンプンクタータ，*Kudoa septempunctata*）はヒラメの筋肉に寄生し，ヒラメの生食によって数時間で食中毒を発症するが，症状は軽く，一過性の下痢，嘔吐が主症状である．

サルコシスティス（サルコシスティス・フェアリー，*Sarcocystis fayeri*）はウマの筋肉に寄生するため，汚染された馬肉を生食すると数時間で下痢，腹痛，嘔吐の食中毒を発症する．

いずれの寄生虫による食中毒予防にも，魚介類を中心まで**十分に加熱**するか，−20℃で48時間以上**冷凍**すること，内臓の生食を避けることが有効である．

f．食中毒予防の原則

細菌による食中毒を予防するためには，① 細菌を食べ物に「**つけない**」，② 食べ物に付着した細菌を「**増やさない**」(迅速な調理，冷却)，③ 食べ物や調理器具に付着した細菌を「**殺菌する**」(加熱調理)という三つが原則となる．

また，**ウイルスによる食中毒を予防**するためには，ウイルスは，食品中では増えないため，調理者，調理器具，調理環境などの調理場全体がウイルスに汚染されていないことがきわめて重要であり，① 調理場内にウイルスを「**持ち込まない**」，② 食べ物や調理器具にウイルスを「**ひろげない**」，③ 食べ物にウイルスを「**つけない**」，④ 付着してしまったウイルスを加熱して「**死滅させる**」ことが原則となる．家庭でできる食中毒予防のポイントや肉に付着する細菌による食中毒を予防し，安全に食べるための方法が，厚生労働省のホームページ(「家庭での食中毒予防」のページ)や食中毒に関するQ&A，食中毒予防のパンフレットなどに掲載されている．

一方，集団で発生する食中毒を予防し，患者数を減少させるためには，① 集団食中毒の発生原因となったことがある細菌やウイルス，化学物質について，食品・食材への混入を防止すること，② 大規模な給食施設や調理施設における衛生管理を徹底すること，などが重要であり，家庭ではできない対策もある．黄色ブドウ球菌による毒素型食中毒などは，いったん食品にエンテロトキシンが混入すると家庭での加熱処理だけでは防ぐことができず，実際に，2000年にはエンテロトキシンが混入した牛乳による集団食中毒が起こっている．食品の安全管理のためには，**フードチェーン**(食品の生産・加工・流通・保管・販売の一連)の各段階における安全性の確保が必要であり，そのための安全管理手法として**HACCP**が採用されている(7・3・4項参照)．また，食品の原材料の調達から販売に至るまでの一連の流れで，全工程を低温かつ最適な温度管理で保つ仕組みが**コールドチェーン**である．近年の食中毒の発生低下には，**HACCPとコールドチェーンの発展と普及**が大きく寄与してきた．しかし，コールドチェーンの普及により魚介類の生食が容易になった一方，冷凍・解凍処理のないチルド輸送時の冷蔵条件では寄生虫が死滅しないため，アニサキスなどの寄生虫による食中毒の増加という新たな問題も発生している．

7・2・3　自然毒由来の食中毒

動物や植物が保有する成分のなかには有毒なものがあり，これらを摂取することにより起こる食中毒を自然毒食中毒とよぶ．自然毒は動物性自然毒と植物性自然毒に大別されるが，動物性自然毒の多くは海産魚介類に由来し，プランクトンの毒成分が生物濃縮によって蓄積された外因性の毒性分が多い．一方，植物性自然毒は，さまざまな植物に含まれるアルカロイドやその配糖体，キノコの毒成分に由来する．穀物などに寄生するカビが産生するカビ毒(マイコトキシン)には発がん性を示すものや，肝障害などの健康被害を惹起するものがある．

a．動物性自然毒による食中毒

(i)　魚類による食中毒

(1)　**フグ毒**：動物性自然毒による食中毒のうち，フグ毒による中毒は発生件数の約8割，患者

268　　第7章　食品衛生

数の6〜7割，死者のほぼすべてを占める．フグ中毒による死者はほぼ毎年報告されており，素人が調理法を誤ったことによる事故がほとんどである．フグの毒性は季節で差があり，12〜6月の産卵期には毒性が強く，また個体差も大きい．

フグ毒の主成分はパーヒドロキナゾリン骨格を有するテトロドトキシン（tetrodotoxin）であり，ビブリオ属やシュードモナス属などの一部の細菌によって生産されるアルカロイドである（図7・2・4）．テトロドトキシンはフグだけでなく，アカハライモリ，ツムギハゼ，ヒョウモンダコ，スベスベマンジュウガニなどほかの生物にも存在する．そのなかでもフグが有名であり，日本を含むいくつかの国ではフグを食用にする文化があるため注意が必要である．テトロドトキシンは熱に強く，通常の調理温度では分解されない．テトロドトキシンは弱酸性溶液中では安定であるが，強酸性あるいはアルカリ性では不安定でアルカリ性下の分解反応により安定な炭素数9のC9塩基が生成する．このC9塩基は蛍光を有することから，フグの可食部に存在する正確なテトロドトキシン含量を測定するのに利用される．テトロドトキシンは神経線維における活動電位発生時にナトリウムチャネルを特異的に阻害することによりナトリウムイオンの膜透過性増大を抑制し，小胞からのアセチルコリン遊離を阻害することにより，自律神経・運動神経の伝達や骨格筋・心筋の興奮伝達を直接遮断する．カリウムイオンの膜透過性には影響しない．

フグ毒による中毒の主症状は麻痺であり，摂取後20分〜3時間で発現する．口唇のしびれ，指先のしびれとともに頭痛，腹痛を伴うこともある．さらに激しい嘔吐ののち，しばしば呼吸困難に陥り，最悪の場合呼吸停止による死に至る．フグの体内ではとくに肝臓，卵巣，皮膚，腸などにテトロドトキシンが蓄積されているため，これらの器官は食用に適さない．そのため，フグ毒による中毒事故を防ぐためには免許をもつ専門の調理師による正しい調理が不可欠である．フグ毒の毒力定量には，体重20gのマウスを30分間で死亡させる毒量を1マウスユニット（MU）とする生物学的定量法が用いられる．ヒトの致死量はテトロドトキシン約1〜2mgに相当する10 000 MUと考えられており，これはマフグの肝臓20gに相当する．

（2）**シガテラ毒**：熱帯，亜熱帯地域のサンゴ礁の発達した海域では，石灰藻などの**有毒渦鞭毛藻**の付着した海藻を魚類が摂取することにより，魚類が毒素を有することになる．これらの毒素をシガテラ毒素，シガテラ毒素を有する魚類を摂取して起こる食中毒を総称してシガテラとよぶ．原因となる魚類としてドクカマス，オニカマス，バラフエダイ，バラハタなどがある．シガテラ毒は，耐熱性で脂溶性のシガトキシンとその関連毒である水溶性のマイトトキシンなどである．海藻に生息する渦鞭毛藻類（Dinoflagellates）の一種である *Gambierdiscus toxicus* によって生成される（図7・2・5，図7・2・6）．

シガトキシンは脂溶性が高く，縮環型ポリエーテル構造からなる複雑な分子であり，ナトリウムチャネルを持続的に活性化する作用がある．この毒素は非常に安定で加熱や通常の調理方法では分解されない．シガテラ毒による中毒症状は摂取後12〜24時間以内に発現する．下痢，腹痛などの消化器障害，手足の麻痺，関節痛，血圧降下，めまいなどの神経症状のほか，**ドライアイスセンセーション**とよばれる温度に対する知覚異常（低温の物体や冷気に触れたときに電気ショックを受けたような痛みを感じる状態）で，軽症例では1週間，重症例では数ヵ月以上持続することも珍しくない．

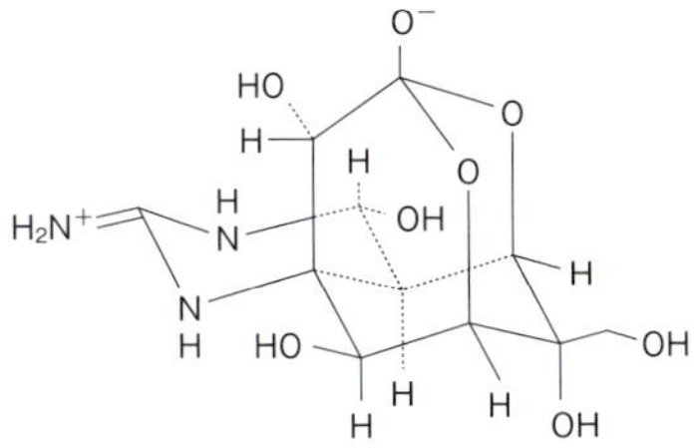

7・2 食品に由来する健康障害 　269

図 7・2・4 テトロドトキシン

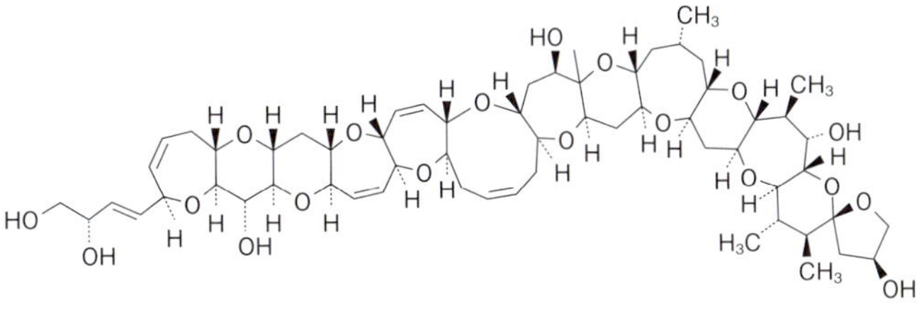

図 7・2・5 シガトキシン

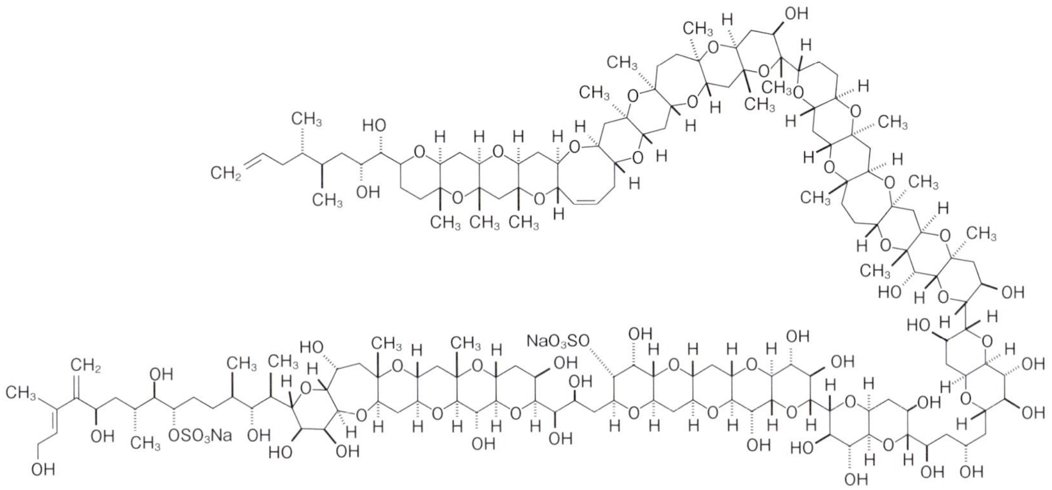

図 7・2・6 マイトトキシン

　マイトトキシンは，シガトキシンと同様の縮環型ポリエーテル構造を有する水溶性分子であり，構造が同定されている天然に存在する有機化合物として分子量が最大である．細胞膜のカルシウムチャネル透過性を亢進し，細胞内カルシウム濃度を上昇させることにより筋肉の異常収縮を引き起こす．マウスに対する急性毒性はテトロドトキシンの約200倍強い．

　(3) **パリトキシン**：パリトキシンは，おもに渦鞭毛藻類であるオストレオプシス属によって生成される毒素である（図 7・2・7）．この毒素は熱帯および亜熱帯地域のサンゴ礁周辺で発生し，非常に強い毒性を有している．パリトキシンは縮環型ポリエーテル構造を有する大型分子である．水溶性が高く，環境中での安定性も高い．加熱や一般的な調理法では分解されない．パリトキシンは細胞膜のナトリウムチャネルを不可逆的に活性化し，細胞膜のナトリウム-カリウムバランスを破壊し，細胞死を引き起こす．これにより，神経系，心筋，その他の組織に影響を与え，全身的な健康障害が生じる．急性症状は，悪心，嘔吐，腹痛，下痢といった消化器系の症状のほか，筋肉のけいれん，関節痛，頭痛，めまいなどの神経系の症状が現れる．重篤なケースでは，不整脈や呼吸困難を引き起こし，致命的な結果に至ることもある．

　(4) **その他の魚類による食中毒**：中国や東南アジアではコイ科の魚類の胆のうを摂食して肝不

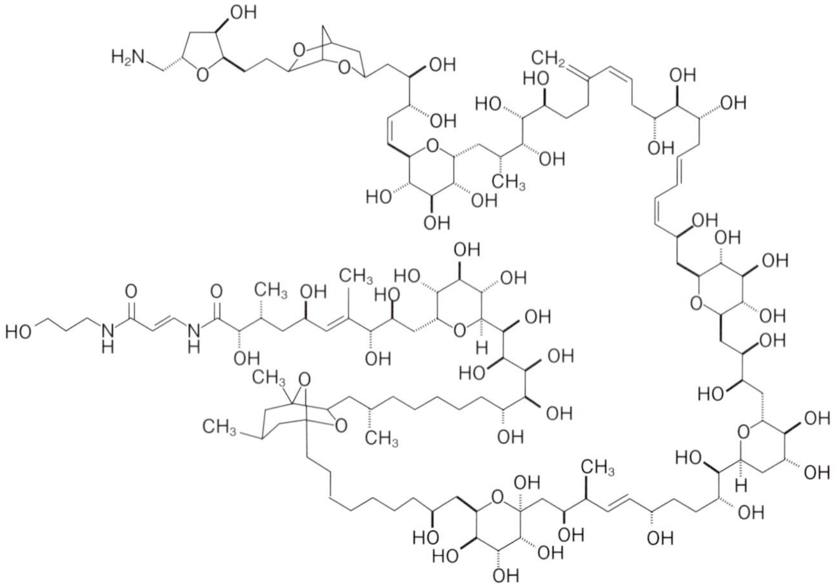

図 7·2·7　パリトキシン

全や腎不全を引き起こす食中毒が発生しており，日本でもまれに報告されている．その原因物質は，コイの胆のうに常在している 5−α−シプリノール硫酸エステルである（図 7·2·8）．

イシナギをはじめとしてサメ，マグロ，カツオなどの大型魚の肝臓を摂食することにより，数時間後に頭痛，嘔吐に続いて発熱，やがて発症後 1 日以降に顔面から皮膚が剥離する特徴的な症状が現れ，全身に及ぶ．これは肝臓に含まれる高濃度**ビタミン A** の過剰摂取によるものであり，日本ではイシナギの肝臓は食用禁止となっている．

熱帯・亜熱帯水域の深海に生息する**アブラソコムツ**やバラムツなどの魚類は，ヒトが消化することのできない**ワックスエステル**（高級 1 価アルコールと脂肪酸のエステル）を含むため，激しい下痢，嘔吐を引き起こす．日本では食品衛生法により，アブラソコムツ，バラムツの販売が禁止されている．

（ii）　**貝類による食中毒**

（1）　**麻痺性貝毒**：麻痺性貝毒（paralytic shellfish poisoning：PSP）は，特定の海洋プランクトンが生成する神経毒素によって引き起こされる食中毒である．この毒素は，おもに**渦鞭毛藻類**であるアレキサンドリウム属によって産生され，とくに赤潮の発生時に大量繁殖し，二枚貝などのろ過摂食性の貝類に蓄積される．これらの貝類をヒトが摂取することで，麻痺性貝毒中毒が発生する．麻痺性貝毒を引き起こすおもな毒素はサキシトキシンやゴニオトキシン類である（図 7·2·9）．サキシトキシンは，非常に強い神経毒で，水溶性が高く，加熱によっても容易に分解されない．この毒素は，ナトリウムチャネルを遮断し，神経細胞が信号を伝達する能力を失わせることにより，神経系に作用する．麻痺性貝毒中毒の症状は摂取後数分から数時間で現れることが多い．初期症状としては，口や顔，手足のしびれや痛みがあり，これが最も典型的である．重症の場合，筋萎縮，呼吸困難，最終的には呼吸麻痺に至ることがある．死に至る場合も報告されており，迅速な医療介入が必

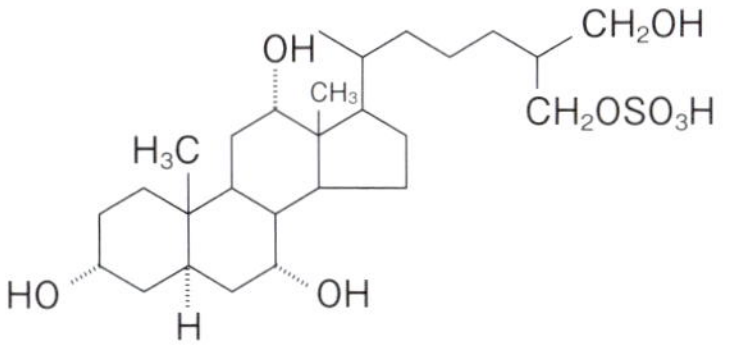

7・2 食品に由来する健康障害 271

図 7・2・8 5-α-シプリノール硫酸エステル

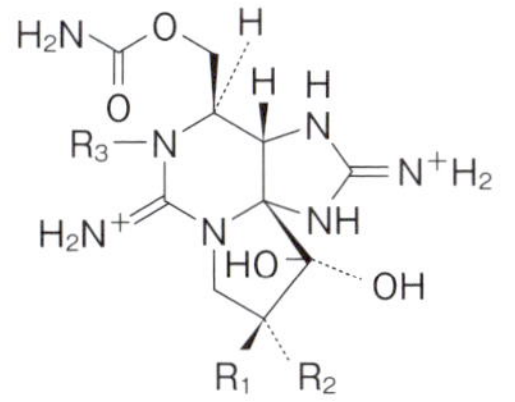

図 7・2・9 サキシトキシン(STX)とゴニオトキシン類(GTX)

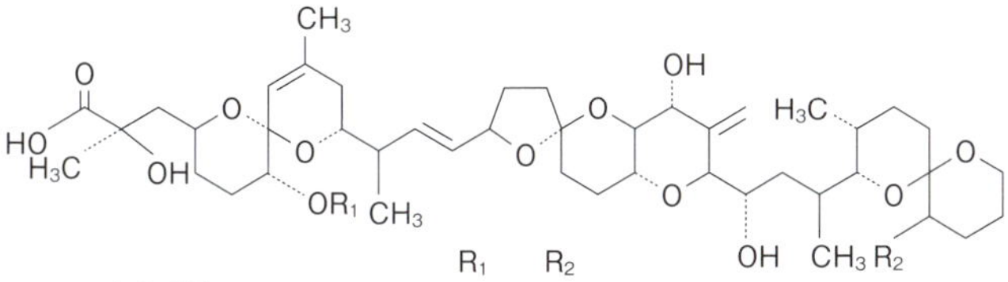

	R_1	R_2	R_3
STX :	H	H	H
GTX1 :	H	OSO_3^-	OH
GTX2 :	H	OSO_3^-	H
GTX3 :	OSO_3^-	H	H
GTX4 :	OSO_3^-	H	OH

	R_1	R_2
オカダ酸	: H	H
ジノフィシストキシン-1	: H	CH_3
ジノフィシストキシン-3	: acyl	CH_3

図 7・2・10 オカダ酸とジノフィシストキシン-1, 3

要である.

(2) **下痢性貝毒**: 下痢性貝毒(diarrhetic shellfish poisoning: DSP)として, オカダ酸とその同族体であるジノフィシストキシン類がある(図7・2・10). これらの毒素は脂溶性で, 加熱や通常の調理プロセスでは分解されない. これらの毒素は強力な胃腸刺激作用をもち, 食中毒の原因となる. オカダ酸とその類似毒素は, ジノフィシス属やプロロセントラム属などの渦鞭毛藻によって生産される. これらの藻類は海水中で増殖し, 特定の環境条件下で赤潮を形成することがある. この過程で生成される毒素は, 海水中に溶出し, 貝類がこれらをろ過摂食することによって体内に蓄積される. 下痢性貝毒中毒のおもな症状は, 悪心, 嘔吐, 腹痛, そして名前の由来ともなっている下痢である. これらの症状は摂取後30分から数時間で現れ, 通常は数日間で自然に回復する. しかし, 症状が重い場合は脱水症状やほかの合併症を引き起こすことがある. PSPと比較すると生命に対する危険性は低い.

(3) **神経性貝毒**: ミドリイガイやマガキなどの二枚貝に蓄積する貝毒は赤潮を形成する渦鞭毛藻類である *Karenia brevis* によって産生される. 神経性貝毒(neurotoxic shellfish poison: NSP)とよばれ, PSPとは異なる中毒を引き起こす. NSPのおもな毒素は脂溶性の縮環型ポリエーテル化合物であり, ポリエーテル環10個からなるものがブレベトキシンA, 11個からなるものがブレベトキシンBである(図7・2・11). ブレベトキシンは神経や筋肉の興奮性膜に存在するナトリウムチャネルに特異的に結合し, 細胞内へのナトリウムイオンの流入を増大させ, 持続的活性化を引き起こす. 米国やニュージーランドで発生することがあるが, 日本では中毒例はない. 神経性貝毒の問題は, 地球規模での海洋温暖化や栄養塩の増加によって, 藻類の異常増殖が促進されることに関連し

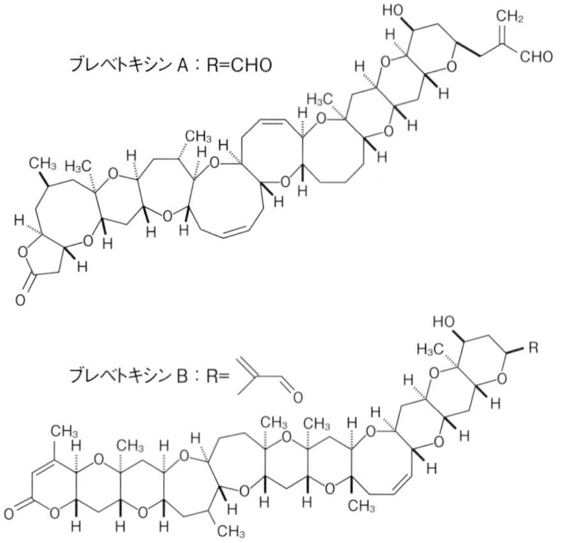

272   第7章 食 品 衛 生

ブレベトキシン A：R=CHO

ブレベトキシン B：R=

図 7・2・11　ブレベトキシン A，B

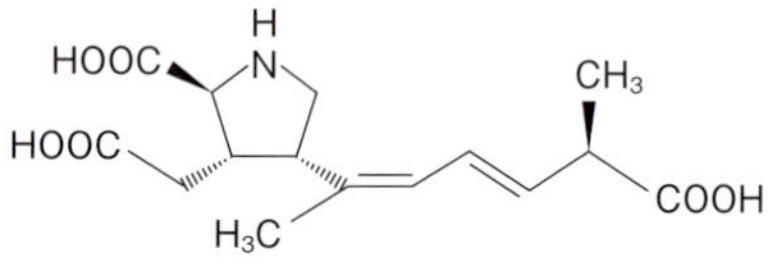

図 7・2・12　ドウモイ酸

ており，重要性が増すと考えられている.

　（4）　**記憶喪失性貝毒**：赤潮を形成する渦鞭毛藻である *Pseudonitzschia multiseries* を捕食した
ムラサキイガイなどの二枚貝に蓄積するドウモイ酸は，記憶障害や混乱，頭痛，腹痛などの症状を
引き起こすため，記憶喪失性貝毒(amnesic shellfish poison：ASP)とよばれる(図 7・2・12)．ドウモ
イ酸は脳内のグルタミン酸受容体に結合し，過剰なカルシウムイオンの流入を引き起こすことによ
り神経細胞の損傷を誘発する．この過剰な興奮性神経伝達が神経細胞の死につながることがあり，
重篤な場合には死亡に至ることもある.

　（5）　**テトラミン**：寒海に生息するエゾバイ科エゾボラ属の肉食性巻貝であるヒメエゾバラ(通称
ツブ貝)やエゾボラモドキ(通称アカバイ貝)は，唾液腺からテトラミン(tetramine，テトラエチル
アンモニウム)を産生する．テトラミンはおもに中枢神経伝達物質の働きを阻害し，神経細胞間の
シグナル伝達を妨げることで神経系の機能障害を引き起こす．テトラミンは，カルシウムチャネル
を阻害することで神経細胞の過剰な興奮を誘発し，最終的には呼吸困難，筋肉麻痺，さらには死に
至ることがある．テトラミンによる中毒症状には，頭痛，めまい，悪心，嘔吐，腹痛，発汗，呼吸
困難，意識障害などがある．これらの症状は摂取後数分から数時間で急速に現れることが特徴であ
り，適切な治療が行われない場合，致命的な結果を招く可能性が高い.

b．植物性自然毒による食中毒
　食中毒に関与する有毒植物はキノコと高等植物に区別され，いずれも高齢者による誤食が多い.
高等植物による食中毒においては，発生件数でスイセン，バイケイソウ，チョウセンアサガオによ
る食中毒が，患者数ではジャガイモによる食中毒が多い．トリカブト，イヌサフラン，グロリオサ
による食中毒では死者が報告されている.

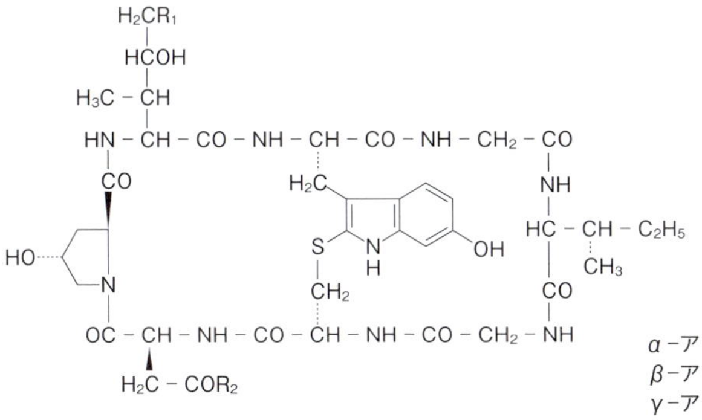

α-アマニチン：R$_1$=OH, R$_2$=NH$_2$
β-アマニチン：R$_1$=OH, R$_2$=OH
γ-アマニチン：R$_1$=H, R$_2$=NH$_2$

図 7・2・13　α-アマニチン，β-アマニチン，γ-アマニチン

（ⅰ）　毒キノコによる食中毒

わが国には数千種類のキノコが自生しているが，食用になるものは約300種類といわれている．毒キノコの誤食による食中毒はわが国の植物性自然毒による食中毒の大半を占め，秋が発生時期のピークである．キノコの種類でいうとツキヨタケ，クサウラベニタケ，テングダケによる食中毒が多く発生している．

有毒成分を含むキノコによる食中毒の症状はキノコの種類によって異なる．ツキヨタケ，クサウラベニタケ，イッポンシメジ，カキシメジなどの誤食により，イルジン類によって引き起こされる胃腸障害型（ツキヨタケによる食中毒は毒キノコによる食中毒の半数以上を占める），タマゴテングダケ，ドクツルタケ，コレラタケ，シャグマアミガサタケなどテングダケ科の誤食により，アマトキシン類，ファロトキシン類によって引き起こされるコレラ様症状型，ベニテングダケ，テングダケに含まれるイボテン酸，およびその代謝物であるムシモールが原因となる神経障害型，ワライタケ，シビレタケに含まれるシロシン，シロシビンが原因となる脳症型などに分類される．

（1）　**アマニタトキシン**：テングダケ科のキノコの猛毒成分はアマニタトキシンと総称され，毒キノコに含まれる有毒成分のなかで最も毒性が強い．アマニタトキシンはアマトキシン類とファロトキシン類に分類され，両者ともに耐熱性の2環状ペプチドである．アマトキシン類のα-アマニチン，β-アマニチン，γ-アマニチンはRNAポリメラーゼによるRNA鎖伸長反応を阻害する（図7・2・13）．ファロトキシン類のファロイジン，ファロインなどはF-アクチンに強く結合することにより脱重合を阻害し，細胞骨格系に対する傷害作用を示す（図7・2・14）．

（2）　**ムスカリン**（図7・2・15）：シロトマヤタケやクサウラベニタケに含まれ，副交感神経節前線維に作用することにより，摂取後15～30分後に，涙と唾液の分泌増加，発汗を起こす．大量に服用すると，これらに加えて腹痛，嘔吐，下痢，縮瞳，呼吸困難なども起こす．これらの症状は2時間程度で回復する．呼吸不全や心臓麻痺の原因となることもあるが，死亡に至ることはまれである．

（3）　**イボテン酸**：テングダケに含まれるイボテン酸はイソオキサゾール環を有する単純な構造のアミノ酸であり，グルタミン酸より約10倍強力な旨味成分として働く．一方，その毒作用も強い．イボテン酸自身はグルタミン酸受容体アゴニストとして興奮作用を引き起こすが，血液脳関門を通

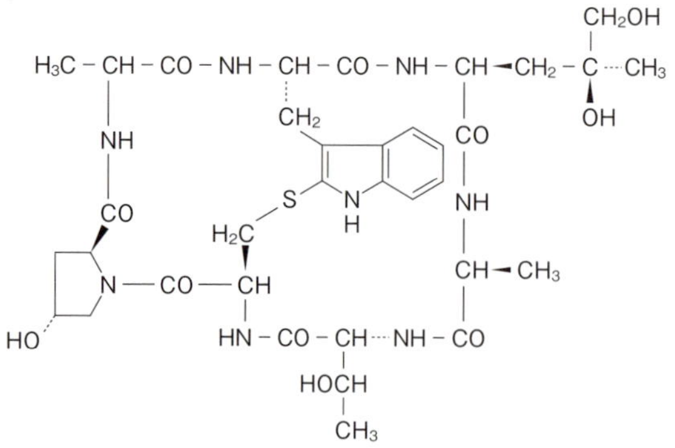

274　第7章 食品衛生

図 7·2·14　ファロイジン，ファロイン

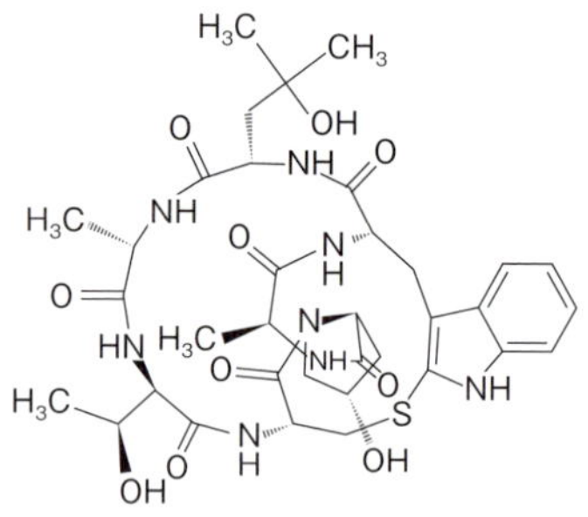

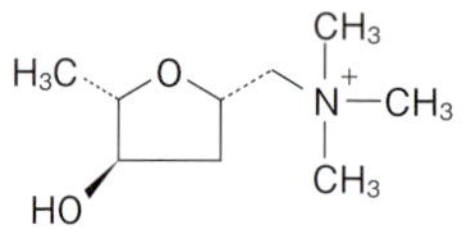

図 7·2·15　ムスカリン

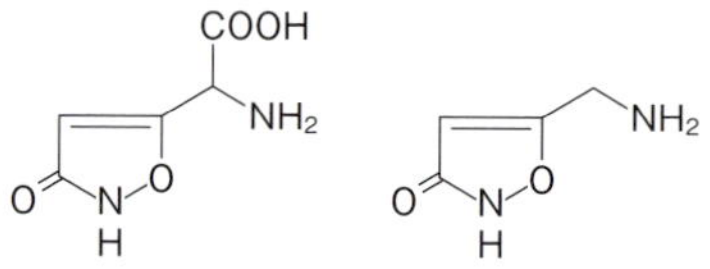

図 7·2·16　イボテン酸，ムシモール

イボテン酸　　ムシモール

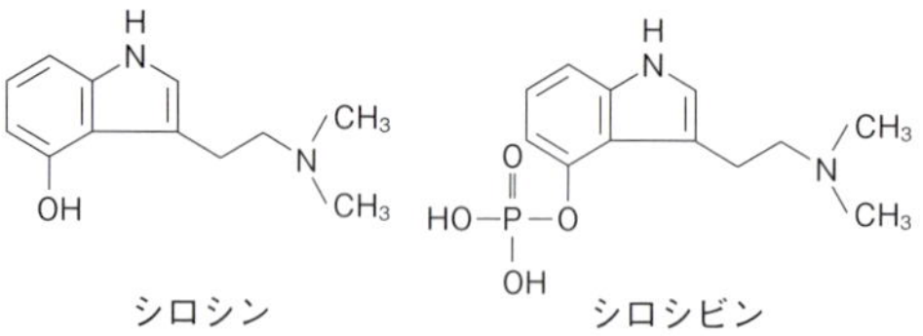

シロシン　　シロシビン

図 7·2·17　シロシン，シロシビン

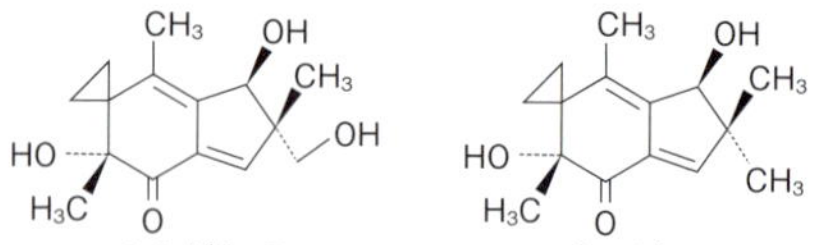

イルジン S　　イルジン M

図 7·2·18　イルジン S, イルジン M

過しにくい．一方，化学的に不安定なため容易に脱炭酸されてムシモールとなり，ムシモールになると GABA 受容体アゴニストとして中枢神経抑制作用を示す．したがって血液脳関門の発達が不完全な幼児ではイボテン酸としての作用が強く，成人ではムシモールとしての作用が強い（図 7·2·16）．

（4）　**その他のキノコ毒**：ワライタケ，シビレタケに含まれるシロシン（サイロシン），シロシビン（サイロシビン）はセロトニンと構造が類似しており，セロトニン受容体に作用し，異常興奮と麻痺を引き起こす（図 7·2·17）．シロシン，シロシビンを含むキノコはマジックマッシュルームとよばれ，2002 年より麻薬及び向精神薬取締法で規制されている．また，イルジン S, イルジン M などのイルジン類はツキヨタケに含まれる毒成分であり，嘔吐，腹痛，下痢などを起こす（図 7·2·18）．

（ii）　**青酸配糖体による食中毒**

　青酸配糖体はシアン配糖体またはシアノグリコシドともよばれ，多くの植物種に自然に存在する．これらは植物が害虫や草食動物から自身を防御するために用いられる二次代謝産物である．植物や

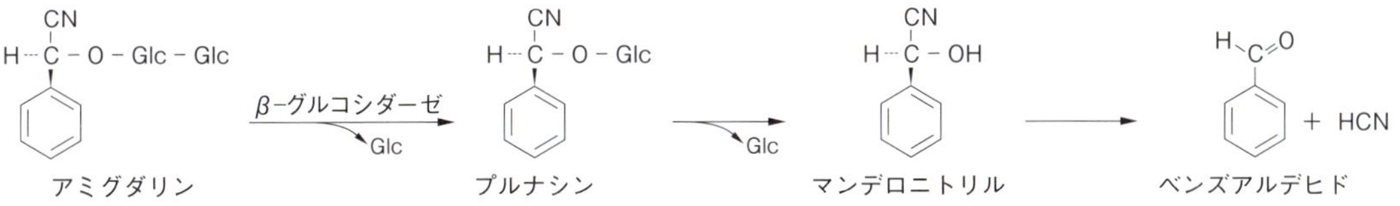

図 7・2・19 アミグダリンの代謝とシアン化水素の遊離

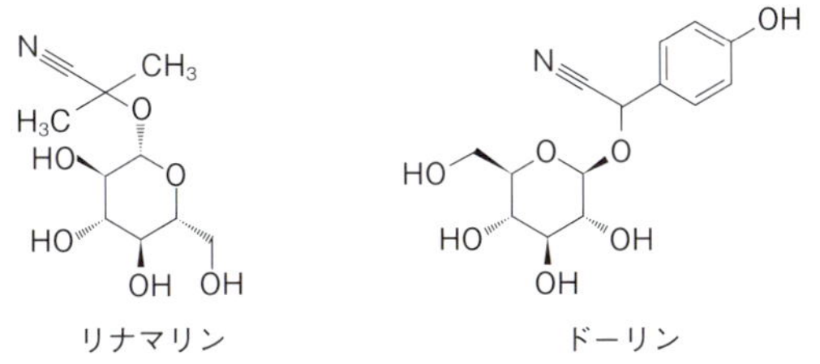

リナマリン　　　　　　　　ドーリン

図 7・2・20 リナマリン，ドーリン

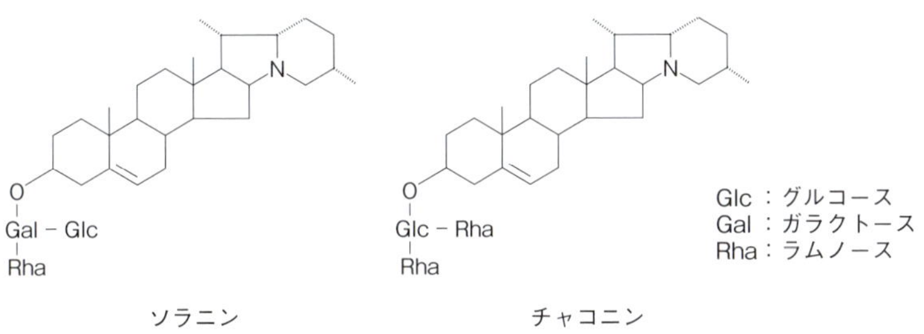

Glc：グルコース
Gal：ガラクトース
Rha：ラムノース

ソラニン　　　　　　　　チャコニン

図 7・2・21 ソラニン，チャコニン

腸内細菌に含まれる β-グルコシダーゼにより加水分解され，α-ヒドロキシニトリルを遊離する．さらに分解され生成したシアン化水素により青酸中毒を引き起こす．

（1）　**アミグダリン**：未熟な青梅のほか，バラ科植物の苦アーモンド，アンズ，モモなどの種子にはアミグダリンが存在する．β-グルコシダーゼによりシアン化水素，ベンズアルデヒド，ゲンチオビオース(6-O-β-D-グルコシル-β-D-グルコース)が生成する(図 7・2・19)．水にさらすと青酸を除去可能である．

（2）　**その他の青酸配糖体**：リナマリン(別名ファゼオルナチン)はアジア，アフリカで栽培されているキャッサバ，あおい豆(リマビーン)などに，ドーリンはモロコシに含まれる(図 7・2・20)．いずれも青酸配糖体でシアン化水素を発生させる．とくにアフリカや南米などの地域ではキャッサバを主食として消費することが多いため，適切な処理が必要である．

（iii）　**ジャガイモによる食中毒**

給食におけるジャガイモの食中毒がほぼ毎年報告されている．ソラニン，チャコニンはナス科ジャガイモの発芽部分および緑化した皮の部分に存在するステロイド系アルカロイドである(図 7・2・21)．両者ともアグリコンはソラニジンであり，ソラニジンの毒性は配糖体と比較してはるかに低い．これらのアルカロイドはジャガイモの防御機構として存在し，害虫や病原菌からジャガイモを保護

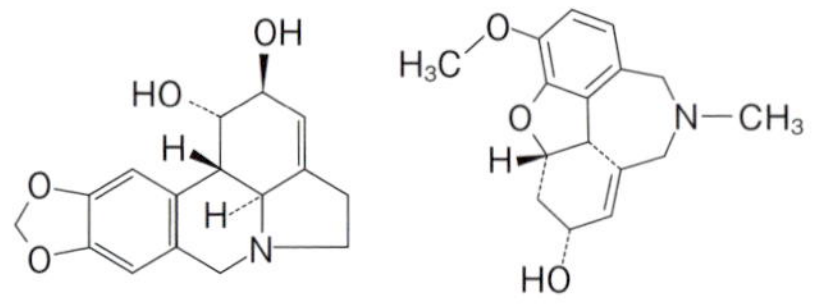

276 第7章 食 品 衛 生

図 7·2·22 リコリン，ガランタミン

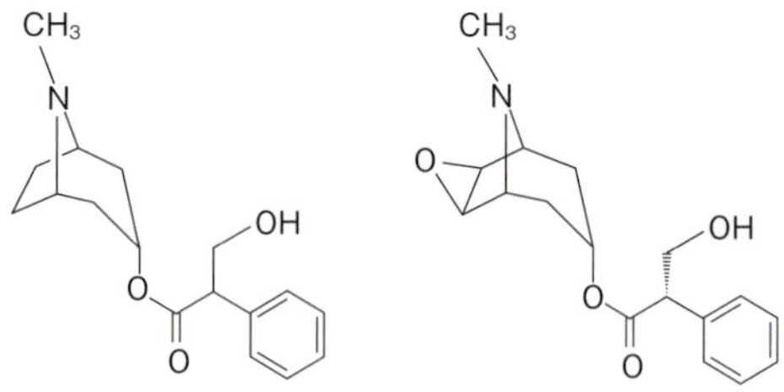

図 7·2·23 アトロピン，スコポラミン

する役割を担っている．ソラニンとチャコニンの中毒作用は非特異的なコリンエステラーゼ阻害作用によるもので，摂食後数時間で腹痛，胃腸障害，悪心，倦怠感，めまいを引き起こし，重症化すると縮瞳，意識混濁，けいれんを起こし，まれに死に至る．高温での調理によりソラニンとチャコニンの一部は分解されるが，150℃以下の加熱では安定で分解しない．

（iv）　**スイセンによる食中毒**

スイセンの葉はニラやノビルと，鱗茎はタマネギと間違えやすく，誤食による食中毒が多発している．ヒガンバナ科に属するスイセンには，ヒガンバナアルカロイドとして知られるリコリン，アセチルコリンエステラーゼ阻害作用を有するガランタミンなどが含まれる（図7·2·22）．これらのアルカロイドは全草に含まれるが，鱗茎(球根)の外側鱗片部に多く含まれる．中毒症状は悪心，嘔吐，下痢，頭痛などである．

（v）　**チョウセンアサガオによる食中毒**

ナス科のチョウセンアサガオにはトロパン系アルカロイドのアトロピンやスコポラミンが含まれており，摂食することにより副交感神経遮断作用による瞳孔散大，口渇，視力障害を引き起こす．ナス科のハシリドコロにも同様の成分が含まれている（図7·2·23）．

（vi）　**トリカブトによる食中毒**

秋に烏帽子の形をした紫色の花を咲かせるキンポウゲ科トリカブトの全草には猛毒のジテルペン系アルカロイドであるアコニチンが含まれる（図7·2·24）．春先の新芽はニリンソウなどの山菜と間違えやすく，誤食による食中毒を起こしやすい．中毒症状は口腔の灼熱感と口唇のしびれに始まり，嘔吐，下痢，めまい，さらに知覚神経の異常と中枢神経麻痺を起こして歩行困難となり，やがて呼吸困難から昏睡状態となり1〜2時間で死に至る．ヒトの致死量はトリカブトの根として2〜4g，トリカブトとして2〜5mgである．アコニチンは細胞膜のナトリウムチャネルに結合して開口させ，ナトリウムイオンの膜透過性を増大させる．

c．カビ毒による食中毒

カビ毒とは，食物に繁殖したカビ(真菌類)が産生する二次代謝産物のなかで，ヒトや家畜に食中毒を起こす有害物質の総称であり，マイコトキシンとよばれる．一般に分子量が小さく，熱に安定である．生体内で代謝的に活性化され，慢性中毒を起こしたり，発がん性を示したりするため，監

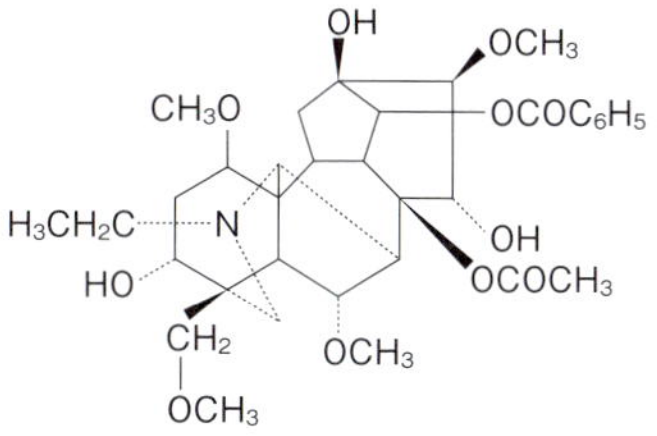

7・2 食品に由来する健康障害　277

図 7・2・24　アコニチン

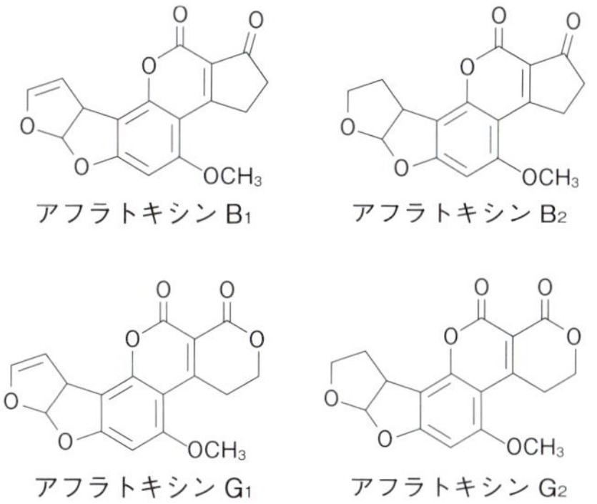

図 7・2・25　アフラトキシン B₁，B₂，G₁，G₂

アフラトキシン B₁　　アフラトキシン B₂

アフラトキシン G₁　　アフラトキシン G₂

視と品質管理が重要である．マイコトキシンを産生するカビはアスペルギルス（*Aspergillus*）属（コウジカビ），ペニシリウム（*Penicillium*）属（アオカビ），フザリウム（*Fusarium*）属（アカカビ），クラビセプス（*Claviceps*）属（麦角菌）に大別される．

（ⅰ）　**アスペルギルス属の産生するマイコトキシン**

（1）　**アフラトキシン**：アフラトキシンには約 20 種類の誘導体が存在する（図 7・2・25）．最初に発見されたのは，1960 年英国で七面鳥とアヒルのひな鳥が肝臓の壊死により大量死する事故があり，その原因がカビに汚染されたピーナッツを飼料として用いたためであった．その後，コウジカビの一種 *A. flavus* の代謝産物であることから，アフラトキシンと命名された．アフラトキシンはいずれもビスジヒドロフラン環とクマリンの誘導体である．紫外線照射により，B₁，B₂ で紫青色（B：blue），G₁，G₂ で黄緑色（G：green），M₁，M₂ で紫色の蛍光を発する．M₁，M₂ はそれぞれ B₁，B₂ の代謝産物である．急性毒性はアフラトキシン B₁ が最も強い．肝ミクロソームのシトクロム P450 により代謝され，活性型のエポキシ体として DNA と不可逆的な共有結合を形成する（8・2・4 項 b.，図 8・2・10 参照）．

わが国ではアフラトキシンを産生するカビの分布がほとんど報告されておらず，輸入食品のピーナッツやピスタチオ，アーモンド，トウモロコシから検出されていたが，2011 年に宮崎県で生産された食用米からアフラトキシン B₁ が検出された．食品衛生法ではアフラトキシン B₁，B₂，G₁，G₂ の総量が 10 μg/kg（10 ppb）を超えないこととなっている．*A. flavus* の近縁種である麹菌（*A. Oryzae*）はわが国で味噌，醤油の製造に用いられるが，アフラトキシン産生に関与する遺伝子は発現していない．

（2）　**ステリグマトシスチン**：おもにアスペルギルス属の *A. versicolor*，*A. nidulans* が産生するマイコトキシンである（図 7・2・26）．動物実験ではラットの肝障害や肝臓がん，アヒルの肝管過形成を起こす．アスペルギルス属は世界中に広く分布し，わが国でも穀類を中心とした農作物の汚染が高頻度に検出されている．アフラトキシン B₁ 生合成の中間物質でもあり，アフラトキシンと同様に生体内で代謝的活性化を受けてエポキシドとなる．ステリグマトシスチンの毒性はアフラトキシンと比較すると非常に弱い．わが国では過去に長期間保存されて変質した穀類などから検出さ

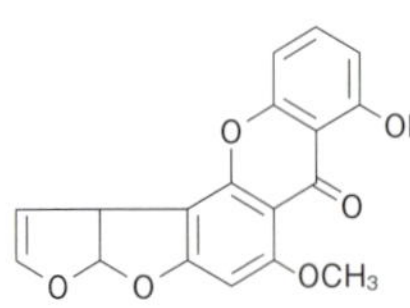

278　第7章　食　品　衛　生

図 7・2・26　ステリグマトシスチン

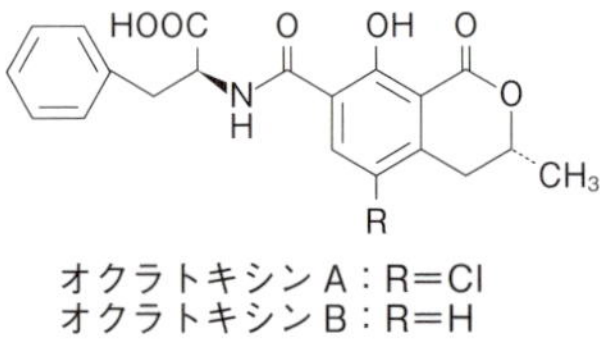

図 7・2・27　オクラトキシン A，B

れている．アスペルギルス属のほか，青カビの *Penicillium luteus* などもステリグマトシスチンを産生する．

　(3)　**オクラトキシン**：トウモロコシを汚染する *A. ochraceus*，アオカビ属(*Penicillium*)やコウジカビ属(*Aspergillus*)のカビが産生するマイコトキシンであり，A，B，C，TA の4種類がある(図7・2・27)．オクラトキシン A が最も毒性が強く，腎臓や肝臓に障害をもたらす．とくにげっ歯類で腎障害や腎臓がんが認められる．イソクマリン骨格にフェニルアラニンが結合した構造を有しており，酸性溶液中では緑色蛍光，アルカリ溶液中では青色蛍光を発する．マイコトキシンのシトリニンと同時に検出されることも多い．バルカン諸国で多発していた腎炎(バルカン腎炎)の原因物質として疑われていたが，オクラトキシン A ではなくアリストロキア酸を含むハーブが原因であることが明らかとなった．

　(ii)　**ペニシリウム属の産生するマイコトキシン**

　(1)　**ルテオスカイリン**：1948年にエジプトからの輸入米〔黄変米(イスランジア黄変米)〕で検出されたカビ(*P. islandicum*)の代謝産物である(図7・2・28)．東南アジア産のコメからも検出され，肝細胞の壊死や肝障害，慢性毒性として肝臓がんを引き起こす．

　(2)　**イスランジトキシン**：東南アジア産の米から多く検出されるカビ(*P. islandicum*)の代謝産物である(図7・2・29)．シクロクロロチンともよばれる．塩素を含む環状ペプチド構造を有しており，急性毒性が強いためげっ歯類に投与すると2〜3時間で肝細胞が壊死する．慢性毒性として肝臓がんを引き起こす．

　(3)　**シトリニン**：タイから輸入された黄変米より分離された *P. citrinum* が産生するマイコトキシンであり，穀物やチーズ，日本酒などの食品に混入しうるカビにより産生される(図7・2・30)．食用色素として利用される紅麹菌の一部もシトリニンを産生する．シトリニンは皮膚透過性が高く，腎臓肥大，尿細管における水の再吸収低下，尿量増加を引き起こす腎臓毒である．

　(4)　**パツリン**：1954年に神戸周辺で発生した乳牛の集団食中毒死の原因物質であり，飼料のビール麦芽根を汚染した *P. patulum* が産生する神経毒として分離された(図7・2・31)．パツリンは菌が付着して腐敗したリンゴ，ブドウ，モモや，リンゴジュースからも検出される．リンゴジュースおよび原材料リンゴ果汁のパツリンの基準値として 50 µg/kg(50 ppb)が設定されている．消化管の充血や出血，潰瘍を引き起こす作用も知られている．

　(iii)　**フザリウム属の産生するマイコトキシン**

　(1)　**ニバレノール**：麦やトウモロコシを汚染する *F. nivale* が産生するトリコテセン系マイコト

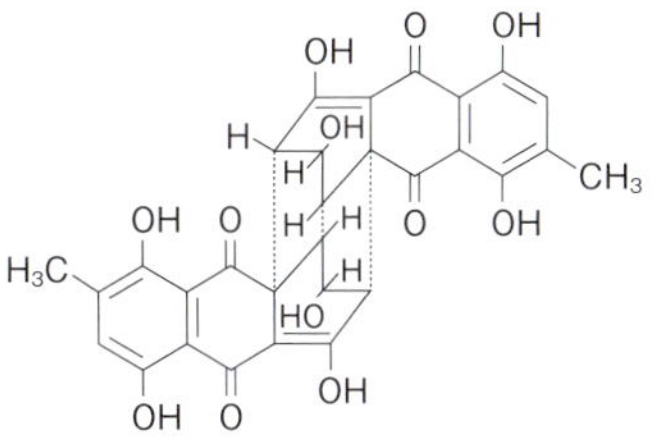

図 7・2・28　ルテオスカイリン

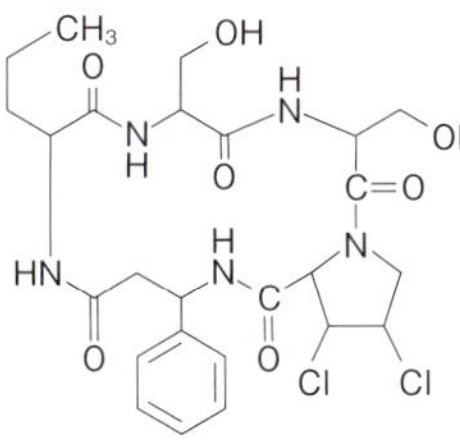

図 7・2・29　イスランジトキシン

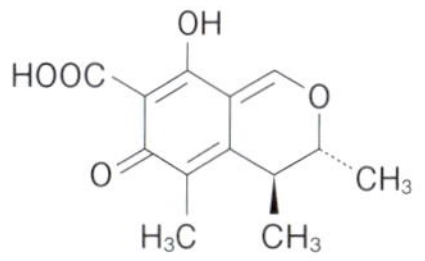

図 7・2・30　シトリニン

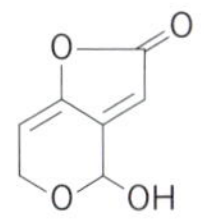

図 7・2・31　パツリン

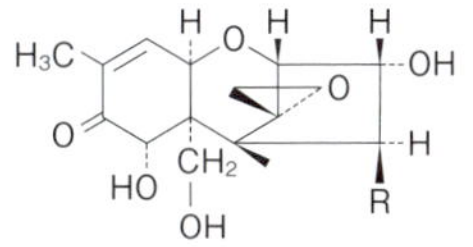

ニバレノール：R=OH
デオキシニバレノール：R=H

図 7・2・32　ニバレノール

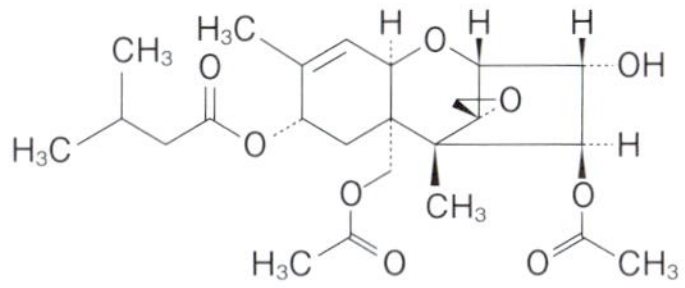

図 7・2・33　T−2 トキシン

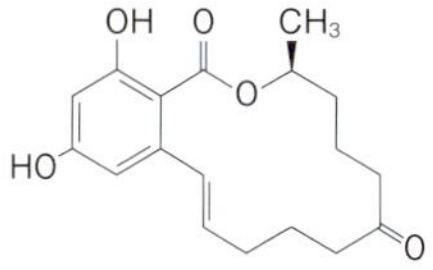

図 7・2・34　ゼアラノレン

キシンであり，強力なタンパク質およびDNA合成阻害作用を有する（図 7・2・32）．ニバレノールの急性毒性は嘔吐，胃腸や皮膚の炎症，慢性毒性として免疫機能障害，再生不良性貧血や白血球数低下をもたらす血液毒である．*F. graminearum* が産生するデオキシニバレノールは類縁体であり，同様の毒性を有する．

(2)　**T−2 トキシン**：フザリウム属のカビの副産物であり，トリコテセン系マイコトキシンである．ニバレノールと同様に，嘔吐，下痢，腹痛などの胃腸症状に加えて，消化管粘膜からの出血，消化器粘膜の上皮細胞の壊死，白血球減少を引き起こす．T−2 はヒトの皮膚から吸収される可能性があり，生物兵器の候補であるため，取扱いに厳重な注意が必要である（図 7・2・33）．

(3)　**ゼアラノレン**：*F. graminearum* が産生するマクロライド系マイコトキシンである（図 7・2・34）．エストロゲン様作用を示すことが知られている．とくにゼアラレノンに対して感受性の高いブタでは不妊や流産などの生殖障害を起こす．ほかにウシやヒツジでも繁殖障害の報告がある．家畜の生育促進ホルモン剤であるゼラノールの前駆体であり，ゼラノールもエストロゲン様作用などの内分泌かく乱作用を示す．

(4)　**フモニシン**：*F. moniliforme*，*F. verticillicoides* が産生するマイコトキシンであり，主としてフモニシン B_1，B_2 が食品汚染に関係している（図 7・2・35）．トウモロコシおよびその加工品，干しブドウにおける汚染が報告されており，その作用機序はスフィンゴシンアシルトランスフェラーゼの阻害である．ブタの肺水腫やウマの白質脳症を引き起こす．

(iv)　クラビセプス属の産生するマイコトキシン

クラビセプス属からは 40 を超える毒素が単離されているが，エルゴタミン，エルゴメトリンに

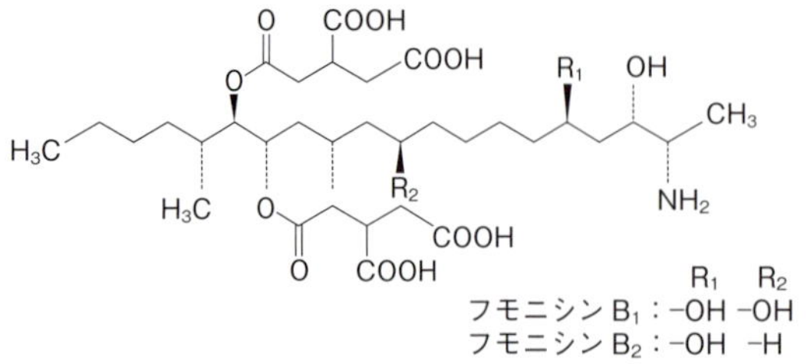

図 7·2·35　フモニシン B₁, B₂

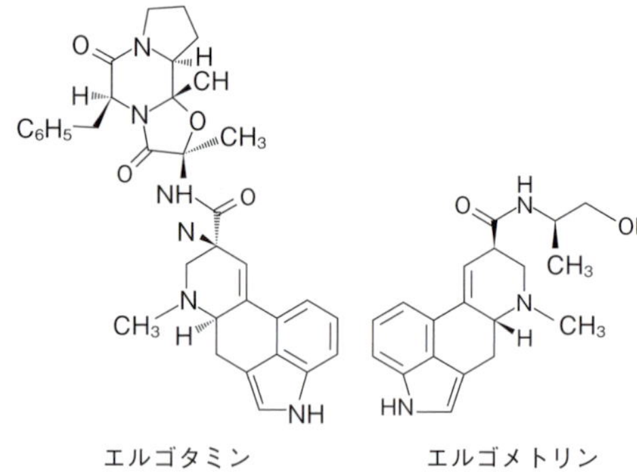

フモニシン B₁：-OH -OH
フモニシン B₂：-OH -H
　　　　　　R₁　R₂

エルゴタミン　　　　　エルゴメトリン

図 7·2·36　エルゴタミン, エルゴメトリン

代表されるペプチド型麦角アルカロイドの毒性が強い（図 7·2·36）. 麦類の開花期に麦角菌が寄生することにより黒紫色の菌核を形成することがあり, この菌核中に含まれる. 知覚障害, 胃腸障害, 子宮平滑筋収縮を引き起こす.

▎7·2·4　化学物質由来の食中毒

　現在, 食中毒統計における化学物質による食中毒のほとんどは食品中のヒスタミンによるものであるが, 農薬や食品添加物に代表されるような, われわれの生活の利便性のために使用されている化学物質が過剰量食品中に混入する場合や, 本来食品中に含まれるべきではない化学物質により健康被害が発生することがある. これらの健康被害も広義の食中毒にあたる. ここではこのような食品を汚染する化学物質について述べる.

a. 有機化合物による食中毒

（i）ポリ塩化ビフェニル（PCB）

　ビフェニルに複数の塩素原子が置換された有機塩素系化合物であるポリ塩化ビフェニル（polychlorinated biphenyl：PCB）は低腐食性, 耐熱性, 電気絶縁性などの優れた性質から, 熱媒体, 絶縁油として広く利用されてきた（図 7·2·37）. しかし, 1968 年に北九州地域を中心に西日本一帯で, カネミ倉庫が製造した米ぬか油（ライスオイル）製造の際に脱臭のための熱媒体として使用された PCB がステンレスパイプの腐食孔から混入し, **カネミ油症**とよばれる健康被害が発生した. 死者 51 名, 被害者数 14 000 名という大きな食中毒事件であった. この食用油を調理に使用し摂取したことにより, 頭痛, 吹出物, 色素沈着, 肝機能障害などの症状が発生した. ライスオイルを摂取した妊婦から子どもの全身に色素沈着が現れた「黒い赤ちゃん」が生まれ, 2 週間で死亡したことがセンセーショナルに報道された. このように PCB は継世代的に影響を及ぼす. のちに, 原因となった米ぬか油には, ダイオキシン類の一種である**ポリ塩化ジベンゾフラン**（polychlorinated dibenzofuran：**PCDF**）が PCB の不純物として含まれており, PCDF は PCB より毒性が強く, カネミ油症の原因物質である可能性が高いことが明らかとなった. 1979 年には台湾においても同様の

油症事件(台湾油症)が発生している.

　カネミ油症事件がきっかけとなり，わが国では1973年に**化学物質の審査及び製造等の規制に関する法律(化審法)**が制定された．PCBのように難分解性，高蓄積性，ヒトの健康を損なうおそれのある化学物質は第一種特定化学物質として規制されることになった(8・4・7項参照)．同様の法律は米国，EUにも存在するが，日本の化審法は残留性の高い化学物質の規制について世界に先駆けて制定された法律である．PCBも化審法に従って製造および輸入の事実上の禁止，特定の用途以外での使用が禁止されたものの，PCBは脂溶性が高く化学的に安定であるため，環境中からは未だに微量ではあるが検出されている．食品中に存在するPCBについては食品衛生法に基づいて1972年から暫定的規制値が設定され，規制値を超える食品には廃棄処分や販売禁止措置がとられるようになった．その翌年の化審法による使用禁止以降，食品中のPCB濃度は徐々に減少している．

（ⅱ）　ダイオキシン類

　ポリ塩化ジベンゾ-*p*-ジオキシン (polychlorinated dibenzo-*p*-dioxin：PCDD)，PCDF，オルト位に塩素原子のない平面性の高い構造をとりやすい**コプラナー PCB**をダイオキシン類と総称し，世界的な枠組みで環境中への排出が抑制されている(図7・2・37)．ダイオキシン類は焼却炉や産業廃棄物の野焼きなどで生成することがあるほか，過去に使用されたPCBや農薬の不純物に由来するものも環境中に残存している．ヒトはおもに食品を通じてダイオキシン類を摂取しているが，動物体内では脂肪に蓄積しやすく排泄されにくい．また，発がん性，催奇形性，免疫毒性の疑いがあり，

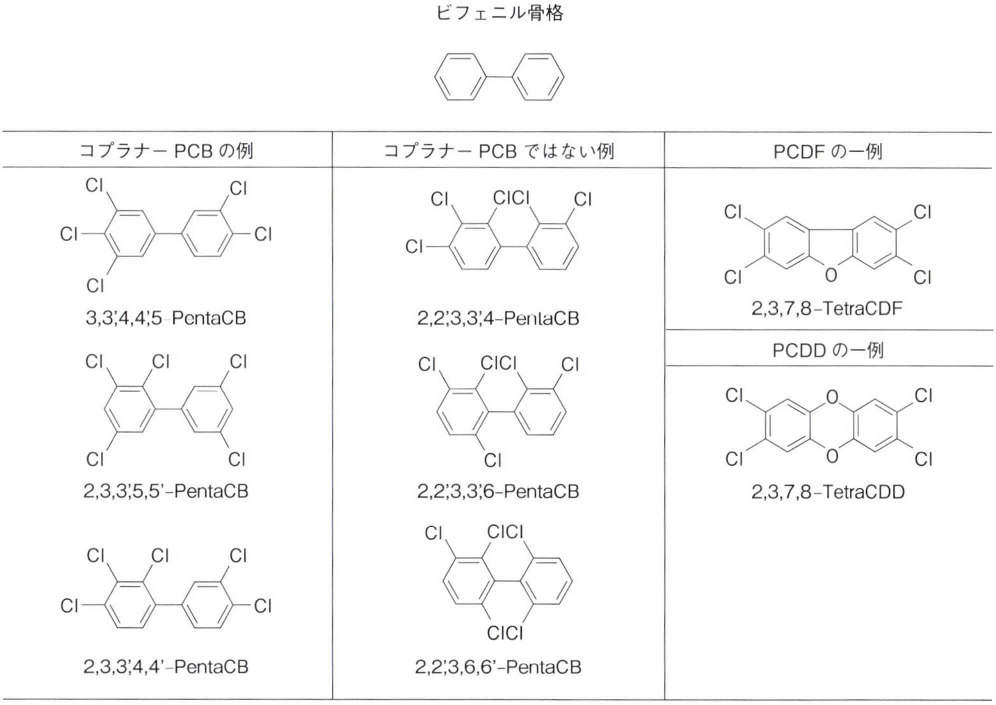

図 7・2・37　PCB とダイオキシン類の構造式

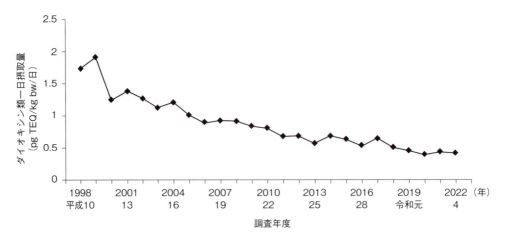

図 7・2・38　ダイオキシン類一日摂取量の推移
〔厚生労働省：令和4年度食品からのダイオキシン類一日摂取量調査等の調査結果について(https://www.mhlw.go.jp/stf/newpage_36894.html)より〕

内分泌かく乱作用により生殖障害を起こすおそれもあるなど人体への影響が懸念されている．

わが国におけるダイオキシン類の摂取量は年々低下している．2022年度における食品からのダイオキシン類の一日摂取量は平均 0.42 pg TEQ/kg bw/ 日と推定され，わが国における耐容一日摂取量(TDI：4 pg TEQ/kg bw/ 日)の約 1/4 であった(図 7・2・38)〔TEQ については 8・3・3 項 b.(ii) 参照〕．わが国では，魚介類からのダイオキシン類摂取量が全体の約 9 割を占めており，これはごみ焼却炉などから大気に放出されたダイオキシン類が河川や海域に降下し，食物連鎖により魚介類に蓄積したダイオキシン類をヒトが摂取しているためであると考えられる．

(iii)　残留農薬による食中毒

戦後農薬が広く農業に使用されることになり，1956年に農薬の残留基準が定められ，それを改良する形で 1968 年に食品衛生法に基づいた現在の残留基準が制定された．2002 年には中国製の冷凍ホウレンソウに殺虫剤のクロルピリホスが検出され社会問題となったことを契機に食品衛生法が改正され，2006 年から農薬に関する**ポジティブリスト制度**が施行された．ポジティブリスト制度とは，リストにあるもののみを許可する制度で，原則としてすべての農薬について残留基準を設定し，基準を超えて農薬が残留する食品の販売を禁止する．なお，国内外で残留基準が定められていない農薬については，**一律基準として 0.01 ppm** を適用することとした．また，2007〜2008 年に中国製冷凍餃子に混入した殺虫剤であるメタミドホスにより，わが国で 10 名の有機リン中毒患者が発生した．このように，輸入食品中の残留農薬が問題となることがある．輸入食品から検出事例の多い農薬のリストを示す(表 7・2・4)．わが国の農薬による健康被害は，自殺目的の服用，農薬散布中の曝露，幼児による誤飲などもある．2014 年からは，農薬の慢性毒性を重視した ADI に加え，農薬が高濃度に蓄積した作物を短期間に多量に摂取した場合の健康影響を防ぐため，急性参照用量(ARfD)が導入された(8・4・3 項 b. 参照)．

表 7・2・4　食品中の残留農薬などの一日摂取量

農薬などの名称	ADI* (mg/kg 体重 / 日)	平均一日摂取量 (μg/ 人 / 日)*	対 ADI 比 (%)*
アセタミプリド	0.071	0.23 ～ 1.85	0.006 ～ 0.046
イミシアホス	0.0005	0.01 ～ 0.83	0.041 ～ 2.954
エトフェンプロックス	0.03	0.00 ～ 1.59	0.000 ～ 0.094
グリホサート	1	5.45 ～ 11.08	0.010 ～ 0.020
ジノテフラン	0.22	3.31 ～ 5.59	0.027 ～ 0.045
ジフェノコナゾール	0.0096	0.02 ～ 0.80	0.004 ～ 0.148
スピロメシフェン	0.022	0.18 ～ 1.73	0.015 ～ 0.140
スルホキサフロル	0.042	0.17 ～ 2.51	0.007 ～ 0.106
チアクロプリド	0.012	0.04 ～ 1.60	0.006 ～ 0.237
ブプロフェジン	0.009	0.08 ～ 0.87	0.016 ～ 0.172
フルフェノクスロン	0.037	0.13 ～ 1.67	0.006 ～ 0.080
フルベンジアミド	0.017	0.07 ～ 1.67	0.007 ～ 0.174
プロシミドン	0.035	1.96 ～ 3.49	0.100 ～ 0.177
フロニカミド	0.073	0.34 ～ 8.45	0.008 ～ 0.206
ペンチオピラド	0.081	0.40 ～ 2.07	0.009 ～ 0.045

＊ ADI：許容一日摂取量
※ 下限値：定量されなかった食品群の濃度を 0 として推定を行った場合の値
　　上限値：定量されなかった食品群の濃度を定量下限値又は検出限界値として推定を行った場合の値
〔厚生労働省：令和 4 年度 食品中の残留農薬等の一日摂取量調査結果（https://www.mhlw.go.jp/content/001166921.pdf）より〕

b．金属による食中毒

（ⅰ）　メチル水銀

水俣病は，熊本県水俣市の新日本窒素肥料（現チッソ）水俣工場において，アセチレンからアセトアルデヒド製造工程において触媒として使用された無機水銀の副生成物として生成したメチル水銀が原因である．工場排水を通じて水俣湾に排出したメチル水銀が魚介類に生物濃縮され，それらを摂取した住民が健康被害を被った．同様の事例が新潟県阿賀野川流域で発生しており，これを第二水俣病とよぶ．イラクでは，カビの発生を防止するためにメチル水銀消毒した種まき用の小麦で作られたパンを摂食したことによる急性中毒が発生している．

われわれは一般的な食品，とくに魚介類からメチル水銀を摂取している．一般河川の魚は 0.13 ppm ～ 0.4 ppm，沿岸の魚は 0.013 ppm ～ 0.3 ppm，マグロは 0.33 ppm ～ 2.0 ppm の水銀を含み，これは海水の約 3000 倍である．また総水銀の 80％以上がメチル水銀である（表 7・2・5）．化石燃料の使用や火山性ガスにより環境中に放出された無機水銀は，自然循環の過程で，土壌や河川・海の底質に存在する細菌によってその一部がメチル化される．マグロなどの海洋回遊魚では，食物連鎖を通じてメチル水銀が生物濃縮されるため，高濃度のメチル水銀を含む．

メチル水銀は胎盤を通過して胎児の脳神経系に影響を及ぼす．水俣では胎児性水俣病が起こり，イラクでは妊娠中にメチル水銀に曝露された母親から生まれた出生児で，生後 18 ヵ月に歩行の遅れ，生後 24 ヵ月に言語の遅れが認められた．クジラやアザラシなどの肉を多食するデンマークの

284　　第7章　食　品　衛　生

表 7·2·5　魚介類の水銀含有量

種　類	総水銀量(A)(ppm)	メチル水銀量(B)(ppm)	B/A(%)
キハダ	0.80	0.68	85
メバチ	0.72	0.60	96
インドマグロ	0.75	0.62	83
メカジキ	1.01	0.96	95
マカジキ	0.59	0.59	100
ブ　リ	0.13		
青ザメ	0.42	0.33	79
カツオ	0.10		
アサリ，赤貝	0.1 以下		

表 7·2·6　妊婦が注意すべき魚介類の種類とその摂食量の目安

摂食量(筋肉)の目安	魚介類
1回約 80 g として妊婦は 2 ヵ月に 1 回まで (1 週間あたり 10 g 程度)	バンドウイルカ
1回約 80 g として妊婦は 2 週間に 1 回まで (1 週間あたり 40 g 程度)	コビレゴンドウ
1回約 80 g として妊婦は週に 1 回まで (1 週間あたり 80 g 程度)	キンメダイ，メカジキ，クロマグロ，メバチ(メバチマグロ)，エッチュウバイガイ，ツチクジラ，マッコウクジラ
1回約 80 g として妊婦は週に 2 回まで (1 週間あたり 160 g 程度)	キダイ，マカジキ，ユメカサゴ，ミナミマグロ，ヨシキリザメ，イシイルカ，クロムツ

〔厚生労働省：妊婦への魚介類の摂食と水銀に関する注意事項(https://www.mhlw.go.jp/topics/bukyoku/iyaku/syoku-anzen/suigin/dl/index-a.pdf)より〕

フェロー諸島では，母親が摂取したメチル水銀に胎児期に曝露された小児の 7 歳と 14 歳の時点で，神経生理学的・神経心理学的な影響が認められた．そこで，フェロー諸島の母親の毛髪中水銀濃度から推定された血中水銀濃度をもとに，WHO と国際連合食糧農業機関(FAO)の合同食品添加物専門家会議(JECFA)は，メチル水銀を一生涯にわたり摂取し続けても健康影響が認められない**暫定耐容週間許容量**(**provisional tolerable weekly intake**：**PTWI**)として 1.6 µg/kg 体重 / 週を勧告した．一方，わが国においても胎児をハイリスクグループとし，妊娠している，あるいは妊娠している可能性のある人の**耐容週間摂取量**(**TWI**)をメチル水銀として 2.0 µg/kg 体重/週とした．近年の日本人の平均的な総水銀摂取量は約 7 〜 10 µg/人/日であり，これは TWI の半分程度で通常の食生活では健康影響はないと考えられる．厚生労働省は，魚介類を介した日本人の平均的なメチル水銀摂取量は健康への影響が懸念されず，むしろ魚介類に含まれる DHA，EPA などの多価不飽和脂肪酸，良質なタンパク質，豊富なカルシウムを考慮すると，魚介類を積極的に摂取すべきであるとよびかけている．一方，大人では影響の出ない水銀濃度でも，胎児には影響を与える可能性があることから，妊婦に対しては魚介類摂取を一定量以下にするよう注意喚起している(表7·2·6)．

　無機水銀は消化管からの吸収率が低いため，食事などから体内に取り込まれる可能性は低い．か

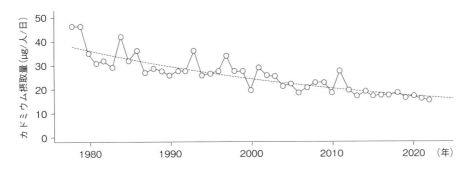

図 7・2・39　わが国におけるカドミウム摂取量の経年変化（1977～2022 年）
〔食品安全委員会：汚染物質評価書　カドミウム（第 3 版），図 4-1，2024 年より〕

つて，歯科用アマルガムに金属水銀が用いられていたが，現在では使用されていない．

(ⅱ)　**カドミウム**

富山県神通川下流域で起きたイタイイタイ病は，上流の三井金属鉱業神岡鉱業所の亜鉛精錬に伴う廃水に含まれていたカドミウムが原因である．激しい疼痛が起こることからこの病名がつけられた．重度の腎障害に起因する**ファンコニー症候群**によりカルシウム，リン代謝異常を生じ，骨粗鬆症を伴う骨軟化症を起こし，重症例では骨の湾曲・変形に至った．主としてコメに蓄積したカドミウムの摂取により，腎臓に高濃度のカドミウムが蓄積したことが原因である．腎障害は男女ともに認められたが，とくに出産経験のある中高年の女性に多くみられた．メチル水銀と異なり胎児や新生児への影響は認められず，これはカドミウムが胎盤を通過しにくいためであると考えられる．

カドミウムは銅，亜鉛といった金属とともに存在するため，これら金属の精錬過程でカドミウムが排出される．鉱山の多いわが国では，廃鉱山などからのカドミウム廃水による河川と土壌汚染によってコメを中心とする農産物にカドミウムが蓄積する．そのため，コメの消費量の多い日本人は，欧米人と比較してカドミウム摂取量が多い．しかし，コメの摂取量の低下（図 6・8・3 参照）に伴って，日本人のカドミウム摂取量も低下してきた（図 7・2・39）．1981 年には食品からのカドミウム摂取量の約 52% をコメが占めていたが，2007 年には約 37%，2015 年には約 32% に減った．また，農林水産省は，コメの生産段階でのカドミウム蓄積低減対策を推進している．2022 年における日本人の一日平均カドミウム摂取量は約 2 μg/人/日であり，食品安全委員会が制定した耐容週間摂取量 7 μg/kg 体重/週の約 30% である．厚生労働省は 2010 年にコメのカドミウム含量基準を「玄米および精米で 0.4 ppm 以下」とそれまでの玄米 1.0 ppm 未満から引き下げた．なお，コメや魚の摂取量の少ない欧米人における主たるカドミウム曝露源は喫煙である．

(ⅲ)　**鉛**

鉛は古くから白粉として用いられ，たびたび鉛中毒が発生していた．コメ，野菜，魚介類は微量ではあるが鉛が含まれている食品である．なかでもエビ，カニなどの甲殻類は水中の鉛を濃縮しやすく，鉛含有量が高いと報告されている．しかし，かつて鉛の溶出が認められた缶詰も鉛の低減対策が進み，わが国の食品からの鉛摂取量は年々減少している．

また，鉛は低温で釉薬として使われる上薬を溶かす性質があるため，鉛を含んだ釉薬を用いた陶磁器は，果汁，炭酸飲料と接触することにより鉛が溶出する可能性がある．ガラス製品の光沢を増すためにワイングラスなどにも鉛が添加されている．そこで，ガラス製，陶磁器，ほうろう引きの器具または容器について，カドミウムと鉛の溶出基準が定められている．一方，現在，乳幼児の玩具はほとんど輸入されたものであるが，赤系の色素は鉛を含んでいることがある．2006年には米国で，鉛製アクセサリー玩具を誤飲した幼児が鉛中毒により死亡した事例が報告された．そこで，食品衛生法において，乳幼児が口にする玩具を対象に鉛，ヒ素，カドミウムなどの溶出規格が規定されている．

(iv) ヒ素

ヒ素による食中毒として**森永ヒ素ミルク事件**がある．これは1955年から西日本を中心に販売された調製粉乳製造に使用された粗悪なリン酸二水素ナトリウム(pH安定剤)にヒ酸ナトリウムが含まれていたため，これを摂取した乳児に皮膚の黒色化，発熱，肝腫，貧血といった健康障害が発生し，ヒ素中毒乳児約13 000名，138名の死者が出たわが国最大のヒ素中毒である．このときまで食品に添加する成分に関する基準や規制はまったくなかった．そこで本事件を契機に1957年食品添加物の品質の規格と厳正な使用基準を定めた**食品添加物公定書**が作成された(7・4・1項c.参照)．ヒ素ミルク事件以外にもわが国のヒ素中毒として，1998年に和歌山カレー毒物混入事件が発生し，70名のヒ素中毒者，4名の死者を出した．海外では地殻から溶出したヒ素による地下水汚染のため，各地で健康被害が起きている．バングラデシュやインドの西ベンガル地方では井戸水の長期飲用により慢性ヒ素中毒が発生し，黒皮症や発がんが多発している．これらの地域では地下水が田畑の灌漑に利用されているため，農作物からのヒ素曝露も問題になっている．

日本人が日常的に摂取しているヒ素は大部分が食事由来であり，魚介類と海藻類を合わせると約90%を占める(図7・2・40)．ヒ素は無機ヒ素(3価の亜ヒ酸と5価のヒ酸)，メチル基や糖が結合した有機ヒ素などさまざまな化学形態をとりうる(図7・2・41)．食品中にもさまざまな化学形のヒ素が含まれているが，海産魚介類に多い**アルセノベタイン**と海藻類に多い**アルセノシュガー**にはほとんど毒性がないことが知られている．海藻のなかでもヒジキには無機ヒ素が多く含まれており，カナ

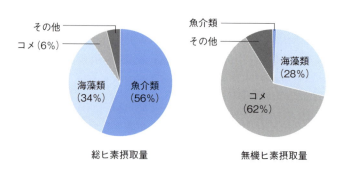

図7・2・40　日本人の食品別ヒ素摂取量の推定
〔姫野誠一郎：地球環境, **22**(1), 81-90(2017)より〕

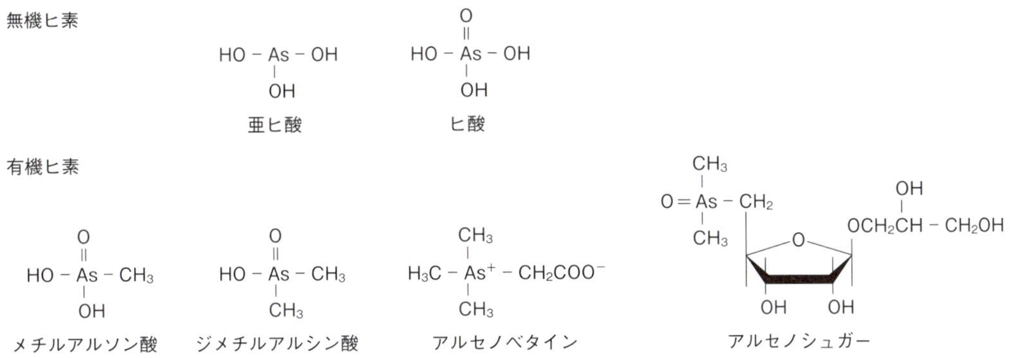

無機ヒ素

HO – As – OH
｜
OH
亜ヒ酸

O
‖
HO – As – OH
｜
OH
ヒ酸

有機ヒ素

O
‖
HO – As – CH₃
｜
OH
メチルアルソン酸

O
‖
HO – As – CH₃
｜
CH₃
ジメチルアルシン酸

CH₃
｜
H₃C – As⁺ – CH₂COO⁻
｜
CH₃
アルセノベタイン

アルセノシュガー

図 7・2・41 代表的なヒ素化合物

ダや英国ではヒジキを摂取しないよう勧告されている．日本人の食品別ヒ素摂取量をみると，総ヒ素は魚介類から摂取するものが大半であるが，無機ヒ素に限ってみると約 60％がコメ由来である（図 7・2・40）．現在，WHO と FAO の合同委員会である**コーデックス委員会**は，精米中の無機ヒ素濃度が 0.2 ppm を超えないことを推奨し，コメの無機ヒ素を低減する試みが進められている．WHO の飲料水質ガイドラインによると，飲料水中のヒ素濃度の上限値は 0.01 mg/L である．わが国の水道法における水質基準も 0.01 mg/L に定められている．

（ⅴ）　**スズ**

無機スズは缶詰の缶に使用されている．無機スズが過剰に溶出すると中毒症状を起こすことがある．1963 年には静岡の列車内で販売された缶ジュースが原因で 96 名のスズ中毒患者が，1965 年に鳥取の学校給食で出された缶ジュースにより 828 名のスズ中毒患者が発生しており，いずれも無機スズの異常溶出が原因であった．食品衛生法における缶詰食品中のスズは 150 ppm 以下と定められているが，開缶した缶ジュースを冷蔵庫で冷やすとスズが溶出しやすくなるため注意が必要である．有機スズはかつて船底塗料や漁網の防汚剤として使用されており，その内分泌かく乱作用が問題となった〔8・3・2 項 k.(ⅱ)(2)，391 ページ参照〕．

（ⅵ）　**セレン**

セレンはセレノタンパク質に含まれる必須微量元素であり，グルタチオンペルオキシダーゼなど抗酸化酵素として重要な働きをする．過剰に摂取した場合に毒性があり，悪心，下痢，食欲不振，頭痛，免疫抑制，神経過敏などが認められる．中国湖北省恩施を中心とした地域では土壌中セレン濃度が高く，ヒトや家畜にセレン中毒が発生した．

わが国では年齢と性別により耐容上限量が定められており，食事摂取基準(2025 年版)では成人男性で 1 日 400 ～ 450 μg，成人女性で 1 日 350 μg となっている．食品中のセレン濃度は産地などにより大きく異なり，土壌中や飼料中セレン濃度に左右される．日本人のセレン平均摂取量は 1 日約 100 μg とされ，通常の食事でセレン欠乏や過剰になることはないが，まれにサプリメントの摂取により過剰症となることがある．

（vii） 銅

銅容器に長期間保存された酸性食品，銅製の鍋で調理された酸性食品には溶出した銅により食中毒を起こすことがある．わが国では調理した焼きそばに銅が混入し，食中毒を起こした事例が数件ある．高温で塩濃度の高いソース(pH 3 ～ 4)で調理したことと，使用された銅鍋の傷で表面が劣化していたことも食中毒の原因と考えられた．水筒ややかんに入れた乳酸菌飲料やスポーツ飲料による銅中毒も報告されている．悪心，嘔吐，下痢などを伴う胃腸炎がおもな症状である．

（viii） アルミニウム

アルミニウムは，金属材料に加えて食品添加物として使用されるミョウバン，制酸剤やワクチンアジュバント，浄水処理に使用される硫酸バンド(硫酸アルミニウム)とよばれる凝集剤などに広く使用されている．食品安全委員会が定めたアルミニウムの耐容週間摂取量(TWI：8・4・3項，表8・4・3 参照)は 2.1 mg/kg/週である．わが国でアルミニウム摂取による健康被害は報告されていないが，1988 年英国の浄水場で凝集剤の漏出事故が起こり，透析脳症という認知症に類似した健康被害が発生した．焼き菓子製造に用いられるベーキングパウダーにはミョウバンが含まれ，小児ではアルミニウム摂取が多い傾向があるため，ミョウバン使用の低減化が進められている．

■ 7・2・5　食品中の発がん物質

食品中の発がん物質には，もとの食品に含まれている物質に加えて，加工や調理過程で産生される発がん物質，食品添加物，食品に混入した汚染物質，食品成分が反応して生じた生成物などがある．ほとんどの物質はその成分自身に発がん性はないものの，それら食成分が薬物代謝酵素による代謝的活性化を受けて初めて発がん性を示すようになるいわゆる二次発がん物質である．ここでは食品中の発がん物質について紹介する．

a．食品成分から生成する発がん物質

（i）　ヘテロサイクリックアミン

1975 年に魚の焼け焦げから初めて発見され，約 20 種類のヘテロサイクリックアミンが変異原物質として同定されている．これらの構造と加熱材料を示す(表7・2・7)．代表的なヘテロサイクリックアミンとしてトリプトファンの加熱変化体である Trp-P-1，Trp-P-2，グルタミン酸の加熱変化体である Glu-P-1，Glu-P-2，クレアチニンあるいはクレアチンの加熱変化体である 2-メチル-3-メチルイミダゾ [4,5-f] キノリン(IQ)，MeIQ，PhIP などがある．アミノ酸を多く含む食品を150℃以上の直火で焼いたり揚げたりする温度で生成し，温度依存的，時間依存的に生成量が増加する．国際がん研究機関(IARC)の評価では IQ がグループ 2A(ヒトに対しておそらく発がん性がある)に，PhIP，MeIQ，MeIQx，Trp-P-1，Trp-P-2，Glu-P-1，Glu-P-2 がグループ 2B(ヒトに対して発がん性がある可能性がある)に分類されている．いずれも遺伝毒性試験と実験動物における発がん性試験の結果から，これらのヘテロサイクリックアミンの発がん性が明らかとなっている．わが国では魚の焼け焦げ摂取と胃がん発症の相関からヒトにおいてヘテロサイクリックアミンの胃がんへの寄与が注目されることになった．海外におけるヒト疫学調査の結果でも MeIQx と大

7・2 食品に由来する健康障害　289

表 7・2・7　加熱分解物中より単離されたヘテロサイクリックアミン

構　造	略称または化合物	加熱材料	構　造	略称または化合物	加熱材料
	Trp-P-1	DL-トリプトファン		フェナントリシン	大豆かす
	Trp-P-2	DL-トリプトファン		IQ	丸干しイワシ
	Glu-P-1	L-グルタミン酸		MeIQ	丸干しイワシ
	Glu-P-2	L-グルタミン酸		IQx	揚げソーセージ
	Phe-P-1	L-フェニルアラニン		MeIQx	牛肉，魚肉
	Orn-P-1	L-オルニチン		4,8-DiMeIQx	焼牛肉など
	Lys-P-1	L-リシン		7,8-DiMeIQx	クレアチニン，グルコースおよびグリシンの混合物
	AαC	大豆グロブリン		PhIP	焼牛肉，揚げソーセージ
	MeAαC	大豆グロブリン		DMIP	揚げソーセージ
	3-アミノノルハルマン	カゼイン		TMIP	揚げソーセージ
	ベンゾ[f]-キノリン	大豆かす			

腸がんの相関，PhIPと乳がんおよび胃がんの相関について報告されているものの，証拠は不十分である．

（ii） 多環芳香族炭化水素

有機物の不完全燃焼や熱分解，各種の工業過程により非意図的に生成される多環芳香族炭化水素（polycyclic aromatic hydrocarbon：PAH）は2環以上の芳香環からなる芳香族炭化水素である．環境中には約100種類，食品中には約30種類のPAHの存在が報告されている．食品を焼くなどの調理の過程や乾燥・加熱などの製造過程で生成され，肉・魚介類の燻製，直火で調理した肉（網焼きなど），植物油，穀物製品などに多く含まれる．遺伝毒性と発がん性が認められているのは，PAHのなかでベンゾ[a]ピレン，ベンゾ[a]アントラセン，ベンゾ[b]フルオランテン，クリセン（図7・2・42）を含む13種類である．これらはシトクロムP450によるエポキシ化など多段階の代謝的活性化を受けた代謝物がDNAに付加し，発がん性を示す．喫煙による曝露が広く知られているが，非喫煙者においては食品が主要な曝露源である．

（iii） N-ニトロソ化合物

ジメチルニトロソアミンを含む飼料により飼育されたラットで肝臓がんが多発したと報告されて以来，第二級アミンと亜硝酸が反応して生成するN-ニトロソ化合物が発がん性を示すことが明らかとなっている．N-ニトロソ化合物自身は食品中にほとんど存在しないが，魚肉，魚卵などに含まれるジメチルアミンなどの第二級アミンと亜硝酸が酸性条件の胃内で反応し，N-ニトロソ化合物が生成する．魚類に多く含まれるトリメチルアミン-N-オキシドが調理することによりジメチルアミンに変化して，ジメチルアミン量が数十倍に増加することがある．亜硝酸は食品添加物として使用されており，また，天然に硝酸塩を多く含む野菜からも摂取される．硝酸塩はホウレンソウ，青梗菜，春菊などに多いものの，加熱調理によりかなり減少する．

口腔内に入った硝酸塩は一部口腔細菌や胃粘膜に存在する細菌により還元され亜硝酸塩となり，胃内で第二級アミンと反応してN-ニトロソ化合物となる（図7・2・43）．N-ニトロソ化合物はシトクロムP450により脱アルキル化され，最終的にアルキルカルボニウムイオンとなってDNAを修飾することにより発がん性を示す．IARCのグループ2Aに分類されている．最近では一部食品への硝酸塩使用の禁止，アスコルビン酸塩，エリソルビン酸塩などのニトロソ化阻害剤を増量するこ

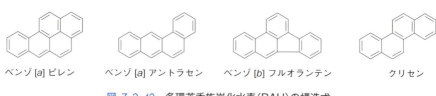

ベンゾ[a]ピレン　　ベンゾ[a]アントラセン　　ベンゾ[b]フルオランテン　　クリセン

図7・2・42　多環芳香族炭化水素（PAH）の構造式

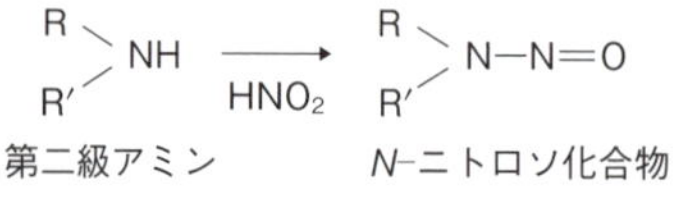

図7・2・43　胃内におけるN-ニトロソ化合物の生成

とにより，食品に含まれる N-ニトロソ化合物の低減化が図られている．

(iv) **アクリルアミド**

アクリルアミドは工業用途に広く用いられるポリアクリルアミドのモノマー原料であるが，食品中にも含まれる．神経毒性に加えて発がん性が認められている．近年，ポテトチップス，フライドポテトのような炭水化物の多い食品の高温調理時に生成され，食品中にも広く含まれていることが明らかとなった．食品中のアクリルアミドの生成はアスパラギン由来であると考えられている．アスパラギンと還元糖であるグルコースや果糖が120℃以上に加熱されることによりアミノカルボニル反応またはメイラード反応が起こる過程で生成する．

(v) **食品成分から生成するその他の発がん物質**

1,3-ジクロロ-2-プロパノール(1,3-DCP)，3-クロロ-1,2-プロパンジオール(3-MCPD)に代表されるクロロプロパノール類は，醤油などを製造する際の原材料として利用される酸加水分解植物性タンパク質(アミノ酸が豊富に含まれている溶液)に存在する．食品中の脂質や塩化物イオンが反応して生成する．また，食用精製油脂の脱臭工程で，油脂と塩素が反応し，3-MCPD脂肪酸エステル類や，その関連物質であるグリシドール脂肪酸エステル類が生成する．これらクロロプロパノール類は発がん性が認められ，1,3-DCP は IARC のグループ 2B に分類されている．アスコルビン酸と安息香酸(保存料)を含む清涼飲料水中で，ある条件下で両者が反応すると微量のベンゼンが生成することが報告されている．食品中の炭水化物，アミノ酸などの加熱時に，メイラード反応により生成するフランなども食品成分から生成する発がん物質である(図7・2・44)．

b．植物成分に由来する発がん物質

(i) **サイカシン**

サイカシンはソテツに含まれるメチルアゾキシメタノールの配糖体である．ソテツは九州以南に自生しており，幹や種子にデンプンを豊富に含むことからかつては食用にされていた．ヒトがサイカシンを摂取すると，消化管内細菌の β-グルコシダーゼによって加水分解され，グルコースが切断されてメチルアゾキシメタノールが遊離する．メチルアゾキシメタノールだけでなく，代謝産物であるホルムアルデヒドとジアゾメタンも毒性を有する．サイカシンはヒトに対して肝毒性，発がん性があり，IARC の分類ではグループ 2B に分類される(図7・2・45)．

(ii) **プタキロシド**

プタキロシドはシクロプロパン構造をもつノルセスキテルペン配糖体であり，発がん性を有する．IARC の分類ではグループ 3 に分類される．家畜がワラビを大量に食べて中毒死したのがきっかけ

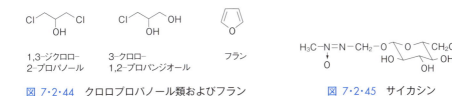

図 7・2・44　クロロプロパノール類およびフラン　　　図 7・2・45　サイカシン

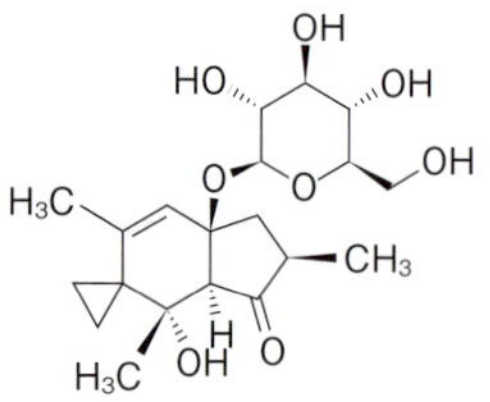

図 7・2・46　プタキロシド

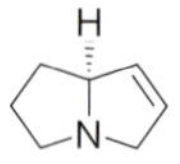

図 7・2・47　ピロリジジンアルカロイドの
ピロリジジン環

で発見された．ヒトが摂取する際には灰汁抜き（アルカリ処理）や加熱処理を行うため，プタキロシ
ドの大部分が分解・除去され，通常は問題とならない．プタキロシドは加水分解によりジエノン体
となり，シクロプロパン環が開裂してカチオンが生成し，核酸塩基に結合して DNA 鎖を切断する
ことにより発がん性を示す（図 7・2・46）．

（iii）　ピロリジジンアルカロイド

ピロリジジンアルカロイドは肝毒性を示すアルカロイドで，約 600 種類が知られており，健康食
品として摂取されるヒレハリソウ（コンフリー），フキ，ハチミツの一部に含まれる（図 7・2・47）．

7・2・6　食品中のアレルギー物質

食品によって引き起こされるアレルギー症状には，① 食品成分に対する免疫反応による食物ア
レルギー（アレルギー体質）と，② 食品中で産生されるヒスタミンによる免疫反応を介さないアレ
ルギー様食中毒（体質とは無関係）がある．②の食品中で生成したヒスタミンによる食中毒は食中毒
統計で**化学物質による食中毒**と分類されている（7・2・1 項 a. 参照）．両者の原因物質および症状を
発症する過程は異なり，したがって，それぞれへの対応も異なる．

a．食物アレルギー

（i）　食物アレルギーと患者数推移

食物アレルギー診療ガイドライン 2021 では，食物アレルギーとは，「食物によって引き起こされ
る抗原特異的な免疫学的機序を介して生体にとって不利益な症状が惹起される現象」と定義されて
いる．食物アレルギーを引き起こす食物アレルゲンの侵入経路は消化管だけでなく，胎内（妊娠中
に母親が摂取した食物が胎盤や羊水を介して感作），皮膚，気道などさまざまである．また食物以
外のアレルゲンによって起こる場合もある．

食物アレルギーは免疫的機序によって IgE 依存性と非 IgE 依存性に分けられる．**IgE 依存性**の反
応の多くは**即時型反応**で，アレルゲン特異的 IgE 抗体が誘導され，**マスト細胞**上の高親和性 IgE
受容体に結合して感作が成立する．再度アレルゲンの摂取時に，アレルゲン特異的 IgE 抗体とア
レルゲンの結合により IgE 抗体が架橋され，脱顆粒による**ヒスタミン**などのケミカルメディエー
ターの放出と脂質メディエーターなどの産生が誘導される．食物アレルギーによって，皮膚，粘膜，
呼吸器，消化器，神経，循環器などのさまざまな臓器に症状が誘発される．アレルゲンの侵入によ

り，全身性にアレルギー症状が惹起され，蕁麻疹，腫れなどの皮膚症状，目の充血，かゆみなどの粘膜症状，喉の違和感，咳などの呼吸器症状，嘔吐，腹痛などの消化器症状，頭痛，意識障害などの神経症状，血圧低下などの循環器症状などがみられる．また，生命に危機を与えうる過敏反応を起こすことがあり，急速に起こる重篤な全身性の過敏反応により，血圧低下や意識障害を伴う致死的になりうる気道・呼吸器・循環器症状を**アナフィラキシーショック**という．

　食物アレルギーを予防するためには，アレルゲンとなる食品成分の摂取を避ける必要がある．食品表示法により，発症数や重篤度から，とくに表示の必要性が高いアレルゲン含有食品として**8品目「卵，乳，小麦，えび，かに，そば，落花生，くるみ」**が**特定原材料**と指定され，加工食品および添加物などを含む食品において**表示が義務**づけられている（「くるみ」を含む食品のアレルギー表示は 2023 年 3 月より義務化され，2025 年 3 月 31 日までが猶予期間とされている）．加工食品の製造過程でキャリーオーバーや加工助剤として使用した食品添加物（7・4・1 項参照）も，特定原材料の加工食品への表示を義務づけている．また，特定原材料に準ずる **20 品目**（アーモンド，あわび，いか，いくら，オレンジ，キウイフルーツ，牛肉，さけ，さば，**大豆，鶏肉，**バナナ，豚肉，まつたけ，もも，やまいも，りんご，ゼラチン，カシューナッツ，ゴマ）についても表示が**推奨**されている．

　2020 年度食物アレルギーの全国実態調査（1328 例）では，原因食物は鶏卵が最も多く 33.4％を占めた．次いで，牛乳 18.6％，木の実類 13.5％であった（図 7・2・48）．前回（2014 年）調査時には，原因食物の上位 3 品目は鶏卵・牛乳・小麦であったが，木の実類の割合が増加し，第 3 位となった．1 位の鶏卵から 5 位の落花生までの上位 5 品目で 80.4％を占め，さらに魚卵，果実類，甲殻類，魚類，大豆，そばと続く（図 7・2・48）．鶏卵，牛乳，小麦の 3 品目に対する食物アレルギーを合わせると，0 歳群では 96.2％を占め，乳幼児においてはこれら鶏卵，牛乳，小麦に対する食物アレルギーが高い頻度を占める（表 7・2・8）が，鶏卵，牛乳の食物アレルギーは加齢に伴い，低下傾向を示す．18 歳以上では小麦，甲殻類，果実類の順であり，年齢により原因食物の頻度は異なる．

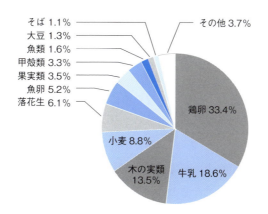

図 7・2・48　食物アレルギーの原因食物（計 6677 例）
〔消費者庁：“令和 3 年度食物アレルギーに関連する食品表示に関する調査研究事業報告書”, p.3（2022）の図 2 より〕

表 7・2・8　年齢群別原因食物（粗集計，計 6080 例）

	0歳（1876例）		1・2歳（1435例）		3〜6歳（1525例）		7〜17歳（906例）		≧18歳（338例）	
1	鶏卵	60.6	鶏卵	36.6	木の実類	27.8	牛乳	16.9	小麦	22.5
2	牛乳	24.8	牛乳	17.6	牛乳	16.0	木の実類	16.8	甲殻類	16.9
3	小麦	10.8	木の実類	15.4	鶏卵	14.7	鶏卵	14.5	果実類	9.8
4			魚卵	8.2	落花生	12.0	甲殻類	10.2	魚類	7.7
5			落花生	6.6	魚卵	10.3	落花生	9.1	木の実類	5.9
6			小麦	5.8	小麦	6.7	果実類	7.8	牛乳	5.9
7							小麦	7.6		
小計	96.2		89.9		87.5		82.8		67.8	

注：単位はすべて％．各年齢群で5％以上の頻度の原因食品を示した．また小計は各年齢群で表記されている原因食品の頻度の集計である．原因物質の頻度（％）は小数点第2位を四捨五入したものであるため，その和が小計と差異を生じる．
〔消費者庁："令和3年度食物アレルギーに関連する食品表示に関する調査研究事業報告書"，p.4（2022）の表2より〕

　全国の公立学校に在籍する児童生徒の調査で，2004年度と2013年度で比較すると，食物アレルギーとアナフィラキシーの児童生徒数が増加していた．そこで，食物アレルギーに対応するため，給食でのアレルギー対応の指針が出された．学校給食においては，体調不良や食後の運動により症状が誘発されることもあるため（食物依存性運動誘発アナフィラキシー），原因食品の完全除去を行っている．

（ii）　食物アレルギーの予防

　これまで，食物アレルギーの予防には，原因となる食品成分を除いた食事を摂取する除去食療法が最適であるとされてきた．しかし，食物アレルギー診療ガイドライン（2021）によると，現在の食物アレルギーの管理の原則は，最小限の原因食品の除去で，食べると症状が誘発される食物だけを除去し，原因食品でも症状が誘発されない「食べられる範囲」を確認し，安全性を確保できる範囲の摂取を行うことである．具体的には，鶏卵，牛乳，小麦などについて，食物経口負荷試験を行い，症状誘発リスクを考慮した負荷量が設定されており，医師や医療従事者の指導のもと，原因食品を少量から計画的に漸増して食べ続け，積極的に食物アレルギーの治療を目指す経口免疫療法の効果が報告されている．

　小児期の食物アレルギー発症リスクに影響する因子として，家族歴，特定の遺伝子，皮膚バリア機能，日光・ビタミンDなどが報告されており，とくに**アトピー性皮膚炎**が重要である．小児期の食物アレルギー発症予防のため，妊娠中や授乳中に母親が特定の食物を除去することは，効果が認められていない．また，乳児に対して食物アレルギー予防のために離乳食開始時期や食物アレルギーの原因食物となりやすい食べ物（鶏卵など）の摂取開始を遅らせることも推奨されていない．

　食物アレルゲンによる感作経路としておもなものは，経腸管感作，経皮感作，胎内感作がある．経皮感作については，加水分解小麦を含む石けんの使用による小麦アレルギーの発症例（茶のしずく事件）から食物アレルギーとの関連性が注目された．皮膚のバリアが壊れている状態で食物抗原が皮膚から吸収されると抗原に対する感作が起こる可能性がある．とくに乳児においてはアトピー性皮膚炎が食物アレルギーのリスク因子となるため，湿疹，アトピー性皮膚炎の適切な治療が食物

アレルギーの予防につながる.

（iii） 食物以外の抗原感作による食物アレルギー

花粉感作後に，花粉と交差抗原性を有する植物性食物を経口摂取してアレルギー症状をきたすことがある（花粉-食物アレルギー症候群）．異なるアレルゲンであっても，類似した構造をもつエピトープに特異的 IgE 抗体が結合し，アレルギー反応を起こすことを**交差抗原性**という．花粉-食物アレルギー症候群は，口腔咽頭症状が主徴であり，原因食品は果物，生野菜，豆類で，カバノキ科花粉感作によるバラ科果物アレルギー（リンゴやモモなど）が代表的である．

ラテックスアレルギーは，天然ゴム製品に含まれるゴムの木由来のラテックスタンパク質により感作され，ラテックス特異的 IgE 抗体が産生されて起こる．原因となる天然ゴム製品に接触すると，即時に進行し，局所の皮膚・粘膜のかゆみ，発赤から蕁麻疹・粘膜浮腫となって全身に広がり，呼吸器症状やアナフィラキシーショックを呈することがある．ラテックスアレルギー患者では，ラテックス抗原との交差抗原性を有する果物（アボカド，クリ，バナナ，キウイフルーツなど）を経口摂取した際にアレルギー症状が現れることがあり，全身症状の誘発リスクが高い（ラテックス-フルーツ症候群）．

b．アレルギー様食中毒

ヒスタミンが高濃度に蓄積された食品，とくに魚介類およびその加工食品の缶詰などを食べることにより，アレルギーによく似た症状を発症することがあり，**アレルギー様食中毒**とよばれる．これはアレルギー体質の人だけで起こる症状ではなく，ヒスタミンを多く摂取したことによる（アレルギー体質の有無に関係なく起こる）食中毒である．ヒスタミンは，魚介類などの食品中に含まれるヒスチジンに，海水中や魚の表面，腸管に存在するヒスタミン産生菌（*Morganella morganii* など）のヒスチジン脱炭酸酵素が作用することにより生成する．食中毒の原因となる食品として，ヒスチジンを多く含むマグロ，カジキ，カツオ，サバ，イワシ，サンマ，ブリ，アジなどの**赤身魚およびその加工品**が知られている．ワインやチーズなどの発酵食品にもヒスタミンが含まれていることがある．ヒスタミンは熱に安定であり，調理加工過程で除去できないため，一度生成すると食中毒を防ぐことはできない．ヒスタミンによる食中毒の予防のためには，魚を捕獲してから喫食するまでの一貫した衛生管理，とくに温度管理が重要で，速やかに冷蔵，冷凍し，ヒスタミン産生菌の増殖と酵素作用を抑えることが大切である．食品 100 g あたりのヒスタミン量が 100 mg 以上の場合に食中毒を発症する可能性があるが，個人差がある．

7・3　食品の変質（腐敗）と保存

われわれの食卓に届く食品の多くは，食材の収穫後，流通・保存・加工・調理の過程を経て提供されている．現代社会において，これらの過程の適切な管理が実施されているが，何らかの要因で食品の管理が不十分になった場合や，消費者に届けられた食品の不適切な管理により，食品中の成分が変化し，場合によっては重大な事故に発展するおそれがある．食品中のタンパク質，糖質，脂

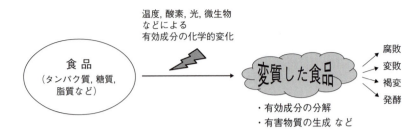

図 7・3・1　食品の変質

質などの成分は，微生物などによる生物的要因や温度・酸素などにより化学変化を受けることがある．この現象を**変質**といい，変質では食品中の有効成分の分解や有害物質の生成により食品の品質が低下する（図 7・3・1）．食品の変質のうち，タンパク質などの含窒素有機化合物が微生物により嫌気的に分解されることにより悪臭や有害な物質を生成することを**腐敗**(putrefaction)，脂質や糖質，およびその他の物質の分解によるものを**変敗**(deterioration)とよぶ．一方，変質のなかでも麹菌や乳酸菌などの微生物が炭水化物を分解することは**発酵**(fermentation)とよばれ，この反応により生成されるアルコールや有機酸などの生成物は，清酒，醤油，味噌，乳酸菌飲料の製造などわれわれの生活に幅広く利用されている．

7・3・1　食品の腐敗

食品の腐敗に関与する細菌は**腐敗細菌**(putrefactive bacteria)とよばれ，クロストリジウム属，バシラス属，プロテウス属，シュードモナス属に属する細菌が代表例である．腐敗細菌は感染や毒素を生成する食中毒菌（7・2・2項参照）とは異なり，食品中のタンパク質などを分解して，味や臭いを変化させ可食性を失わせるような細菌の総称である．したがって，腐敗細菌に汚染された食品を摂取することはほとんどない．一般的に，食品には 1 g あたり $10^3 \sim 10^4$ 個の細菌が常在しており，これが 1 g あたり 10^8 個以上になると初期腐敗とされる．

a．腐敗に影響を及ぼす因子

食品の腐敗の進行にはおもに腐敗細菌がかかわるため，食品の管理において細菌の増殖に適した条件を回避することが食品の腐敗進行の抑制に有用である．腐敗に影響を与える因子としては，温度，pH，水分（水分活性）などがあげられる．

（ⅰ）**温度**

腐敗細菌は 25℃〜40℃ で生育しやすい．したがって，一般的には食品の冷蔵保存は腐敗細菌の活動を弱め腐敗の進行を抑制することができる．しかし，シュードモナス属などの一部の腐敗細菌は，10℃〜20℃ の低温でも増殖可能であるため食品の冷蔵保存（家庭用冷蔵庫の冷蔵室はおよそ 0℃〜10℃）でも腐敗が進むことがある．

（ⅱ）**pH**

大部分の細菌の増殖の至適 pH は，5〜9 の中性付近である．大部分の腐敗細菌は酸性（pH 5.5

7・3　食品の変質(腐敗)と保存　　**297**

以下)では増殖できないため，酢漬け(pH 4.0 以下)などの食品の処理は腐敗の防止に有効であるが，乳酸菌やカビのなかには pH 5.0 以下でも増殖できるものもある.

（iii）　水分活性

　細菌の増殖は水分により影響を受けるため，食品中の水分含量は腐敗に影響を与える重要な因子である．食品に含まれる水分は，糖やタンパク質が溶解している結合水と遊離の形で存在する自由水に分けられ，このうち細菌が利用できるのは自由水である．したがって，水分含量が同じ食品でも，自由水が多いか結合水が多いかで，細菌が増殖しやすいかどうかが左右される．食品中の自由水の含量は**水分活性**(water activity：Aw)として表され，この値が高ければ細菌が増殖できるため腐敗しやすくなる．水分活性は，食品を入れた一定温度の密閉容器内の最大蒸気圧(P)と同一温度における純水の最大蒸気圧(P_0)の比で表される.

$$水分活性(Aw) = \frac{最大蒸気圧(P)}{純水の最大蒸気圧(P_0)}$$

　純水の水分活性は 1.0 であり，無水物では 0 である．食品の腐敗にかかわる細菌，酵母，カビの増殖に必要な水分活性は，それぞれ，0.90 〜 0.97，0.60 〜 0.95，0.65 〜 0.95 である．そのため，水分活性をこの範囲より低く抑えることで，より長期の食品保存が可能となる．水分活性を低下させた食品として，乾燥を利用したクラッカーなどがある．また，食品に砂糖や食塩のような水溶性物質を添加すると，食品中の自由水がこれらの溶質と結合して結合水が増加し，結果として自由水が低下する．この性質を利用した食品として，**砂糖漬け**(マーマレードなど)や**塩蔵**(塩辛など)が食品の長期保存に古くから利用されている.

b．アミノ酸の分解反応

　食肉などを熟成させることにより旨味が増加するが，これは旨味成分の一つであるグルタミン酸などのアミノ酸がタンパク質の分解により遊離することが関与する．一方，初期の腐敗過程においても腐敗細菌などに由来するタンパク質分解酵素(プロテアーゼ)やペプチダーゼによりアミノ酸が生成される．腐敗の過程で生成したこれらのアミノ酸は腐敗細菌の酵素によりさらに以下のような化学的反応を受け，悪臭物質や生理活性物質など，さまざまな代謝物が生じる.

（i）　脱炭酸反応

　食品の腐敗過程では，脱炭酸反応によりアミノ酸のカルボキシ基(−COOH 基)から二酸化炭素が取り除かれ，不揮発性腐敗アミン($R-CH_2-NH_2$)が生じる．図 7・3・2 にそれぞれのアミノ酸から生じる腐敗アミンを示した．ヒスチジンの脱炭酸反応により生じる**ヒスタミン**は，「アレルギー様食中毒」と関連している(7・2・6 項 b. 参照)．また，チロシンの脱炭酸反応により生じるチラミンは，交感神経を刺激しノルアドレナリンの遊離を促進するため，これを含む食品を摂取すると血圧が上昇する．**チラミン**は，ドーパミン，セロトニンなどの生理活性物質の代謝酵素であるモノアミンオキシダーゼ(monoamine oxidase：MAO)により分解されるため，本酵素を阻害する抗パーキンソン病薬や抗うつ薬などの医薬品を使用している際に，チラミンを多く含む発酵チーズ，醤油，漬物などの発酵食品を摂取するとチラミンの作用の増強により急激な血圧の上昇が起こりうる．また，ト

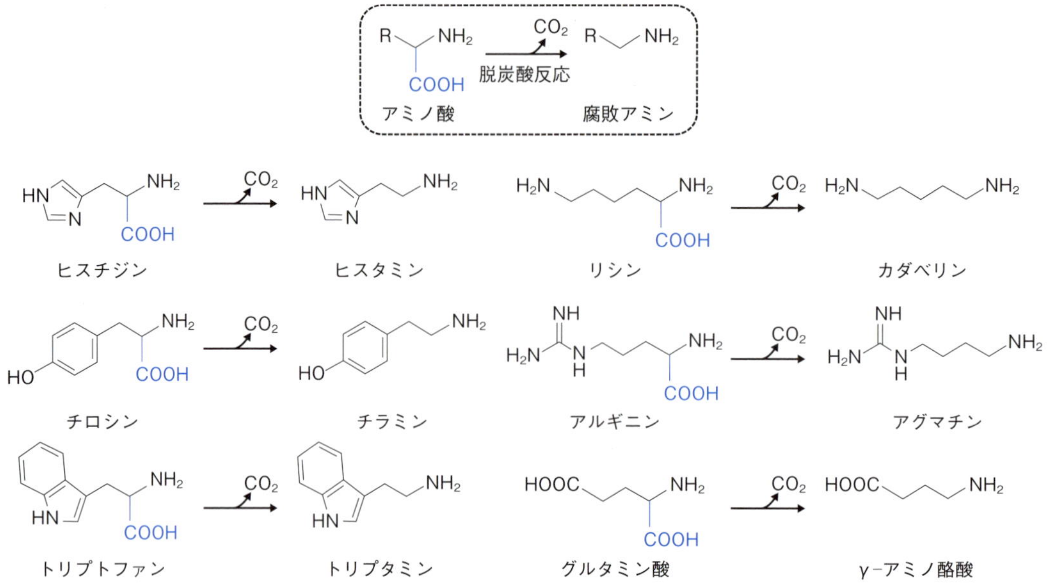

298　第7章　食　品　衛　生

図 7・3・2　アミノ酸の脱炭酸反応による腐敗アミンの生成

リプトファンからはトリプタミン，リシンからはカダベリン，アルギニンからはアグマチン，グルタミン酸からは γ-アミノ酪酸が脱炭酸反応により生じる.

（ⅱ）　**異臭物質の生成反応**（図 7・3・3）

　腐敗によりタンパク質や含窒素有機化合物が分解されると，以下のような化学的反応により悪臭を放つ化合物が生成される.

（1）　**脱アミノ反応**：アミノ酸の脱アミノ反応により，2-ヒドロキシ酸や 2-オキソ酸などを生じるとともに，悪臭を放つアンモニア（NH_3）が生成する.

（2）　**含硫アミノ酸の分解**：分子内に硫黄原子を含むシステインやメチオニンは，脱アミノ反応や脱炭酸反応を受け，アンモニアを生成すると同時に，それぞれ，エチルメルカプタンおよびメチルメルカプタンなどの悪臭を発する含硫化合物，あるいは同じく悪臭を放つ硫化水素（H_2S）を生成する.

（3）　**トリプトファンの分解**：トリプトファンの脱アミノ反応および脱炭酸反応によりアンモニアとともにスカトールが，次いでインドールが生成するが，これらスカトールとインドールは強い糞臭を発する.

（4）　**トリメチルアミンの生成**：魚類に多く含まれるトリメチルアミン-N-オキシド（trimethylamine N-oxide：TMAO）は，アミノ酸ではない含窒素化合物で，これが細菌の還元酵素により代謝を受けると魚の腐敗臭のおもな原因となる揮発性の**トリメチルアミン**が生成する.

ｃ．腐敗の識別法

　食品衛生上，食品の初期腐敗を識別することは健康被害の予防や拡散を防止するうえで重要であ

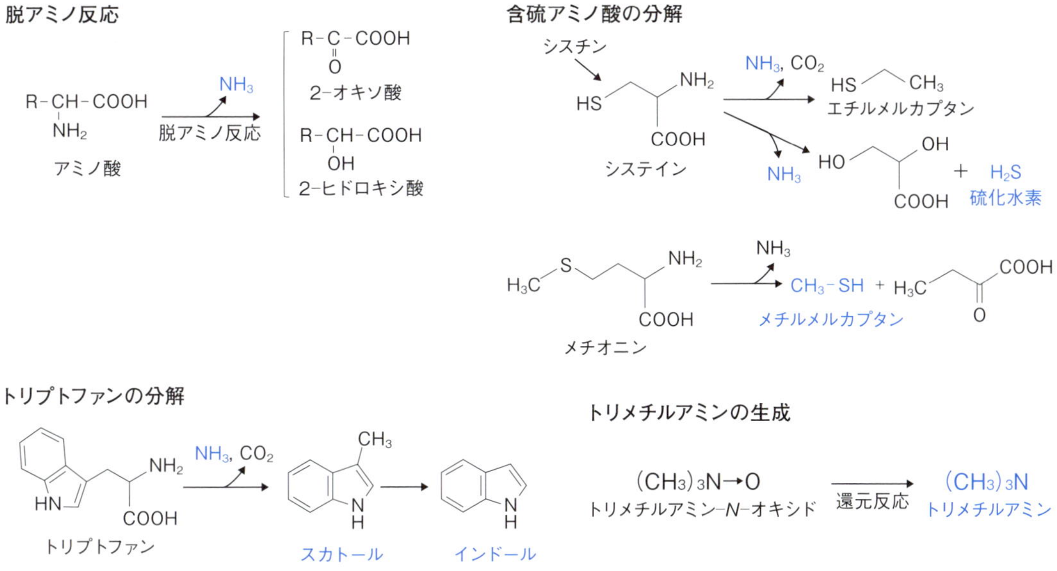

脱アミノ反応

R-CH-COOH（NH₂）→（脱アミノ反応, NH₃）→
R-C-COOH（=O）2-オキソ酸
R-CH-COOH（OH）2-ヒドロキシ酸
アミノ酸

含硫アミノ酸の分解

シスチン → システイン（HS…NH₂, COOH）
→（NH₃, CO₂）→ HS-CH₃ エチルメルカプタン
→（NH₃）→ HO…OH, COOH ＋ H₂S 硫化水素

メチオニン（H₃C-S…NH₂, COOH）→（NH₃）→ CH₃-SH ＋ H₃C…COOH（=O）
メチルメルカプタン

トリプトファンの分解

トリプトファン →（NH₃, CO₂）→ スカトール → インドール

トリメチルアミンの生成

$(CH_3)_3N \rightarrow O$ トリメチルアミン–N–オキシド →（還元反応）→ $(CH_3)_3N$ トリメチルアミン

図 7・3・3　異臭物質の生成反応

るが，さまざまな成分を含む食品の初期腐敗を単一の方法のみで判別するのは困難である．そのため，腐敗の識別には以下のような複数の試験結果を総合して評価する．

（i）　官能試験

臭気，味，色調の変化，固体であれば弾力性や柔軟性，液体であれば濁度や発泡の程度などが指標で，これらはヒト（熟練検査員）の五感により評価される．

（ii）　微生物学的試験

一般に，食品 1 g には $10^3 \sim 10^4$ 個の細菌が存在している．腐敗時の食品の保存状態により生菌数は異なるが，食品 1 g に 10^8 個の細菌が存在すると初期腐敗とされる．

（iii）　化学的試験

（1）　揮発性塩基窒素の測定：食品の腐敗では，アンモニアや低級アミン（ジメチルアミン，トリメチルアミンなど）の揮発性塩基窒素（volatile basic nitrogen）が生成するため，これらは食品の鮮度の指標の一つとなる．一般に，揮発性塩基窒素が食品中に 30 mg/100 g 以上で初期腐敗とされる．また，トリメチルアミンについては，4 ～ 6 mg/100 g 以上で初期腐敗とされる．

（2）　ヒスタミンの測定：一般的に，食品 100 g 中にヒスタミンが 100 mg（1000 ppm）以上存在するとヒスタミンによる食中毒が発症するとされている．

7・3・2　油脂の変敗

食品中に含まれる油脂の主要構成成分は，三つの脂肪酸がグリセリンにエステル結合した構造をもつトリアシルグリセロール（TAG）である．油脂の変質は，微生物を介するタンパク質の変質過程とは異なり，空気中の酸素による自動酸化（autoxidation）により引き起こされ，このような油脂の

変質のことを**変敗**あるいは**酸敗**とよぶ．この過程では，油脂の自動酸化により油脂中の多価不飽和脂肪酸(PUFA)が修飾・分解され，ヒドロペルオキシド，アルデヒド，カルボニル化合物，短鎖脂肪酸などのさまざまな化合物が生じる．また，これらの化合物のなかには有害成分である 4-ヒドロキシアルケナールなども存在する．したがって，油脂の変敗の亢進により，味の低下，色調の変化や粘度の増加，不快臭の生成などにより食品としての価値を失うばかりでなく，これらを食することにより炎症や発がんなどの健康被害が引き起こされる可能性がある．

a．自動酸化

油脂の主成分であるトリアシルグリセロールには飽和脂肪酸や不飽和脂肪酸が含まれており，この脂肪酸組成は油脂の種類により大きく異なる．変敗の標的となるのは二重結合を二つ以上有する多価不飽和脂肪酸であるため，一般的に飽和脂肪酸の多い動物性脂質よりも多価不飽和脂肪酸の多い植物性脂質のほうが変敗を受けやすい．油脂の変敗は，次の開始反応，連鎖反応，停止反応のステップで進む(図 7・3・4)．

(ⅰ) 開始反応

n-6系の脂肪酸(リノール酸やアラキドン酸など)あるいは n-3系脂肪酸〔α-リノレン酸，エイコサペンタエン酸(EPA)，ドコサヘキサエン酸(DHA)など〕は分子内に複数の二重結合をもつ．こ

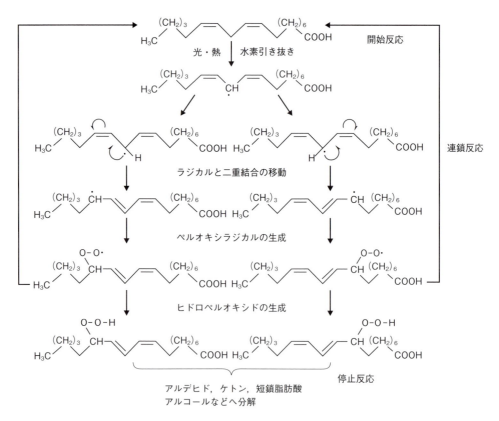

図 7・3・4　油脂の変敗にににおける開始・連鎖・停止反応

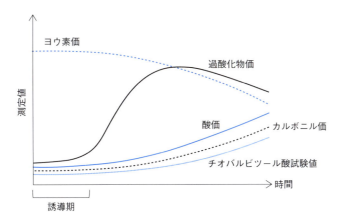

図 7・3・5　油脂変敗パターンの概念図

れらの脂肪酸を含有する油脂は光（紫外線）や熱によって，二重結合に挟まれた活性メチレン基から水素が引き抜かれることにより脂質ラジカル（R・）が生成する．生成したラジカルが脂質分子内を移動することにより二重結合が移動し共役二重結合が生じる（図 7・3・4）．さらに，脂質ラジカル（R・）と空気中の酸素が結合することで不安定なペルオキシラジカル（R-O-O・）が生成する．なお，最初の段階の水素の引き抜き反応は起こりにくいため，脂質ラジカルが蓄積するまでにはある程度の時間を要する．この脂質ラジカルが蓄積するまでの期間を誘導期といい，誘導期では後述する油脂の変敗の指標の値の変化はほとんどない（図 7・3・5）．

（ⅱ）　連鎖反応

ペルオキシラジカル（R-O-O・）がある程度蓄積すると，未反応の油脂中の活性メチレン基から水素原子を引き抜くことで，自身はヒドロペルオキシド（R-O-O-H）となると同時に，新たな脂質ラジカル（R・）の生成，ペルオキシラジカル（R-O-O・）の生成を繰り返す連鎖反応となり，油脂の変敗（酸化）が急速に進む．

（ⅲ）　停止反応

ラジカル同士の反応などによりラジカルは消失し，連鎖反応はやがて停止する．連鎖反応により生成されたヒドロペルオキシドは次第に分解され，ケトンやアルデヒドなどのカルボニル化合物，短鎖脂肪酸，アルコール，炭化水素などを生じる．

b．油脂の変敗試験

変敗により油脂が分解されると，ヒドロペルオキシド，カルボニル化合物，短鎖脂肪酸などが油脂中に生成されるため，これらの生成物の変化量をとらえることにより油脂の変敗の程度を判定することができる．油脂の変敗の程度を表す試験値として，ヒドロペルオキシドなどの過酸化物の量を示す**過酸化物価**，遊離脂肪酸の量を示す**酸価**，ケトンやアルデヒドなどのカルボニル化合物の量を示す**カルボニル価**，マロンジアルデヒドなどのアルデヒドを検出する**チオバルビツール酸試験値**などがある．一方，不飽和脂肪酸の二重結合を定量するヨウ素価は，油脂の化学的指標の一般的指

302　第 7 章　食 品 衛 生

標であるが，油脂の変敗の参考値として用いられる．これらの指標の変敗における経時変化はそれ
ぞれ異なる（図 7·3·5）．各試験の原理と方法，および油脂の変敗に伴う値の変化を表 7·3·1 に示す.

（ⅰ）　**過酸化物価**（peroxide value：**POV**）

変敗した油脂中のおもな過酸化物はヒドロペルオキシドで，これは油脂の自動酸化反応における

表 7·3·1　油脂の変敗に関する試験値

変敗試験値	定義と測定法	検出対象	変敗に伴う値の変化
過酸化物価	**試料油脂 1 kg によってヨウ化カリウム（KI）から遊離されるヨウ素のミリ等量数**．油脂 Wg を酢酸・イソオクタン混液に溶かし，飽和 KI 溶液を加え 10 分間暗所に放置する．蒸留水，デンプン溶液（指示薬）を加え，0.01 mol/L チオ硫酸ナトリウム（$Na_2S_2O_3$）溶液で滴定し，ヨウ素デンプン反応の色（褐色）が消える滴定量 a mL を得る．同様に，空試験（試料油脂なし）の滴定量 b mL も得る. $ROOH（ヒドロペルオキシド）+ 2 I^- + 2 H^+ \rightarrow ROH + I_2 + H_2O$ $2 Na_2S_2O_3 + I_2 \rightarrow Na_2S_4O_6 + 2 NaI$ $$過酸化物価\,(\text{meq/kg}) = \frac{(a - b) \times 10}{W(\text{g})} \times f$$ f：0.01 mol/L $Na_2S_2O_3$ 溶液のファクター（通常は 1.0 とする）	油脂の自動酸化の初期段階で生じる過酸化物	連鎖反応の進行に伴い，**一時的に増加**した後，分解反応の進行に従い**減少**
酸価	**試料油脂 1 g を中和するのに必要な水酸化カリウム（KOH）の mg 数**．油脂 Wg をエタノール・エーテル混液に溶かし，フェノールフタレイン（指示薬）を加え 0.1 mol/L KOH 溶液で滴定し，30 秒間淡紅色が持続する滴定量 a mL を得る. $$酸価\,(\text{mg/g}) = \frac{a \times 5.611}{W(\text{g})} \times f$$ 5.611：0.1 mol/L KOH 溶液 1 mL（0.1 mol）に相当する KOH の mg 数 f：0.1 mol/L KOH 溶液のファクター（通常は 1.0 とする）	油脂中に含まれる遊離脂肪酸	増　加
カルボニル価	**試料油脂 1 g あたりの 440 nm における吸光度**．油脂 Wg を 1-ブタノールに融解し，酸性条件下で 2,4-ジニトロフェニルヒドラジンと反応させ 2,4-ジニトロフェニルヒドラゾンとし，これに KOH 溶液を加えアルカリ性としたときの赤褐色の吸光度 A（440 nm）を測定する. $$カルボニル価 = \frac{A(440\,\text{nm})}{W(\text{g})}$$	過酸化物より生成するアルデヒドやケトンなどのカルボニル化合物	増　加

（つづく）

表 7·3·1 つづき

変敗試験値	定義と測定法	検出対象	変敗に伴う値の変化
チオバルビツール酸試験	試料油脂 **1 g** から生成する**赤色色素**の **μmol 数**. 油脂 W mg をチオバルビツール酸(TBA)と反応させ,生じる赤色色素の吸光度 A(532 nm)を測定する.同様に,空試験(試料油脂なし)の吸光度 A_0(532 nm)も得る. OHC − CH₂ − CHO マロンジアルデヒドなど チオバルビツール酸 → 赤色色素 $$\text{チオバルビツール酸試験値}(\mu\text{mol/g 油脂}) = \frac{(A - A_0) \times 5.8 \times 10^6 \times 50}{W(\text{mg}) \times 156\,000}$$	マロンジアルデヒド,アルケナール,アルカジエナールなどのアルデヒド類	増 加
ヨウ素価	試料油脂 **100 g** に吸収されるハロゲンの量をヨウ素の **g 数**で示したもの(**ハヌス法**).油脂 W g をクロロホルムに溶解後,臭化ヨウ素(IBr)溶液を加えて暗所に 30 分間放置する.KI 溶液,水,デンプン指示薬を加え,0.1 mol/L Na₂S₂O₃ 溶液で滴定し,色が消える滴定量 a mL を得る.同様に,空試験(試料油脂なし)の滴定量 b mL も得る. R−CH=CH−R′ →(IBr)→ R−CH−CH−R′ (I, Br) $$\text{ヨウ素価}(\text{g/100 g 油脂}) = \frac{1.269 \times (b - a)}{W(\text{g})} \times f$$ f:0.1 mol/L Na₂S₂O₃ 溶液のファクター(通常は 1.0 とする)	油脂中の不飽和結合	減 少

一次生成物であるため,油脂の変敗の度合いを知るうえで重要な指標となる.過酸化物価は,変敗の初期では高値を示すが,ヒドロペルオキシドが分解され,二次・三次生成物に変換されるにつれて低値を示す.したがって,変敗の進んだ油脂でも過酸化物価が低値である場合がある.

(ⅱ) **酸価**(acidic value:**AV**)

酸価は油脂中に存在する遊離脂肪酸の量を示す指標であり,変敗の進んだ脂質中に存在するカルボニル化合物の酸化反応などにより増加する.遊離脂肪酸量は変敗が進むにつれて増加するため,酸価を測定することにより油脂の変敗の程度を知ることができる.

(ⅲ) **カルボニル価**(carbonyl value:**CV**)

油脂の変敗における一次生成物であるヒドロペルオキシドの分解により,二次生成物であるアルデヒドやケトンが生成する.カルボニル価は,これらのカルボニル化合物の量を示す指標であり,その測定値は,油脂の変敗が進むにつれて増加する.

(ⅳ) **チオバルビツール酸試験値**(thiobarbituric acid reactive substances:**TBARS**)

過酸化脂質の一つであるエンドペルオキシドが分解して生じるマロンジアルデヒド

（malondialdehyde：MDA）やアルケナール（R-CH=CH-CHO），アルカジエナール（R-CH=CH-CH=CH-CHO）などのアルデヒド類の量を示す指標である．チオバルビツール酸試験値は，油脂の変敗と相関して増加する．

（ⅴ） ヨウ素価（iodine value：IV）

ヨウ素価は，油脂中の不飽和結合の量を示す指標である．油脂の変敗は，多価不飽和脂肪酸を含有する油脂が酸化されることにより分解される反応であるため，変敗が進むにつれて油脂中の不飽和結合の量は減少する．したがって，ヨウ素価の値は，油脂の変敗に伴って減少する．

▍7・3・3 その他の食品の変質

食品の腐敗や変敗のほかにも食品の変質に伴い着色し褐色になることがある．この現象は**褐変**とよばれ，食品の色調や風味の形成に利用される場合もあるものの，食品の品質や栄養価を低下させる要因ともなりうる．食品の褐変反応には，食品中に存在する酵素による褐変反応と，加熱などにより食品中の成分が化学的に反応することにより引き起こされる非酵素的な褐変反応がある．

a．酵素的な褐変

ポリフェノール（クロロゲン酸，没食子酸など）を含むリンゴ，バナナ，ジャガイモやモモは，皮をむいた状態で保存すると，切り口が空気中の酸素と触れて褐変する．これは，食品に含まれるポリフェノールオキシダーゼがポリフェノールを酸化することでオルトキノン化合物が生成し，これらがさらに重合して最終的に褐変物質であるメラニン色素が生成されることによる（図7・3・6）．この褐変反応の進行を遅らせるため，食塩水や水につけることにより酵素活性の阻害や酸素との接触を防ぐことが有用である．なお，この褐変現象は，コーヒーや紅茶などの嗜好性を高めるためにも利用されている．

b．非酵素的な褐変

（ⅰ） メイラード反応（図7・3・7）

メイラード反応（Maillard reaction）は，アミノ化合物のアミノ基とカルボニル化合物のカルボニル基が反応し，シッフ塩基を形成し，さらにアマドリ転移によりケトアミンを生成し，これがジカルボニル化合物となり重合することでメラノイジン（褐色物質）を生成する一連の反応の総称である．また，本反応は食品の褐色化のほか，香気成分の生成や生体内では人体に有害な成分も産生する．メイラード反応により，タンパク質中の必須アミノ酸であるリシンの ε-アミノ基がシッフ塩

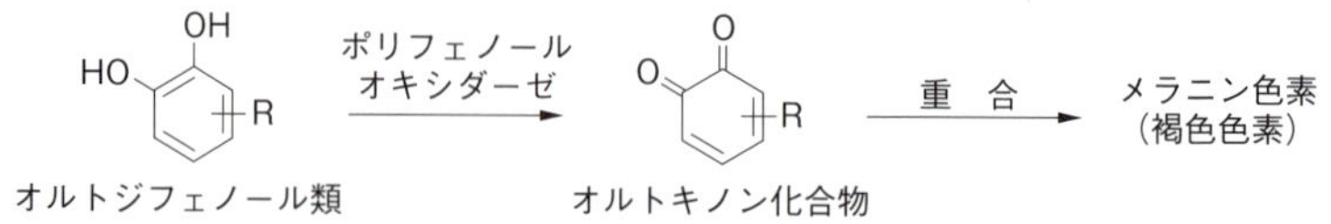

図 7・3・6　ポリフェノールオキシダーゼによる酸化反応と褐変

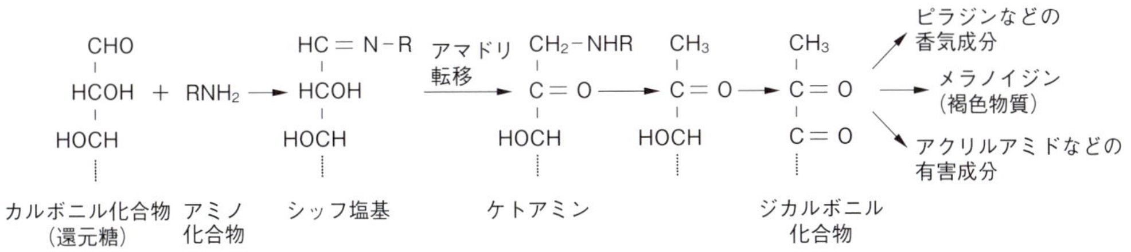

図 7・3・7　メイラード反応による非酵素的褐変

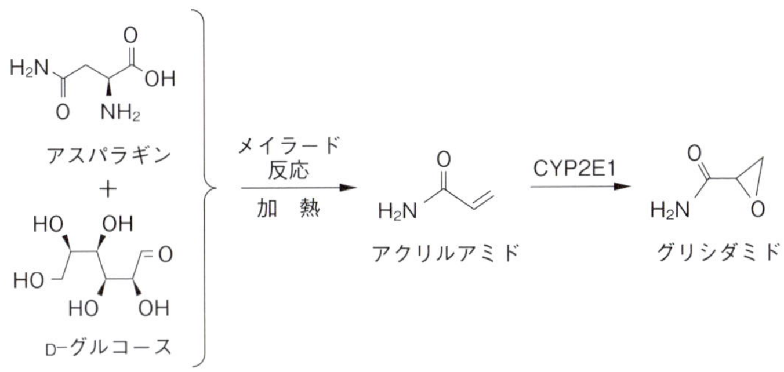

図 7・3・8　メイラード反応によるアクリルアミドの生成と代謝的活性化

基を形成すると食品中のリシン含有量が減少することで栄養価が低下し，褐変により食品の外観も低下する．一方，風味や色調などで嗜好性を向上させる効果もある（食パン，魚の照り焼き，コーヒー，紅茶など）．また，ポテトチップスの製造時に，ジャガイモを加熱すると，ジャガイモに多く含まれるアスパラギンとグルコースのメイラード反応により，**アクリルアミド**が生成する（図 7・3・8）．摂取したアクリルアミドは，肝臓で CYP2E1 による代謝活性化を受けグリシダミドとなり，変異原性（Ames 試験陽性）を示すようになるだけでなく，血中ヘモグロビンとの付加体も形成する．ヒトでは，神経毒性のみが報告されているが，動物実験レベルでは神経毒性に加えて発がん性，遺伝毒性，生殖毒性が報告されている．このように，メイラード反応は食品の栄養価の低下や外観に影響を与えるばかりでなく，食品の調理や加工の際の毒性物質の生成にも関与する．

　医療の現場においても，メイラード反応が影響を及ぼすことがある．たとえば，⑤ 高カロリー輸液とアミノ酸製剤を混合すると，輸液中のブドウ糖（グルコース）とアミノ酸の間でメイラード反応が引き起こされ変色することがある．また，⑥ 体内でも血中のヘモグロビンとグルコース（血糖）がメイラード反応を起こし，グリコヘモグロビン（HbA1c）が生成される．血中の HbA1c の値は，過去一定期間に血糖値が高かったことを示すため，糖尿病の診断の指標として用いられている．終末糖化産物（advanced glycation endproducts：AGEs）は，体内におけるメイラード反応で生じる一連の低分子量生成物で，糖尿病，アテローム性動脈硬化や慢性腎不全を悪化させるといわれており，糖尿病性血管合併症の原因の一つとされている．

（ii）　**ストレッカー分解**

メイラード反応により生成したジカルボニル化合物やポリフェノールオキシダーゼ反応により生

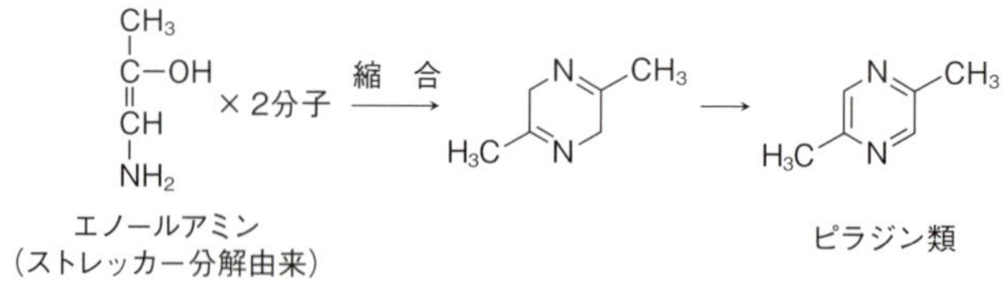

図7・3・9 ストレッカー分解産物によるピラジン類の生成

じたオルトキノン化合物は，アミノ酸と反応してCO_2，エノールアミン類(アミノレダクトン)，およびアルデヒドを生じる．この反応を**ストレッカー分解**(Strecker degradation)という．この反応により生成されたエノールアミン類は，さらに縮合反応などを経てピラジン類を生成する(図7・3・9)．ピラジン類は，ウナギの蒲焼やパンなどの食品に特有のフレーバーを与える．

7・3・4 食品変質の予防

食品に含まれる栄養素などの成分は，さまざまな外的因子の作用により食に適さない状態になる．したがって，製造・加工や販売などにかかわる食品等事業者のみならず消費者が適切に食品を管理し，この外的因子の作用の影響を抑えることにより食品の変質を予防することは，食品の品質管理および安全性の担保において重要である．

a．HACCP

従来の食品の品質管理は，出荷前の最終製品の抜き取り検査により微生物の混入などを判定して，残りすべての製品の安全と品質を保証する方式が主であった．しかし，この方法では，一部の製品しか検査が行われないため，品質と安全を保証するには不確定な管理方式であった．現在では，宇宙食の安全性を確保するために米国宇宙局 NASA で開発された**HACCP**(**hazard analysis and critical control point**：**危害分析重要管理点**，通称ハサップ)とよばれる衛生管理方式が多くの国で採用されている(図7・3・10)．HACCP は，FAO と WHO の合同機関である国際食品規格(コーデックス)委員会から発表され，各国にその採用を推奨しているもので，わが国では 2021 年 6 月からこの方式に沿った衛生管理が実施されている．

HACCP では，食品または添加物の製造，加工，調理などのあらゆる工程で，食品衛生上の危害を発生させる要因(危害要因)をあらかじめ分析し，その結果に基づいて危害要因の発生の防止，排除または許容できる水準まで低減させるために管理措置を講ずる必要がある工程として重要管理点とその管理基準(critical limit)を定め，これを連続的に監視することにより製品の安全性を確保する．危害要因には，生物的(微生物など)，化学的(農薬，金属，抗生物質など)，物理的(ガラス，石などの異物の混入)な要因がある．また，重要管理点には，保存工程，殺菌工程，金属感知工程などがあげられる．重要管理点を連続的にモニタリングし，必要に応じて改善措置を行い，記録する．

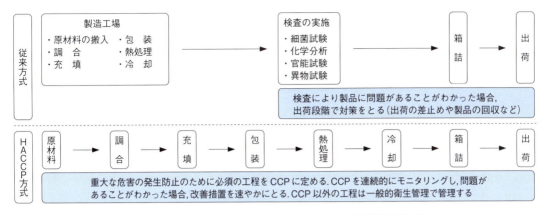

図 7・3・10　従来の抜き取り検査と HACCP による食品衛生管理の違い
〔食品産業センター：HACCP とは（https://haccp.shokusan.or.jp/basis/index/）より〕

b．食品腐敗の防止

食品中に存在する腐敗細菌の増殖を抑えることは食品の腐敗の防止に役立つ（7・3・1 項 a. 参照）．

（ⅰ）冷蔵・冷凍

食品を冷蔵（0℃～10℃）あるいは冷凍（−15℃以下）で保存することで，腐敗細菌の増殖を抑制する．ただし，一部の低温菌は冷蔵条件でも緩やかに増殖する．冷蔵・冷凍保存は，基本的に静菌（増殖を抑制する）作用はあっても殺菌（死滅させる）作用はないこと，また，食品を凍結融解すると，食品組織が破壊されることで食品中の酵素が漏出するため，その後の腐敗が進行しやすくなる可能性があることに注意を要する．

（ⅱ）加熱

一般の腐敗細菌は，70℃以上，30 分間の加熱処理で死滅するが，芽胞を形成するバシラス属やクロストリジウム属の細菌の死滅には 120℃で 20 分間の加熱処理が必要である．食品の加熱は微生物を死滅させるが，食品によっては加熱により栄養や嗜好性の面で品質低下を伴うため，さまざまな工夫が凝らされている．たとえば牛乳では，一般の超高温瞬間殺菌（120℃～135℃，2～3 秒間）に加え，高温殺菌（72℃，15 秒間以上）や低温殺菌（63℃～65℃，3 分間）が導入されている．

（ⅲ）pH の低下

一般の腐敗細菌は，pH 5.5 以下では増殖しにくいため，酢漬けなどにより pH をそれ以下に保つことは，食品の保存方法の一つとなる．ただし基本的に静菌作用はあっても殺菌作用はない．

（ⅳ）水分活性の低下

通常，細菌類の増殖には水分活性（Aw = 0.9 以上）を必要とし，酵母やカビは Aw = 0.60～0.95 を必要とする．乾燥により自由水を奪うか，塩蔵や砂糖漬けにより結合水の割合を増やすなどして，食品の水分活性を低下させると腐敗細菌の静菌効果が得られる．

（ⅴ）その他の方法

静菌作用をもつ食品添加物の添加，殺菌効果をもつフェノール類やアルデヒド類とともに静菌効

308　第7章　食　品　衛　生

果をもつ化合物によるくん煙，好気性細菌に対しての真空保存などが，食品の腐敗防止に広く使われている．また，DNA損傷作用を有する紫外線照射(260 nm付近)は，食品の内部には到達しないため，調理台などの殺菌に用いられる．γ線照射もDNA損傷作用をもつため殺菌効果を示すが，一般食品への使用は禁止されている．

c. 油脂の変敗の防止

油脂の変敗は，光(紫外線)，酸素，熱などによる自動酸化により進む(7・3・2項a.参照)．したがって，油脂を含む食品の保存の際にこれらの条件を回避することが変敗の防止に有効である．① 光を遮断するため，暗所に保存や缶詰にする．② 酸素に触れないようにするため，真空包装するか脱酸素剤を用いる．③ 熱を避けるため，冷所や冷蔵保存する．④ 食品添加物の脂溶性酸化防止剤(ラジカル捕捉型)である，dl-α-トコフェロール(ビタミンE)，ジブチルヒドロキシトルエン(BHT)，ブチルヒドロキシアニソール(BHA)は，脂質に発生したラジカルを捕捉することでラジカルを消去し，油脂の変敗の連鎖反応を停止させる(7・4・2項d.参照)．また，⑤ 生成したヒドロペルオキシドの(遷移金属イオン存在下での)分解を防ぐため，食品添加物の酸化防止剤であるEDTA(エチレンジアミン四酢酸)塩などのキレート剤を金属捕捉・封鎖剤として用いる．

7・4　食 品 添 加 物

7・4・1　食品添加物総論

a. 食品添加物とは

食品添加物は，食品衛生法では「添加物」と記され，同法第4条第2項で「添加物とは，食品の製造の過程においてまたは食品の加工もしくは保存の目的で，食品に添加，混和，浸潤その他の方法によって使用するものをいう」と定義される．**指定添加物**，**既存添加物**，**天然香料**，一般に食品として飲食に供されるものであって添加物として使用されるもの(いわゆる**一般飲食物添加物**)の四つに分類されている．

わが国では，食品添加物の使用に関しては**指定制度**が適用されており，食品衛生法第12条に基づき，原則として，指定を受けた添加物(指定添加物)だけを使用することができる．これはリストに掲げられているもののみの使用を認める**ポジティブリスト制度**にあたる．食品添加物には化学的合成品と天然添加物があり，以前は化学的合成品のみが規制の対象となっていたが，1995年の食品衛生法の大幅な改定により，天然添加物もこの指定制度の対象となっている．化学的合成品か天然添加物かを問わず，新たな食品添加物を使用する際は，すべて内閣府食品安全委員会による安全性の評価を受けた後，指定を受ける必要がある．この指定は2024年3月までは厚生労働大臣が行っていたが，同年4月より食品衛生基準行政が厚生労働省から内閣府消費者庁に移管されたことに伴い，内閣総理大臣が指定することとなった．2024年3月1日現在，476品目が指定添加物として登録されている．

一方，1995年以前から使用されていた天然添加物のうち，わが国において広く使用されており，

長い食経験があるものは，例外的に指定を受けることなく使用・販売などが認められており，「既存添加物名簿」に収載されている．ただし，安全性に問題があるもの，使用実態がないものについては，適宜名簿から消除されている．また，リンゴや緑茶，乳などの動植物から得られる着香を目的とした添加物で，一般に使用量が微量であり，長年の食経験で健康被害がないとして使用が認められているものは天然香料とされ，これらについては基原物質が「天然香料基原物質リスト」に収載されている．さらに，着色の目的で使用されるオレンジ果汁や，増粘の目的で使用されるこんにゃく成分のマンナンなど，一般に食品として飲食に供されるもので添加物として使用されるものは，一般飲食物添加物とされ，「一般飲食物添加物品目リスト」に収載されている．

b．食品添加物の使用目的別分類

わが国で使用される食品添加物は使用目的から以下に分類される．

（ⅰ）品質低下の防止

食品は保存している間に，微生物による腐敗，あるいは含まれている油脂成分が酸素や光によって変敗することで変質していく．変質による食品の品質の低下を防ぐ目的で，**殺菌料，保存料，防かび剤（防ばい剤）**，**酸化防止剤**や**品質保持剤**が用いられる．

（ⅱ）食品嗜好

食品をおいしく食べるために，味，色，香りを整えるために添加されるものがある．「味」に関係する食品添加物として，**甘味料，酸味料，苦味料，調味料**などがあり，「色」を与えるものとして，**着色料，漂白剤，発色剤，色調調整剤**が，「香り」を与える食品添加物として**香料**がある．また，ゼリーやプリンなどの独特の食感を出すためには**ゲル化剤**，中華麺に固有の食感と風味を出すためには**かんすい**なども用いられる．

（ⅲ）栄養価の強化

栄養成分を補い，栄養価を高める目的で使用されるものが，**栄養強化剤**とよばれる食品添加物である．ビタミン類，ミネラル類，アミノ酸類に大別される．粉ミルクを母乳成分に近づけるために使われる食品添加物も含まれる．

（ⅳ）製造・加工に必要

食品を製造・加工するのに必要なもので，完成した食品では使用したか否かわからないものが多い．酸・アルカリ，ろ過助剤，清澄剤，イオン交換樹脂，消泡剤などが該当する．また，原料となる豆乳から豆腐の状態に凝固させるために添加される豆腐用**凝固剤**や，菓子をつくるときの**膨張剤**，マーガリンなどの乳化した食品に使われる**乳化剤**などがある．

c．食品添加物に関する規格基準

食品添加物の安全性を確保するため，食品添加物には規格基準があり，**食品添加物公定書**に収載されている．1955 年，調製粉乳に用いられた食品添加物の純度が低く，無機ヒ素が混入していたために，被害者が 14 000 人近くにも及ぶ中毒事件が起きた．この事件をきっかけとして，1960 年，食品衛生法に基づき，食品添加物の**成分規格**や基準をまとめ刊行されたのが，食品添加物公定書で

ある．数年に一度改訂が行われ，2024年には第10版食品添加物公定書が刊行された．成分規格には，添加物の純度のほか，製造の際に生じる副産物やヒ素および重金属の含有量の上限値などがあり，この成分規格に合わない添加物を使用したり販売したりすることはできない．また，成分規格が定められた食品添加物を製造する施設では，その製造を衛生的に管理するため，その施設ごとに専任の**食品衛生管理者**をおかなければならない．

食品添加物公定書には，成分規格と規格にかかわる通則，一般試験法，試薬・試液などのほかに，**製造基準，使用基準，表示基準，保存基準**が収載されている．製造基準は食品添加物を製造する際に守らなければならない基準で，かんすいなどを対象に定められている．使用基準は，食品添加物ごとに対象食品を制限したり，使用量，使用目的，使用方法，残存量を規制したりする基準で，食品添加物によって使用基準があるものとないものがある．表示基準は，容器包装に入れられた食品および食品添加物製剤を販売するときの，容器包装に表示する内容を定めた基準であり，保存基準は分解しやすいβ-カロテンなどを対象に定められている．

d．食品添加物の食品への表示

食品添加物を用いた場合，使用したすべての食品添加物を，添加物に占める重量の割合の多いものから順に，その添加物の**物質名**で表示することが原則である．ただし，生鮮食品の場合は，その表示義務は防かび剤などの一部の食品添加物に限られる．食品添加物の加工食品への表示方法については，**食品表示法**の**食品表示基準**により細かく定められている．さらに，2024年4月からは消費者庁により策定された「食品添加物の不使用表示に関するガイドライン」が義務化され，「無添加」「○○不使用」という表示にも規制が入るようになっている．

加工食品に使用された食品添加物は原則，指定添加物リストおよび既存添加物名簿に収載された物質名で表示されるが，一部の添加物については，**簡略名**や**類別名**などの一般に広く使用されている名称で表示することも可能である．たとえば，硫酸アルミニウムカリウムを「ミョウバン」と表示したり（簡略名），カカオ色素，タマネギ色素，タマリンド色素などを「フラボイド色素」と表示したり（類別名）することが可能である．また，使用基準があり，安全性の面でも消費者の関心が高く，使用目的を表示する必要性が高いものについては，物質名とともに，食品添加物の使用目的を**用途名**として併記することになっている．甘味料，着色料，保存料，増粘剤（または安定剤，ゲル化剤，糊料），酸化防止剤，発色剤・漂白剤，防かび剤（防ばい剤）の合計8用途がこれにあたり，食品容器・包装に，「着色料（銅クロロフィリンNa）」，「保存料（ソルビン酸）」などと表示する．

また，複数の添加物の組合せで効果を発揮することが多い食品添加物や，食品中にも通常存在する成分と同じ食品添加物は，物質名の代わりに**一括名**で表示する．表示が認められている一括名としては，イーストフード，ガムベース，かんすい，酵素，光沢剤，香料，酸味料，チューインガム軟化剤，調味料，豆腐用凝固剤，苦味料，乳化剤，pH調整剤，膨張剤がある．このほか，表示が免除される食品添加物があり，最終的に食品に残っていない食品添加物（加工助剤）や，残っていても量が少ないために効果が発揮されない食品添加物（キャリーオーバー），栄養強化の目的で使用される食品添加物については，表示しなくてもよいことになっている．ただし，食物アレルギーはご

7・4 食品添加物 **311**

く微量の摂取でも発症するため，加工助剤やキャリーオーバーであっても，特定原材料(7・2・6
項参照)については表示する必要がある．

e．食品添加物の安全性評価

食品添加物はヒトが一生涯，多種類を摂取する可能性が高いものであることから，その安全性評
価を最新の科学に基づいて中立・公正に，かつ透明性を保って行うことがきわめて重要である．食
品添加物の新規の指定や規格基準の改定にあたっては，申請者が資料を国に提出後，食品安全委員
会がリスク評価を行って**許容一日摂取量**(acceptable daily intake：ADI)の設定などを行い，消費
者庁に設置された食品衛生基準審議会において(2024 年 4 月より，厚生労働省内の薬事・食品衛生
審議会より変更された)，調査審議を進めている．

食品添加物の指定の際には，ラットやイヌなどの実験動物や微生物，培養細胞などを用いた安全
性評価のためのさまざまな試験を行い，データを提出しなければならない．食品添加物の安全性試
験には，28 日間反復投与毒性試験，90 日間反復投与毒性試験，1 年間反復投与毒性試験，繁殖試験，
催奇形性試験，発がん性試験，抗原性試験，変異原性試験，一般薬理試験，体内動態試験がある．
これらの試験の結果，実験動物における**無毒性量**(no observed adverse effect level：NOAEL)が
決められ，さらに NOAEL をもとに，ヒトが一生涯摂取し続けても健康に悪影響が生じないと考え
られる 1 日あたりの摂取量，すなわち ADI を算出する．ヒトと実験動物では感受性が大きく異なり，
またヒトの間でも著しく感受性が異なる場合があるので，ADI は，実験動物で得られた NOAEL を
安全係数(通常，種差として 10，個体差として 10 とし，100 が使用される)で除して算出される．

また，食品添加物を実際にどの程度摂取しているかを把握することも，食品添加物の安全性を確
保するうえで重要なことであり，**マーケットバスケット方式**を用いた食品添加物一日摂取量調査が
実施されている．マーケットバスケット方式とは，スーパーなどで売られている食品を購入し，そ
のなかに含まれている食品添加物量を分析して測り，その結果に国民栄養調査に基づく食品の喫食
量を乗じて摂取量を求めるものである．最近の調査結果では，安全性上問題ないことが確認されて
いるが，仮に安全性上問題となるような結果が明らかとなった場合には，食品添加物の基準を改正
するなど必要な措置を講じることとなる．

7・4・2　食品添加物各論

a．保存料

微生物の増殖を抑制(静菌)して食品の腐敗を防ぎ，保存性を高める添加物として用いられる．**安
息香酸**とそのナトリウム塩，**ソルビン酸**とそのカリウム塩およびカルシウム塩，**デヒドロ酢酸ナト
リウム**，**プロピオン酸**およびそのナトリウム塩およびカルシウム塩，**パラオキシ安息香酸エステル
類**(エチル，プロピル，ブチル，イソプロピル，イソブチル)が指定されており，いずれも使用基準
がある(図 7・4・1)．これらのうち，安息香酸，ソルビン酸，プロピオン酸とその塩，およびデヒド
ロ酢酸ナトリウムは，**酸型保存料**と称され，食品の pH が低いほど強い抗菌性を発揮する．これは，
食品の pH が低いほど非解離型が増加し，脂溶性が増すことで，微生物の細胞膜を通過しやすくな

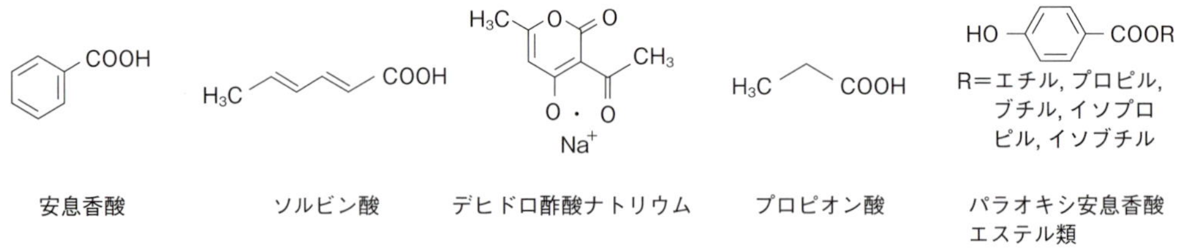

312　第7章　食品衛生

図 7·4·1　保存料

るためである．一方，パラオキシ安息香酸エステル類は，非解離型保存料とよばれ，抗菌性は食品の pH に左右されにくい．さらに，2005 年には**ナタマイシン**，2009 年には**ナイシン**が保存料として指定されている．ナタマイシンは，ピマリシンとしても知られる *Streptomyces natalensis* が産生するポリエンマクロライド系の抗生物質であり，カビ，酵母などに対して特異的な発育阻害作用をもつため，チーズなどへの使用が認められている．一方，ナイシンは，発酵乳から分離された *Lactococcus lactis* が産生する 34 個のアミノ酸からなるペプチドで，バシラス属とクロストリジウム属を含むグラム陽性菌の細胞膜に作用して，膜孔を形成することにより，これらの菌の細胞膜の機能を破壊するとされる．チーズ，乳製品，缶詰などに使用されている．

b．防かび剤（防ばい剤）

　グレープフルーツやレモンなどの柑橘類などは輸入されることが多く，長距離に及ぶ輸送や長期間の貯蔵中にカビが繁殖することがある．こうしたカビによる被害を防ぐために，海外では収穫後の農作物に対して農薬が使用される．しかし，日本では農薬は「農作物の生産のために使用されるもの」とされる．このため，カビの繁殖を防ぐことで農作物の腐敗を抑制する**収穫後農薬**（**ポストハーベスト農薬**）は，日本では「食品の保存のために使用された食品添加物」として扱うこととしている．

　2000 年以前も，**ジフェニル**（**DP**），**オルトフェニルフェノール**（**OPP**）とそのナトリウム塩，**チアベンダゾール**（**TBZ**），**イマザリル**が，防かび剤として食品添加物に指定されていたが，その後も，海外で新たに開発され使用されている収穫後農薬を防かび剤として指定している．2011 年には**フルジオキソニル**，2013 年には**アゾキシストロビン**と**ピリメタニル**，2018 年には**プロピコナゾール**，2020 年には**ジフェノコナゾール**が新たに指定添加物となった．図 7·4·2 にはこれらの防かび剤の構造式を示した．いずれの添加物にも使用基準がある．

　防かび剤が使用された柑橘類，バナナ，キウイなどは，多くの場合バラ売りで販売される．バラ売りで販売される食品には，通常，食品添加物の表示義務はないが，例外的に防かび剤と甘味料のサッカリンおよびそのナトリウム塩，カルシウム塩は，値札や品名札，あるいは，陳列棚などに防かび剤（あるいは甘味料）という用途名とともに物質名を表示することになっている．

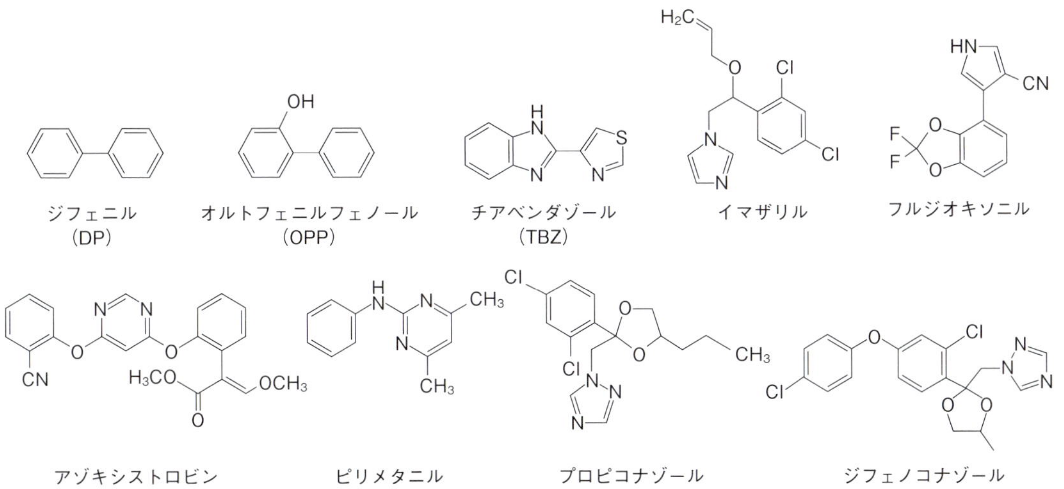

ジフェニル　オルトフェニルフェノール　チアベンダゾール　イマザリル　フルジオキソニル
（DP）　　（OPP）　　（TBZ）

アゾキシストロビン　ピリメタニル　プロピコナゾール　ジフェノコナゾール

図 7・4・2　防かび剤

c．殺菌料

　食品中の腐敗微生物を死滅させるために使用されるもので，保存料より毒性が強く，使用基準が厳しく決められている．**過酸化水素**は，食品中で分解産物の酸素が強い漂白作用と殺菌作用を示すことから，1980 年 10 月以前までは水産練製品，魚介製品，麺類に使用されていたが，弱いながらも発がん性が認められたことから，使用基準が改められ，釜揚げしらすやしらす干しを除く食品に対し「最終食品の完成前に分解または除去すること」を条件に使用が認められている．

　次亜塩素酸ナトリウム，次亜塩素酸水，高度サラシ粉，亜塩素酸ナトリウム，亜塩素酸水といった塩素系殺菌料は，塩素の酸化力により微生物に対して殺菌作用を示す．次亜塩素酸ナトリウムは，飲料水，野菜（ゴマを除く），果物の消毒，食器，容器などの殺菌消毒に使用されることが多い．

d．酸化防止剤

　食品中の成分が酸化されると食品の変質・劣化が進む．とくに食品中の油脂が酸化により変敗すると，色や風味が劣化するばかりでなく，酸化によって生じた過酸化物やアルデヒドなどによる健康障害も起こりうる．このような油脂を含む食品の酸化を防ぐ目的で用いられるのが酸化防止剤であり，酸化防止剤は大きく水溶性のものと脂溶性のものに分けられる．

（ⅰ）　水溶性酸化防止剤

　指定添加物となっている水溶性の酸化防止剤には，還元作用をもつ **L-アスコルビン酸**および**エリソルビン酸**と金属封鎖作用をもつ**エチレンジアミン四酢酸（EDTA）二ナトリウム**および **EDTA カルシウム二ナトリウム**がある．L-アスコルビン酸とエリソルビン酸は互いに鏡像関係にある立体異性体である（図 7・4・3）が，エリソルビン酸にはビタミン C としての効果はない．また，エリソルビン酸には使用基準がある．EDTA 塩類は，油脂の酸化を促進する金属イオンをキレートして封鎖する作用があり，缶詰や瓶詰の飲料水や食品に用いられる．こちらにも使用基準がある．

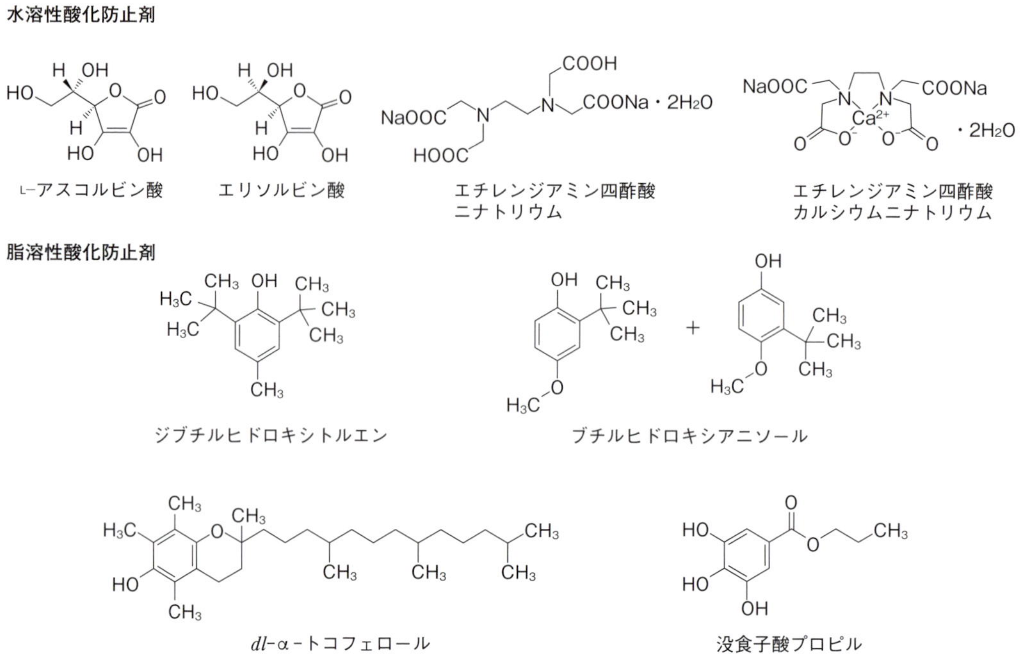

314 第7章 食 品 衛 生

水溶性酸化防止剤

L-アスコルビン酸　　エリソルビン酸　　エチレンジアミン四酢酸　　エチレンジアミン四酢酸
　　　　　　　　　　　　　　　　　　二ナトリウム　　　　　　　カルシウム二ナトリウム

脂溶性酸化防止剤

ジブチルヒドロキシトルエン　　　　　　　ブチルヒドロキシアニソール

dl-α-トコフェロール　　　　　　　　　没食子酸プロピル

図 7·4·3　酸化防止剤

（ⅱ）　脂溶性酸化防止剤

　指定添加物の脂溶性酸化防止剤としては，フェノール性ヒドロキシ基をもつ**ジブチルヒドロキシトルエン（BHT）**，**ブチルヒドロキシアニソール（BHA）**，*dl*-**α-トコフェロール**，**没食子酸プロピル**といったフェノール性酸化防止剤があり（図 7·4·3），いずれも使用基準がある．これらは，ビタミン E と同様に，油脂が酸化される際に生じるペルオキシラジカルに水素を供与して自身がキノンなどに酸化されることで，ラジカルの連鎖反応を断ち切り，油脂の酸化の進行を阻止する（図 7·4·4）．これらのフェノール性酸化防止剤は水溶性酸化防止剤，あるいは相乗剤とよばれるクエン酸や酒石酸と併用することで，その効果が増強される．

　一方，同様に脂溶性酸化防止剤として指定されている**クエン酸イソプロピル**は，実際にはクエン酸イソプロピル（モノエステル 25%〜 27%，ジエステル 9%，トリエステル 2%〜 4%）およびグリセリン脂肪酸エステルの混合物で，油脂やマーガリン中に微量に存在する鉄イオンなどを封鎖する作用をもつ．このほか，L-**アスコルビン酸ステアリン酸エステル**および L-**アスコルビン酸パルミチン酸エステル**も脂溶性酸化防止剤として指定されているが，これらには使用基準はない．また，漂白剤として用いられる亜硫酸塩類（二酸化硫黄を含む）が，ワインに添加される酸化防止剤として用途名表示されることがある．既存添加物の酸化防止剤には，カテキンやローズマリー抽出物がある．

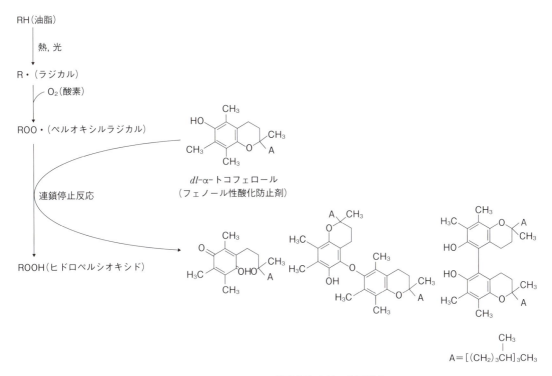

図 7・4・4　フェノール性酸化防止剤の作用機序

e．着色料

　食品がもつ色には食欲を増進させるなどの効果があるが，加工や保存の過程で食品本来の色が失われてしまうこともある．人為的に色調を調整させる目的で用いられるのが，着色料である．指定添加物となっている着色料には，合成着色料である食用タール色素，天然に存在する物質を起源にもつ天然由来着色料がある．その他，アナトー色素やアカキャベツ色素など，さまざまな動植物由来の天然着色料が，既存添加物名簿や一般飲食物添加物品目リストに収載されている．

（ⅰ）　食用タール色素

　食用タール色素はもともと石炭タールを原料として合成され，鮮明な色をもち，褪色しにくいという特徴をもつ．かつては数多くのタール色素が着色料に指定されていたが，その後，発がん性のおそれがあるものなどが相次いで指定消除となり，現在，12 種類が指定添加物として認められている．図 7・4・5 には代表的な食用タール色素の構造式を示した．これらはいずれも，スルホ基またはカルボキシ基をもつ**酸性水溶性タール色素**である．油脂食品などの着色料として使用する場合は，水溶性タール色素を水酸化アルミニウム担体上に結合させて不溶化したアルミニウムレーキとして使用される．使用基準があり，福神漬け，かまぼこ，菓子類などに使用されるが，食肉，野菜，鮮魚介類や昆布類，ワカメ類などの天然食品への使用は禁止されている．

（ⅱ）　天然由来着色料

　着色料として指定されている天然由来の化学合成品には，**β-カロテン**，**水溶性アナトー**として

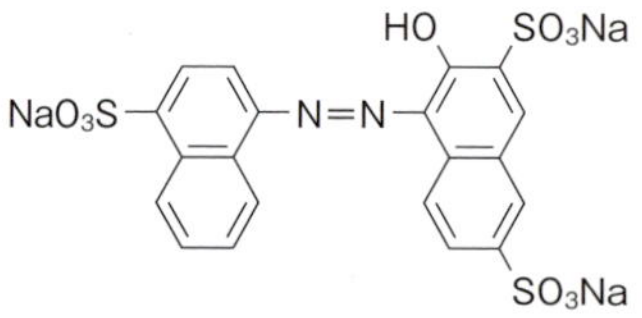

316　第 7 章 食 品 衛 生

食用赤色 2 号（アマランス）

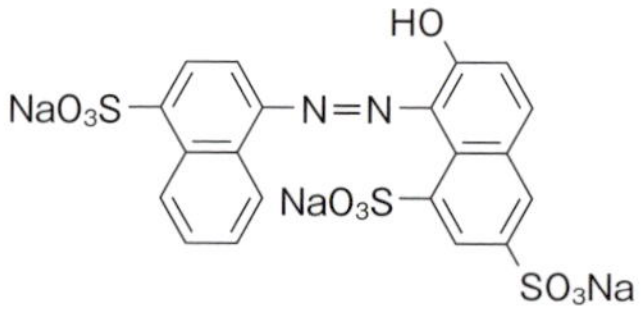

食用赤色 102 号（ニューコクシン）

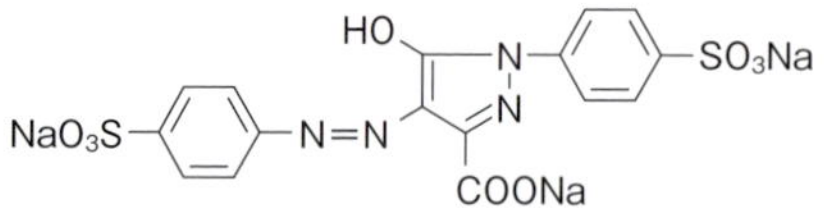

食用黄色 4 号（タートラジン）

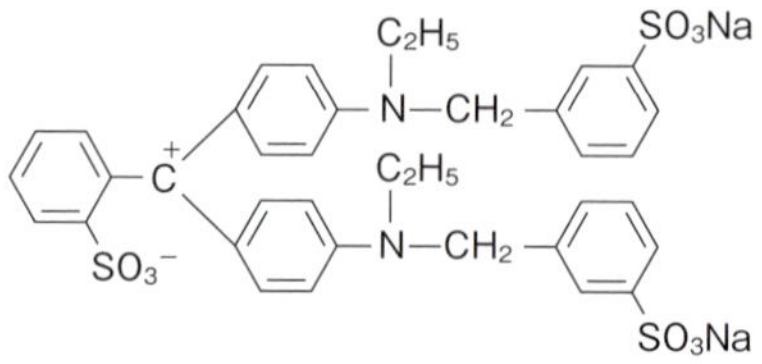

食用青色 1 号（ブリリアントブルー FCF）

図 7・4・5　代表的な食用タール色素

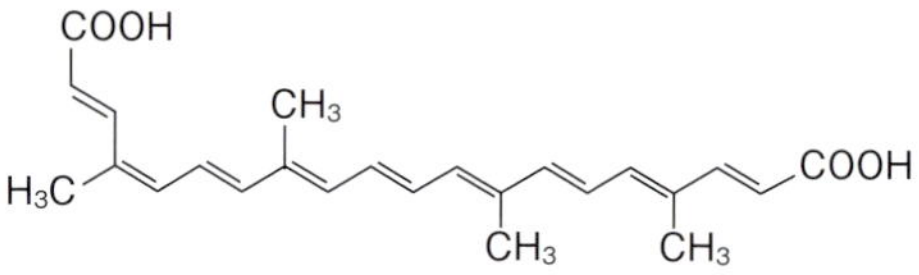

ノルビキシン

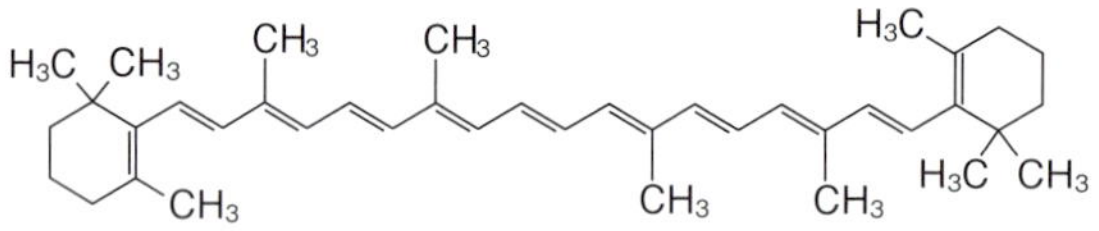

β-カロテン

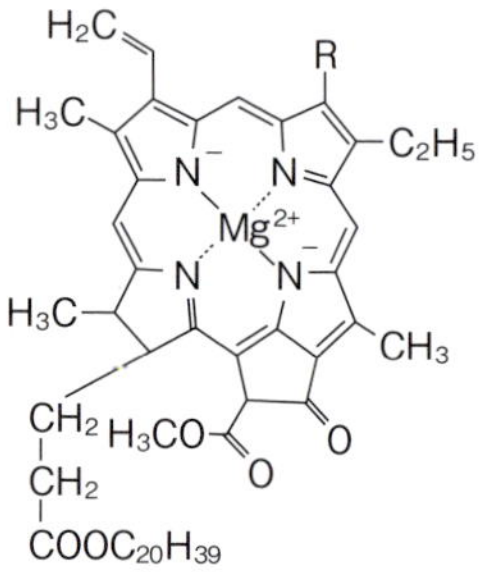

クロロフィル

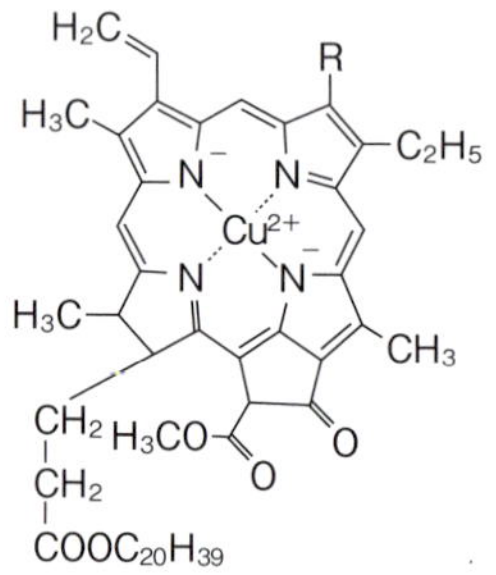

銅クロロフィル

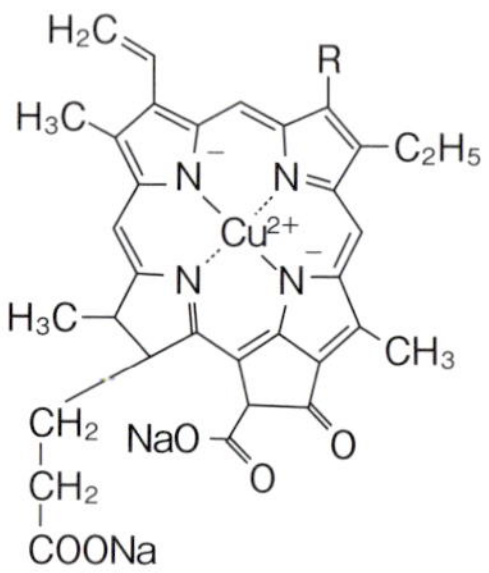

銅クロロフィリンナトリウム

R＝CH$_3$：クロロフィルa
R＝CHO：クロロフィルb

図 7・4・6　着色料として用いられるカロテノイド系およびクロロフィル系色素

　流通している**ノルビキシンカリウム**および**ノルビキシンナトリウム塩**といったカロテノイド系色素，**銅クロロフィル**，**銅クロロフィリンナトリウム**，**鉄クロロフィリンナトリウム**といったクロロフィル系色素，**三二酸化鉄（三酸化二鉄）（Fe$_2$O$_3$）**，**二酸化チタン（TiO$_2$）**といった無機塩類があり（図 7・4・6），いずれも使用基準がある．

　β-カロテンは緑黄色野菜に含まれているプロビタミン A であるが，食品添加物としては，工業

的に合成されたβ-カロテンが食用タール色素の代わりに，バターやマーガリンなどの脂溶性食品に対する黄色系着色料として用いられている．同じくカロテノイド系色素として指定添加物となっているノルビキシンカリウムおよびノルビキシンナトリウムは，ベニノキの種子の被覆物に含まれるビキシンをアルカリ分解して得られ，黄～橙色の着色料としてウインナーソーセージなどに使用される．一方，クロロフィル系色素はきわめて安定な緑色の着色料で，銅クロロフィルは脂溶性，銅クロロフィリンナトリウム，鉄クロロフィリンナトリウムは水溶性である．銅クロロフィル，銅クロロフィリンナトリウムは昆布，チューインガムなどに使用されるが，鉄クロロフィリンナトリウムは使用基準により，昆布類，茶，野菜などには使用できない．赤色の三二酸化鉄はバナナやこんにゃくの着色に，白色の二酸化チタンはチーズやチョコレートの着色に使用される．

f．発色剤

発色剤は，食品中の不安定な有色成分と反応して安定化した色素を生成させるもので，着色料とは異なり，それ自体に色はない．発色剤として指定されている**亜硝酸ナトリウム（NaNO$_2$），硝酸ナトリウム（NaNO$_3$），硝酸カリウム（KNO$_3$）**は，ハムやソーセージなどの食肉加工品やタラコやイクラなどに使用され，食品中のヘモグロビンやミオグロビンがもつ赤い色調を安定化することで，食品の嗜好性を高める．いずれも使用基準がある．食肉などに含まれるヘモグロビンやミオグロビンはそのままでは不安定で，空気中に放置されたり加熱されたりすると，酸素と結合してオキシヘモグロビン，オキシミオグロビンとなり，さらに分子内のヘムに結合しているFe^{2+}が酸化されFe^{3+}となって，メトヘモグロビン，メトミオグロビンに変わる（図7・4・7）．これが，新鮮な色が失われ，食品の色調が褐色～暗赤色となる原因である．食肉などの加工時に加えられた亜硝酸塩や硝酸塩は，食品中で還元されて一酸化窒素（NO）となり，ヘモグロビンやミオグロビンの分子内のFe^{2+}に結合し，安定な鮮紅色のニトロソヘモグロビン，ニトロソミオグロビンが生じる．これらをさらに加熱すると，ニトロソヘモクロモーゲンやニトロソミオクロモーゲンとなり，これらもやはり鮮紅色を呈しているため，熱に安定な赤色となる．硝酸塩は肉中の酵素により還元されて亜硝酸となり効力を示す．わが国では認められていないが，欧米では亜硝酸はボツリヌス症予防の目的で

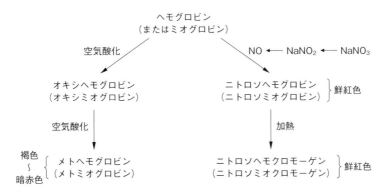

図 7・4・7　肉の変色と発色剤の作用機序

318   第7章 食 品 衛 生

ハムやベーコンに使用される．亜硝酸塩の安全性に関しては次の2点に注意する必要がある．一つ
は亜硝酸塩が海鮮魚介類や魚卵などに含まれる第二級アミンと酸性条件下で反応して，発がん物質
である N-ニトロソ化合物を生成することである．もう一つは，亜硝酸塩を多量に摂取するとメト
ヘモグロビン血症を引き起こし，呼吸機能が低下することである．

食肉の発色剤に加え，アントシアニンと複合体を形成する**硫酸鉄(Ⅱ)($FeSO_4$)**が，ナスなどの発
色剤として指定されている．

g．漂白剤

漂白剤は，食品の原料に含まれる着色成分を無色にして食品を白くしたり，鮮明な色調を与えた
りする目的で使用され，着色成分を還元して漂白するものと酸化して漂白するものに分けられる．

指定添加物となっている**二酸化硫黄(SO_2)**および亜硫酸塩類〔**亜硫酸ナトリウム(Na_2SO_3)**，**次亜
硫酸ナトリウム($Na_2S_2O_4$)**，**ピロ亜硫酸カリウム($K_2S_2O_5$)**，**ピロ亜硫酸ナトリウム($Na_2S_2O_5$)**〕に
は還元作用がある．これら二酸化硫黄および亜硫酸塩には，酵母や雑菌の増殖を抑制する作用や酸
化による食品の劣化を抑制する作用があるため，保存料や酸化防止剤を用途名として表示されるこ
ともある．いずれも使用基準がある．

酸化作用をもつ漂白剤としては，**過酸化水素(H_2O_2)**，**亜塩素酸ナトリウム($NaClO_2$)**，**次亜塩素
酸ナトリウム($NaClO$)**，および**高度サラシ粉**が指定されている．いずれも微生物を死滅させる作
用をもつため，殺菌料としても用いられる．このうち，過酸化水素は，使用基準で「最終食品の完
成前に分解または除去すること」が定められているため，残存したカタラーゼで分解することが可
能なカズノコなどの魚卵の殺菌・漂白に限って使用されている．

h．甘味料

甘味料は，食品に甘味をつけるもので，古くは経済的な理由からショ糖の代替品として開発・使
用された経緯があるが，近年は，摂取エネルギーを減らす必要がある糖尿病や肥満などの生活習慣
病患者が増大していることを背景とし，新たな添加物が甘味料として指定されている．また，キシ
リトールのように，虫歯の原因となるう蝕細菌に利用されにくいという抗う蝕性が着目される添加
物もある．図7・4・8には指定添加物となっている甘味料の構造式を示した．

これらのうち，**サッカリン**はショ糖の約500倍の甘味があるが，水に溶けにくく，チューインガ
ムにのみ使用が認められている．一方，**サッカリンナトリウム**は水に溶けやすく，多くの食品で使
用されているが，使用基準により使用量が限定される．欧米などで広く使用されている**サッカリン
カルシウム**はナトリウムを含まないため減塩食摂取者向けの低カロリー甘味料としても有用とさ
れ，2012年になってから指定添加物として，成分規格，使用基準が定められた．また，**アセスルファ
ムカリウム**はエネルギー換算係数が0 kcal/gにもかかわらず，ショ糖の約200倍の甘みがあり，
菓子や清涼飲料水などを対象に使用基準が定められている．ショ糖(スクロース)の3ヵ所のヒドロ
キシ基を塩素原子に置換した**スクラロース**も，ショ糖の約600倍の甘みをもち，低カロリー甘味料
として有用である．

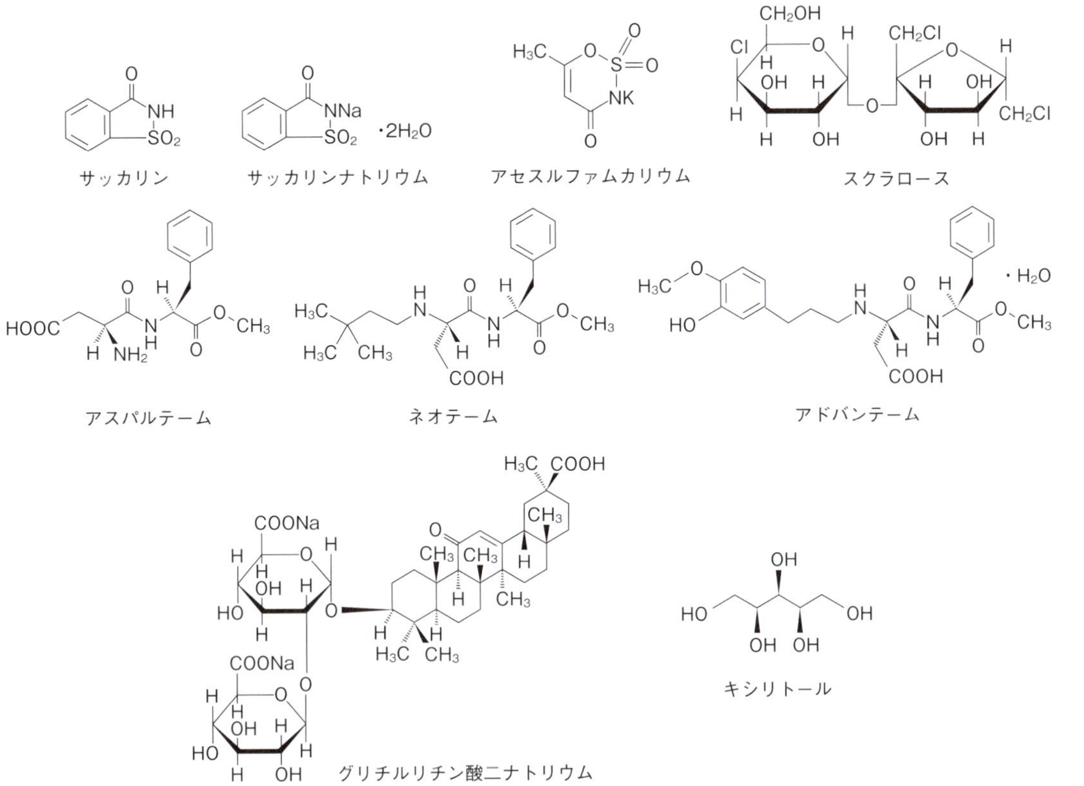

7・4 食品添加物　　319

図 7・4・8　甘味料

　アスパルテームはアスパラギン酸とフェニルアラニンからなるジペプチド構造をしている．エネルギー換算（Atwater）係数は 4 kcal/g とショ糖と同じであるが，ショ糖の約 200 倍の甘味があるので，少ない使用量で用いることが可能で，実質的には摂取を低カロリーに抑えられる．アスパルテームの使用にあたっては，フェニルケトン尿症患者に対する注意喚起として「L-フェニルアラニン化合物を含む旨」の表示が義務づけられている．**ネオテーム**はアスパルテームを N-アルキル化することで得られ，ショ糖の約 7000 ～ 13 000 倍の甘味をもつ．一方，**アドバンテーム**はアスパルテームと 3-ヒドロキシ-4-メトキシフェニルプロピオンアルデヒドとの還元アルキル化反応で得られ，ショ糖の約 14 000 ～ 48 000 倍の甘味をもつ．ネオテームは 2007 年，アドバンテームは 2014 年に新たに指定添加物となったが，両者はその大部分が，分子内にフェニルアラニンを含んだ代謝物として尿中・糞中に排泄され，L-フェニルアラニンに変換されて摂取される可能性が小さいことから，L-フェニルアラニン化合物に関する注意喚起は必要ではない．アスパルテーム，ネオテーム，アドバンテームには使用基準はない．

　グリチルリチン酸二ナトリウムはカンゾウ（甘草）根茎の抽出物から得られ，ショ糖の約 200 倍の甘味をもつ．醤油と味噌に対してのみ，使用が認められている．**キシリトール**は果物や野菜などにも含まれているが，工業的にはキシロースを還元後，精製して得られる．使用基準はない．低カロリーであるほか，抗う蝕性があるため，チューインガムなどに使用されている．

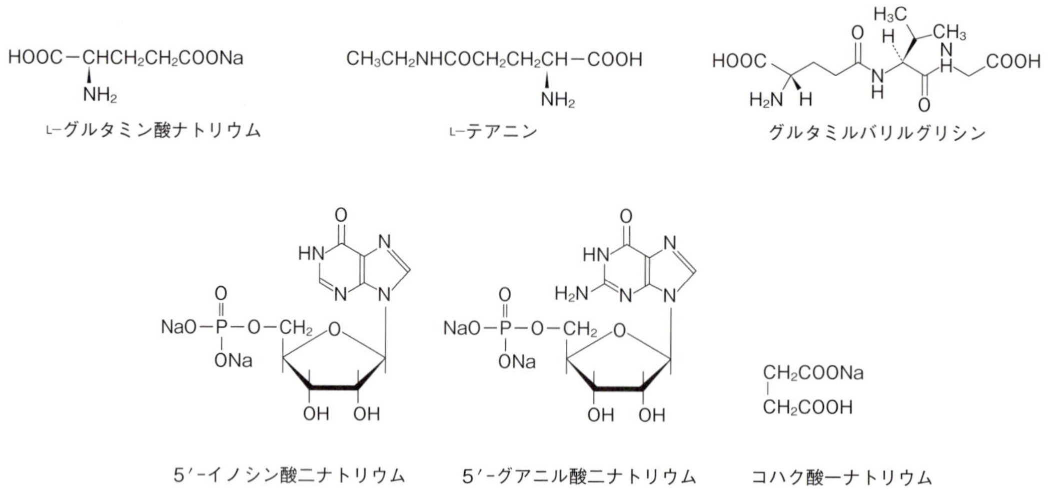

HOOC−CHCH$_2$CH$_2$COONa
　　　｜
　　　NH$_2$
L−グルタミン酸ナトリウム

CH$_3$CH$_2$NHCOCH$_2$CH$_2$CH−COOH
　　　　　　　　　　｜
　　　　　　　　　　NH$_2$
L−テアニン

グルタミルバリルグリシン

5′−イノシン酸二ナトリウム　　　5′−グアニル酸二ナトリウム

CH$_2$COONa
｜
CH$_2$COOH
コハク酸一ナトリウム

図 7·4·9　調味料

既存添加物の甘味料には，カンゾウ抽出物，ステビア抽出物，D−キシロースなどがある．

i．調味料

調味料は，食品に旨味やコク味を加え，味覚を豊かにする添加物であり，アミノ酸系調味料，核酸系調味料などがある（図7·4·9）．

アミノ酸系調味料であるL−**グルタミン酸ナトリウム**は，昆布の旨味成分として知られ，家庭用，食品加工用調味料として広く使用されている．核酸系調味料と混合すると，旨味の相乗効果があり，組み合わせた複合調味料として普及している．L−**テアニン**（L−グルタミン酸エチルアミド）は，玉露の旨味成分で，緑茶，ほうじ茶などの風味増強に使用される．また，2014年には，グルタチオンのグリシンをバリンに置換した構造をもつ**グルタミルバリルグリシン**が，新たな調味料として指定された．グルタミルバリルグリシンは帆立貝，魚醤や醤油などに含まれる成分で，それ自身は味をもたないが，食品にコク味を付与する．

核酸系調味料の**5′−イノシン酸二ナトリウム**はカツオ節の旨味成分であり，L−グルタミン酸ナトリウムと併用すると著しく旨味が増す．**5′−グアニル酸二ナトリウム**は椎茸の旨味成分である．さらに，アミノ酸系，核酸系以外の調味料としては，貝の旨味成分である**コハク酸一ナトリウム**および**コハク酸二ナトリウム**がある．

j．使用禁止となった添加物

食品添加物は，厳密な毒性試験を通過しなければ承認されないが，かつては安全と思われていたものであっても，新しい安全性評価方法の確立などにより，その安全性に疑問がもたれるものが出てくるようになった．とくに発がん性が証明され，食品添加物から使用禁止となったものも数多く存在する（図7·4·10）．

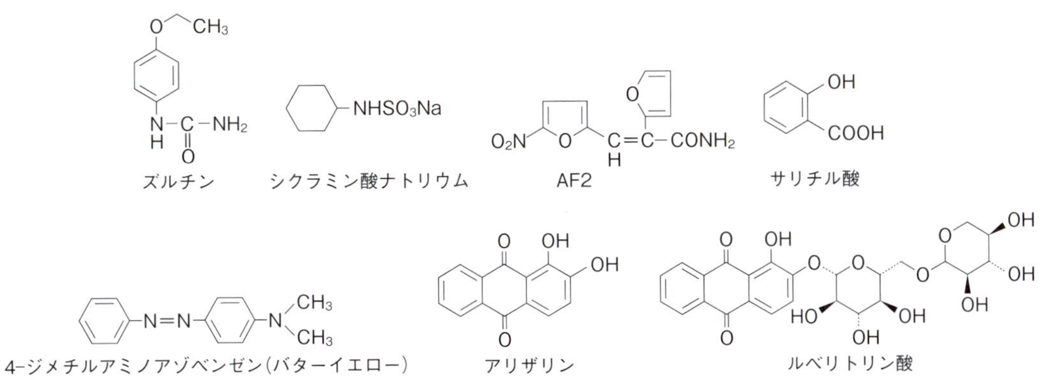

図 7·4·10 の化学構造に付されたラベル：

ズルチン　シクラミン酸ナトリウム　AF2　サリチル酸

4-ジメチルアミノアゾベンゼン(バターイエロー)　アリザリン　ルベリトリン酸

図 7·4·10 これまでに不許可になった食品添加物の例

　ズルチン，シクラミン酸カルシウムおよびシクラミン酸ナトリウム(チクロ)は，いずれも甘味料として幅広い食品に使用されていたが，変異原性，発がん性をもつことが示され，それぞれ 1968 年，1969 年に使用禁止となった．また，2-(2-フリル)-3-(5-ニトロ-2-フェニル)アクリルアミド(AF2)も，豆腐や魚肉ソーセージ，麺類の殺菌料として使われてきたが，その変異原性，発がん性から，1974 年に使用禁止となった．古くから保存料として使用されてきた**サリチル酸**は，強い急性毒性を示すことから，1975 年に使用禁止となっている．そのほか，バターの着色に用いていた黄色着色料の **4-ジメチルアミノアゾベンゼン(バターイエロー)**もその発がん性から使用禁止となった．脂溶性，塩基性を示すタール色素は発がん性をもつ可能性が高く，現在用いられている食用タール色素はいずれも酸性水溶性タール色素である．

　化学合成品だけでなく天然添加物のなかにも，毒性が明らかとなり，使用禁止となったものがある．**アカネ色素**はアカネ科の植物であるセイヨウアカネから得られ，アリザリンおよびルベリトリン酸を主成分とする天然色素である．既存添加物として，ハム，ソーセージなどの畜肉加工品やかまぼこなどの水産加工品に使用されていたが，ラット腎臓の尿細管に悪性腫瘍を発症させることから，2004 年に使用禁止になった．

7·5　バイオテクノロジー応用食品

　われわれが口にしている食品の材料となる作物や家畜の多くは，人間の手によって育種(品種改良)されてきたものである．バイオテクノロジー技術の進歩に伴い，現在ではよりよい作物を得るために，交配や突然変異といった従来の方法に加え，作物のもつ遺伝子を操作する技術が使われている．遺伝子操作技術を用い得られた食品としては，遺伝子組換え食品，ゲノム編集食品(ゲノム編集技術応用食品)とよばれるものがある．

322　第7章 食 品 衛 生

■ 7・5・1　遺伝子組換え食品

a．遺伝子組換え食品とは

　遺伝子組換え食品とは，ほかの生物から有用な性質をもつ遺伝子を取り出し，その性質をもたせたい植物などに組み込む技術（遺伝子組換え技術）を利用してつくられた食品のことである．植物に遺伝子導入した**遺伝子組換え農作物**とそれからつくられた加工食品，および遺伝子導入した微生物を利用してつくられた**遺伝子組換え食品添加物**が，遺伝子組換え食品にあたる．2024年3月7日現在，日本国内において食用として使用することを目的とした遺伝子組換え農作物の商業栽培は行われていないが，大量に輸入はされている．輸入される農作物としては，大豆，コーンスターチ用のトウモロコシ，食用油用のナタネが含まれるが，その主要生産国では，90％以上が遺伝子組み換え農作物となっている．わが国では現在，大豆，トウモロコシ，ジャガイモ，ナタネ，綿実，アルファルファ，テンサイ，パパイヤ，カラシナといった農作物9作物（334品種）とそれを原材料とした33加工食品群，キモシン，α−アミラーゼなどの食品添加物84品目の流通が認められている．表7・5・1には，それら許可されている遺伝子組換え農作物とその加工食品（群）を示した．農作物に付加される有用な性質としては，従来は除草剤耐性や害虫抵抗性などの生産性を改善するものが主であったが，最近はその食品がもつ栄養成分の改善を目的とするものが増えてきている．

　安全性を確保するために，遺伝子組換え食品を輸入・販売する際には，必ず安全性審査を受ける

表 7・5・1　わが国において認められている遺伝子組換え食品

種　類	特　徴	加工食品
大豆（29品種）	害虫抵抗性，除草剤耐性，高オレイン酸形質，低飽和脂肪酸，ステアリドン酸産生	豆腐・油揚げ類，凍り豆腐・おからおよびゆば，納豆，豆乳類，味噌，大豆煮豆，大豆缶詰および瓶詰，きなこ，大豆いり豆など15食品
トウモロコシ（211品種）	生産性向上，収量増大の可能性の向上，害虫抵抗性，除草剤耐性，高リシン形質，耐熱性α−アミラーゼ産生，乾燥耐性，組織特異的除草剤耐性	コーンスナック菓子，コーンスターチ，ポップコーン，冷凍トウモロコシなど9食品
ジャガイモ（12品種）	ウイルス抵抗性，害虫抵抗性，疫病抵抗性，アクリルアミド産生低減，打撲黒斑低減	ポテトスナック菓子，乾燥ばれいしょ，冷凍ばれいしょ，ばれいしょでん粉など6食品
ナタネ（24品種）	DHA産生，EPA産生，除草剤耐性，稔性回復性，雄性不稔性	
綿実（48品種）	害虫抵抗性，除草剤耐性	
アルファルファ（5品種）	除草剤耐性，低リグニン	アルファルファをおもな原材料とするもの
テンサイ（3品種）	除草剤耐性	調理用のテンサイをおもな原材料とするもの
パパイヤ（1品種）	ウイルス抵抗性	パパイヤをおもな原材料とするもの
カラシナ（1品種）	除草剤耐性，稔性回復性	

必要があり，審査を受けていない遺伝子組換え食品などや，これを原材料に用いた食品などの製造・輸入・販売は，食品衛生法に基づいて禁止されている．食品安全委員会において審査を実施し，安全性審査で問題がない場合にのみ製造・輸入・販売が許可される．また，遺伝子組換え食品などを製造する場合には，その製造所について，定められた製造基準の適合確認を受ける必要がある．安全性審査では，遺伝子組換えに用いた組換え DNA 自体の安全性，組換え DNA からつくられるタンパク質の安全性，それらによって間接的に引き起こされる二次的な影響などが検討される．とくに，従来種の遺伝性質に加える長期的な影響や，遺伝子産物によるアレルギー誘発性の有無，別の有害物質産生の有無などが審査されている．

b．遺伝子組換え食品の表示

安全性が確認された遺伝子組換え農作物とその加工食品については，食品表示法に基づく遺伝子組換え食品に関する表示基準が定められている．遺伝子組換え農作物およびそれを加工食品の原材料とした場合は，「大豆（遺伝子組換え）」のように，遺伝子組換え農産物である旨を必ず表示しなければならない．また，従来のものと組成・栄養価などが著しく異なるものとして生産された**特定遺伝子農産物**（高オレイン酸大豆，ステアリドン酸産生大豆，高リシントウモロコシ）およびそれを加工食品の原材料とした場合は，「大豆（高オレイン酸遺伝子組換え）」といった，その旨を示す表示についても義務がある．ただし，醤油や植物油などでは，遺伝子組換えに用いた組換え DNA が検出できないため，表示義務はない．

遺伝子組換え農産物と非遺伝子組換え農産物について，生産，流通および加工の各段階で管理者の注意をもって分別管理し，それが書類により証明されていることを，**分別生産流通管理（IP ハンドリング）**という．分別生産流通管理を行わずにこれらを区別せずに用いた場合も，遺伝子組換え農産物と非遺伝子組換え農産物が分別されていない旨の表示を行う必要がある．「大豆（遺伝子組換え大豆と分別管理していない）」，「大豆（遺伝子組換え不分別）」といった表示がこれにあたる．一方，これらの義務表示制度に加え，遺伝子組換え食品には任意表示制度という制度があり，遺伝子組換え農産物が混入しないように分別生産流通管理が行われたことを確認したものを使用している場合は，その旨を表示することができる．分別生産流通管理をして，遺伝子組換え農産物の混入が検出されず，混入がないと認められる農産物を原材料とする加工食品においては，「大豆（遺伝子組換えでない）」のように，遺伝子組換え農産物の混入がない非遺伝子組換え農産物である旨の表示が可能である．しかしながら，大豆，トウモロコシについては，適切に分別生産流通管理をした場合でも，遺伝子組換え農産物の意図しない混入が避けられない．このため，分別生産流通管理をして，意図せざる混入を 5% 以下に抑えている大豆およびトウモロコシならびにそれらを原材料とする加工食品については，「大豆（遺伝子組換えの混入を防ぐため分別）」，「大豆（遺伝子組換え混入防止措置済）」といった，適切に分別生産流通管理された旨の表示も，任意表示として認められている．

7・5・2 ゲノム編集食品（ゲノム編集技術応用食品）

遺伝子組換え技術とは異なる最新の遺伝子操作技術が，ゲノム中の形質にかかわる遺伝情報の特

定の DNA 配列を変化させるゲノム編集技術である．ゲノム編集技術として汎用されている CRISPR/Cas9 とよばれる方法は 2012 年に報告され，この方法の開発者は 2020 年にノーベル化学賞を受賞した．CRISPR/Cas9 システムでは，切断しようとする標的 DNA 配列に結合できるガイド RNA と，Cas9 という DNA を切断するヌクレアーゼを細胞に導入する．ガイド RNA に導かれた Cas9 は標的 DNA 配列を効率よく切断するが，この切断された DNA がもとに戻ろうと修復されるときに，修復のミスが起こると，もとの DNA 配列とは異なる遺伝情報に書き換えられることがある．この修復のミスを利用したのが，CRISPR/Cas9 を用いたゲノム編集技術であり，ゲノム編集技術を用いてつくられた食品が，**ゲノム編集食品**(ゲノム編集技術応用食品)である．遺伝子組換え技術では，もとの生物にはなかった外来の遺伝子を組み込む必要があるが，ゲノム編集技術では，もとの生物の遺伝子を切断し，切断された遺伝子が修復される際に起こる変異，すなわち自然界でも起こりうる変異を意図的に起こさせる．このため，ゲノム編集食品には外来遺伝子が存在せず，ゲノム編集を行ったことを検出することはできない．

ゲノム編集食品については，2019 年 10 月より届出制度が開始された．しかし，外来遺伝子を組み込まない限り，ゲノム編集を行ったかどうかは検出できないこともあり，安全性審査は必要なく，安全性についてはその情報の公表が求められるだけである．また，表示の義務もない．2023 年末現在で厚生労働省に届出されたゲノム編集食品は 6 品目であり，このうち，グルタミン酸脱炭酸酵素遺伝子の一部を改変し GABA 含有量を高めたトマト，可食部増量マダイ，高成長トラフグの 3 品目が市場に出ている．

7・6　食品衛生とその関連法規

食品を介した栄養成分の摂取は，われわれが生きていくうえで必要不可欠なものである．一方で，食品には栄養成分とともに，微量ではあるが，われわれの健康に悪影響を及ぼす可能性をもつ物質，すなわち**危害要因**(ハザード)が含まれている．食品に含まれる危害要因には，有害微生物や環境汚染物質，農薬や食品添加物などさまざまなものがある．どんな食品にもさまざまな危害要因があり，食べたときのリスクがゼロになることはありえない．このため，食品の安全に「絶対」はないといえるが，食品の安全性を担保することで飲食に起因する健康上の被害を防止することはきわめて重要であり，このために食品の安全を守るための仕組みが構築され，さまざまな法律が制定されている．

7・6・1　食品の安全を守る仕組み

食品の安全を守るために，食品の**リスク分析**が行われている．ここでいう「リスク」とは，食品中に危害要因が存在する結果，ヒトの健康への悪影響が起こる可能性とその程度(健康への悪影響が発生する確率と影響の程度)を意味する．リスク分析は，「リスク評価」，「リスク管理」，「リスクコミュニケーション」の 3 要素から構成されている．わが国では，リスク評価機関(食品安全委員会)とリスク管理機関(厚生労働省，農林水産省，消費者庁など)がそれぞれ独立して業務を行いながら

表 7·6·1　食品の安全を守る仕組み（リスク分析）

リスク評価 （食品安全委員会）	リスク管理			リスク コミュニケーション
	食品の衛生に 関するリスク管理 （厚生労働省）	農林・畜産・水産に 関するリスク管理 （農林水産省）	食品の表示に 関するリスク管理 （消費者庁）	
・リスク評価の実施 ・リスク管理を行う行政機関への勧告 ・リスク管理の実施状況のモニタリング ・内外の危害情報の一元的な収集・整理など	・検疫所 ・地方厚生局 ・地方自治体 ・保健所など	・地方農政局 ・消費技術センターなど		・食品の安全性に関する情報の公開 ・消費者などの関係者が意見を表明する機会の確保
食品安全基本法	食品衛生法など	農薬取締法，飼料安全法など	食品表示法，健康増進法など	

〔厚生労働統計協会：“国民衛生の動向 2024/2025”，p.279（2024）より作成〕

も，相互に連携しつつ，食品の安全性を確保するための取組みを推進している（表7·6·1）．

3要素のうち，**リスク評価（リスクアセスメント）**は，食品健康影響評価ともよばれるもので，食品に含まれる危害要因の摂取（曝露）によるヒトの健康に対するリスクを，危害要因の特性などを考慮しつつ，付随する不確実性を踏まえて，科学的に評価することである．食品に含まれる可能性のある O157 などの病原菌，プリオン，添加物や農薬などの危害要因がヒトの健康に与える影響について評価を行うことで，具体的には，食品中の危害要因を摂取することによってどのくらいの確率でどの程度の健康への悪影響が起きるかを科学的に評価している．

リスク管理（リスクマネージメント）は，すべての関係者と協議しながら，技術的な実行可能性，費用対効果，リスク評価結果などのさまざまな事項を考慮したうえで，リスクを低減するために適切な政策・措置（規格や基準の設定，低減対策の策定・普及啓発など）について，科学的な妥当性をもって検討・実施することである．リスク管理には，食品衛生に関する規格・基準の策定（食品衛生行政のうち，食品衛生基準行政にあたる）や，その規格・基準が守られているかの監視（食品衛生監視行政にあたる）などが含まれる．食品衛生基準行政と食品衛生監視行政はいずれも従来，厚生労働省の所管のもと行われてきたが，2024 年 4 月より，食品衛生基準行政の所管は消費者庁へと変更となった．この所管の変更に伴い，厚生労働省に設置されていた薬事・食品衛生審議会は改組され，食品衛生基準行政に関する調査審議は，消費者庁に設置された食品衛生基準審議会に移管されることとなった．

リスクコミュニケーションとは，リスク分析の全過程において，リスクやリスクに関連する要因などについて，一般市民（消費者，消費者団体），行政（リスク管理機関，リスク評価機関），メディア，事業者（一次生産者，製造業者，流通業者，業界団体など），専門家（研究者，研究・教育機関，医療機関など）といったそれぞれの立場から情報の共有や意見交換をすることである．リスクコミュニケーションには，リスク評価で見出された事実やリスク管理の決定事項の説明も含まれる．リス

クコミュニケーションを行うことで，検討すべきリスクの特性やその影響に関する知識を深め，リスク管理に関する決定やその実施の過程を，より整合性があり，透明性の高いものにすること，安全な食品供給に対する人々の信頼感を育むことなどが期待される．

7・6・2　食品の安全性を確保するための法整備

わが国における食品の安全を守るための法律としては，幅広く食品の製造，加工，安全に関する**食品衛生法**，一次生産物としての食品の生産に関する **JAS 法（農林物質の規格化及び品質表示の適正化に関する法律）**が中心となっており，食品衛生法は厚生労働省，JAS 法は農林水産省がそれぞれ所管している．そのほか，食品の安全性確保にかかわる法律としては，**食品安全基本法**，**健康増進法**，**食品表示法**などがある．

a．食品衛生法

食品衛生法は，「食品の安全性の確保のために公衆衛生の見地から必要な規制その他の措置を講ずることにより，飲食に起因する衛生上の危害の発生を防止し，もって国民の健康の保護を図ること」を目的とし，1947 年に制定された．食品の製造や加工，販売に至るまで，さまざまな規制を設けており，この法律が機能することによって，食品が安全で衛生的であることが担保され，食中毒や健康被害のリスクが抑えられている．その対象は，医薬品・医薬部外品を除くすべての飲食にかかわるもので，飲食物に加え，器具・容器包装，口に入れる可能性がある乳児用玩具，野菜や食器などを洗浄するための洗浄剤など多岐にわたっている．

食品衛生法では，総則として国・地方自治体・食品等事業者（食品にかかわる事業を営む企業など）についての責務を定め，そして食品等事業者による検査の実施，危害防止に必要な情報の記録や保存についての努力義務を定めている．そして，そのうえで，食品や添加物，器具・容器包装，表示，食品衛生管理者の設置などに関するルールを規定している．

社会情勢に合わせ，食品衛生法は何度か改正されており，食品安全基本法の制定に伴う 2003 年の改正に加え，2018 年には大幅に改正され，2019 〜 2021 年にかけて施行された．この改正食品衛生法では，**HACCP** に沿った衛生管理の制度化，営業届出制度の創設と営業許可制度の見直し，食品リコール情報の自治体への報告の義務化，特別の注意を必要とする成分などを含む食品による健康被害情報の届出の義務化，広域的な食中毒事案への対策強化，器具・容器包装に対するポジティブリスト導入，輸入食品の安全性確保・食品輸出事務の法定化などが盛り込まれた．

b．食品安全基本法

2000 〜 2002 年にかけて，クロイツフェルト・ヤコブ病と関連するウシ海綿状脳症（BSE）の発生，牛乳による集団食中毒事件，無許可添加物の使用，原産地の偽装表示など，食の安全を脅かす事件が多発した．**食品安全基本法**は，この際に，従来，農林水産省と厚生労働省の縦割り行政が迅速な問題解決に障害となっていたことを踏まえ，食品の安全確保対策の総合的な推進と食品行政への信頼回復のために，2003 年に制定された．「食品の安全性の確保に関し，基本理念を定めるとともに，

施策の策定に係る基本的な方針を定め（中略），食品の安全性の確保に関する施策を総合的に推進すること」を目的とし，内閣府が所管する．

食品安全基本法では，食品安全行政に**リスク分析**の手法を導入しており，これに基づき新たに**食品安全委員会**が関連省庁から独立した内閣府に設置されることとなった．この委員会は食品添加物や農薬，遺伝子組換え食品などについて食品の健康への影響を評価する**リスク評価**のための機関であり，その評価をもとに安全行政全体に基本となる意見を提言する．2005 年 5 月には，その設置のきっかけとなった BSE に関し，BSE 全頭検査の緩和を政府に答申した．

c．食品表示法

食品表示法は，「販売の用に供する食品に関する表示について，基準の策定その他の必要な事項を定めることにより，食品衛生法，健康増進法および JAS 法による措置と相まって，国民の健康の保護及び増進並びに食品の生産および流通の円滑化ならびに消費者の需要に即した食品の生産の振興に寄与すること」を目的とし，2015 年に施行された．消費者庁が所管する．食品表示法施行前は，食品表示に関して，**食品衛生法**による「食品の安全確保に関わる衛生事項」の表示，**健康増進法**による「栄養表示等の保健事項」の表示，**JAS 法**による「品質事項」の表示といった三つの規程が存在した．しかし，三つの法律にまたがった食品表示の規程は，消費者・事業者双方にとってわかりにくいことから，食品衛生法，健康増進法，JAS 法の「表示関係の事項のみ」を食品表示法に移行し，食品表示を一元化することとした（表 7・6・2）．食品表示法では，食品表示基準を策定し，名称，アレルゲン，保存の方法，消費期限，原材料，添加物，栄養成分の量および熱量，原産地その他食品関連事業者などが食品の販売をする際に表示されるべき事項を規定した．なお，食品表示以外の事項については，現在も，食品衛生法，健康増進法，JAS 法に規定されている．

表 7・6・2　食品表示法制定と食品関連法規

	食品衛生法	健康増進法	JAS 法	
制定年	1947 年	2003 年	1950 年	
所　管	厚生労働省	厚生労働省	農林水産省	
目　的	飲食物に起因する衛生上の危害発生を防止	栄養の改善その他の国民の健康の増進を図る	・農林物資の品質の改善 ・品質に関する適正な表示により消費者の選択に資する	
表示関係	販売の用に供する食品等に関する表示についての基準の策定及び当該基準の遵守　等	栄養表示基準の策定及び当該基準の遵守　等	・製造業者が守るべき表示基準の策定 ・品質に関する表示の基準の遵守　等	→食品表示法
表示関係以外	・食品，添加物，容器包装等の規格基準の策定 ・規格基準に適合しない食品等の販売禁止 ・都道府県知事による営業の許可　等	・基本方針の策定 ・国民健康・栄養調査の実施 ・受動喫煙の防止 ・特別用途食品に係る許可　等	・日本農林規格の制定 ・日本農林規格による格付等	

> **コラム　消費者庁設立のきっかけ**
>
> 　わが国では，2007 〜 2008 年にかけ，中国製冷凍餃子事件，事故米不正転売事件をはじめ，消費期限切れ原料の使用，賞味期限改ざん，食肉偽装，産地偽装・不適正表示などが相次いで発覚し，「食の安全」が大きく揺らいだ．さらに，ガス湯沸かし器による一酸化炭素中毒事故，エレベーター事故など，食品衛生関係以外にもさまざまな消費者被害事故も相次いだ．こんにゃくゼリーによる死亡事故が報告され，実は同様の死亡事故が 10 年超にわたり継続的に発生していたことが明らかになったのも，この当時である．これらの消費者被害事故のなかには，所管する省庁間の連係の不備や省庁内の情報共有の不備が原因となって被害の拡大防止が遅れたものもあり，消費者行政において，いわゆる「縦割り行政」の弊害が露呈してきた．たとえば，こんにゃくゼリーによる死亡事故は，厚生労働省の所管する食品衛生法にも農林水産省の所管する JAS 法にも抵触しないという理由から行政としての対応が後手に回り，被害を拡大させてしまった．これらの問題を受け，消費者行政にかかわる各行政機関の権限の円滑な調整を行うために，2009 年に新たにつくられた内閣府の外局が，消費者庁である．消費者庁は，食品安全行政のみならず，消費者行政の中核的な実施機関としての役割を担っている．

7・6・3　食品の安全性に関する今後の課題

　食品産業のグローバル化・産業構造変化とともに，生産・流通の多様化・複雑化も進み，食の安全をめぐる状況も大きく変化してきている．2003 年に食品安全基本法が制定され，2009 年に消費者庁が設立された後も，冷凍食品への農薬マラチオンの混入事件(2013 年)，中国産食肉の消費期限切れ(2014 年)など，多くの食品に関する事故・事件が発生しているが，そのなかには，2011 年に起きた福島第一原子力発電所の事故に伴う放射性物質の汚染問題など，これまでになかった新たなタイプの事故・事件も含まれる．食中毒の様相も様変わりし，HACCP とコールドチェーンの発展と普及により，食中毒全体，とくに細菌による食中毒の発生が減少した一方，コールドチェーンで用いられるチルドでは寄生虫が死滅しないため，アニサキスなどの寄生虫による食中毒が逆に増加するという問題が生じている．また，2024 年には，紅麹を原料とする健康食品が原因と疑われる，多数の死者を含む多くの健康被害の発生も報告された．これを機に，2024 年 8 月に食品衛生法施行規則が改正され，機能性表示食品および特定保健用食品による健康被害について，速やかに情報提供することが義務化された．

　また，バイオテクノロジー応用食品として，新たにゲノム編集食品が開発された．ゲノム編集食品に用いられるゲノム編集技術は自然界でも起こりうる変異を意図的に起こさせるために，ゲノム編集食品には外来遺伝子が存在せず，ゲノム編集を行ったことを検出することはできない．ゲノム編集食品の安全性については，個々の食品について，厳密にリスク評価を行っていく必要がある．

8

化学物質の毒性

8・1　化学物質と健康

　現代社会において，ヒトは，医薬品や農薬，食品添加物，サプリメント，工業原料，環境汚染物質など，さまざまな化学物質に囲まれて生活している．医薬品や食品添加物，サプリメントなどでは，多くの場合その利益を享受して生活しているが，薬害や医薬品副作用に代表されるように，利益をもたらすと想定して服用した化学物質が健康被害を引き起こすこともある．また，医薬品や農薬，あるいは洗剤などの日用品を意図的・非意図的に摂取する事件や事故によっても多くの健康被害が認められている．さらには，水俣病などの公害や，ポリ塩化ビフェニル(PCB)の食用油への混入による油症事件，廃棄物の焼却処理過程で生じたダイオキシン類など，環境や食品を通して有害化学物質に非意図的に曝露されることで健康被害が生じることもある．これらの化学物質は，ヒトにとってはすべて異物であり，生体は摂取した化学物質の種類や用途を区別することはできない．そのため，環境汚染物質と医薬品が同じ機序で類似した毒性を示す場合もある．また，医薬品でみられる有害作用は，それらの薬理作用とは異なる機序で生じることが多い．したがって，化学物質を安全に使用し，健康被害を防ぐためには，化学物質の種類や用途にとらわれることなく，それらの有害作用(毒性)とその発現機序を把握することが重要である．

　ヒトをはじめとする多くの生物は，必要な栄養素を摂取し，エネルギーを得るため，ほかの生物を捕食・摂取して生きている．しかし，7章で学んだように，ある種の動植物は有害化学物質(自然毒)を含んでいる．進化の過程において，生物は多くの有害な異物に曝されることで優れた異物の解毒システムを獲得してきた．その中心をなすのが**異物代謝酵素**(薬物代謝酵素ともいう)であり，それらが小腸や肝臓に多く存在することで，経口摂取された異物の全身への分布を防いでいる．多くの医薬品は，代謝されるとその薬理作用を失うため，異物代謝酵素による薬物の代謝は，薬物治療の観点からは望ましくない生体反応と考えられるが，薬物の生体内レベルを下げることから生体防御の観点では望ましい反応である．異物代謝には大きな種差が認められるが，生物の種類により

摂取する動植物は異なり，曝露される化学物質も異なるため，異物代謝の種差は，曝露される化学物質に応じた適切な進化の結果であると推察される．他方，化学物質のなかには，親化合物ではなく，生体内で生じた代謝物が有害作用を示すものも多い．たとえば，発がん物質として知られる化学物質の多くは，代謝を受けて初めて発がん性を示す発がん前駆物質である．これらのことから，化学物質の**吸収**，**分布**，**代謝**，**排泄**，すなわち体内動態の理解は，化学物質の毒性の種類や有害作用発現機序を把握するうえで欠くことができない知識である．

　化学物質の有害作用を理解するうえでもう一つ重要なことは，用量と有害作用との関係である．これは，薬理学で学習する用量反応関係と同様であり，多くの有害化学物質では，摂取量が多くなれば有害作用も強くなる．スイス出身の医師，化学者，錬金術師であったパラケルスス（1493 ～ 1541 年）は，「すべてのものは毒であり，毒でないものなど存在しない．その服用量こそが毒であるか，そうでないかを決めるのだ」という言葉を残したとされ，「毒性学の父」とよばれている．極端な例ではあるが，水でさえ短時間に大量に飲めば電解質異常で死に至る．したがって，化学物質を安全に使用するため，そして環境中に含まれる化学物質による健康被害を防ぐためには，単にそれらの化学物質が毒性を有するか否か（白か黒か）という単純な判断ではなく，有害作用を発現する量を把握し，それに応じた適切な使用量の決定，環境中・食品中などの基準の設定が重要である．その際には，使用する化学物質のメリットとデメリットのバランス（抗がん薬であれば，がん治療効果と重篤な副作用のバランス）を考慮することも必要となる．

　天然物あるいは医薬品を含む合成化合物には，幻覚や陶酔を生じるものも多く，しばしば事件・事故と関連することから，これらの乱用は大きな社会問題となっている．大麻や覚醒剤などは法律によりその所持や使用が取り締まられているが，特定食品成分や医薬品の過剰摂取による健康被害は，法律で防ぐことは難しい．また，ある特定の化学構造を有する化学物質を法律で規制すると，しばしば同じような作用を有し，規制対象とならない（脱法）誘導体が開発・販売されるということも起こる．さらには，有害作用を示すことがわかっていても，工業的に利用する必要がある化学物質も多く，これらの化学物質についても，健康被害をできる限り低減させるために，法律に基づいて適切な安全性評価を行い，適切な管理のもとで製造・使用・廃棄する必要がある．また，使用者に対して化学物質の危険性を適切な方法で周知することも重要である．

　医薬品や農薬，自然毒などによる中毒の治療において，その原因物質の同定は重要であるが，患者が病院に運ばれた際に原因物質が明らかになっていない場合も多い．そのため，急性期ではABCDE アプローチ，すなわち気道（A：airway），呼吸（B：breathing），循環（C：circulation），神経症状（D：dysfunction of central nervous system），体温／体表面（E：environment）の評価による生命維持が重要であるが，適切な解毒・治療を行うためには，バイタルサインや身体所見・症状，血液検査結果，心電図などを組み合わせて中毒の原因物質を推定することが重要となる．このような考え方は**トキシドローム**とよばれる．中毒原因物質の同定や治療方針の決定，さらには原因不明で亡くなられた方の死因究明などの領域において，薬剤師の貢献に期待が寄せられている．そのためには，衛生薬学で学ぶ食品衛生学や毒性学の知識だけでなく，有機化学，天然物化学，分析化学，生化学，機能形態生理学，薬理学，薬物動態学など，薬学で学ぶさまざまな領域の知識を総合して

臨む必要がある．

以上のように，化学物質の毒性に関する知識は，医薬品だけでなく，さまざまな化学物質の開発から使用，さらには環境保全や中毒治療など，幅広い領域・職域で必要とされる知識である．本章ではこれらのことを踏まえて，化学物質とヒトの健康との関わりを学習する．

8・2　化学物質の体内動態（吸収・分布・代謝・排泄）

われわれは，日常生活において医薬品，食品添加物，農薬，環境汚染物質など膨大な種類の化学物質に曝露されている．これら化学物質は生体にとって異物であり，ヒトはそれを排除するための機構を有する．化学物質の**吸収**は，消化管，肺および皮膚などを介して起こり，全身循環血に入った後，各組織・器官に**分布**し，おもに肝臓で**異物（薬物）代謝酵素**により**代謝**される．未変化体や代謝物は肝臓から胆汁を介して，もしくは腎臓から尿を介して**排泄**される．化学物質によっては呼気や毛髪の中に放出されるものもある．この吸収(absorption)，分布(distribution)，代謝(metabolism)，排泄(excretion)のプロセスを**体内動態(ADME)**という（図8・2・1）．一般に化学物質は代謝により解毒されるが，代謝によって毒性が発現または増強されることもある．これを**代謝(的)活性化**という．このように，化学物質の毒性の発現機序や予防を考えるうえで，体内動態の理解は重要である．

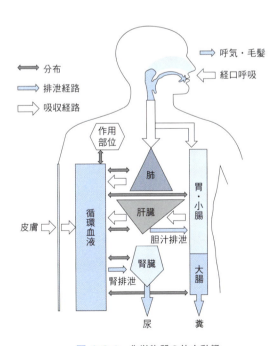

図 8・2・1　化学物質の体内動態

8・2・1 吸 収

経口摂取時の化学物質の吸収部位はおもに消化管である．大気汚染物質などのガス状あるいは浮遊粒子状物質の場合は肺から吸収される．また，異物が皮膚や粘膜に直接接触した場合は，その接触部位より吸収される．いずれの場合も，異物が生体内の脈管系(血液やリンパ液)に入るためには，外界とのバリアとなる生体膜(細胞膜)を通過しなければならない．生体膜の輸送機構としては，脂溶性の高い化学物質の**受動拡散**，トランスポーターによる**能動輸送**，細胞膜の一部陥入による**エンドサイトーシス**および細胞膜を貫通している**細孔通過**などがある．

a．吸収の分子機構
(ⅰ) 受動拡散による吸収

細胞膜は脂質で構成されているため，脂溶性が高い化学物質は，その濃度勾配に従って，受動拡散により細胞膜から吸収される．化学物質の脂溶性は，**1-オクタノール / 水分配係数**から見積もることができる．さらに，化学物質のpK_aや細胞表面のpHも重要な因子であり(**pH 分配仮説**)(9・2・2項 e. 参照)，分子型の化学物質は吸収されやすい．pK_aとpHに依存した分子型とイオン型の比率は，図8・2・2に示すように**ヘンダーソン・ハッセルバルヒ式**に従う．受動拡散による吸収の特徴は，濃度依存的であり飽和現象が認められないことである．

(ⅱ) トランスポーターによる能動的吸収

トランスポーターは，大きく二つのグループ(遺伝子ファミリー)に分類される．一つは，分子内にATP結合領域をもち，ATPの加水分解により得られるエネルギーを利用して分子を輸送する**ABC**(ATP-binding cassette)**トランスポーター**であり，もう一つはATP加水分解活性をもたず，Na^+やH^+などのイオン濃度勾配による電気ポテンシャルが輸送駆動力となる**SLC**(solute carrier)**トランスポーター**である．これらのトランスポーターにはそれぞれ多くの分子種が知られ，生体中の多くの組織に発現している．

(ⅲ) エンドサイトーシスによる取込み

巨大分子の取込み機構に**エンドサイトーシス**がある．新生児における腸からの免疫グロブリンAの吸収や肺におけるアスベスト(石綿)などの粉じんの取込みに，この機構が働くと考えられている．

b．吸収部位
(ⅰ) 消化管

化学物質は，胃および小腸から吸収され，その吸収には，**溶解性**と**膜透過性**が影響を与える．ア

$$\text{酸} \quad pK_a - pH = \log \frac{[\text{分子型}]}{[\text{イオン型}]} \qquad \text{塩基} \quad pK_a - pH = \log \frac{[\text{イオン型}]}{[\text{分子型}]}$$

図 8・2・2　ヘンダーソン・ハッセルバルヒ式

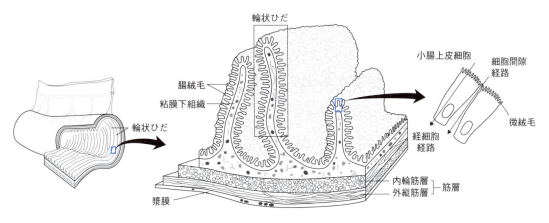

図 8・2・3 小腸の管腔の構造
〔坂井建雄,川上速人,竹田 扇 監訳:"ジュンケイラ組織学 第6版(原書16版)",p.340,丸善出版(2024)より〕

ルコールはおもに胃から吸収されるが,胃は小腸と比べると表面積が小さく,しかも滞留時間が短いことから,化学物質の十分な溶解が進まず吸収率は一般的に低い.

小腸は十二指腸,空腸,回腸から構成され,その長さはヒトでは約6mになる.小腸の管腔の輪状ひだには腸絨毛があり,絨毛表面の小腸上皮細胞には微絨毛という突起が存在している.小腸全体での表面積は約 200 m^2 に達し,栄養物質だけでなく,化学物質も吸収されやすい構造を有する(図 8・2・3).小腸上皮細胞を化学物質が透過する経路には,**経細胞経路**と**細胞間隙経路**がある.多くの脂溶性の中性物質,分子型の弱電解質性物質は良好に吸収される.一方,難溶性の脂溶性物質は胆汁酸やリン脂質とミセルを形成することで吸収される.

小腸で吸収された化学物質は,門脈血から肝臓を通って全身循環血に到達する.この際,化学物質の一部は小腸上皮細胞や肝臓の異物代謝酵素により代謝され,全身循環に入る親化合物量は減少する.この過程は**初回通過効果**(first-pass effect)とよばれる.胆管から十二指腸に排泄された抱合代謝物は,小腸下部や大腸で腸内細菌の加水分解酵素により脱抱合されて再吸収され,再び全身循環血に至ることがあり,これを**腸肝循環**という.

大腸は輪状ひだや絨毛をもたず,小腸に比べると表面積は大きくないため,経口摂取された化学物質の吸収における大腸の寄与は小さい.直腸上部で吸収された化学物質は初回通過効果を受けるが,直腸中部,下部より吸収された化学物質は,門脈を経由しないで下大静脈から全身循環に入るため,肝臓による初回通過効果を受けない.

(ii) **肺**

呼気に含まれる気体や粉じん,微粒子などは肺から吸収される.血流量が多く,肺胞の表面積は 70〜100 m^2 と大きいため,肺からの吸収量は多い.肺から吸収された化学物質は肝臓による初回通過効果を受けない.血液-気体分配係数の大きな化学物質は吸収され,小さな化学物質は吸収されずに排泄される.肺の吸収機構として,脂溶性化学物質や**エアロゾル**の受動拡散による肺胞膜の透過や**エンドサイトーシス**が知られている.**微小粒子状物質**(**PM2.5**)は,肺胞まで到達しうるため,

呼吸器系への影響が懸念されている．**アスベスト**は，マクロファージに貪食されて処理されるが，処理されなかったアスベストは間質組織にとどまり，肺がんや中皮腫の原因となる．

（iii） 皮膚

皮膚は，外側から表皮，真皮，皮下組織の3層からなる．皮膚からの化学物質の吸収速度は消化管や肺に比べて遅いものの，皮膚の表面積は消化管，肺に次いで大きく，化学物質の吸収に大きく関与する．皮膚の異物吸収は，毛嚢や汗腺などの付属器官を経由する経路と，表皮を経由する経路に大別される．表皮は，表面積が広いため異物の主要な吸収部位となる．吸収された異物は脈管系のある真皮層に達して血液に入り，全身に輸送される．そのため，肝臓による初回通過効果を受けない．消化管や肺に比べて，皮膚からの吸収効率は一般的に悪いが，分子量が小さく脂溶性の高いものは吸収されやすく，また皮膚損傷部位では吸収が促進される．

（iv） 鼻粘膜

鼻粘膜は $150 \sim 160 \ cm^2$ の表面積を有し，嗅上皮と呼吸上皮に分けられる．化学物質の吸収は呼吸上皮で起こり，基本的に pH 分配仮説に従う単純拡散による．鼻粘膜から吸収された化学物質は，粘膜固有層の毛細血管から全身循環血に移行するため初回通過効果を受けない．また**血液脳関門**（blood-brain barrier：**BBB**）を回避して鼻から脳へ直接移行するため，化学物質の脳に対する影響を考慮する必要がある．

8・2・2 分 布

化学物質は，血液中でタンパク質結合型または遊離型で循環している．タンパク質と化学物質の結合は，イオン結合，ファンデルワールス力，水素結合などの総合効果による．化学物質の分布過程において最も重要な担体は血液中の**アルブミン**であり，酸性および中性物質が結合する．一方，塩基性物質は**$α_1$-酸性糖タンパク質**と結合する．

血管壁は多孔性で，吸収部位の細胞膜を透過して血中に移行した化学物質は，血管壁も自由に透過できる．しかし，アルブミン（分子量約66 000）のような血中タンパク質と結合した場合は，血管壁を透過できなくなる．そのため，結合型が多くなると組織細胞への移行性は低くなり，反対に遊離型が多くなると組織への移行性が高くなる．肝障害などの疾患による血漿タンパク質レベルの変動は，遊離型の割合に影響を与えることがある．

脈管系の発達した肺，心臓，脳，肝臓，腎臓，消化管では血流量が多いため，化学物質はこれらの臓器に迅速に運ばれる．一方，脈管系の乏しい筋肉，脂肪組織では血流量が少ないため組織移行性は低く，これらの組織からの排泄も遅い．脂肪組織の血流量は少ないが，脂溶性の高い化学物質は蓄積され，徐々に血液中に放出されるため，消失半減期が長くなることもある．

組織関門として，**血液脳関門**（BBB），**血液脳脊髄関門**，**血液胎盤関門**などが知られている．BBBでは，毛細血管内皮細胞が密着結合（タイトジャンクション）を形成し，さらにABCトランスポーターに分類される**P-糖タンパク質**（P-glycoprotein：**P-gp**）や**多剤耐性関連タンパク質**（multidrug resistance-associated protein：**MRP**）などの排出トランスポーターが発現しており，化学物質の透過が抑制されている．しかし，分子量が小さく，脂溶性が高い化学物質は，内皮細胞と基底膜を拡

散により透過し，神経細胞に移行することもある．また，トランスポーターを介して脳に輸送される物質もある．血液胎盤関門においても，P-gp などにより化学物質の胎児移行が抑制されている．

8・2・3 排 泄

体内に吸収された異物は，代謝の有無にかかわらず最終的に排泄される．おもな排泄器官は腎臓（腎排泄）と肝臓（胆汁排泄）であり，その他に唾液腺，汗腺，乳腺，涙腺，爪，毛髪，肺においても排泄される．

a．腎排泄

腎排泄は**糸球体ろ過**，**尿細管再吸収**，**尿細管分泌**の過程からなる．腎臓はネフロンとよばれる最小構成単位からなり，糸玉状の糸球体とそれを取り巻くボーマン嚢からなる腎小体とそれに続く尿細管から構成されている（図 8・2・4）．心拍出量の約 20％が糸球体でろ過される．原尿に含まれる水，アミノ酸，グルコース，低分子量タンパク質などの成分の 99％は尿細管で再吸収され，尿として排泄されるのはろ過された原尿の 1％である．一般に分子量 500 以下の化学物質は尿中に排泄される．アルブミンのような血漿タンパク質と結合していない分子量約 60 000 以下の物質は，糸球体でろ過されて原尿に移行する．そのため，血中でタンパク質と結合せず，尿細管再吸収や尿細管分泌を受けないイヌリンやクレアチニンの腎クリアランスの値は腎機能の指標となる．

血管側の近位尿細管上皮細胞の基底膜には，**有機アニオントランスポーター**（organic anion transporter：**OAT**）や**有機カチオントランスポーター**（organic cation transporter：**OCT**）などが発現し，有機アニオンや有機カチオンが能動的に取り込まれる．一方，尿細管管腔側の刷子縁膜にはP-gp や MRP が発現し，化学物質を尿中に排泄する（図 8・2・5）．

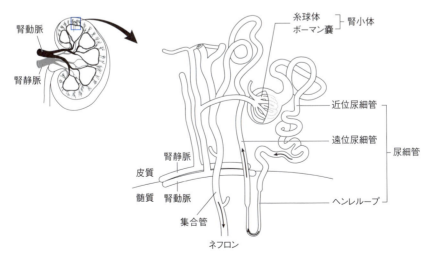

図 8・2・4　腎臓およびネフロンの構造
〔坂井建雄，川上速人，竹田　扇 監訳："ジュンケイラ組織学 第 6 版（原書 16 版）"，p.425，丸善出版（2024）より作成〕

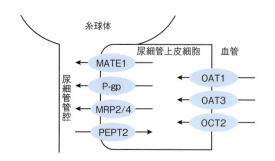

図 8・2・5　腎臓の代表的なトランスポーター

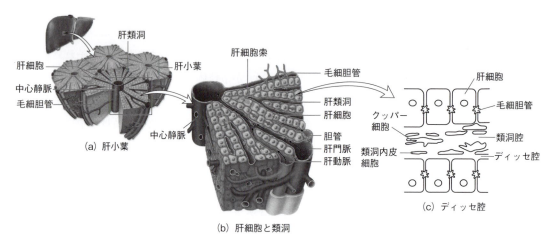

図 8・2・6　肝臓の構造
〔(a), (b)：坂井建雄, 川上速人, 竹田 扇 監訳："ジュンケイラ組織学 第 6 版(原書 16 版)", p.363, 丸善出版(2024)より〕

ろ過された化学物質は，尿の濃縮に伴い尿細管上皮細胞を介して受動的に再吸収される．とくに脂溶性の高い分子型の化学物質は，pH-分配仮説に従い吸収されやすい．また，β_2-ミクログロブリンやメタロチオネインなどの分子量が小さいタンパク質は，エンドサイトーシスにより再吸収される．

b．胆汁排泄

肝臓には，消化管から吸収された化学物質が含まれる門脈血と肝動脈血が流入する．**肝細胞**は，毛細血管に沿って 2 列 1 組の肝細胞索を構成し，中心静脈から放射状に広がる約 100 万個の肝小葉を形成している．一部の化学物質は，ディッセ腔から肝細胞内に取り込まれたのち，毛細胆管に排出されて胆汁中に排泄される(図 8・2・6)．グルクロン酸抱合体，硫酸抱合体，グルタチオン抱合体も胆汁中に排泄されやすい．ヘモグロビンの分解産物であるビリルビンや，500 以上の分子量の化学物質は胆汁排泄される．肝細胞への能動的な取込みには肝細胞血管側側底膜に発現する**有機アニオン輸送ポリペプチド**(organic anion transporting polypeptide：**OATP**)などが，毛細胆管への排出

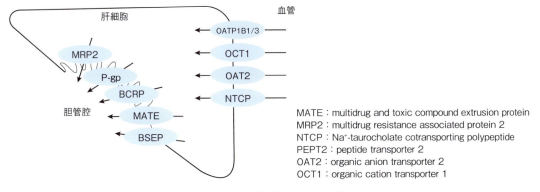

図 8・2・7　肝臓の代表的なトランスポーター

には肝細胞毛細胆管側頂側膜に発現する**胆汁酸排出ポンプ**(bile salt export pump：**BSEP**)や MRP などが関与する．胆汁排泄された化学物質や代謝物は，腸管で再吸収されることもある(図 8・2・7)．とくにグルクロン酸抱合体や硫酸抱合体は，**腸内細菌**により脱抱合されて再吸収される．この胆汁排泄－再吸収のサイクルを**腸肝循環**といい，化学物質の循環血中の滞留時間が持続し，毒性発現に関与することもある．

c．乳汁排泄

乳汁は，脂質を多く含み(3.8％)，やや酸性(pH 6.6 〜 6.9)である．このため，塩基性物質や高脂溶性物質，乳タンパク質と親和性の高い物質は，乳腺を通して受動拡散により乳汁中に排泄される．乳腺上皮細胞膜に発現する**乳がん耐性タンパク質**(breast cancer resistant protein：**BCRP**)が，母乳中に能動的に化学物質を輸送することもある．DDT(dichlorodiphenyltrichloroethane)やポリ塩化ビフェニル(polychlorobiphenyl：PCB)などの有機塩素系化学物質は，乳汁中に排泄されやすい．

d．その他の排泄

エタノールや四塩化炭素，ベンゼンなどの**揮発性有機化合物**(volatile organic compounds：VOC)は，肺から呼気を介して排泄される．その排泄速度は呼気量，肺への循環血流量，血液－気体分散係数によって決まる．汗腺からの排出は，ヨウ素，臭素，水銀，鉛などの無機物質や，汗／血漿比の高い分子型物質，すなわち pK_a が高い有機化合物の排泄に関与することもある．水銀，メチル水銀，カドミウム，ヒ素などの重金属は，タンパク質のスルファニル基(チオール基)と結合して体毛や爪を介して排泄される．メタンフェタミンなどの覚醒剤も毛髪中に排泄され，毛髪 1 本の伸長方向の分析から薬物乱用時期の推定が可能である．

8・2・4 異物代謝の機構

a. 異物代謝反応

(i) 代 謝

　生体は，化学物質の構造を変化させ，体外に排泄させる機構をもつ．この構造変換のプロセスを代謝とよび，代謝にかかわる酵素を**異物代謝酵素**または**薬物代謝酵素**という．一般に，代謝により水溶性が増大するため，組織移行性が低下し，尿や胆汁から排泄されやすくなる．このため，代謝は化学物質の毒性を回避もしくは低減させる．しかし，一部の化学物質では，代謝物がもとの化学物質より高い毒性を有することもある．このような活性化された代謝物を**反応中間体**または**反応性代謝物**とよび，この反応を**代謝(的)活性化**という．

　異物代謝酵素の酵素活性には動物とヒトで種差があることも多く，動物実験結果に基づいたヒトにおける化学物質のリスク評価には注意が必要である．さらには，ヒトにおいても，人種，年齢，食生活・生活環境，遺伝子配列などの違いによる酵素活性の顕著な個人差が観察されることもある．

　異物代謝酵素は肝臓に最も多く存在し，小腸，肺，腎臓，皮膚にも存在する．化学物質の経口曝露時の初回通過効果には，肝臓や小腸の代謝活性が大きく関与する．また，腸内細菌がかかわる還元と加水分解反応も毒性発現に関与することがある．

　異物代謝の様式は，**第 I 相反応**と**第 II 相反応**に分別される．第 I 相反応は，**酸化**や**加水分解**により，化学物質にヒドロキシ基を導入する，またはヒドロキシ基，アミノ基，チオール基，カルボキシ基を表出させることにより，水溶性を高める．第 II 相反応は，グルクロン酸，硫酸，グルタチオン，アセチル基などを基質に結合させる**抱合反応**であり，化学物質の水溶性が増す．第 I 相反応のみの代謝，第 I 相反応に続いて第 II 相反応が起こる代謝や第 II 相反応のみの代謝，さらには，第 II 相反応後に第 I 相反応が起こる代謝反応もある．

　一般に，異物代謝酵素の基質特異性は低く，また一つの異物の代謝に複数の酵素がかかわることが多い．この特徴は，生体にとって異物となる化学物質に対して，幅広く効率的に解毒するための機構と考えられる．

(ii) 異物代謝酵素の存在部位

　細胞内では，異物代謝酵素はおもに小胞体と細胞質に存在する．肝細胞をホモジナイザーで破砕し，$9000 \times g$ の遠心分離で得られた上清画分(S9)は，変異原性試験の一つである **Ames 試験**にも用いられる．上清画分をさらに $105\,000 \times g$ で超遠心した沈殿は，小胞体が断片化された**ミクロソーム画分**であり，その上清は細胞質の**可溶性画分(サイトゾル)**となる(図 8・2・8)．

b. 第 I 相反応

(i) 酸化にかかわる異物代謝酵素とその反応

　酸化にかかわる代表的な異物代謝酵素に，**シトクロム P450**(cytochrome P450：**P450**)，フラビン含有モノオキシゲナーゼ(flavin-containing monooxygenase：**FMO**)，アルコールデヒドロゲナーゼ(alcohol dehydrogenase：**ADH**)，アルデヒドデヒドロゲナーゼ(aldehyde dehydrogenase：

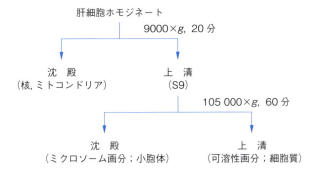

図 8・2・8　肝細胞オルガネラの分画法

表 8・2・1　異物の酸化にかかわる酵素とその反応

異物代謝酵素	細胞内局在	反　応
シトクロム P450	小胞体	エポキシ化・芳香環の水酸化，アルキル基の水酸化，脱アルキル化，窒素の酸化（第一級，第二級アミン），硫黄原子の酸化，脱ハロゲン化，アルコール酸化
フラビン含有モノオキシゲナーゼ	小胞体	窒素の酸化（第二級，第三級アミン）
アルコールデヒドロゲナーゼ	細胞質	アルコールの酸化
アルデヒドデヒドロゲナーゼ	細胞質，小胞体，ミトコンドリア	アルデヒドの酸化
アルデヒドオキシダーゼ	細胞質	アルデヒドの酸化，含窒素複素環の酸化
キサンチンオキシダーゼ	細胞質	アルデヒドの酸化，含窒素複素環の酸化
モノアミンオキシダーゼ	ミトコンドリア	脂肪族アミンの酸化

ALDH），アルデヒドオキシダーゼ（aldehyde oxidase：**AO**），キサンチンオキシダーゼ（xanthine oxidase：**XO**），モノアミンオキシダーゼ（monoamine oxidase：**MAO**）などが知られている（表 8・2・1）．これらの酵素は小胞体や細胞質，ミトコンドリアに存在し，さまざまな酸化反応を担っている．

（ⅱ）エポキシ化・芳香環の水酸化

オレフィンや芳香環の炭素–炭素二重結合は，おもに **P450** により酸化されて反応性に富む**エポキシド**を生成する．オレフィンおよびアレーンから生成するエポキシドは，小胞体のエポキシドヒドロラーゼによって直ちにトランスグリコール体へ加水分解される．ベンゼンやベンゾ[a]ピレンなどの芳香族炭化水素のエポキシド（アレーンオキシド）はとくに不安定で，一部は非酵素的にフェノールへと変換される（図 8・2・9）．エポキシドは反応性に富むことから，毒性発現に関与する．アフラトキシン B_1 やベンゾ[a]ピレンは代謝活性化されてエポキシドとなり毒性を示す（図 8・2・10）．

（ⅲ）アルキル基の水酸化

直鎖のアルキル基をもつ化学物質では，末端メチル基（ω 位）とその一つ内側（$\omega-1$ 位）の炭素が酸化され，それぞれ第一級および第二級アルコールを生成する．これらはそれぞれ ω 酸化，$\omega-1$ 酸化とよばれ，$\omega-1$ 酸化のほうがおおむね優位に進行する（図 8・2・11）．生成したアルコールは，さらにアルデヒド，カルボン酸またはケトンへ酸化される．芳香環に結合したアルキル基では環に隣接したベンジル位（α 位）炭素が酸化を受けやすい．

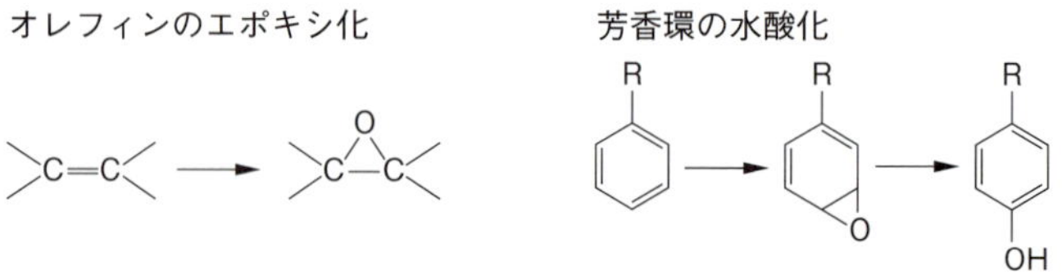

340　第 8 章　化学物質の毒性

オレフィンのエポキシ化

芳香環の水酸化

図 8·2·9　オレフィンのエポキシ化，芳香環の水酸化

アフラトキシン B₁

CYP3A4

OCH₃

OCH₃

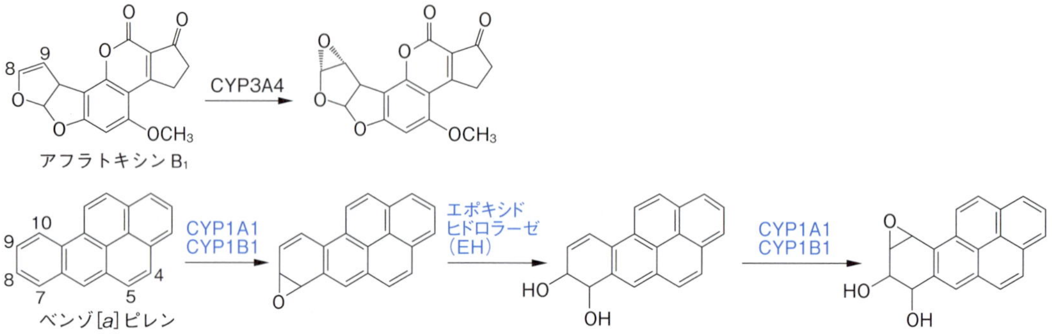

図 8·2·10　アフラトキシン B₁ とベンゾ[a]ピレンの代謝活性化

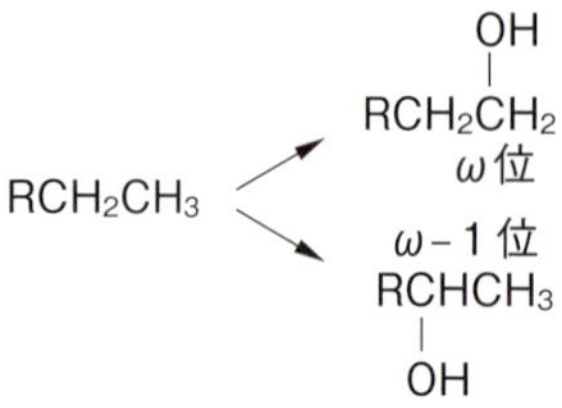

ベンゾ[a]ピレン

CYP1A1
CYP1B1

エポキシド
ヒドロラーゼ
(EH)

CYP1A1
CYP1B1

N-脱アルキル化

$R\text{-}N\begin{smallmatrix}CH_3\\CH_3\end{smallmatrix} \longrightarrow R\text{-}N\begin{smallmatrix}CH_2OH\\CH_3\end{smallmatrix} \longrightarrow R\text{-}N\begin{smallmatrix}H\\CH_3\end{smallmatrix}$
アミン

O-脱アルキル化

$R\text{-}O\text{-}CH_3 \longrightarrow R\text{-}O\text{-}CH_2OH \longrightarrow R\text{-}OH$
アルコール

S-脱アルキル化

$R\text{-}S\text{-}CH_3 \longrightarrow R\text{-}S\text{-}CH_2OH \longrightarrow R\text{-}SH$
チオール

RCH_2CH_3

OH
RCH_2CH_2
ω 位

ω−1 位
$RCHCH_3$
OH

図 8·2·11　アルキル基の水酸化

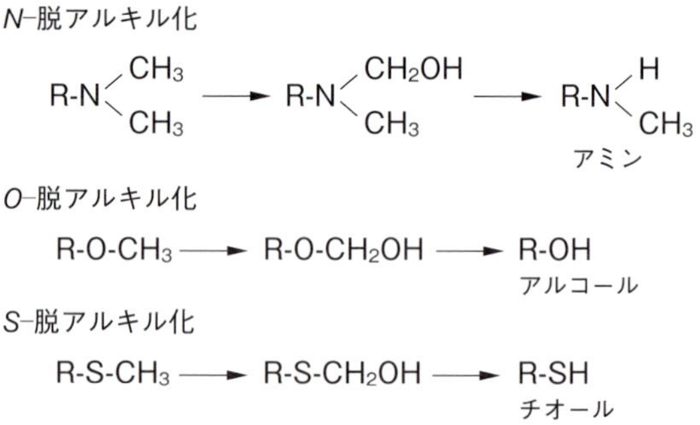

図 8·2·12　脱アルキル化

（iv）　脱アルキル化（**N**-脱アルキル化，**O**-脱アルキル化，**S**-脱アルキル化）

　窒素，酸素，硫黄などのヘテロ原子に結合したアルキル基は，その α 位炭素が酸化されやすく，生じた水酸化体は不安定であるため，非酵素的に開裂し，脱アルキル化された代謝物（アミン，アルコール，チオール）が生成する（図 8·2·12）．脱離したアルキル基は，対応するアルキル基の炭素数が同じアルデヒドとなる．コデインは脱メチル化されて薬効を有するモルヒネとホルムアルデヒドを生成する．*N*-ジメチルニトロソアミンでは，窒素に隣接する炭素が水酸化され，非酵素的にアルキルカチオンを生成する（図 8·3·18 参照）．

（v）　窒素原子および硫黄原子の酸化

　第一級および第二級アミンは酸化されて *N*-水酸化体（ヒドロキシアミン）となり，第三級アミンでは *N*-オキシド体が生成する（図 8·2·13）．塩基性が強い第二級および第三級アミンの酸化にはおもに FMO が関与する．ヒドロキシアミンは変異原性や発がん性，**メトヘモグロビン血症**の発現と

関連している.

　ジアルキルスルフィドは対応するスルホキシドを経てさらにスルホンへ代謝される（図 8・2・13）. この反応は，P450 と FMO のいずれか，あるいは両酵素によって触媒される. また，チオリン酸エステルやチオカルボニル化合物では，硫黄原子と酸素原子が交換される**脱硫反応**が起こる. パラチオンをはじめ多くの有機リン系殺虫剤の代謝活性化反応であり（図 8・2・14），生じたオクソン体がアセチルコリンエステラーゼに結合して神経毒性を発揮する.

（vi）　**酸化的脱ハロゲン化**

　脂肪族および芳香族ハロゲン化合物は酸化的脱ハロゲン化される. 有機塩素系農薬の DDT は，生体内で脱塩化水素化されて DDE（dichlorodiphenyldichloroethylene）となり体内に貯留される. また，かつて吸入麻酔薬として使用されたハロタンも，酸化的に脱ハロゲン化され，最終的にトリフルオロ酢酸となる. この反応過程で生じるトリフルオロアセチルクロリドは，一般にアシルハライドとよばれ，反応性に富み生体分子と共有結合することで，ハロタンの肝毒性発現にかかわる（図 8・2・15）.

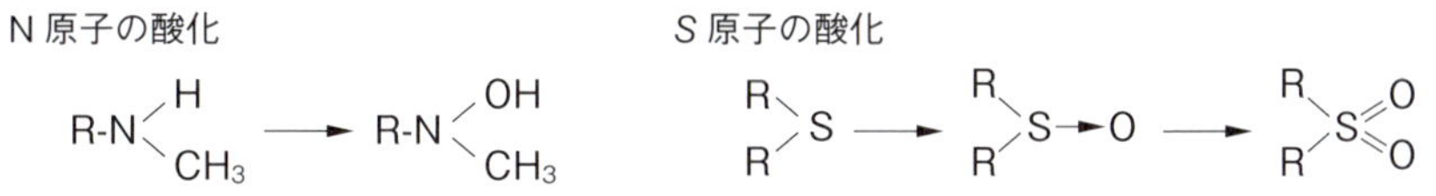

図 8・2・13　窒素原子，硫黄原子の酸化

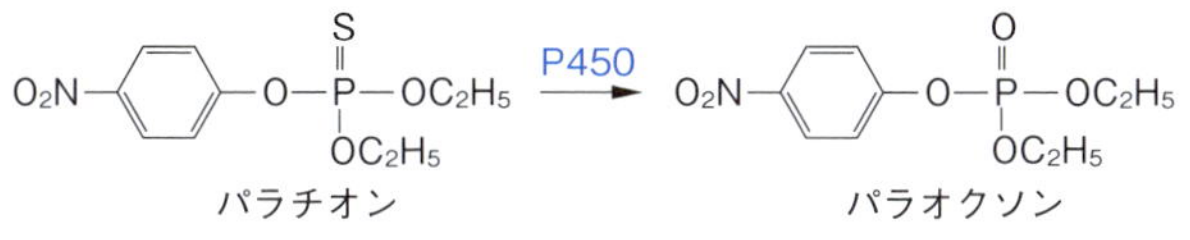

図 8・2・14　パラチオンの脱硫反応

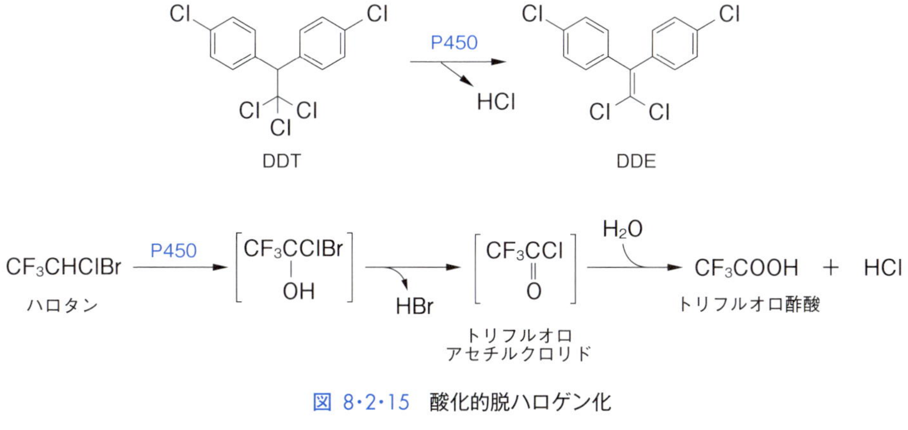

図 8・2・15　酸化的脱ハロゲン化

342　第8章　化学物質の毒性

$$R\text{-}CH_2OH \xrightarrow[\text{CYP2E1}]{\text{ADH}} R\text{-}CHO \longrightarrow R\text{-}COOH$$

図 8·2·16　アルコールの酸化

（vii）　アルコール酸化

エタノールの酸化はおもに **ADH** と **ALDH** によるが，P450（CYP2EI）もかかわる（図 8·2·16）．この肝ミクロソーム P450 によるエタノール酸化系は MEOS（microsomal ethanol-oxidizing system）ともよばれる．

c．酸化にかかわる異物代謝酵素

（i）　シトクロム P450

第 I 相反応を触媒する酵素のなかで最も重要な酵素は，シトクロム P450（P450）とよばれる一群の酵素である．P450 含量は肝臓で最も多いが，小腸，肺，腎臓，皮膚，胎盤などのほとんどの組織に存在する．異物代謝にかかわる P450 は小胞体に局在し，ミトコンドリアにはステロイドの生合成やビタミン D の代謝などを担う P450 が存在する．

P450 は，第五配位子にシステイン残基をもつヘム酵素であり，還元型（Fe^{2+}）の分子が一酸化炭素と結合すると <u>450 nm</u> に吸収極大を示す色素（pigment）いう意味で，「シトクロム P450」と命名された．P450 は多くの分子種からなり，遺伝子スーパーファミリーを形成している．アミノ酸の相同性が 40％ を超える分子種をファミリーとよび，55％ を超えるものをサブファミリーとよぶ．さらに一つのサブファミリーのなかの複数の分子種は，発見された順番にアラビア数字を入れて区別されている．異物代謝には，CYP1，CYP2 および CYP3 ファミリーの分子種と CYP4 ファミリーの一部の分子種が働く．ヒトの肝臓では CYP3A4 の含量が最も多い．

P450 の反応サイクルの模式図を図 8·2·17 に示す．まず，基質が酸化型 P450（Fe^{3+}）に結合し（①），その後，NADPH–P450 レダクターゼから 1 電子が導入されて還元型（Fe^{2+}）となる（②）．これに**分子状酸素**が結合し（③），Fe^{2+} から一つの電子が酸素の分子軌道に移動して Fe^{3+} となる（④）．NADPH–P450 レダクターゼもしくはシトクロム b_5 を介して二つ目の電子が供給される（⑤）．酸素 2 原子のうち一つは H_2O として放出され（⑥），もう一つは基質に導入されて酸化（水酸化）された基質（酸化代謝物）が生成する（⑦）．P450 による酸化反応をまとめると以下のような反応式になり，1 分子の基質に対して，二つの電子を利用して酸素原子を一つ添加する反応である．

$$RH + NAD(P)H + H^+ + O_2 \longrightarrow ROH + NAD(P)^+ + H_2O$$

一方，P450 は，嫌気条件下では還元反応も触媒する．ニトロ基，アゾ基，エポキシド（アレーンオキシド），N–オキシドの還元や，還元的脱ハロゲン化反応を触媒する．

（ii）　フラビン含有モノオキシゲナーゼ（FMO）

P450 に次いで重要な酸化酵素である FMO は，肝臓，腎臓および肺などの小胞体の膜に存在する酵素で，FAD を補欠分子族として分子内にもつ．第二級および第三級アミン，スルフィド類，

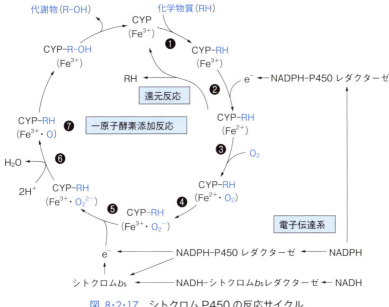

図 8・2・17 シトクロム P450 の反応サイクル

チオール類の N-酸化や S-酸化反応を触媒する．FMO の酸化反応には，P450 と同様に，電子供与体として NADPH と分子状酸素を必要とする．ヒトでは 5 種類の分子種（FMO1 〜 FMO5）が知られており，成人の肝臓では FMO3 が主要な分子種である．遺伝子多型により FMO3 の活性が低下している場合，魚臭成分のトリメチルアミンの代謝が抑制される．

（iii）アルコールデヒドロゲナーゼ（ADH）

ADH は，おもに肝臓の細胞質に局在し，NAD^+ を補酵素としてエタノールをはじめ脂肪族第一級および第二級アルコールをアルデヒドに酸化する．反応は可逆的であり，還元反応も触媒する．

（iv）アルデヒドデヒドロゲナーゼ（ALDH）

ALDH は，ヒトの肝臓では細胞質，ミトコンドリア，小胞体に存在している．NAD^+ または $NADP^+$ を補酵素とし，脂肪族ならびに芳香族アルデヒドをカルボン酸に酸化する．ヒト ALDH 分子種のうち，ALDH2 はエタノールからのアセトアルデヒドへの代謝の律速酵素であるが，日本人ではその酵素活性が低い人の割合が多い．

（ⅴ）アルデヒドオキシダーゼ（AO）

AO は，分子内に FAD，モリブデンおよび鉄を含む酵素である．肝臓の細胞質画分に多く存在する．アルデヒドからカルボン酸への酸化のみならず，含窒素複素環の窒素に隣接した炭素も酸化する活性を有する．また，N-オキシドやスルホキシドの還元にも関与する．

（ⅵ）キサンチンオキシダーゼ（XO）

XO は，AO と同様に分子内に FAD，モリブデンおよび鉄を含む酵素である．肝臓や小腸の細胞質画分に多く存在し，ヒポキサンチンからキサンチン，キサンチンから尿酸への代謝にかかわる．アルデヒドの酸化も触媒する．

（ⅶ）　モノアミンオキシダーゼ（MAO）

MAO は，ミトコンドリアに存在し，FAD を補酵素とするフラビン含有酵素である．脂肪族アミン，インドールアミン，ドパミン，ノルエピネフリンなどのカテコールアミンの酸化的脱アミノ化反応を触媒する．MAO-A と MAO-B が知られている．1-メチル-4-フェニル-1,2,3,6-テトラヒドロピリジン（MPTP）は，パーキンソン病様症状を引き起こすことが知られているが，これは，脳において MAO-B により代謝された代謝物 MPP$^+$ がドパミン作動性神経細胞に対して毒性影響を示すことが原因である（図 8·3·7 参照）．

d．還元にかかわる酵素とその反応

還元にかかわる代表的な酵素として，P450，ADH，AO，**NADPH-P450 レダクターゼ**，**NAD(P)H-キノンオキシドレダクターゼ**，**アルド-ケトレダクターゼ**，**カルボニルレダクターゼ**などが知られている（表 8·2·2）．これらの酵素は小胞体や細胞質，ミトコンドリアに存在し，さまざまな還元反応を担っている．

（ⅰ）　ニトロ基の還元

ニトロ基を有する化学物質は，ニトロソ，ヒドロキシアミンを経てアミンに還元される（図 8·2·18）．ヒドロキシアミンは反応性代謝物であり，ニトロ化合物の毒性発現に重要な役割を果たしている．4-ニトロキノリン-1-オキシドは，NAD(P)H-キノンオキシドレダクターゼにより還元されて，4-ヒドロキシアミノキノリン-1-オキシドとなり，これが発がんの原因となる．

（ⅱ）　アゾ基の還元

アゾ基を有する化学物質は，P450，NADPH-P450 レダクターゼ，NAD(P)H-キノンオキシドレダクターゼにより，ヒドラゾ体を経て2分子の第一級アミンに開裂する（図 8·2·19）．

表 8·2·2　還元にかかわる酵素とその反応

異物代謝酵素	細胞内局在	反　応
シトクロム P450	小胞体	アゾ基の還元，ニトロ基の還元，N-オキシドの還元，脱ハロゲン化
アルコールデヒドロゲナーゼ	細胞質，小胞体，ミトコンドリア	アルデヒド，ケトンの還元
アルデヒドオキシダーゼ	細胞質	ニトロ基の還元，N-オキシドの還元
NADPH-シトクロム P450 レダクターゼ	小胞体	アゾ基の還元，ニトロ基の還元，キノンの還元
NAD(P)H-キノンオキシドレダクターゼ	細胞質	アゾ基の還元，ニトロ基の還元，キノンの還元
アルド-ケトレダクターゼ	細胞質	アルデヒド，ケトンの還元
カルボニルレダクターゼ	細胞質	ケトンの還元

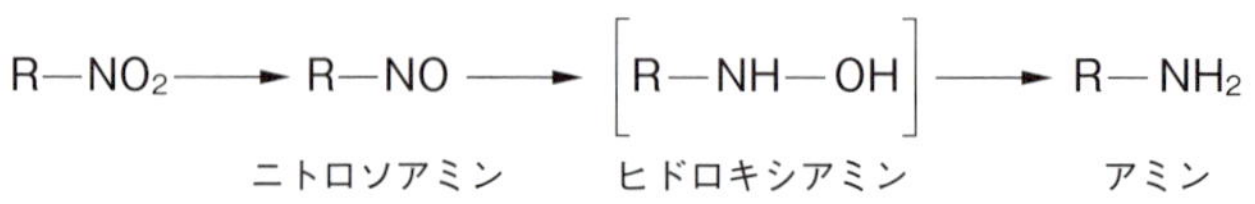

$$R\!-\!NO_2 \longrightarrow R\!-\!NO \longrightarrow \left[R\!-\!NH\!-\!OH\right] \longrightarrow R\!-\!NH_2$$

ニトロソアミン　　　　　ヒドロキシアミン　　　　アミン

図 8·2·18　ニトロ基の還元

$$R-N=N-R' \longrightarrow R-NH_2 + NH_2-R'$$

図 8·2·19　アゾ基の還元

$$CCl_4 \longrightarrow \cdot CCl_3 + Cl\cdot$$
トリクロロ
メチルラジカル

図 8·2·20　還元的脱ハロゲン化反応

1,4-ナフトキノン

ハイドロキノン

セミキノンラジカル

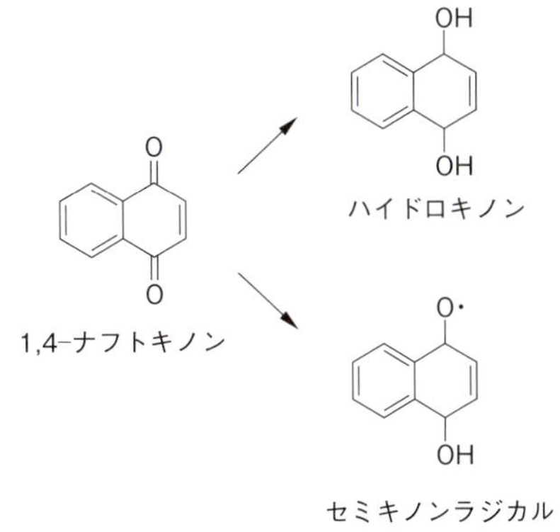

図 8·2·22　キノンの還元

$$RC-R' \longrightarrow RC-R'$$

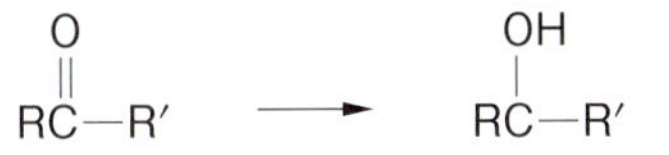

図 8·2·21　アルデヒド·ケトンの還元

（iii）　還元的脱ハロゲン化

P450 は，酸化的脱ハロゲン化反応に加え，嫌気的な環境下で一電子還元することで，還元的脱ハロゲン化反応を触媒する．四塩化炭素の脱ハロゲン化代謝物であるトリクロロメチルラジカルは肝障害の原因となる（図 8·2·20）．

（iv）　アルデヒド·ケトンの還元

アルデヒドやケトンは，ADH やアルド–ケトレダクターゼ，カルボニルレダクターゼによりアルコールに還元される（図 8·2·21）．

（v）　キノンの還元

1,4-ナフトキノンは，NAD(P)H–キノンオキシドレダクターゼによりハイドロキノンまたはセミキノンラジカルとなる．前者は解毒代謝反応であるが,後者は毒性代謝物の生成反応である（図 8·2·22）．

e．還元にかかわる異物代謝酵素

（i）　**NADPH–シトクロム P450 レダクターゼ**

P450 に電子を渡す機能を有する酵素であるが，ニトロ基やアゾ基の還元も担う．反応は一電子還元となる．この酵素によりパラコートからパラコートラジカルが生成するが，これは肺毒性の原因として知られている．

（ii）　**NAD(P)H–キノンオキシドレダクターゼ**

NADH または NADPH を電子供与体として，ベンゾキノン類やビタミン K を含むナフトキノン類を二電子還元し，ハイドロキノンを生成する．

346　第8章　化学物質の毒性

表 8・2・3　加水分解にかかわる酵素とその反応

異物代謝酵素	細胞内局在	反　応
エポキシドヒドロラーゼ	細胞質，小胞体	エポキシドの加水分解
カルボキシルエステラーゼ	細胞質，小胞体	エステル，アミド，チオアミドの加水分解

（iii）　アルド-ケトレダクターゼ，カルボニルレダクターゼ

可溶性画分に局在し，NADPH を補酵素として，アルデヒドやケトンを還元する．

f．加水分解にかかわる異物代謝酵素

　加水分解にかかわる代表的な異物代謝酵素として，**エポキシドヒドロラーゼ**(EH)および**カルボキシルエステラーゼ**(CES)が知られている（表8・2・3）．加水分解の例として，酸化的代謝によって生成したエポキシドの加水分解，エステル結合あるいはアミド結合の加水分解がある．

（ i ）　エポキシドヒドロラーゼ(EH)

　EH には，おもに小胞体膜に存在する酵素と細胞質に存在する酵素の2種類がある．EH は，P450 により生成するエポキシド中間体を加水分解し，ジヒドロジオール体へと変換する．小胞体に存在する EH は，ベンゾ[a]ピレンの究極発がん物質である 7,8-ジオール-9,10-エポキシドの生成に関与する（図8・2・10 参照）．

（ ii ）　カルボキシルエステラーゼ(CES)

　CES は，おもに小胞体膜に存在し，活性中心にセリン残基を有するセリン酵素の仲間である．おもに CES1 および CES2 が化学物質の加水分解に関与し，プロドラッグなどのエステル結合やアミド結合を効率よく加水分解する．有機リン系農薬の加水分解（解毒反応）にも関与する．

g．第Ⅱ相反応

　異物の多くは，第Ⅰ相反応を受け，ヒドロキシ基，アミノ基，チオール基あるいはカルボキシ基などの官能基が形成される．生体はこれら官能基に対して生体成分を結合させ，より極性の高い物質（抱合体）へと変換して体外へ排泄する．第Ⅱ相反応は，この抱合体生成反応であり，一群の抱合酵素により触媒される．代表的な抱合反応は，**グルクロン酸抱合**，**硫酸抱合**，**アセチル抱合**，**グルタチオン抱合**，**グリシン抱合**であり，その他に**メチル抱合**，**タウリン抱合**，**グルタミン抱合**などが知られている（表8・2・4）．一般に抱合体は不活性代謝物として胆汁中，尿中に排泄されるが，抱合反応により反応性代謝物が生じ，毒性発現につながることもある．

（ i ）　グルクロン酸抱合

　異物や内因性物質（ビリルビン，ステロイドホルモン，胆汁酸など）の解離性水素をもつ官能基（ヒドロキシ基やアミノ基など）に対して，小胞体膜に存在する **UDP-グルクロン酸転移酵素**(UDP-グルクロノシルトランスフェラーゼ，UDP-glucuronosyltransferase：**UGT**) の作用で，補酵素 **UDPGA**(**ウリジンニリン酸-α-D-グルクロン酸**)からグルクロン酸残基が転移される．異物代謝に関与する UGT はおもに肝臓に存在しているが，一部は腎臓，小腸，肺などにも存在する．細胞内

表 8・2・4 抱合にかかわる酵素とその反応

異物代謝酵素	細胞内局在	反 応
UDP-グルクロン酸転移酵素	小胞体	グルクロン酸抱合
スルホトランスフェラーゼ	細胞質	硫酸抱合
アセチルトランスフェラーゼ	細胞質	アセチル抱合
グルタチオン S-トランスフェラーゼ	細胞質	グルタチオン抱合
グリシン N-トランスフェラーゼなど	ミトコンドリア	アミノ酸抱合
カテコール O-メチルトランスフェラーゼなど	細胞質, ミクロソーム	メチル抱合
ロダネーゼ	ミトコンドリア	チオシアン酸生成

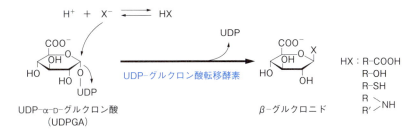

図 8・2・23 グルクロン酸抱合反応

ではUGTは小胞体に局在する．UGTには多くの分子種が存在し，その構造から二つの遺伝子ファミリー(UGT1およびUGT2)に分類され，UGT2ファミリーはさらに二つのサブファミリー(UGT2AおよびUGT2B)に分類される．

UGT1ファミリーの分子種は，フェノール類やビリルビンのほか，アミノ基やカルボキシ基をもつさまざまな化合物を基質とする．一方，UGT2Aサブファミリー分子種は，嗅覚器に特異的に発現して臭い物質の抱合による無臭化・除去に，UGT2Bサブファミリー分子種は，ステロイドホルモンや胆汁酸ならびにモルヒネなどの抱合に関与する．

化学物質へのグルクロン酸抱合反応は，S_N2 様式の求核置換反応であり，生成する抱合体(グルクロニドとよばれる)は β-グルクロニドである(図8・2・23)．抱合を受ける代表的な官能基として，ヒドロキシ基，カルボキシ基，アミノ基およびチオール基があり，それらの抱合体は **O**-グルクロニド(エーテル型)，**O**-グルクロニド(エステル型)，**C**-グルクロニド，**N**-グルクロニド，**S**-グルクロニドとよばれる(図8・2・24)．なお，この反応の補酵素であるUDPGAは α-D-グルコース-1-リン酸から生合成されて絶えず補給されており，枯渇しにくい．

一般にグルクロン酸抱合体は生物活性を示さないため，この抱合反応は解毒反応と考えられている．しかし，グルクロン酸抱合体のなかには強い生物活性を示し，タンパク質などと結合するものもある．たとえば，カルボン酸との抱合反応で生成するエステル型 **O**-グルクロニドであるアシルグルクロニドは，比較的反応性に富み，血漿タンパク質であるアルブミン中のアミノ基やチオール基などと共有結合を形成する(図8・2・25)．また，毒性発現に関与することもある．

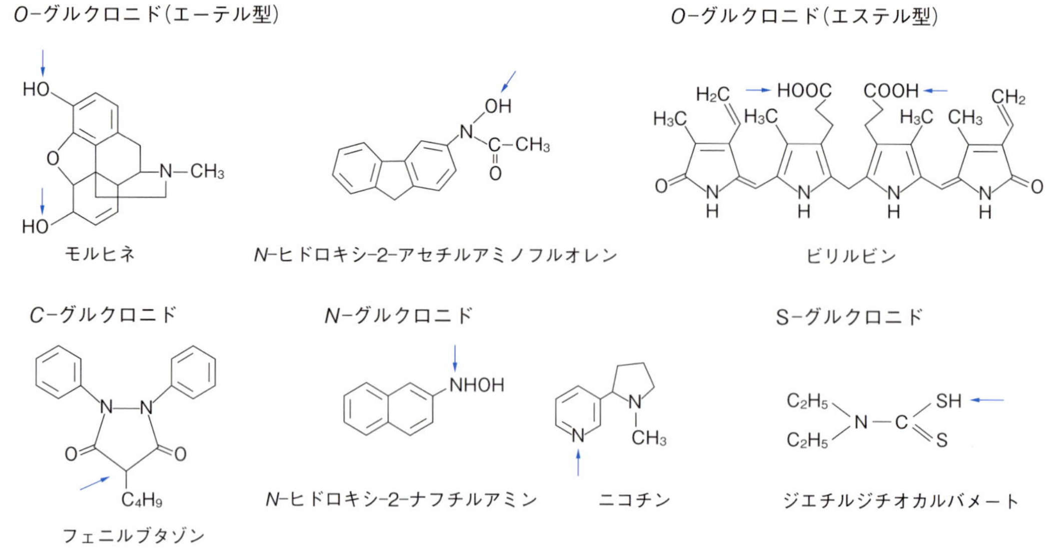

348　第 8 章　化学物質の毒性

O–グルクロニド（エーテル型）

モルヒネ

N–ヒドロキシ-2-アセチルアミノフルオレン

O–グルクロニド（エステル型）

ビリルビン

C–グルクロニド

フェニルブタゾン

N–グルクロニド

N–ヒドロキシ-2-ナフチルアミン

ニコチン

S–グルクロニド

ジエチルジチオカルバメート

図 8・2・24　グルクロン酸抱合を受ける基質

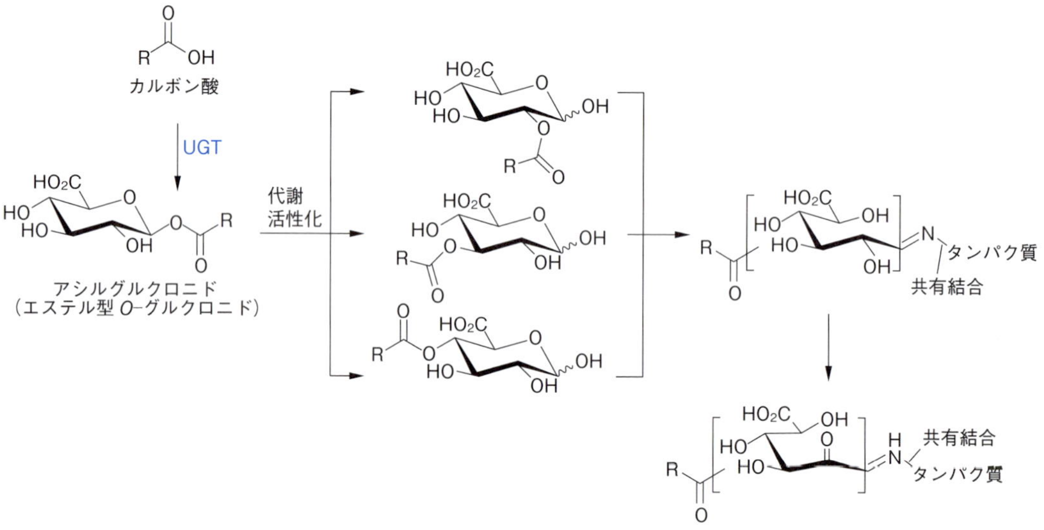

カルボン酸

UGT

アシルグルクロニド
（エステル型 *O*–グルクロニド）

代謝
活性化

タンパク質
共有結合

共有結合
タンパク質

図 8・2・25　グルクロン酸抱合による代謝活性化

（ⅱ）　硫酸抱合

　硫酸抱合は，ヒドロキシ基，アミノ基およびチオール基をもつ脂溶性物質に起こる．この反応は，**活性硫酸**とよばれる **3′–ホスホアデノシン–5′–ホスホ硫酸（PAPS）** を補酵素とし，**硫酸転移酵素（スルホトランスフェラーゼ，** sulfotransferase：**SULT）** により触媒される（図 8・2・26）．活性硫酸は，PAPS シンターゼにより ATP と無機硫酸塩から生合成されるが，その生合成には限界があるため，高濃度の基質の曝露では硫酸抱合反応は飽和し，SULT と基質特異性が類似している UGT が代謝に関与する．内因性物質のステロイドや甲状腺ホルモン，カテコールアミン（ドパミンなど）なども

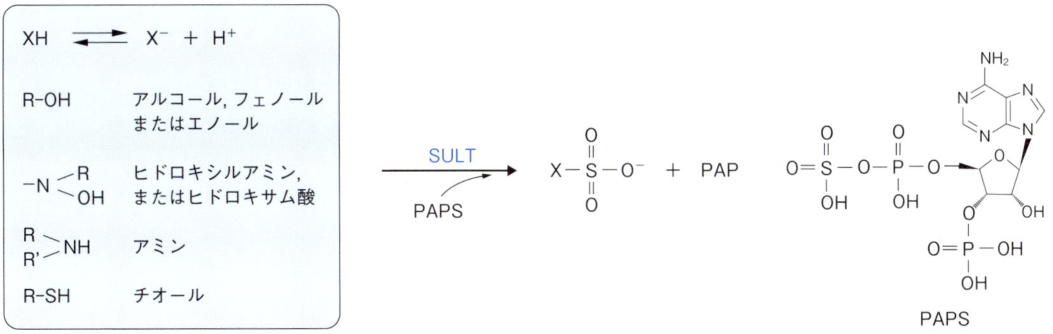

図 8・2・26　硫酸抱合反応

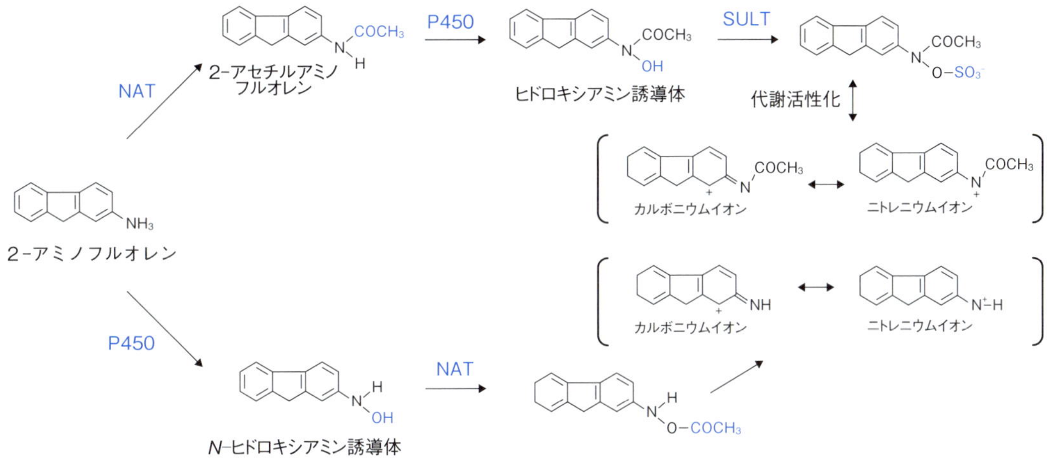

図 8・2・27　硫酸抱合およびアセチル抱合による代謝活性化

硫酸抱合を受ける．SULT は，肝臓，腎臓，消化管などに広く分布し，可溶性画分に存在する．ヒト肝臓中では SULT1 ファミリーと SULT2 ファミリー分子種が発現している．

　硫酸抱合反応は，基質が PAPS の SO_3^- 残基の S 原子を求核的に攻撃することで進行するという点で，グルクロン酸抱合反応と類似している．硫酸抱合は水溶性を増す反応であり，脂溶性異物の体外排泄に寄与している．しかしながら，アリールメタノール類やアリールの N-ヒドロキシアミン類から生成する硫酸エステルは，硫酸基が脱離しやすく，それぞれベンジルカチオンやニトレニウムイオンなど生体に対する強力な求電子物質となり，DNA などの生体高分子と共有結合を形成して毒性を発現することがある（図 8・2・27，図 8・3・19 参照）．

（ⅲ）　アセチル抱合

　芳香族第一級アミン，ヒドラジンおよびスルホンアミド誘導体は，**N-アセチル転移酵素**（**N-アセチルトランスフェラーゼ**，*N*-acetyltransferase：**NAT**）により**補酵素**である**アセチル CoA** の存在下でアセチル化される（図 8・2・28）．この酵素は，肝臓，腸粘膜，血球細胞の可溶性画分に存在し，ヒトを含む哺乳動物ではアミノ酸配列の類似した 2 種類の分子種（NAT1 および NAT2）が知られて

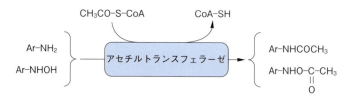

図 8・2・28　アセチル抱合反応
Ar：アリール基．

いる．N-アセチル化活性は肝臓で最も高く，ヒト NAT1 は，p-アミノ安息香酸の N-アセチル化を，ヒト NAT2 は抗結核薬のイソニアジドの N-アセチル化，がん原性芳香族アミン類とその N-ヒドロキシ体の N-アセチル化ならびに O-アセチル化反応を触媒する．たとえば，NAT2 による N-アセチル化ならびに O-アセチル化反応は，発がん物質であるアゾ色素やベンジジンの解毒(N-アセチル化)と代謝活性化(O-アセチル化)に寄与する．また，SULT による硫酸抱合体と同様，N-ヒドロキシアミンのアセチル抱合により，カルボニウムイオンやニトレニウムイオンを生じる(図 8・2・27)．これらの活性代謝物は，DNA などの生体高分子と共有結合を形成する(図 8・3・19 参照)．

(iv) グルタチオン抱合

グルタチオン S-転移酵素(グルタチオン S-トランスフェラーゼ, glutathione S-transferase： **GST**)は，可溶性画分に存在し，補酵素となる**還元型グルタチオン**(GSH)の存在下，種々の活性代謝物のグルタチオン抱合による解毒に関与している．哺乳動物の GST 分子種は，GSTA(α)，GSTM(μ)，GSTP(π)，GSTT(θ)，GSTK(κ)，GSTS(σ)，GSTZ(ζ)および GSTO(ω)に分類されている．

ハロゲン化アルキルや反応性に富むハロゲンをもつ芳香族化合物，代謝的に生成するエポキシド，α,β-不飽和カルボニル化合物，芳香族ニトロ化合物などの親電子性物質に対して，高い求核性をもつグルタチオンの SH 基が求核的に反応し，グルタチオン抱合体として無毒化される．生成したグルタチオン抱合体は血中から腎臓に移行し，糸球体を通過した後に尿細管中でグルタミン酸とグリシンが順次酵素的に解離してシステイン抱合体となり，腎細胞中に取り込まれる．これが NAT により N-アセチル化され，**N-アセチルシステイン抱合体**(メルカプツール酸)の形で尿中へ排泄される(図 8・2・29)．

一方，1,2-ジブロモエタンでは，グルタチオン中の硫黄原子の求核作用により，隣接する臭素置換炭素との分子内求核置換反応が進行し，活性代謝物が生じて発がんの原因となる(図 8・2・30)．

(v) アミノ酸抱合

安息香酸やフェニル酢酸などの芳香環をもつ一部のカルボン酸は，ミトコンドリアマトリックスに分布する酸 CoA-リガーゼにより CoA 体へ活性化され，次いで**アミノ酸 N-アシルトランスフェラーゼ**によりアミノ酸抱合体となる．この抱合反応に利用されるアミノ酸は動物種により異なり，ヒトではおもにグリシン，グルタミン，タウリンなどである．この反応は，基質となる異物やその代謝物，あるいは生体成分自体が活性化される N-アシル化反応と考えられる．フェニルアラニン

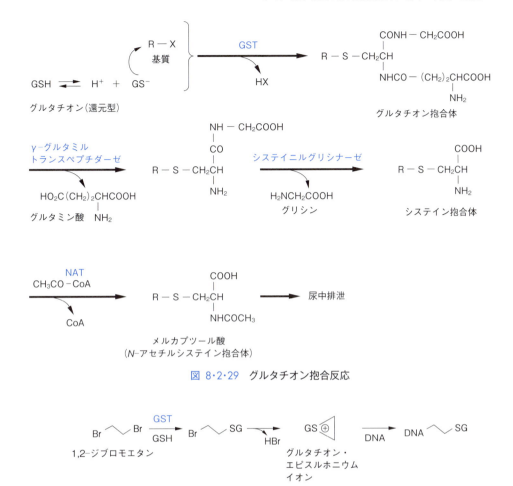

図 8・2・29 グルタチオン抱合反応

図 8・2・30 グルタチオン抱合による代謝活性化

やトルエンの酸化的代謝物として生成する安息香酸は，ヒトではグリシン抱合されて馬尿酸として尿中へ排泄される．また，肝臓で生じる主要な一次胆汁酸であるコール酸は，グリシンあるいはタウリン抱合を受けて胆汁中へ排泄される（図 8・2・31）．

(vi) **メチル抱合**

メチル抱合は，カテコール性フェノール基，アミノ基およびチオール基に **S-アデノシルメチオニン**(**SAM**)のメチル基を転移する反応で，それぞれ異なる酵素が触媒する．この反応は，第Ⅱ相反応に分類されるが，生成されるメチル化代謝物は親化合物より脂溶性が高く，かつ，このメチル化反応がグルクロン酸や硫酸抱合反応を抑制するため，水溶性を高めて排泄を促進するという第Ⅱ相反応としての生理機能は有していない．

ノルアドレナリンの O-メチル化は**カテコール O-メチルトランスフェラーゼ**(**COMT**)により，ヒスタミンの N-メチル化はヒスタミン N-メチルトランスフェラーゼにより，6-メルカプトプリンの S-メチル化は**チオプリンメチルトランスフェラーゼ**(**TPMT**)により触媒される（図 8・2・32）．

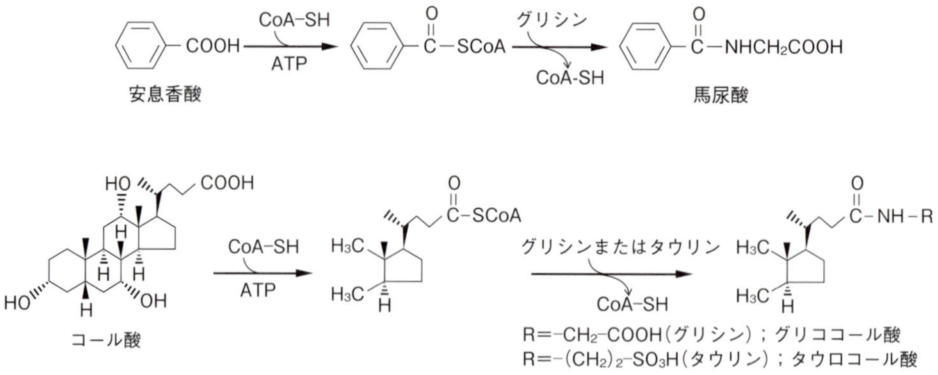

安息香酸 → CoA-SH / ATP → ベンゾイル-SCoA → グリシン / CoA-SH → 馬尿酸 (C-NHCH₂COOH)

コール酸 → CoA-SH / ATP → コリル-SCoA → グリシンまたはタウリン / CoA-SH → C-NH-R

R=-CH₂-COOH（グリシン）；グリココール酸
R=-(CH₂)₂-SO₃H（タウリン）；タウロコール酸

図 8・2・31　アミノ酸抱合反応とその基質

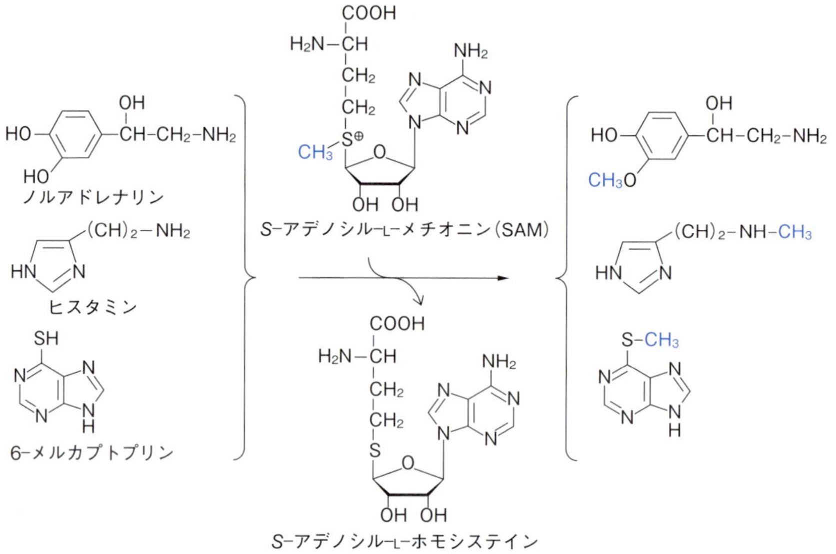

ノルアドレナリン
ヒスタミン
6-メルカプトプリン

S-アデノシル-L-メチオニン（SAM）

S-アデノシル-L-ホモシステイン

図 8・2・32　メチル抱合反応とその基質

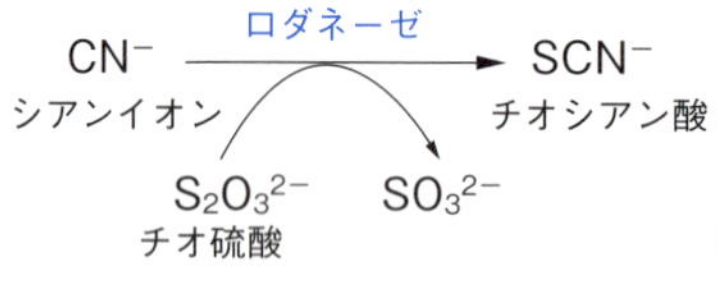

CN^- シアンイオン → ロダネーゼ → SCN^- チオシアン酸
$S_2O_3^{2-}$ チオ硫酸 → SO_3^{2-}

図 8・2・33　ロダネーゼによるチオシアン酸の生成

（vii）　**チオシアン酸（ロダン酸）生成**

　生体内へ取り込まれたシアン化物イオン（CN^-）は，ミトコンドリア内の硫黄転移酵素**ロダネーゼ**の作用によりチオ硫酸と反応し，チオシアン酸イオン（SCN^-）に代謝されて解毒される（図 8・2・33）．このため，チオ硫酸ナトリウムはシアン中毒の解毒薬となる．

（viii）　**腸内細菌による代謝**

　腸内細菌による代謝反応として，グルクロン酸抱合や硫酸抱合体の加水分解があり，これらはそ

れぞれβ-グルクロニダーゼおよびスルファターゼにより触媒される。加水分解後に腸管で再吸収され，体内での滞留時間が延長されることもある（**腸肝循環**）．腸内細菌の代謝では，ニトロ基やアゾ基の還元も認められる．抗生物質投与などによる腸内細菌叢の変化は，これらの代謝に影響を与える可能性がある．

8・2・5　異物代謝に影響を及ぼす因子

異物代謝は，年齢，病態，遺伝子多型などの内的要因と，薬物，飲食物，環境中化学物質などの外的（環境的）要因により大きな影響を受ける．たとえば，CYP3A では，医薬品，環境化学物質，食事成分といった外在性因子や，胆汁酸，ホルモン，マイクロ RNA，サイトカインなどの内的因子がその発現を制御することが知られている．すなわち，生体の内外環境変化は異物代謝酵素の発現に影響を与え，酵素活性の個人差につながる．

a．内的因子による影響

（ⅰ）種差

異物代謝には多様な種差が存在し，化学物質のヒトでの体内動態や安全性を実験動物で得られた結果から外挿する際には注意が必要である．種差の原因として，① 異物代謝酵素タンパク質の発現量の差異，② 基質特異性が異なる分子種の発現，③ 種特異的な酵素の発現，④ 酵素の組織分布の違い，などがある．

これらの原因により，ヒトと実験動物では異物の代謝速度や代謝過程が大きく異なる．たとえば，ヒトでの代謝では CYP3A4 の関与が高い化学物質が，げっ歯類ではおもに CYP2C で代謝されることがある．AO は，ヒトで高い酵素活性を有するがイヌの肝臓では発現していない．また，ヒトの小腸では CES2 が発現しているが，イヌの小腸では CES は発現していない．このような背景から，ヒトにおける安全性評価の精度を高めるには，ヒト由来のタンパク質や細胞，組織，ヒト異物代謝酵素遺伝子導入細胞などを用いた試験や，ヒト化モデル動物を用いた試験などを組み合わせることが必要である．

（ⅱ）性差

ヒトでは，異物代謝において問題となるような大きな性差はみられないが，ラットでは性差は大きく，たとえば CYP2C11 および CYP2C12 はそれぞれ雄および雌に特異的に発現し，これらの分子種間の基質特異性の差異が顕著な性差の原因となっている．また，SULT や GST にも著しい性差がある．

（ⅲ）年齢差

胎児期から出生後の成長・発達に伴う異物代謝酵素の活性変動は，酵素の種類により異なる．P450 の場合，一般的に胎児では CYP3A7 が，成人では CYP3A4 が主要な分子種となり，両分子種の基質特異性と活性の違いが知られている．また，新生児期に SULT や GST の発現はすでに高いが，UGT の発現は低いことが知られている．そのため，生後 1～2 日の新生児では，ビリルビンのグルクロン酸抱合活性が低く，これが新生児黄疸の原因となっている．加齢に伴い肝血流量や腎血流

354 第8章 化学物質の毒性

量が低下することも知られており，これが化学物質の排泄能の低下につながる．

（iv） 遺伝子多型および人種差

異物代謝酵素の遺伝子に変異があると，アミノ酸置換や終止コドンの挿入などにより酵素機能が著しく変化することがある．このような遺伝子変異のなかで，集団のおよそ1%以上の頻度でみられる変異を遺伝子多型とよぶ．また，遺伝子多型のなかで1塩基の変異によるものを**一塩基多型**（single nucleotide polymorphism：**SNP**）という．遺伝子多型には人種差を伴う場合が多い．なお，一般的に遺伝子多型で酵素活性の高いヒトを**EM**（extensive metabolizer），低いヒトを**PM**（poor metabolizer）とよぶ．中間的な酵素活性をもつヒトを IM（intermediate metabolizer）とよぶ場合もある．

CYP2D6 で代謝活性化されるコデインは，その活性代謝物が薬理活性をもつため，CYP2D6 の PM では薬効が期待されない．CYP2D6 活性には人種差があり，PM の割合は白人で高く，日本人では IM の割合が高い．CYP2C19 はプロトンポンプ阻害薬のオメプラゾールを代謝する．CYP2C19 の遺伝子多型にも人種差があり，日本人のほうが白人よりも PM の割合が高い．PM ではオメプラゾールの血中濃度が高くなるため，PM のピロリ菌除去率は高い．抗結核薬であるイソニアジドのアセチル化代謝に個人差があることは古くから知られており，代謝の高い RA（rapid acetylator）と活性の低い SA（slow acetylator）が存在する．イソニアジドのアセチル化を担う NAT2 の遺伝子多型にも人種差があり，白人のほうが SA の割合が高い．イソニアジドを投与したとき，SA では血中濃度が過剰に上昇して，多発性神経炎が発症することがある．

アルコールは，ADH によりアセトアルデヒドに，次いで ALDH により酢酸に代謝され，排泄される．この代謝経路で生じるアセトアルデヒドは毒性代謝物であり，その濃度上昇は，顔面紅潮，頭痛や悪心の原因となる．ALDH2 には遺伝子多型があり，この遺伝子多型には人種差がある．日本人では PM が約45%であるのに対し，白人では PM はほとんどみられない．

b．異物代謝酵素の阻害

異物代謝酵素が飲食物中や環境中の化学物質により阻害されると，薬物の消失が遅延し，薬理効果の持続や副作用の発現が認められる．P450 では次に示す3種の阻害様式が知られている．

（i） 同一分子種の活性部位での競合阻害（可逆的阻害）

P450 分子種の基質特異性は低いため，同じ P450 分子種で代謝される薬物が併用されたとき，P450 の活性部位に対して競合的な阻害が起こる．

（ii） ヘム鉄（Fe^{2+}）への薬物の配位結合（可逆的阻害）

P450 による薬物の酸化は，分子状酸素がヘム鉄（Fe^{2+}）の第六配位座に結合し，さらに活性化されることにより起こる．そのため，この分子状酸素が結合する部位に別の物質が結合すると，P450 による酸化反応は可逆的に阻害される．窒素原子を含む複素環をもつ化合物はヘム鉄（Fe^{2+}）に結合しやすく，イミダゾール環をもつシメチジンやトリアゾール環をもつイトラコナゾールなどが典型的な阻害薬として知られている．

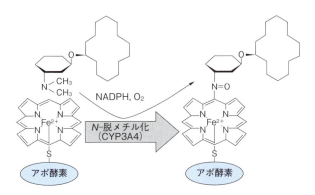

図 8·2·34　マクロライド系抗生物質による CYP3A4 の阻害

(ⅲ)　シトクロム P450 への代謝物または代謝中間体の結合 (不可逆的阻害)

この様式では，P450 により生成した代謝物 (反応性中間体) が P450 に結合し，複合体を形成する．マクロライド系抗生物質のエリスロマイシンは CYP3A4 による N-脱メチル化代謝を受け，中間代謝物のニトロソアルカンがヘム鉄に共有結合し，安定なニトロソアルカン複合体 (代謝中間複合体) が形成される (図 8·2·34)．この阻害は不可逆的であるため，新しい P450 が合成されるまで阻害が続く．なお，このような阻害作用は **mechanism-based inhibition** (**MBI**, **酵素反応に基づく阻害**) とよばれ，MBI を引き起こす薬物は自殺基質とよばれる．グレープフルーツジュースに含まれるフラノクマリン誘導体による小腸 CYP3A4 に対する阻害も，この形式による．また経口避妊薬のエチニルエストラジオールでは，分子内のアセチレンの部分が P450 によりラジカル中間体に代謝され，この中間体がヘム鉄をアルキル化して阻害する．

(ⅳ)　代謝酵素の阻害と薬害

ソリブジン薬害は，抗ウイルス薬のソリブジンと抗がん薬の 5-フルオロウラシル (5-FU) あるいはそのプロドラッグであるテガフールとの飲み合わせにより発生した．ソリブジンは腸内細菌により 5-(2-ブロモビニル)ウラシル (BVU) に変換される．BVU は肝臓中のジヒドロピリミジンデヒドロゲナーゼ (dihydropyrimidine dehydrogenase：DPD) によりジヒドロ BVU に代謝される．一方，テガフールは肝臓の P450 により 5-FU に変換され，5-FU は DPD によりジヒドロ 5-FU へと代謝される．ソリブジン由来のジヒドロ BVU は反応性に富み，DPD と共有結合することで DPD の酵素活性を失活させる．これにより，5-FU の代謝が低下してその血中濃度が上昇し，血液障害や消化器障害の毒性が発現した (図 8·2·35)．一方で，DPD の活性には個人差がみられ，ソリブジンによる死亡は，DPD 活性がもともと低かった患者で起こった可能性もある．

c．異物代謝酵素の発現誘導

化学物質により異物代謝酵素の発現が誘導されると，代謝が亢進し，体内からの消失速度が速くなる．したがって，化学物質による異物代謝酵素の誘導は，化学物質の代謝排泄を促す生体防御機構といえる．この酵素誘導には，**芳香族炭化水素受容体** (aryl hydrocarbon receptor：**AHR**) や核内

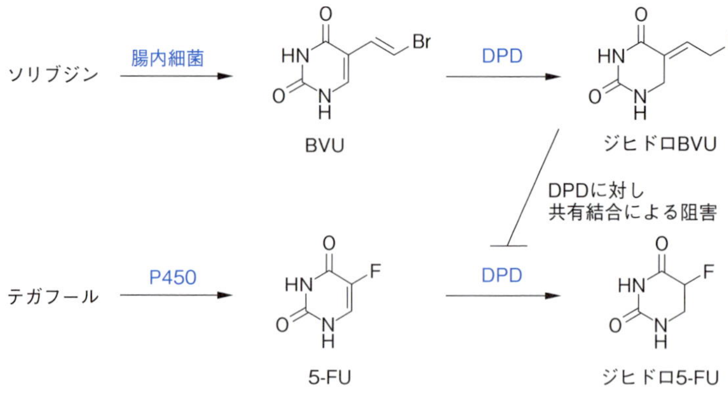

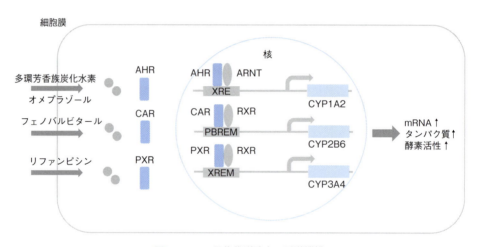

図 8·2·35　ソリブジン薬害における薬物相互作用

図 8·2·36　異物代謝酵素の誘導機構

受容体の **CAR**(constitutive active/androstane receptor)および **PXR**(pregnane X receptor)が関与する．一方，アルコール(エタノール)による CYP2E1 の誘導は，アルコールが CYP2E1 に結合して安定化するためである(図 8·2·36)．

(ⅰ)　**芳香族炭化水素受容体(AHR)を介した誘導**

　AHR は，環境化学物質であるダイオキシン，3-メチルコラントレンなどの多環芳香族炭化水素に対する受容体である．プロトンポンプ阻害薬のオメプラゾールは AHR と結合せずに AHR を活性化する．活性化した AHR は，核内に移行して ARNT(AHR nuclear translocation)とヘテロ二量体を形成し，標的遺伝子上流の XRE(xenobiotic responsive element)とよばれる応答配列に結合し，転写を促進する．AHR は，CYP1A1 および CYP1A2 のほか，CYP1B1，GST，UGT などの誘導に関与する．

(ⅱ)　**各種核内受容体を介した誘導**

　CAR は，フェノバルビタールなどにより活性化されて核内に移行してレチノイドX受容体

（retinoid X receptor：RXR）とヘテロ二量体を形成し，フェノバルビタール応答配列モジュール（phenobarbital-responsive enhancer module：PBREM）とよばれる CYP2B6 遺伝子の 5′ 上流の配列に結合することでその発現を誘導する．CYP2A6 や CYP2C9，CYP3A4，UGT1A1 も同様の機構で誘導される．フェノバルビタールは直接 CAR には結合せず活性化することが知られている．

PXR は，さまざまな化学物質により活性化され，核内で RXR とヘテロ二量体を形成し，CYP3A4 遺伝子の異物応答配列モジュール（xenobiotic-responsive enhancer module：XREM）とよばれる 5′ 上流の配列に結合してその転写を亢進する．抗結核薬リファンピシンは代表的なヒト PXR アゴニストである．PXR は，CYP2B6 や CYP2C9，P-gp，BCRP，MRP2 の誘導にも関与する．

8・3　化学物質の有害作用

8・3・1　毒性発現機序概説

a．毒性発現機序とは

化学物質の毒性発現機序，すなわち化学物質が生体内に入った後にどのように標的組織・器官に到達し，どのように標的分子と反応して有害作用を示すのかの仕組みを理解することは，ヒトを化学物質の有害作用から守るために非常に重要である．

毒性発現機序は，化学物質の種類によりさまざまであるが，基本的に大きく 3 段階に分けられる．第 1 段階は，化学物質の標的器官への輸送と標的器官における**究極毒性物質**の生成，第 2 段階は化学物質と細胞内成分との反応，第 3 段階は細胞や組織レベルでの変化である．たとえば，フグ毒であるテトロドトキシンは，生体に取り込まれたのち，神経細胞への移行（第 1 段階），ナトリウムチャネルへの結合と阻害（第 2 段階），興奮伝導の抑制（第 3 段階）という過程を経て神経毒性を発現する．生体はこのテトロドトキシン毒性に対する修復機構をもたないため，強い毒性が持続する．この考え方は，医薬品の薬効発現と同様である．薬理作用や有害作用にかかわらず，化学物質が生体に何

コラム　有害性発現経路（AOP）

近年，毒性発現機序に関する知見が，有害性発現経路（adverse outcome pathway：AOP）として経済協力開発機構により整理され，データベースとして公開されている（AOP-Wiki，https://aopwiki.org）．AOP では，化学物質などの有害作用が，有害性発現の最初のステップである「標的分子への作用（molecular initiating event：MIE）」，引き続いて起こる「生体内での主要な変化（key event：KE）」，最終的な有害影響である「有害性発現（adverse outcome：AO）」の三つのレベルで整理され，これらの因果関係が記されている．一つの AOP において，MIE と AO は基本的に 1 種類のみであるが，複雑な毒性では KE の数は多くなる．AOP は，特定の毒性影響につながる生物学的変化を記載したものであり，特定の 1 物質の影響を示すものではない．

AOP の理解と整理が進むと，化学物質の毒性発現において重要な生体内反応が明らかになる．したがって，それらの反応を模倣した実験系を構築することで，化学物質の有害性を予測することが可能になる．医薬品や化粧品など，多くの機能性化学物質の開発過程において，AOP に基づいた試験による安全性評価が行われている．

358　第8章　化学物質の毒性

らかの影響を及ぼす仕組みは，**作用機序**や**作用機構**(mode of action/mechanism of action：MOA)
ともいわれる.

b．究極毒性物質

テトロドトキシン，強酸や強塩基，あるいは一酸化炭素のように，曝露された化学物質そのもの
が毒性を示すこともあるが，代謝物が毒性の原因であることがある. このような毒性発現にかかわ
る代謝物が生じる代謝反応を**代謝活性化**という. 毒性を示す代謝物は，一般にタンパク質や核酸な
どの生体高分子と高い反応性を示す**反応性代謝物**であることが多い. また，代謝反応の副産物とし
て生じた**活性酸素種**が毒性を引き起こすこともある. したがって，化学物質の毒性の種類やその発
現機序を理解するうえで，薬物代謝の知識は重要である.

生体内で毒性を引き起こす物質を**究極毒性物質**という. 曝露された化学物質そのもの，反応性代
謝物，あるいは活性酸素種などの副産物が究極毒性物質となりうる. 究極毒性物質は，その反応性
から，求電子物質または親電子物質，求核物質または親核物質，フリーラジカル，酸化還元活性物
質に大別できる.

求電子物質は分子全体または部分的に陽電荷を有し，逆に，求核物質は分子全体または部分的に
陰電荷を有する. タンパク質や核酸などの生体内高分子は，電子が豊富な酸素原子や窒素原子，硫
黄原子を多く含み，負に帯電しているため，これらの生体成分と反応しやすい求電子物質が究極毒
性物質となることが多く，一酸化炭素やシアン化物など，求核性の究極毒性物質の種類は限られて
いる.

求電子物質の代表例は陽イオンであるが，アルデヒドやケトン，エポキシド，ニトロソ化合物，
キノンなど，部分的に電子の偏りがある非イオン性の物質も存在する. このような究極毒性物質は，
主要な薬物代謝酵素である P450 による酸化反応で生じることが多い. 他方，求核性毒性物質の代
表例は，金属イオンや発がん性芳香族アミンの代謝物(ニトレニウムイオンなど)などである.

c．活性酸素種

除草剤のパラコートや抗がん薬のドキソルビシン，キノン構造を有する化学物質などは，還元酵
素などから電子を受け取り，不対電子を有する**フリーラジカル**となる. フリーラジカルは，酸素分
子に電子を与えて**スーパーオキシドアニオン**($\cdot O_2^-$)を生成し，自分自身は親化合物へと戻るとい
うサイクルを繰り返すことで，多数の $\cdot O_2^-$ を産生する. このサイクルは**酸化還元サイクル**とよば
れる.

$\cdot O_2^-$ のような，酸素分子よりも反応性が高い酸素関連物質を総称して**活性酸素種**(reactive
oxygen species：**ROS**)といい，$\cdot O_2^-$ に加えて，**ヒドロキシルラジカル**(HO$\cdot$)や過酸化水素，一重
項酸素が含まれる. ROS は，酸化還元サイクルを生じる化学物質の曝露だけでなく，ミトコンド
リア障害や紫外線曝露などによっても産生される. また，生理的な条件下での P450 による酸化反
応やアラキドン酸の代謝反応の過程においても ROS が生じる.

一酸化窒素ラジカル(NO$\cdot$)や二酸化窒素ラジカル(NO$_2\cdot$)，ペルオキシナイトライト(ONOO$^-$)

のような，ROS と類似した性質を有する窒素原子を含む化学物質は，**活性窒素種**とよばれる．また，脂質の酸化過程において，脂肪酸のペルオキシラジカルやアルコキシラジカル，ヒドロキシペルオキシドが生じる．これらは広義の ROS に含まれる．

d．究極毒性物質と生体分子との反応

標的器官に分布した，あるいは標的器官で生成した究極毒性物質の多くは，生体内成分と結合して毒性を示す．最も重要な標的はタンパク質と DNA であるが，脂質との結合も細胞膜障害などによる毒性発現の原因となる．最終的には，標的器官における究極毒性物質の量と標的分子の種類が毒性の種類や強さを決める．

一方で，生体分子との反応は解毒に働くこともある．たとえば有機リン系農薬やカルバメート系農薬は神経細胞のアセチルコリンエステラーゼに結合して神経毒性を発現するが，これら農薬は血液中のブチリルコリンエステラーゼとも結合し，この血中酵素との結合は神経細胞への移行量を減少させるため，解毒反応ととらえることができる．

究極毒性物質と生体分子の結合様式はさまざまである．求電子物質の多くは，タンパク質のスルファニル基（システインやメチオニン）やアミノ基（リシンやアルギニン），あるいは核酸の窒素原子や酸素原子などと共有結合する．求電子物質と求核物質の組合せには，電荷の状態などによりある程度の選択性が認められる．フリーラジカルもまた生体分子と共有結合する．ヒドロキシルラジカルは DNA と，肝障害物質の四塩化炭素から生じるトリクロロメチルラジカルは脂質と共有結合し，付加体とよばれる DNA や脂質の化学物質修飾物質を形成する．

分子量が小さい化学物質は，それ自身では抗原性を示さないが，生体内タンパク質と結合して免疫反応，いわゆる**薬物アレルギー**（化学物質アレルギーともいう）を引き起こすことがある．このような化学物質を**ハプテン**または**不完全抗原**，タンパク質をキャリアタンパク質とよぶ．この化学物質とタンパク質との結合は共有結合である．ペニシリン系抗生物質はハプテンとして働く代表的な化学物質である．また，過去に吸入麻酔薬として使用されたハロタンは，代謝反応を受けてトリフルオロアセチルクロリドや炭素ラジカルとなり，タンパク質と結合することで抗原性を獲得して免疫反応を引き起こし，劇症肝炎を引き起こす（図 8・3・3 参照）．

他方，究極毒性物質は，低分子化合物と結合する機能をもともと有するタンパク質受容体やチャネル，酵素などに作用することも多い．これらの結合は，通常のリガンドや基質の結合と同様で，イオン結合（静電結合）や水素結合による．シアン化物や一酸化炭素は，それぞれ窒素原子および酸素原子の共有電子対がヘモグロビンやシトクロム c オキシダーゼなどのヘムタンパク質の鉄イオンと配位結合することで毒性を発現する．

生体分子と結合せずに有害作用を示す化学物質もある．たとえば，2,4-ジニトロフェノールやペンタクロロフェノールは，ミトコンドリアにおいて ATP 合成に必要な水素イオンの濃度勾配を消失させる．このような化学物質は**脱共役剤**とよばれる．また，強酸や強アルカリのように，物理的な作用により有害作用を示す化学物質もある．エチレングリコールは，アルコールデヒドロゲナーゼによりシュウ酸に代謝されるが，シュウ酸はカルシウムイオンの存在化で腎尿細管内で不溶性の

シュウ酸カルシウムの結晶を生じ，腎障害を引き起こす（図8・3・6参照）.

e．細胞，組織・器官レベルでの影響

化学物質は，細胞内のシグナル伝達にかかわるタンパク質あるいは神経伝達物質やホルモンの受容体やチャネルに作用し，それらの過剰な活性化やシグナル伝達の阻害により有害作用を示すことがある.

ホルボールエステルや低濃度の無機鉛はプロテインキナーゼCを活性化して細胞増殖を促進し，スタウロスポリンや高濃度の無機鉛はプロテインキナーゼCを阻害して細胞増殖の抑制や細胞周期停止に伴う細胞死を引き起こす．また，藍藻が産生する肝毒性物質のミクロシスチン，ならびに下痢性食中毒を引き起こす貝毒のオカダ酸は，プロテインホスファターゼ（PP2AやPP1）を阻害する.

ストリキニーネやヨヒンビン，アトロピンなどの植物アルカロイドは，神経伝達物質受容体であるグリシン受容体やアドレナリン受容体に拮抗して神経毒性を示す．エストロゲン受容体やアンドロゲン受容体などの性ホルモン受容体もまた多くの化学物質の作用点となる．過去に流産防止薬として使用された合成女性ホルモンの**ジエチルスチルベストロール**，工業原料の**ノニルフェノール**や**ビスフェノールA**，有機塩素系農薬の**ジクロロジフェニルトリクロロエタン（DDT）**はエストロゲン受容体を介してエストロゲン様作用を示すことから，**内分泌かく乱物質**として知られている（8・3・2項k.参照）.

肝臓に多く含まれる核内受容体の**ペルオキシソーム増殖因子活性化受容体PPARα**は，脂肪酸やフィブラート系高脂血症治療薬により活性化され，脂質代謝を調節する．他方，PPARαはげっ歯動物の肝細胞増殖作用も有する．プラスチック可塑剤の**フタル酸エステル**やフッ素ポリマー加工助剤として使用された**ペルフルオロオクタン酸**やペルフルオロスルホン酸は，PPARαを活性化してげっ歯動物で肝がんを引き起こす．ただし，PPARαの機能には動物種差があり，ヒトでは肝がんを生じないとされている．さらに，**ダイオキシン類**は，薬物代謝酵素の誘導にかかわる**芳香族炭化水素受容体（AHR）**を介してその毒性を発揮する．このように，多くの化学物質が，受容体型転写因子への結合とその標的遺伝子の発現変動を介して有害作用を発現することが知られている.

多価不飽和脂肪酸は酸化的障害を受けやすいため，細胞膜はしばしば化学物質の毒性標的となり，細胞膜の障害は細胞機能の障害や細胞死につながる．ROSの一種である**ヒドロキシルラジカル**や四塩化炭素から生じるトリクロロメチルラジカルなどは，脂肪酸のアルキル鎖から水素を引き抜いて脂質ラジカルを産生する．生じた脂質ラジカルは他の脂肪酸のラジカル化を引き起こし，反応は連鎖的に進む．最初の水素の引き抜きには高い反応性が必要であり，スーパーオキシドアニオンはこの反応を進行させることはできないが，鉄イオンなどの金属イオンの存在下でヒドロキシルラジカルとなり，脂質を酸化する．そのため，パラコートやドキソルビシンなどの酸化還元サイクルを引き起こす化学物質も脂質を酸化する．一連の酸化反応によりマロンジアルデヒドや4-ヒドロキシノネナールなどの求電子性アルデヒドが生成し，これらは細胞膜以外の細胞内成分とも反応するため，細胞膜の脂質の酸化は細胞や組織レベルでの障害につながる.

f．細胞死

化学物質による細胞レベルでの最も重大な有害作用は細胞死である．その誘導機序は多様であり，細胞膜の物理的・機能的障害，細胞の生存にかかわるタンパク質への結合による細胞機能障害，DNA との結合による遺伝子発現の障害などがある．代謝反応などによる持続的な ROS 産生も，細胞膜を構成する脂質の過酸化や DNA の酸化，タンパク質の機能障害を引き起こす．これらによりミトコンドリアにおけるエネルギー産生が障害されると，ATP が枯渇し，細胞死が引き起こされる．肝毒性を示す化学物質にはミトコンドリア機能障害を引き起こすものが多い．

ミトコンドリアにおいて，化学物質の作用点は，電子伝達系，ATP シンターゼ，ミトコンドリア DNA などさまざまである．代表的なミトコンドリア障害物質である**ロテノン**と**シアン化物**は，それぞれ電子伝達系で働く NADH：ユビキノンオキシドレダクターゼとシトクロム c オキシダーゼを阻害する．

化学物質による細胞死の主要な形態は，物理的な刺激や細胞膜障害などによる**壊死（ネクローシス）**であるが，プログラム細胞死として知られている**アポトーシス**も起こる．ネクローシスとアポトーシスに，栄養飢餓状態などで起こる自食作用である**オートファジー**を加えた三つが，細胞死の形態として長く知られてきたが，近年の研究により，新たな細胞死の形態が明らかになっている．たとえば，鉄に依存し，過酸化脂質の蓄積によって誘導される細胞死である**フェロトーシス**が知られている．これはプログラム細胞死の一つであるが，アポトーシスとは明らかに異なる特徴を有する．金属イオンや抗がん薬のソラフェニブがフェロトーシスを引き起こすことが知られている．

ネクローシスは，受動的な細胞死であり，その過程で細胞は膨潤し，破裂する．そのため，破裂した細胞内から内容物が放出され，それらが**炎症**反応を惹起する．ROS の産生，ミトコンドリアの機能障害と ATP の枯渇，それらに伴う細胞内分子の機能不全がネクローシスを引き起こす．

アポトーシスは，個体の発生過程における余分な細胞の除去に働くなど，生理学的に重要な細胞死であるが，化学物質によっても引き起こされる．形態学的にネクローシスとは大きく異なり，DNA の規則的な断片化，細胞内小器官を含むアポトーシス小体とよばれる小胞の形成は，アポトーシスの典型的な特徴である．生じたアポトーシス小体はマクロファージなどにより貪食されるため，細胞内成分の組織への漏出がなく，炎症反応は惹起されない．分子レベルでは，電子伝達系にかかわるシトクロム c がミトコンドリアから放出され，タンパク質分解酵素であるカスパーゼの活性化が起こり細胞内のさまざまなタンパク質が分解される．ミトコンドリアからはエンドヌクレアーゼも放出され，これが核内に移行して DNA を断片化する．

ネクローシスは受動的な細胞死であり ATP を必要としないが，能動的な細胞死であるアポトーシスの進行には ATP が必要である．そのため，化学物質の曝露により細胞内の ATP が枯渇すると，細胞はネクローシスを起こしやすい．しかし，ATP の枯渇が改善すると細胞はアポトーシスに向かう．ただし，両細胞死の区別は厳密ではなく，たとえば解熱鎮痛薬のアセトアミノフェンは，大量に服用すると，反応性代謝物の生成により肝障害を誘発するが，ネクローシスとアポトーシスの両方を引き起こすことが知られている．

細胞レベルでみると，化学物質により誘発されるアポトーシスは，有害作用と考えられるが，が

ん化した細胞や機能異常を起こした細胞がアポトーシスにより除去されることや，発がん過程ではアポトーシスが抑制されることも知られている．アポトーシスは炎症反応を引き起こさないことから，組織・個体レベルで考えると，障害を受けた細胞のアポトーシスによる除去は，生体にとっては防御反応ととらえることもできる．

8・3・2 毒性の種類と代表的な臓器毒性

a. 肝毒性

肝臓は，ヒトの実質臓器としては最大であり，体重の約2%に相当する．肝臓のおもな機能は，① 栄養素の代謝：糖代謝(グリコーゲンの合成・貯蔵と分解，糖新生，ペントースリン酸回路，解糖系など)，脂質代謝(コレステロールおよび胆汁酸の合成，脂肪酸，中性脂肪およびリン脂質の合成と分解，リポタンパク質の合成など)，タンパク質およびアミノ酸代謝，② 解毒代謝：P450や抱合酵素による異物代謝，尿素回路によるアンモニアの代謝，③ 体液や血液量の調節，などである．肝臓へは，門脈および肝動脈より常時多量の血液が供給され，門脈からは，腸管で吸収された栄養素のほかに多くの化学物質が流入する．肝臓には，化学物質を代謝し，水溶性を高め体外への排泄を促進するための異物代謝酵素群が多く存在する．異物代謝反応は，一般に化学物質を解毒の方向に導く．しかし化学物質によっては，代謝により生体との反応性が増大した活性代謝物が生成する場合がある．このようなことから，肝臓は化学物質による障害を受けやすい器官でもある．

化学物質が原因となって生じる肝障害は，中毒性肝障害と特異体質性肝障害に分けられる．特異体質性肝障害はさらに，アレルギー機序によるものと代謝酵素異常によるものに分類される．組織病理学的に中毒性肝障害は，肝細胞障害型，脂肪肝型，胆汁うっ滞型に，アレルギー性肝障害は肝細胞障害型と肝炎型に分類できる(表8・3・1)．

(i) 肝障害の発現機序

(1) 中毒性肝障害

アセトアミノフェンは，通常グルクロン酸抱合や硫酸抱合を受けて生体外に排泄されるが，大量投与により両抱合反応が飽和すると，CYP2E1などのP450によるN-水酸化反応により，反応性に富むN-アセチル-p-ベンゾキノンイミン(N-acetyl-p-benzoquinone imine：NAPQI)へと代謝され

表 8・3・1 肝障害の分類

肝障害の分類		代表的な原因物質
中毒性肝障害	肝細胞障害型	アセトアミノフェン，四塩化炭素，アフラトキシンB₁，ブロモベンゼン，ハロタン
	脂肪肝型	四塩化炭素，クロロホルム，エタノール，テトラサイクリン
	胆汁うっ滞型	クロルプロマジン，シクロスポリンA，エストロゲン
特異体質性肝障害	アレルギー性　肝細胞障害型	メチルドパ，ミノサイクリン，フェニトイン，ジクロフェナクナトリウム
	アレルギー性　肝炎型	エタノール，ハロタン，イソニアジド
	代謝酵素異常性	フルタミド，イソニアジド

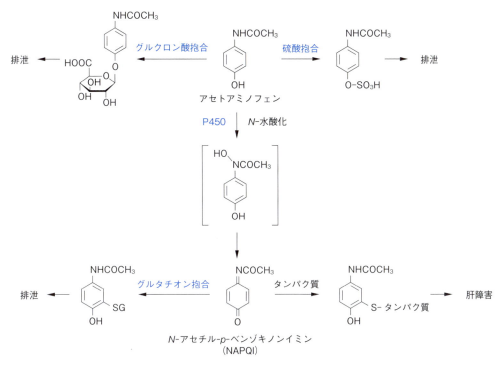

図 8・3・1　アセトアミノフェンの代謝経路

る．この反応性中間体は，通常グルタチオン抱合体となり解毒される．しかしながら，このグルタチオン抱合反応が飽和し，それ以上抱合されなくなると，NAPQI は，肝細胞中のタンパク質に共有結合し，肝細胞の壊死を引き起こす（図 8・3・1）．

かつて麻酔薬や駆虫薬として使用された四塩化炭素は強い肝障害を引き起こす．四塩化炭素は CYP2E1 による還元的脱ハロゲン化反応を受けてトリクロロメチルラジカルとなり，脂質過酸化，脂質代謝異常さらに小胞体膜透過性亢進に伴う Ca^{2+} 濃度の上昇や細胞膜破壊を誘発する．その結果，脂肪肝および肝細胞壊死を引き起こす（図 8・3・2）．このほか，アフラトキシン B_1，ブロモベンゼンなどは，活性代謝物が肝細胞のタンパク質に共有結合し，中毒性肝障害を引き起こす．

(2) アレルギー性肝障害

メチルドパやミノサイクリンによる肝障害には，抗核抗体や抗ミトコンドリア抗体などの自己抗体が関与している．フェニトインやカルバマゼピンなどでは P450 に関連する自己抗体が産生される．ジクロフェナクナトリウムは，P450 や UGT との付加体を形成し，自己抗体を出現させることがある．

エタノールの活性代謝物であるアセトアルデヒドは，肝臓のタンパク質と結合してアルコール性肝炎を引き起こす．ハロタンは，P450 による酸化的または還元的代謝反応により活性代謝物となり，肝障害を引き起こす．ハロタンによるアレルギー性劇症肝炎では，酸化的代謝物であるトリフルオロアセチルクロリドがタンパク質と共有結合することで抗原化し，それに伴い産生される自己抗体が関与すると考えられている（図 8・3・3）．

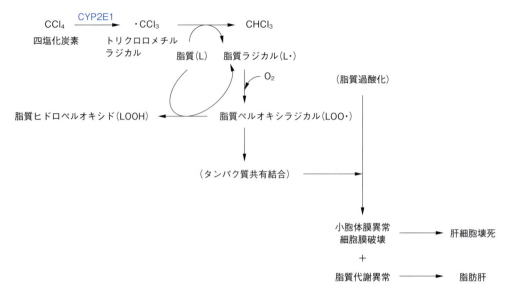

図 8・3・2　四塩化炭素の代謝活性化と肝毒性発現機序

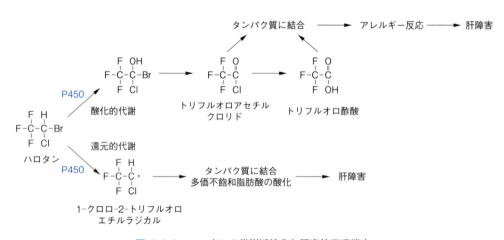

図 8・3・3　ハロタンの代謝活性化と肝毒性発現機序

イソニアジドは，NATによりアセチル化されて不活性化されるが，肝炎型の肝障害を引き起こすことが知られている．アセチル化代謝物が加水分解反応を受けて生成されるアセチルヒドラジンがP450の反応を受けると，タンパク質に共有結合することが知られている(図 8・3・4)．

(3)　代謝酵素異常性肝障害

異物代謝に関与するP450や抱合酵素では，遺伝子多型などの個人の体質(特異体質)により代謝能が個人間で著しく異なることがある．このような個人差が原因となり実験動物では発現しなかった肝障害がヒトで認められることがある．酵素活性の個人差による肝障害では，アレルギー性反応がみられない場合が多い．

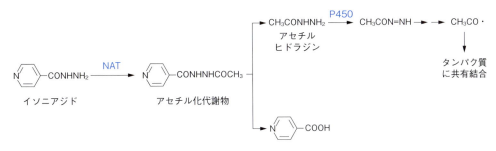

図 8・3・4　イソニアジドの代謝活性化と肝毒性発現機序

(ii) 肝障害の検出

化学物質による肝障害の発現や程度を知るための指標としては，① 肝細胞の変性や壊死により血中に逸脱するアラニンアミノトランスフェラーゼ(alanine aminotransferase：ALT)やアスパラギン酸アミノトランスフェラーゼ(aspartate aminotransferase：AST)の上昇，② 肝細胞で合成されて血中に放出されるアルブミン，コレステロールエステラーゼの減少，③ 胆汁うっ滞時の血中アルカリホスファターゼや γ-グルタミルトランスペプチダーゼ(γ-glutamyl transpeptidase：γ-GTP)の上昇，④ 慢性肝疾患時の血中ビリルビンの上昇，⑤ 肝血流量や胆汁排泄能の影響を受けるインドシアニングリーンおよびスルホブロモフタレインの消失速度の低下などがあげられる．

b．腎毒性

腎臓は腎小体と尿細管からなり，腎小体は血液中の老廃物や酸化分解物を尿としてろ過する機能を有する．尿細管では，尿成分の再吸収や尿の濃縮が行われる(8・2・3項 a. 参照)．腎臓は，生体の恒常性を維持する重要な臓器であり，尿の生成に伴い，体液量，浸透圧，体内のイオン組成やpHの調節を行っている．レニンやプロスタグランジン類の産生による血圧の調節，ビタミンD_3の活性化，赤血球産生に働くエリスロポエチンの産生も行う．

化学物質の腎毒性には，下記に示す腎臓の生理学的および解剖学的な特徴が関与している．

① 腎臓の重さは体重の0.5%であるにもかかわらず，心拍出量の20%〜25%が腎臓に供給される．
② 水や電解質の再吸収により，尿細管管腔内で化学物質が濃縮される．
③ 尿細管管腔内で化学物質が濃縮されると，溶解度を超えて結晶が形成されることがある．これにより物理的に尿細管が閉塞・傷害される．
④ 尿細管管腔側，血管側においてトランスポーターを介した化学物質の蓄積が起こる．P450などの異物代謝酵素による代謝活性化も起こる．

(i) 腎毒性の発現機序

(1) 直接的な腎障害

化学物質，あるいはその代謝物が腎組織に直接障害を引き起こす．おもな障害部位は近位尿細管上皮細胞であり，重金属類(カドミウム，無機水銀など)は細胞内タンパク質のシステイン残基のス

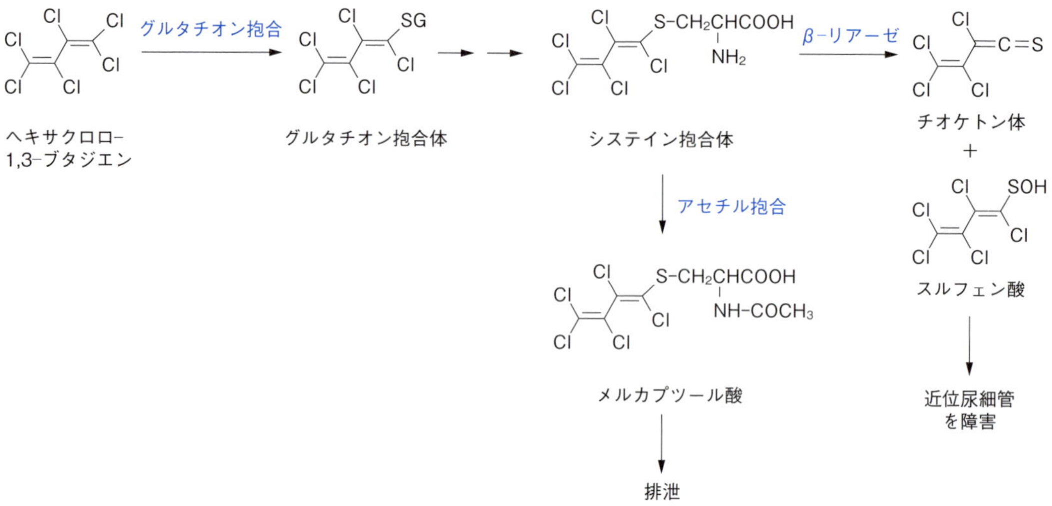

366   第8章　化学物質の毒性

図 8·3·5　ヘキサクロロ–1,3–ブタジエンの代謝

ルファニル基に結合して毒性を示す．さまざまな有機物質の溶媒や熱伝達物質として使用されてき
た**ヘキサクロロ–1,3–ブタジエン**は，肝臓でグルタチオン抱合体となった後，腎臓へ輸送され，シ
ステイン抱合体を経て大部分はメルカプツール酸（*N*–アセチルシステイン抱合体）として排泄され
るが，一部は*β*–リアーゼにより代謝されてチオケトン体となり，近位尿細管を障害する（図 8·3·5）．
　一方，糸球体が障害される場合もある．ピューロマイシンは糸球体上皮細胞（足細胞）のシアルタ
ンパク質の産生を減少させることにより，糸球体基底膜の構造維持に影響を及ぼす．
　（2）　**アレルギーによる腎障害**
　アレルギー性の間質性腎炎を起こす化学物質として，ペニシラミンが知られている．また，アス
ピリン，インドメタシンなどの非ステロイド性抗炎症薬は，プロスタグランジン生合成の阻害によ
り中毒性腎障害を起こすほか，アレルギー性腎炎の原因にもなる．
　（3）　**尿細管腔閉塞による腎障害**
　葉酸代謝拮抗薬のメトトレキサートは，尿中排泄された後に尿細管で析出して閉塞を引き起こす
ことがある．溶媒，不凍液，合成原料などとして広く用いられているエチレングリコールは，アル
コールデヒドロゲナーゼ（ADH），アルデヒドデヒドロゲナーゼ（ALDH）によりシュウ酸へと代謝さ
れ，尿中のカルシウムと結合してシュウ酸カルシウムを形成し，尿細管を閉塞し，上皮細胞に傷害
を与える（図 8·3·6）．
　（4）　**血行動態の変化を介した腎障害**
　免疫抑制薬のシクロスポリンやタクロリムス，アンジオテンシン変換酵素阻害薬のエナラプリル
は，腎細動脈の血流量を低下させることで腎前性の障害を引き起こす．
　（ii）　**腎障害の検出**
　腎臓の機能障害時には，血中の尿素窒素（BUN）やクレアチニン，尿中 β_2–ミクログロブリンの
上昇などがみられる．しかし，これらのバイオマーカーには腎障害の検出感度が低いという問題点

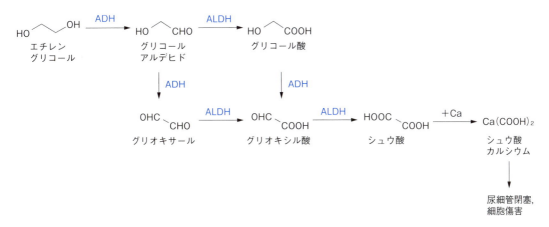

図 8・3・6　エチレングリコール代謝

もある．近年，高感度な尿細管障害のバイオマーカーとして，尿中のクラステリン，好中球ゼラチナーゼ結合リポカリン（neutrophil gelatinase-associated lipocalin：NGAL），KIM-1（kidney injury molecule-1）などが，糸球体障害のバイオマーカーとして，尿中のIV型コラーゲンやセルロプラスミンなどが見出されている．

c．呼吸器毒性

呼吸器系は，肺，鼻腔，咽頭，気管からなり，空気中の酸素を取り入れ，二酸化炭素を排出し，ガス交換を行う．ガス交換は肺胞内で行われ，成人では1分間に約3 Lの空気が出入りする．呼吸器系は，外気と直接接触することから，空気中に含まれる化学物質の影響を受ける．また，体循環血の大部分は肺を通過するため，血液中の化学物質の影響も受けやすい．呼吸器に毒性を与える化学物質には，吸入によって肺障害を起こす物質と，血液を介して肺に到達して肺障害を起こす物質がある．

（i）呼吸器毒性の発現機序
（1）吸入により肺障害を起こす物質

ガス状物質のうち，アンモニアや塩素，フッ化水素，および硫黄酸化物（二酸化硫黄）は，比較的水溶性が高く，溶解して生じた酸や塩基が上部気道を刺激して気管支炎や呼吸困難の誘因となる．一方，オゾンやホスゲン，二酸化窒素などの窒素酸化物は，比較的水溶性が低いため，気道深部や肺胞まで到達して炎症を引き起こす．

大気中微粒子（粉じん，エアロゾルなど）の吸入により起こる肺障害をじん肺症という．粉じんは，粒子径，形状，密度などにより呼吸器での沈着部位が異なる．10 μm 以上の粒子は，大部分が鼻腔や咽頭で捕捉されるが，数 μm のものは気道まで，1 μm 以下の粒子は肺胞まで達し，肺胞マクロファージに捕捉される．これらのうち，粒子径がおおむね 2.5 μm 以下のものを **PM2.5**（微小粒子状物質）という．

ケイ酸塩の微粒子を慢性的に吸入することにより生じる肺障害をけい肺症といい，採石業，窯業

368 第8章 化学物質の毒性

などの労働者の職業病として知られる．**アスベスト（石綿）**は，天然に存在するケイ酸塩化合物であり，耐圧性，耐熱性，耐薬品性，電気絶縁性などの有用な性質を有することから，建築や工業製品の原料として広く使用されてきた．ところがアスベスト微粒子の長期曝露は肺線維芽細胞の異常増殖を引き起こし，じん肺症（アスベスト肺）の原因となることが明らかとなった．その後，アスベスト使用工場の従業員や工場周辺の住民に肺中皮腫（悪性胸膜中皮腫）が多発し，アスベストがその原因として問題となった（4・4・3項 c. 参照）．アスベストには，クリソタイル（白石綿）やアモサイト（茶石綿），クロシドライト（青石綿）などが知られているが，クロシドライトの毒性が最も強く，20〜40年の潜伏期の後，肺中皮腫を発症する．

クロム，ニッケル，ヒ素，ベリリウム，バナジウムなどを含む粉じんの慢性的な吸入も肺がんの原因となる．六価のクロムは鼻中隔穿孔を生じ，ビス（クロロメチル）エーテルは，呼吸器刺激作用や肺がん誘発作用を有する．

（2）血液により肺に到達して肺障害を起こす物質

パラコートは，経口摂取によりびまん性の間質性肺炎，肺線維症を特徴とする肺毒性を引き起こす．血液を介して肺に移行したパラコートは，ポリアミントランスポーターを介して肺胞細胞に取り込まれ，酸化還元反応を繰り返して活性酸素種を産生する．この活性酸素種が細胞膜の脂質を過酸化することで細胞を傷害する．抗がん剤のブレオマイシンやチロシンキナーゼ阻害薬のゲフィチニブ，抗リウマチ薬のレフルノミドも間質性肺炎や肺線維症を引き起こすことが知られている．

d．神経毒性

神経系は，末梢神経系と中枢神経系からなり，ニューロンを単位とした複雑な神経活動により生体の恒常性を維持している．ニューロンは，細胞体，樹状突起，軸索，シナプス小頭から構成される．軸索は，シュワン細胞でできたミエリン鞘とよばれる薄い膜で覆われることで電気的絶縁状態を保持している．神経細胞は傷害を受けても再生せず，その傷害は不可逆となる．神経系を障害する化学物質は，細胞体，軸索，ミエリン鞘，神経伝達系（シナプス伝達）などを標的とする．

（i）神経毒性の発現機序

（1）中枢神経障害

脳組織では，血液脳関門により末梢からの化学物質の流入が制御されており，無機重金属イオンは中枢神経へ移行されにくく毒性も弱い．一方，メチル水銀や四エチル鉛などのアルキル金属は，脂溶性が高く，中枢神経系へ容易に移行して毒性を示す．水俣病の原因物質である**メチル水銀**は，**ハンター・ラッセル症候群**とよばれる運動失調や視野狭窄を伴う中枢神経障害を引き起こす．

合成麻薬の不純物として見出された**1-メチル-4-フェニル-1,2,3,6-テトラヒドロピリジン（MPTP）**は，脳組織に移行し，アストロサイトなどの細胞内でモノアミンオキシダーゼ B（MAO-B）により 1-メチル-4-フェニルピリジニウムイオン（MPP^+）に酸化され，これがドパミン神経細胞のミトコンドリアで ATP 産生を抑制して細胞死を誘発する（図 8・3・7）．

シアン化物，アジド化合物，硫化水素は，ミトコンドリアのシトクロム *c* オキシダーゼを阻害することで ATP 産生を抑制し，ニューロンを障害する．

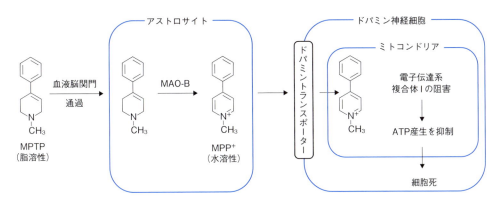

図 8·3·7　MPTP の代謝と毒性発現

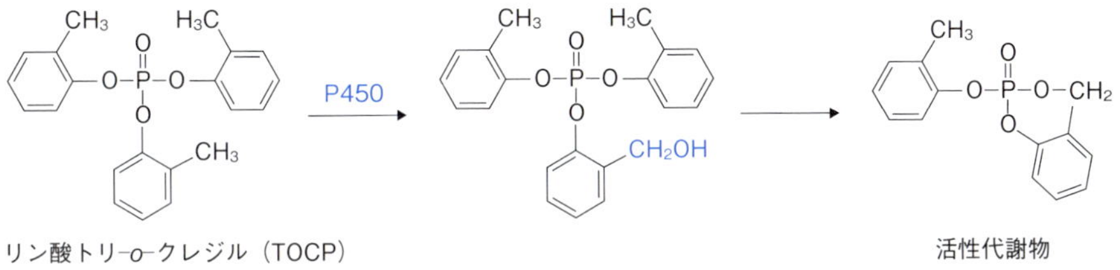

図 8·3·8　TOCP の代謝活性化

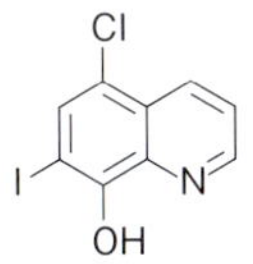

図 8·3·9　キノホルム

(2) **軸索障害**

軸索に障害を与える物質として，アクリルアミド，n-ヘキサン，**リン酸トリ-o-クレジル(TOCP)**，二硫化炭素などがあげられる．二硫化炭素やn-ヘキサンの代謝物である 2,5-ヘキサンジオンは，神経フィラメントと架橋を形成することで軸索を変性させる．アクリルアミドやTOCPは，軸索障害による遅発性神経毒性を示すことが知られている．TOCPの摂取後，まず下痢などの胃腸症状がみられ，10〜20日の潜伏期間を経て遅発性神経毒性による神経症状が現れる．この遅発性神経毒性は，P450によるメチル基の水酸化を経て生じる活性代謝物が，神経組織の神経障害標的エステラーゼ活性を阻害することで生じる(図 8·3·8)．薬害事例の **SMON**(subacute myelo-optico-neuropathy)の原因物質である**キノホルム**(別名：クリオキノール)(図 8·3·9)は，軸索およびミエリン鞘に強く障害を与えることが知られている．

(3) **ミエリン鞘障害**

脂質に富むミエリン鞘は，軸索に重層して巻くことにより，神経興奮伝導を手助けしている．抗不整脈薬のアミオダロンや鉛などは，ミエリン鞘を障害することで神経伝達に異常を生じる．

370　　第 8 章　化学物質の毒性

（4）　神経伝達系障害

　動物性自然毒のテトロドトキシンやサキシトキシンは，神経終末のナトリウムチャネルを阻害して神経伝達を遮断することにより，筋弛緩と呼吸麻痺を引き起こす．パラチオン，フェニトロチオン，マラチオンなどの有機リン系農薬，神経毒ガスのサリンやメソミル，カルバリルなどのカルバメート系農薬は，いずれもシナプス間隙におけるアセチルコリンエステラーゼを阻害し，アセチルコリンの蓄積に基づく神経の異常興奮を引き起こす．

e．血液毒性

　血液毒性は，骨髄の造血幹細胞を障害することで造血障害を誘発するものと，末梢血の血球を破壊するものに大別される．両者が併発することもある．

（ i ）　血液毒性の発現機序

（1）　再生不良性貧血

　再生不良性貧血は，骨髄における造血機能が障害され，すべての血球成分が正常に産生されなくなった場合に起こる．直接的に骨髄を障害する化学物質には，ベンゼンや抗がん薬のシクロホスファミド，ビンクリスチン，ブスルファン，5-フルオロウラシルなどがある．5-フルオロウラシル系抗がん薬と抗ウイルス薬のソリブジンの併用は，重篤な血液障害による薬害事例を引き起こした（8・2・5 項 b. 参照）．クロラムフェニコールやクロルプロマジン，フェニルブタゾン，ペニシラミンなどは，アレルギー反応による再生不良性貧血を誘発する．

（2）　鉄欠乏性貧血

　鉄が不足するとヘモグロビン産生が低下し，赤芽球は正常に分化できずに貧血となる．**無機鉛**は，ヘム合成にかかわる δ-アミノレブリン酸デヒドラターゼおよびフェロキラターゼを阻害することでヘム産生を障害する．その結果，赤芽球は赤血球まで分化できずに破壊される（図 8・3・28 参照）．

（3）　メトヘモグロビン血症

　メトヘモグロビン血症では，ヘモグロビンのヘム鉄が二価から三価に酸化され，酸素との結合能がほぼ消失することから，チアノーゼ様の症状を呈する．メトヘモグロビン血症は，過酸化水素や亜硝酸塩，硝酸塩，塩素酸塩などの無機化合物のほか，**アニリン**，**ニトロベンゼン**，**フェナセチン**などにより生じる．アニリンなどの芳香族アミンは，P450 により N-水酸化されて活性代謝物のフェニルヒドロキシアミン体となり，メトヘモグロビン血症を引き起こす（図 8・3・10）．メトヘモグロビンは，赤血球に存在する還元酵素（NADH-シトクロム b_5 レダクターゼ）により還元され，通常その割合は低く抑えられているが，先天的にこの酵素を欠損している人では，メトヘモグロビン血症性の化学物質に曝された場合，重篤な症状を示す．

（4）　溶血性貧血

　溶血性貧血は，化学物質による赤血球の分解速度が生成速度を上回った場合に生じる．溶血性貧血を起こす化学物質には，アニリン，アセトアミノフェン，アセトアニリド，フェナセチン，フェニルヒドラジンなどがある．これらは，酸素結合型のヘモグロビン（オキシヘモグロビン）に作用して過酸化水素を生成し，赤血球を破壊する．通常，生成した過酸化水素は，赤血球のグルタチオン

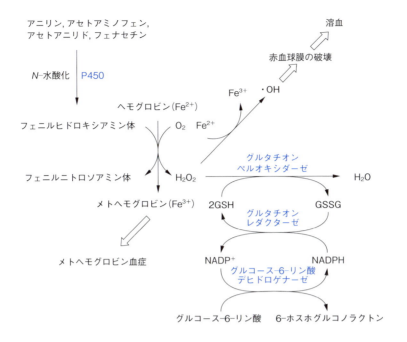

図 8・3・10　芳香族アミン類によるメトヘモグロビン血症および溶血
GSH：還元型グルタチオン，GSSG：酸化型グルタチオン．

ペルオキシダーゼにより分解されるが，この反応には還元型グルタチオン(GSH)が必要であり，過剰な過酸化水素の生成に伴いGSHレベルが低下すると，溶血が起こる．GSHの再生はグルタチオンレダクターゼにより行われ，その補酵素であるNADPHはグルコース-6-リン酸デヒドロゲナーゼによる反応で供給されるため(図8・3・10)，先天的にこの酵素を欠損している人では化学物質による溶血性貧血が生じやすい．

f．循環器毒性

循環器系は心臓，血管，リンパ管で構成される．脈管系が発達している心臓は血流量が多いため，異物は迅速に運び込まれる．また，血管は血流とともに流れる異物に曝されやすく，異物による障害を受けやすい．

(i)　循環器毒性の発現機序

(1)　心毒性

心機能に有害作用を示す化学物質は多く，その作用機序も多様である．大量のエタノールで誘発される心筋症では，心筋細胞が直接影響を受けることで心筋の肥大や変性が認められる．代謝物であるアセトアルデヒドによるタンパク質合成やミトコンドリア呼吸の抑制が関与している．アントラサイクリン系抗がん薬のドキソルビシンによる心毒性は，NADPH-P450レダクターゼを介した一電子還元反応によるスーパーオキシドアニオンの生成が原因とされている．さらに，心臓自身に直接作用しなくても，中枢神経系，自律神経系あるいは内分泌系に作用する物質が心臓に影響を及

ぼすことがあり，クロロホルムやトルエンは中枢性副交感神経活動の抑制により不整脈を誘発する．

（2）　血管毒性

医薬品には血圧異常を誘発するものが数多くあり，高血圧の発症には交感神経系経路の刺激，体液の増加などが関係している．血管を傷害する物質は血圧上昇をきたすことが多く，鉛中毒では血管内皮細胞増殖阻害に起因する高血圧がみられる．ヒ素，水銀なども血管を傷害する．

化学物質のなかには動脈硬化症を誘発するものもあり，自動車排ガスやタバコ煙に含まれる 3-アミノ-1-プロペン（別名：アリルアミン）は血管壁において酸化的代謝を受け，生じたアクロレインがタンパク質変性や核酸合成阻害を誘発して平滑筋細胞の増殖を引き起こす．台湾で検出された黒足病は，飲料水として使用していた井戸水を介した慢性ヒ素中毒が原因であり，閉塞性動脈硬化症および閉塞性血栓血管炎の発症により手足に壊疽が発生し，指先が黒くなる．

g．皮膚毒性

皮膚は，外側から表皮，真皮，皮下組織に大別され，このうち表皮および真皮は化学物質や紫外線などからの生体防御に重要な役割をもつ．化学物質の皮膚毒性は，経皮毒性と局所毒性に分類される．経皮毒性は，皮膚を介して化学物質が全身に毒性を示すもので，局所毒性は，化学物質による皮膚への局所傷害である．皮膚への局所傷害は接触（性）皮膚炎と総称され，化学物質が皮膚に接触することによって発症する．接触皮膚炎は刺激性と感作性（アレルギー性）に分類される．

（i）　皮膚毒性の発現機序

（1）　刺激皮膚炎

界面活性剤やグリコール類などの化学物質や紫外線により，皮膚に可逆的な皮膚炎（紅斑や浮腫など）が認められることがある．

（2）　アレルギー性接触皮膚炎

経皮吸収された化学物質がハプテンとして働き，皮膚のタンパク質と結合して完全抗原となり遅延型のⅣ型アレルギー反応を惹起することがある．アレルギー性接触皮膚炎を誘発する化学物質としてスルホンアミドやニッケル，コバルトなど多くの物質が知られている．

（3）　光アレルギー性接触皮膚炎

光アレルギー性接触皮膚炎は，化学物質が光エネルギーを吸収して皮膚のタンパク質と結合して抗原性を示し，Ⅳ型アレルギーが誘発されることにより起こる．この毒性を示す代表的な化学物質にケトプロフェンがあり，その外用剤の使用においては，直射日光などの強い光を避けるなどの注意が必要である．

（4）　蕁麻疹

蕁麻疹は，真皮に存在する肥満細胞からのヒスタミンおよび血管性ペプチドの放出による，急速な血管透過性の亢進に伴う強いかゆみや一過性の膨疹や紅斑を生じる過敏反応である．天然ゴム製品に残存するラテックスタンパク質，食物，昆虫毒素などが原因物質として知られている．

h．感覚器毒性

感覚器系とは，生体に対する外界からの多様な刺激を受容する器官の総称である．感覚器系に作用する化学物質だけでなく，神経系に作用する化学物質によっても障害を受ける．

（i） 感覚器毒性の発現機序

（1） 視覚器毒性

メタノールは，網膜細胞の ADH および ALDH によりホルムアルデヒド，さらにはギ酸に代謝され，強い神経毒として作用する．視神経や網膜に障害を誘発し，進行すると失明に至る．ベタメタゾンやデキサメタゾンを服用すると，副作用として緑内障や白内障を発症することがあり，進行例では視力障害や視野障害も生じる．整腸剤として大量かつ長期間使用された**キノホルム**（図 8・3・9 参照）は，薬害 SMON の原因物質であり，下痢，腹痛，緑舌，緑便などの症状を誘発し，さらに悪化すると視神経障害・失明を引き起こした．抗マラリア薬のクロロキンは，副作用として角膜と網膜に障害を与え，網膜では不可逆な変性を引き起こし，失明に至る．

（2） 聴覚器毒性

カナマイシン，ゲンタマイシンなどのアミノグリコシド系抗生物質は，内耳有毛細胞の変性，消失を誘発し，聴覚器毒性を示す．ループ利尿薬であるエタクリン酸やフロセミドは内耳蝸牛管の外側で毛細血管に富む血管条において細胞間水腫を起こすが，その機序としてループ利尿薬の膜 ATPase 阻害作用の関与が考えられている．

i．遺伝毒性・発がん性

遺伝毒性（genotoxicity）とは，外来性の化学物質や物理化学的要因により，遺伝物質である DNA や染色体に作用し，それらの異常を誘発する性質のことを指す．類似の用語として**変異原性**（mutagenicity）があるが，変異原性は，娘細胞あるいは次世代に伝わる遺伝情報の変化を誘発する性質を指す．一方，遺伝毒性は，必ずしも娘細胞や次世代には伝わらない DNA や染色体の変化も含め，DNA や染色体の構造や数に変化を誘発する性質を指すことから，より広義な変異原性としてとらえられる．

体細胞から発生して無秩序に異常な増殖を繰り返す細胞集団を**腫瘍**（tumor）という．腫瘍のうち，増殖が速く，浸潤性や転移性があり，宿主の生命を脅かすものを悪性腫瘍（がん）とよぶ．組織学的には，上皮細胞に由来する「癌腫（cancer, carcinoma）」，非上皮性細胞に由来する肉腫（sarcoma），造血器系由来の白血病（leukemia），悪性リンパ腫（malignant lymphoma），骨髄腫（myeloma）に分けられる．ひらがなの「がん」は悪性腫瘍全体を示すときに，上皮性悪性腫瘍に限定する場合は，漢字の「癌」がしばしば使われる．

ヒトにおけるがんの発生要因の 80 ％～ 90 ％が食事由来成分やタバコを含めた環境中に存在する化学物質によると推定されている（図 4・2・7 参照）．さらに，これらに遺伝的要因が加わり，双方の要因が影響しあってがんが発生するとされている．

（i） 突然変異

突然変異（mutation）とは，遺伝子構成の変化が原因で生じ，遺伝する変異を指す．遺伝子の質的

変化(遺伝子突然変異)のみならず，染色体の数や構造の変化(染色体異常)も含まれる．

(1) 遺伝子突然変異

変異原性物質がDNAに作用すると，DNAの修復や複製の際にエラーが生じる．その結果，DNA上の塩基対の塩基が別の塩基に置き換わる塩基置換型変異や，塩基対が欠失または挿入されるフレームシフト型変異が生じることがある．塩基置換型変異には，塩基対の変化によりコドンが終止コドンとなるナンセンス変異や，異なるアミノ酸をコードする塩基に変化するミスセンス変異などがある．フレームシフト型変異では，それ以降のコドンの読み枠にずれが生じ，正常な機能をもつタンパク質がつくられなくなる．

(2) 染色体異常

染色体の数や構造に変化が起きることを染色体異常とよぶ．構造異常は，G_1期にDNAが損傷を受けた場合に観察される染色体型異常と，S期およびG_2期にDNAが損傷を受けた場合に観察される染色分体型異常に分類される．染色体型異常では，末端欠失，逆位，転座，環状染色体，二動原体などが認められ，染色分体型異常では，1本の染色分体の切断または染色分体間の切断および再結合などが認められる．

(ii) 発がん機序

発がんは，**イニシエーション**(initiation)とそれに続く**プロモーション**(promotion)，さらに**プログレッション**(progression)の過程を経るものと考えられている(発がん多段階説：図8・3・11)．化学物質がかかわる発がんは，正常体細胞の核染色体DNAが化学修飾を受けて変異細胞となり，さらに無秩序に増殖するがん細胞へと変化することで成立する．イニシエーションは，標的の体細胞におけるDNAの化学修飾とそれに伴う変異細胞の誘発過程であり，そのような変化を惹起する因子を**イニシエーター**とよぶ．修飾されたDNAの多くは，細胞のもつDNA修復酵素により修復されるため，イニシエーターに短期間曝露されただけでは変異細胞はほとんど形成されない．

発がんの第2段階であるプロモーションは，変異細胞ががん細胞に移行する過程であり，プロモーション作用を有する因子を**プロモーター**とよぶ．ベンゾ[a]ピレンのようなイニシエーターを皮膚に1回少量投与するだけでは，目に見える変化は起こらないが，ベンゾ[a]ピレン投与後にクロトン油のようなプロモーターを繰り返し投与するとがんが誘導される．しかし，クロトン油単独処理

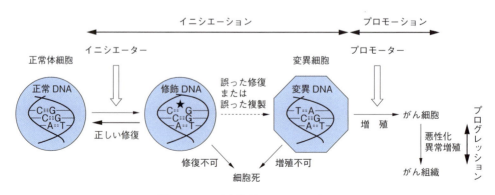

図8・3・11　化学物質による発がん機序

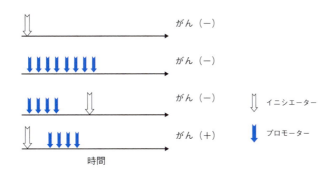

図 8・3・12　イニシエーターとプロモーターによる発がん
〔谷口直之・大島明・鈴木敬一郎 監訳："がんのベーシックサイエンス 日本語版 第3版", p.31, メディカルサイエンスインターナショナル (2006) より作成〕

あるいはクロトン油とベンゾ[a]ピレンの投与の順を入れ替えた場合には発がん頻度は上がらない（図8・3・12）．イニシエーターとは異なり，ほとんどのプロモーターは遺伝毒性を示さない．

がん化した細胞が臨床的にがんと診断されるまでには，浸潤能や転移能の獲得など異常増殖能とともに悪性化する過程が必要である．悪性化したがん細胞やがん組織の形成には複数の遺伝子の変異あるいは発現異常の蓄積が必要とされ，この過程を**プログレッション**とよぶ．

(iii) がん遺伝子とがん抑制遺伝子

発がん物質による突然変異誘発の直接の標的は，**がん遺伝子**（oncogene）と**がん抑制遺伝子**（tumor suppressor gene）である．発がん物質により，ある遺伝子に突然変異が導入された場合，遺伝子産物が異常に活性化された状態となり，細胞増殖シグナルが強まることがある．このとき，突然変異を受けた遺伝子を**がん遺伝子**とよび，変異前の遺伝子を**プロトがん遺伝子**（proto-oncogene）あるいは**がん原遺伝子**という．げっ歯類において化学物質で誘発される腫瘍によくみられる突然変異は，がん遺伝子の*ras*ファミリーを活性化するものである．正常な細胞に存在する*HRAS*遺伝子とヒト膀胱がん由来細胞株の*HRAS*遺伝子を比べると，そのタンパク質の第12番目のアミノ酸が，正常細胞ではグリシンであるのに対し，がん細胞ではバリンに変わっていることが明らかになった．このように点突然変異によりがん原遺伝子ががん遺伝子になるだけでなく，*ERBB1*（*EGFR*）遺伝子，*ERBB2*（*NEU*あるいはヒトでは*HER2*ともよばれる）遺伝子，*MYC*遺伝子などの遺伝子増幅，ならびにバーキットリンパ腫でみられる*MYC*遺伝子の転座，慢性骨髄性白血病でみられる*BCL*遺伝子と*ABL*遺伝子の相互転座などによりがん遺伝子となる場合がある．代表的ながん遺伝子とその遺伝子産物の機能を表8・3・2に記した．

一方，正常な状態では細胞のがん化を抑制するように働く，あるいはその遺伝子産物の機能が失活した場合にがん化のスイッチが入るような遺伝子を，**がん抑制遺伝子**という．代表的ながん抑制遺伝子である*p53*の遺伝子産物 TP53 は，核内で転写や細胞周期を制御している．化学物質や紫外線などによる DNA 損傷が起こると TP53 の核内レベルが上昇し，細胞周期を G_1 期で停止させる．損傷が深刻な場合には細胞のアポトーシスを誘発する．*p53*遺伝子の変異は，大腸がん，肺がん，脳腫瘍，肝がん，膀胱がんなど，ほとんどのがんで高頻度で検出される．ほかに，遺伝性乳がんの

表 8・3・2　がん遺伝子とその遺伝子産物の機能

遺伝子産物の機能	代表的ながん遺伝子
増殖因子	INT2(FGF3), HST1(FGF4), SIS(PDGFB)
増殖因子受容体型チロシンキナーゼ	ERBB2(EGFR), ERBB2(HER2, NEU), FMS(CSF1R), KIT
非受容体型チロシンキナーゼ	SRC, ABL
セリン・トレオニンキナーゼ	MOS, RAF1, BRAF
GTP結合タンパク質	HRAS, KRAS, NRAS
核内タンパク質(転写因子)	FOS, JUN, MYC

表 8・3・3　がん抑制遺伝子とその遺伝子産物の機能

遺伝子産物の機能	代表的ながん抑制遺伝子
転写制御, DNA修復	BRCA1, BRCA2
DNAミスマッチ修復	MSH2, MLH1, PMS1
転写制御, 細胞周期制御	RB, p53(TP53), VHL, P16(CDKN2A), WT1
アポトーシス制御	BAX
シグナル伝達	APC, NF1, NF2, PTC(PTCH1)
プロテインホスファターゼ	PTEN
細胞接着	DCC, CDH1

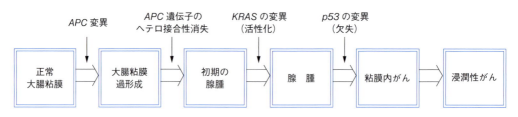

図 8・3・13　ヒト大腸がんの発生過程と遺伝子変異モデル

原因遺伝子としてがん抑制遺伝子の BRCA1 や BRCA2, 家族性大腸がんの原因遺伝子として APC が同定されている. これらがん抑制遺伝子の遺伝子産物は, 細胞周期制御, ミスマッチ修復などの DNA 修復, アポトーシス制御, 転写因子としての転写制御, 細胞接着, 細胞内シグナル伝達などにかかわる(表 8・3・3).

ヒト大腸がんを例に, がん遺伝子の活性化やがん抑制遺伝子の変異・消失との関連性を図 8・3・13 に示す. APC 遺伝子に変異が起こると, 大腸粘膜の過形成が惹起されて腺腫の形成が開始される. さらに, がん遺伝子 KRAS の活性化, がん抑制遺伝子 p53 の変異・欠失が生じると, 外来からの増殖因子を必要としない自発的増殖能, アポトーシス回避能, 不死化, 血管新生誘導能, 浸潤・転移能といったがん細胞に特徴的な形質を獲得する. ただし, すべての大腸がんがこのモデルに従うわけではない.

(iv) 発がん物質の種類

発がん物質は多種多様であり, その発がん性の強度も大きく異なるが, その化学的特性および生物学的特性によって分類整理することは, 発がん物質の作用機序を理解し, 新規化学物質の発がん

性を推定する助けとなる．

発がん物質は，遺伝物質であるDNAおよび染色体に対して傷害性をもつ**遺伝毒性発がん物質**(genotoxic carcinogen)と，そのような傷害性をもたない**非遺伝毒性発がん物質**(non-genotoxic carcinogen)に大別される．前者は変異原性を示し，イニシエーター活性を有する．また，遺伝毒性発がん物質には，代謝活性化が不要なもの(**一次発がん物質**または**直接発がん物質**)と必要なもの(**二次発がん物質**または**間接発がん物質**)がある．一方，後者の非遺伝毒性発がん物質は，プロモーション作用などを含めた可逆的な機序を介してがんを誘発すると考えられているが，その機序が不明なものも多い．

ヒトは常に微量ながら環境汚染物質や食品中の発がん物質に曝露されており，それらによるDNA修飾の結果として体細胞が突然変異する．すなわち，私たちの身体にはすでにイニシエーションを受けて変異した細胞が多数存在していると考えられる．このような変異細胞にプロモーターが作用することでがんが誘発される．したがって，プロモーターも広義の発がん物質と考えることができる．

国際がん研究機関(International Agency for Research on Cancer : **IARC**)は，化学物質のヒトに対する発がんリスクをグループ1(ヒトに対して発がん性がある)，グループ2A(ヒトに対しておそらく発がん性がある)，グループ2B(ヒトに対して発がん性がある可能性がある)，グループ3(ヒトに対する発がん性について分類できない)の4段階に分類している．最新の情報は，IARCのウェブサイト(https://monographs.iarc.who.int/agents-classified-by-the-iarc/)で随時更新されている．

(1) 一次発がん物質

化学的な反応性に富み，それ自体が核酸を修飾してがんを誘発するものを**一次発がん物質**または**直接発がん物質**という．これらの化学物質の大部分は図8・3・14に示すような親電子化合物(アルキル化剤)であり，非酵素的な反応で核酸を修飾することにより，おもに投与部位にがんを発生させる．一次発がん物質によって修飾された染色体DNAから，図8・3・15で示す位置がアルキル化された塩基が単離同定されており，さらに塩基がこのような修飾を受けることによって突然変異が起こることも証明されている．しかし，一次発がん物質は人為的に合成された反応性の高い化学物質であり，研究所や化学工場などの特殊な環境での曝露を除いて，ヒトの発がん要因にはならない．

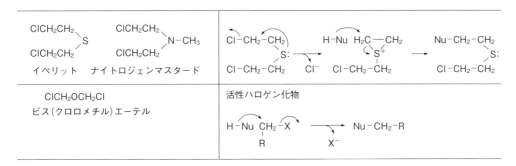

図 8・3・14　一次発がん物質とその反応性
H–Nu : 核酸，タンパク質などの求核性官能基．

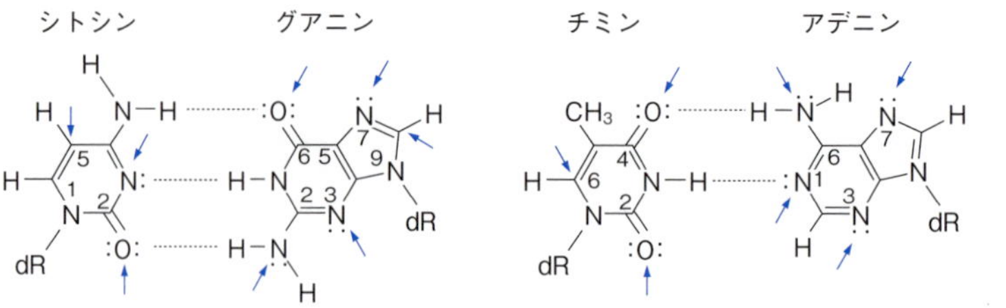

378 第8章 化学物質の毒性

図 8・3・15 アルキル化剤による DNA 塩基の修飾部位

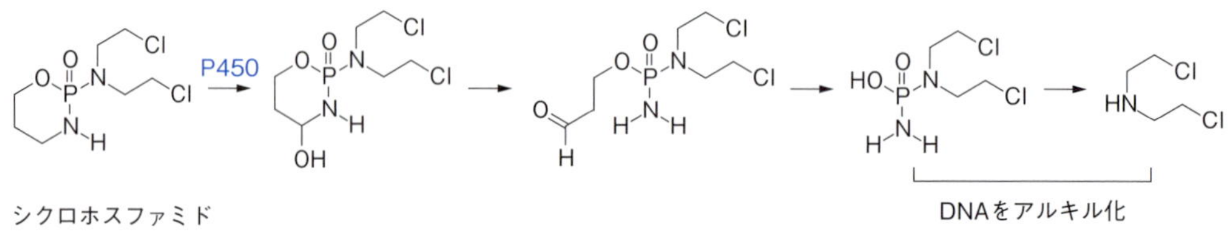

図 8・3・16 シクロホスファミドの代謝活性化

　ナイトロジェンマスタードは，第一次世界大戦中にびらん性毒ガスとして用いられたイペリット（ジクロロジエチルスルフィド，サルファマスタード，マスタードガスともいう）をもとにして開発された発がん物質である．一方でその誘導体は白血病や悪性リンパ腫の治療に用いられている．たとえばシクロホスファミドは，ナイトロジェンマスタードの選択性を改善したプロドラッグであり，P450 により代謝活性化されて DNA をアルキル化し，薬効を発揮する．また，**ビス（クロロメチル）エーテル**は，労働安全衛生法により使用が禁止される前までは染料および陰イオン交換樹脂の製造・取扱い業務に用いられており，職業性肺がんの原因となっていた（図 8・3・16）．

　アルキル化剤以外の一次発がん物質としては，DNA 二重らせん構造の塩基対間に平行に挿入（インターカレーション）して二重らせんの立体構造を変えるエチジウムブロミドやアクリフラビン，キレート結合によって DNA 塩基と複合体を形成する白金錯体，酸化剤として作用して DNA 塩基を修飾する過酸化水素などが知られている．

（2）　二次発がん物質

　それ自体は反応性を示さないが，生体内で代謝を受けて核酸塩基との反応性を獲得し，がんを誘発する化学物質を，**二次発がん物質**または**間接発がん物質**，発がん前駆物質といい，最終的に発がん性を示す代謝を**究極発がん物質**という．二次発がん物質は私たちの生活環境中に存在し，ヒトにおける化学的発がんは二次発がん物質によるものが大部分であると考えられている．単に発がん物質という場合は，二次発がん物質を指す場合がほとんどである．一般的に二次発がん物質は投与部位とは異なる特定の臓器にがんを誘発するが，これは臓器の特性とともに，生成する活性代謝物の量が臓器により異なるためである．したがって，代謝を受けやすい肝臓などでがんが生じやすい．代表的な二次発がん物質の代謝活性化機構を以下に示す．

　①　**エポキシドを活性代謝物とする発がん物質**：炭素−炭素二重結合をもつオレフィンや芳香族

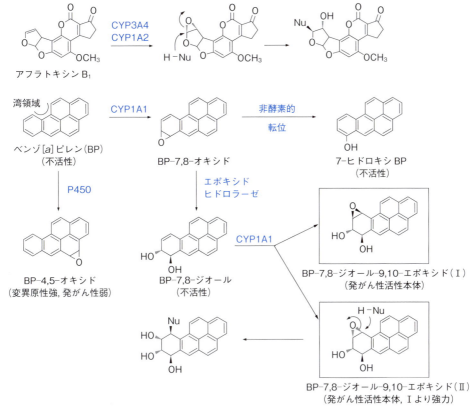

図 8・3・17　エポキシドを活性本体とする発がん物質の代謝活性化
H-Nu：核酸，タンパク質などの求核性官能基．

化合物には多くの発がん物質が知られている．これらの多くは CYP1A1，CYP2E1，CYP3A4 などで代謝され，図 8・3・17 に示すように，生成したエポキシドが核酸塩基を修飾し，がんを誘発する．

化学工場での曝露により，**塩化ビニルモノマー**はヒトで肝血管肉腫（肝臓がんの一種）を誘発することが示されている．また，類似のオレフィン構造をもつ塩化ビニリデン，トリクロロエチレン，アクリロニトリルなどにも発がん性が認められている．これらは二重結合のエポキシ化を介して発がん性を示す．

カビが産生するマイコトキシンである**アフラトキシン B$_1$** や**ステリグマトシスチン**は，きわめて強力な肝臓がん誘発作用を示し，食品汚染物質として主要な発がん物質である．これらはいずれもフラン環のエポキシド体が究極発がん物質である．

ベンゼンは塗料の溶剤やガソリンに混合して使用されたが，その蒸気を吸入したヒトに白血病の発生率が高いことが判明し，現在ではそのような使用は制限されている．この究極発がん物質として，肝臓の CYP2E1 により生じるベンゼンオキシドに加えて，カテコールなども考えられている．

ベンゾ[a]ピレンを代表とする多環芳香族炭化水素（polycyclic aromatic hydrocarbon：PAH）は，ばい煙，コールタール，タバコ煙などの発がん性の原因物質として単離され，多くのものに強い皮

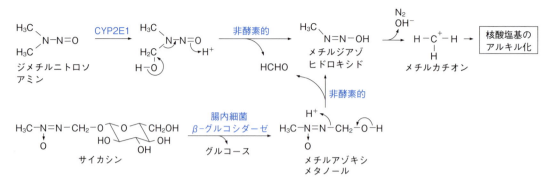

図 8·3·18　アルキルジアゾヒドロキシドを介した発がん物質の代謝活性化

膚がんの誘発作用が認められている．これらの物質は芳香族エポキシドを経由して多数の代謝物を生成するが，複数の代謝物に発がん性が認められる．ベンゾ [a] ピレンは図 8·3·17 に示すように，まず CYP1A1 などにより 7,8-オキシド体に，次いでエポキシドヒドロラーゼにより 7,8-ジオール体になる．この 7,8-ジオール体が再度 CYP1A1 などにより酸化されて生成した 7,8-ジオール-9,10-エポキシド体が，ベンゾ [a] ピレン代謝物のなかで最強の発がん性を示す．

② **アルキルジアゾヒドロキシドを活性代謝物とする発がん物質**：食品中のジアルキルアミンと亜硝酸が胃の酸性条件下で反応して生成する *N*-ジメチルニトロソアミンなどのジアルキルニトロソアミン，植物成分であるニトロソピペリジンやニトロソピロリジン，タバコ煙の成分である *N*-ニトロソノルニコチンなど，環境発がん物質として種々の *N*-ニトロソ化合物が問題とされてきた．また近年，国内外において，サルタン系医薬品，ラニチジン，ニザチジン，メトホルミンなどから，*N*-ジメチルニトロソアミンなどのニトロソアミン類が不純物として検出され，問題となっている．これらの *N*-ニトロソ化合物の多くは強力な発がん性をもち，そのアルキル鎖の構造によって発がんの標的臓器が異なるため，実験的にがんを発症させる試薬としても利用されている．

ジメチルニトロソアミンなどの *N*-ジアルキルニトロソアミンは，CYP2E1 などによる酸化的代謝反応で不安定なアルキルジアゾヒドロキシドを生じ，これが直ちに**アルキルカチオン**を放出してDNA を修飾することによりがんを引き起こす(図 8·3·18)．

ソテツの実に含まれる発がん物質である**サイカシン**の活性代謝物もアルキルジアゾヒドロキシドである．サイカシンは，経口摂取されると腸内細菌の *β*-グルコシダーゼにより加水分解されてメチルアゾキシメタノールになる．これは吸収された後，非酵素的に分解して反応性が高いメチルジアゾヒドロキシドとなるため，肝臓，腎臓および腸管に腫瘍を発生させる．

③ **ヒドロキシアミンエステルを活性代謝物とする発がん物質**：芳香族アミン類は，図 8·3·19 に示すように CYP1A2 などによる水酸化反応を受けて芳香族ヒドロキシアミンになり，これがさらにアセチル抱合または硫酸抱合されて反応性の高いエステルとなる．これらのいずれのエステル残基も脱離基として働くことにより，**ニトレニウムイオン**や**カルボニウムイオン**(カルボカチオン)が生成し，これが DNA 塩基を修飾する．

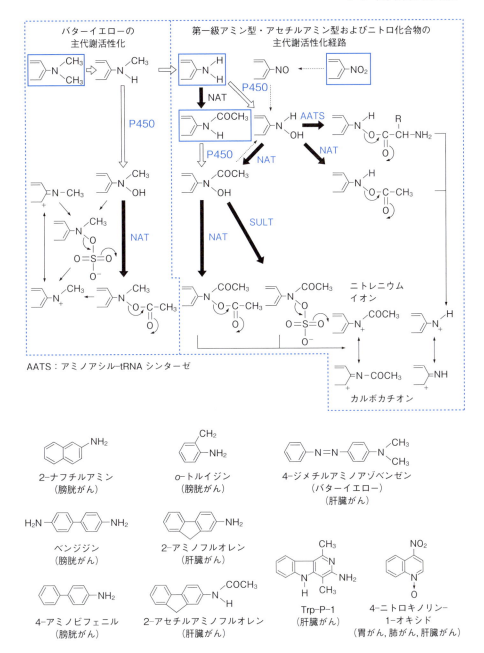

図 8·3·19 *N*-ヒドロキシアミンエステル体を介した発がん物質の代謝活性化経路

2-ナフチルアミン，ベンジジン，4-アミノビフェニルは，これらを取り扱う染料工場労働者に多発した膀胱がんなどの尿路系腫瘍の原因物質であることが判明している．福井県の工場の複数名の従業員が膀胱がんを発症した問題では，厚生労働省はその発症の原因が ***o*-トルイジン**である可能性がきわめて高いと 2016 年に発表した．**2-アミノフルオレン**とその誘導体である **2-アセチルアミノフルオレン**(2-AAF)は，強力な肝発がん物質であり，実験的に動物にがんを発生させる目的

や変異原性試験（**Ames 試験**）の陽性対照物質として使用される.

　アゾ色素の一種であり，かつてはマーガリンなどの着色に用いられた **4-ジメチルアミノアゾベンゼン（バターイエロー）**は，P450（おもに CYP1A2）により *N*-脱メチル化および *N*-水酸化されて *N*-ヒドロキシアミン体となり，これがエステル化されて肝臓がんを誘発する（7・4・2 項 j. 参照）.

　食品の高温調理により，アミノ酸とクレアチンから **Trp-P-1**，**Trp-P-2**，**Glu-P-1**，**Glu-P-2**，**IQ**，**MeIQ** などの発がん性ヘテロサイクリックアミンが生成する．これらもまた，CYP1A2 などにより *N*-水酸化されて *N*-ヒドロキシアミン体に変換され，さらにエステル化されて発がん性を示す〔7・2・5 項 a.(i)参照〕．*N*-ヒドロキシ Trp-P-2 の活性化には，*O*-アセチル化に加えてプロリル-tRNA シンターゼの作用による *O*-プロリンエステル化も関与している.

　代表的な発がん性芳香族ニトロ化合物である **4-ニトロキノリン-1-オキシド**では，代謝活性化に P450 は関与せず，ニトロ基が NAD(P)H-キノンオキシドレダクターゼで還元されて *N*-ヒドロキシアミン体となり，さらにアミノアシル-tRNA シンターゼによりエステル化されて究極発がん物質が生じる.

　④　**ベンジルアルコールエステルを活性代謝物とする発がん物質**：ベンゾ [*a*] アントラセンの発がん性は弱いが，**7,12-ジメチルベンゾ [*a*] アントラセン（DMBA）**は PAH 中で最強の発がん性を示す．同様のメチル基導入による発がん性強度の増強はクリセン，アントラセンなどの PAH においても認められる．これらのメチル基置換 PAH の発がんには，エポキシドよりも，P450 によるメチル基水酸化で生成したアルコールが硫酸抱合反応を受けた硫酸抱合体がおもに寄与していると考えられている（図 8・3・20）．このようなベンジルアルコール体の硫酸抱合体では硫酸基が脱離しやすく，強力なアルキル化剤として DNA 塩基を修飾する．なお，このような硫酸抱合体は，肝臓でグルタチオン抱合により効率よく解毒されるため，DMBA は肝臓を発がん標的としない.

　香料の成分である**サフロール**は，動物実験で弱いながら肝発がん性を示すことが報告されており，食品衛生上問題とされる物質である．サフロールもまた P450 によりベンジルアルコール体に代謝され，その後，酢酸エステル，硫酸抱合体，あるいはエポキシドとなり発がん性を示す.

　⑤　**その他の発がん物質**：グルタチオン抱合は，親電子物質である発がん性の活性代謝物を不活性なグルタチオン抱合体に変換するため，解毒反応としてきわめて重要である．しかし，α, β-ジハロアロカンの場合，低濃度曝露では P450（おもに CYP2E1）を介した経路で代謝されるが，高濃度曝露になると P450 経路が飽和し，グルタチオン抱合による代謝活性化が起こり，生成した抱合体がアルキル化剤として作用してがんを誘発する．たとえば，土壌くん蒸剤や倉庫内での穀物のくん蒸剤として大量に使用された **1,2-ジブロモエタン**は，図 8・3・21 に示すようなグルタチオン抱合反応を受ける．この抱合体は β 位の臭素原子が脱離基として働きグルタチオン・エピスルホニウムイオンとなり，DNA 塩基を修飾することで肝臓がんを誘発する．この発がん性により 1,2-ジブロモエタンは農薬として使用されなくなった．2012 年，大阪府の印刷事業場で働く複数の男性労働者が胆管がんを発症し，問題となった〔4・4・4 項 a.(ii)(2)参照〕．業務で洗浄剤として使用していた **1,2-ジクロロプロパン**が，グルタチオン *S*-トランスフェラーゼが多く含まれている胆管上皮細胞においてグルタチオン抱合されて生じた活性代謝物が原因であると考えられている.

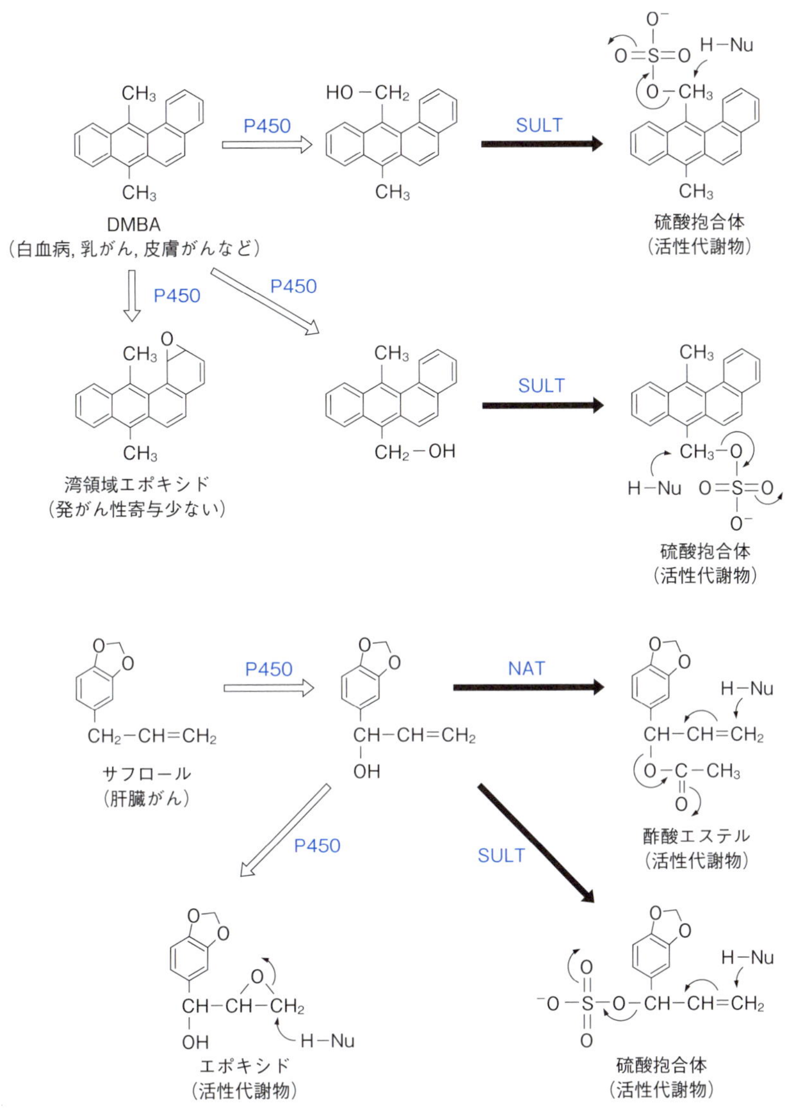

8・3 化学物質の有害作用　383

図 8・3・20　ベンジルアルコールエステルを活性代謝物とする発がん物質
H−Nu：核酸，タンパク質などの求核性官能基.

　キク科のフキなどに含まれる**ピロリジジンアルカロイド**は，酸化によりピロール誘導体となり，置換しているエステル残基が脱離基として働いて DNA 塩基を修飾することで肝臓がんを誘発する（図 8・3・21）．また，ワラビに含まれる**プタキロシド**は腸管上部や膀胱にがんを生じるが，これは腸管内の弱アルカリ性条件で非酵素的にグリコシド結合が切れて発がん性の活性代謝物が生じることによる（図 8・3・21）．なお調理の際に十分なあく抜きをすることで，これらの成分を除去することができる〔7・2・5 項 b.(ii)参照〕.

(3)　非遺伝毒性発がん物質

　DNA や染色体などの遺伝物質に対する直接的な傷害作用をもたない発がん物質の多くは，標的

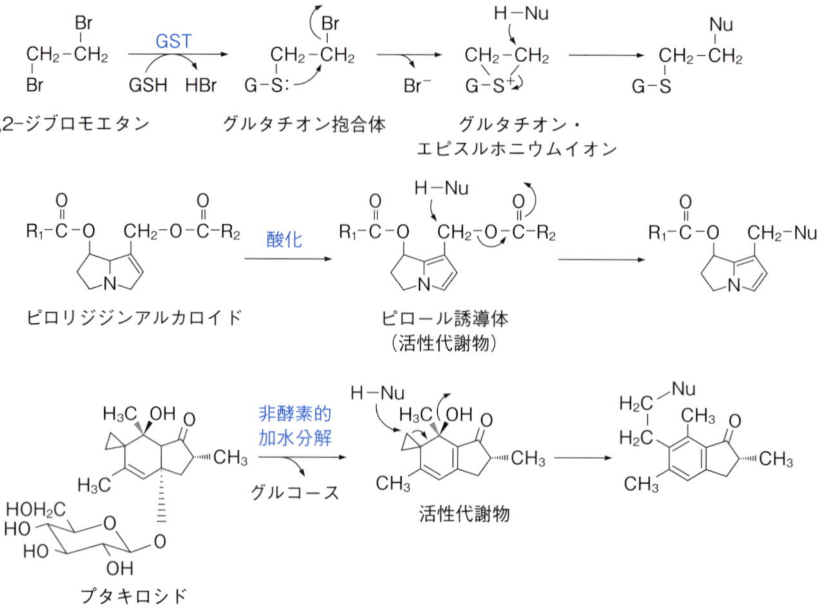

384　第8章　化学物質の毒性

図 8・3・21　その他の発がん物質の代謝活性化
H–Nu：核酸，タンパク質などの求核性官能基.

組織の細胞分裂促進，細胞機能の亢進または抑制を引き起こすことが知られており，がん化しやすい環境をつくることによりがんを誘発すると考えられている.

①　**発がんプロモーター**：発がんプロモーターの作用は動物種に特異的であるばかりでなく，臓器に対しても特異性がある. 皮膚がんを誘発する強力なプロモーターとして知られているクロトン油に含まれる **12–O–テトラデカノイルホルボール 13–アセテート(TPA)**，放線菌が産生する**テレオシジン B**，藍藻から分離されたアプリシアトキシンは，いずれも細胞膜に存在する受容体に結合することによりプロテインキナーゼ C を活性化し，細胞内の情報伝達系を介してその作用を現す. また，渦鞭毛藻が産生する**オカダ酸**は，プロテインホスファターゼを阻害し，細胞内情報伝達系で機能するリン酸化されたタンパク質の異常蓄積をもたらすことにより皮膚がんを誘発する(図8・3・22).

2,3,7,8–テトラクロロジベンゾ–p–ジオキシン(2,3,7,8-TCDD)，ポリ塩化ビフェニル(PCB)，DDT などの有機塩素化合物や**フェノバルビタール**は，少なくとも一部はプロモーション作用を介して肝臓がんを誘発する. 疫学調査により食事での**食塩**の摂取量と胃がんの発生頻度との間に有意な関連性が認められており，これは食塩のプロモーション作用によるものであることが判明している. また，胆汁酸の一種である**デオキシコール酸**にも大腸がんプロモーション作用があり，近年日本人の食生活の欧米型化と脂肪摂取量の増大に伴って大腸がん患者数が増加していることとの関連性が指摘されている.

②　**その他の非遺伝毒性発がん物質**：硬水の軟化剤や界面活性剤の添加剤などに使用されているニトリロ三酢酸は，亜鉛やカルシウムとキレートを形成して細胞を傷害し，過形成を起こして腎臓

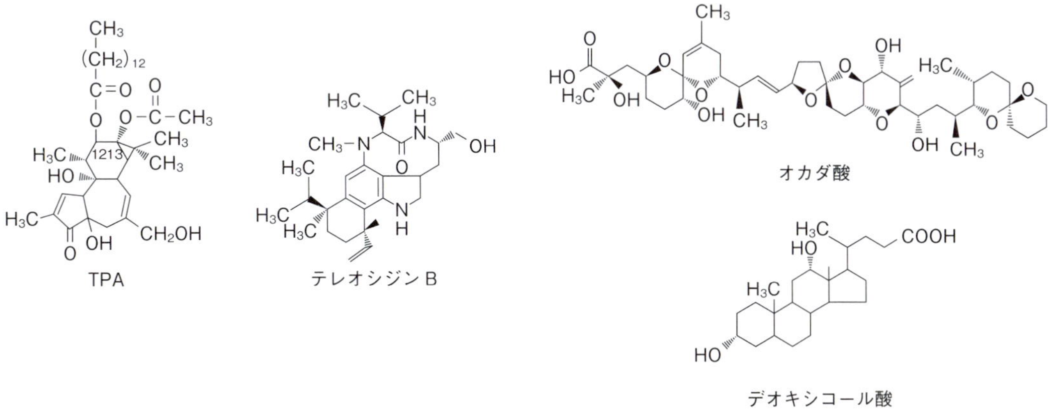

図 8・3・22　代表的な発がんプロモーター

や膀胱に腫瘍を誘発する．エストロゲンは長期服用または大量投与によって子宮内膜にがんを誘発する．その作用機序の詳細はわかっていないが，内分泌系の恒常性と細胞の分化や増殖に影響を与えることによりがんを誘発すると考えられている．合成エストロゲンである**ジエチルスチルベストロール（DES）**は，服用した女性の肝臓に腫瘍を多発させたほか，妊娠初期に服用した母親から生まれた女児が性成熟期に達した際に腟がんを引き起こした．DES の作用機序も複雑であり，ホルモン作用による細胞の分化プログラムのかく乱などに加えて，代謝により生成するエポキシドやセミキノンラジカルなどが DNA を修飾することによりがんが発生するとの説も提唱されている．

アスベスト（石綿），ガラス繊維などの固形物は，長期間体内に存在すると線維芽細胞の傷害と増殖がきっかけとなり肉腫を誘発する．発がん性には固形物の形状や表面の滑らかさなどの物理的な状態が影響する．いずれも体内において安定な物質であり，核酸と反応するような活性代謝物が生じるものではない．発がん機序は未だ不明である．

金属の発がん性は，金属に曝露される鉱山や製錬所での労働者や住民が使用している飲料水によって発がんが認められたことが発端である．これらの金属曝露による発がん機序の解明を目指した研究成果が報告されているが，一貫した結果が得られておらず，金属による発がん機序に関しては不明な点が多い．ニッケル，カドミウム，六価クロムおよびヒ素化合物の曝露により，がんが発生することが知られている．

2023 年 11 月に IARC が，有機フッ素化合物の PFOA（ペルフルオロオクタン酸）および PFOS（ペルフルオロオクタンスルホン酸）の発がん性を再評価し，PFOA をグループ 1 に，PFOS をグループ 2B に分類した．ただし，その発がん機序に関しては不明な点が多い．

（ⅴ）　変異原性物質の検出（Ames 試験）

化学物質の変異原性を検出することは，単にその物質の遺伝毒性を評価するのみならず，がん原性（発がん性）の予測につながる．しかし，発がんプロモーターやアスベストなどの非遺伝毒性発がん物質ならびに特殊な代謝経路や機構を経て発がん性を示す物質は，変異原性試験では陰性となることに注意が必要である．

386　第 8 章　化学物質の毒性

表 8·3·4　ネズミチフス菌の遺伝子変異

遺伝子	野生型菌 (His⁺)	TA 菌株 (His⁻)	復帰突然変異菌株の例 (His⁺)
hisG46 **ATP**-ホスホリボシル トランスフェラーゼ	-GAT-CTC-GGT- -Asp-Leu-Gly-	**TA100** $\xrightarrow{T > C}$　-GAT-CCC-GGT- -Asp-Pro-Gly- アミノ酸置換 (不活性酵素)	塩基対置換型変異 $\xrightarrow{C > A}$　-GAT-ACC-GGT- -Asp-Thr-Gly- アミノ酸置換 (活性酵素)
hisD3052 ヒスチジノール デヒドロゲナーゼ	-GCG-GAC-ACC- GCC-CGG- -Ala-Asp-Thr-Ala- Gly-	**TA98** $\xrightarrow{-\ C}$　-GCG-GAC-ACC- GCC-GG- 下流に終止コドン発生 -Ala-Asp-Thr-Ala — / 短いペプチド鎖 (不完全酵素)	フレームシフト型変異 $\xrightarrow{-\ GC}$　-GGA-CAC-CGC- CGG- -Gly-His-Arg-Gly- 部分的なアミノ酸置換 (活性酵素)

　代表的な変異原性試験である **Ames 試験**は，**ネズミチフス菌** *Salmonella Typhimurium* の変異株でヒスチジン要求性(His⁻)の TA 株を使用する*．表 8·3·4 に示すように，TA100 菌株は ATP-ホスホリボシルトランスフェラーゼ遺伝子に変異をもち，ヒスチジンを生合成できないため，ヒスチジンを含まない培地では増殖できない．この菌に変異原性物質が作用し，GC 塩基対が変異を起こして AT 塩基対に復帰する(復帰突然変異)とヒスチジンの生合成が可能になり，ヒスチジンを含まない寒天平板培地でも増殖してコロニーを形成するため，塩基対置換型の変異原性物質を検出できる．また，TA98 菌株ではヒスチジノールデヒドロゲナーゼの遺伝子に 1 塩基対の脱落があり，その下流でフレームシフトが起こっているためにヒスチジンを生合成できない．この菌に変異原性物質が作用して変異箇所の近傍でさらに 2 塩基対の脱落や 1 塩基対の挿入などが起こると，リーディングフレームがもとに戻りヒスチジンの生合成が可能になるため，フレームシフト型の変異原性物質を検出できる．両 TA 菌株は細胞壁が化学物質を透過させやすい構造になっているとともに，DNA 修復酵素が欠損しているために変異原性物質に対する感受性が高い．

　Ames 試験の基本的な操作を図 8·3·23 に示す．完全栄養液体培地で培養した TA 菌株液に被験物質を混ぜ，さらに，ラット肝ホモジネートの $9000 \times g$ 遠心上清画分(S9)に NADPH 産生系を加えて調製した **S9 mix** を添加する．この S9 mix に，フェノバルビタールなどの薬物代謝酵素誘導薬を前投与したラットの肝ホモジネートがしばしば用いられる．次に，TA 菌株が数回分裂するのに必要な微量のヒスチジンを含むソフトアガーを混合して，ヒスチジンを含まないアガープレートに広げて 2 日間培養する．この間に菌が数回分裂して復帰突然変異が起こると His⁺ 復帰変異菌が生

---

*　TA 株以外のネズミチフス菌変異株が用いられる場合もある．ここでは，Ames 博士が開発した方法を示しているが，現在，Ames 試験は，大腸菌株(トリプトファン要求性大腸菌変異株)も含めて，「微生物を用いる復帰突然変異試験」として実施されている．

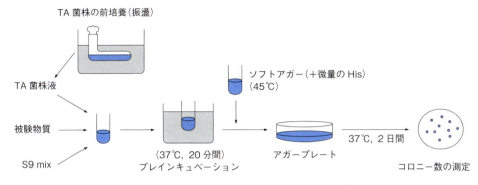

図 8・3・23　ネズミチフス菌 TA 株を用いる復帰突然変異試験(Ames 試験)

まれ，これがさらに増殖して肉眼で観察可能なコロニーを形成する．したがって，形成されたコロニー数を測定することにより，被験物質の変異原性の強度を判定することができる．また，S9 mix の添加，未添加群の結果を比較することで，被験物質が変異原性を示すために代謝活性化が必要か否か，すなわち二次発がん物質か否かを知ることができる．このように Ames 試験は簡便かつ短時間で実施できるため，最も多く利用される変異原性試験であるが，この結果のみからヒトでの遺伝毒性を評価するのは危険であり，通常，小核試験や染色体異常試験などの複数の遺伝毒性試験の結果を踏まえて遺伝毒性を評価する．

j．生殖発生毒性

生殖発生毒性は，化学物質が生殖発生のステージ(交尾前，受精，着床，硬口蓋閉鎖，妊娠終了，出生，離乳，性成熟期)のいずれかに有害な作用を示すことであり，生殖毒性と発生毒性に分けることができる．

(1) 生殖毒性

生殖毒性とは，性熟期に達している雌雄動物の生殖能に悪影響を誘発する構造的，機能的な変化が起こることであり，親の生殖機能に対する毒性である．クロルデン，ジブロモクロロプロパン，エストロゲン，鉛などがヒトで生殖毒性(精子数減少，精子活動低下など)を示す化合物として知られている．

(2) 発生毒性

発生毒性とは，受胎前，妊娠期間，出生後から性成熟期に達するまでの期間における動物に対する有害影響であり，次世代の発生に対する毒性である．ヒトで発生毒性を示すことが報告されているおもな化学物質として，サリドマイド，有機水銀，PCB などがある．なかでもサリドマイドは，鎮静薬，催眠薬として開発され，妊娠初期に服用した母親からアザラシ肢症を特徴とする四肢奇形児の分娩が世界各国で多発するという薬害を引き起こした．

k．内分泌毒性

（i）　内分泌毒性における標的臓器とその毒性

内分泌臓器は，生体の必要に応じてホルモンを産生・分泌する臓器・組織を指し，各臓器・組織は互いに一定の均衡を保ち，恒常性を維持している．とくに甲状腺と，ステロイドホルモンを産生する副腎皮質と生殖腺は，化学物質の感受性が高いとされ，病理変化を指標とした毒性評価では，副腎・精巣・甲状腺における毒性が内分泌毒性全体の約9割を占めるといわれている．またこのほかにも，肝臓や膵臓に作用することで糖脂質代謝系などに影響を与える毒性もある．

（1）　甲状腺に対する毒性

甲状腺は血中から無機ヨウ素イオン（I$^-$）を取り込み，甲状腺ホルモンであるサイロキシン（T$_4$）とトリヨードサイロニン（T$_3$）を生合成する．甲状腺ホルモンの分泌は，下垂体から分泌される甲状腺刺激ホルモン（TSH）によって調節され，また下垂体からのTSHの分泌は，視床下部から分泌されるTSH遊離因子（TRF）によって調節されている．この過程のどの部分が障害を受けても，甲状腺ホルモンの産生や分泌が影響を受ける．甲状腺ホルモンの生合成および分泌が低下した場合にはTSHの過剰分泌が起こり，甲状腺は肥大する．肥大した甲状腺は，血中の無機ヨウ素を積極的に取り込むことで，ホルモン産生を正常な状態に進むように働く．

種々の化学物質が甲状腺ホルモンの分泌を抑制するが，甲状腺に直接作用する場合と，間接的に作用する場合に分けられる．直接的に作用するものとしては，甲状腺へのヨウ素の取込みを阻害する過塩素酸塩などがあげられる．過塩素酸イオン（ClO$_4$$^-$）などの1価の陰イオン分子は，輸送担体への結合においてI$^-$と競合し，I$^-$の取込みを阻害する．また甲状腺ホルモンの合成にかかわる甲状腺ペルオキシダーゼ（TPO）の阻害も直接阻害の一因である．プロピルチオウラシル，メチマゾールなどの硫化アミド，スルホンアミドなどのアニリン誘導体，レゾルシノールなどのフェノール誘導体など数多くの化学物質がTPOを阻害する．これ以外にも，有機フッ素化合物（PFAS）のなかには，T4からT3への変換にかかわる5′-脱ヨード酵素を阻害してT3を選択的に減少させる作用を有するものが存在する．一方，間接的な作用としては，甲状腺ホルモンを代謝するUGTの誘導による甲状腺ホルモン濃度の低下がある．一般的に，多くの化学物質がUGTなどの異物代謝酵素の発現を誘導することから，これらの作用により一時的に甲状腺ホルモンレベルが低下する可能性がある．

（2）　副腎皮質に対する毒性

副腎皮質は，電解質コルチコイド（アルドステロン）を合成する球状帯（外層），糖質コルチコイド（コルチゾール，コルチコステロン）とアンドロゲンを合成する束状帯，ならびに網状帯（内層）で構成されている．糖質コルチコイドの分泌は，視床下部から分泌される副腎皮質刺激ホルモン放出ホルモン（CRH）と下垂体から分泌される副腎皮質刺激ホルモン（ACTH）の系により，電解質コルチコイドの分泌は視床下部から分泌されるレニンと下垂体から分泌されるアンジオテンシンの系により制御されている．

副腎皮質に対する毒性は，多くの場合糖質コルチコイドの合成阻害による．副腎ステロイドホルモンの合成には複数のP450分子種が関与し，多くの化学物質の標的となる．たとえば，下垂体機能診断薬であるメチラポンは，基質と競合することでCYP11B1を選択的に抑制し，コルチゾール

8・3 化学物質の有害作用 389

コラム 甲状腺機能低下を誘導する化学物質のリスク評価

　　近年の大規模疫学調査で，妊娠初期の母体において軽微な甲状腺機能低下が起こると，先天性甲状腺機能低下症のような重篤な状態ではなくとも，IQ の低下など子どもの脳発達が影響を受けることが明らかとなり，世界的に問題となっている．当初は，おもに甲状腺ホルモン受容体に作用する化学物質の影響を中心に検討が行われてきたが，現在では甲状腺ホルモンの代謝や体内動態に影響を与える化学物質の影響が懸念されている．したがって，妊娠初期に甲状腺ホルモン代謝酵素を誘導する化学物質に曝露されると，一時的に甲状腺機能低下状態が誘導され，子どもの脳発達が影響を受ける可能性がある．このような問題に対応するために，化学物質の毒性試験において血中甲状腺ホルモン量の測定や甲状腺病理検査が追加され，具体的なリスク管理についても世界的に議論されている．

およびコルチコステロンの合成を阻害する．その結果，フィードバック機構により ACTH の分泌が亢進して 11-デオキシコルチゾールおよび 11-デオキシコルチコステロンの分泌が増大する．副腎皮質機能亢進症治療薬として用いられたアミノグルテチミドやアンフェノン B は，これらの合成酵素を阻害することで薬理効果を発揮する．

(3) 生殖腺に対する毒性

　男性では精巣のライディッヒ細胞からテストステロンが，女性では卵巣の卵胞(卵胞上皮膜細胞)からエストロゲン，黄体からプロゲステロンが分泌される．これらのステロイドホルモンの分泌は，視床下部から分泌される性腺刺激ホルモン放出ホルモン(GnRH)と下垂体から分泌される卵胞刺激ホルモン(FSH)および黄体形成ホルモン(LH)により制御されている．FSH は卵胞の成熟・分化および精子の形成などを促進するとともに，アンドロゲンからエストロゲンを合成するアロマターゼ(CYP19)を誘導することでエストロゲンの産生を促進する．LH は排卵の誘発や，その後の黄体の形成を促進するほか，プロゲステロンやアンドロゲンの産生も促進する．したがって，これらの過程のいずれかが障害を受けると生殖機能が影響を受ける．

　生殖腺毒性を示す化学物質として，慢性骨髄性白血病治療薬のアルキルスルホン酸エステル類がある．また代謝拮抗性抗がん剤の多くは，正常細胞の分裂にも影響を及ぼすため，生殖細胞にも少なからず影響を与える．このような抗がん剤による治療は，精巣に影響し，一時的に精子の数や質を低下させる可能性がある．卵巣に対しても，卵子数の減少や永続的な卵子の消失が起こる場合もある．また化学物質のなかには，ステロイドホルモン合成過程に影響を与えるものが多数報告されているが，精子形成や卵子の成熟などの生殖機能は生殖腺から産生されるアンドロゲン，エストロゲン，プロゲステロンに大きく依存していることから，これらの生殖腺ホルモン産生に影響を与える化学物質は，生殖機能に影響を与える懸念がある．

(ii) 内分泌かく乱化学物質

　化学物質のなかにはホルモン類似作用を有するものが見出されており，これらは**内分泌かく乱化学物質**(endocrine disrupting chemical あるいは endocrine disruptor)とよばれている．WHO/ 国際化学物質安全性計画(IPCS)は，内分泌かく乱化学物質を「内分泌系の機能を改変し，それによって健全な生物体，またはその子孫，または(下位)個体の健康に悪影響を及ぼす外因性物質，またはそ

の混合物」と定義している．ホルモン類似作用を有する化学物質の存在が実験的に確認されていることに加え，ヒトにおいて内分泌系が関与する障害の発生率が増加していることや，野生生物において内分泌系への影響が原因と考えられる個体数減少などが認められることなどから，内分泌かく乱化学物質は社会的な懸念となっている．

内分泌かく乱化学物質のおもな標的組織として，生殖能力の獲得および維持に必要であるエストロゲンおよびアンドロゲンを産生・分泌する卵巣や精巣などの生殖腺，脳の発達および成長に必要である甲状腺ホルモンを産生・分泌する甲状腺，さらにはこれらの産生や分泌を調節する視床下部-下垂体系があげられる．また内分泌かく乱化学物質の影響は，幅広い生物種で報告されているが，エストロゲン，アンドロゲン，甲状腺ホルモンは脊椎動物に共通に存在することから，これらのホルモンに関する類似作用や拮抗作用，生合成過程がおもな作用点であると考えられ，このような作用を検出するためのスクリーニング試験が欧米でガイドライン化されている．

(1) **エストロゲン受容体およびアンドロゲン受容体に対するアゴニスト作用およびアンタゴニスト作用**

エストロゲンやアンドロゲンは，それぞれ核内受容体であるエストロゲン受容体およびアンドロゲン受容体のアゴニストとして作用することで，そのホルモン作用を発揮する（図8・3・24）．内分泌かく乱化学物質のなかにはこれらの受容体に結合し，アゴニストとして作用することでエストロゲンやアンドロゲンと類似した作用を示すものや，アンタゴニストとして作用することでエストロゲンやアンドロゲン作用を阻害するものが存在する．エストロゲン受容体に対してアゴニスト作用を示す化学物質として，ポリカーボネート樹脂やエポキシ樹脂の原料であるビスフェノールA，非イオン性界面活性剤でp-ノニルフェノールポリエトキシレートの分解生成物であるp-ノニルフェノールなどがある．アンドロゲン受容体のアンタゴニスト作用を示す化学物質として，農薬であるビンクロゾリンやDDTの代謝物であるDDEなどがある．

環境化学物質以外にも，大豆に含まれる植物エストロゲンのイソフラボン類やゲニステインなども，エストロゲン受容体アゴニスト作用を有することが知られている．人類は，大豆や大豆食品の

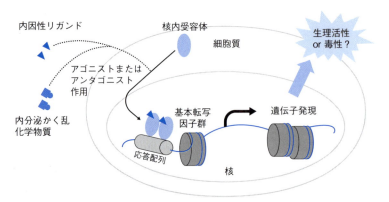

図 8・3・24　化学物質のホルモン応答性核内受容体を介した内分泌かく乱作用

長い食経験を有することから，通常の摂取量であればとくに問題ないと考えられるが，これに上乗せして特定保健用食品などで大豆イソフラボンの摂取を行うことは，内分泌かく乱作用の観点から注意が必要である．厚生労働省は，妊娠中や授乳中の女性，また乳幼児や小児は大豆イソフラボンを含む特定保健用食品を摂取しないように注意喚起している．

(2) その他の受容体に対する作用

内分泌かく乱化学物質は，エストロゲン受容体やアンドロゲン受容体だけではなく，甲状腺ホルモン受容体，脂溶性ビタミン類の受容体，生体異物関連受容体，胆汁酸関連受容体および脂質代謝関連受容体などのほかの核内受容体にも作用すると考えられている．トリブチルスズやトリフェニルスズなどの有機スズ化合物は，一部の巻貝類の雌個体の雄化を誘導する内分泌かく乱作用を有するが，これは有機スズ化合物がレチノイン酸代謝物をアゴニストする核内受容体レチノイド X 受容体(RXR)の強力なアゴニストとして作用することによることが近年明らかとなった．有機スズ化合物は，アロマターゼを阻害することで体内のアンドロゲン濃度を上昇させ，雄化を誘導すると考えられていた(アロマターゼ酵素阻害説)が，現在はこの説は否定されている．RXR の構造には種差があり，ヒトでは巻貝類で認められた生殖器形成異常は起こらないと考えられている．またこれらの有機スズ化合物は，脂肪細胞分化の制御因子であるペルオキシソーム増殖因子活性化受容体 γ (PPARγ)のアゴニストとしても作用し，肥満を誘導する環境化学物質(obesogen)である可能性も指摘されている．

(3) 内分泌かく乱化学物質の低用量影響

内分泌かく乱化学物質では，通常の毒性試験ではとらえられない低用量域(NOAEL や ADI よりも低い用量域)において突発的に毒性が現れる可能性が指摘されている．このような低用量影響は，ビスフェノール A などの一部の化学物質による胎生期や発達期の曝露により認められることが動物実験で報告されているが，再現性が得られないという報告もあり，現在も低用量影響の真偽に関する結論は出ていない．

8・3・3 代表的な毒性物質

a. 無機物質

生体では，100 種以上ある元素のなかで O，C，H，N という限られた元素が全体重量の 95 % 以上を占めている．生命反応のほとんどは有機化学反応であることから考えると，生体がおもにこれらの元素で構成されているのは当然である．しかし，生体は有機化学反応を淀みなく進行させるために，これらの主要元素以外の元素も酵素などの一部として利用している．一方，人類は文明の発展に伴い産業的価値の高い元素も利用してきた．つまり本来は地殻中などに偏在していた元素を掘り起こし，利用し，廃棄する過程を通じて，私たちの生活圏へ取り込んできた．その結果，ヒト，野生生物そして環境は，予想外の量の金属元素などの無機化合物の曝露や負荷を受ける機会が増えた．多くの無機化合物のうち，食品衛生，環境衛生および労働産業衛生といった衛生薬学上，影響の大きい物質について説明する．

392 第8章 化学物質の毒性

（ⅰ） カドミウム(Cd)

カドミウムは, 亜鉛と同じ 12 族の重金属である. 土壌や水などの環境中に広く分布しているため, ほとんどの食品中に含まれている. 産業的に有用な元素であり, われわれの生活のなかで広く利用されている. 亜鉛と類似した物理化学的性質を有するため生体影響が大きく, また日常生活で曝露される機会も多い. わが国では, 鉱山を汚染源とする地域において, カドミウムが原因物質と考えられる**イタイイタイ病**が発生した歴史をもつ.

日常生活でのカドミウムの主要な摂取経路は食事である. また喫煙もその摂取経路の一つであり, 1日に 20 本の喫煙をするヒトは, 約 1 〜 2 µg/日のカドミウムを摂取していると推定される. 食品へのカドミウムの混入は鉱山廃水による水田の汚染, リン肥料に含まれるカドミウムによる土壌汚染ならびに海産生物へのカドミウムの生物濃縮により起こる. わが国では, イタイイタイ病の原因となった神岡鉱山以外にも各地に鉱山が分布しているため, 諸外国に比べて米中のカドミウム濃度が高い. 日本人はおもに米(食品全体の約 40%)からカドミウムを摂取しており, 次に魚介類からの摂取が多い. ただし, 日常食からのカドミウムの摂取量は減少傾向にある〔7・2・4 項 b.(ⅱ)参照〕.

食品衛生法に基づく米のカドミウムの規格基準は「玄米及び精米で 0.4 ppm 以下」であり, 食品安全委員会はカドミウムの耐容週間摂取量を 7 µg/kg 体重/週としている.

ヒトに対するカドミウムの急性毒性は, 中毒事例から知ることができる. 高温の金属カドミウム蒸気の凝集体(ヒューム, fume)を吸入し, 肺水腫をきたした死亡事例がある. また調理器具や容器から溶出したカドミウムにより発生した中毒事例では, 嘔吐, 悪心, 腹痛などの消化器症状が報告されている. ヒトに対する慢性毒性は, 作業環境と一般環境での事例が報告されている.

カドミウムは, 生体における生物学的半減期が 20 年以上と長く, 慢性曝露により腎臓に蓄積する. 腎臓では近位尿細管での再吸収障害により, アミノ酸, グルコース, カルシウム, リンなどの尿中排泄が亢進する(ファンコニー症候群). カルシウム−リン代謝異常が重症化すると, 骨病変を起こす. また, 近位尿細管は活性型ビタミン D の生成を行う場所であり, この部位の障害によりビタミン D 欠乏状態となり, カルシウム−リン代謝異常が加速する. しかし, カドミウム汚染が起こった神通川流域の住民では, 男女ともに腎障害が現れていたが, イタイイタイ病という骨病変を発症したのはほとんどが女性であった.

実験動物に投与されたカドミウムの多くは, まず肝臓へ蓄積し, その後徐々に腎臓に移行する. 肝臓や腎臓に移行したカドミウムは, **メタロチオネイン**とよばれる重金属結合タンパク質の生合成を誘導し, メタロチオネインと結合した状態で臓器・組織中に蓄積する. メタロチオネインノックアウトマウスでは, カドミウムに対する毒性が野生型マウスと比較して増強したことから, メタロチオネインはカドミウムの毒性を軽減すると考えられる.

（ⅱ） 水銀(Hg)

水銀は, 亜鉛およびカドミウムと同族の 12 族元素であり, 工業的に有用な元素の一つである. しかし, わが国では現在, 水銀電池は製造されておらず, 水酸化ナトリウムの工業的製造にも水銀は用いられていない. また, 水銀を使用する直管蛍光灯の製造と輸出入も 2027 年末までに禁止することが決まっている. 一方, 世界的にはまだこれらの用途に水銀が用いられており, 発展途上国

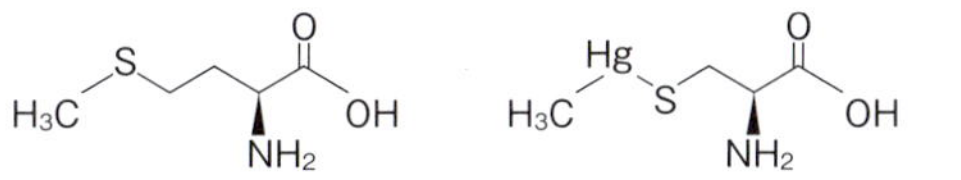

8・3　化学物質の有害作用　　393

メチオニン　　　　　　　メチル水銀–システイン抱合体

図 8・3・25　メチオニンとメチル水銀–システイン抱合体

では小規模な金採掘場での使用による環境汚染が拡大している.

　環境中の水銀は，金属水銀(Hg^0)，水銀イオンの無機水銀(Hg^+，Hg^{2+})および有機水銀(ほとんどがメチル水銀 CH_3Hg^+)といった化学形態で存在している．金属水銀は常温・常圧で液体であり，蒸気圧が高いため，常温・常圧でも揮発性を有する．無機水銀のうち Hg^+ は速やかに酸化され，環境中ではおもに Hg^{2+} として存在している．

　ヒトにおける体内動態や毒性発現は水銀の化学形態によって大きく異なる．金属水銀は，経口摂取ではほとんど吸収されない．一方，水銀蒸気を吸入した場合，約 80% 以上が肺から吸収され，脳に移行する．無機水銀は，消化管からの吸収が数%と低く，吸収された無機水銀の約 50% は腎臓に蓄積する．無機水銀もカドミウムと同様にメタロチオネインの誘導能が高く，組織中ではメタロチオネインと結合した状態で蓄積している．メチル水銀は，消化管から 95% 以上が吸収される．メチル水銀も肝臓や腎臓に蓄積するが，システインと結合したメチル水銀–システイン抱合体は，メチオニンと類似した構造を有するため(図 8・3・25)，血液脳関門を通過すると考えられている．メチル水銀はメタロチオネインと結合しないが，臓器中のさまざまなタンパク質やグルタチオンのスルファニル基と結合する．胆汁排泄されたメチル水銀のほとんどはグルタチオン抱合されており，この抱合体の大部分は腸管で再吸収される．メチル水銀はヒトの毛髪中にも蓄積し，毛髪への移行は排泄経路の一つと考えられている．また毛髪に含まれる水銀のほとんどがメチル水銀であるため，毛髪中の水銀濃度は食物を介したメチル水銀曝露の指標として用いられている．

　無機水銀の急性および慢性毒性として腎臓の近位尿細管障害があるが，慢性毒性では糸球体にも障害が現れる．これは自己免疫性の糸球体腎炎であり，無機水銀の慢性曝露により，糸球体基底膜に対する自己抗体産生が促進されるためと考えられている．

　メチル水銀を実験動物に投与した場合，腎障害を起こすこともあるが，主要な慢性毒性は中枢神経障害である．水俣病において，歩行失調，聴力低下，求心性視野狭窄，振戦などの**ハンター・ラッセル症候群**とよばれる症状が現れた．また血液胎盤関門も通過するため，胎児性水俣病を引き起こした〔7・2・4 項 b.(i)参照〕.

　日本人の食事からの水銀(総水銀として)の摂取量は，1999 年から 2008 年の 10 年間の平均値で 8.2 μg/ヒト/日であり，そのうちの 88% は魚介類に由来すると報告されている．魚介類ではメチル水銀がおもな水銀の存在形態であるため，日本人が摂取している水銀の大部分はメチル水銀であると推定されている．メチル水銀は生物濃縮されるため，大型の魚ほど高濃度のメチル水銀を蓄積している．胎児はメチル水銀の影響を非常に受けやすいことから，食品安全委員会は，妊娠している女性あるいは妊娠の可能性のある女性について，メチル水銀の耐容週間摂取量(tolerable weekly intake：TWI）として 2.0 μg Hg/kg 体重/週を定めている.

国際的にはいまも発展途上国を中心に水銀による健康被害や環境汚染が深刻化している. そのなかで，水銀の採掘から使用，そして廃棄に至るまで包括的に規制する国際条約である「水銀に関する水俣条約」が 2017 年 8 月に発効され，世界的な水銀対策が進むことが期待されている.

（iii）　ヒ素（As）

ヒ素は，金属と非金属の両方の性質をもち，メタロイド（亜金属，類金属，半金属などともよばれる）に属する. インド，バングラデシュおよび中国内モンゴル自治区では環境由来のヒ素による地下水汚染が深刻な問題となっている. わが国では，1955 年に発生した森永ヒ素ミルク中毒事件や 1998 年の和歌山毒物カレー事件，さらに 2003 年に茨城県神栖町で確認された有機ヒ素化合物中毒が社会問題となった.

自然界には，三酸化二ヒ素，亜ヒ酸塩，五酸化二ヒ素，ヒ酸塩などの無機ヒ素化合物に加え，炭素とヒ素との共有結合を有する有機ヒ素化合物も多数存在する. とくに海藻類にはアルセノシュガー（ヒ素糖）とよばれる化合物が含まれ，エビやカニなどの甲殻類や海産魚類にはアルセノコリンやアルセノベタインとよばれる化合物が含まれている（図 8・3・26）. またマグロなどにはヒ素脂質（アルセノリピッド）とよばれる脂溶性ヒ素化合物も見出されている. そのため日本人は諸外国と比較して多くのヒ素を魚介類および海藻類から摂取している. しかし，これらの海産生物に含まれているヒ素はおもにアルセノベタイン（海産生物）やアルセノシュガー（海藻類）などのきわめて毒性の低い有機五価ヒ素化合物である. 一方，ヒジキに毒性が高い無機ヒ素化合物のヒ酸が多く含まれることがカナダや英国で指摘された. しかし実際の調理方法や摂取量を考慮すると，健康影響を起こす量には至らず，また実際にヒジキの摂取が原因で健康影響が現れたとの報告もない. なお，無機ヒ素化合物は水に溶けるため，ヒジキからの無機ヒ素化合物の摂取量を減らすためには，調理・加工する際に水戻し，水洗い，ゆでこぼしを行うことが有効である.

ヒ素の体内動態や毒性は化学形態に依存する. 一般に無機ヒ素化合物よりも有機ヒ素化合物のほうが毒性は低く，無機ヒ素化合物の毒性は三価の亜ヒ酸が五価のヒ酸に比べて強い. 無機ヒ素化合物の急性毒性は，嘔吐，頭痛，下痢，ヒ素疹とよばれる紅疹や湿疹である. 慢性毒性では皮膚への影響が顕著であり，ヒ素疹の出現に加え，色素沈着による黒皮症，白斑，角化，爪の変形，脱毛が生じる. また末梢神経の麻痺による手足のしびれ感や貧血なども生じる. ヒ素汚染地域では，皮膚がん，肺がん，膀胱がんも多発している. ヒ素は，IARC の発がん性分類においてグループ 1 に分類されている.

生体内に取り込まれた無機ヒ素化合物はメチル化され，モノメチルアルソン酸（V）〔MMA（V）〕やジメチルアルシン酸（V）〔DMA（V）〕として尿中に排泄される. これらの代謝物は，無機ヒ素化合物よりも毒性が低いが，代謝中間体として生成するジメチルアルシナス酸（Ⅲ）〔DMA（Ⅲ）〕やモノメチルアルソナス酸（Ⅲ）〔MMA（Ⅲ）〕は，むしろ無機ヒ素よりも毒性が高い（図 8・3・27）. これらの代謝中間体と生体成分中の硫黄が反応し，毒性の高い含硫ヒ素代謝物が生成されることも報告されている.

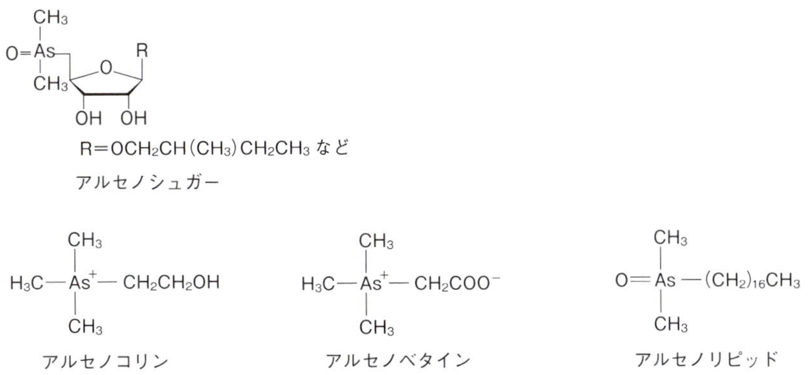

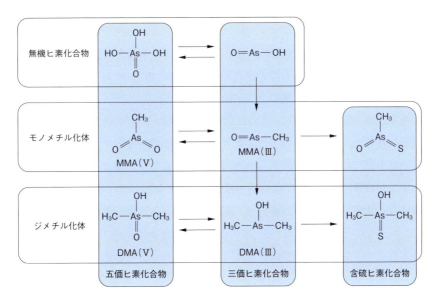

図 8・3・26　天然に見出される有機ヒ素化合物

図 8・3・27　ヒ素の代謝

（iv）　鉛（Pb）

鉛は，金属のなかでは融点が低く安価で精錬が容易であるため，蓄電池の電極をはじめ，鉛ガラス，合金材料，放射線の遮へい材などに利用されている．また腐食が内部に進みにくい特性をもち，古くから水道管に多く利用されてきたが，その毒性の高さから鉛を含まない材料への転換が図られている．ガソリンのアンチノック剤としてかつては四エチル鉛が添加されていたが，国内においては 1987 年にガソリンの完全無鉛化を達成し，その後大気中の鉛濃度は減少している．

無機鉛の消化管からの吸収率は 10% 以下であり，肺からは 30%〜40% が吸収される．ただし，小児は消化管からの吸収率が成人より高く，約 50% が吸収される．鉛を含む室内塗料が米国では多用されていたため，古くなった塗料を経口摂取した小児の中枢神経障害が報告されている．小児における中枢神経障害は，成人よりも低い血中鉛濃度で発症する．

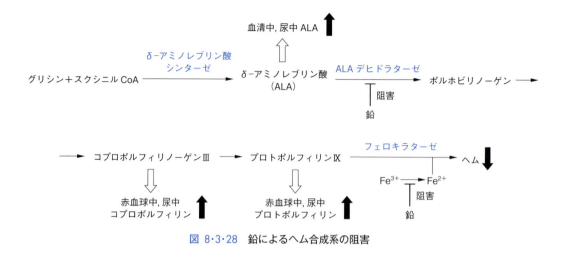

図 8・3・28　鉛によるヘム合成系の阻害

　吸収された鉛は，血液中では約 90％が赤血球中に存在し，血流を通して肝臓，腎臓，筋肉，骨などに蓄積する．肝臓や腎臓における鉛の生物学的半減期は 36〜40 日であるが，骨では石灰化の活発な部位に蓄積し，生物学的半減期は 17〜27 年と長い．

　無機鉛の急性毒性は，高濃度曝露時にまれに発症し，消化器系の障害（鉛疝痛）や嘔吐などが現れ，重症の場合は溶血性貧血，末梢神経障害，中枢神経障害（鉛脳症）などの病状を呈する．とくに，血液脳関門の未熟な小児では中枢神経障害（鉛脳症）を発症することがある．慢性毒性としては，初期に貧血を起こすことが多く，次いで消化器系の障害，腎障害などが現れる．小児での慢性中毒では，知的障害，けいれん性疾患，攻撃的行動異常，発達退行などの神経行動学的発達の遅延が指摘されている．

　無機鉛による貧血は，赤血球膜の脆弱化による溶血と，ヘム合成の阻害が原因である．とくに無機鉛によるヘム合成の阻害は，主として δ-アミノレブリン酸（δ-aminolevulinic acid：ALA）デヒドラターゼの阻害に起因する．ALA デヒドラターゼは，ヘムの合成過程で 2 分子の ALA を脱水縮合させてポルホビリノーゲンを合成する酵素であり，この酵素が阻害されると血中および尿中の ALA 濃度が増加する．また無機鉛はフェロキラターゼの補因子である二価の鉄イオン（Fe^{2+}）への還元も阻害するため，ヘム産生が低下し，その前駆体が増加する（図 8・3・28）．尿中の ALA 濃度は鉛負荷の早期指標であり，特殊健康診断の検査項目となっている（表 4・4・6 参照）．

　有機鉛の四エチル鉛は強い揮発性をもち，脂溶性も高いことから肺や皮膚から吸収されやすい．また血液脳関門を容易に通過し，中枢神経障害を起こす．

　（ⅴ）　クロム（Cr）
　クロムは，化学形態により金属クロムと無機クロム（Cr^{3+}，Cr^{6+}）に分類される．三価クロムは自然界に存在し，皮革なめし剤やサプリメントなどに，六価クロムはめっきや顔料，防腐剤などに，金属クロムはステンレス鋼などの製造に使用されている．クロムは生体内で耐糖因子として機能すると考えられてきたが，近年，クロムの栄養素としての機能には疑問が投げかけられている．

　無機クロムの吸収率は化学形態により異なり，三価クロムでは 2％〜3％，六価クロム（重クロ

酸など)では3%〜6%であるが，ピコリン酸クロムのような化学形態での吸収率は10%を超える．

　無機クロムの毒性は，三価クロムに比べて六価クロムで強く，高い細胞膜透過性が関係している．六価クロムは腐食性が高く，経口摂取すると消化器障害を起こす．次いで，腎尿細管障害，肝障害，造血障害，中枢神経障害などが現れる．また粘膜に接触すると，潰瘍やびらんを生じ，吸入した場合は鼻中隔穿孔を起こす．また六価クロムに経皮曝露した場合はアレルギー性皮膚炎(いわゆる金属アレルギー)を起こしやすいが，三価クロムでも発症することがある．症状として，瘙痒感，発赤，丘疹に続き湿疹化が認められる．

(vi) ニッケル(Ni)

　ニッケルは，金属ニッケルや無機ニッケルなどの化学形態で環境中に存在する．金属ニッケルは消化管からほとんど吸収されない．無機ニッケルの消化管からの吸収率は，摂取食物の種類や胃内残留物の種類と量により異なり，空腹時に無機ニッケルを飲料水から取り込むと27%が消化管から吸収されるが，食物とともに摂取するとその吸収率は1%と低くなる．無機ニッケルの大量経口摂取は胃腸を刺激して嘔吐や下痢を起こす．ニッケルが皮膚に接触すると，皮膚感作が起こり，アレルギー性接触皮膚炎を発症することがある．

　ニッケルはカカオに多く含まれる．一般的なチョコレートには約30%〜40%のカカオが含まれているが，最近，70%〜80%という高濃度のカカオを含むチョコレートが販売されており，ニッケル含量も多いため，ニッケルアレルギーを有する場合には注意が必要である．

(vii) スズ(Sn)

　スズは，青金(あおがね)ともよばれ，古くから人類が利用してきた金属で，その化学形態により金属スズ，無機スズ化合物，有機スズ化合物に分類される．金属スズは比較的安定であるため，食器などに使用され，その毒性は低い．無機スズ化合物は合金や缶詰のスズめっきなどに使用され，消化管からの吸収率は5%未満と低い．吸収された無機スズ化合物はおもに骨に蓄積するが，ほかに肺，腎臓，肝臓にも蓄積する．スズめっきした缶詰では，硝酸イオンや酸素により無機スズ化合物の溶出が促進され，嘔吐や下痢などを起こすため，内面がコーティングされている．

　有機スズ化合物は，船底塗料や魚網防汚剤として利用され，その毒性が無機スズ化合物に比べて高いため，重大な海洋汚染物質となっている．有機スズ化合物のうち，四価のスズに対して1〜3個のアルキルまたはアリール置換基を有する化合物が有害作用を示すことが知られており，モノ＜ジ＜トリと置換基数が増すごとに毒性が強くなる．有機スズ化合物は生物濃縮され，海棲哺乳類に対して免疫抑制作用や中枢神経系障害を，巻貝に対しては内分泌かく乱作用を示す．このため，トリブチルスズオキシドは「化学物質の審査及び製造等の規制に関する法律」(化審法，8・4・7項 a. 参照)において第一種特定化学物質に，トリブチルスズオキシドを除く7種類のトリブチルスズ化合物と13種類のトリフェニルスズ化合物は第二種特定化学物質に指定されている．

(viii) セレン(Se)

　セレンは，ヒトを含むすべての動物にとって必須元素であり，動物は天然に存在する無機(セレン酸や亜セレン酸)および有機のセレン化合物(セレノアミノ酸誘導体やセレン糖)からセレノシステインを生合成し，グルタチオンペルオキシダーゼなどのセレン含有酵素の活性中心にセレノシス

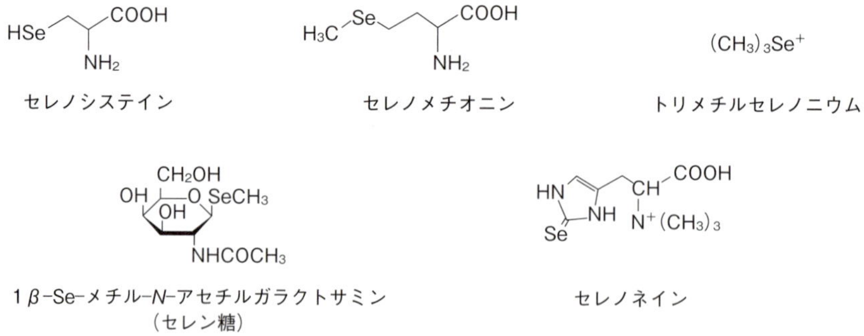
セレノシステイン
セレノメチオニン
トリメチルセレノニウム
1β-Se-メチル-N-アセチルガラクトサミン
(セレン糖)
セレノネイン

図 8・3・29　生体中に見出されるセレン化合物

テインを組み込む．一方，セレンは毒性も高い元素であり，栄養素としてのセレンの推奨量は約 1.0 μg/kg 体重/日であるのに対し，毒性物質としてのセレンの耐容一日摂取量は 4.0 μg/kg 体重/日であり，至適所要量の幅が狭い元素である．

セレンの中毒症として，土壌中のセレン濃度が高い米国サウスダコタ州での家畜のセレン中毒症，石炭と土壌中に高濃度のセレンが含まれている中国湖北省でのヒトの中毒例がある．症状として脱毛，爪の脱落，嘔吐，神経症状などが現れる．米国では，セレンのサプリメントに誤って高濃度のセレンが含まれていたために，サプリメント摂取者が脱毛，爪の脱落，神経症状などのセレン中毒症状を呈した例が報告されている．

尿中のセレン濃度はセレン摂取量と強く相関しており，セレンの恒常性は吸収ではなく，尿中排泄によって維持されると考えられる．生理的な状態では，セレンはおもにセレン糖という化学形態で尿中に排泄される．またセレン摂取量が多くなると，トリメチルセレノニウムという化学形態が出現する(図 8・3・29)．中毒量ではトリメチル化が追いつかず，揮発性のジメチル化体やモノメチル化体が呼気中に排出されるため，セレン中毒患者では呼気がニンニク臭を呈する．最近，海棲生物特異的に存在するセレン代謝物(セレノネイン)が同定されている(図 8・3・29)．

セレンは生体内で水銀と拮抗する作用を有することが知られており，メチル水銀による中枢神経障害を減弱させる．

(ix)　**シアン**

シアン化物は，化学的にさまざまな形態で産業利用され，環境中に存在している．自然界での主要な発生源は，シアン配糖体を含む青梅，モモ，ビワなどの果実の種子で，これらは摂取すると加水分解されてシアン化物イオン(CN^-)を遊離することがある．大気中のシアン化物はシアン化水素(青酸)ガスとして存在し，浮遊粒子中に少量存在する．

シアン化カリウムやシアン化ナトリウムなどのシアン化物を経口摂取すると，胃酸と反応してシアン化水素が生成する．また，シアン化物は皮膚や呼吸器からも吸収される．吸収されたシアン化物は全身に急速にくまなく分布するが，最高濃度は主として肝臓，肺，血液，脳に認められる．長期または反復曝露後に血液や組織にシアン化物の蓄積は生じない．

CN^-は三価の鉄イオン(Fe^{3+})に親和性が高いため，Fe^{3+}をもつヘムタンパク質であるシトクロム

c オキシダーゼやメトヘモグロビンと結合しやすい．とくにシトクロム c オキシダーゼは CN$^-$ に対する感受性が高く，CN$^-$ の結合による呼吸阻害がシアン毒性の主原因である．急性毒性として，脱力感，めまい，頭痛，悪心，嘔吐，代謝性アシドーシスが現れる．高濃度では，瞬時に昏睡に陥り，窒息性けいれんを経て死に至る．シアン化ナトリウムあるいはシアン化カリウムの成人に対する経口致死量は 150 ～ 300 mg である．

（x）　一酸化炭素（CO）

一酸化炭素は，無色無臭のガスで，主として含炭素化合物の不完全燃焼により産生される．自動車の排ガスやタバコ煙にも含まれる．一酸化炭素は毒性が強いうえ，色も臭いもないため，気づかないうちに中毒症状を起こす．わが国における化学物質による中毒原因としては最も多い（8・3・4 項 a. 参照）．一酸化炭素のヘモグロビンに対する親和性は酸素の約 200 倍と高く，酸素運搬体としてのヘモグロビンの機能を阻害する．これにより，組織中の酸素不足を起こすことが一酸化炭素中毒の主要因である．

健常人の場合，血中の一酸化炭素とヘモグロビンの複合体であるカルボキシヘモグロビン（CO-Hb）の濃度は 2% 未満である．一方，一酸化炭素を吸い込んで CO-Hb 濃度が 10% を超えると頭痛，悪心が現れ，20% を超えるとめまい，全身の筋力低下，集中困難，判断力の低下がみられる．30% を超えると労作時呼吸困難，胸痛（冠動脈疾患患者の場合），錯乱が現れ，さらに高濃度になると失神，けいれん発作，意識障害をきたす可能性がある．60% を超えると低血圧，昏睡，呼吸不全をきたし，死に至ることもある．

（xi）　硫黄酸化物（SO$_x$）

硫黄酸化物（SO$_x$）は，硫黄と酸素が化合した物質の総称であり，一酸化硫黄（SO），二酸化硫黄（SO$_2$：亜硫酸ガス），三酸化硫黄（SO$_3$）などが含まれる．おもに石炭や石油などの化石燃料の燃焼によって成分中の硫黄が酸化されて生成する．火山ガスにも含まれている．大気汚染物質としての硫黄酸化物は，二酸化硫黄，それが紫外線によって光酸化されて生成される三酸化硫黄，さらに二酸化硫黄と三酸化硫黄が大気中の水分と結合して生じる硫酸ミストが主となる．火力発電所，石油化学工場，製鉄所などがおもな発生源である（9・4・2 項 d. 参照）．

硫黄酸化物はおもに呼吸器系を刺激し，喘息や気管支炎を起こす．とくに硫酸ミストはほかの硫黄酸化物に比べて目や気道粘膜への刺激性が強い．硫黄酸化物が原因となって発生した公害事件として，四日市喘息と川崎喘息が知られている．硫黄酸化物は水と反応すると強い酸性を示すため，酸性雨の原因ともなる．

（xii）　窒素酸化物（NO$_x$）

窒素酸化物（NO$_x$）は，窒素と酸素が化合した物質の総称であり，一酸化窒素（NO），二酸化窒素（NO$_2$），亜酸化窒素（N$_2$O）などのガス状物質が含まれる．窒素酸化物は，高温・高圧での燃焼下で空気中の窒素と酸素が反応して生成するサーマル窒素酸化物と，化石燃料由来の窒素化合物から生成するフューエル窒素酸化物に分類される．燃焼時の生成では大部分がサーマル窒素酸化物である．一酸化窒素は空気中で酸化されて二酸化窒素となる．窒素酸化物は大気汚染や酸性雨の原因となり，また光化学オキシダントの原因物質でもある（9・4・2 項 d. 参照）．

400 第8章 化学物質の毒性

　窒素酸化物は刺激性をもち，吸入すると喘息や慢性気管支炎のほかに，肺深部まで到達し肺気腫を起こすことがある．また窒素酸化物は血液毒性を示し，ヘモグロビンによる酸素運搬を低下させる．すなわち，二酸化窒素はヘモグロビンの鉄を酸化してメトヘモグロビン血症を起こす．また，一酸化窒素はヘモグロビンと結合してニトロソヘモグロビンを形成する．薬理学的には，一酸化窒素は血管拡張作用をもち，生体内でガス性シグナル伝達分子として働くことも知られている．

（xiii）　硫化水素（H_2S）

　硫化水素は無色のガス状物質で独特の腐卵臭をもち，硫黄鉱山，石油精製，下水処理場，ごみ処理場などで発生する．硫化水素は強い毒性や爆発の可能性，腐食性など，重大な事故につながる危険な気体である．とくに，空気より重く，下層に滞留するため，マンホールや汚水タンク，温泉地などでの中毒事故が毎年のように発生している〔4・4・4項 a.(i)(3)参照〕．

　硫化水素の毒性は，化学的な反応性の高さによる皮膚粘膜刺激と，ミトコンドリアに存在するシトクロム c オキシダーゼの阻害である．硫化水素の濃度が 50 ppm を超えるとヒトに対して急性で生命の危険を伴う毒性を発揮するといわれている．100 ppm になると嗅覚が鈍麻し，この濃度に 24 時間以上曝露されると死に至る可能性がある．200 ppm 以上で急性中毒症状である興奮状態，頭痛，歩行障害が現れる．600 ppm では 1 時間で死に至り，1000 ppm 〜 2000 ppm では即死状態となる．硫化水素は，低濃度でも長く吸い続けると嗅覚中枢を麻痺させるため，臭いを頼りに硫化水素の有無の判断を行わないことが重要である．

b．有機物質

（i）　農薬

　「農薬」とは農作物を害する菌，線虫，ダニ，昆虫，ネズミその他の動植物またはウイルスの防除に用いられる殺菌剤，殺虫剤その他の薬剤を指し，農作物などの生理機能の増進や抑制に用いられる植物成長調整剤や発芽抑制剤なども含まれる．用途により殺虫剤，殺菌剤，除草剤，殺鼠剤，殺ダニ剤などに分類される．また，化学構造から有機塩素系（殺虫剤および除草剤），有機リン系（殺虫剤），カルバメート系（殺虫剤および除草剤），ピレスロイド系（殺虫剤），ビピリジニウム系，アミノ酸系，アニリン系（以上除草剤），有機フッ素系，クマリン系（以上殺鼠剤）などに分類される．農薬のヒトへの毒性は急性と慢性曝露で異なり，これらを分けて考える必要がある．また，ヒトに対する作用だけでなく動植物に対する環境毒性も考慮する必要がある．農薬は基準を超えて残留することがないように，**農薬取締法**に基づく**登録制度**により製造，輸入，販売，使用の規制・管理が行われている．食品中に残留する農薬については，食品の安全確保のための法的枠組みを定めた食品安全基本法により，また食品衛生法のもと一定量を超えて農薬が残留する食品の販売を原則禁止する**ポジティブリスト制度**により規制されている〔7・2・4項 a.(iii)参照〕．

　（1）　**有機リン系殺虫剤**：有機リン系殺虫剤は，アセチルコリンエステラーゼ（AChE）を阻害して毒性を発揮する物質として，構造や作用が類似するサリンやソマンなどの神経ガスとともに第二次世界大戦中にドイツで開発された．パラチオンや TEPP など初期に開発された有機リン系殺虫剤は，昆虫だけでなく哺乳類の AChE も強く阻害し，ヒトに対してきわめて強い急性毒性を示すため，

現在は農薬登録が取り消され，毒物及び劇物取締法（毒劇法）で特定毒物として規制されている（表8・3・5）．一方，現在使用されている有機リン系殺虫剤は殺虫効果に対して人畜への毒性が比較的低い，いわゆる**選択毒性**を示すものが多い．たとえば，マラチオンは哺乳類ではカルボキシルエステラーゼによりエステル構造が加水分解され解毒されるが，昆虫はカルボキシルエステラーゼをもたないため殺虫効果が生じる（図8・3・30）．また，哺乳類においてフェニトロチオンはO-脱メチル化を受けて解毒されるが，昆虫ではこの反応が起こりにくいため，昆虫に選択的な作用を示す．

　有機リン系殺虫剤の基本構造はジアルキルリン酸であるが，パラチオンなどチオリン酸型のものは，昆虫および動物体内でP450により酸化的脱硫化を受けて**オクソン型**（パラチオンの場合はパラオクソン）になると（図8・2・14参照），AChEに対する親和性が著しく増大する．活性型のオクソ

表 8・3・5　**代表的な有機リン系農薬**

農薬名	毒劇法	構　造	マウス LD_{50} (mg/kg, 経口)
TEPP（テトラエチルピロホスフェイト）*	特定毒物		2.0
パラチオン*	特定毒物		6.1
メチルパラチオン*	特定毒物		25
ジクロルボス（DDVP）	劇　物		75
クロルピリホス	劇　物		102
ダイアジノン	劇　物		177
フェニトロチオン	普通物		788
マラチオン	普通物		1590

＊　農薬登録抹消.

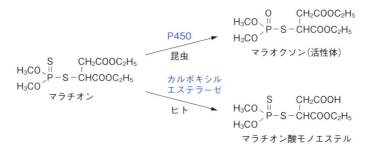

図 8・3・30　マラチオンの生体内代謝

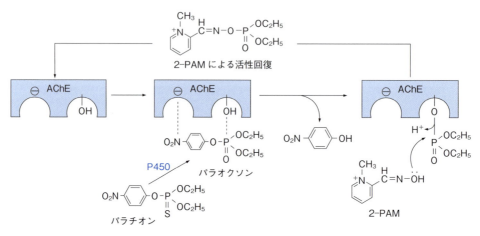

図 8・3・31　パラチオンによるアセチルコリンエステラーゼ(AChE)の阻害機序

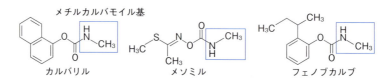

図 8・3・32　代表的なカルバメート系殺虫剤

ン型有機リン化合物はパラオキソナーゼにより加水分解を受けて解毒されるが，昆虫はこの酵素をもたないため殺虫作用が持続する．AChE はオクソン型有機リンを加水分解するが，その際生じたジアルキルリン酸が AChE の活性中心にあるセリン残基に不可逆的に結合するため活性が強く阻害される(図 8・3・31)．

(2)　**カルバメート系殺虫剤**：カルバメート系殺虫剤は，カラバル豆に含有されるアルカロイドであるフィゾスチグミンを参考に開発された(図 8・3・32)．分子中にメチルカルバモイル基が存在し，AChE のセリン残基を**カルバモイル化**することにより活性を阻害する(図 8・3・33)．しかし，カルバメート系殺虫剤による AChE の阻害は可逆的で，有機リン系と比べて毒性は弱い．

(3)　**有機塩素系殺虫剤**：DDT，ヘキサクロロシクロヘキサン(HCH)，アルドリン，ディルドリ

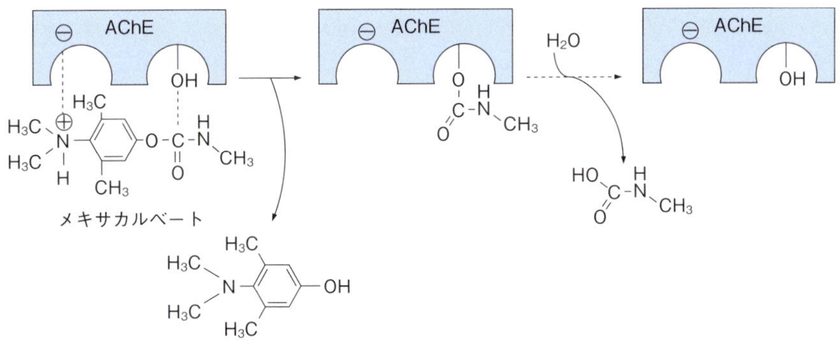

図 8·3·33　カルバメート系殺虫剤によるアセチルコリンエステラーゼ(AChE)の阻害機序

表 8·3·6　有機塩素系殺虫剤の毒性と残留性

農薬名	ラット経口 LD_{50}(mg/kg)	土壌中残留量(%)	
		1 年後	3 年後
DDT	217	80	50
γ-HCH*	88	60	25
アルドリン	39	26	5
ディルドリン	46	75	40
ヘプタクロル	100	45	10
クロルデン	335	55	15

*　γ-HCH : γ-ヘキサクロロシクロヘキサン.

ン，エンドリン，ヘプタクロルなどの有機塩素系殺虫剤は，哺乳類への急性毒性は比較的弱いが，いずれも環境中で安定なため高次捕食動物に濃縮・蓄積し，内分泌かく乱作用や生殖・発生毒性を引き起こす(表 8·3·6)．先進国では 1970 年代に禁止となっているものの，難分解性のため現在でも地球規模の環境汚染が続いている．有機塩素系殺虫剤の多くは，化審法で第一種特定化学物質に指定され，製造・輸入・使用が事実上禁止されている．また，これらは残留性有機汚染物質に関するストックホルム条約(POPs 条約，8·4·7 項 b. 参照)でも規制対象となっており，貯蔵物や廃棄物の適正な処理も義務づけられている．

　DDT は昆虫の神経電位依存性ナトリウムチャネルに作用して殺虫効果を示すが，哺乳類や鳥類など恒温動物での作用は弱い．一方，食物連鎖などを介して取り込まれた DDT は，体内で P450 により代謝されてきわめて安定な DDE に変換され，DDT とともに脂肪組織に蓄積する(図 8·2·15 参照)．これらは一部野生鳥類の卵殻薄化や産卵数減少を招き，個体数減少を引き起こすことが明らかになっている．また，DDT はエストロゲン様作用，DDE は抗アンドロゲン様作用を示し，一部の爬虫類などで内分泌かく乱作用を示す．

　HCH には多くの異性体が存在するが，γ 体はリンデンとよばれ，殺虫作用が最も強い(図 8·3·34)．一方，β 体は環境や生体中できわめて安定で，生体中に蓄積・濃縮されやすく，長期毒性が問題視されている．

　ドリン剤とよばれるアルドリン，ディルドリンおよびエンドリンに，クロルデンおよびヘプタク

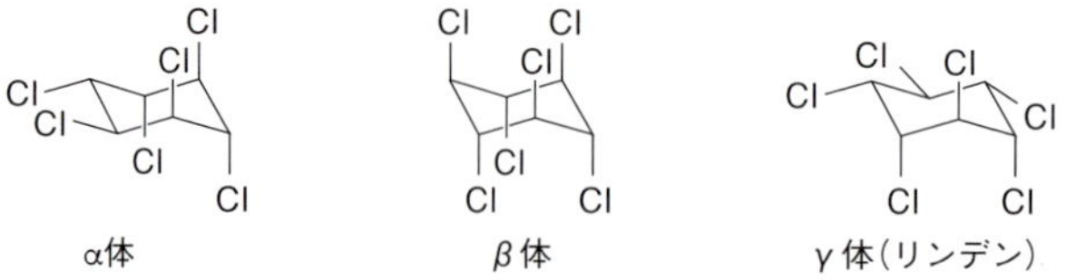

404 第8章 化学物質の毒性

図 8・3・34 HCH 異性体の化学構造

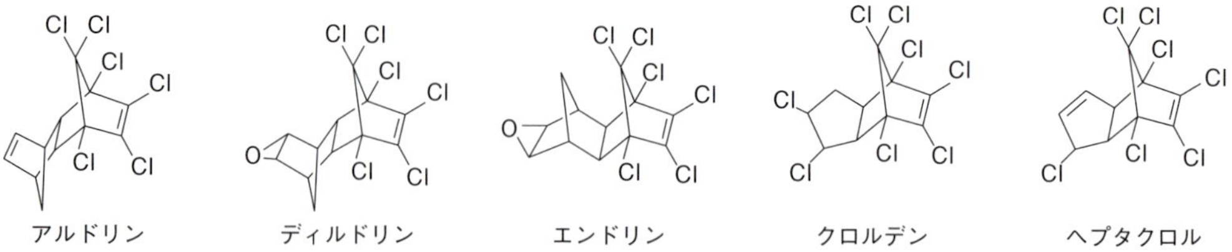

図 8・3・35 環状ジエン系殺虫剤

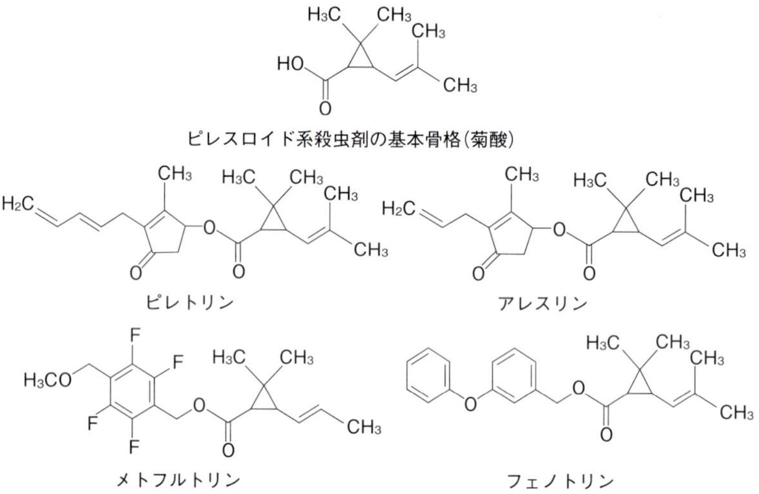

図 8・3・36 代表的なピレスロイド系殺虫剤の化学構造

ロルを含めた環状ジエン系殺虫剤（図8・3・35）は，昆虫の神経毒として作用する．アルドリンは生体内で P450 によりエポキシ化されてディルドリンとなり，毒性が増す．急性曝露ではおもに中枢神経を刺激してけいれんを引き起こし，慢性曝露では肝障害などを生じる．

（4）　**その他の殺虫剤：ピレスロイド系殺虫剤**（図8・3・36）は，除虫菊（シロバナムシヨケギク）の花に含有される殺虫成分のピレトリンとその基本構造をもとに化学合成された殺虫成分であり，従来から蚊取り線香やエアゾールなどの家庭用殺虫剤として使用されてきた．ピレスロイドはDDTと同様に昆虫の神経ナトリウムチャネルを持続的に活性化するため，刺激の伝導遮断と殺虫効果が生じる．哺乳類と比べて昆虫のナトリウムチャネルはピレスロイドに対する感受性が高く，哺乳類ではピレスロイドが代謝・解毒されやすいため，昆虫に対する選択毒性が高い．現在では，殺虫ス

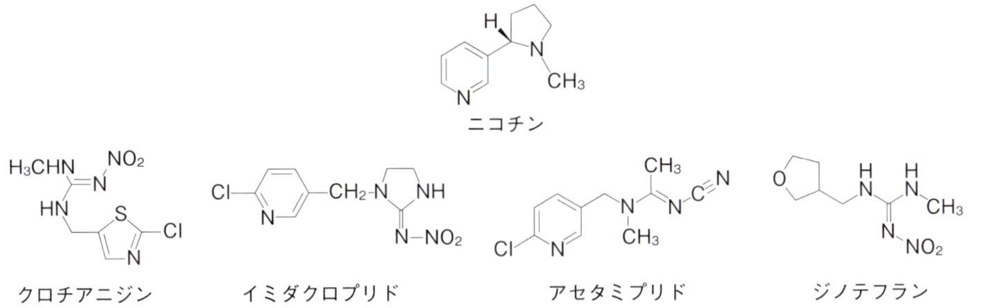

ニコチン

H₃CHN NO₂ ... クロチアニジン イミダクロプリド アセタミプリド ジノテフラン

図 8・3・37　ニコチンおよびネオニコチノイド系殺虫剤の化学構造

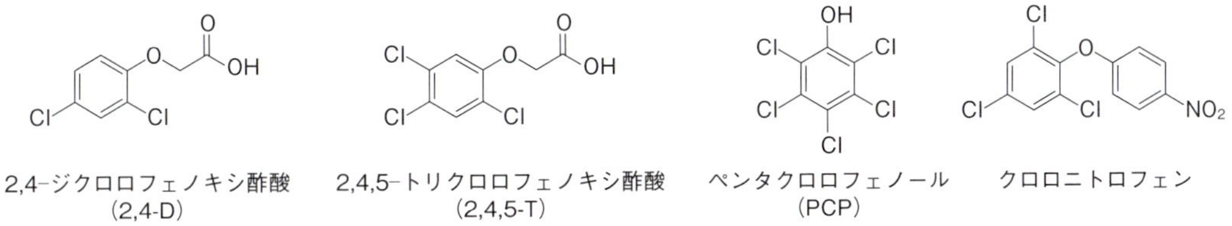

2,4-ジクロロフェノキシ酢酸
(2,4-D)

2,4,5-トリクロロフェノキシ酢酸
(2,4,5-T)

ペンタクロロフェノール
(PCP)

クロロニトロフェン

図 8・3・38　有機塩素系除草剤の化学構造

ペクトルや耐候性が改善された多くの合成ピレスロイドが家庭用だけでなく農業にも使われている．また，フェノトリンはアタマジラミやケジラミの治療に用いる一般用医薬品として，またヒゼンダニが原因となる疥癬の治療に用いる医療用医薬品として用いられている．

　ネオニコチノイド系殺虫剤（図 8・3・37）は，タバコ葉に含まれるニコチンなどの天然アルカロイド（ニコチノイド）を参考にわが国で開発され，1990 年代に販売が開始された比較的新しい農薬で，ニコチンと同様にアセチルコリン受容体を刺激して神経を興奮させることで殺虫効果を示す．かつて農薬として用いられたニコチンは，昆虫だけでなく哺乳類に対しても毒性を示すが，ネオニコチノイドは哺乳類のアセチルコリン受容体への親和性が低いため，選択的な殺虫効果を表す．日本だけでなく世界で汎用される一方，ミツバチの大量死との因果関係が指摘され，ヨーロッパを中心に一部のネオニコチノイドで使用が規制されている．

　(5)　**有機塩素系除草剤**：**2,4-D** や **2,4,5-T** などのフェノキシ酢酸系除草剤（図 8・3・38）は，イネなどの単子葉植物への影響は少なく双子葉植物を選択的に枯死させる．ベトナム戦争では枯葉剤としてこれらの除草剤が大量に散布されたが，不純物として微量で強い毒性を示す 2,3,7,8-テトラクロロジベンゾ-p-ダイオキシン（2,3,7,8-TCDD）などのダイオキシン類が含まれていたため，催奇形性をはじめとする健康被害が多発し，問題となった．

　ペンタクロロフェノール（PCP）（図 8・3・38）は除草剤，殺菌剤として使用されたが，魚類に対する毒性が強く，処理水の海洋流出による漁業被害が社会問題化した．PCP は，ミトコンドリアにおける酸化的リン酸化の脱共役剤として ATP 産生を阻害する．PCP 中にも不純物としてダイオキシン類が含まれており，水田への PCP 散布が 1960 年代のわが国におけるダイオキシン類の主要な環境排出要因となった．PCP に代わって 1970 年代に水田除草剤として大量に用いられたクロロニ

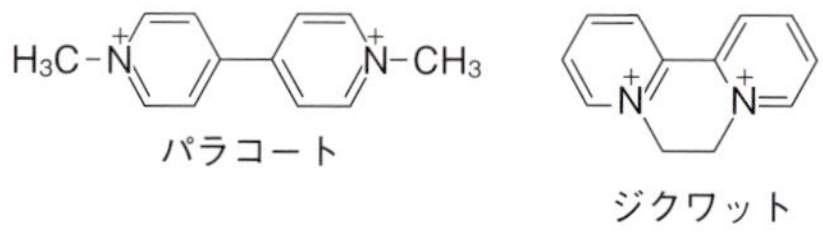

406　第 8 章　化学物質の毒性

図 8・3・39　ビピリジニウム系除草剤の化学構造

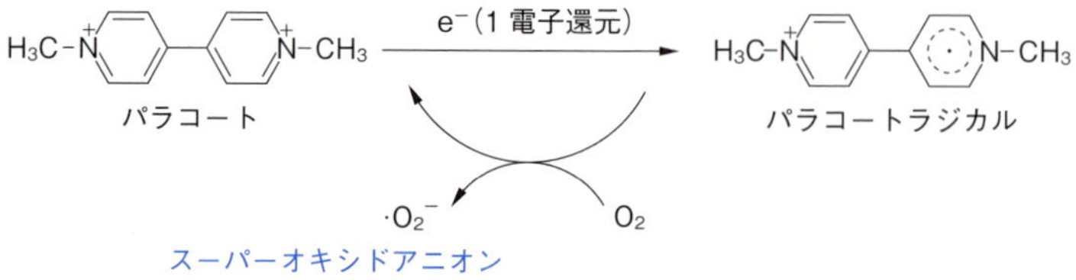

図 8・3・40　パラコートによる活性酸素種の生成

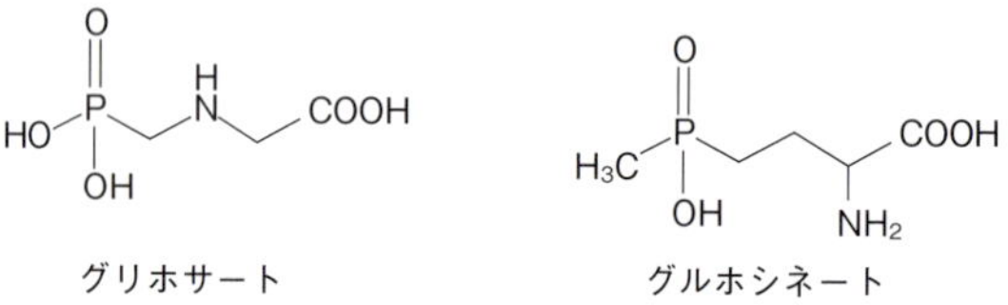

図 8・3・41　アミノ酸系除草剤

トロフェンにもダイオキシン類が混入しており，長期にわたってダイオキシン類を環境中に放出することとなった．

　(6)　**ビピリジニウム系除草剤**：パラコートやジクワット (図 8・3・39) は，光合成と連動して活性酸素種を発生させるビピリジニウム系除草剤である．とくにパラコートの毒性は強く，しばしば誤飲による重篤な中毒事故が発生したため，現在では比較的毒性が弱いジクワットとの混合製剤とするとともに，誤飲防止のため青緑色色素，臭気性物質，催吐剤が添加されている．しかし，中毒事故は依然として発生している．パラコート経口摂取後の急性中毒では消化器，肝，腎障害が生じるが，急性期を脱しても 10 日～数週間で間質性肺炎から致死的な肺線維症に進行する場合が多い．パラコートは，血行性で肺に移行し，ポリアミントランスポーターを介して肺胞上皮細胞に選択的に集積して毒性を示す．パラコートは，NADPH-P450 レダクターゼやキサンチンオキシダーゼ，ミトコンドリア電子伝達系の NADH：ユビキノンレダクターゼなどにより 1 電子還元を受けてパラコートラジカルとなる (図 8・3・40)．パラコートラジカルは酸素を還元してスーパーオキシドアニオンを生じ，肺組織を障害する．パラコート中毒では活性酸素種が毒性の本体であり，酸素療法は症状を悪化させるため用いない．

　(7)　**アミノ酸系除草剤**：グリホサートやグルホシネート (図 8・3・41) はアミノ酸系除草剤とよばれ，植物中のアミノ酸合成を阻害して非選択的な殺草効果を示す．これらの除草剤に耐性となる遺伝子を組み込んだ大豆やトウモロコシなどの遺伝子組換え農作物は，除草剤存在下でも生育するため海外の大規模栽培で生産される作物の主流となっており，わが国にも輸入されて飼料や食品として流通している．グリホサートの急性中毒では，製剤に数十％程度含まれている界面活性剤による

消化管毒性や多臓器障害が現れる。グルホシネートの場合もそれ自体のグルタミン合成阻害による中枢毒性に加えて，界面活性剤が80％程度と高濃度で含まれており，影響はさらに大きい。

（8）　**その他の農薬**：モノフルオロ酢酸ナトリウムやモノフルオロ酢酸アミドは，それぞれ殺鼠剤や殺虫剤として用いられたが，毒性がきわめて強く，毒物及び劇物取締法により特定毒物に指定され，取扱いが厳しく制限されている。体内では酢酸と同様な代謝系で生じたモノフルオロクエン酸がクエン酸回路のアコニターゼを阻害し，ATP合成を抑制する。とくに，中枢神経と心臓でエネルギー産生が停止すると個体の死に直結し，このような生体内の代謝系における致死的な物質の合成を致死合成とよぶ。

（ii）　ダイオキシン類

ポリ塩化ビフェニル（polychlorinated biphenyl：PCB）は，ビフェニルの水素が塩素で置換された有機塩素系化合物の総称である（図8・3・42）。化学的な安定性，低腐食性，耐熱性，電気絶縁性などの優れた性質をもつことから，熱媒体や絶縁油など工業製品として広く使用された。しかし，1968年に北九州地域を中心に西日本一帯で，PCB製品の混入が原因となり皮膚症状を主徴とする**カネミ油症**とよばれる食中毒事件が発生した。本事件の原因は，カネミ倉庫において米ぬか油（ライスオイル）製造の際に脱臭工程の熱媒体として用いたPCBが，ステンレスパイプの腐食孔からライスオイルに混入したためで，14 000人以上が被害を訴え出る国内最大の食品公害となった。カネミ油症ではクロルアクネとよばれるにきび様皮疹や色素沈着，手足のしびれ，倦怠感，免疫力の低下などがみられた。これらの作用は，PCBのなかでもオルト位に塩素がないか一つだけ存在し，二つのベンゼン環が同一平面上にあって扁平構造をとることができる**コプラナーPCB**とよばれる異性体で強い。また，PCBが加熱されて生成する**ポリ塩化ジベンゾフラン**（polychlorinated dibenzofuran：PCDF，図8・3・42）はより強力な作用を有し，汚染ライスオイル中に比較的多量に混入していたため，カネミ油症の主要な中毒原因であったと考えられている。さらに，ごく微量ではあるがきわめて毒性が強い**ポリ塩化ジベンゾ–*p*–ジオキシン**（polychlorinated dibenzo-*p*-dioxin：PCDD，図8・3・42）も含まれ，カネミ油症はこれらの複合汚染による食中毒とされる。

このような化学物質による大規模な食中毒事件を契機に，それまでの急性毒性の視点からの規制に加え，PCBと類似する物理化学的性質や毒性，すなわち難分解性，高蓄積性およびヒトに対する亜急性・慢性的毒性を指標として規制する**化学物質の審査及び製造等の規制に関する法律（化審法）**が1973年に制定された。PCBやポリ塩化ナフタレンのほか，DDTやドリン剤などの有機塩素系農薬などが第一種特定化学物質に指定され，製造・輸入の原則禁止と使用の制限が行われた。また，国際的には，残留性有害汚染物質に関する**ストックホルム条約（POPs条約）**が2004年に発効

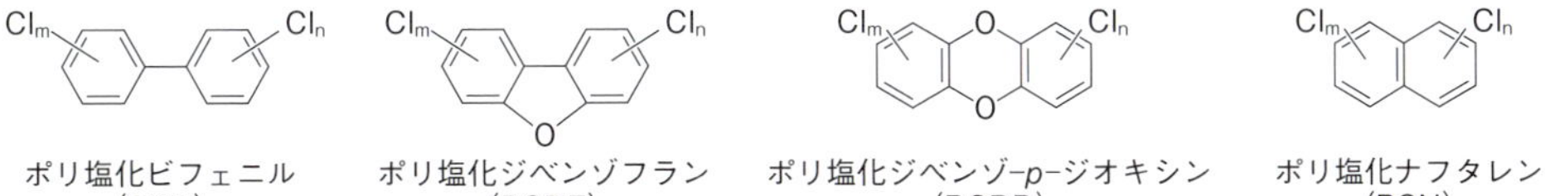

ポリ塩化ビフェニル（PCB）　　ポリ塩化ジベンゾフラン（PCDF）　　ポリ塩化ジベンゾ–*p*–ジオキシン（PCDD）　　ポリ塩化ナフタレン（PCN）

図 8・3・42　PCBおよび関連化合物の化学構造

第 8 章　化学物質の毒性

表 8·3·7　毒性等価係数

	化合物名	TEF 値 (WHO2006)
PCDD	2,3,7,8-TeCDD	1
	1,2,3,7,8-PeCDD	1
	1,2,3,4,7,8-HxCDD	0.1
	1,2,3,6,7,8-HxCDD	0.1
PCDF	2,3,7,8-TeCDF	0.1
	1,2,3,7,8-PeCDF	0.03
	2,3,4,7,8-PeCDF	0.3
	1,2,3,4,7,8-HxCDF	0.1
コプラナー PCB	3,4,4′,5-TeCB	0.0003
	3,3′,4,4′-TeCB	0.0001
	3,3′,4,4′,5-PeCB	0.1
	3,3′,4,4′,5,5-HxCB	0.03

〔環境省：“日本人におけるダイオキシン類等の曝露量”
(http://www.env.go.jp/chemi/dioxin/pamph.html) より〕

しており，PCB に関して 2025 年までの使用の全廃，2028 年までの適正な処分が求められている．

　コプラナー PCB，PCDF および PCDD は毒性が類似することから，ダイオキシン類として**ダイオキシン類対策特別措置法**で規制されている．ダイオキシン類の毒性には，**芳香族炭化水素受容体**（arylhydrocarbon receptor：**AHR**）が関与している．ダイオキシン類が AHR に結合すると，エストロゲン受容体やアンドロゲン受容体のユビキチン依存性分解が促進され，内分泌かく乱作用が生じる．また，増殖因子受容体にも作用することにより，発がんプロモーターとして働く．ダイオキシン類のなかで 2,3,7,8-TCDD が AHR への親和性が最も高く，毒性も強い．個々のダイオキシン類の毒性は，2,3,7,8-TCDD の毒性を 1 とした相対的な毒性の強さを示す**毒性等価係数**（toxicity equivalency factor：**TEF**）として評価する（表 8·3·7）．通常ダイオキシン類は種々の同族体や異性体の混合物として存在するが，ダイオキシン類の総合的な毒性量は**毒性等量**（toxic equivalency quantity：**TEQ**）として表す．TEQ は，各異性体の重量濃度にそれぞれの異性体の TEF を乗じて 2,3,7,8-TCDD の等量に換算し，これらを積算して求める．

　PCDF や PCDD は，1960 〜 1970 年代に水田の除草剤として大量に使われた PCP やクロルニトロフェンに不純物として含まれ，環境中への排出量が著しく増加したが，その後これらの農薬登録の失効とともに減少した．また，これらのダイオキシン類はゴミ焼却施設において塩素系化合物が 400℃ 程度の比較的低温で燃焼する際に生成して環境中に放出されることから，現在の焼却施設では 800℃ 以上での燃焼が義務づけられている．2000 年に制定されたダイオキシン類対策特別措置法による環境排出規制により，わが国におけるダイオキシン類の総排出量は年々減少し，現在ではきわめて低レベルで推移している．わが国では，ダイオキシン類摂取のほとんどは食品，とくに魚介類に由来している．

(iii) 有機フッ素化合物

炭素に結合している水素が完全(ペルフルオロ化)または部分的(ポリフルオロ化)にフッ素に置換している有機化合物を総称して，PFAS(perfluoroalkyl and polyfluoroalkyl substances)とよぶ．その一部は撥水・撥油性，耐熱性，耐候性，耐薬品性などの特徴を示し，幅広い用途で使用されてきた．とくに**PFOS**関連物質は，半導体用の反射防止剤やレジスト，金属めっき処理剤，泡消火薬剤などに，**PFOA**関連物質は泡消火薬剤やフッ素ポリマー加工などに用いられてきた(図 8・3・43)．これらPFOSやPFOAは環境中できわめて安定で，生物蓄積性が高く，ヒトに対する毒性が懸念されたため，国際的にPOPs条約で規制され，わが国においても化審法において第一種特定化学物質として原則使用が禁止されている．PFOSやPFOAと同様の物理化学的性質をもち，その代替品として使用されているペルフルオロヘキサンスルホン酸(**PFHxS**)についてもPOPs条約で規制対象とされ，化審法において第一種特定化学物質として指定された．

(iv) 合成樹脂(プラスチック)原料

合成樹脂製品は，モノマーとよばれる化学物質を重合して製造される．また，その際に製品の物理化学的強度や機能を向上させるため，可塑剤，難燃剤，酸化防止剤や安定剤などさまざまな化学物質が添加される．したがって，これらの化学物質による健康被害は，製造過程における急性中毒や職業病だけでなく，食品包装容器や医療器具として使用された合成樹脂から溶出する低レベルの化学物質により生じる場合もある．

塩化ビニルモノマー(クロロエチレン)は，ビニールハウス，配管，バッグから業務用のラップまで幅広い用途をもつポリ塩化ビニル製造に用いられるモノマーである．生体内でP450により代謝されてエポキシドとなり，DNAを修飾して発がん性を示す(図 8・3・44)．ポリ塩化ビニル製造工場の労働者では肝細胞がんのほか，一般的にはまれながんである**肝血管肉腫**が多く発生し，塩化ビニルモノマー曝露との関連性が明らかになっている．塩化ビニルモノマーはIARCの発がん性分類においてグループ1(ヒトに対して発がん性がある)に分類されている．食品衛生法では，食品包装用ポリ塩化ビニル製品材質中の塩化ビニルモノマー濃度の規格を定め，安全性を図っている．

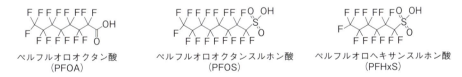

図 8・3・43　代表的なペルフルオロアルキル化合物の化学構造

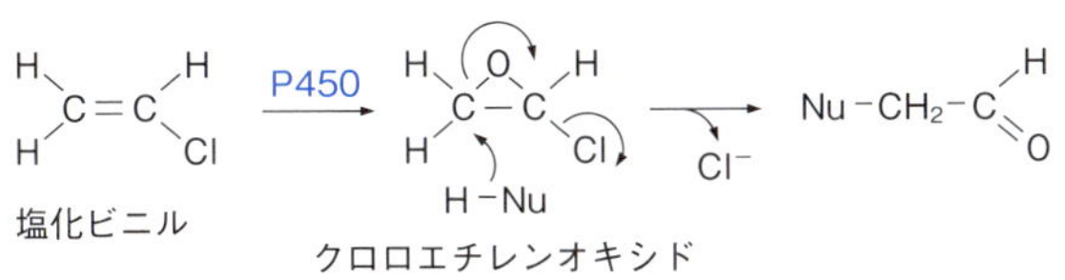

図 8・3・44　塩化ビニルの代謝活性化
H-Nu：核酸，タンパク質などの求核性官能基．

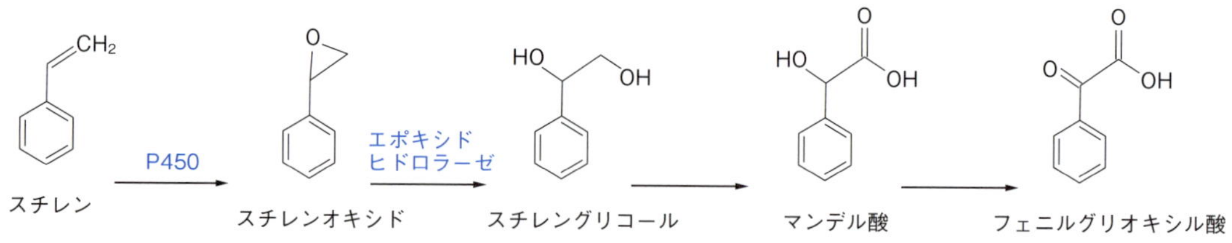

410　第 8 章　化学物質の毒性

図 8·3·45　スチレンの代謝

　スチレンを原料とするポリスチレンは，食品容器や家電部品などに，また発泡体としても大量に使用されている．ポリスチレン製品中にはスチレンダイマーやスチレントリマーが残存し，脂溶性の高い食品への溶出が危惧されている．スチレンは，体内で P450 により代謝活性化されて変異原性を有するスチレンオキシドとなる．スチレンオキシドは，さらにエポキシドヒドロラーゼによる加水分解を経て，おもにマンデル酸として尿中に排泄される（図 8·3·45）．労働衛生分野で，スチレンへの曝露のバイオマーカーとして，尿中マンデル酸およびフェニルグリオキシル酸が用いられている（表 4·4·5 参照）．また，スチレンは，建材から揮散する**揮発性有機化合物**（VOC）であり，シックハウス症候群の原因となるおそれがあるため，室内濃度指針値が設定されている．

　アクリロニトリルは，アクリル繊維，炭素繊維や ABS 樹脂，AS 樹脂などの重合原料として多用される．アクリロニトリルの急性毒性として，眼や気道粘膜への刺激性や頭痛などがある．ABS 樹脂などは家具や建材に用いられるが，火災・燃焼によりシアン化水素（青酸）ガスが発生するため注意を要する．実際，火災現場から救出された患者では，一酸化炭素中毒と青酸中毒を併発する場合が多い．

　アクリルアミドを重合したポリアクリルアミドは，工業的には紙力増強剤や土壌凝固剤として利用され，実験室でもタンパク質や核酸の電気泳動に用いられる．アクリルアミドは神経毒として知られ，土壌中に注入したポリアクリルアミドから滲出した未重合のアクリルアミドが井戸水を汚染した中毒事故では，筋力低下，四肢の知覚麻痺，歩行異常など中枢，末梢神経障害を引き起こした．また，ジャガイモなどを高温で調理するとアスパラギンと還元糖からメイラード反応によりアクリルアミドが生成することから，ポテトチップスなどの食品中のアクリルアミド含量を低減させる取組みが行われている（7・3・3 項 b. 参照）．

　ビスフェノール A は，ポリカーボネートやエポキシ樹脂などの原料で，弱いながらエストロゲン様作用を有し，内分泌かく乱作用を示す可能性がある．とくに，食品容器や包装などに用いられるポリカーボネート樹脂から未重合のビスフェノール A が溶出することから，食品衛生法では 2.5 ppm の溶出試験規格を設けている．

　フタル酸ジ-（2-エチルヘキシル）などの**フタル酸エステル類**は，ポリ塩化ビニルなどの合成樹脂の可塑剤（軟化剤）として広く用いられている．とくに，配合比が高い軟質合成樹脂からの溶出が危惧されている．また，動物実験において比較的高用量を投与した場合，精巣萎縮などがみられることから，食品衛生法により，幼児が口にする可能性があるおもちゃやぬいぐるみの材料におけるフタル酸エステルの規格が設けられている．

リン酸トリクレジルは，合成樹脂の難燃剤や可塑剤として用いられている．o-体，m-体，p-体が存在するが，o-体のリン酸トリ-o-クレジル（TOCP）には遅発性神経障害作用がある．この毒性は，TOCPの代謝物であるサリゲニン環状リン酸エステルによる神経障害標的エステラーゼの阻害による（図8・3・8参照）．m-体およびp-体は本毒性代謝物を生成しないため，神経障害作用を示さない．現在，わが国で製造されるリン酸トリクレジルにo-体は含まれていない．

（v） 界面活性剤

ノニルフェノールやオクチルフェノールのエトキシレート〔ポリ（オキシエチレン）ノニルフェニルエーテル，ポリ（オキシエチレン）オクチルフェニルエーテル〕は，工業用の非イオン性界面活性剤として多用されている．これらの物質が環境中で微生物により分解されるとノニルフェノールやオクチルフェノールが生成し，これらは，弱いながらもエストロゲン様作用を示す内分泌かく乱化学物質であることが明らかになっている．

（vi） 有機溶剤

有機溶剤は塗装，洗浄，印刷などに広く用いられ，常温で液体であるが，揮発性が高いため，作業者が蒸気を吸入し，あるいは皮膚より吸収されて毒性を表す．有機溶剤の多くは労働安全衛生法のもと有機溶剤中毒予防規則（有機則）の対象として規制されている．また，有機溶剤のうちエチルベンゼン，1,2-ジクロロプロパン，クロロホルム，四塩化炭素，1,4-ジオキサン，1,2-ジクロロエタン，ジクロロメタン，スチレン，1,1,2,2-テトラクロロエタン，テトラクロロエチレン，トリクロロエチレン，メチルイソブチルケトンの12種は，有機則の規制に加えて特定化学物質障害予防規則（特化則）により特別有機溶剤として発がん性を踏まえた措置が義務づけられている〔4・4・4項a.(ii)(2)参照〕．

（1） ハロゲン化炭化水素

四塩化炭素はクロロフルオロカーボン（フロン）の原料として用いられたが，四塩化炭素自身もオゾン層を破壊するため，モントリオール議定書に基づき制定されたオゾン保護法により原則製造が禁止されている．四塩化炭素を実験動物に投与すると，典型的な脂肪肝や肝細胞壊死を引き起こし，慢性的には肝硬変を生じる．また，四塩化炭素は肝障害を生じる曝露量で腎臓に対しても障害を与える．これらの毒性には，P450（おもにCYP2E1）による嫌気的代謝で生じた**トリクロロメチルラジカル**がおもに関与している（図8・3・2参照）．

クロロホルムは，フロンやフッ素樹脂原料，医薬・農薬の抽出溶媒などとして用いられている難燃性有機溶剤である．また，塩素消毒した水道水中に含まれるトリハロメタンの主要構成成分である．クロロホルムは急性作用として麻酔作用を示し，慢性毒性として肝障害を引き起こす．クロロホルムの肝毒性には，CYP2E1により酸化的代謝により生成したホスゲンおよび還元的代謝により生成したジクロロメチルラジカルが関与している．

トリクロロエチレンや**テトラクロロエチレン**は，かつてドライクリーニングの溶剤として大量に使用され，現在でもおもに金属製品の脱脂用洗浄剤や代替フロンの原料などとして利用されている．土壌や地下水中では，テトラクロロエチレンからトリクロロエチレンやジクロロエチレンが還元的に生成する．トリクロロエチレンは代表的な地下水汚染物質であり，長期曝露により肝臓，腎臓に

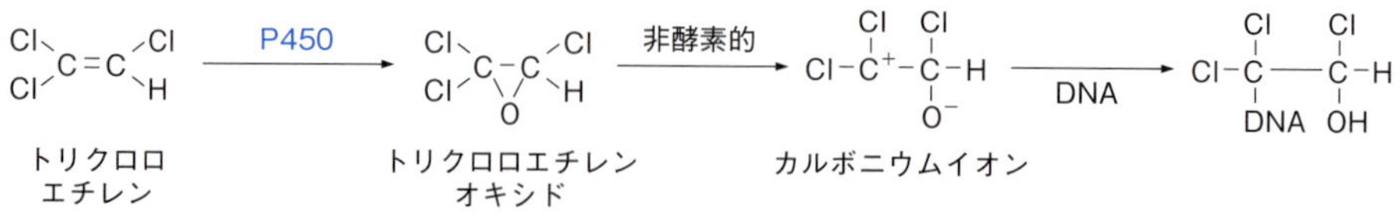

412　第8章　化学物質の毒性

CCl_2=CClH（トリクロロエチレン）→[P450] トリクロロエチレンオキシド →[非酵素的] カルボニウムイオン →[DNA] DNA付加体

図 8・3・46　トリクロロエチレンと DNA の結合

障害やがんを誘発し，IARC の発がん性分類ではグループ1に分類されている．トリクロロエチレンは P450 で代謝されてエポキシド体となり，DNA を修飾する（図 8・3・46）．エポキシド体はさらに代謝されてトリクロロ酢酸などとなり尿中に排泄されるため，尿中トリクロロ酢酸はトリクロロエチレン曝露の指標となる（表 4・4・5 参照）．

　ジクロロメタンや 1,2-ジクロロプロパンはオフセット印刷工程で洗浄剤として使われていたが，換気が不十分な作業所で高濃度曝露を長期間続けた労働者が**胆管がん**を発症し，2012 年に社会問題化した〔4・4・4 項 a.(ii)(3)参照〕．これら有機溶剤による胆管がんの発症には，グルタチオン抱合で生成したエピスルホニウムイオンとよばれるラジカル代謝物が寄与していると考えられている（図 8・3・21 参照）．

　ヘキサクロロブタジエンは，各種化学物質の溶媒などとして用いられてきたが，難分解性，高蓄積性，ヒトに対する長期毒性から化審法の第一種特定化学物質に指定され，使用が厳しく制限されている．しかし，有機塩素系化合物の合成の際に副次的・非意図的に生成しており，現在でも環境への放出が懸念されている．ヘキサクロロブタジエンは，グルタチオン S-トランスフェラーゼ（GST）によりグルタチオン抱合を受けたのち，システイン抱合体として腎臓に蓄積し，求電子性の強いトリクロロビニルクロロチオケテンやスルフェン酸を生成して尿細管を傷害する（図 8・3・5 参照）．

(2)　脂肪族アルコール

　エタノールはおもに酒類として消費されている．その急性作用は中枢神経作用で，一過性の興奮の後，運動障害や感覚機能の低下を引き起こす．血中濃度が 0.4％〜0.5％に達すると昏睡状態になり，0.5％以上では死亡する危険性がある．エタノールの慢性摂取は，アルコール性肝障害や糖尿病のリスクを高め，依存症を引き起こす．エタノールはおもに ADH で代謝されてアセトアルデヒドになり，さらに ALDH により酢酸まで変換される（図 8・3・47）．日本人では，活性が高い変異型 *ADH* 遺伝子（*ADH1B*2*）と活性が低い変異型 *ALDH* 遺伝子（*ALDH2*2*）をもつヒトが多く，悪心・嘔吐や頭痛など二日酔いの原因となるアセトアルデヒドが蓄積しやすい．また，アセトアルデヒドの長期曝露は肝障害のリスク要因となるため，日本人でアルコール性肝障害の罹患頻度が高い傾向にある．

　メタノールは，市販の燃料，溶剤や塗料，自動車の不凍液やガラス洗浄液などの消費者製品としても広範に利用されており，労働環境下における蒸気吸入以外にも，製品の誤飲による中毒も発生している．メタノールは，エタノールと同様に ADH および ALDH でおもに代謝され，それぞれホルムアルデヒドおよびギ酸となる．ギ酸はさらに葉酸依存性経路により二酸化炭素へ解毒される（図

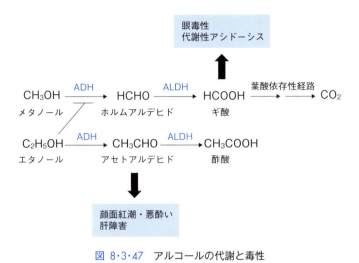

図 8・3・47 アルコールの代謝と毒性

8・3・47)．メタノールは網膜視神経に障害を与えて失明などの重篤な眼毒性を生じ，全身性には昏睡や心毒性を招く重篤な代謝性アシドーシスを引き起こすが，これらはいずれもおもに代謝物のギ酸による毒性である．

エチレングリコールは，ポリエチレンテレフタラート(PET)樹脂の製造原料や不凍液，保冷剤などとして用いられている．エチレングリコールがADHで代謝されてグリコールアルデヒドとなったのち，グリコール酸(ヒドロキシ酢酸)やシュウ酸となって尿中に排泄される(図8・3・6 参照)．シュウ酸は，シュウ酸カルシウムとして尿細管で析出して腎障害の原因となり，全身性には代謝性アシドーシスを引き起こす．

(3) **芳香族炭化水素**

ベンゼンは，溶剤や各種化学物質の合成原料として用いられるほか，タバコ煙や自動車の排ガスにも含まれる．急性中毒症状は，軽症例ではおもに頭痛，運動失調などの中枢神経症状であるが，重症例では不整脈，精神錯乱やけいれんを引き起こす．慢性曝露では，神経症状のほか，**再生不良性貧血**や**白血病**を引き起こし，IARCの発がん性分類ではグループ1に分類されている．ベンゼンは，CYP2E1によりベンゼンオキシドを経てフェノールとなり，さらにカテコール，ヒドロキノンを生成する．これらジオール体は，各種ペルオキシダーゼや非酵素的酸化によりベンゾキノンなどのキノン体となる．骨髄では，豊富に存在するミエロペルオキシダーゼ(MPO)によりセミキノンラジカルとなり，これが酸素と反応して活性酸素種を生成し，骨髄に障害を与える(図8・3・48)．

トルエンは，化学合成原料のほか，塗料や接着剤の溶剤として広く用いられており，自動車の排ガスにも含まれる．トルエンには神経麻痺作用があり，吸引により酩酊状態を呈し，しばしば陶酔感や幻覚を生じるため，1970〜1990年代にトルエンを主成分とするシンナーや接着剤の乱用が青少年の間で流行した．しかし，慢性吸入により大脳・小脳の萎縮が起こり，認識障害や情動不安定などの精神障害，運動障害などが不可逆的に生じるため，若年時に乱用した患者は長期にわたって通院を続けている．トルエンはP450によりベンジルアルコールに代謝され，さらにADHおよび

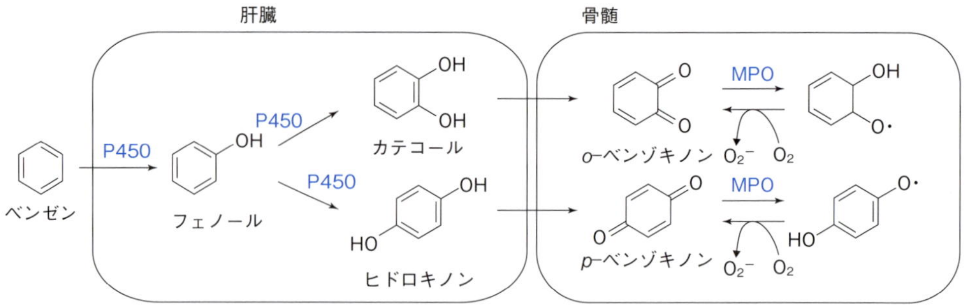

414 第8章 化学物質の毒性

図 8・3・48 ベンゼンの骨髄毒性機構

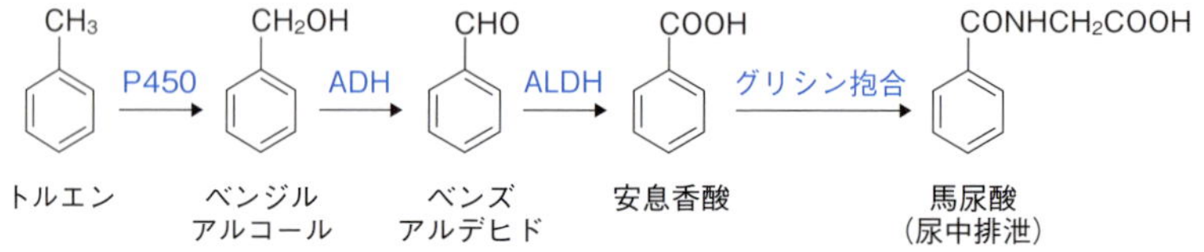

図 8・3・49 トルエンの代謝

ALDH によりそれぞれベンズアルデヒドおよび安息香酸となる．安息香酸はグリシン抱合を受けて馬尿酸として尿中に排泄される（図8・3・49）．したがって，尿中馬尿酸はトルエン曝露の指標となる（表4・4・5参照）．トルエンではアルキル側鎖の酸化が優先的に起こるため，ベンゼンのような骨髄抑制は生じない．

8・3・4 化学物質による中毒

　われわれは農薬，食品添加物，化学工業製品や医薬品をはじめ，きわめて多くの化学物質に支えられて現代的な生活を送っている．また，意図せず生成する化学物質も含め，生活環境や労働環境中には多くの化学物質が存在し，絶えず曝露を受けている．一部の化学物質や薬物は嗜好や乱用目的で使用され，あるいは自殺や他殺目的で使用されることもある．さらに，乳幼児や認知機能障害患者による化学物質の誤飲も認められる．これらの化学物質に許容量を超えて急性的あるいは慢性的に曝露することにより，生体が過剰や異常な反応を示したり臓器障害を受け，薬毒物中毒に陥る．

　化学物質による健康被害が起こった際に，原因となる物質を特定して治療や化学物質の管理に結びつけることは，医療人であり薬物を含めた化学物質の専門家である薬剤師の責務である．化学物質による中毒を理解するためには，各物質の急性作用と慢性作用の特徴を把握する必要がある．これは，曝露状況により中毒症状が異なるためで，一つの化学物質が曝露初期に急性症状を示し，急性症状が消失した後に慢性症状を示すことも多い．したがって，化学物質の急性および慢性の生体影響を総合的に把握したうえで，物質を特定するための分析に関する知識や技術を備えて中毒治療に参画することが求められる．これらの知識や技術は，従来，薬剤師がかかわる環境行政や学校薬剤師による児童・生徒への薬物乱用防止の啓発などに活かされてきた．これらに加え，近年では多

8・3　化学物質の有害作用　　415

くの救命救急センターに薬剤師が常駐し，また診療報酬に機器分析による急性薬毒物中毒加算が導入されるなど，救命医療における薬剤師のニーズが格段に増えてきている．さらに，薬局薬剤師が在宅医療に積極的にかかわるなかで，異状死体に遭遇する機会が増えることが予想され，従来脆弱とされてきたわが国の死因究明体制において薬毒物中毒に関する知識を備えた薬剤師への期待が高まっている．救急医療における薬物中毒の学問体系を臨床中毒学といい，薬物中毒死の原因究明を担うのが法中毒学である．法中毒学は臨床中毒学の延長線上にあり，両者を一体的に学修することが望まれる．

a．急性薬毒物中毒の発生状況

薬毒物による中毒患者数や原因物質を正確に把握するのは難しいが，概要を知るうえで有用な資料がいくつか存在する．日本中毒情報センターの受信報告（表 8・3・8）は軽症の中毒が大半を占めると考えられるが，医療機関からの問合せは比較的重篤な事例と推定される．2022 年の全受信件数は 26 978 件あり，医療機関からは 2065 件（7.7％）であった．起因物質として，全体では家庭用品が多いが，医療機関からの問合せでは医薬品が多い．農業用品の問合せは減少傾向にあるが，家庭用品には園芸用の農薬などが計 1000 件余り含まれている．医療用医薬品および一般用医薬品ともに，問合せ件数が最も多かったのは中枢神経系用薬（解熱鎮痛消炎薬および総合感冒薬を含む）で，農業用品では殺虫剤と除草剤が大半を占めた．

2022 年の厚生労働省による人口動態統計における中毒起因物質別死亡数を表 8・3・9 に示す．「薬物，薬剤および生物学的製剤による中毒」が 771 人，「薬用を主としない物質の毒作用」が 2523 人であり，近年減少傾向にある．最も多い中毒起因物質は一酸化炭素で，全体の約 60％を占めており，この傾向は例年同様となっている．医薬品では向精神薬が突出しており，医薬品以外では一酸化炭素やその他の気体に次いで農薬が多い．この分類とは別に「有害物質による不慮の中毒および有害物質への曝露」569 人，「故意の自傷および自殺」2186 人（内ガス中毒が 1662 人），「加害に基づく障

表 8・3・8　中毒起因別受信件数

起因物質	受信件数（％）			
	一般市民	医療機関	その他*	合　計
家庭用品	12 850 (53.3)	725 (35.1)	510 (62.3)	14 085 ≪52.2≫
医薬品	8798 (36.5)	979 (47.4)	179 (17.0)	9956 ≪36.9≫
医療用医薬品	6073 (25.2)	658 (31.9)	139 (17.0)	6870 ≪25.5≫
一般用医薬品	2725 (11.3)	321 (15.5)	40　(4.9)	3086 ≪11.4≫
農業用品	212　(0.9)	88　(4.3)	11　(1.3)	311　≪1.2≫
自然毒	1078　(4.5)	83　(4.0)	71　(8.7)	1232　≪4.6≫
工業用品	506　(2.1)	131　(6.3)	31　(3.8)	668　≪2.5≫
食品，ほか	650　(2.7)	59　(2.9)	17　(2.1)	726　≪2.7≫
計	24 094 [89.3]	2065　[7.7]	819　[3.0]	26 978

＊　学校，高齢者施設，消防，薬局，保健所など．

（　）：連絡者別にみた起因物質の構成比，≪　≫：起因物質の構成比，[　]：連絡者の構成比．

〔日本中毒情報センター：2022 年受信報告より〕

416　第8章　化学物質の毒性

表 8·3·9　中毒起因物質別死亡数

中毒起因物質	総　数
薬物，薬剤および生物学的製剤	771
ホルモン類，その他合成代替薬および拮抗薬，ほかに分類されないもの	24
非オピオイド系鎮痛薬，解熱薬および抗リウマチ薬	21
麻薬および精神変容薬	17
麻酔薬および治療用ガス類	2
抗てんかん薬，鎮静・催眠薬および抗パーキンソン病薬	125
向精神薬，ほかに分類されないもの	223
自律神経系に作用する薬物	6
全身および血液に作用する薬物，ほかに分類されないもの	15
心血管系に作用する薬物	6
消化器系に作用する薬物	1
平滑筋，骨格筋および呼吸器系に作用する薬物	3
皮膚および粘膜に作用する局所用薬，眼科用薬，耳鼻咽喉科用薬および歯科用薬	4
利尿薬，その他および詳細不明の薬物，薬剤および生物学的製剤	324
薬用を主としない物質	2523
アルコール	115
有機溶剤	6
脂肪族および芳香族炭化水素のハロゲン誘導体	1
腐食性物質	3
石けんおよび洗浄剤	16
金　属	6
その他の無機物質	1
一酸化炭素	1978
その他の気体，フェームおよび蒸気	204
農　薬	157
海産食品として摂取された有害物質	1
食物として摂取されたその他の有害物質	3
有毒動物との接触	22
その他および詳細不明の物質	10

〔厚生労働省：令和4年(2022)人口動態統計より一部改変〕

害および死亡」3人および「不慮か故意か決定されない事件」209人，さらに「治療上の使用により有害作用を引き起こした薬物，薬剤および生物学的製剤」92人の死亡が報告されている．したがって，2022年に薬毒物関連死として届けられた総数は6353人となり，死亡総数(1 569 050人)の約0.4%となっている．

　その他の薬毒物による健康被害の情報として，厚生労働省医薬食品局化学物質安全対策室から「毒物又は劇物の流出・漏洩事故情報」が，また総務省消防庁からは消防白書のなかで「毒物・劇物等災害の現況と最新の動向」として毒物劇物などによる事故者数が公開されている．また，警察庁科学警察研究所が発行する年次報告書「薬物による中毒事故等の発生状況」と特定非営利活動法人日本法医学会が発行する年次報告書「法医鑑定例概要」が薬毒物中毒死の原因物質の傾向や多寡を把握するうえで有用である．

ｂ．急性薬毒物中毒患者への対処

（ⅰ）　薬物中毒患者に共通する初期対応と治療

　中毒患者が救急救命センターなどに搬送された段階では，起因物質が不明なことが多い．搬送にかかわった救急隊や患者家族からの聞き取りにより，起因薬毒物に関する情報を収集することが重要である．起因物質の特定には一定の時間が必要であるため，患者が搬送されてきたら薬毒物中毒患者に共通する以下の事項を確認し，対処する．

　（1）　**原因物質の除去**：サリンなどの神経ガス，硫化水素や有機リン化合物など，揮発性や皮膚浸透性の高い特定の化学物質による中毒の場合，医療者への二次被害を避けるため，汚染された衣服や付着している物質の除去（除染）を行う．また，必要に応じて換気や防護装備を装着するなどの対策を講じる．

　（2）　**気道確保（Ａ：Airway），呼吸管理（Ｂ：Breathing），循環管理（Ｃ：Circulation）**：気道・呼吸・循環の確認と安定化は，薬毒物中毒だけでなくすべての救急治療の基本であり，患者の生命維持に最も重要な初期対応となる．とくに薬毒物を経口的に摂取している場合，誤嚥による二次的障害を引き起こす可能性があり注意を要する．また意識障害を評価し，確実な気道確保を行う．呼吸管理では，バルビツール酸やオピオイドなどの呼吸中枢抑制作用をもつ薬物や，有機リン剤などの呼吸筋を麻痺させる薬毒物があることに留意する．多くの薬毒物の多量摂取では，心毒性による不整脈が生じるため，心室細動・心室頻拍などの致死性不整脈の出現を予想して対処にあたる．

　急性薬毒物中毒では，しばしば迅速な対処が必要な循環障害が生じる．循環障害は，不整脈，ショックによる低血圧，異常高血圧に分類され，それぞれに対して適切な治療が求められる．不整脈は，そのタイプごとに不整脈薬物治療ガイドラインに従って治療を行う．とくに心室細動などの致死性の不整脈出現を予想して，いつでも除細動が可能となるように準備する．低血圧に対しては，細胞外液補充液（生理食塩水，乳酸リンゲルなど）の急速輸液により循環血液量を確保し，反応が乏しければ陽性変力作用薬（ドパミンやノルアドレナリン）の投与を行う．覚醒剤などの中枢神経興奮薬による異常高血圧に対しては，ジアゼパムなどのベンゾジアゼピン系薬による鎮静を行う．鎮静だけでは不十分な場合は，ニトログリセリンやニトロプルシドナトリウムを用いて降圧させる．

　（3）　**体温管理**：深部体温が40℃以上となる重症高体温症を引き起こす薬毒物として，覚醒剤などの中枢神経興奮薬や抗コリン薬などがある．高体温は多臓器不全を招く危険性があり，体表冷却により速やかに39℃程度まで体温を下げる．一方，中枢神経抑制薬やアルコール中毒時に深部体温35℃以下となる低体温がみられる．低体温は，すべての生理反応が停滞する結果，意識障害や徐脈をはじめとする各種症状が出現する．低体温症に対する対処法である体外式復温として，環境温度を保ち毛布などで保温する受動的復温と，器具などを用いて外から温める能動的復温がある．また，体内式復温には加温・加湿した酸素の吸入や加温した補液の輸液などがある．

　（4）　**けいれんへの対処，酸塩基平衡異常の是正**：けいれんを引き起こす薬毒物は多く知られている（表 8・3・10）．薬毒物中毒では，全身性の強直性・間代性けいれんと意識消失を伴うことが多い．けいれん発作，ミオクローヌス（突発的な不随意運動）や筋固縮は，二次的な外傷を誘発するだけでなく，横紋筋融解症を引き起こし，ミオグロビンによる腎不全の原因となるため，緊急にジアゼパ

418 第8章 化学物質の毒性

表 8·3·10 けいれんを誘発する薬毒物

中毒起因物質	分 類	
医薬品	交感神経刺激薬	カフェイン，テオフィリン
	抗うつ薬	アモキサピンなどの抗うつ薬
	抗精神病薬	ブチロフェノン系，フェノチアジン系
	局所麻酔薬	リドカインなど
	抗菌薬	ニューキノロン系，イソニアジド
	抗コリン作動薬	ヒスタミン H1 受容体拮抗薬
	NSAIDs	アスピリン
アルカロイド		メチルキサンチン(カフェイン，テオフィリン)，アトロピン，ストリキニーネ
乱用薬物	興奮薬	メタンフェタミン，コカイン
農 薬	殺虫剤	有機リン，カルバメート
	除草剤	グルホシネート
	くん蒸剤	クロルピクリン
その他		青酸，硫化水素

表 8·3·11 代謝性アシドーシスを引き起こす薬毒物や症状

発症のメカニズム	誘発要因
低酸素に起因する乳酸アシドーシス	一酸化炭素，硫化水素，青酸，けいれん発作
酸前駆体	メタノール，エチレングリコール，トルエン
内因性の酸を生成	アセトアミノフェン，サリチル酸，メトホルミン，イソニアジド，エタノール

ムなどの抗けいれん薬を用いた治療が必要となる．多くの薬毒物中毒では，代謝性アシドーシスなどの酸塩基平衡の異常を示すことが多い(表8·3·11)．代謝性アシドーシスは昏睡や不整脈を引き起こし，生命予後に重大な影響を及ぼすため，炭酸水素ナトリウムの静脈投与による早期の是正が必要となる．

(ii) **薬毒物の吸収阻止，排泄促進と血液浄化**

多くの薬毒物中毒は経口摂取により引き起こされるため，薬物の吸収を遅らせ，吸収された薬物の排泄を促進することは，薬物中毒の重症化を防ぐためにきわめて重要である．また，患者の吐物や呼気には原因薬物が含まれており，適切な洗浄処理や環境維持は治療にあたる医療従事者の二次被害を未然に防ぐことにつながる．薬毒物や吐物などが皮膚・粘膜などへ付着している場合には，大量の微温湯で洗浄する．これは，吸収予防だけでなく，薬毒物が腐食性物質である場合には局所障害を減じるために必須となる．

(1) **催吐**：かつて薬毒物の経口摂取後数時間以内であれば催吐は有効とされたが，現在はその有効性の根拠は乏しいとされている．また，誤嚥性肺炎のリスクがあるとともに，催吐薬が吸着剤の効果を減じるため，現在ではほとんど行われない．

(2) **吸着剤**：吸着剤は経口投与された薬毒物を消化管内にとどめ，吸収を阻止する目的で投与される．また，すでに吸収されてしまった薬毒物の腸肝循環を遮断して排泄を増加させることによ

り，血中濃度の低下が期待される．**活性炭**は，最も汎用される吸着剤で，単回投与療法は，薬毒物経口摂取後1時間以内であれば有効とされる．活性炭は多くの有機化合物を吸着するが，吸着しにくい物質として強酸・強アルカリ，エチレングリコールやメタノールなどのアルコール類，シアン化物，重金属(鉛，リチウムなど)，フッ化物や臭化物などがある．

(3) **胃洗浄**：薬毒物中毒に対して胃洗浄が慣習的に行われていたが，合併症(誤嚥，消化器損傷，心機能障害など)のリスクを考慮し，各種ガイドラインでは「生命を脅かす可能性のある量の薬毒物を経口摂取して1時間以内」を施行の基準としている．胃洗浄はけいれん発作時，腐食性毒物・有機溶剤の誤飲などでは禁忌となる．意識障害時など，誤嚥の危険がある場合は気管内挿管が必要である．

(4) **尿アルカリ化**：吸収された酸性薬物の腎排泄を促すことを目的として，尿のアルカリ化と，輸液負荷と利尿薬投与による排泄促進を行うアルカリ強制利尿が行われていた．しかし，肺水腫や電解質異常などの合併症を引き起こすリスクがあることから，現在では炭酸水素ナトリウムの静脈内投与により尿をアルカリ化する方法がとられている．フェノバルビタール，サリチル酸やメトトレキサートなどの酸性薬物のほか，2,4-ジクロロフェノキシ酢酸などの除草剤で有効とされる．尿アルカリ化により，これらの尿細管での解離型比率が高まり再吸収が抑制され，排泄が促進する．

(5) **血液浄化**：体外循環により有害物質を除去する血液浄化法には血液灌流(吸着)法と血液透析法があるが，いずれも侵襲性が高いため致死的な中毒が適応となる．これらはいずれも，ポンプを用いて血液の体外循環路をつくったうえで，血液灌流法では循環路中に活性炭などの吸着剤を封入したカラムを配置して薬毒物を吸着させる．血液灌流法は，分布容積が小さく，活性炭に吸着されるカルバマゼピン，フェノバルビタール，フェニトイン，テオフィリンなどで有効とされる．血液透析法では，血液と透析液とを透析膜を介して間接的に接触させる血液透析カラム(ダイアライザー)を体外循環路に配置して，拡散と限外ろ過により有害物質を除去したのち，浄化された血液を体内に戻す．血液透析法は，分布容積と血漿タンパク結合率が小さく，分子量が比較的小さいものを効率よく除去し，メタノール，エチレングリコール，アスピリン，リチウムなどで有効とされる．

(iii) 特定の薬毒物の中毒症状と処置法

中毒原因物質が推定・特定され，その特異的解毒薬や処置法がある場合(表8・3・12)には早期から積極的な導入・施行を行う．

(1) **一酸化炭素(CO)**：CO中毒はわが国の薬毒物中毒死の死因において突出して多い．COのヘモグロビン親和性は酸素の200〜250倍高く，低濃度のCOでも容易にカルボキシヘモグロビン(CO-Hb)を形成し，組織の低酸素状態を引き起こす．大気中のCOが0.08％(800 ppm)の環境でCO-Hbは50％に達する．CO中毒は，基本的には組織の酸素不足によるATP産生の低下が原因であり，酸素要求性が高い脳および心臓がおもに障害を受ける．また，心筋ではミオグロビンにもCOが結合するため，酸素不足に拍車がかかる〔8・3・3項a.(x)参照〕．

CO中毒の急性症状は，軽症では頭痛，めまい，悪心，頻脈，頻呼吸などであり，重症になるにつれ激しい頭痛，意識障害，異常呼吸，けいれん，呼吸不全，心不全などが生じ，死に至る．CO

第8章 化学物質の毒性

表 8・3・12 薬毒物中毒の特異的解毒薬・処置法

中毒原因物質		拮抗薬・処置	機序
ガス	一酸化炭素	高気圧酸素療法	CO-Hb から O_2-Hb への回復
	シアン化水素（青酸）	亜硝酸塩 チオ硫酸ナトリウム ヒドロキソコバラミン	メトヘモグロビンに CN^- を結合 CN^- から SCN^- に変換 シアノコバラミン生成
	硫化水素	亜硝酸塩	メトヘモグロビンに HS^- を結合
金属	銅，水銀，鉛	ペニシラミン製剤	キレート
	水銀，ヒ素，鉛，銅，金，ビスマス，クロム，アンチモン	ジメルカプロール（BAL）	SH 基を介して結合
	水銀	チオプロニン	SH 基を介して結合
	鉛	エデト酸カルシウム二ナトリウム	キレート
	鉄	メシル酸デフェロキサミン	キレート
	タリウム，セシウム	プルシアンブルー	金属吸着
有機毒物	アニリン	メチレンブルー	メトヘモグロビン還元
	メタノール	エタノール ホメピゾール 葉酸	ADH 阻害 ADH 阻害 ギ酸の代謝促進
	エチレングリコール	エタノール ホメピゾール	ADH 阻害 ADH 阻害
農薬	有機リン系殺虫剤	プラリドキシムヨウ化物（PAM） アトロピン	アセチルコリンエステラーゼの再賦活化 ムスカリン性アセチルコリン受容体阻害
	カルバメート系殺虫剤	アトロピン	ムスカリン性アセチルコリン受容体阻害
医薬品	アセトアミノフェン	アセチルシステイン	肝臓へのグルタチオン供給
	ベンゾジアゼピン	フルマゼニル	受容体上での拮抗
	モルヒネ	ナロキソン	受容体上での拮抗

中毒で死亡した場合，CO-Hb のため血液が鮮紅色を呈する．一部の CO 中毒患者では，急性期の症状が軽快したのち，2 ～ 40 日後に認知機能の低下，歩行障害，振戦，言語障害などの遅発性の神経症状が出現することがある．

　急性 CO 中毒の治療は，大気圧下の 100％酸素吸入あるいは重症の場合は高気圧酸素療法により，CO-Hb からオキシヘモグロビン（O_2-Hb）への回復を図ることが中心となる．また，代謝性アシドーシスの補正や心不全，脳浮腫への対応などが行われる．

　(2)　**シアン化物**：シアン化カリウムやシアン化ナトリウムはめっきや貴金属の精錬，ニトリル類の合成などの工業用途，シアン化カルシウムはくん蒸剤などとして用いられる．建材として用いられるアクリル樹脂や各種プラスチックなどの燃焼によりシアン化水素（青酸）ガスが発生するため，火災に巻き込まれた患者では一酸化炭素だけでなく青酸中毒にも注意が必要である．

　シアン化物を経口摂取した場合，胃酸により胃内でシアン化水素ガスが発生し，呼気を介してあるいは消化管から速やかに吸収される．また，これらのシアン化物は強アルカリとして腐食作用を

示すため，食道や胃にびらんを生じさせる〔8・3・3項 a.(ix)参照〕．中毒患者は，呼気中のシアン化水素により苦扁桃(ビターアーモンド)臭を認めることもあるが，その臭いを感知できない人もいることに留意が必要である．また，医療者を含めて周囲への二次被害防止に細心の注意を払う必要がある．

青酸による中毒作用は，シアン化物イオン(CN^-)のシトクロム c オキシダーゼ阻害作用による．致死量(シアン化カリウムとして $150 \sim 300$ mg)を摂取した場合，初期には頭痛，悪心・嘔吐，過換気，頻呼吸，頻脈，血圧上昇などの反射的な交感神経刺激症状，その後けいれん，意識障害，不整脈，ショック，呼吸停止，心停止から死に至る．

急性青酸中毒が疑われた場合，第一選択として速やかに**ヒドロキソコバラミン**を投与する．ヒドロキソコバラミンの Co^{3+} に結合しているヒドロキシ基が CN^- と置換し，無毒のシアノコバラミンとなり尿中に排泄される．第二選択は，亜硝酸塩(亜硝酸アミルや亜硝酸ナトリウム)とチオ硫酸ナトリウムの併用投与である．亜硝酸塩は，ヘモグロビン(Fe^{2+})をメトヘモグロビン(Fe^{3+})に酸化し，Fe^{3+} に親和性の高い CN^- を血中メトヘモグロビンに結合させて組織中の CN^- 濃度を下げる．また，CN^- はロダネーゼにより毒性の低いチオシアン酸イオン(ロダンイオン：SCN^-)に変換されるが，チオ硫酸ナトリウムはこの反応に硫黄を供給する(図 8・2・33 参照)．青酸中毒では，重篤な代謝性アシドーシスが生じるため，酸塩基平衡の是正は必須となる．

(3) **硫化水素**：硫化水素は火山や温泉，下水道や汚水槽などで発生し，空気より重いため閉鎖的空間から拡散しにくく中毒事故を引き起こす．また，2008年頃から数年にわたり複数の家庭用品を混合して硫化水素を発生させる自殺企図事例が多発し，社会問題となった．硫化水素は，100 ppm までの比較的低濃度では腐卵臭を示すが，それ以上になると感知されなくなる特徴をもつ．200 ppm 以上で頭痛，悪心・嘔吐，錯乱など，500 ppm 以上でけいれんや昏睡，呼吸停止が生じ死に至る．とくに 750 ppm 以上の高濃度では，数回の呼吸で意識障害が生じるノックダウン現象を引き起こす．

急性中毒の治療には，代謝性アシドーシスへの対処や酸素吸入に加え，解毒剤として亜硝酸塩(亜硝酸ナトリウムや亜硝酸アミル)を投与する．亜硝酸塩は，血中のヘモグロビン(Fe^{2+})をメトヘモグロビン(Fe^{3+})に酸化することにより，HS^- を血中のメトヘモグロビンに結合させて，相対的に組織中の HS^- 濃度を低下させる．

(4) **メタノール，エチレングリコール**：メタノールは，燃料や洗浄液として用いられるほか，溶剤や各種製造原料として用いられている．ADH と ALDH により順次代謝されてギ酸を生じる(図 8・3・47 参照)．網膜にはレチノールをレチナールに酸化するため ADH が分布しており，効率的にギ酸が生成して網膜・視神経に障害を与える．中毒時には，眼症状のほか，中枢神経症状(酩酊・頭痛)，消化器症状(嘔気・嘔吐)，顕著な代謝性アシドーシスがみられる．

エチレングリコールは自動車の不凍液，PET 樹脂やフリース繊維の原料などとして用いられている．かつてはアイス枕などの保冷剤としても用いられ，依然として多くの家庭で使用されているものと考えられる．エチレングリコールは ADH による代謝を受けてグリコールアルデヒドとなり，さらにグリコール酸やグリオキシル酸，シュウ酸となる．シュウ酸は，尿細管でシュウ酸カルシウ

422 第8章 化学物質の毒性

ムとして析出して腎障害を引き起こす．また，代謝物として生成するグリコール酸，グリオキシル酸，シュウ酸は著明な代謝性アシドーシスの原因となる．

メタノールやエチレングリコール中毒では，代謝性アシドーシスの是正とともに毒性代謝物の生成を遅らせる治療を行う．ADH 阻害薬である**ホメピゾール**が第一選択薬となる．ホメピゾールがない場合，ADH がメタノールやエチレングリコールに比べてエタノールに親和性が高いことを利用して，エタノールが投与される．メタノール中毒の場合，ギ酸の葉酸依存的な代謝を促進する目的で，還元型葉酸製剤のホリナートカルシウムや葉酸を投与する．

（5）　**有機リン系，カルバメート系殺虫剤**：有機リン系およびカルバメート系殺虫剤は，いずれも中性化合物で脂溶性が高いため膜透過性が高く，消化管だけでなく皮膚からも吸収されて中毒を引き起こす．これらの農薬の乳剤には，いずれも有機溶媒と界面活性剤が含まれており，吐物などの汚染物はしばしば異臭を伴う．

有機リン系農薬による急性中毒は，アセチルコリンエステラーゼ（AChE）の阻害に伴うアセチルコリンの蓄積による．典型的には，ムスカリン様症状として気道分泌物増加，流涎，流涙，多汗，縮瞳，下痢，尿・便失禁など，ニコチン様症状として筋線維束性れん縮，脱力など，中枢神経作用として頭痛，運動失調，精神錯乱やけいれん発作などが生じ，重篤の場合には呼吸抑制により死に至る．

急性中毒の治療には，ムスカリン症状緩解の目的で，ムスカリン性アセチルコリン受容体を阻害する**アトロピン硫酸塩**が対症療法的に投与される．また，**プラリドキシムヨウ化物（PAM）**は，ジアルキルリン酸化された AChE を再賦活化する有機リン系農薬の特異的解毒薬である（図 8・3・31 参照）．しかし，ジアルキルリン酸化された AChE から時間経過とともにアルキル基が脱離する老化反応が起こると PAM は無効となるため，有機リン曝露後速やかに投与する必要がある．

カルバメート系殺虫剤も有機リン系と同様に AChE を阻害してアセチルコリンの蓄積を招くが，その阻害作用は可逆的であり，急性毒性も弱い．中毒症状はムスカリン症状が主で，重篤な場合はニコチン様症状が出現する．カルバメート系農薬の急性中毒では，ムスカリン様作用の拮抗薬としてアトロピン硫酸塩が投与される．AChE をカルバモイル化するカルバメート系農薬に対し，PAM は効果を示さないだけでなく症状を増悪させるため用いない．

一部の有機リン系殺虫剤では，曝露 1〜2 週間後に四肢の脱力，運動失調や筋麻痺が生じる．この軸索変性を伴う遅発性神経障害は，有機リン系殺虫剤による神経障害標的エステラーゼ（NTE）の阻害と関連しているとされる．また，低レベルの有機リン系殺虫剤への慢性的な曝露と記憶障害やうつ症状などの慢性神経障害との関連が疑われており，子どもの神経発達への影響も懸念されている．さらに，シックハウス症候群や化学物質過敏症の原因の一つとして疑われており，クロルピリホスとダイアジノンに室内濃度指針値が設けられている．

（6）　**アニリン，ニトロベンゼン**：染料や化学合成の原料などとして用いられるアニリンは，P450 による代謝を受けて N-ヒドロキシアミン体となり，ヘモグロビンを酸化してメトヘモグロビン血症を引き起こす（図 8・3・10 参照）．アニリンだけでなくスルファメトキサゾールなどの医薬品やアニリン系除草剤などの芳香族第一級アミンや，還元反応により N-ヒドロキシアミン体とな

るニトロベンゼンも，過量服用や曝露によりメトヘモグロビン血症を引き起こす．メトヘモグロビンは酸素を運搬できないため組織の酸素不足を招く．メトヘモグロビン濃度が15％〜30％でチアノーゼや倦怠感，30％〜50％で呼吸困難や頭痛，50％〜70％で頻呼吸や意識障害，70％以上で死亡する．メトヘモグロビン血症の治療には，メトヘモグロビンを還元するメチレンブルーの投与を行う．

（7）**重金属**：一般に重金属はスルファニル基（SH基）に親和性が高く，生体タンパク質のSH基に結合することでその機能を阻害し，細胞・組織の障害を引き起こす．重金属中毒の治療薬のうち，ジメルカプロール，ペニシラミン，チオプロニンは分子内に存在するSH基を介して重金属と結合して除去する．

① **ヒ素**　毒性の高い亜ヒ酸（三酸化二ヒ素）は，かつて殺鼠剤などの農薬や歯科用歯髄失活剤などとして用いられた．またヒ素による中毒・汚染事例として，添加物中に混入したヒ酸による森永ヒ素ミルク中毒事件，意図的な亜ヒ酸混入による和歌山毒物カレー事件，旧日本軍の施設から漏えいした有機ヒ素化合物による茨城県神栖町の地下水汚染などがある．摂取数時間以内の急性期には，軽症では悪心・嘔吐，コレラ様の下痢などの消化器症状，重症ではこれらに加えて不整脈，けいれんやショックなどを引き起こす．また，摂取数週間後の亜急性期には末梢神経炎，摂取後6ヵ月〜3年程度で皮膚の色素沈着がみられる．亜ヒ酸中毒では，呼気ニンニク臭がみられる．急性中毒の治療としてジメルカプロールの筋注を行い，キレートを形成させて毒性を軽減するとともに排泄を促進させる．なお，鉄，カドミウム，セレンは，ジメルカプロールと結合することにより毒性が増加するためこれら金属による中毒にはジメルカプロールは用いない．

② **鉛**　無機鉛は多くの工業用品に用いられており，環境中に放出され，長期的な曝露により慢性毒性が生じる．無機鉛の急性中毒はまれである．慢性中毒の症状は，中枢神経障害，末梢神経障害，造血器障害（貧血），腎障害など多岐にわたる〔8・3・3項a.(iv)参照〕．貧血はヘム合成阻害により，尿中や血清中のδ−アミノレブリン酸，赤血球中プロトポルフィリン，尿中コプロポルフィリンの増加は鉛曝露のバイオマーカーとなる（図8・3・28参照）．鉛中毒の治療では，キレート剤としてエデト酸カルシウム二ナトリウムを用いて排泄を促進する．

③ **タリウム**　タリウム塩は，殺鼠剤などの農薬として用いられたが，ヒトへの毒性が強いため現在では農薬登録は失効している．タリウムは，無色，無味，無臭できわめて毒性が高いため，殺人目的で使用された．タリウム急性中毒の初期症状は悪心・嘔吐，腹痛，血便などの消化器症状が中心であり，その後，激しい痛みを伴う進行性の末梢神経障害，脳症，不整脈，腎障害，肝障害など多くの臓器に障害を生じる．また，摂取2〜3週間後には特徴的な広範な脱毛が生じる．タリウムの毒性は，おもにタリウムが生体内でカリウムと類似する挙動を示すことにより生じる．いったん体内に吸収されたタリウムは消化管内に分泌され，再吸収されるが，タリウム急性中毒の治療薬である不溶性プルシアンブルー〔ヘキサシアノ鉄（Ⅱ）酸鉄（Ⅲ）水和物〕は，経口摂取直後の消化管内のタリウムだけでなく，消化管分泌されたタリウムも吸着する．

④ **銅**　金属製の水筒ややかんなどに清涼飲料水などの酸性飲料を保管すると，容器の銅が溶出して金属中毒を起こすことがある．アルミニウム製のやかんで長期にわたってお茶などを沸かし

たことで，水道水に含まれる銅がやかんの内側に付着し，それが溶出して急性中毒を発症させた例もある．銅の過剰摂取では，頭痛，めまいなどの神経症状，悪心・嘔吐や下痢などの消化器症状が認められる．重症例では溶血性貧血やそれに伴う腎障害，肝障害，不整脈やショックがみられる．重症例に対しては，ジメルカプロール(筋注)やペニシラミン(経口)を用いる．

(8) **カフェイン**：カフェインはコーヒー豆や茶葉などに含有され，嗜好品の成分として摂取される．最近，眠気やだるさを防止する目的で比較的高濃度のカフェインを含有するドリンクが購入可能となり，またカフェインの錠剤が市販薬としてインターネット販売された結果，これらの過剰摂取による中毒事例が増加して社会問題になっている．重症例では，致死性が比較的高い．カフェインは，アデノシン A1/A2 受容体阻害作用による中枢興奮作用と，比較的弱いホスホジエステラーゼ阻害による心筋興奮，利尿，気管支拡張作用を示す．カフェイン急性中毒のおもな症状として，悪心・嘔吐，不穏・興奮，けいれん，頻脈，不整脈などがある．治療は，吸収阻害・排泄促進や対症療法が中心となる．

(9) **ニコチン**：ニコチンはタバコに含有されるアルカロイドである．わが国では，乳幼児によるタバコの誤食が多い．ニコチンは，神経節，神経-筋接合部，中枢神経系でニコチン性アセチルコリン受容体のリガンドとして作用する．急性中毒の症状として，軽症または摂取後早い段階では，ニコチン性アセチルコリン受容体が興奮した結果，悪心・嘔吐，発汗，筋線維束性れん縮，気道分泌亢進などがみられる．重症になると，興奮・錯乱，けいれん発作が生じ，さらに摂取後時間が経過すると神経の脱分極が持続するため，呼吸筋麻痺による呼吸抑制，血圧低下や不整脈が生じる．小児に対する致死量はタバコ 1 本に相当する 10 〜 20 mg であるが，それより低用量の 1 〜 5 mg で嘔吐が生じるため，タバコ誤食の致死率は高くない．ニコチンは水溶性で，水により容易にタバコから抽出されるため，タバコの誤食では水や牛乳を飲ませてはならない．

(10) **オピオイド**：オピオイドは，オピオイド受容体を介して中枢作用を表す薬物の総称で，代表的な天然オピオイドとしてモルヒネ，半合成オピオイドとしてヘロイン(ジアセチルモルヒネ)，合成オピオイドとしてフェンタニルおよびその類縁化合物などがある．わが国では，戦後から 1960 年代初期にかけてヘロインなどの麻薬が一部で乱用された時期があるものの，その後オピオイドの乱用は比較的低水準で推移している．オピオイド，とくにモルヒネの急性中毒は，乱用薬物の過量投与以外にも，腎障害患者などに鎮痛薬として投与した場合でも起こることがある．腎障害のある患者では，活性代謝物のモルヒネ 6-グルクロニドの排泄が遅延するためである．急性中毒の代表的症状として，意識障害，呼吸抑制，昏睡，血圧低下，縮瞳があげられる．その他，悪心・嘔吐，イレウスなどの消化器症状も生じる．オピオイド急性中毒時の呼吸抑制に対し，オピオイド μ 受容体拮抗薬のナロキソン塩酸塩が投与される．

オピオイドの乱用は日本では低水準にあるが，欧米ではオキシコドンやフェンタニルのデザイナードラッグが広く乱用されており，今後日本においても乱用が広がる危険性がある．オピオイドの長期使用は，耐性と依存性を形成する．身体依存が形成されたのちの減量や断薬による離脱症状として，散瞳，異常発汗，高熱，下痢，振戦など，オピオイドによる急性症状とは逆の身体症状が出現する．また，不安，焦燥，抑うつ，易刺激性，興奮，不眠，せん妄などの精神症状も出現する．

オピオイドの依存に対しては，メサドンなど長時間作用型オピオイドまたはブプレノルフィンに置換することで治療を行う．

（11） **ベンゾジアゼピン**：ベンゾジアゼピン系薬物は治療係数（LD_{50}/ED_{50}）が大きく安全域が広いため，単独の薬物で死に至ることはまれである．一方，日本におけるベンゾジアゼピンの処方率は欧米と比べて高く，自殺目的で複数の薬物とともにベンゾジアゼピン系の薬物を服用することは珍しくない．ベンゾジアゼピンの過量投与による急性中毒では，運動失調，傾眠，昏睡，呼吸抑制などが生じる．ベンゾジアゼピン急性中毒による呼吸抑制に対し，ベンゾジアゼピン受容体拮抗薬のフルマゼニルが投与される．トリアゾラムやフルニトラゼパムは，しばしばデートレイプドラッグとして性暴力事件に用いられたため，製剤中に青色色素を入れて犯罪への使用の抑止が図られている．

（12） **覚醒剤**：わが国において，覚醒剤は現在でも乱用薬物による検挙者の多くを占め，また薬物関連精神疾患症例における原因薬物でも約半数を占め，覚醒剤による急性，慢性中毒は依然として重大な社会問題である．わが国で流通する覚醒剤は，ほとんどが $S(+)$-メタンフェタミンである．メタンフェタミン急性中毒では，おもに交感神経興奮と中枢神経興奮症状が生じる．比較的軽症では頻脈，発汗，散瞳，高体温，血圧上昇，けいれんなど，重症例ではこれらに加え異常興奮，せん妄，筋固縮，不整脈，代謝性アシドーシスなどが生じる．また，けいれんや筋固縮の結果として横紋筋融解症と急性腎不全が起こることもある．治療はおもに対症療法となり，鎮静や高血圧是正のためジアゼパムが投与される．

（13） **抗うつ薬**：自殺既遂者の90％に精神障害があるとされ，なかでもうつ病は自傷など自殺関連行動との関連がきわめて高い．したがって，処方された抗うつ薬によるうつ病患者の自殺企図は多い．抗うつ薬の薬効は，ノルアドレナリンやセロトニンの再取込みトランスポーターの阻害によるシナプス間隙のモノアミン量の増加によるとされる．しかし，第一世代抗うつ薬である三環系抗うつ薬は，これらだけでなく抗コリン作用，抗ヒスタミン作用，抗アドレナリン $\alpha1$ 作用のほか，心臓に対してキニジン様の膜安定化作用も示す．三環系抗うつ薬の過量服用は，これらの作用が複合的に現れ，意識障害，不整脈，血圧低下がおもな症状として生じる．とくに，心電図上 QRS 時間の延長を伴う心室性の不整脈は致死的となりうる．三環系抗うつ薬による心毒性に対する治療として，炭酸水素ナトリウムが投与される．

（14） **統合失調症治療薬**：抗うつ薬とならび，統合失調症治療薬は自殺目的での過量服用が多い薬物である．フェノチアジン系やブチロフェノン系などの定型抗精神病薬は，錐体外路症状などの副作用が生じやすいことから，副作用の少ない非定型抗精神病薬への置き換わりが進んでいるが，催眠・鎮静作用が強いことから現在でもなお多く使われている．クロルプロマジンに代表されるフェノチアジン系は，薬効を担うドパミン D2 やセロトニン 2A 受容体遮断作用のほか，抗アドレナリン $\alpha1$，抗ヒスタミン，抗コリン作用を示す．ハロペリドールなどのブチロフェノン系と同様に強い D2 阻害作用を示すが，その他の作用は比較的弱い．定型抗精神病薬の過量服用では，QT延長やトルサード・ド・ポアントなどの心室頻拍が生じ致死的となる．したがって，治療はおもに除細動など不整脈への対処が中心となる．

426　　第8章　化学物質の毒性

（15）　**アセトアミノフェン**：アセトアミノフェンは小児にも使える解熱鎮痛薬として広く用いられる．一方，大量摂取では活性代謝物 N-アセチル-p-ベンゾキノンイミンの生成を介して急性肝障害が生じる（図8・3・1参照）．アセトアミノフェン急性中毒では，活性代謝物のグルタチオン抱合による解毒代謝を促進するために，グルタチオンの前駆体として N-アセチルシステインを投与する．

c．薬毒物の分類
（ⅰ）　作用機序や標的生体成分による分類
　表8・3・13に薬毒物の分類と特徴，代表例を示す．本分類は，薬毒物の分類としてよく用いられるが，実際に生じる毒性の選択性は高くなく，曝露量によっても変わることに留意が必要である．たとえば，有機リン剤は酵素毒に分類されているが，その中毒時には実質毒としても働き，肝障害や腎障害などが生じることもまれではない．

（ⅱ）　物理化学的性状による分類
　薬毒物の物理化学的性状を把握することは，その後の各種分析につなげるためにきわめて重要である．表8・3・14に物理化学的性状ごとの代表的な薬毒物と典型的な分析法を示す．

d．試料の授受・保存
　臨床中毒学では，血液，尿，吐物，胃内容物（胃洗浄液）などがおもな生体試料となるが，時として汗，唾液，毛髪，爪が試料となることもある．さらに，法医学における検死時には，上記に加えて各種臓器や胆汁などの体液も試料となる．また，患者の搬送時や死者の発見時に中毒起因物質の同定につながる試料，たとえば自殺企図に使用した錠剤や空き瓶・空の PTP シート，農薬などの製剤，飲用時に使用したコップや吐物が付着したタオル・衣料・じゅうたんなど，その状況に応じた多彩な物品が試料となりうる．

　試料の受け取りにあたっては，試料容器に記載された試料番号，試料名，採取日時，採取責任者など必要な事項を記載した試料原簿を作成し，試料と照合して取り違えがないように細心の注意を

表 8・3・13　薬毒物の分類と特徴および代表例

分　類	特　徴	例
腐食毒	接触した組織を腐食	強酸，強アルカリ，フェノール，逆性石けん
実質毒	吸収された後に組織選択的に作用	重金属，四塩化炭素，有機塩素系農薬
酵素毒	特定の酵素の活性を阻害	有機リン剤（アセチルコリンエステラーゼ阻害），モノフルオロ酢酸ナトリウム（アコニターゼ阻害），シアン化水素（シトクロム c オキシダーゼ阻害）
血液毒	血液成分の機能を阻害	亜硝酸ナトリウム（メトヘモグロビン生成），一酸化炭素（カルボキシヘモグロビン生成）
神経毒	神経系に障害を与える	メタノール（代謝物のギ酸が網膜・視神経を障害），覚醒剤，モルヒネ，ストリキニーネ

8・3 化学物質の有害作用　　427

表 8·3·14　物理化学的性状による薬毒物の分類とその典型的な分析法

分　類	例	分析法
ガス性薬毒物（常温で気体である薬毒物）	一酸化炭素，硫化水素，シアン化水素などの毒性気体，イソフルランなどの吸入麻酔薬	ガスクロマトグラフィー
揮発性薬毒物	エタノール，メタノール，トルエン，クロロホルムなどの有機溶媒，ホルムアルデヒド，フェノール，クロロピクリンなどの易揮発性薬毒物	気化平衡法ガスクロマトグラフィー
不揮発性有機薬毒物（一般有機化合物）	多くの合成医薬品，農薬，麻薬・覚醒剤，アルカロイド	ガスクロマトグラフィー，液体クロマトグラフィー
陰イオン性薬毒物	フッ化物，臭化物，シアン化物，シュウ酸塩，塩酸，硫酸	イオンクロマトグラフィー，キャピラリー電気泳動
金属性薬毒物	鉛，ヒ素，水銀，クロム	蛍光 X 線分析，誘導結合プラズマ質量分析
その他	ベクロニウムやパラコートなどの第四級アンモニウム化合物（水に易溶）	液体クロマトグラフィー

払う．血液は原則二つに分け，一方を冷蔵保存し，もう一方を −20℃ 以下で冷凍保存する．冷蔵保存した試料は 2 日以内に分析し，その後は冷凍保存する．血液中でのエステル類の分解を防止するためには，フッ化ナトリウムを 1% となるように添加する．液体試料の保存には，テフロンライナー・ねじ口栓付きガラス製試験管を用いる．

　中毒起因物質が不明な場合，一次薬毒物スクリーニングには，一般的に血液，尿，胃内容物が用いられる．気体や揮発性の薬毒物が疑われる場合には，試料の一定量を測り取り，直接気化平衡法用のバイアル瓶に入れて密栓，保存する．試料は，原則的にすべてを使い切るのではなく，再鑑定・再分析のために残して長期保存を行うか，分析依頼者に返還する．その時点では分析結果が不明瞭でも，数年後に機器・技術の発達によって明確に鑑定が行えることもある．

　血清（血漿）は，臨床中毒学的試料の代表であるが，生化学検査後の血液試料が分析試料に流用されることがある．しかし，生化学検査で用いられる真空採血管に使用される分離剤は薬毒物を吸着するため，定量結果に大きな誤差が生じる．定量に用いる試料の採血は，必ず分離剤が入っていない管を用いる．

e．試料から中毒起因物質の抽出

　血液や尿などの生体試料は，一部の例外を除きそのままでは予備試験を含めて中毒起因物質を特定するための分析に用いることはできない．タンパク質などの生体成分が目的物質の検出を妨害し，あるいはそのままでは目的物質の濃度が薄く検出できないためである．夾雑物質を除去し，濃縮する操作が前処理であり，代表的な前処理法として液−液抽出法と固相抽出法がある．その他の前処理法として，おもに揮発性物質に用いられる水蒸気蒸留や気化平衡法，金属分析に用いられる灰化などがある．

　液−液抽出法は，水と混和しない有機溶媒を用いて，試料から中毒起因物質を有機溶媒層に転溶

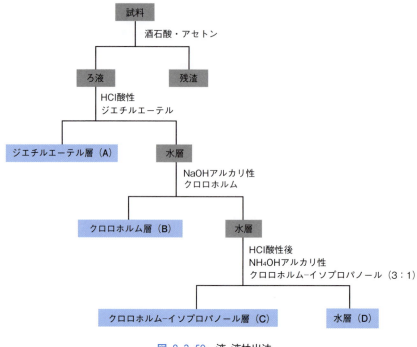

図 8·3·50　液-液抽出法

する方法である（図 8·3·50）．液体試料はそのまま，臓器などはミキサーで粥状としたのち，酒石酸とアセトンを加えてろ過するなどして用いる．得られた A ～ D 層には以下の薬毒物が分画される．

- **A**：酸性薬物（アセチルサリチル酸，ジクロフェナク，バルビツール酸，ワルファリン，グリホサートなど）および中性有機薬毒物（ブロモバレリル尿素，有機リン系農薬，カルバメート系農薬，有機塩素系農薬など）
- **B**：塩基性薬毒物―覚醒剤，合成麻薬，アルカロイド，その他多くの医薬品
- **C**：フェノール性・塩基性薬毒物―モルヒネ，アポモルヒネ
- **D**：水溶性薬毒物―パラコート，スキサメトニウムなど第四級アンモニウム化合物，配糖体，グルクロン酸抱合体など

　このような系統的抽出法（Stas-Otto 法）は，酸性物質，中性物質，塩基性物質を漏れなく抽出することが可能であり，古くから用いられてきた．中毒起因物質がまったく未知の場合，現在でも系統的抽出法は威力を発揮する．一方，有機溶媒の安全性への懸念や，抽出時にエマルジョンを形成して回収率が下がるなどの問題がある．また，現在では多くのスクリーニング法が実施可能となり，臨床症状からも中毒起因薬毒物を一定程度絞り込むことが可能となっているため，固相抽出法の利用が進んでいる．

　固相抽出法は，シリカゲルなどの担体（固相）に試料を導入して薬毒物を吸着させ，洗浄後に少量の溶媒で溶出させる方法である．洗浄する溶媒や溶出させる溶媒の極性を変えることにより，試料

中の夾雑物質を除くことが可能である．また，固相には順相だけでなく逆相担体もあり，標的物質により選択可能である．しかし，中毒起因物質の物性が予想できる場合にしか使えないことが大きなデメリットであり，未知物質に対して応用することは難しい．

f. 中毒起因物質の特定

（i） 起因物質を特定するヒント

（1） **トキシドローム**：トキシドロームは toxic syndrome が語源となる造語で，薬物による中毒症状を分類し，**症状・徴候から原因薬物を推定**しようとする際に用いられる考え方である．トキシドロームの理解は，初期臨床症状から原因薬物を推定し治療につなげる近道となる．代表的なトキシドロームを表8・3・15に示す．たとえば，抗コリン性トキシドロームである散瞳，消化管運動低下，頻脈，幻覚などが認められた場合，定型統合失調症治療薬，抗ヒスタミン薬，抗うつ薬などの中毒を疑う．しかし，異なるトキシドロームにおいて，しばしば同様な症状を呈することに注意が必要である．たとえば，抗コリン性の症状は交感神経刺激性の症状と汗腺の状況以外で類似する．また，症状の出現は個別の薬物によって異なる場合も多いこと，同じ薬物が中毒の進行過程で異なるトキシドロームを示すことがあることに留意する必要がある．

トキシドロームとも一部重複するが，特徴的な臨床症状ごとに起因物質を推定できる可能性がある．異常高熱を認めた場合は覚醒剤，コカイン，サリチル酸，抗コリン薬など，全身性のけいれんはリドカイン，テオフィリン，アトロピン，コカイン，覚醒剤，ニコチン，クロルピクリンなど，筋線維束性れん縮は有機リンやカルバメート，縮瞳は AChE 阻害物質のほかモルヒネなどのオピオイドやバルビツール酸などの中枢神経抑制薬，散瞳は覚醒剤，コカイン，抗コリン薬，青酸など

表 8・3・15　トキシドローム

トキシドローム	典型的症状	原因となる薬毒物
抗コリン性	散瞳，頻脈，無発汗，消化管運動低下，尿閉 重症では，せん妄，幻覚	アトロピン，定型統合失調症治療薬，抗ヒスタミン薬，抗うつ薬（三環系・SSRI・SNRI），抗コリン性パーキンソン病治療薬
コリン性 （抗コリンエステラーゼ）	ムスカリン症状：縮瞳，徐脈，発汗，下痢，嘔吐，流涎，尿失禁，流涙	有機リン系・カルバメート系殺虫剤
	ニコチン症状：頻脈，筋線維束性れん縮	
オピオイド・鎮静薬・睡眠薬	縮瞳，徐脈，呼吸抑制，沈静，低体温	モルヒネ，ペチジン，フェンタニル，バルビツール酸，ベンゾジアゼピン，エタノール，抱水クロラールなど催眠鎮静薬
交感神経刺激性・オピオイドなどの退薬症候	散瞳，頻脈，高血圧，高体温，発汗，けいれんなどの交感神経症状，興奮，錯乱などの精神症状	急性：覚醒剤，コカイン，メチルフェニデート，エフェドリン
		慢性（退薬症候）：オピオイド，バルビツール酸，ベンゾジアゼピン

である．流涙や流涎など分泌物亢進は有機リン系かカルバメート系農薬を疑う．皮膚紅潮は一酸化炭素中毒で生じる．

（2）　**臭気，胃内容，尿の色調**：搬送された患者に特徴的な臭気を認める場合がある．たとえば，中毒起因物質がクロロホルム，アンモニア，ホルマリンなどでは刺激臭，ヒ素，黄リン，有機リン系農薬ではニンニク臭，青酸ではビターアーモンド臭，アルコールではアセトン臭などである．また，薬毒物そのものではなく，製剤中の添加物による場合もある．有機リン系農薬ではニンニク臭に加え，添加されている有機溶剤から石油臭がある．

吐物や胃洗浄液，口腔内が特徴的な色調を示す場合がある．除草剤のパラコートは致死毒性が高いため，製品中に青色色素と催吐物質が添加されており，誤飲者の周囲に青色吐物がみられる場合が多い．同様に色素が添加されている農薬としてグルホシネートや一部のグリホサート（青緑色）がある．また，飲料への意図的な混入を防ぐ目的で青色色素が添加されている医薬品として，トリアゾラムやフルニトラゼパムなどがある．

尿が特徴的な色調を示す化学物質として，黒色尿を示すフェノールがある．医薬品では，メチルドパやレボドパでは黒色尿，メトロニダゾールでは暗赤色尿，リファンピシンでは橙赤色尿，サラゾスルファピリジンでは黄赤色尿が排泄される．

（3）　**異常検査値**：生化学検査で特徴的な異常値を示す場合がある．代表的な薬毒物中毒による異常検査値は血中コリンエステラーゼで，有機リンやカルバメートの急性中毒では異常低値を示す．カドミウム慢性中毒では尿中 β_2-ミクログロブリンが高値，鉛慢性中毒では赤血球プロトポルフィリンが高値を示す．

代謝性アシドーシスは多くの薬毒物中毒で生じるが，重篤なアニオンギャップ［血液中の陽イオンと陰イオンの差であり，一般に $Na^+-(Cl^- + HCO_3^-)$ で計算される］開大性の代謝性アシドーシスを認めた場合は，代謝物として酸を生成するメタノール，エチレングリコール，トルエン，アスピリンの急性中毒を疑う．また，青酸や硫化水素，一酸化炭素では，血中乳酸の増加によりアニオンギャップ開大性の代謝性アシドーシス（乳酸アシドーシス）を引き起こす．その他，イソニアジドは乳酸からピルビン酸への変換を触媒する乳酸デヒドロゲナーゼを阻害して乳酸アシドーシスを引き起こす（表 8・3・11 参照）．

（ⅱ）　**スクリーニング検査**

薬毒物を特定するためには，多くの場合機器分析が必要になるが，その前に迅速に見当をつける目的で，スクリーニング検査が実施される．とくに，中毒臨床ではスクリーニング検査の結果と前述のトキシドロームの情報を突き合わせて治療に反映させている．

（1）　**簡易スクリーニングキット**：薬物の簡易検査として，競合的免疫測定法を応用したイムノクロマトグラフィー法を用いた尿中乱用薬物検査キットが市販されており，救命救急医療や法医解剖，捜査機関などで広く利用されている．代表的な製品であるシグニファイ™ ER では，アンフェタミン類，バルビツール酸類，ベンゾジアゼピン類，コカイン，テトラヒドロカンナビノール類，メチレンジオキシメタンフェタミン類，モルヒネ類，オキシコドン類，フェンサイクリジン類，プロポキシフェン類，三環系抗うつ薬の使用の有無を，尿を用いて一斉にスクリーニングできる．

8・3 化学物質の有害作用 **431**

> **コラム　シグニファイ™ ER**
>
> 　本製品では，デバイス中を尿が毛細管現象で移動する過程で金コロイド標識抗薬物モノクローナル抗体も一緒に移動し，デバイス上にライン状に固定された薬物–タンパク複合体に結合し，赤色ラインを形成する．一方，尿中に薬物が存在するとデバイスの金コロイド標識抗薬物モノクローナル抗体と反応して抗原結合部位が占有されるため，抗体はデバイス上の薬物–タンパク複合体に結合できなくなる．したがって，薬物反応が陰性の場合は赤色ラインが出現し，陽性の場合はラインがみられないことになる．
>
> 　検査キットの添付文書には，対象となる薬物ごとに陽性を示す最小濃度（カットオフ値）が記載されている．しかし，カットオフ値は対象薬物群のなかの代表的な薬物に対する値であり，同じ薬物群であっても交差反応性が異なることや，化学構造が類似するほかの物質が偽陽性を示す可能性に注意する必要がある．たとえば，ベンゾジアゼピンのカットオフ値は 300 ng/mL となっているが，この値はオキサゼパムのもので，ジアゼパムでは 195 ng/mL，ミダゾラムでは 12 500 ng/mL と感度に大きな幅がある．得られた結果の解釈は慎重に行う必要がある．

　(2)　**予備試験**：黄リン，青酸やヒ素など古典的な薬毒物では，予備試験を行うことで迅速・簡便に存在の有無を確認できる．以下の予備試験は，いずれも薬毒物原体に加えて胃内容物や血液，尿で実施可能である．

　①　**黄リン（シェーレル法）**：試料を酒石酸酸性にして加温し，蒸気を硝酸銀試験紙に触れさせる．黄リンが存在すると，試験紙がリン化銀生成により黒変する．

　②　**青酸（シェーンバイン・パーゲンステッヘル法）**：試料を酒石酸酸性にして加温し，蒸気を硫酸銅水溶液に湿したグアヤク脂試験紙に触れさせる．シアン化物が存在すると，発生したオゾンによりグアヤク脂が酸化され青変する．

　③　**ヒ素（ラインシュ法）**：試料を塩酸酸性とし，磨いた銅片を入れて加温する．ヒ素・水銀・アンチモンが存在すると，銅片の表面に灰色〜黒色の被膜が析出する．ヒ素の場合は黒色のヒ化銅が生成する．

　④　**パラコート**：試料（尿）を水酸化ナトリウムアルカリ性とし，ハイドロサルファイトナトリウムを加える．パラコートではパラコートラジカルが発生して青色を，ジクワットでは緑色を呈する．

　その他，アセトアミノフェン，サリチル酸，テオフィリン，有機リン系農薬，カルバメート系農薬，グルホシネート，メタノールなどの迅速検査キットが販売されている．

　(3)　**分析機器を用いたスクリーニング**：ガスクロマトグラフィー質量分析（GC-MS）法や高速液体クロマトグラフィー質量分析（LC-MS）法は，スクリーニング検査後に中毒起因物質の確定を行う本試験で用いられる方法である．一方，近年これらの機器を用いたスクリーニング法が開発され，法医鑑定や捜査機関のスクリーニング検査に用いられている．一般的に，ガス体や揮発性化合物はGC-MS法，医薬品や自然毒にはLC-MS法が適している．GC-MS法は得られる電子イオン化質量スペクトルが普遍的であり保持時間の再現性も高いため，化合物のライブラリー構築がいち早く進んでスクリーニングに利用されている．一方，LC-MS法は用いる機器により質量スペクトルのパターンが異なるためGC-MS法と比較してライブラリー構築やスクリーニングでの活用は遅れてい

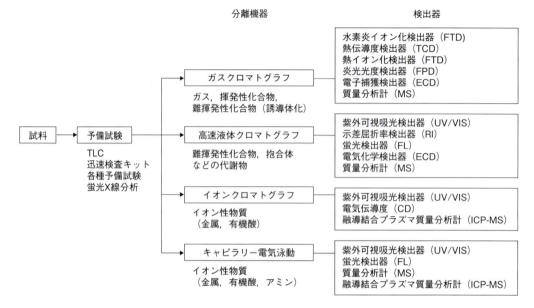

図 8・3・51 中毒起因物質の探索における機器分析の選択

たが，精密質量分析やタンデム型質量分析により信頼性の高い物質同定が可能となり，最近では乱用薬物や医薬品の主たる機器スクリーニングの方法となっている．

(iii) **中毒起因物質の分離と検出**

中毒起因物質の探索は，予備試験で薬毒物を絞り込み，対象となる薬毒物に適したクロマトグラフィーと検出方法を選択する（図 8・3・51）．定性分析を確実に行うためには，一般的に質量分析が必要になる．各種クロマトグラフと質量分析計の組合せは，同一の機器で定性・定量分析を可能にするため，とくに鑑定機関では多用されている．一方，中毒臨床においては質量分析計を備える施設は少ないが，特定の化学構造や元素を認識する検出方法の組合せや紫外吸収スペクトルなどから定性情報を得ることは可能である．いずれの場合も，最終的には標準品と保持時間やスペクトルを比較することにより定性分析を確定し，その後検量線を作成して定量分析を行うことになる．一部の機器メーカーでは，中毒事例が多い薬毒物について半定量のプログラムを提供しており，標準品がない場合でもおおよその濃度を知ることができる．

薄層クロマトグラフィー(TLC)は古典的な方法ではあるものの，同時に多サンプルを分析することができ，高価な機器が不要で，試料に含まれるすべての成分を検知可能であるなど，ほかのクロマトグラフィーにはない多くの特徴を備えているため，現在でも捜査機関をはじめ多くの施設で使用されている．予備試験で用いることが多いが，質量分析と組み合わせて定性分析を行うことも可能である．

(iv) **定量分析と結果の解釈**

定性分析により中毒起因物質が判明し，定量分析により試料中の薬毒物濃度が明らかになる．多くの場合は，未変化体に着目して定量分析を行うが，代謝物が毒性を示す場合は，代謝物の定量分

析も必要になる．また，コカインやヘロイン（ジアセチルモルヒネ）のように代謝がきわめて速い物質では，当初から代謝物の分析を行う．定量分析は，おもに絶対検量線法または内標準法で行う．絶対検量線法は，目的の成分が夾雑ピークから分離できていれば最も簡単な方法であるが，抽出や注入などサンプルごとの操作誤差がそのまま定量値の誤差として現れるデメリットがある．内標準法では絶対検量線法の誤差を少なくすることができるため汎用されるが，適切な内標準物質の選択が重要となる．内標準物質としては，目的物質の重水素標識化合物が最も適しており，医薬品などでは多くの標識化合物が入手可能である．一方，覚醒剤をはじめ規制薬物は標識化合物も規制対象となるため入手が困難である．

　臨床中毒学および法医学における症例報告の蓄積がある薬毒物については，おもに血液中の最低中毒濃度あるいは最低致死濃度が成書〔Schulz ら，Crit Care, 24:195（2020），Baselt, R.C., Disposition of Toxic Drugs and Chemicals in Man, 12th, Biomedicinecal Publications, California, USA（2020）など〕にまとめられているので，それを参考として当該症例の試料濃度を考察する．結果の解釈では，摂取後試料採取までの時間（法医学的試料の場合は死亡までの時間），他剤併用の有無，投与経路（経口・吸入・注射など）のほか，患者や死者の年齢，体重などの情報も考慮する．とくに，法医解剖などの鑑定において，当該薬毒物が死因となるか否かの判断は慎重に行わなければならない．

（ⅴ）　わが国における死因究明体制

　異状死とは，すべての外因死とその後遺症・続発症，自殺・他殺，死因不明，内因か外因か不明な死であって，診断のついた病死および新規患者であっても画像や心電図などで病死と診断可能な死を除くものである．2021 年の統計では，わが国の死亡者約 145 万人のうち，異状死は約 17 万人とされる．異状死の疑いがあった場合，医師は警察への届出が医師法により義務づけられており，法医解剖の対象となる．現在，法医解剖は，① 事件性が疑われる場合に刑事訴訟法に基づいて行われる司法解剖，② 事件性が低いあるいは警察が事件性を疑った場合に警察署長の判断で解剖ができる死因身元調査法に基づく調査法解剖，③ 事件性はないが遺族が同意して死体解剖保存法に基づいて行われる承諾解剖，④ 監察医制度の施行地域（東京都区部，名古屋市，大阪市，神戸市）で行われる死体解剖保存法に基づく行政解剖，の 4 種類に分類される．従来，わが国の異状死体の解剖率はほかの先進諸国と比較して著しく低く，また地域格差が顕著に認められていた．警察庁の調査では，1998～2010 年に犯罪死見逃しなどの事案が 43 件あったことが報告され，社会問題となった．さらに 2011 年には東日本大震災が発生し，多くの身元不明死が発生したことから，死因究明体制の強化と身元確認のための体制整備が求められた．これらを受けて，2012 年には死因究明等の推進に関する法律（推進法）と前述の死因身元調査法（警察等が取り扱う死体の死因又は身元の調査等に関する法律）が制定され，死因究明体制の前進が図られた．しかし，推進法は時限立法であったため 2014 年には失効し，その後は閣議決定に基づく死因究明等推進計画を根拠として各種施策が行われてきた．2020 年に恒久法として**死因究明等推進基本法**（基本法）が施行され，2021 年には基本法の細部を定めた**死因究明等推進計画**（推進計画）が閣議決定された．これにより，生命の尊重・個人の尊厳の保持，国民生活の安定・公共秩序の維持，災害・事故・犯罪・虐待の被害拡大・再発防止に寄与などを目的とする基本法の理念の実行体制が整った．

434 第8章 化学物質の毒性

コラム　死因究明における薬剤師の役割

　薬物による中毒死を扱う「法中毒学」は，かつて多くの薬学部の教育科目であった「裁判化学」に対応する学問体系であり，他学部における教育にはない薬学部独自のものである．死因究明等推進基本法やそれを補完する同推進計画は，「法医学」，「歯科法医学」と並んで「法中毒学」を，死因究明を担う人材育成と研究推進が必要な学問体系としているが，これは死因究明において社会が医師（医学部）・歯科医師（歯学部）だけでなく薬学部や薬剤師に大きな期待を寄せていることの表れと捉えることができる．その背景として，超高齢社会のもと在宅死の増加による死体検案体制への負荷，頻発する大規模災害・新興感染症の脅威，法医学教室や検案医の人材不足と資質向上の必要性，国内死因究明体制の大きな地域差などがある．これら諸問題を解決して死因究明体制を充実させるためには，医師，歯科医師だけでは難しい．さらに，多くの保険薬局の薬剤師が在宅医療に参画するなかで，異状死体に遭遇する確率は高まっている．医療人である薬剤師は，新たな職能として死因究明体制の一翼を担い，地域の公衆衛生に寄与することが求められる．一方，薬物をはじめとする化学物質の専門家を教育する薬学部では，「臨床中毒学」に関する教育が行われている．「臨床中毒学」と「法中毒学」には連続性があるため，これらを一体的に学修することにより薬物中毒と死に関する知識を備え，死因究明体制を担っていくことが望まれる．

8・3・5　化学物質に対する生体防御機構

a．解　毒

　有害化学物質の消去やその生成抑制の過程を**解毒**という．多くの化学物質は，第Ⅰ相および第Ⅱ相薬物代謝酵素の働きにより，水溶性が高く，排泄されやすい化学構造へ変換され解毒される．究極毒性物質が求電子性の反応性代謝物である場合，細胞内に高濃度で存在する**グルタチオン**が解毒に重要となる．グルタチオンは，グルタミン酸，システインおよびグリシンからなるトリペプチドであり，システインの SH 基が求電子性の反応性代謝物と反応する．これにより求電子物質がタンパク質や核酸と反応することを防いでいる．グルタチオンはアミノ酸から合成されるため，飢餓などの栄養不良時や糖尿病などの病態時ではその合成が低下し，化学物質への感受性が亢進する．エポキシドやキノンなどの非イオン性の求電子性究極毒性物質は，エポキシドヒドロラーゼ，カルボキシルエステラーゼ，キノンオキシドレダクターゼなどの酵素により代謝・解毒される．また，求核性のシアン化物は，**ロダネーゼ**によりチオシアン酸に解毒される．これらの解毒反応はさまざまな臓器で起こるが，中心をなすのは異物代謝酵素含量の高い肝臓である．

b．活性酸素種の消去

　活性酸素種(ROS)を含むフリーラジカルの消去には，異物代謝酵素とは異なる酵素が働く(図 8・3・52)．**スーパーオキシドアニオン**($\cdot O_2{}^-$)は，**スーパーオキシドジスムターゼ**(**SOD**)により毒性の低い過酸化水素(H_2O_2)へと変換される．ヒトを含む哺乳動物には，SOD1，SOD2，SOD3 の 3 種類の SOD が存在する．SOD1 と SOD3 は銅と亜鉛を活性中心に有し，SOD1 は細胞質に，SOD3 は細胞外に局在している．SOD2 はマンガンを活性中心に有し，ミトコンドリアに局在する．SOD1，SOD2，SOD3 は，活性中心や局在に基づいてそれぞれ Cu/Zn-SOD，Mn-SOD，EC-SOD(EC

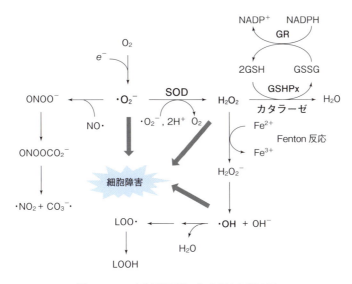

図 8・3・52　活性酸素種の生成反応と消去系
SOD：スーパーオキシドジスムターゼ，GSHPx：グルタチオンペルオキシダーゼ，
GR：グルタチオンレダクターゼ，GSH：還元型グルタチオン；GSSG：酸化型グルタチオン．

は細胞外 extracellular の略）ともよばれる．過酸化水素は，ペルオキシソームに存在する**カタラーゼ**，細胞質やミトコンドリアに存在する**グルタチオンペルオキシダーゼ**により水に還元される．グルタチオンペルオキシダーゼによる過酸化水素の還元反応では，還元型グルタチオンが酸化型グルタチオンに変換されるが，酸化型グルタチオンは**グルタチオンレダクターゼ**により NADPH 依存的に還元型に変換される．これらの酵素系により，細胞内還元型グルタチオンレベルが保たれている．他方，過酸化水素は，鉄イオンの存在下で還元されて**ヒドロキシルラジカル**（·OH）に変換される．この反応を Fenton 反応という．ヒドロキシルラジカルの半減期は非常に短く，これを解毒する酵素はない．抗酸化作用を有するビタミン C もヒドロキシルラジカルに対しては作用を示さない．

c．メタロチオネイン

メタロチオネイン（metallothionein）は，約 60 アミノ酸からなる分子量が約 7000 のタンパク質である．ヒトでは四つの主要なアイソフォーム（MT1 ～ MT4）が存在し，MT1 ではさらに複数のサブタイプの存在が知られている．メタロチオネインは多くのシステイン残基を有し，MT-1 や MT-2 では，構成する 61 アミノ酸のうち 20 個がシステインである．これらシステインの SH 基は遊離しているため，メタロチオネインは非常に多くの金属イオン（陽イオン）と結合することができる．とくに，亜鉛，カドミウム，銅，水銀との結合性が高い．また，金属の曝露により肝臓や腎臓での発現量が増加するため，メタロチオネインは，これらの重金属に対する生体防御因子として重要な役割を果たしている．メタロチオネインは酸化ストレスからの防御因子としても働く．さらに，メタロチオネインは必須金属である亜鉛や銅と結合し，それら金属イオンの生体内恒常性の維持にもかかわる．

d．分子・細胞・組織の修復

タンパク質が化学物質により障害を受けて変性すると，**熱ショックタンパク質**などの**分子シャペロン**の働きによりリフォールディングされてその機能が回復する．過剰な変性タンパク質が生じた場合には，ATP を利用して，**ユビキチン–プロテアソーム系**により分解されて細胞内から除去される．

化学物質や ROS による DNA 損傷は，付加体の形成やそれに伴う突然変異，一本鎖切断や二本鎖切断など，さまざまな形態として現れるが，細胞は，直接修復，ミスマッチ修復，塩基除去やヌクレオチド除去による一本鎖切断の修復，非相同末端結合や相同組換えによる二本鎖切断の修復など，さまざまな **DNA 修復機構**を有している．これらの修復が適切に行われないと，細胞はがん化する．そのため，DNA 修復にかかわる遺伝子のいくつかは**がん抑制遺伝子**である．

細胞膜を構成するリン脂質に含まれる脂肪酸が酸化されると，ホスホリパーゼ A_2 により除去される．また，グルタチオンなども過酸化脂質の修復に関与している．

ミトコンドリアや小胞体などの細胞小器官が障害を受けると，自食作用である**オートファジー**により除去される．この分解過程で生じたアミノ酸やペプチドは再利用される．障害が細胞レベルになると，アポトーシスにより細胞が除去される．ただし，細胞増殖が起こらない神経系などにおいては，アポトーシスによる細胞の除去は組織・器官の修復につながらない．がん化した細胞では，*p53* の変異などによりアポトーシス機能が抑制されている．

組織の修復時には，コラーゲンなどの**細胞外マトリックス**が分泌される．肝障害時には，肝非実質細胞である肝星細胞が活性化し，大量のコラーゲンを分泌する．しかし，分泌量が多すぎると過剰に組織に沈着し，組織の**線維化**が起こる．線維化は，肝臓だけでなく肺や心臓，腎臓でも起こる．持続的な曝露により，四塩化炭素やエタノールは肝臓の線維化，ドキソルビシンは心臓の線維化，アミオダロンやブレオマイシンは肺の線維化を引き起こす．

化学物質により細胞の壊死(ネクローシス)が起こると，マクロファージが活性化されて腫瘍壊死因子やインターロイキン–1 などの**サイトカイン**ならびに細胞遊走因子(ケモカイン)が分泌される．これらの刺激により，マクロファージや好中球が障害部位に集まり，損傷した組織の除去に働く．これらの一連の過程を**炎症**とよぶ．炎症時に放出されるサイトカインは，肝臓で**急性期タンパク質**とよばれる一連のタンパク質の合成を促進する．**急性期タンパク質**には，止血に働くフィブリノゲン，殺菌作用を示す補体や **C–反応性タンパク質**(C-reactive protein：**CRP**)，抗凝固作用を示す α_1-酸性糖タンパク質などが含まれる．血清中 CRP レベルは，臨床検査において炎症の指標としても利用されている．

8・4　化学物質の安全性評価と規制

われわれの身の回りには，医薬品，化粧品，農薬や食品添加物のように何らかの目的のために使用される化学物質だけでなく，カビ毒のように天然に存在する化学物質，アクリルアミドやダイオキシンのように意図せず生成する化学物質や廃棄物などから環境中に放出された環境汚染物質も存

在している.化学物質の安全性は,単に化学物質の性質だけによるものでなく,摂取量や曝露の経路,使用方法などにもよる.よって,ある化学物質を有害,無害と単純に分類することはできない.たとえば,ある化学物質がその性質上安全であっても,適切な使用や摂取基準を守らなければ健康に悪影響を及ぼす可能性がある.多くの化学物質は有益な作用と有害な作用を有しており,その両方を科学的かつ定量的に評価して,化学物質を安全かつ有益に利用していこうとする考え方を「Risk and benefit 思想」という.この考え方は,科学技術の進歩によって生まれる新しい物質や技術を,社会に与える潜在的なリスクを最小限に抑えつつ,有効に利用するための方法論となっている.

8・4・1 リスク評価

a. リスク分析(リスクアナリシス)

化学物質による**リスク**とは,化学物質の曝露により有害な影響が発現する確率(可能性)を指す.化学物質そのものの有害性は**ハザード**とよび,リスクは,下式のとおり化学物質の有害性(ハザード)と曝露量(摂取量)を掛け合わせたものである.

$$\text{化学物質のリスク} = \text{有害性(ハザード)} \times \text{曝露量(摂取量)}$$

すなわち,いかなる化学物質であっても,曝露量がゼロでなければリスクはゼロにはならない.

化学物質によるリスクに関して科学的な評価を行い,ヒトや環境に悪影響を及ぼす可能性がある場合に,その発生を未然に防止し,リスクを最小限にするための枠組みを**リスク分析**という.リスク分析は,**リスク評価(リスクアセスメント)**,**リスク管理(リスクマネージメント)**および**リスクコミュニケーション**の三要素から構成される(図 8・4・1).リスク分析の三要素は互いを補完する役割を果たしており,三要素すべてが統合されてはじめて有用性を発揮する.

リスク評価では,化学物質が引き起こす可能性のある危険や有害な作用を特定し,その化学物質の想定される使用によってもたらされるヒトへの有害影響のリスクを定性的および定量的に評価する.リスク管理では,リスク評価の結果に基づいて,特定の化学物質に対する管理や監視,リスク低減・回避のための行政施策などの対策を講じる.

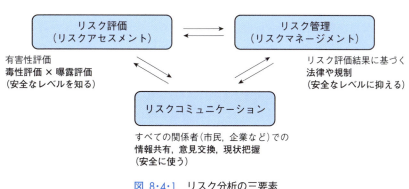

図 8・4・1 リスク分析の三要素

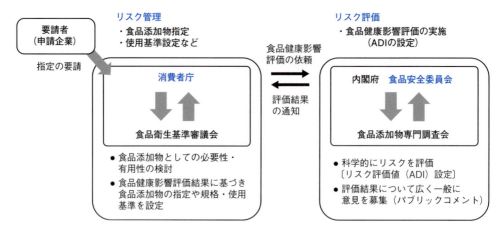

図 8・4・2　食品添加物のリスク評価とリスク管理
〔厚生労働省："食品添加物に関する規制の概要"(https://www.mhlw.go.jp/content/000798511.pdf)より作成〕

　リスク評価とリスク管理は，独立した機関で実施すべきとされており，たとえばわが国の食品関連化学物質(残留農薬や食品添加物など)では，リスク評価を内閣府食品安全委員会で実施し，その評価結果に基づくリスク管理として消費者庁(2024 年 3 月までは厚生労働省)において残留農薬基準や食品添加物の使用基準が決められる(図 8・4・2)．

　さらに，リスク評価機関，リスク管理機関，消費者，生産者，事業者，流通業者などの関係者がそれぞれの立場から相互にリスクに関する情報や意見を交換し，共有することがリスクコミュニケーションである．

b．リスク評価(リスクアセスメント)

　化学物質のリスク評価の基本的な手順を図 8・4・3 に示す．リスク評価では，まず課題，すなわち評価対象となる化学物質やリスク評価の対象(ヒトや環境)を特定する．次いで，対象化学物質について**有害性評価**を行う．有害性評価は，有害性確認と用量反応評価に分けられる．一方で対象となる人々や環境への**曝露評価**を行い，評価結果を比較・統合することによって**リスク判定**を行う．

8・4・2　有害性確認

　ある化学物質をヒトが摂取した場合にどの程度の健康被害を生じる可能性があるかを厳密に評価することは容易ではない．とくに医薬品以外の化学物質では，ヒトに投与して安全性を確かめることはできないため，おもに実験動物を用いた各種毒性試験，疫学研究および毒性発現機構に関する研究などの結果に基づいて，ヒトで発現する可能性のある有害作用を特定(**有害性確認**)し，**用量反応評価**によりヒトに健康被害を及ぼさない安全な摂取量を推定する．個々の化学物質のリスク評価で要求される毒性試験結果以外に，必要に応じて *in vitro* 試験や構造活性相関などの情報も用いられる．

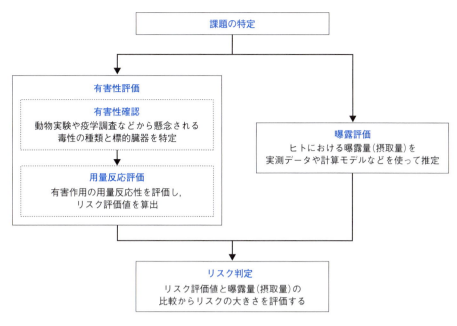

図 8・4・3 リスク評価の基本的手順

a. 毒性試験法

医薬品,残留農薬,食品添加物などの認可登録や一般化学物質の製造(輸入)の承認などの申請においては,ヒトへの安全性評価のために毒性試験結果の提出が要求されており,その結果をもとに認可登録,製造(輸入)の承認や規制基準の設定などが行われる.安全性評価のための試験であることから安全性試験ともよばれる.

毒性試験は,全身への全般的な毒性徴候を観察し検査する**一般毒性試験**と特定の毒性(発がん性,遺伝毒性や生殖発生毒性など)を調べる**特殊毒性試験**に大別される(表 8・4・1).一般毒性試験には,**単回投与毒性試験**と**反復投与毒性試験**,特殊毒性試験には,**生殖発生毒性試験**や**発がん性試験**などがある.

化学物質の用途や使用方法によって要求される毒性試験が異なり(表 8・4・1),医薬品では**薬機法**(医薬品医療機器等法),農薬では**農薬取締法**,食品添加物では**食品衛生法**,その他の工業用化学物質などの一般化学物質では**化審法**などに基づき所轄省庁の省令で規定されている.

それぞれの毒性試験の方法や検査項目などは,毒性試験法ガイドラインが定められており,申請のための毒性試験は,**ガイドライン**に従い,**優良試験所基準**(good laboratory practice:**GLP**)適合施設において実施することが求められる.

(ⅰ) **毒性試験法ガイドライン**

毒性試験法の国際ガイドラインは,医薬品については**医薬品規制調和国際会議**(International Council for Harmonisation of Technical Requirements for Pharmaceuticals for Human Use:**ICH**)において,医療機器については**国際標準化機構**(International Organization for Standardization:**ISO**),その他の化学物質については**経済協力開発機構**(Organisation for Economic Co-operation and

表 8・4・1　化学物質の種類と要求される毒性試験の種類

	試験の種類	医薬品	農　薬	食品添加物	工業用化学物質（化審法新規届出の場合）
一般毒性試験	単回投与毒性試験（急性毒性試験）	○	○		
一般毒性試験	反復投与毒性試験				
一般毒性試験	亜急性毒性試験（28日間, 90日間）	○（臨床投与期間によって異なる期間の試験が要求される）	○（90日間）	○（90日間）	○（28日間で可）
一般毒性試験	慢性毒性試験（6ヵ月間以上）		○（12ヵ月間）	○（12ヵ月間）	
特殊毒性試験	生殖発生毒性試験（催奇形性試験など）	○	○	○	
特殊毒性試験	発がん性試験（がん原性試験）	△（短期投与の薬剤などでは省略できる）	○	○	
特殊毒性試験	遺伝毒性試験（変異原性試験など）	△（生物学的製剤を除く）	○	○	○
特殊毒性試験	アレルゲン性（抗原性）試験	△		○	
特殊毒性試験	皮膚感作性試験	△（外用皮膚剤など）	○		

Development：**OECD**）において，各国の専門家の合意に基づいて定められている．わが国では，医薬品，農薬，食品添加物，化学物質，飼料添加物，動物用医薬品などのガイドラインが関係省令などで国際ガイドラインに準拠して定められており，国際的整合化が図られている．

（ii）　**GLP 制度**

　GLP とは，OECD-GLP 原則（1981 年制定，1997 年改訂）に基づき，毒性試験を実施する試験施設に要求される運営管理，試験設備，試験計画，内部監査体制，信頼性保証体制などに関する基準（GLP 基準）への適合性を試験施設ごとに確認し，試験成績の信頼性を確保するための制度である．もともとは，1979 年に米国で医薬品や農薬の安全性評価のための毒性試験実験施設において動物やデータの不適切な管理やデータの改ざんなどが発覚し，医薬品の申請却下や承認医薬品の認可撤回がなされたことを経緯として，毒性試験の信頼性を確保するために発効された．

　わが国では，OECD-GLP 原則に基づいて医薬品，医療機器，農薬，化学物質，生態影響などの規制対象ごとに GLP 基準および査察機関が定められ，毒性試験を実施する GLP 施設は定期的（3 年ごと）に適合性確認を受ける必要がある．

（iii）　**OECD における化学品安全性データの相互受理制度**

　相互受理制度とは，規制のために必要な毒性試験データを OECD 加盟国間で相互に受け入れる制度である．OECD ガイドラインに準拠して，GLP 適合施設で実施された毒性試験データであれば，本制度参加国間では受け入れの義務がある．この制度は，毒性試験の重複を避け，国際貿易の円滑

化に役立っている.

（iv）　動物実験代替法

化学物質や医薬品の毒性や安全性を確認するために実施される試験の多くは，実験動物を用いる *in vivo* 試験である．しかし，近年では，動物の命や苦痛を伴うことが動物愛護の観点から問題視されている．わが国では，2005 年の動物の愛護及び管理に関する法律の改正により，動物実験の国際原則である **3Rs**（Replacement, Reduction, Refinement）の理念が明文化され，代替法の利用（Replacement）と使用動物数の削減（Reduction）を配慮事項，苦痛の軽減（Refinement）を遵守義務としている．また，3Rs の推進を図るため，2003 年に日本動物実験代替法評価センターが設立され，化学物質などの安全性評価における動物実験代替法の評価・公定化を担っている.

b．一般毒性試験

一般毒性試験は，健常動物に被験物質を単回もしくは反復投与して被験物質の生体に与える影響を明らかにする.

（ i ）　単回投与毒性試験（急性毒性試験）

被験物質を実験動物に 1 回投与し，その後に出現する一般的な毒性症状を観察するとともに，おおよその**半数致死量**（**LD$_{50}$**）を求めることが目的である．単回投与毒性試験の結果は，急性の比較的高用量の曝露による毒性症状および剖検所見から毒性の種類や標的臓器に関する情報を得ることで，ヒトの急性中毒への対応の有益な情報となり，農薬の評価や毒物・劇物の指定に用いられる.

被験物質を単回投与して投与後 14 日まで一般状態の観察，体重・摂餌量の測定などを行い，観察期間終了後はすべての動物を解剖して各臓器の異常を調べる．投与量は，体重 1 kg あたりの量（mg/kg 体重）で示す.

以前の単回投与毒性試験ガイドラインでは，正確な LD$_{50}$ を求めるため，多数の動物を用いる必要があったが，動物愛護の観点から，現在では必要最小限の動物を用いておおよその LD$_{50}$ を推定する手法が OECD ガイドライン化されている．一方，医薬品では，LD$_{50}$ ではなく概略の致死量（おおよその最小致死量）を求める（ICH S4）.

（ii）　反復投与毒性試験

被験物質を実験動物に一定期間繰り返し投与したときに，明らかな毒性変化が現れる投与量とその毒性の種類，毒性変化の認められない最大投与量（**無毒性量**：no observed adverse effect level：**NOAEL**）および毒性変化の認められた最小投与量（**最小毒性量**：lowest observed adverse effect level：**LOAEL**）などを求める．原則として投与は毎日行い，投与期間中は，動物の体重と摂餌量を測定して毒性徴候の有無を毎日観察するとともに，運動機能評価を行う．試験期間中の適当な時期および試験終了時に動物を解剖し，血液検査，血液生化学検査，尿検査，眼科学的検査，臓器重量の測定，病理組織学的検査を行う.

反復投与毒性試験では，用量と反応との関係を明らかにして NOAEL を求めるために，最高用量（多数の動物を死亡させることなく被験物質による何らかの毒性徴候が認められる量）と最低用量（試験期間を通じて動物に影響がみられない量）を含む 3 用量以上の被験物質投与群と投与媒体（溶

442 第8章 化学物質の毒性

媒)のみを投与する対照群を設定する．限度用量(通常は 1000 mg/kg 体重/日)で毒性兆候が認められない場合，それ以上の用量の投与は行わない．

28 日間や 90 日間の比較的短期間投与する**亜急性毒性試験**(亜慢性毒性試験ともよばれる)や 6 ヵ月間以上投与する**慢性毒性試験**があり，投与期間に応じて用量設定を行う必要がある．試験は 2 種以上の哺乳動物の雌雄を用いて実施する．医薬品では，1 種類はげっ歯類，もう 1 種類はウサギを除く非げっ歯類が，農薬ではラットとイヌが用いられる．投与は，混餌投与や強制経口投与，経皮投与，吸入曝露や静脈内投与など，原則としてヒトへの曝露が想定される経路により実施する．

農薬や食品添加物などのヒトが生涯にわたって摂取する可能性がある化学物質では，慢性毒性試験の実施が必須であるが，医薬品では臨床試験および承認申請後の医薬品の用法に応じて必要とされる反復投与試験の期間が定められている．

c．特殊毒性試験

(ⅰ)　生殖発生毒性試験

生殖発生の過程は，下記 A～F の 6 段階に区分できる．

A：交尾前～受精(成熟雌雄動物の生殖機能，配偶子の発生および成熟，交尾行動，受精)

B：受精～着床(成熟雌動物の生殖機能，着床前発生，着床)

C：着床～硬口蓋閉鎖(成熟雌動物の生殖機能，胚発生，主要な器官の形成)

D：硬口蓋閉鎖～妊娠終了(成熟雌動物の生殖機能，胎児の発生と成長，器官の発生と成長)

E：出生～離乳(成熟雌動物の生殖機能，新生児の子宮外生存への適応，離乳前の発生と成長)

F：離乳～性成熟(離乳後の発生と成長，独立生存への適応，完全な性機能の獲得)

農薬や食品添加物では，段階 A～F すべての期間投与を行い，親の生殖と次世代の発生の過程について評価を行う**繁殖毒性試験**，ならびに段階 C と D の期間に投与を行い次世代の器官形成や発育への影響を評価する**発生毒性試験(催奇形性試験)**の二つが要求される．

(1)　**二世代繁殖毒性試験**：ラットの親動物に離乳直後から出産後まで化学物質を継続的に投与し，その出生児にも妊娠中から次の世代を出産するまで投与し，被験物質が雌雄親動物の生殖器系臓器および生殖能に与える影響，すなわち生殖腺の機能，性周期，交尾行動，受胎，妊娠，分娩，哺育，離乳などに与える影響，ならびに出生児の成長および発達に与える影響について 2 世代にわたり評価する．原則として対照群と 3 用量以上の被験物質投与群を設定し，最大投与量は，親動物に何らかの毒性影響が認められるが死亡や重度の苦痛を引き起こさない用量とする．

(2)　**発生毒性試験(催奇形性試験)**：出生前曝露が妊娠動物および発生中の胎児に与える影響(胎児の死亡，催奇形性，または発育異常など)について評価する．動物種として，げっ歯類はラット，非げっ歯類はウサギを用いる．2 種の動物での試験が要求されるのは，化学物質の催奇形性では種差が大きく，**サリドマイド**の催奇形性がラットでは検出できず，ウサギで検出されたことによる．対照群および 3 用量以上の被験物質投与群を設定する．最高用量は一定の発生毒性や母体毒性(臨床徴候または体重減少)を生じさせるが，死亡や重度の苦痛を引き起こさない用量とする．被験物質を着床(交配後 5 日目など)から出産予定日の前日まで毎日投与(強制経口投与)し，帝王切開して

胎盤などの子宮内容物，胎児の検査を行う．

(3) **医薬品の生殖発生毒性試験**：医薬品では，「医薬品の生殖発生毒性評価に係るガイドライン」(ICH S5)において試験法が定められており，① 受胎能および着床までの初期胚発生に関する試験(段階 A と B)，② 出生前および出生後の発生ならびに母動物の機能に関する試験(段階 C 〜 F)，③ 胚・胎児発生に関する試験(段階 C と D)，の 3 種の試験を実施する．通常，①および②ではラットを，③ではラットとウサギを用いる．

（ii）　発がん性試験（がん原性試験）

発がん性試験は，動物に被験物質をほぼ一生涯にわたって連続投与し，被験物質の発がん性の有無を明らかにすることを目的としている．OECD では，発がん性のみを評価するガイドライン(TG451)は削除されており，慢性毒性を同時に評価する慢性毒性 / がん原性併合試験(TG453)が定められている．

通常は，ラットもしくはマウスを用い，対照群および 3 用量以上の被験物質投与群を設定する．発がん性の評価のためには各投与群に雌雄各 50 匹以上の動物を用い，被験物質をラットでは 24 ヵ月以上，マウスでは 18 ヵ月以上連続投与する．投与期間中は，一般症状を観察し，体重・摂餌量を測定し，投与期間中に死亡した動物および投与期間終了時に生存しているすべての動物を解剖して全器官・組織における腫瘍発生の有無を検査する．慢性毒性の評価には，発がん性を評価する試験群とは別に各投与群に雌雄 10 匹以上を用い，通常は 12 ヵ月間投与後に反復投与毒性試験と同様の検査を行う．

化学物質による発がんには，種差や系統差が認められることが多いため，農薬や食品添加物では 2 種(通常，ラットとマウス)の動物を用いた試験が要求される．一方，医薬品では，発がん性試験にかかる期間や費用が膨大であり，有用な医薬品の迅速な供給のため，臨床での投薬期間が 6 ヵ月間以上の場合や反復投与試験などから発がん性が示唆される場合以外では，試験の簡略化が認められており，トランスジェニックマウスなどの遺伝子改変動物を用いる短期発がん性試験も利用される．

（iii）　遺伝毒性試験（変異原性試験）

遺伝毒性試験は，化学物質による直接あるいは間接的な DNA もしくは染色体への障害を検出することを目的としている．遺伝子突然変異や染色体の構造・数的異常は，発がんや奇形の発生，さまざまな疾病の原因となるとされるが，遺伝毒性試験はおもに化学物質の**遺伝毒性発がん性**の予測のために行われる．なお，本試験では発がんプロモーターのような非遺伝毒性の発がん物質は検出できない(8・3・2 項 i. 参照)．

OECD では複数の *in vitro* および *in vivo* 試験法がガイドライン化されている．それぞれの試験で検出できる遺伝毒性の種類は異なり，一つの試験ですべての遺伝毒性を評価できないため，通常は数種の試験(バッテリー試験)を実施して評価する．医薬品などでは，**細菌を用いる復帰突然変異試験(Ames 試験)**と哺乳動物細胞を用いる**染色体異常試験**(あるいはマウスリンフォーマ TK 試験または *in vitro* 小核試験)およびげっ歯類を用いる骨髄**小核試験**の 3 試験がバッテリー試験として推奨されている．また，*in vitro* 試験では，被験物質の代謝物の遺伝毒性を評価するため，代謝活

444　第8章　化学物質の毒性

性化系を組み合わせた試験も実施する.

（iv）　その他の特殊毒性試験

上記以外に，即時型ならびに遅延型アレルギー惹起性を調べるアレルゲン性試験や皮膚感作性試験，皮膚や眼・粘膜への刺激性を調べる局所刺激性試験，神経毒性試験，免疫毒性試験，医薬品の連用による精神的依存や身体的依存の惹起について調べる依存性試験などがある．さらに，生体内運命試験やトキシコキネティクス，皮膚吸収性など薬物動態に関する試験もガイドライン化されており，これらの試験から得られる化学物質の体内動態に関する知見は，毒性試験の用量設定や動物実験の結果から化学物質のヒトへの安全性あるいはリスクを予測するのに有用な情報となる.

また，OECD では，内分泌かく乱性を評価するための各種試験法や環境生物への有害影響を評価する各種試験法などさまざまな分野の試験法がガイドライン化されている.

█ 8・4・3　用量反応評価

a. 毒性評価値の算出

用量反応評価は，ヒトが摂取したときに有害影響が生じないと推定される量を動物実験などから外挿する定量的な毒性評価である．動物実験の結果をもとに，有害性の指標を求め，この値をもとに目的に応じたリスク評価値を算出する．リスク評価値の算出のもとになる有害性の指標を**リスク評価の出発点**（point of departure：**POD**）とよぶ．毒性試験で求めるおもな有害性の指標を表 8・4・2 に示す.

ある化学物質による生体影響は，多くの場合，投与量が少ないときには影響は現れないが，ある

表 8・4・2　毒性試験で求める有害性の指標

毒性試験の種類			指　標		定　義
単回投与毒性試験（急性毒性試験）	経口	LD$_{50}$	50% Lethal dose	半数致死量	1回の投与で動物の半数（50%）を死亡させる投与量
	経口	LD$_{L0}$	Lowest lethal dose	最小致死量	1回の投与でヒトまたは動物を死亡させる最小の投与量
	吸入	LC$_{50}$	50% Lethal concentration	半数致死濃度	短時間の吸入曝露（通常 1〜4 時間）で 動物の半数（50%）を死亡させる濃度
反復投与毒性試験生殖発生毒性試験発がん性試験など		NOAEL	No observed adverse effect level	無毒性量	動物試験で有害な影響が観察されなかった最大の投与量
		LOAEL	Lowest observed adverse effect level	最小毒性量	動物試験で有害な影響が観察された最小の投与量
		NOEL	No observed effect level	無影響量	毒性試験においていかなる影響も観察されなかった最大の投与量（影響には無害な影響も含む，一般的に NOAEL ≧ NOEL）
		LOEL	Lowest observed effect level	最小影響量	毒性試験において何らかの影響が観察された最小の投与量

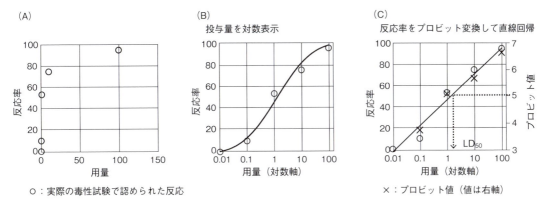

図 8・4・4 毒性試験の投与量と毒性反応の関係

投与量を超えると影響が現れ，投与量に依存して強くなる．すなわち，有害な生体影響の認められない投与量(閾値)がある．ただし，DNAを直接障害することによって誘発される遺伝毒性発がん性には，閾値がないと考えられている．

単回投与毒性試験では有害性の指標としてLD_{50}(半数致死量)やLC_{50}(半数致死濃度)を求める．従来，LD_{50}の算出には，累積正規分布曲線を直線回帰するためプロビット(積分変換確率)法が用いられてきた．多くの生物反応では，投与量の対数値に対する反応率の関係(用量-反応曲線)は，図 8・4・4(B) に示すようにシグモイドになる．そのため，一般に毒性試験における被験物質の投与量は，たとえば 10，100，1000 mg/kg のように等比間隔で設定され，この比率は公比とよばれる．

プロビット法では，横軸に投与量の対数，縦軸に反応率のプロビット値をプロットして直線近似によりLD_{50}を算出する〔図 8・4・4(C)〕．プロビット値とは，各投与群の反応率(死亡個体数/例数)に対応する正規分布のパーセント点に 5 を足した値である．たとえば，10 匹中 2 匹の動物が死亡した場合，反応確率 $p = 2/10 = 0.2$ に対応する標準正規分布におけるパーセント点は -0.841 に 5 を足した 4.159 になる．直線回帰によりプロビット値が 5 になる投与量をLD_{50}として求める．プロビット法は統計学的手法であり，正確なLD_{50}値を得るため多くの動物が必要である．動物愛護の観点から，現在のガイドラインでは，必要最小限の動物を用いておおよそのLD_{50}を推定する．

一方，反復投与毒性試験や生殖発生毒性試験などでは，閾値のある毒性について，毒性影響の認められない最大投与量である**無毒性量**(NOAEL)と毒性影響の認められる最小投与量である**最小毒性量**(LOAEL)を求める．毒性試験で求められる無毒性量や最小毒性量は，毒性試験の種類，試験期間や投与量設定に依存するため，同じ化学物質であっても試験ごとに異なる値となる場合が多い．

b．リスク評価値の算出

動物を用いた毒性試験で求められた NOAEL などを POD として，ヒトの健康に関するリスク評価値を求める．表 8・4・3 にヒト健康に関するおもなリスク評価値を示す．遺伝毒性発がん物質ではない化学物質については，動物試験の結果から，その化学物質をヒトが生涯(70 年と定義されている)にわたって継続的に摂取し続けても健康に影響を与えないと推定される摂取量として**許容一日**

446 第8章 化学物質の毒性

表 8·4·3 おもなリスク評価値

リスク評価値	略称	対象	定義
閾値のある毒性（遺伝毒性発がん物質ではない化学物質）			
許容一日摂取量	ADI	残留農薬・食品添加物	ヒトが生涯にわたって毎日摂取し続けても，健康への悪影響がないと考えられる1日あたりの摂取量（mg/kg 体重・日）
耐容一日摂取量	TDI	環境汚染物質・食品汚染物質（カビ毒など）	意図的に使用されていないにもかかわらず摂取する可能性のある物質について，ヒトが生涯にわたって毎日摂取し続けても，健康への悪影響がないと推定される1日あたりの摂取量（mg/kg 体重/日）．1週間および1ヵ月あたりの摂取量は，それぞれ耐容週間摂取量（TWI）および耐容月間摂取量（TMI）という．
急性参照用量	ARfD	残留農薬	ヒトの24時間またはそれより短時間の経口摂取で健康に悪影響を示さないと推定される摂取量（mg/kg 体重）
閾値のない毒性（遺伝毒性発がん物質）			
実質安全量	VSD	環境汚染物質・食品汚染物質（カビ毒など）	閾値が存在しない遺伝毒性発がん物質などの毒性に対し，生涯にわたり摂取した場合のリスクが，通常の生活で遭遇するまれなリスクと同程度で許容できるレベルの曝露量．動物実験での発がん率の増加が10万分の1もしくは100万分の1となる投与量が実質的に安全な量として用いられる．

摂取量（acceptable daily intake：**ADI**）または**耐容一日摂取量**（tolerable daily intake：**TDI**）を求める．ADI は，意図的に使用されヒトが摂取することを前提としている残留農薬や食品添加物などで用いられ，"許容できる（acceptable）"と表現されているのに対して，TDI は，環境汚染物質など本来ヒトが曝露されることを許容しているわけではない化学物質で用いられ，"耐容できる（tolerable）"と表現される．

　化学物質の生体作用には，種差や個体差があるため，動物を用いた毒性試験で得られた無毒性量がヒトでも安全な量とは限らない．そのため，ある物質について複数の毒性試験で得られたNOAEL のうち最も小さい値を，ADI では**安全係数**（safety factor：SF）で，TDI では**不確実係数**（uncertainty factor：UF）で除して ADI や TDI を求める．SF と UF の意味は，ほぼ同じであり，種差としての10と個体差としての10を掛け合わせた100がデフォルト値として用いられる．

　農薬のリスク評価においては，急性期曝露のリスク評価指標として**急性参照用量**（acute reference dose：**ARfD**）を設定する．ARfD は，ヒトがある物質を24時間またはそれより短い時間経口摂取した場合に健康に悪影響を示さないと推定される摂取量であり，動物実験により認められた種々の毒性影響のうち単回（短期）曝露により発現すると判断された毒性影響についての NOAEL を安全係数で除して算出する．

c．遺伝毒性発がん物質の定量的リスク評価

　遺伝毒性による発がん性には閾値がないと考えられており，安全な量を設定することができない．農薬や食品添加物のように意図的に使用される化学物質の場合，遺伝毒性発がん性の疑いがある場合は，厳しく使用禁止措置がとられる．しかし近年，遺伝毒性発がん物質が，非意図的な汚染物質

や副生成物のなかに多数見つかっている．従来，そのような遺伝毒性発がん物質への曝露は，「合理的に達成可能な限りできるだけ低くすべき(as low as reasonably achievable：ALARA)」とされてきた．これを ALARA の原則とよぶ．他方，近年では，遺伝毒性発がん物質であっても技術的にまったくゼロにはできない化学物質のリスク管理(規制)のための指標が必要な場合，発がん性試験の結果をもとに**実質安全量**(virtually safe dose：**VSD**)が設定される．VSD は，ある遺伝毒性発がん物質を生涯摂取し続けたとしてもその物質による発がんリスクの増加がほぼ無視できる摂取量と定義されており，発がんリスクの増加が限られた確率(10 万分の 1 もしくは 100 万分の 1)以下にとどまる摂取量が採用されている．

(ⅰ) ベンチマークドース法

動物試験で得られる NOAEL は，投与量の設定に依存するため，試験デザインによって NOAEL が得られなかったり，短期の反復投与毒性試験の NOAEL が長期の反復投与毒性試験の NOAEL より低い値になってしまったりすることがある．また，統計的有意差の有無から毒性影響の有無を判断する場合，検出感度はサンプル数(動物数)や評価値のばらつきに依存する．これらの問題点を解消するため，近年，毒性試験データを数理モデルにフィッティングして計算により NOAEL 相当量を求める**ベンチマークドース**(benchmark dose：**BMD**)**法**が用いられている．BMD 法では，毒性試験結果を複数の数理モデルにフィッティングして最もフィットしたモデルにおいて特定の有害影響の反応レベルであるベンチマーク反応(benchmark response：BMR)を引き起こす投与量(BMD)に対する 95% 信頼限界下限値である **BMDL**(BMD lower confidence limit)を算出する(図 8・4・5)．通常，一般毒性では BMR が 10% の BMDL($BMDL_{10}$)が NOAEL 相当量として用いられる．

(ⅱ) 実質安全量(VSD)

遺伝毒性発がん物質の用量反応性評価における VSD 算出では，発がん性試験における腫瘍発現頻度から求められた $BMDL_{10}$ を POD として用いる．発がん性試験における BMR＝10% は，発がん確率 10 分の 1 に相当することから，発がんリスク 10 万分の 1 の VSD は，VSD＝$BMDL_{10}$/10 000 により求められる．「発がんリスクが 10 万分の 1」とは，ある化学物質を生涯摂取し続けた場合に

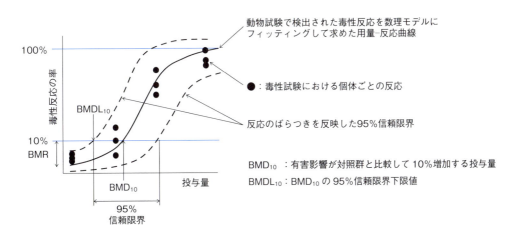

図 8・4・5　ベンチマークドース法

10 万人に 1 人が過剰にがんを発症する可能性があることを意味する.

一方, 遺伝毒性発がん物質を 1 mg/kg 体重/日の用量で生涯にわたって摂取したときの発がんリスクの増加を, ユニットリスク(もしくは経口傾斜係数)とよぶ. ユニットリスクと VSD の関係は, 次式で表される.

$$VSD(10^{-5}) = 10^{-5} \div \text{ユニットリスク}(\text{mg/kg 体重/日})^{-1}$$

ユニットリスクを用いると, その化学物質のヒトでの推定摂取量からその化学物質を生涯摂取し続けた場合の過剰発がんリスクは以下のように示される.

$$\text{過剰発がんリスク} = \text{ユニットリスク}(\text{mg/kg 体重/日})^{-1} \times \text{推定摂取量}(\text{mg/kg 体重/日})$$

（iii） **曝露マージン**(margin of exposure：**MOE**)

MOE は, 毒性試験などで得られた POD(NOAEL や $BMDL_{10}$)と実際のヒトの曝露量(摂取量)あるいは推定曝露量(摂取量)との比であり, 以下の式で求められる.

$$MOE = \frac{POD(NOAEL, \ BMDL_{10} \text{など})}{\text{ヒト曝露量}(\text{摂取量})}$$

MOE は, ある化学物質について, ADI(TDI)もしくは VSD などが設定できない(もしくは設定されていない)が, すでにヒトが曝露されている化学物質について, 現状でのリスクを評価するための指標である. この値が小さいほど相対的にリスクが高いことから, リスク管理における優先順位づけに用いられる. 通常, 一般毒性について MOE が 100 未満の場合は曝露の低減化のための対策が必要と判断される. 一方, 遺伝毒性発がん物質の MOE 評価を行う場合は, 発がん性試験により求められた $BMDL_{10}$ を用い, MOE が 10 000 より大きければ公衆衛生上の懸念は低く, リスク管理の優先順位は低いと判断される.

8・4・4 曝 露 評 価

曝露量の推定は, 化学物質の大気, 土壌, 公共水道水域などの環境中濃度や, 飲料水, 食品中濃度の測定に基づき行う. これらの測定結果(もしくはモデルによる計算値)に基づき, ヒトにおける 1 日曝露量を算出する. 具体的には, 吸入経路(大気からの摂取)と経口経路(飲料水と食物からの摂取)からの摂取量をヒトの曝露量とし, これをもとに体重 1 kg, 1 日あたりのヒトの推定曝露量を求める.

厚生労働省では, 国民が日常の食事を介して食品中に残留する農薬や食品添加物をどの程度摂取しているかを把握するため, **マーケットバスケット調査**による摂取量調査を実施している. マーケットバスケット調査では, スーパーなどで売られている食品を購入してそのなかに含まれている化学物質の量を測定し, その結果に**国民健康・栄養調査**をもとにした平均的な 1 日あたりの食品の喫食量を乗じて摂取量を求める.

8・4　化学物質の安全性評価と規制　　449

8・4・5　リ ス ク 判 定

　リスク評価では，ヒトにおける推定曝露量とリスク評価値(ADI, TDI や VSD)を比較して最終的にリスクを判定する．総曝露量がリスク評価値よりも小さければ，安全と判定される．化学物質のリスク評価ではヒト推定曝露量を TDI で除した値を**ハザード比**(hazard quotient：HQ)とよび，これが 1 以上だとリスクありと評価される．評価されたリスクから評価物質を優先順位づけし，緊急性や影響度に応じて対処すべきリスクを特定し，特定されたリスクに対する適切な管理策や予防措置を講じる．実際の化学物質の規制では，TDI や VSD をもとに，ヒトへの曝露・摂取経路を考慮して，食品，水，空気中の化学物質の基準値を決定し，化学物質による有害影響を防止している．総曝露量(総摂取量)がリスク評価値を超えて安全性上問題となるような結果が明らかとなった場合には，基準値を改正するなど必要な措置を講じる．

8・4・6　リスク管理(リスクマネージメント)

　リスク評価で求められたリスク評価値をもとにさまざまな基準値が設定される．

　農産物に使用する農薬では残留農薬基準が設定され，これを超える農薬が残留している輸入食品を含む農産物は販売禁止などの措置がとられる．残留農薬基準は，作物ごとの推定摂取量の合計が食品安全委員会で設定した ADI の 80% 以内かつ，各食品からの短期推定摂取量が ARfD 以下になるように設定されている．食品添加物については，使用できる食品と使用量の最大限度などの使用基準が定められている．使用基準は，食品からの摂取量が食品安全委員会で設定した ADI の 70%～ 80% を超えないように設定される．残留農薬基準や食品添加物の使用基準は，食品衛生法に基づき消費者庁(2024 年 3 月までは厚生労働省)で設定される(図 8・4・2 参照)．

　科学的知見から，健康や環境に悪影響を及ぼすことが懸念されるレベルで環境中に存在することが明らかになった化学物質については，環境省において環境基本法に基づき大気，水，土壌について環境基準が設定される．一方，飲料水(水道水)については，水道法に基づく水質基準が環境省(2024 年 3 月までは厚生労働省)で設定される(9・3・2 項，9・3・4 項 e., 9・4・2 項参照)．

8・4・7　化学物質の規制と法律

　化学物質は限定的な用途で使われるものだけでなく，職場でも家庭でも農家でも使われ，一部は環境中に排出される．化学物質のリスクを低減するには，曝露を低減するか，有害性(ハザード)を下げる(安全な化学物質に代替するなど)しかない．

　国内の化学物質の管理に関するおもな規制法を図 8・4・6 に示す．化学物質の規制法は，保護対象の観点から労働者保護，消費者保護，環境影響(環境を経由したヒトへの影響を含む)に大別され，曝露管理の観点からは，水道・食品・大気などの経路ごとに曝露を管理する法律と製造・使用の段階で管理する法律に大別される．

　わが国では，戦後の著しい化学工業の発展とともに，労働災害や環境問題が顕著になり，労働者の安全確保を目的として，1911 年に労働安全衛生法の前身となる工場法が，1972 年に**労働安全衛**

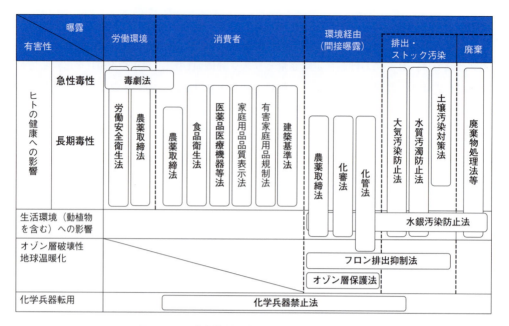

図 8・4・6　化学物質の管理に関するおもな規制法
〔独立行政法人製品評価技術基盤機構："化学物質に関する法律"(https://www.nite.go.jp/chem/hajimete/lawquery.html) より作成〕

生法(**安衛法**)が制定された. 1950 年には, 急性毒性の強い物質を取り締まる**毒物及び劇物取締法**(**毒劇法**)が制定された.

　1950〜1960 年代にはさまざまな化学物質による環境汚染が世界中で問題となった. わが国では水俣病をはじめとする公害の発生を受けて 1958 年に水質保全法, 工場排水規制法(後に水質汚濁防止法に吸収され廃止)が, 1962 年にばい煙規制法(後に大気汚染防止法に吸収され廃止)が, 1967 年に公害対策基本法(環境基本法施行に伴い廃止)が制定された.

　さらに, 工場の脱臭工程で熱媒体として使われていた**ポリ塩化ビフェニル**(**PCB**)が食用油に混入して多くのヒトに健康被害を引き起こしたカネミ油症事件(1968 年)を契機として, 1973 年に**化学物質の審査及び製造等の規制に関する法律**(**化審法**)が制定され, PCB およびその類似物質(難分解性, 高蓄積性, 慢性毒性を有する物質)は, **第一種特定化学物質**に指定され製造輸入・使用などが規制(原則禁止)された. PCB や DDT などの**残留性有機汚染物質**(persistent organic pollutants: **POPs**)による環境汚染は地球規模での問題であり, 限られた国や地域だけの規制では防止できないことから, 国際的に連携して規制するため **POPs に関するストックホルム条約**(**POPs 条約**)が 2001 年に採択された(2004 年発効).

　1992 年にリオデジャネイロで開催された「環境と開発に関する国際会議」(地球サミット)で採択された「アジェンダ 21」では, 国際的な化学物質の安全対策に必要な取組みとして化学物質を取り扱うすべてのヒトへの危険有害性情報の伝達と共有のためのラベル表示と**安全データシート**(safety data sheet: **SDS**), 化学物質の排出・移動量を管理する**環境汚染物質排出移動登録**(pollutant release and transfer register：**PRTR**)制度が取り上げられ，2003 年に国際連合欧州経済委員会が**化学品の分類および表示に関する世界調和システム**(the globally harmonized system of classification and labelling of chemicals：**GHS**)を策定した．わが国では，1999 年に PRTR 制度と SDS 制度を柱とする**特定化学物質の環境への排出量の把握等及び管理の改善の促進に関する法律**(化管法)が制定された．

a．化学物質の審査及び製造等の規制に関する法律

化学物質の審査及び製造等の規制に関する法律(化審法)は，PCB による健康被害を契機に，1973 年にヒトの健康および生態系に影響を及ぼすおそれがある化学物質による環境汚染を防止することを目的として制定された．ヒトが意図して製造する化学物質の環境経由でのヒトおよび動植物への長期的な影響の防止を目的としており，作業現場における労働者への直接的な化学物質の曝露や，家庭用品などを通じた消費者への直接的な化学物質への曝露については対象としていない．

化審法では，わが国で新たに製造・輸入される工業用化学物質(新規化学物質)について，国で定める事項の届出を求め，規制の対象となるか否かの判定が出るまでは製造輸入ができない(事前審査制度)．届出においては，化学物質の名称，構造式などのほか，物性に関する事項として分解性・蓄積性試験，ヒトへの健康影響に関する試験として細菌を用いた復帰突然変異試験(Ames 試験)，染色体異常試験，28 日間反復投与毒性試験，生態影響に関する試験として藻類成長阻害試験，ミジンコ急性遊泳阻害試験，魚類急性毒性試験の結果が要求される．化審法が制定される前から流通していた化学物質は，既存化学物質として，製造・輸入数量が多いものなどから順に，国が安全性点検を進めており，その結果に応じて新規化学物質と同様に規制などの措置が講じられている．

化審法では，化学物質は，第一種特定化学物質，第二種特定化学物質，監視化学物質，優先評価化学物質，一般化学物質のいずれかに分類される．審査の結果，難分解性，高蓄積性でありヒトへの長期毒性または高次捕食動物への慢性毒性を有する化学物質は**第一種特定化学物質**として，その製造・輸入が厳しく規制(原則として禁止)される．これまでに PCB をはじめとして有機フッ素化合物(PFAS)の PFOS や PFOA など 36 物質(群)が指定されている．また，難分解性，高蓄積性であるが，長期毒性について不明の化学物質は**監視化学物質**として有害性の調査指示などが行われる．一方，難分解性ではあるが高蓄積性ではなく，ヒトまたは生活環境動植物に対する長期毒性を有するおそれがあり，かつ相当程度広範な地域の環境に残留している化学物質は**第二種特定化学物質**に指定されて規制される．これまでに，トリクロロエチレンなど 23 物質(群)が指定されている．さらに，第二種特定化学物質に該当しないことが既知見から明らかであるとは認められず，得られている知見および製造，輸入などの数量が多く環境汚染によるヒトまたは生活環境動植物へのリスクがないとは判断できない化学物質であり，環境汚染によるヒトの健康被害または生活環境動植物への被害を生じるおそれについてのリスク評価を優先的に行う必要があると判断される物質は**優先評価化学物質**に指定され，詳細リスク評価が行われる．実際の**優先評価化学物質**の判定は，事業者から届け出られた製造，輸入などの数量から判定される曝露クラスと各種の毒性試験結果から判定される有害性(毒性)クラスに基づき図 8・4・7 に示すマトリックスに従い行われている(物質数は 2025

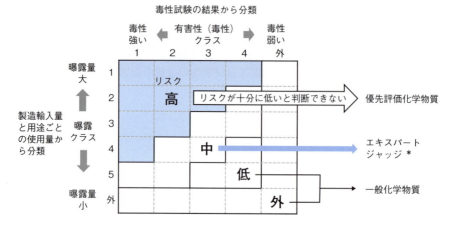

図 8・4・7 化審法における優先度マトリックスを用いた優先評価化学物質の判定
＊ エキスパートジャッジ：認められた毒性の種類などから専門家の判断により優先評価化学物質とするか一般化学物質とするかを判定
〔経済産業省："化審法におけるスクリーニング評価・リスク評価"（https://www.meti.go.jp/policy/chemical_management/kasinhou/information/ra_index.html）より作成〕

年 1 月 10 日現在）．

b．残留性有機汚染物質に関するストックホルム条約（POPs 条約）

残留性有機汚染物質（**POPs**）とは，環境中に長時間残存する有害性の高い有機汚染物質のことを指す．POPs 条約は，環境中での残留性，生物蓄積性，ヒトや生物への毒性が高く，長距離移動性が懸念される PCB，DDT などの製造および使用の廃絶・制限，排出の削減，これらの物質を含む廃棄物などの適正処理などを規定している国際条約である．わが国では，POPs 条約対象物質については，原則として化審法の第一種特定化学物質に指定して規制している．ただし，化審法は意図的に製造される化学物質のみを対象としているため，非意図的に生成するダイオキシン類は，POPs 条約対象物質であるが，第一種特定化学物質には指定されておらず，**ダイオキシン類対策特別措置法**により規制している．

c．特定化学物質の環境への排出量の把握等及び管理の改善の促進に関する法律

特定化学物質の環境への排出量の把握等及び管理の改善の促進に関する法律（**化管法**，**化学物質把握管理促進法**）は，事業者による化学物質の自主的な管理の改善を促進し，環境の保全上の支障を未然に防止することを目的として 1999 年に制定された．化学物質の排出などの届出の義務づけ（**PRTR 制度**）と安全データシート提供の義務づけ（**SDS 制度**）などを規定している（8・5・5 項参照）．

d．労働安全衛生法と特定化学物質障害予防規則

労働安全衛生法（**安衛法**）は，労働者の安全と健康を確保し，職場における労働条件の向上を図る

ために制定された法律であり，労働者の安全教育や定期的な健康診断，安全衛生委員会の設置や特定の危険物や危険作業に対する取扱いに関する規制などを定めている（4・5・5項参照）．2023年の労働安全衛生法施行令の一部改正により，事業者による自律的なリスク評価および化学物質管理に向けた実施体制を確立することが求められるようになり，事業場では化学物質管理者の選任が義務化された．化学物質管理者は，取り扱う化学物質のラベル表示およびSDS交付，リスク評価の実施，曝露防止措置の実施管理など，事業場における化学物質の自律的管理に向けて適切な対応を行うことが求められている．安衛法では，約2900物質がSDS交付やリスク評価の実施対象となっている．

　特定化学物質障害予防規則（**特化則**）は，労働安全衛生法の化学物質に関する規定をより具体的に定めた厚生労働省令であり，発がん性，変異原性，生殖毒性などの有害な影響を及ぼすおそれのある化学物質を特定化学物質に指定し，安全な取扱い方法や健康管理に関する基準などを定めている〔4・4・4項a.(ii)(2)参照〕．

　特化則の特定化学物質では，第一類～第三類の区分があり，がんなどの慢性・遅発性障害を引き起こす物質のうち，とくに有害性が高い化学物質で厚生労働大臣の許可を受けなければ製造できない**第一類特定化学物質**，がんなどの慢性・遅発性障害を引き起こす物質のうち，第一類物質に該当しない化学物質である**第二類特定化学物質**，大量漏えいにより急性中毒を引き起こす化学物質である**第三類特定化学物質**に区分されている．

e．毒物及び劇物取締法

　毒物及び劇物取締法（**毒劇法**）は，日常で流通する有用な化学物質のうち，主として急性毒性による健康被害が発生するおそれが高い物質を毒物または劇物に指定し，保健衛生上の見地から必要な規制を行うことを目的としている．

　毒物劇物の製造，輸入，販売または授与を行う毒物劇物営業者（製造業者，輸入業者，販売業者）や毒物劇物の取扱者（大学や試験研究機関研究者など）は，毒劇法における毒物または劇物に該当する場合，容器，被包および貯蔵・陳列場所に毒物については赤地に白色で「**医薬用外毒物**」，劇物については白地に赤色で「**医薬用外劇物**」と表示し，受渡しの際には，その毒劇物の情報（SDS）を提供することなどが義務となる．

　毒物・劇物の判定は，動物やヒトにおける急性毒性に関する知見またはその他の知見に基づき行われる．動物実験における経口LD_{50}値を基準とする場合，LD_{50}が50 mg/kg以下は毒物，50 mg/kgを超え300 mg/kg以下は劇物と判定される．これとは別に，皮膚への腐食性や眼などの粘膜に対する重篤な損傷を引き起こす物質は，劇物に分類される．

　なお，医療機器などの品質，有効性および安全性の確保などに関する法律に基づいて指定される毒薬・劇薬は，毒性・劇性の強い医薬品であり，毒劇法で指定される毒物・劇物とは異なる．

8・4・8　リスクコミュニケーション

　OECDでは，**リスクコミュニケーション**を「健康や環境に関する問題について，関係者（個人，市民団体，産業界，行政）間で行われるあらゆる交流を含む」と定義している．

リスクコミュニケーションの目的は，一般の人々や利害関係者(ステークホルダー)に，化学物質に関する潜在的なリスクや安全対策について情報提供することで，一般の人々や利害関係者の理解を深め，異なる利害関係者(科学者，政府機関，産業，一般市民など)間での対話を通じて相互理解を促進し，信頼関係を築くことにある．

わが国では，食品に関連する化学物質(残留農薬や食品添加物など)に関しては，リスク評価機関である食品安全委員会やリスク管理機関である厚生労働省，農林水産省，消費者庁などが，ホームページやパンフレットなどを通じてリスク評価，リスク管理に関する情報提供や新たなリスク評価書やリスク管理施策などについてパブリックコメント制度により意見を募集したり，食品安全について消費者を含む関係者が相互に正しく理解できるよう，定期的にセミナーやワークショップを開催したりしている．

一方，工業用化学物質に関して，化管法では，国および地方公共団体は，化学物質の性状，管理，排出の状況に関する国民の理解を深めるように努めるとともに当該責務を果たすために必要な人材を育成するよう努めると規定しており，その一環として**PRTRデータ**を市民や事業者がリスクコミュニケーションに活用できるようホームページなどで開示している．さらに，化管法における指定化学物質などを取り扱う事業者は，化学物質の管理の状況に関する国民の理解を深めるよう努めなければならないと規定されており，各事業者が地域住民などとリスクコミュニケーションを実施するよう求めている．

一般の人々のなかには，化学物質をネガティブなイメージでとらえている人も多く，正しい情報が理解しやすく提供されなければ，怪しいホームページの不適切な情報に踊らされ誤った判断や疑心暗鬼に陥る危険がある．適切なリスクコミュニケーションは，化学物質の安全な利用において非常に重要である．

コラム　リスクコミュニケーションの具体例

化学物質の健康リスクに関するリスクコミュニケーションには，以下のような例がある．

① 製品ラベルと情報提供：化学製品に関する情報を製品ラベルなどで提供することで，一般消費者が製品の適切な使用や取扱い方法を理解できるようになり，安全な利用につながる．たとえば，医薬品や家庭用化学製品のラベルには，使用方法，注意事項，安全上のリスクに関する情報が記載されている．

② コミュニティへの説明会など：化学工場などがある地域の住民に対して，事業者が工場の運営や排出物のリスクに関する説明会やワークショップを実施することで，地域住民は工場の運営や安全対策について理解を深め，疑問や懸念を払拭できる．

③ オンライン情報ポータル：政府や関連機関，事業者がウェブページなどオンラインで情報提供を行うことで，一般の人々や企業は最新のリスク情報や安全対策に関する情報に容易にアクセスできる．すべての利害関係者が透明性が確保された情報にアクセスできるようになることで信頼関係が築かれ，一般の人々が化学物質のリスクや安全対策について理解しやすくなることで適切な安全対策が遵守されやすくなる．

8・5 廃棄物

公衆衛生の観点から，し尿を含む家庭ごみの適正処理と感染症予防を目的として1970年12月に「廃棄物の処理及び清掃に関する法律」(以下「廃棄物処理法」)が制定された．廃棄物処理法において，廃棄物は「ごみ，粗大ごみ，燃え殻，汚泥，ふん尿，廃油，廃酸，廃アルカリ，動物の死体その他の汚物又は不要物であって，固形状又は液状のもの（放射性物質及びこれによって汚染された物を除く.）をいう」(第二条)とされている．また，廃棄物の減量・リサイクルの推進，処理施設の確保，不法投棄対策の強化，一般廃棄物，産業廃棄物処理業の許可制の導入，事業者責任の徹底などが規定されている．

8・5・1 廃棄物の種類と処理方法

廃棄物は，発生形態や性状，排出後の処理の責任主体，処理方法などの違いから，**一般廃棄物**と**産業廃棄物**に大別されている(図8・5・1)．

a．一般廃棄物

一般廃棄物とは，家庭や事業所から排出される産業廃棄物以外の廃棄物で，ごみ（家庭系ごみ，事業系ごみ），し尿，特別管理一般廃棄物(付表1；PCB，廃水銀，ばいじん，燃え殻，汚泥，感染性一般廃棄物)に分類される．一般廃棄物処理の実施主体は**市町村**であり，区域内における一般廃棄物の処理について，一定の計画を定め，生活環境の保全上支障の生じないように収集し，これを運搬および処分しなければならない．

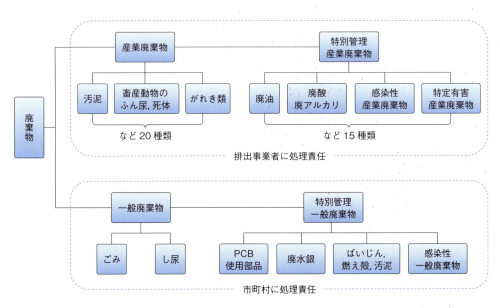

図 8・5・1 廃棄物の分類

〔環境省："令和5年版 環境・循環型社会・生物多様性白書"，p.148(2023)の図3-1-6をもとに作成〕

2021年のごみの総排出量は，年間4095万t(1人1日あたりのごみ排出量は890g)である．また，ごみの総処理量は3942万tでこのうち，中間処理や直接資源化などを経て，最終的に資源化された量(総資源化量)は816万t，最終処分量は342万t(総処理量に対して8.7%)である．

し尿の処理は，水洗化での下水道や浄化槽による処理，非水洗化での地方自治体による汲み取り処理ならびに自家処理などに大別される．し尿の海洋投入処分は2007年2月から禁止されている．また，公共下水道の整備されていない都市近郊や農村地域においては，浄化槽が高い普及率を示している．浄化槽には，水洗便所からのし尿汚水のみを処理する**単独処理浄化槽**と，し尿汚水と家庭雑排水などを一緒に処理する**合併処理浄化槽**がある．単独処理浄化槽の浄化効率は低いため，現在ではその新たな設置は浄化槽法により禁止されている．

b．産業廃棄物

産業廃棄物は，事業活動に伴い生じた廃棄物であり，燃え殻，汚泥，廃油，廃酸，廃アルカリ，廃プラスチック類の6種類が廃棄物処理法で，その他14種類が政令で定められている．産業廃棄物処理の実施主体は**排出事業者**であり，事業者が自ら処理することを原則とする．

家庭や事業所などから排出される一般廃棄物および産業廃棄物は，一部資源化しうるものはリサイクルされるほか，収集・運搬されて，大部分は焼却などの中間処理を経て最終処分場で埋め立てられる．

2021年度の産業廃棄物の種類別排出量の割合では，汚泥が第1位で42.5%，次いで動物のふん尿が21.6%，がれき類が16.6%であり，この3品目が全体の80%以上を占めている(図8・5・2)．ま

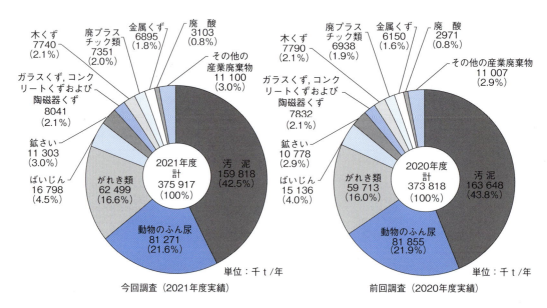

図8・5・2　産業廃棄物の種類別排出量(令和3年度実績)
　　＊　各産業廃棄物の量は四捨五入しているため，合算した値は合計値と異なる場合がある．
〔環境省："別添資料(産業廃棄物の排出・処理状況等(令和3年度実績))"(https://www.env.go.jp/content/000211701.pdf)より〕

た，業種別における産業廃棄物の排出量は，電気・ガス・熱供給・水道業が第1位，次いで農業・林業および建設業であり，この上位3業種で総排出量の約70%を占めている．

c. 特別管理廃棄物

廃棄物処理法において，産業廃棄物のうち爆発性，毒性，感染性その他のヒトの健康または生活環境にかかわる被害を生ずるおそれがある性状を有するものとして政令で定めるものは，**特別管理廃棄物**と規定されている．特別管理廃棄物は，必要な処理基準を設けて通常の廃棄物より厳しい規制が行われており，**特別管理一般廃棄物**と**特別管理産業廃棄物**に分類されている（付表1, 2）．特別管理産業廃棄物を生じる事業場を設置している事業者は，**特別管理産業廃棄物管理責任者**を選任し，特別管理産業廃棄物の処理に関する業務を適切に行わせなければならない．薬剤師，医師，歯科医師，獣医師，保健師などは，感染性産業廃棄物を排出する医療機関において特別管理産業廃棄物管理責任者となることができる．

特別管理一般廃棄物または特別管理産業廃棄物のうち，感染の危険があり，取扱い上注意を必要とするものは，それぞれ**感染性一般廃棄物**または**感染性産業廃棄物**に分類される．感染性廃棄物とは，「医療関係機関等から生じ，人が感染し，若しくは感染するおそれのある病原体（感染性病原体）が含まれ，若しくは付着している廃棄物又はこれらのおそれのある廃棄物」のことである．感染性廃棄物の処理については，「感染性廃棄物の適正処理について」の別添「廃棄物処理法に基づく感染性廃棄物処理マニュアル」（2018年3月改訂）に基づいて適正に分別，保管，収集運搬，再生および処分をすることとなっている．

感染性廃棄物の保管場所は，他と区別し，関係者以外の立入りを禁止し，保管は短期間が望ましい．また，保管には，運搬する間に内容物が飛散・流出しないよう① 密閉できる，② 収納しやすい，③ 損傷しにくい，など，廃棄物の性状に応じた材質の容器を使用する．さらに，感染性廃棄物の表示は，内容物をより正確に分別・識別するために，容器外部に色分けした**バイオハザードマーク**をつけることが望ましい（図8·5·3）．

感染性廃棄物の判断基準は，廃棄物の形状，排出場所および感染症の種類から図8·5·4 に示す判断フローによって客観的に判断することを基本とする．しかし，判断できない場合は，血液その他の付着の程度や付着した廃棄物の形状，性状の違いにより，専門知識を有する者（医師，歯科医師

バイオハザードマーク	色分けと適用廃棄物	
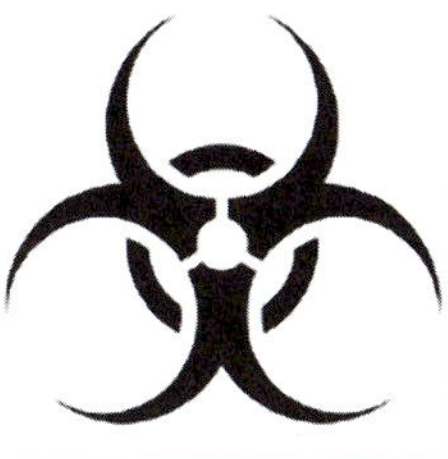	赤色	液状または泥状のもの（血液，体液，組織など）
	橙色	固形状のもの（血液や体液で汚染されたディスポーザブル製品，抗がん剤が付着した物品など）
	黄色	鋭利なもの（注射針，メス，アンプルなど）

図 8·5·3　感染性廃棄物の分類

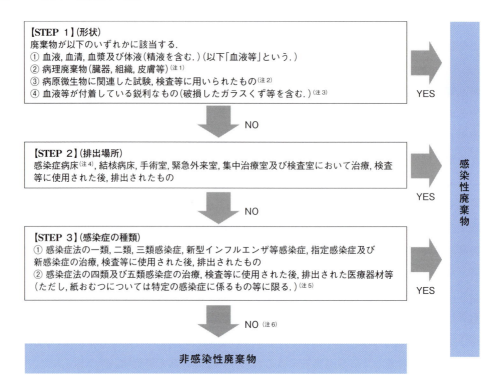

図 8・5・4　感染性廃棄物の取扱い判断フロー
〔環境省:"廃棄物処理法に基づく感染性廃棄物処理マニュアル", p.5 (2018) より〕

および獣医師)によって感染のおそれがあると判断されたときは感染性廃棄物となる.なお,非感染性の廃棄物であっても,鋭利なものについては感染性廃棄物と同等の取扱いとする.

　感染性廃棄物の処理を業者に委託して行う場合,引き渡しに際して廃棄物の種類,量,性状,取扱い方法などを記載した**マニフェスト(産業廃棄物管理票)**を交付し,適正に処理されたことを処理業者から返送されるマニフェストによって確認する.

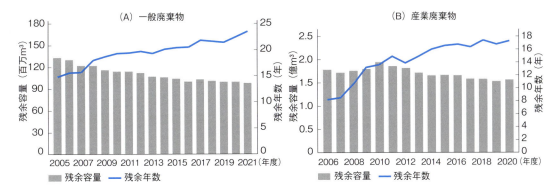

図 8・5・5　一般廃棄物(A)と産業廃棄物(B)の最終処分場の残余容量および残余年数の推移
〔環境省:"令和5年版 環境・循環型社会・生物多様性白書", p.160, 161(2023)の図3-1-20, 3-1-21より〕

8・5・2　廃棄物処理の問題点とその対策

　ごみは最終的に埋め立て処分されるが，その埋め立て処分地の確保は難しくなっている．処分場の残り受け入れ能力を容積で表した**残余容量**は，一般廃棄物で2005年以降，産業廃棄物で2010年以降減少し続けている．一方，処分場の残り受け入れ能力を年数で表した**残余年数**は，一般廃棄物および産業廃棄物ともに2005年以降増大している（図8・5・5）．

　プラスチックは，加工がしやすく用途が多様であり，非常に多くの製品に利用されている．2021年の生産量は1045万t，国内消費量は900万t，廃プラスチックの総排出量は824万tと推定され，排出量に対する有効利用率は，約87%と推計されている．近年，海洋や湖沼などにおける**マイクロプラスチック**が，その有害作用の懸念から社会的問題となっている．

8・5・3　マニフェスト制度

　産業廃棄物の不法投棄などを防止して適正な処理を確保するため，産業廃棄物の移動を管理する仕組みとして**マニフェスト**（**産業廃棄物管理票**）が取り入れられた．1998年12月からは産業廃棄物の処理を委託するすべての排出事業者にマニフェストを使用することが廃棄物処理法により義務づけられた．マニフェスト制度により産業廃棄物の不法投棄件数および投棄量は減少したが，都道府県および廃棄物処理法上の政令市が把握している，2022年3月末時点における産業廃棄物の不法投棄等事案の残存件数は2822件，残存量は1547万tである．

　現在，マニフェストには紙マニフェストと電子マニフェストの2種類がある．紙マニフェストの流れを図8・5・6に示す．排出事業者が産業廃棄物処理業者に委託するには，排出事業者が委託業者に対してマニフェストを交付する．ただし，排出事業者が自ら適切に処理する場合には，マニフェスト制度の対象外となる．紙マニフェストはA・B1・B2・C1・C2・D・E票の7枚綴りの紙伝票で，産業廃棄物の流れを確認できるようになっている．排出事業者は委託内容を確認した後，年間のマニフェスト交付数や廃棄物の量を都道府県知事または政令市長へ報告しなければならない．また，運搬業者や処分業者はマニフェストを5年間保管しなければならない．電子マニフェストでは，

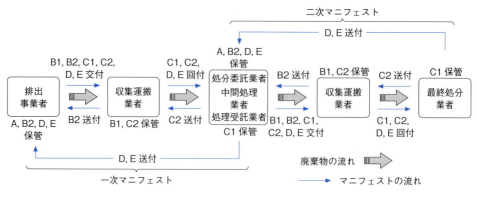

図 8·5·6　産業廃棄物とマニフェストの仕組み

廃棄物に関する情報が情報センター（日本産業廃棄物処理振興センター）に送信され，登録・管理されるため，マニフェストの不正処理を防止できる．

8·5·4　廃棄物・リサイクルに関する法律

1991 年に再生資源の利用の促進に関する法律（**再生資源利用促進法**）が制定され，再生資源のリサイクル，リサイクル容易な構造・材料の工夫，分別回収のための表示，副生成物の有効利用などについて事業者側を中心にして推進することを基準とした．その後，2000 年に再生資源利用促進法が改正され，資源の有効な利用の促進に関する法律（**資源有効利用促進法**）として 2001 年に施行された．

2000 年には循環型社会を形成するための**循環型社会形成推進基本法**が制定され，再生資源のリサイクルを促進し，廃棄物の**発生抑制**（リデュース），環境保全を図ることを目的とした**再使用**（リユース），回収されたものを原材料とする**再生利用**（リサイクル）などを義務づける業種，品目を政令で指定し，産業界と消費者が役割分担を決めてリサイクル向上が図られた．その特徴は「**リサイクル（1R）からリデュース，リユース，リサイクル（3R）へ**」といえる．

廃棄物・リサイクルに関するおもな法律および対象物は表 8·5·1 のとおりである．

8·5·5　特定化学物質の環境への排出管理に関する法律

特定化学物質の環境への排出量の把握等及び管理の改善の促進に関する法律（**化学物質排出把握管理促進法**または**化管法**）は，**PRTR 制度**と **SDS**（safety data sheet：**安全データシート**）制度の二つの制度からなり，事業者による化学物質の自主的な管理の改善を促進し，環境の保全上の支障を未然に防止することを目的とした法律である．

PRTR 制度とは，ヒトの健康や生態系に有害なおそれのある化学物質が，事業所から環境（大気，水および土壌）へ排出される量ならびに廃棄物に含まれて事業所外へ移動する量を，事業者が自ら把握して国に届出をし，国は届出データや推計に基づき，排出量・移動量を集計・公表する制度であり，対象業種は政令で指定する 24 業種である．対象物質には，ヒトや生態系への有害性（オゾン

表 8・5・1　個別リサイクル法とその対象物

リサイクルに関するおもな法律	対象物
容器包装リサイクル法	缶(アルミニウム，スチール)，ガラス瓶，紙(パック，段ボール，容器包装)，プラスチック(ペットボトル，レジ袋)
家電リサイクル法	エアコン，テレビ，冷蔵庫・冷凍庫，洗濯機・衣類乾燥機
建設リサイクル法	建築物の解体，新築・増築，リフォーム工事や土木工事などで発生する特定建設資材(コンクリート，木材，コンクリートおよび鉄からなる建設資材，アスファルト)
食品リサイクル法	食品関連事業者からの廃棄物(循環資源)の発生抑制，再利用，熱回収(メタンと同等以上のエネルギー)，減量
自動車リサイクル法	シュレッダーダスト，エアバッグ類，フロン類
小型家電リサイクル法	使用済小型電子機器(携帯電話，デジタルカメラ，ゲーム機器など)などに含まれるアルミニウム，貴金属，レアメタルなど

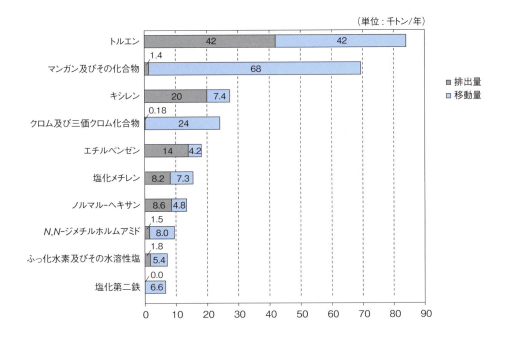

図 8・5・7　届出排出量・移動量上位 10 物質とその量
〔環境省："2022 年度 PRTR データ(化学物質の排出量・移動量の集計結果)の概要"，p.3(2023)
(https://www.env.go.jp/content/000202131.pdf) より〕

層破壊性を含む)があり，環境中に継続して広く存在する(曝露の可能性あり)と認められるベンゼンなどの 515 種物質が**第一種指定化学物質**として指定されている．そのうち，発がん性の懸念が高い物質など，とくに重篤な障害をもたらす物質，あるいは強い生態毒性をもち，難分解性・高蓄積性をもち，動植物の生育に支障を及ぼす可能性が高い 23 物質は**特定第一種指定化学物質**として指定されている．環境中に存在する量が少ないと考えられる 134 物質は，**第二種指定化学物質**として指定されている(物質数は，2023 年 4 月 1 日施行の改正化管法による)．図 8・5・7 に 2022 年度の対

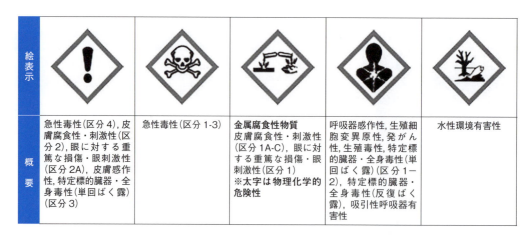

図 8·5·8　GHS ラベルの健康および環境有害性の例
〔厚生労働省:"職場のあんぜんサイト"(https://anzeninfo.mhlw.go.jp/user/anzen/kag/ghs_symbol.html)より引用〕

象化学物質の届出排出量・移動量の上位 10 物質を示す．合計量が最も多い化学物質は**トルエン**である．

　SDS 制度とは，事業者による化学物質の適切な管理の改善を促進するため，化管法で指定された第一種指定化学物質および第二種指定化学物質やそれを含む製品を，ほかの事業者に譲渡または提供する際に，事前に **SDS** により当該化学品の特性および取扱いに関する情報を提供することを義務づけ，化管法ラベルによる表示を行うよう努めることを定めた制度である．業種や規模，年間取扱量にかかわらず，対象の化学物質を扱うすべての業種が対象となる．

　2003 年 7 月に，「化学品の分類および表示に関する世界調和システム」(**GHS**)が国連勧告として採択された．化学品を世界的に統一されたルールに従って危険有害性の種類と程度により分類し，それらの情報が一目でわかる絵表示(ピクトグラム)でラベル表示し，SDS による情報提供を行うシステムのことである．図 8·5·8 に **GHS ラベル**の例を示す．わが国では，化学物質の分類方法やラベルなどの表示伝達方法が，国連により 2011 年に発行された GHS 改訂 4 版に基づいて日本産業規格(JIS)に規定されている．また，GHS 分類を行う事業者向けのガイダンスが関係省庁から公開されている．化学物質を取り扱う事業者は，事業者自らもしくは国の GHS 分類を利用して，ラベル表示や SDS による情報提供を行う必要がある．

9

環 境 衛 生

9・1　環境と健康を守るための環境衛生対策

　薬剤師になるために，上水・下水や大気汚染の知識がなぜ必要なのか？　と思われるかもしれない．しかし，1章で述べたように，大地震などの災害現場に派遣された医療関係者のなかで，薬剤師に求められ，薬剤師がその存在意義を発揮したのは，医薬品に関する知識だけでなく，環境衛生に関する知識と対応能力であった．飲み水の確保と汚染防止，ほこりの多い室内環境の整備と助言など，避難場所の生活環境を良好な状況に維持するための専門的な知識をもつ者として薬剤師が貢献した．避難場所として学校が用いられることが多かったため，学校薬剤師として学校の環境衛生にかかわってきた薬剤師が頼りにされた，という面もあるだろう．逆にいうと，「街の科学者」たる薬剤師が，環境衛生については何も知りません，ではすまされないのである．

　本章ではまず，環境と人間の健康を考えるうえで基礎となる**生態系**について学ぶ．水，空気，土壌などに加え，人間を含めた生物も地球の生態系の構成因子である．生物同士は捕食・被捕食の関係をもち，死骸や排泄物を微生物が分解することで生態系における物質循環が起こっている．しかし，人口が増加し産業が発展した現在，排泄物や廃棄物を適切に処理しなければ，飲み水や食べ物を汚染する状況が生じている．19世紀のロンドンでは，汚物で汚染された井戸水がコレラまん延の原因となった（3・1・2項参照）．産業の発展は環境汚染を生み出したが，食物連鎖の最上位にいる人間は，生物濃縮された化学物質を摂取することになる．人間の活動による生態系への影響は，局地的な環境汚染からオゾン層破壊・地球温暖化など地球全体にまで及んでいる．環境と健康は不可分であり，適切な環境を維持するための積極的な介入と管理が求められている．

　水や空気の汚染を防ぎ，良好な状態に保つことは，疾病予防の基盤となる**一次予防**に相当する．水については，上水の浄化，下水処理の方法，および水質基準と測定方法を学ぶ．下水処理された水は河川に放流され，下流で再び上水として利用されるので，適切な下水処理は，良好な上水の供

給に直結する．近年，体内から排泄される医薬品とその代謝物が上下水で検出されており，新たな課題となっている．

大気を浄化する方法はないので，大気汚染については発生源対策が重要となる．わが国では四日市喘息や光化学スモッグなどを契機として，工場や自動車などの発生源対策が実施され，全国的な大気汚染物質の測定・監視システムが整備されてきた．この数十年で大気中濃度が大きく減少した汚染物質もあれば，あまり減少していないものもある．また，シックビルディング症候群のような新たな室内空気汚染の問題も起こっている．

室内の空気環境は，とくに学校の室内環境を良好に保つうえで**学校薬剤師**の役割が重要である．学校で供給される水やプールの水質の測定・管理も学校薬剤師の仕事である．薬剤師として，環境衛生に関する知識と技能が最も求められる職務である．

放射線，紫外線などは，地球環境から医療現場を含む労働現場まで，さまざまなレベルで人間の健康に影響を及ぼす．本章では環境衛生という観点から，その健康影響と管理方法について学ぶ．

廃棄物については，現代社会における安全な廃棄のプロセスのみならず，医療現場での医療廃棄物などの分別方法を熟知しておく必要がある．

環境を良好に保つためには，個々人の努力だけでなく，社会全体での水質，大気などの監視，管理システムが重要であり，さまざまな基準や対策が法整備されている．また，地球レベルでの環境汚染については国際的な取組みが行われている．このように，環境衛生の範囲は非常に多岐にわたるが，健康増進にも関与することが求められる薬剤師として，環境衛生についても十分に理解していることが求められている．

9・2　生態系における物質循環と化学物質の濃縮

濃縮は，農薬や工業製品などの化学物質が水や土壌から生物体内に移行し，食物連鎖を通じて上位の捕食者に集中的に蓄積されるプロセスである．濃縮性の高い化学物質は，次第に上位捕食者の生体内に高濃度で存在するようになり，やがてそれが深刻な生体影響(ヒトの場合は健康影響)をもたらす可能性がある．したがって生物濃縮を理解することは，化学物質のリスク管理においてきわめて重要である．生態系における化学物質の濃縮を知るには，生態系の構成を理解したうえで，各環境および環境間における化学物質の輸送や移動，また各環境における化学物質の代謝，分解，蓄積などを追跡する必要がある．

9・2・1　生態系の構成

生物は相互に影響を及ぼしあって生活している．また生物は，おのおのが接する環境とも相互作用を築いている．このような生物と環境を合わせて，一連のエネルギーの流れや物質循環を機能系としてとらえたのが生態系である．生態系は，非生物的環境と生物的環境で構成されている(図9・2・1)．

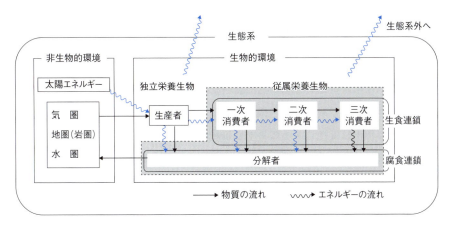

図 9・2・1　生態系の構成と物質およびエネルギーの流れ

a．非生物的環境

気圏，地圏(岩圏)，水圏など，生物を取り巻く無機的な環境要因が非生物的環境に属する．気圏は，好気性生物の呼吸に必要な酸素や，生産者の光合成に必要な二酸化炭素を含む．地圏(岩圏)は，土壌などのなかに栄養分を保持し，植物などの生産者による植物の生長を支えている．水圏は，海洋のほか湖沼・河川・高山の氷雪など地球表面上で水が占めている部分全体をまとめて指し，地球表面の約70%を占める．水圏の水は97%が海水で，多くの生物にとって重要な淡水は3%程度にすぎない．

b．生物的環境

生物的環境とは，生態系内で生物同士が互いに及ぼしあう影響や関係のことを指す．具体的な関係性として，捕食，共生，競争，寄生，腐食などがある．生物的環境には，生産者，消費者，分解者に分類される生物が存在する．

（ⅰ）**生産者**

非生物学的環境中の**無機物から有機物をつくる生物**を指す．光または無機化合物をエネルギー源とし，二酸化炭素などの無機化合物だけを炭素源として生育することから，ほかの生物に依存することなく生きることができる**独立栄養生物**である．これらの生物は，エネルギー源により光合成独立栄養生物と化学合成独立栄養生物に分類される．光合成独立栄養生物には，植物や藻類，植物プランクトンなどがある．また化学合成独立栄養生物には，硫化水素をエネルギー源とする硫黄細菌，アンモニウムイオンをエネルギー源とする亜硝酸菌，亜硝酸イオンをエネルギー源とする硝酸菌，二価鉄イオンをエネルギー源とする鉄細菌などがある．

（ⅱ）**消費者**

ほかの生物を捕食したり，生産者が合成した有機物を摂取する生物を指す．炭素源や窒素源，エネルギー源を外界から獲得して同化することから**従属栄養生物**とよばれる．消費者には一次消費者，二次消費者，三次消費者がある．一次消費者は，生産者(植物など)が合成した有機物を摂取する植

食動物であり，二次消費者には一次消費者を食する小型魚などがあげられる．さらにこれらの低次消費者を高次消費者が食する．ヒトは生産者および消費者を食する高次消費者である．

（iii） 分解者

生命活動ができなくなった生産者(枯れた植物，落葉など)や消費者(動物の遺骸)，また消費者から排泄される排泄物を分解する細菌などの微生物を指す．これらの微生物も，炭素源や窒素源，エネルギー源を外界から獲得して同化することから**従属栄養生物**である．土壌や水中に存在する微生物が有機物を無機物まで分解(生分解)し，これを生産者が再び利用することで生態系における一連の物質循環が行われている(図 9·2·1)．

9·2·2　生態系における物質循環

物質循環の区分を地球と宇宙に分けて考えると，宇宙からエネルギーとして太陽光が地球に入ってくるほかに，宇宙空間からの物質の出入りはほとんどない．このようにエネルギーの出入りはあるが，物質の出入りはないことから地球は閉じた系であるといえる．すなわち生態系が健全に維持されるには，地球上の物質は無限に循環して再利用されなければならない．

a．炭素循環

炭素は，天然では有機物，二酸化炭素，炭酸塩などとして存在しており，生物の重要な構成成分にもなっている．炭素の循環においては，二酸化炭素の動きがとくに重要である．大気中の二酸化炭素濃度は，生物の呼吸と植物の光合成に大きく影響される．植物は二酸化炭素を吸収し，炭素を蓄積(炭素固定)する役割を果たしているが，近年は土地利用の変化に伴う森林伐採によりその機能が弱くなり，二酸化炭素濃度上昇の一因となっている．また化石燃料の使用も二酸化炭素濃度上昇の大きな要因となっている．一方で，大気中の二酸化炭素は海洋などに炭酸塩として溶け込み，その量は大気中の二酸化炭素濃度に依存する．そのため海洋は，大気中の二酸化炭素を貯留する作用がある．

b．窒素循環

窒素は大気中に豊富に存在するほか，生物の重要な構成成分にもなっている．しかしほとんどの生物は，大気中の窒素を直接利用できない．一方で，マメ科の植物と共生している根粒菌などの窒素固定細菌や一部のシアノバクテリアなど，ごく限られた生物は大気中の窒素をアンモニウムイオンに変換することができる．このように大気中の不活性な窒素ガスを化学反応性が高いアンモニアなどに変換する過程を**窒素固定**という．変換された窒素は植物中に取り込まれ，アミノ酸や核酸をはじめとする有機態の生命物質に変換される．この過程を**窒素同化**という．また植物などがつくり出したアミノ酸やタンパク質は消費者や分解者に利用され，排泄物や遺骸として環境中に放出される．その後これらの有機窒素化合物は，分解者である微生物によって酸化分解を受け，アンモニア態窒素，亜硝酸態窒素を経て硝酸態窒素へと変換される．これらの分解産物は再び植物に取り込まれて利用されるほか，微生物(脱窒菌)によって窒素ガスとして大気中に放出されるものもある．こ

の過程を**脱窒**という．

c．食物連鎖

 生産者から一次消費者，二次消費者，三次消費者，高次消費者と，捕食者と被捕食者が鎖状につながっている状態を**食物連鎖**という．たとえば水生環境では，植物プランクトン→動物プランクトン→小型魚→大型魚→ヒトのような捕食関係にある．このように生きている動植物が捕食などで栄養利用されることを，とくに生食食物連鎖(生食連鎖)という(図9・2・1)．一方で，動植物の遺骸や排泄物などの有機物は，分解者(おもに微生物)によって分解され，その過程で無機物(二酸化炭素，水，窒素など)へと変換される．このように各段階で消費者の遺骸や排泄物を分解する微生物との関係や，微生物同士の捕食関係を腐食食物連鎖(**腐食連鎖**)という(図9・2・1)．腐食連鎖によって生成した無機物は，再び植物によって吸収され，光合成により有機物(糖など)に変換された後に，再び生食連鎖によって消費者に供給される．このように食物連鎖(生食連鎖と腐食連鎖)のバランスが保たれることは，生態系が維持されていくうえで不可欠なものである．

d．エネルギーの流れと生態ピラミッド

 生態系内では，食物連鎖を通じてエネルギーが一方向に流れている．生産者は，主として太陽(光)エネルギーから有機物(糖など)を合成し，化学エネルギーとして生物が利用可能な形に変換する．生産者に変換された化学エネルギーは，消費者や分解者に取り込まれて消費され，その過程で熱エネルギーとして体外へ放出される．このようにエネルギーの流れは，光エネルギー → 化学エネルギー → 熱エネルギーの一方向であり，物質のようには循環しない(図9・2・1)．

 消費者が生存するために必要なエネルギーを獲得するためには，それを支えるより多くの生産者や低次の消費者が必要である．生産者を出発点とする食物連鎖の各段階を栄養段階というが，栄養段階ごとに個体数を図示すると，一般的には栄養段階の上位の者ほど個体数が少なく，形はピラミッド型となる．これを個体数ピラミッドという．また同様に生物体量(バイオマス)を図示したものを生物体量ピラミッド，生産速度(生物が一定期間内に得るエネルギー量や有機物量)を図示したものを生産速度ピラミッドという．これら三つのピラミッドを生態ピラミッドという(図9・2・2)．個体

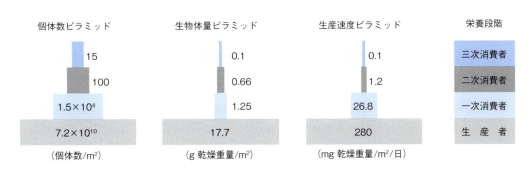

図 9・2・2 生態ピラミッドの一例
〔今井浩孝, 小椋康光 編："衛生薬学 改訂第4版", p.577, 南江堂(2023)より〕

数ピラミッドや生物体量ピラミッドは大小関係が逆転する場合があるが，生産速度ピラミッドについては栄養段階が上がるほど生産速度は遅くなるために大小関係が逆転することはなく，必ずピラミッド型となる.

e. 生物濃縮

生態系において生物は，生命活動の維持に必要な物質(栄養，空気，水など)を外界から取り込んでいるが，ある化学物質について，外界中濃度よりも生体内濃度のほうが高くなる現象を**生物濃縮**という. この現象は生体に必須な窒素やリンで認められるが，生物は有益なものと有害なものを区別することなく，ともに摂取しており，生物にとって必須ではない化学物質についても生物濃縮が認められる. とくに生物にとって悪影響を及ぼす化学物質の濃縮が大きな問題となる.

(i) 濃縮経路

生物濃縮には直接濃縮と間接濃縮の2パターンがある. **直接濃縮**は水や空気などに含まれる化学物質を蓄積する場合で，水中で魚などの生物の体表面やえらから吸着や呼吸に伴い吸収する例などがあげられる. **間接濃縮**は食物連鎖の過程で食物中の化学物質を蓄積する場合である. 海洋中の細菌類が産生するテトロドトキシンがフグ毒としてフグに濃縮される例などがあげられる. 陸生生物では間接濃縮により，水生生物では直接濃縮と間接濃縮により化学物質が生物濃縮される. また植物では体表面からの直接濃縮により化学物質が生物濃縮される.

(ii) 濃縮係数と生物濃縮に影響を及ぼす因子

生物濃縮の程度を示す指標として，濃縮係数がある. 濃縮係数は生物内濃度を環境中濃度で除した値であり，1を超える場合は，その化学物質が生物濃縮されることを示している. 化学物質の生物濃縮の程度を決定する大きな要因の一つとして脂溶性があり，この指標として1-オクタノール/水分配係数($P_{o/w}$)が用いられる. $P_{o/w}$は，1-オクタノールと水の二つの溶媒相中に化学物質を加えて平衡状態となったときのその二相における化学物質の濃度比であり，一般的には対数値($\log P_{o/w}$)が大きいほど脂溶性が高い. 脂溶性が高い化学物質は細胞膜を通過しやすく，脂肪組織などの脂質が多い組織に蓄積する傾向がある〔図9・2・3(A)〕. また一般的に濃縮されやすい化学物質は毒性も高い傾向にあり，$P_{o/w}$と毒性の間にも相関があるといえる〔図9・2・3(B)〕. 生物濃縮されやすい環境汚染物質として，有機塩素化合物であるポリ塩化ビフェニル(polychlorinated biphenyl：PCB)や有機塩素系農薬であるDDT(dichlorodiphenyltrichloroethane)などがある. これらの化学物質は最終的に陸上から海に移動し，さらに海流に乗って海洋全体に拡散される. DDTの場合，海水中の濃度は1 pg/kgに満たないが，生産者である植物プランクトンを捕食する動物プランクトンではμg/kgレベルと約1万倍にまで濃縮されている.

一方で，最近ヒトへの健康影響が懸念されている一部の有機フッ素化合物(perfluoroalkyl and polyfluoroalkyl substances：PFAS)も濃縮されやすいことが知られている. PFASの一つであるペルフルオロオクタンスルホン酸(PFOS)は，野生生物の体内では5000～1万倍に濃縮されるといわれている. しかし，PFOSはPCBやDDTと比較すると水溶性が桁違いに高く，生物濃縮と$P_{o/w}$との相関性も乏しいことから，脂溶性とは別の要因も生物濃縮に影響を与えていると考えられている.

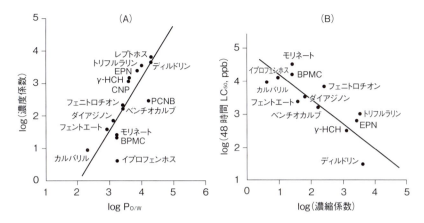

図 9・2・3 濃縮係数と分配係数および急性毒性との相関
(A)モツゴにおける農薬の濃縮係数(横軸)と分配係数(縦軸)の相関．
(B)コイに対する農薬の急性毒性(縦軸)とモツゴにおける濃縮係数(横軸)との関係．
LC_{50} ＝ 50%致死濃度．LC_{50} の値が小さいほど急性毒性が高い．
〔J Kanazawa：*Pestic Sci.*, **12**(4), 417-424(1981)より〕

9・3 水 環 境

9・3・1 上 水

　ヒトの体内の水は，標準体型の成人男性(体重 60 kg)で約 60%(成人女性で約 55%，乳幼児で約 70%)を占めている．すなわち，成人男性の体内には約 36 L の水が存在する．1 日に 150 ～ 180 L の血液が腎臓でろ過され，その 99% が再吸収されることから，体内の水は 1 日 4 ～ 5 回繰り返し利用されていることになる．

　成人における 1 日あたりの水分の出納として，体重 60 kg の成人が飲食物の形で外から取り入れる水は 1.9 ～ 2.2 L であり，体内で栄養素から生じる代謝水 0.3 L を含めると，水分摂取量は合計 2.2 ～ 2.5 L となる．一方，気道や皮膚からの発汗などによって喪失する水分(不感蒸泄)，体内の老廃物を尿中へ排泄するのに必要な最少水分排泄量(不可避尿)および糞便中の水分などの水分喪失量合計は 2.2 ～ 2.5 L となり，正常な状態では収支が合っている．このバランスが崩れると，脱水や浮腫などが生じる．発汗が水分摂取と比べてあまりにも多くなり体内水分量が不足すると，その不足の程度によってさまざまな脱水症状が現れる．体重の約 10% の水分の減少で筋肉のけいれんが起こり，身体の全水分の 20% を失うと，意識喪失をきたし生命の危険に至る．ヒトは体内の恒常性を維持するために 1 日あたり約 2 L の水を外から摂取する必要がある．

　水は生命維持に必要であるばかりでなく，ヒトの生活や生産活動を維持していくうえでも大変重要であるため，古来より営々と水確保の努力が積み重ねられてきた．わが国では，年間降水量こそ世界平均の 2 倍近くにもなるが，年間降水量のうち 1 人あたりに確保できる量は世界平均の 1/5 程度の約 5200 m³ にすぎない．この原因は，国土が急峻で河川の流下距離が短いという地形的特徴や，降雨が梅雨や台風期に集中しているという気候的特徴によるものである．

水資源の利用形態は，都市用水と農業用水に大別され，前者はさらに生活用水と工業用水に分類される．また，生活用水は家庭用水と都市活動用水に分けられる．家庭用水は，一般家庭の飲料水，調理，洗濯，風呂，掃除，水洗トイレ，散水などに用いる水である．都市生活用水は，病院や診療所などの医療用水，飲食店，デパート，ホテルなどの営業用水や事業所用水のほか，消防用水，学校プール，公園の噴水や公衆トイレなどに用いる公共用水などが含まれる．これらの水源は，河川，貯水池，湖沼などの地表水や地下水，伏流水などから得ているが，生活排水や産業排水の混入があると水源水の水質を悪化させるため，上水道と下水道を完備する必要がある．生活用水は水道により供給される水の大部分を占めている．近年，わが国における1人あたりの1日平均使用水量（都市活動用水を含む）は，水洗トイレや洗濯機などの節水化により，1990年代の約320 Lをピークに徐々に減少していたが，2015年以降，おおむね横ばいで，2019年度は286 Lであった．

a．水と疾病

　水が媒介する健康影響には，生物学的要因による水系感染症と化学的要因による中毒症があげられる．

（i）水系感染症

　病原体に汚染された水によって媒介される感染症を**水系感染症**という．水系感染症として最も多いものは**消化器系感染症**である．この原因となる病原体には，コレラ菌，パラチフス菌，腸チフス菌，赤痢菌，腸管出血性大腸菌などの細菌のほか，ノロウイルス，ロタウイルスやクリプトスポリジウム，ジアルジア，赤痢アメーバなどの原虫などがある．わが国における水系感染症患者数は図9・3・1に示すように，戦後，上水道普及率が5割を超えた頃から，急激な減少を示している．一方，遊泳用プールなどでは，塩素消毒不足により，遊泳者が持ち込むアデノウイルスの3型・7型による流行性角結膜炎（はやり目）や8型による咽頭結膜熱（プール熱）の感染がしばしば夏場に問題になっている．

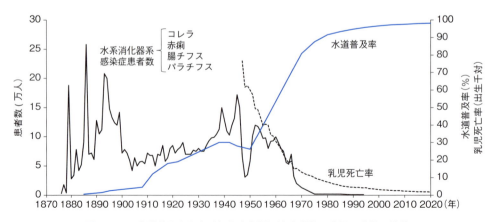

図9・3・1　水道普及率と水系伝染病（感染症）患者数，乳児死亡数の推移
〔厚生労働統計協会："国民衛生の動向 2022/2023", p.289をもとに作成〕

（ⅱ）　有害化学物質による中毒症

水中に含まれる有害化学物質に起因すると考えられる健康影響には，工場排水などに含まれる可能性があるシアン化物，トリクロロエチレン，テトラクロロエチレンなどや，工場や鉱山排水，土壌由来の無機水銀，カドミウム，鉛，六価クロム，ヒ素などによる急性または慢性中毒があげられる．肥料を大量に施す農地などの地下水や伏流水中には，多量の硝酸性窒素が検出される場合がある．10 mg/L 以上の硝酸性窒素を含む水を乳幼児が飲用すると，胃内の pH が成人よりも高いために嫌気性細菌によって亜硝酸性窒素に還元され，これが血中に移行して**メトヘモグロビン血症**〔8・3・2 項 e.（ⅰ）（3）参照〕を引き起こすことがある．

b．上水道

上水道（水道）とは，水道法で「導管及びその他の工作物により，水を人の飲用に適する水として供給する施設の総体をいう」と定義されている．水道管路中で陽圧になるように圧力がかかっているため，管の接合不良やごくわずかな破損があった場合，管路内の水道水に外部からの汚染が及びにくいという利点がある．水道は表 9・3・1 に示すように分類されている．

わが国の水道は，1950 年代から 1960 年代にかけて急速に普及し，1978 年には水道普及率が90％を超えた（図 9・3・1）．現在，水道普及率は，2021 年で 98.2％であり，ほとんどの家庭で水道が使用されている．上水道事業の月別一日平均給水量は，気温の高い夏期に増加し，気温の低い冬期に減少する傾向があるが，近年では夏期と冬期の差が小さくなってきている．また，上水道の 1 人 1 日平均給水量（事業所への給水量を含む）は，かつては 200 〜 400 L と給水人口規模による差が大きかったが，近年は 260 〜 320 L とその差が小さくなっている．

c．原水

水道の水源には，地表水として**ダム湖水**，**湖沼水**，**河川水**，および地下水として**井戸水（地下水）**，**伏流水**などがある．わが国の水道供給事業の水源からの総取水量は，2021 年度において 153.2 億 m^3 である（図 9・3・2）．その取水割合は，ダム湖水（48.4％），河川水（25.1％），井戸水（19.1％），伏

表 9・3・1　水道の種類と給水人口　　　　　　　　　　　　（2022 年 3 月 31 日現在）

種　類	内　容	事業数	現在給水人口（万人）
水道事業	一般の需要に応じて，水道により水を供給する事業（給水人口 100 人以下は除く）	3719	12 254
上水道事業	給水人口が 5000 人超の水道事業	1304	12 087
簡易水道事業	給水人口が 5000 人以下の水道事業	2415	167
水道用水供給事業	水道事業者に対し水道用水を供給する事業	88	－
専用水道	寄宿舎，社宅などの自宅用水道などで 100 人を超える居住者に給水するものまたは 1 日最大給水量が 20 m^3 を超えるもの	8189	36
計		11 996	12 290

〔環境省：水道の基本統計，令和 3 年度　水道の種類（https://www.env.go.jp/content/900547310.pdf）より〕

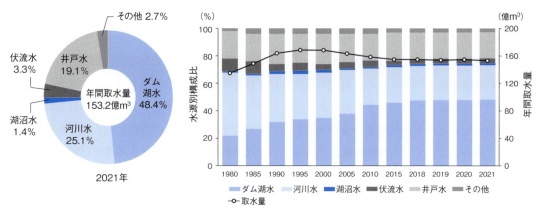

図 9・3・2 水道水源の状況：水道水源の種別と水道の年間取水量と水源別構成比の推移
〔日本水道協会：水道統計（http://www.jwwa.or.jp/shiryou/water/water02.html）などより作成〕

> **コラム　上流の下水処理水は下流の水道水源**
>
> 　わが国の水道水源の約 1/4 は河川水であるが，この河川水には，上流にある下水処理施設からの排水が流入していることがある．上流の下水処理水が下流の水道水源として再利用されるのは珍しいことではなく，日本各地で行われている．とくに，琵琶湖から大阪湾に至る淀川水系では，上流の人口に対して下流の給水人口のほうが多いため，［取水］→［浄化］→［水道水として利用］→［下水処理施設から排水］→［再取水］→ … という過程が下流に向かって繰り返されており（図 9・3・3），給水人口の約半数の人は 5 番目の再利用者である．水資源の確保のためには，河川水の再利用を避けることはできないが，水道水源への下水処理水の混入は水系感染症流行のリスクを高める．このため，水道水質基準には「ヒトの健康の保護に関わる項目」として「大腸菌：検出されないこと」があり，し尿汚染のないことが確認されている．遊離残留塩素を 0.1 mg/L（結合残留塩素の場合は，0.4 mg/L）以上保持するように塩素消毒をすることも定められている．この濃度では，病原大腸菌を含む大腸菌は死滅する．再利用回数が多い河川水が水道水源であっても，健康を害することがないように基準がつくられている．
>
>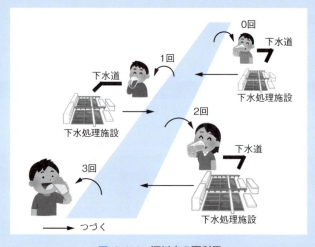
>
> 図 9・3・3　河川水の再利用

流水(3.3%)の順に多く，地表水(ダム湖水，湖沼水，河川水)の合計は74.7%に及ぶ．ダムに依存する割合は増大している．

（ⅰ）　**地表水**

ダム湖水，湖沼水や河川水は取水が容易なため，水源としての利用は最も多い．一般に，わが国の地表水の水質は溶存塩類の少ない軟水である．また，地表水は有機物質による汚染を受けやすく，生物の繁殖や水質汚濁による溶存酸素や濁度の変動が大きい．ダム湖水や湖沼水は，閉鎖系水域であるため水が停滞し，富栄養化による藻類などの異常繁殖によって異臭味の問題が発生しやすい．また，日中の水質は，藻類の光合成によって溶存酸素が高く，遊離炭酸が減少することからアルカリ性に傾くことがある．

（ⅱ）　**地下水**

地表水が地層に浸透して帯水層を形成したものが地下水である．地下水は，滞留時間がきわめて長く，地質の影響を受けるが，深層水ほど水温変化，濁度，細菌，有機物質などが少ない．また，遊離炭酸に富み，弱酸性を示すとともに溶存塩類が多く，硬度が高い傾向にある．

伏流水は，河川水や湖沼水が地下に浸透した水で，地下水の一種である．地表水に比べて濁度が低く，地下水の浅層水に似た水質で水道原水としての利用度が高い．

d．浄化方法

水の浄化の目的は，不純物を除去し清澄化することによって，飲用水などに利用すること，すなわち利水にかなった水質にすることである．飲用水の基本的な浄化方法には，原水中の浮遊物質を**沈殿**させ，不純物を**ろ過**して取り除き，**塩素消毒**により微生物を除去するという3段階の処理が含まれる．

水道における一般的な浄化方法の概念を図9・3・4に示す．清澄で水質が良好な原水の場合は**普通沈殿-緩速ろ過**が用いられ，汚濁が進行した都市近郊の河川水や湖沼水を原水とする場合は**薬品沈殿-急速ろ過**が多く用いられている．

近年，沈殿，ろ過，消毒などの一般的な浄化方法では除去できない物質を取り除く目的で**高度浄水処理**が併用されている．これには，曝気処理，オゾンによる酸化分解処理，活性炭による吸着処理，中間塩素処理などがあり，組み合わせて用いられている．

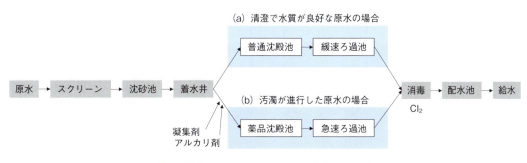

図 9・3・4　水道における一般的な浄化法の概念

（ⅰ） 沈殿-ろ過

（1） **普通沈殿-緩速ろ過**：原水から，まずは大きなごみがスクリーンで除去され，さらに砂などの細かい沈降物を沈砂池で沈殿（sedimentation）除去される．この水を 8～24 時間かけて普通沈殿池に導入して比較的微細な浮遊物質を沈殿させた後，砂層と砂利層からなる緩速ろ過池で 3～5 m/日のゆっくりした速度でろ過（filtration）する（図 9・3・5）．緩速ろ過では，沈殿，ろ過，吸着などの物理化学的作用だけでなく，砂粒子表面に付着した好気性微生物からなる**ろ過膜**（**生物膜**）の形成により，生物化学的作用の効果もある．そのため，有機物質の分解や吸着のほか，マンガンイオン，アンモニアや微生物なども取り除くことができ，浄化能力は高い．しかし，ろ過速度が遅いことから，大量の浄水を得るためにはろ過のための広大な敷地が必要である．

（2） **薬品凝集沈殿-急速ろ過**：普通沈殿と同様に沈砂池を通過した原水を急速混和池に導入し，凝集剤を注入して撹拌した後，フロック形成池，沈殿池を経て大部分の浮遊物質を沈殿除去する．その上澄水を砂ろ過層からなる急速ろ過池に導入して 120～150 m/日の速い速度でろ過する（図 9・3・6）．凝集剤には，おもに硫酸アルミニウム〔硫酸バンド；$Al_2(SO_4)_3 \cdot nH_2O$〕やポリ塩化アルミニウム〔polyaluminum chloride；PAC；$[Al_2(OH)_nCl_{6-n}]_m$〕などが使われる．これら凝集剤は，原水中のアルカリ成分との反応や，生石灰などのアルカリ剤を加えて pH 7～8 に調整することにより，

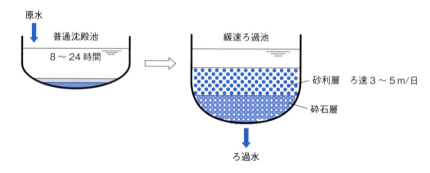

図 9・3・5 普通沈殿 緩速ろ過システム

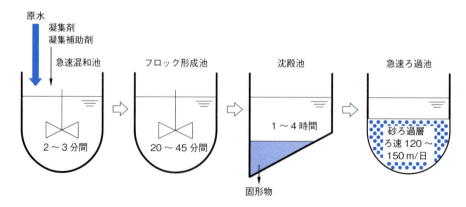

図 9・3・6 薬品沈殿-急速ろ過システム

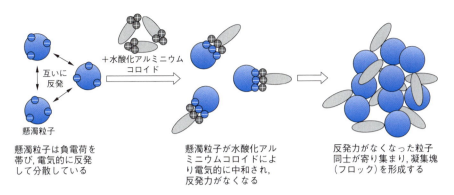

図 9・3・7 水酸化アルミニウムコロイドによる懸濁粒子の電気的中和とフロック形成

水酸化アルミニウムコロイドを生成する．

$$Al_2(SO_4)_3 + 3\,Ca(OH)_2 \longrightarrow 2\,Al(OH)_3\downarrow + 3\,CaSO_4$$

生成した水酸化アルミニウムコロイドは正電荷をもち，負電荷をもつ懸濁粒子を電気的に中和して**凝集塊（フロック）**を形成する（図 9・3・7）．フロックは凝集して沈殿する際に，水中の無機物質，有機物質，微生物なども吸着して沈殿除去する．PAC は，硫酸アルミニウムよりも pH や水温などに影響されることが少なく，よく凝集するので，わが国の浄水場で繁用されている．

薬品凝集沈殿–急速ろ過は，生物化学的作用が期待できず，その水質は普通沈殿–緩速ろ過に比べて劣る．しかし，薬品凝集沈殿後のろ過速度が速く，大量の水の処理に広い敷地を必要としないため，わが国の大都市域の浄水場ではほとんどが本法を採用している．また，本法で除去できない成分は，別の浄化法を組み合わせて除去される．たとえば，原水中に含まれるアンモニアの窒素（N_2）への酸化による除去，鉄（Ⅱ）塩やマンガン（Ⅱ）塩などの還元性無機物質の酸化処理を目的に，着水井での浄化処理工程に先立って塩素（次亜塩素酸塩）を加える**前塩素処理**が併用されている．

(ⅱ) **消毒**

原水中の細菌は，沈殿–ろ過処理でほとんど除去されるが，完全とはいえない．とくに，薬品凝集沈殿–急速ろ過では，その除去効果はあまり期待できない．また，配水池から各戸に給水する過程や給水塔内で水道水が細菌汚染を受けることもある．水系感染症の予防のためにも浄化した水を消毒（disinfection）することが必要である．

水の消毒には，塩素ガス（Cl_2），次亜塩素酸塩類（NaClO など），二酸化塩素（ClO_2），オゾン（O_3）などの酸化剤が使用される．これらの酸化剤による酸化力を比べると，オゾン＞二酸化塩素＞塩素（次亜塩素酸塩類）の順となる．このうち，オゾンは塩素消毒では死滅しにくいウイルスやクリプトスポリジウムなどの原虫の消毒にも有効であるが，化学的に不安定であり残留性は期待できない．一方，二酸化塩素は残留性が塩素と同様に高いが，副生成物の亜塩素酸がメトヘモグロビン血症を引き起こすことが知られている．このため，わが国の水道水の消毒には，安全性や残留性などの点で塩素処理のみが認められている．安価であるというのも，塩素消毒が利用されている理由の一つ

である．

(1) **塩素の殺菌作用**：塩素は水に溶解すると，次式のように次亜塩素酸(HClO)や次亜塩素酸イオン(ClO⁻)を生成する．この反応は可逆的であり，生成した HClO は弱酸性であるため pH が上昇するとさらに H⁺ と ClO⁻ に解離する．

$$Cl_2 + H_2O \rightleftarrows HClO + HCl$$
$$HClO \rightleftarrows H^+ + ClO^-$$

このような化学形の塩素を有効塩素とよび，その殺菌力は微生物の細胞壁やスルフヒドリル(sulfhydryl：SH)酵素などを破壊するほどの酸化力によるものと考えられている．また，水中に残留する有効塩素を**残留塩素**といい，その濃度は mg/L(塩素重量濃度)で表す．

水中の塩素は pH 1 ではおもに Cl_2 として存在するが，pH 4 では HClO として存在し，pH 7.5 付近で HClO と ClO⁻ がほぼ 1：1 の割合で存在する．pH 10 ではほとんどイオン化し ClO⁻ として存在する(図 9・3・8)．一般に，HClO(非解離型)の殺菌力は ClO⁻(解離型)に比べて強い．そのため，ClO⁻ によって殺菌力をもたせるためには，HClO よりも高濃度にするか，接触時間を長くする必要がある(図 9・3・9)．このように塩素消毒による殺菌作用は pH に依存し，酸性条件下では速やかに殺菌効果を示す．

(2) **遊離残留塩素および結合残留塩素**：HClO および ClO⁻ は，**遊離残留塩素**とよばれる．これらは原水中にアンモニア，アミン類，アミノ酸などが存在すると，次式のような反応で**クロラミン類**を生成する．

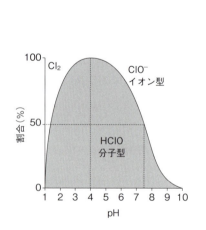

図 9・3・8 水中の遊離塩素の化学形に対する pH の影響

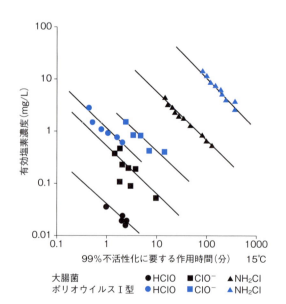

図 9・3・9 HClO，ClO⁻および NH₂Cl による殺菌効果
〔日本プールアメニティ協会："水泳プール総合ハンドブック"，p.183，日本プールアメニティ協会(2024)より改変〕

$$NH_3 + HClO \longrightarrow NH_2Cl + H_2O \cdots ① \quad (pH\,7 \sim 10\text{で生成しやすい})$$

$$NH_2Cl + HClO \longrightarrow NHCl_2 + H_2O \cdots ② \quad (pH\,6\text{付近で生成しやすい})$$

$$NHCl_2 + HClO \longrightarrow NCl_3 + H_2O \cdots ③ \quad (pH\,5\text{以下で生成しやすい})$$

浄水処理では pH 7 付近に維持されるため，おもに①と②の反応が進行する．生成したモノクロラミン（NH_2Cl）やジクロラミン（$NHCl_2$）は**結合残留塩素**とよばれる．遊離残留塩素と結合残留塩素の合計が残留塩素である．

結合残留塩素は，遊離残留塩素に比べて殺菌力は弱い．たとえば，NH_2Cl により殺菌するためには，ClO^- よりも高濃度にするか，より長い接触時間が必要となる（図 9·3·9）．一般に，消毒剤の殺菌効果は，濃度（concentration）と接触時間（time）の積（**CT 値**）で表される（表 9·3·2）．

（3）　**塩素消毒基準**：水道法における水道水の塩素消毒に関する基準は，次のように規定されている．

「給水栓における水が，**遊離残留塩素を 0.1 mg/L（結合残留塩素の場合は，0.4 mg/L）**以上保持するように塩素消毒をすること．ただし，給水する水が病原生物に著しく汚染されるおそれがある場合又は病原生物に汚染されたことを疑わせるような生物若しくは物質を多量に含む恐れがある場合の給水栓における水の遊離残留塩素は，0.2 mg/L（結合残留塩素の場合は，1.5 mg/L）以上とする」（水道法施行規則第十七条）

なお，残留塩素は，水中のフミン質と反応して発がん性を有するクロロホルムをはじめとするトリハロメタンを生成しやすいことや，特異的な臭気や皮膚・粘膜への刺激性があるため，水道水質管理上留意すべき項目である「水質管理目標設定項目」（9·3·2 項参照）の一つとして「1 mg/L 以

表 9·3·2　消毒剤の殺菌効果

消毒剤	大腸菌			ポリオウイルス I 型		
	pH	温度	CT 値	pH	温度	CT 値
次亜塩素酸	6.0	5	0.04	6.0	0	1.0
				6.0	5	2.0
				7.0	0	1.0
次亜塩素酸イオン	10.0	5	0.92	10.5	5	10.5
オゾン	6.0	11	0.031	7.0	20	0.005
	7.0	12	0.002	7.0	25	0.42
二酸化塩素	6.5	15	0.38	7.0	15	1.32
	6.5	20	0.18	7.0	25	1.90
	7.0	25	0.28			
クロラミン						
モノクロラミン	9.0	15	64	9.0	15	900
	9.0	25	40	9.0	25	320
ジクロラミン	4.5	15	5.5	4.5	15	5000

CT 値：微生物を 99％ 不活化するのに要する消毒剤濃度と接触時間の積値（mg・分 /L）．

〔Olivieri, V.P.："Water chlorination: chemistry, environmental impact and health effects, vol. 5", Jolley, RL. *et al*. eds. p.10, Lewis Publishers, Inc.（1985）より改変〕

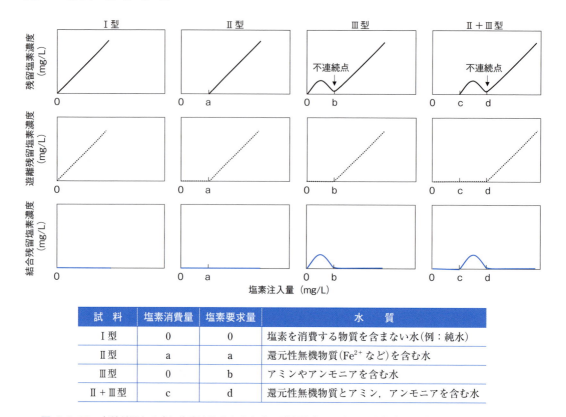

図 9・3・10　水質が異なる水に塩素を注入したときの残留塩素のパターンと塩素要求量と塩素消費量の関係

下に維持すること」とされている．

(4) **不連続点塩素処理**：水に塩素を低濃度から段階的に注入し，一定時間放置したときの残留塩素のパターンは，水質の違いによって基本的にⅠ型，Ⅱ型およびⅢ型の3通りに分類される（図9・3・10）．塩素を消費するような物質を含まない清浄な水，たとえば純水（Ⅰ型）では塩素注入量に依存して残留塩素が直線的に増加する．鉄（Ⅱ）塩，マンガン（Ⅱ）塩，亜硫酸塩，硫化物塩などの還元性無機物質のみが存在する水（Ⅱ型）では，それらと反応して塩素が分解する間は残留塩素が増加しないが，反応が終了して還元物質がすべて消費されると塩素注入量に依存して残留塩素が直線的に増加する．

アンモニア性窒素やアミン類，アミノ酸などを含む水（Ⅲ型）では，塩素注入量の増加に伴って残留塩素（結合残留塩素）が増加するが，ある点に達すると逆に残留塩素は減少しはじめ，再び残留塩素（遊離残留塩素）が増加する．この結合残留塩素と遊離残留塩素の変曲点を不連続点（break point）といい，これ以上に塩素を注入すると遊離残留塩素のみが検出される．結合残留塩素が減少して不連続点に至るまでの反応式は以下に示すとおりである．

$$NH_2Cl + NHCl_2 \longrightarrow N_2 + 3HCl$$

$$2NH_2Cl + HClO \longrightarrow N_2 + 3HCl + H_2O$$

$$2NH_3 + 3HClO \longrightarrow N_2 + 3HCl + 3H_2O$$

9・3　水 環 境　　479

　実際の原水に塩素を注入すると，Ⅱ＋Ⅲ型のようなパターンを示すことが多い．この反応系を利用して原水中のアンモニア性窒素の除去や鉄（Ⅱ）塩，マンガン（Ⅱ）塩などの還元性無機物質の酸化処理，ならびに一般細菌や大腸菌などを死滅させるために**不連続点塩素処理（前塩素処理）**が行われている．このとき，水に塩素を注入して一定時間経過後，遊離残留塩素が初めて検出されるのに必要な塩素注入量を**塩素要求量**という．また，残留塩素（遊離か結合かを問わない）を初めて検出するのに必要な塩素注入量を**塩素消費量**という（図 9・3・10）．

　(5)　**塩素消毒副生成物**：水中に含有する種々の有機物は，塩素処理によって酸化反応や塩素化反応を受け，多様な塩素消毒副生成物を非意図的に生成することがある．これらのうち，水道水から最も高濃度に検出され，社会問題となった塩素消毒副生成物は，低沸点有機ハロゲン化合物である**トリハロメタン**（一般式 CHX_3，$X = Cl$，Br）である．代表的なトリハロメタンであるクロロホルムには変異原性，発がん性，肝・腎障害などが知られている．トリハロメタン生成の典型的な前駆物質は，土壌中の腐植質に由来する**フミン質**（その基本構造にジヒドロキシベンゼン骨格をもつ**フミン酸**やフルボ酸など）である．また，臭素（Br）を含むトリハロメタンは，水中に微量に含まれる臭化物イオンが塩素処理によって活性ブロム（Br_2 または $HBrO$）に酸化され，これが前駆物質を臭素化することで生成する．トリハロメタン以外の塩素消毒副生成物には，ハロ酢酸，ハロアセトニトリル，抱水クロラール，クロロピクリンなどの有機ハロゲン化合物のほか，ホルムアルデヒドなどの酸化生成物がある．また，フェノール類を含む水を塩素処理すると，クロロフェノール類が生成し，異臭を与える．

（iii）　**高度浄水処理**

　原水を沈殿-ろ過，消毒しても，汚濁が進行した原水では十分に浄化できない場合がある．このような場合，通常の浄水処理に組み合わせて，**高度浄水処理**（advanced water treatment）が実施される．

　(1)　**曝気処理**：水と空気とを十分に接触（曝気）させ，揮発や酸化による沈殿を促進して溶存物質を除去する方法である．水中に含まれる有害な揮発性物質は，曝気処理（エアレーション）によって除去される．たとえば，地下水汚染で問題となった低沸点有機ハロゲン物質のトリクロロエチレンやテトラクロロエチレン，カルキ臭〔トリクロラミン（NCl_3）といわれている〕のもととなるアンモニア性窒素はエアレーションによって除去できる．このような方法をエアーストリッピング法とよぶ．アンモニアを除去することを，とくにアンモニアストリッピングという．

　(2)　**オゾン処理**：原水の富栄養化によって藍藻類が異常増殖した場合，ジェオスミンや 2-メチルイソボルネオールなどのカビ臭物質が産生され，しばしば異臭味の問題が発生する．これらの除去の目的のほか，前塩素処理によるトリハロメタン生成低減化のための前駆物質の除去，フェノール類などの酸化分解による除去などの目的でオゾン処理が行われている．しかし，オゾンは強い酸化剤であり，オゾン処理によって原水中の有機物が酸化されてホルムアルデヒドなどのアルデヒド類やカルボン酸類が生成するほか，原水中の臭化物イオンが酸化されて発がん性を有する臭素酸イオン（BrO_3^-）が生成することもある．

　(3)　**活性炭処理**：粉末活性炭を着水井に投入することによって異臭味物質を吸着除去すること

や，粒状活性炭を砂ろ過層に重層することによって異臭味物質，着色物質，界面活性剤，フェノール類を吸着除去する．また，オゾン処理の場合，アルデヒド類やカルボン酸類などのオゾン酸化生成物の除去のため，微生物が付着した粒状活性炭筒(生物活性炭筒という)が設置されている．

(4)　**中間塩素処理**：浮遊物質などの有機物が多い原水を前塩素処理すると，高濃度のトリハロメタンが生成するという問題が起こる．これを避けるために，薬品凝集沈殿によって懸濁物質を除去した後に中間塩素処理を行うことでトリハロメタンの低減化が図られている．

■ 9・3・2　水道水質基準と上水試験法

a．水道水質基準

わが国における水道の水質基準は，水道法に基づく水質基準に関する省令(2015年)によって規定されている．水質項目は，重要度に応じて次の三つに分類されている．

(i)　基準項目(51項目)

この水質項目には「ヒトの健康の保護に関わる項目(31項目)」と「生活利水上の支障をきたすおそれのある項目および水道水の性状として基本的に求められる項目(20項目)」が含まれる(付表3)．前者には，一般細菌，大腸菌などの微生物汚染や消化器系感染症の原因となる糞便汚染の指標のほか，カドミウム，六価クロム，水銀，セレン，鉛，ヒ素などの重金属，シアン，四塩化炭素，ベンゼンなどの有害物質，メトヘモグロビン血症の原因となる硝酸性窒素および亜硝酸性窒素，トリハロメタンなどの消毒副生成物の項目が含まれる．また後者には，水の混濁，着色，着臭，泡立ち，有機物量，硬度など，水を生活用水として利用するうえで外観的な性状が望ましい範囲内に規定されるような項目が含まれる．

(ii)　水質管理目標設定項目(27項目，農薬類として1項目を含む)

水質基準として設定するまでには至らないが，一般環境中で検出されている物質や，使用量が多く今後も水道水中で検出される可能性がある物質など，水道水質基準管理上留意すべき物質で，水質目標値とともに関連情報を付して公表し，関係者の注意を喚起すべきであるとされた項目である(付表4)．

農薬については，浄水中からこれまで水質基準値の1/10を超える測定値がないことから，基準項目には含まれていない．しかし，農薬に対する国民の関心が高いことから，農薬類として水質管理目標設定項目に位置づけられ，121農薬(1%を超えて浄水から検出されるおそれのあるものや社会的要請があるもの)を対象とした総農薬方式という概念に基づき管理がなされている(付表5)．検討対象とする農薬について，下記の式で与えられた検出値を規制値(目標値)で除した値の総和である検出指標値が1を超えないこととする管理である．

$$DI = \sum_i \left(\frac{DV_i}{GV_i} \right)$$

ここで，DIは検出指標値，DV_iは農薬の検出値，GV_iは農薬の目標値である．

（iii）　要検討項目

毒性が定まらない，浄水中の存在量が不明であるため水質基準項目および水質管理目標設定項目のいずれにも分類できない項目であり，次の見直しの機会には適切な判断ができるよう，必要な情報・知見の収集に努めていくべきであるとされた項目である（付表6）．

ｂ．上水試験法

（ⅰ）　一般細菌

試料水1 mLについて標準寒天培地を用いて36 ± 1℃，24 ± 2時間培養したときにコロニー（集落）を形成する生菌をいう．一般細菌は，良好な水では少なく，し尿や下水などで汚染されている水では多い傾向があるため，水の汚染度を示す指標となる．水道水では，塩素消毒後でも塩素消毒耐性菌が含まれるため一般細菌が検出されなくなるとは限らない．したがって，大腸菌が検出されず，一般細菌が水道水質基準の「100個/mL以下」であれば，し尿，下水などによる汚染がないものと判断される．

（ⅱ）　大腸菌

大腸菌（*Escherichia coli*）は，乳糖を分解してガスを産生する通性嫌気性無芽胞桿菌である．ヒトや動物の新しい糞便中には1 gあたり10^9個ほどが存在するが，糞便で汚染されていない水，土壌，植物中などに存在することはまれであるため，飲料水への直接の糞便汚染の指標であり，消化器系感染症の原因菌による汚染指標となりうるとして，水道水質基準では「検出されないこと」と規定されている．以前は，乳糖分解に関与するβ-D-ガラクトシダーゼの活性に基づく呈色によって検出される「大腸菌群」が水道水質基準であったが，自然環境に由来する細菌にもβ-D-ガラクトシダーゼ活性をもつものが存在することから，大腸菌に特異的に存在するβ-D-グルクロニダーゼ活性に基づく大腸菌試験に変更された．

特定酵素基質培地法では，大腸菌に特異的に存在するβ-D-グルクロニダーゼを検出するための特定酵素基質培地を用いて定性・定量を行う（図9·3·11）．培地にはMMO-MUG（minimum medium ONPG-4-methylumbelliferyl-β-D-glucuronide）培地，IPTG（isopropyl-β-D-thiogalactopyranoside）添加ONPG（o-nitrophenyl-β-D-galactopyranoside）-MUG培地またはX-Gal（5-bromo-4-chloro-3-indolyl-β-D-galactoside）-MUG培地が用いられ，いずれも2種類の合成酵素基質と数種類の無機塩類, 目的とする細菌にとって必要最小限の栄養素が含まれている．ONPGとX-Galはβ-D-

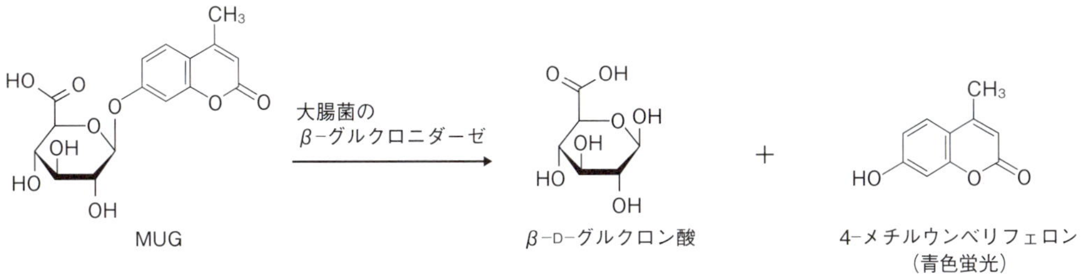

図 9·3·11　大腸菌試験での蛍光物質の生成反応

ガラクトシダーゼによる分解によって呈色するものであり，MUG は β-D-グルクロニダーゼによる分解で青色蛍光物質になる．IPTG はラクトースオペロン制御下にある遺伝子の発現を誘導する物質で，β-D-ガラクトシダーゼ遺伝子発現を誘導する作用がある．

（iii）　金属およびヒ素，ホウ素

カドミウム，六価クロム，鉛，ホウ素は，ヒトの健康の保護にかかわる項目に含まれる．水銀は，通常の原子吸光光度法では感度が低いため，**還元気化原子吸光光度法**によって定量される．これは，試料中の水銀化合物を塩化スズ（Ⅰ）（$SnCl_2$）で還元して金属水銀とし，この水銀蒸気を吸光セルに導入してフレームレス原子吸光光度法によって測定する方法である．ヒ素についても，通常の原子吸光光度法や誘導プラズマ発光分光光度法（ICP 発光分光分析法）では感度が低いため，還元して水素化物（AsH_3）とした後，これを原子吸光法や ICP 発光分光分析法によって測定する．

（iv）　陰イオン類

ヒトの健康の保護にかかわる項目に含まれる亜硝酸性窒素および硝酸性窒素，シアン化物イオン，フッ化物イオン，臭素酸イオンや，水道水の性状として基本的に求められる項目としての塩化物イオンなどの陰イオンは，イオンクロマトグラフィーによって一斉分析ができる．これらのうち，シアン化物イオンおよび臭素酸イオンはイオンクロマトグラフィー—ポストカラム誘導体化法によって定量する．シアン化物イオンは分離カラムで分離した後にクロラミン T で塩化シアンとし，4-ピリジンカルボン酸・ピラゾロンとの反応呈色物を，臭素酸イオンは KBr-H_2SO_4 と $NaNO_2$ で反応させて生成した三臭素化イオンの呈色物を定量する．このほか，簡便な比色定量法として，シアン化物イオンおよび塩化シアンはピリジン・ピラゾロン法が，フッ素およびその化合物はランタン・アリザリンコンプレキソン法がある．

（v）　揮発性有機ハロゲン化合物

トリハロメタン，四塩化炭素，トリクロロエチレン，テトラクロロエチレンなどの揮発性有機ハロゲン化合物では，パージ・トラップ法やヘッドスペース法により気化させた試料をガスクロマトグラフィー—質量分析法（GC-MS）により定量する．

（vi）　硬　　度

硬度とは，水中のカルシウムイオン（Ca^{2+}）およびマグネシウムイオン（Mg^{2+}）の量を，これに対応する炭酸カルシウム（$CaCO_3$）の量（mg/L）に換算して表したものと定義され，① **総硬度**，② **永久硬度**，③ **一時硬度**，④ **カルシウム硬度**，⑤ **マグネシウム硬度**の 5 種類がある．総硬度は，一時硬度と永久硬度との和である．炭酸水素塩（重炭酸塩）として含まれるカルシウムおよびマグネシウムは，煮沸すると下式のとおり炭酸を放出し，炭酸カルシウムや水酸化マグネシウムとして析出する．このことから，カルシウムおよびマグネシウムの炭酸水素塩による硬度を一時硬度という．一方，永久硬度とは，煮沸しても析出しない，カルシウムおよびマグネシウムの硫酸塩，硝酸塩，塩化物塩による硬度をいう．

$$Ca(HCO_3)_2 \longrightarrow CaCO_3 \downarrow + CO_2 + H_2O$$

$$Mg(HCO_3)_2 \longrightarrow MgCO_3 + CO_2 + H_2O$$

$$MgCO_3 + 2\,H_2O \longrightarrow Mg(OH)_2 \downarrow + CO_2 + H_2O$$

9・3 水 環 境　　483

　硬度の高い水は日常生活に影響することが大きく，たとえば，調理した飲食物の味を損ない，せっけん使用時には水に不溶の脂肪酸のカルシウム塩を生じるためにせっけんの泡立ちを悪くし，ボイラー水として使用すると缶石(スケール)の量を多くしたりする.

　総硬度の測定に用いられる**エチレンジアミン四酢酸(EDTA)による滴定法**では，EDTA が Ca^{2+} および Mg^{2+} と 1：1 のモル比でキレートを形成することを利用している. 指示薬として，EDTA よりもキレート生成能の低いエリオクロムブラック T(EBT)を用いる. pH 10.0 において，遊離の EBT は青色を呈するが，Mg^{2+} とキレートを生成した EBT-Mg はブドウ赤色を呈する. したがって，Mg^{2+}(終点を明確にするために添加)，EBT 試液およびアンモニア緩衝液(pH 10.0)存在下で試料水を EDTA で滴定していくと，EDTA はまず親和性の高い Ca^{2+} とキレートを形成し，次に Mg^{2+} とキレートを形成する. そのため，EDTA がすべて Mg^{2+} とキレートを形成し，溶液の色がブドウ赤色から青色に変化した時点を終末点とすることで，Ca^{2+} と Mg^{2+} の合計の物質量(モル数)が定量できる. その物質量から最初に添加した Mg^{2+} の物質量を差し引き，炭酸カルシウム(分子量 100)の重量に換算して総硬度とする.

$$Ca^{2+} \quad + \quad EDTA \longrightarrow EDTA\text{-}Ca$$

$$Mg^{2+} \quad + \quad EDTA \longrightarrow EDTA\text{-}Mg$$

$$\underset{\text{(ブドウ赤色)}}{EBT\text{-}Mg} + EDTA \longrightarrow EDTA\text{-}Mg + \underset{\text{(青色)}}{EBT}$$

(vii)　陰イオン界面活性剤

　アルキルベンゼンスルホン酸塩(ABS)のような石油型($R-C_6H_5-OSO_3^- Na^+$)のほかに，アルコール型(主としてドデシルアルコールの硫酸エステル：$C_{12}H_{25}OSO_3^- Na^+$)のものがある. これら陰イオン界面活性剤が環境衛生上問題となるのは，その消費量が多いことや，下水道や河川中に排出されて発泡の原因となるとともに水中有機物の微生物分解を阻害するからである. また，中性洗剤に洗浄補助剤として添加されるビルダーとしてのポリリン酸は富栄養化との関連で問題となっていた. これについては，「無リン」タイプの洗剤が数多く売り出されるようになった. ABS には，アルキル鎖が直鎖構造をもつソフトタイプ(**直鎖アルキルベンゼンスルホン酸塩：LAS**)と分岐構造をもつハードタイプ(分岐アルキルベンゼンスルホン酸塩)とがあり，LAS のほうが水中微生物による β 酸化によって分解を受けやすい. **メチレンブルー法**による陰イオン界面活性剤の定量では，陰イオン界面活性剤が，カチオン性物質であるメチレンブルーと複塩をつくり有機溶媒に可溶になることに基づいている. 陰イオン界面活性剤の総量を求めるには，試料にメチレンブルーを混合した後，生成した複塩をクロロホルムで抽出して吸光光度法で定量する.

(viii)　フェノール類

　フェノール類は，自然水中には含まれないが，ガス工場排水，医薬品・化学工場排水などから水中に混入する人為汚染物質である. 水道法におけるフェノール類の水質基準は 0.005 mg/L 以下と規定されているが，これは毒性学的に定められたものではない. 塩素消毒を行った際の異臭の発生防止から定められたものである. 4-アミノアンチピリン法によるフェノール類の定量では，フェノールと 4-アミノアンチピリンが酸化剤のフェリシアン化カリウムの存在下で縮合して生成した

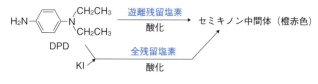

図 9・3・12　残留塩素の測定

アンチピリン色素を吸光光度法で定量する．

(ix) 有機物〔全有機炭素(TOC)の量〕

TOC(total organic carbon)は，水中の酸化可能な有機物の全量を炭素の量で表した有機物量の指標である．水中に含まれる有機物を高温で燃焼させて生じる二酸化炭素を非分散型赤外線式ガス分析計などで測定して求める．

(x) 残留塩素

ジエチル-*p*-フェニレンジアミン(DPD)法による残留塩素の測定が水道法の試験法に採用されている．試験管2本を用意し，それぞれにリン酸緩衝液(pH 6.5)およびDPD試薬を加える．残留塩素の酸化力によりDPDを酸化・発色させる吸光光度法である．1本は試料とDPDを加え，直ちに吸光度を測定して，遊離残留塩素濃度(a)を求める．残りの1本の試験管には試料とDPDを加え，さらに，反応促進剤のヨウ化カリウム(KI) 0.1 gを加え，結合残留塩素を含めた全残留塩素を酸化する．2分放置後に吸光度を測定し，全残留塩素濃度(b)を検量線から求める(図 9・3・12)．結合残留塩素は，以下の計算式から求める．

$$結合残留塩素濃度(\mathrm{mg/L}) = 全残留塩素濃度〔b(\mathrm{mg/L})〕- 遊離残留塩素濃度〔a(\mathrm{mg/L})〕$$

9・3・3　下 水

a．下水道の歴史

現代下水道の歴史は19世紀初めにさかのぼる．当時の下水道は終末処理施設がなかったため，し尿は直接河川に放流されていた．やがて赤痢やコレラなどの水系感染症がまん延し，それらを防ぐために処理施設を備えた本格的下水道が世界で初めてロンドンで整備された．また，当時開発された活性汚泥法を用いた下水道施設がロンドンで下水処理に採用され，これが次第に世界中に広まった．

日本ではし尿を肥料として使用していたため，河川に放流されることは少なく，欧米ほど水系感染症のまん延は認められなかった．しかし，明治時代になり都市部の人口が増加すると水系感染症が流行するようになり，これに対応するため徐々に下水道が整備されていった．19世紀終わりにオランダ人技師により分流式下水道管渠(かんきょ)(人工的につくられた下水道)がつくられ，20世紀初めには東京に日本初の散水ろ床法による下水処理場が整備された．この散水ろ床法による下水処理場はやがて日本中の各都市に普及した．日本における活性汚泥法による下水処理は1930年に名古屋で始まったとされている．1950年代半ばからは高度経済成長に伴って増加した工場排水などにより，

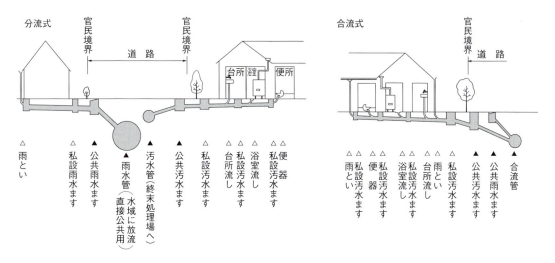

図 9・3・13　下水の排除方式
▲：公共下水道，△：排水設備．
〔国土交通省："下水の排除方式"(https://www.mlit.go.jp/crd/sewerage/shikumi/kousei-haijo.html)より〕

河川，湖沼などの公共用水域の汚濁が問題となった．1958 年に新下水道法が制定され，公共用水域の水質保全を担う重要な施設と位置づけられ，その後 1970 年に下水道法が改正され，下水道は町を清潔に保つのみならず，公共用水域の水質保全という重要な役割も担うようになった．日本の下水道普及率は 80.6 %（2021 年）であり，上水道の普及と比較して非常に遅れている．下水道が普及していない地域では，し尿や生活排水を浄化槽で処理している地域が多い．

b．下水道の定義と種類

下水道法において，下水とは「生活若しくは事業（耕作を除く）に起因し，もしくは付随する排水又は雨水」と定義されている．下水を集めて流す方法（排除方法）には，「分流式」と「合流式」がある．分流式は，汚水と雨水を別々の管（汚水管と雨水管）に集め，汚水は下水処理施設へ，雨水は直接公共用水域に放流する．合流式は，汚水と雨水を 1 本の同じ管に集めて下水処理施設へ運ぶ（図 9・3・13）．合流式下水道は，工事が容易であるなどの理由で，早期に下水道が整備した都市では採用されていた．ただし，降雨により一時的に水量が急激に増え，管渠や処理施設の能力を超えると，汚水が未処理のまま公共用水域に放流されるという問題が発生する．

下水道とは，「下水を排除するために設けられる排水管，排水渠のその他の排水施設（灌漑排水施設を除く）．これに接続して下水を処理するために設けられる処理施設（屎尿浄化槽を除く）又はこれらの施設を補完するために設けられるポンプ施設その他の施設の総体」であると定義されている．主として，以下の 3 種類が存在する．

（i）公共下水道

都市計画における市街化区域を対象とし，主として市街地の下水を排除し，処理するために，原則として市町村が管理する．個別の終末処理場をもつ単独公共下水道と，処理を流域下水道にまか

せる流域関連公共下水道がある.

（ii） 流域下水道

都道府県が管理する下水道で，河川流域にある二つ以上の市町村にまたがる区域の公共下水道の下水を受けて排除し，処理するための下水道で，流域幹線と終末処理場を有する. 河川の流域に沿って設置される.

（iii） 都市下水路

都市市街地における下水を排除するため，地方公共自治体が管理する下水道. もっぱら雨水排除を目的とするもので，終末処理場を有さない. 原則として処理施設はもたず，下水管，側溝とポンプ場で連結されている.

c. 下水処理

下水道の汚水を浄化し，河川，湖沼または海へ放流する施設を下水処理場という. 日本の下水道法では，「終末処理場」と呼称しており，「下水を最終的に処理して河川その他の公共の水域又は海域に放流するために下水道の施設として設けられる処理施設及びこれを補完する施設」と定義されている. 浄化センター，水再生センターなどとよばれることもある. 下水処理には一般的に予備処理，本処理，高度処理の3段階がある.

（i） 予備処理（一次処理）

予備処理では，主として固形物を物理的処理により除去する. 汚水を本処理する前に，除塵，沈砂を連続的に行って大きな固形物や砂を除去する. 下水中の大きな浮遊物を柵で除去し（除塵），次に，沈砂池において平均流速0.2〜0.3m/秒で通過する間に，大きい浮遊物と小石が沈殿除去される（防砂）. その後，**最初沈殿池**（第一沈殿池）において，1.5〜3時間滞留させている間に，有機性に富んだ微細浮遊物質を沈殿除去する（**沈殿**）.

（ii） 本処理（二次処理）

本処理では，下水の生物学的処理を行う. 好気的処理として現在主流である活性汚泥法のほか，生物膜法（散水ろ過法，円盤回転法など）がある.

（1） **活性汚泥法**：図9・3・14に示すように，下水に十分な空気（酸素）を送り込む（曝気；エアレーション）と，好気性微生物が下水中の有機物を酸化分解し，増殖する. 増殖した微生物集団には汚泥や浮遊物質が吸着し，**凝集塊（フロック）**となる. このような好気性微生物集団を含む凝集塊を**活性汚泥**という. 活性汚泥は好気性細菌（ズーグレア），真菌，繊毛虫，鞭毛虫，線虫，輪虫などを含み，良好な活性汚泥中にはこれらがバランスよく棲息している. 糸状微生物が多くなると活性汚泥が沈降しにくい，バルキングとよばれる現象が起こる.

最初沈殿池で沈殿した汚泥のうち，一部は返送汚泥として再利用されるが，その他大部分の余剰汚泥は消化槽に送られ，約1ヵ月間，嫌気性微生物により消化・分解される. その結果，病原菌は死滅し，大部分が上澄みとなる. メタン，二酸化炭素，硫化水素などのガスも発生し，これらはエネルギーとして再利用されることもある. 最後に残留する消化汚泥は，脱水・乾燥処理した後，一部は肥料として再利用され，残りは埋め立てや焼却により処分される.

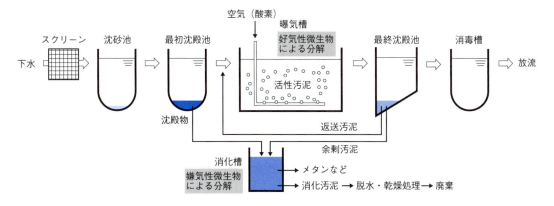

図 9・3・14　活性汚泥法による下水処理の工程

　小規模な処理施設では，活性汚泥法の改良法である**オキシデーションディッチ法（酸化溝法）**が広く導入されている．本法は最初沈殿池を設置せず，機械式曝気装置のある水深の浅い巡回水路を反応槽として用い，長時間曝気することにより少ない動力で下水処理できる．処理できる水量は限られており，広い設置面積を必要とするが，窒素の除去率が高く，発生する汚泥量も少ないため管理が容易である．さらに，高度処理（後述）やリン回収施設と組み合わせてリンを除去できる．

　(2)　**生物膜法**：汚水を砕石，レンガやプラスチックなどの人工的な担体の表面に好気的に接触させ，好気性生物を固定化した生物膜により浄化させる方法である．散水ろ過法や回転円板法などがある．

　①　**散水ろ過法**　　砕石やコークスを積み重ねて通気性のよいろ床をつくり，汚水を散水し，ろ床に増殖した生物膜の作用により汚水を浄化する方法である．ろ床では生物膜表面に酸素が十分存在するので，好気性微生物の作用により汚水が浄化される．一方，砕石に近い部分では嫌気的微生物が増殖している．わが国では，活性汚泥法が主流となる以前は，この散水ろ過法が用いられていたが，現在はほとんど用いられていない．欧米では，現在も汎用されている．

　②　**回転円板法（回転版接触法）**　　半円形の汚水接触槽と薄いプラスチックや金属の回転円板が水平の回転軸に多数取りつけられた装置からなる．円板の下半分を汚水接触槽に浸透させ，ゆっくり回転させる．そのとき円板上に生成する粘着性生物膜により汚水中の浮遊物が吸着され，可溶性の有機物が浄化される．

　③　**接触曝気法**　　接触面積の多い多孔質のろ材を水中に浸透させ曝気すると，ろ材表面に好気性微生物膜が形成される．これにより汚水中の有機物を分解する方法である．

　(3)　**酸化池法**：素掘りあるいは防水シートにより遮水された酸化池とよばれる広く浅いため池に下水を流入させて十分な時間滞留させ，その後，下水を流入させたのと反対側の端から放流する．滞留中に好気性微生物や藻類による生物学的作用による浄化と，放流による有機物の希釈を行う方法である．

　(4)　**メタン発酵法（嫌気性生物処理法）**：上記の方法とは異なり嫌気性微生物を利用して有機物

を分解する方法である．主として濃厚な有機性排水や，活性汚泥法で使用された汚泥を処理するために利用される．液化とガス化の2段階により長時間かけて有機物を分解する．第1段階の液化作用では，嫌気性微生物がタンパク質や炭水化物を酢酸，プロピオン酸，酪酸などの低級脂肪酸に分解する．第2段階のガス化作用で，低級脂肪酸はメタン発酵菌によりさらに分解され，メタンと二酸化炭素に分解される．窒素や硫黄を含む有機物からは微量の硫化水素，アンモニア，メルカプタンのような悪臭物質が発生する．

（iii） **高度処理（三次処理）**

高度処理では，本処理によって除去できなかった有機物，窒素，リン化合物を除去する．

（1） **有機物除去**：二次処理水中の微細な残留懸濁物や可溶性物質を除去する目的で，100～500メッシュ膜による膜ろ過，凝集沈殿，活性炭吸着などを行う．

（2） **窒素除去**：物理化学的処理法として不連続点塩素処理法，アンモニアストリッピング法，選択的イオン交換法などがあり，生物的処理法として硝化脱窒法がある．硝化脱窒法にはいくつかの方法があり，循環式硝化脱窒法では，原水を無酸素槽に送り込む一方，無酸素槽の次に配置された好気槽における混合液の一部を再度無酸素槽へ循環させる．好気槽では硝化菌（好気性菌）が水中のアンモニアを硝酸へ酸化し（硝化反応），この硝酸が嫌気性条件下で脱窒菌により窒素に還元されて窒素ガスとして取り除かれる（脱窒反応）．原水中に含まれる有機物が脱窒に利用できるため，有機物の添加が不要である．全窒素の60％～70％が除去される．

（3） **リン除去**：下水中のリンがリン酸態であれば，ポリ塩化アルミニウム，硫酸バンド，塩化鉄などを凝集剤として用いる化学的処理で除去が可能である．これ以外に，活性汚泥法を応用した嫌気・好気法（anaerobic-oxic：AO法）がある．これは活性汚泥中のリン蓄積細菌が，嫌気条件にした後に好気条件にするとリンの摂取が増えることを利用している．AO法を改良し，リンと窒素の両方を除去可能とした**嫌気・無酸素・好気法**（anaerobic-anoxic-oxic：**A_2O法**）も開発されている（図9・3・15）．A_2O法では，下水を嫌気槽，無酸素槽，好気槽の順に流す．また，好気槽における混合液の一部は循環式硝化脱窒法と同様に，再度無酸素槽へ循環させる．このような循環により，好気槽で生じた硝酸が無酸素槽で脱窒菌により還元され，窒素ガスとして取り除かれる．リンは，高濃度でリンを含む余剰汚泥として除去される．

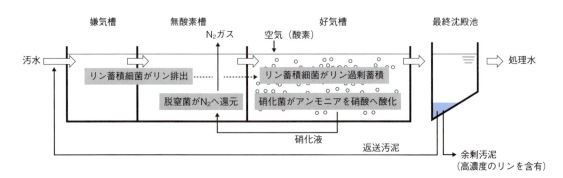

図 9・3・15　嫌気・無酸素・好気法（A_2O法）

9・3 水 環 境　489

（ⅳ）　実験室排水処理

化学実験などにより生じる実験廃液に含まれる有害化学物質は，それぞれ既定の方法により処理する必要がある．これは産業排水にも適用される．

（1）　重金属

①　水酸化物沈殿法——アルカリ剤を加えてアルカリ性にすることにより，難水溶性水酸化物を生成させて沈殿除去する．

②　硫化物沈殿法——硫化ナトリウム（Na_2S）を加えることにより難溶性硫化物を生成させて沈殿除去する．

③　イオン交換法——排水中に溶解している重金属イオンが低濃度であれば，陽イオン交換樹脂により吸着除去する．

④　フェライト法——排水に硫酸第一鉄〔硫酸鉄（Ⅱ），$FeSO_4$〕を加えた後，アルカリを加えて酸化処理を行うと強磁性を有するフェライトが沈殿する．これを磁気的に除去する．

（2）　六価クロム：クロム酸塩および重クロム酸塩に硫酸第一鉄，亜硫酸鉄などの還元剤を加えて三価クロムに還元してからアルカリ性にして水酸化クロム〔$Cr(OH)_3$〕として沈殿除去する．

（3）　ヒ素化合物：亜ヒ酸（$HAsO_3$）塩は硫酸酸性過マンガン酸カリウムによる湿式分解法により亜ヒ酸（Ⅲ）をヒ酸（Ⅴ）に酸化する．その後第二鉄塩〔鉄（Ⅲ）塩〕を加えて弱アルカリ性にし，生成する $Fe(OH)_3$ と共沈殿させて除去する．

（4）　フッ素：フッ化物イオンは，カルシウム塩を加えて難溶性のフッ化カルシウム（CaF_2）として沈殿除去する．

（5）　シアン：シアン錯体を除くシアン化物は，アルカリ塩素法により炭酸水素塩と窒素ガスに分解する．まず，アルカリ性で貯蔵されているシアン廃液に次亜塩素酸ナトリウムを加えてシアン

コラム　医薬品による水環境汚染

　　下水処理水が放流されている河川水からは，数多くの医薬品成分が検出される．水環境を汚染する物質として医薬品が注目され始めたのは 1980 年代であり，わが国においても，2000 年代から調査事例が報告されるようになった．ヒトが服用した医薬品は，そのままの形，あるいは代謝物として体外へ排泄され，トイレ・下水を介して下水処理施設へと流入する．下水処理施設では，活性汚泥法などによる浄化処理が行われているが，医薬品のなかには，下水処理過程で分解されにくく，また，汚泥に蓄積しないために沈殿としての除去も難しいものがある．このような医薬品は，完全に分解・除去されないまま下水処理水として河川に放流されている．河川水での濃度は，大部分が ng/L オーダーであり，ヒトに対して薬理作用を示すとは考えにくいものの，水環境に生息しているさまざまな生物に影響を与える可能性がある．また，比較的高濃度で検出される医薬品として，抗菌薬のクラリスロマイシンやレボフロキサシンなどがある．ウシやブタなどの大型の家畜に投与されるテトラサイクリン系やサルファ薬などの抗菌薬については，数 μg/L の濃度で検出されることもある．抗菌薬の乱用は，生態系への影響に加え，微生物の耐性化も懸念される．オゾン処理などの高度処理をすべての下水処理施設で導入すれば，除去率は改善できるが，費用の面から難しい．安価な浄化方法の開発や生態影響の少ない，環境中で分解しやすい医薬品の開発，医薬品の適正使用による排出削減などの対策が求められている．

490 第9章 環 境 衛 生

酸イオン（CNO⁻）とする．次にpHを中性にして，さらに次亜塩素酸ナトリウムを加えることで窒素ガスと炭酸水素塩に分解する．

これらのほかにも，有機リン化合物，フェノール類，PCBなどの廃液処理方法が定められている．

9・3・4　水質汚濁指標とその試験法

a．水質汚濁の原因とその影響

河川，湖沼，海域の公共用水域または地下水などの水が，排水などの影響により化学的，細菌学的，生物学的に悪化することを水質汚濁という．水質汚濁は人体および生活環境，水道原水，農業・漁業などさまざまな方面に影響を与える．

水質汚濁の原因は，その原因物質の発生源に基づいて自然的要因と人為的要因に分類される．自然的要因は，地質由来の重金属，植物由来の有機物などであり，一般に，汚濁範囲が広く，発生時期・場所の特定が困難で防止対策を立てにくい．人為的要因は家庭雑排水，工場排水，家畜ふん尿，農薬・肥料の流出，船舶からの重油の流出，大気汚染降下物などである．工場および事業場から排出される排水については，水質汚濁防止法において基準値が定められている．これらを事業者に遵守させることによって，公共用水域の水質汚濁を防止することが図られている．

（ⅰ）　人体および生活環境に対する影響

汚染された水を摂取したり，汚染物質が生物濃縮された生物を摂取すると，直接的，あるいは間接的な健康影響が生じる．また，河川や湖沼の汚濁は景観を損ない，害虫や水系感染症の発生リスクを高める．

（ⅱ）　水道原水に対する影響

水道水源となっている河川や湖沼の汚濁が進行すると，浄水処理に要する薬品の量や種類を増やす，緩速ろ過池を急速ろ過池に変更するなどの対応が必要となる．有害物質や異臭味物質，着色物質などによる突発的な汚染が発生した場合には，取水の制限や停止を行うことがある．

（ⅲ）　農業・漁業への影響

汚染物質が直接農作物に影響を与えたり，土壌微生物を介して間接的に影響を与えたりする．また，油濁，赤潮などの発生による魚介類の死滅，汚染物質の魚介類への生物濃縮による蓄積など，漁業にも影響を与える．

b．富栄養化

富栄養化とは，海，湖沼，河川などの水域に窒素やリンなどの栄養塩類が流入して，栄養分が増加していく現象のことである．本来の意味では，プランクトンや魚介類が比較的少ない貧栄養から，中栄養を経て，栄養塩類の濃度が高く，多様な生物が生息する水域へと遷移する現象であるが，工場排水や家庭雑排水などが湖沼，湾などの閉鎖性水域・海域に流入することで過剰な富栄養化状態となると，藻類などが異常に繁殖し，その結果，昼間は活発な光合成により酸素の供給が行われるが，夜間の光合成が行われない時間帯には溶存酸素消費量が生産量を超えて貧酸素の状態に陥る．また，大量に発生した植物プランクトンや動物プランクトンの死骸は，細菌による分解の際に溶存

酸素を消費する．このような貧酸素状態は，魚介類の生存に悪影響を及ぼす．また，藻類が異常増殖した水を水道水源として使用すると，カビや藻類などの代謝産物による水道水のカビ臭の原因となる．富栄養化の制限因子は窒素とリンであることから，湖沼および海域における富栄養化を防止するために，**生活の環境の保全に関する環境基準**の測定項目に**全窒素**，**全リン**が定められ，それぞれの水域における基準値が設定されている．

（ⅰ）　水の華

湖沼などで，藍藻類のアオコ（*Microcystis* など）が異常増殖し，水面が黄緑色に覆われることがある．この現象を**水の華**（water bloom）という．水の華により，水の透明度の低下，プランクトンの死骸による悪臭，汚泥の堆積，溶存酸素減少による水環境の変化，浄水場のろ過閉塞，景観悪化などが引き起こされる．また，アオコ由来の**ジェオスミン**や**2-メチルイソボルネオール**のカビ臭は水道水の異臭味の原因となる．*Microcystis* が産生する二次代謝産物である**ミクロシスチン**（microcystin）は7個のアミノ酸からなる環状ペプチドであり，肝毒性を示すことから，畜産への被害，生態系への影響が懸念される．

（ⅱ）　赤　潮

閉鎖性海域において，鞭毛藻類やケイ藻類に属する植物プランクトンの異常増殖により，海水が赤褐色に変色することがある．これを**赤潮**（red tide）という．赤潮を引き起こすプランクトンはカロテノイドをもつことが多く，細胞が赤褐色をしているために海水が赤褐色にみえる．赤潮の影響により，養殖ハマチの大量死などの漁業被害が発生する．この原因として，溶存酸素の低下，プランクトンやプランクトンが分泌する粘着物質がえらに付着することによる魚介類の呼吸不全，プランクトンの死骸分解に伴う酸素欠乏と水質の悪化，プランクトンが産生する毒素などが考えられている．

（ⅲ）　青　潮

大量発生したプランクトンが死滅すると，死骸や有機物は下層へ沈降する．これらが堆積した底層では細菌による有機物の酸化分解に大量の酸素が消費され，貧酸素水塊が形成される．この水塊には嫌気分解で生じた硫化水素も含まれることが多く，貧酸素水塊が表層に移動すると，大気中の酸素と硫化水素が反応して硫黄酸化物の微粒子を生じ，海水が青色ないし白濁色を呈する．これを青潮（blue tide）という．

c．水質汚濁指標

（ⅰ）　溶存酸素（DO）

水中に溶解している酸素を**溶存酸素**（dissolved oxygen：**DO**）といい，mg/Lの単位で表す．水中の酸素は好気性微生物による有機物質の酸化分解の際に消費され，有機物質が多いほどDOが低下するため，汚染指標として用いられる．DOは気圧，水温，塩分，被酸化性物質（水中の有機物質など），生物の存在などの影響を受ける．

DOは**ウィンクラー法**により測定する．採取した試料水に硫酸マンガンとアルカリ性ヨウ化カリウム／アジ化ナトリウム（KI/NaN$_3$）溶液を加えて撹拌すると，生成する水酸化マンガンとDOが反

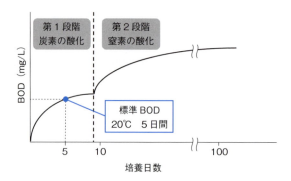

図 9・3・16　試料の培養日数と BOD の変化

応し，亜マンガン酸の褐色沈殿が生じる．

$$MnSO_4 + 2\,KOH \longrightarrow K_2SO_4 + Mn(OH)_2 \quad (白色)$$

$$Mn(OH)_2 + O(DO) \longrightarrow H_2MnO_3 \downarrow \quad (褐色沈殿)$$

これに硫酸を加え，亜マンガン酸に対応するヨウ素を遊離させる．

$$H_2MnO_3 + 2\,KI + 2\,H_2SO_4 \longrightarrow MnSO_4 + K_2SO_4 + I_2 + 3\,H_2O$$

遊離したヨウ素をチオ硫酸ナトリウムで滴定し，DO の値とする．

(ⅱ)　**生物化学的酸素要求量(BOD)**

分解されやすい有機物などの被酸化性物質が，好気性微生物により DO を利用して酸化分解される際に消費される酸素量を，**生物学的酸素要求量**(biochemical oxygen demand：**BOD**)といい，有機物汚染の指標として用いられている．通常，20℃で 5 日間の酸素要求量で表される．アンモニアや硝酸などの無機物も微生物によって酸化されるため，BOD の測定値に含まれることがある．フミン質などの難分解性有機物は BOD に反映されにくい．また，鉄(Ⅱ)塩，マンガン(Ⅱ)塩，亜硝酸塩，硫化物などの還元性有機物は測定開始 15 分までに急激に酸素を消費することがあり，これは瞬時(15 分間)の酸素要求量(immediate dissolved oxygen demand：IDOD)として BOD とは区別する．

酸素の消費は，図 9・3・16 のように 2 段階で進む．第 1 段階の BOD(DO の消費)は主として炭素化合物の酸化によるものであり，20℃において 7 〜 10 日を要する．タンパク質などはこの段階でアミノ基が脱アミノ化され，アンモニウム塩などの無機窒素酸化物へ分解される．第 2 段階は窒素化合物の酸化(硝化)で，約 100 日を要する．硝化細菌の働きで，第 1 段階で生じたアンモニウム塩は硝酸塩に酸化される．滞留時間が長い試料水は微生物が炭素化合物を優先的に利用しているため，炭素化合物の含有量が少なく，硝化反応が初期から始まり第 1 段階と第 2 段階が区別できないことがある．

試料は通常，数段階に希釈したものを 2 本ずつ用意し，1 本は 15 分後に，もう 1 本は 20℃で 5 日間冷暗所にて保管した後に DO を測定する．工場排水など，微生物を含んでいない試料では，好気性微生物を添加する(植種する)必要があるため，植種した希釈水(植種希釈水)で希釈する．15

分後の DO の 40% ～ 70% が消費されるような希釈試料水において，好気性微生物が効率的に有機物を酸化分解できることから，この範囲の DO が消費された希釈度の数値を用い，以下の計算式から BOD を求める．

$$\text{BOD(mg/L)} = \frac{(D_1 - D_2)}{p}$$

ここで，D_1 は希釈 15 分後の希釈試料水における DO(mg/L)，D_2 は 5 日間培養後の希釈試料水における DO(mg/L)，p は希釈試料水調製における試料の希釈度〔試料水量(mL)/ 希釈試料水量(mL)〕を示す．

(iii) 化学的酸素要求量(COD)

水中の有機物質などの被酸化性物質が酸化される際に消費される酸素量を**化学的酸素要求量**(chemical oxygen demand：**COD**)といい，湖沼・海域の汚染指標として用いられる．高濃度の塩化物イオンが存在する海域では DO の測定が複雑化すること，停滞性水域である湖沼・海域では，易分解性有機物はほとんどが分解されており，残りの有機物を微生物の分解に基づいて測定するには長い時間が必要となってしまうことなどを理由として BOD ではなく，COD が用いられている．また，COD は，微生物が生存しにくい環境である工場排水のような汚水・排水の汚染指標にも適している．COD は，用いられる酸化剤の種類，濃度，反応温度，時間などにより影響を受けるため，値を示す際には，測定方法を明記する必要がある．COD の測定法には，酸化剤の種類により，二クロム酸法，酸性高温過マンガン酸法，アルカリ性過マンガン酸法がある．

(1) **二クロム酸法**：二クロム酸は酸化力が強く，芳香族炭化水素や環式窒素化合物などを除いて有機物はほぼ完全に酸化されるため，COD 測定法のうち最も高い値が得られ，20 日後の BOD に近い値となる．被酸化性物質である塩化物イオンの影響を受けるため，硝酸銀を添加して AgCl として沈殿させ，妨害を除いている．まず，試料水に硝酸銀を添加し，二クロム酸カリウム($K_2Cr_2O_7$)を酸化剤として加え，硫酸酸性条件下，100℃，2 時間還流しながら加熱し，被酸化性物質を酸化分解する．その後，o-フェナントロリン酸鉄(Ⅱ)塩を指示薬として，未反応の二クロム酸カリウムを硫酸鉄(Ⅱ)アンモニウム溶液で滴定する．

(2) **酸性高温過マンガン酸法**：有機物のうち，窒素系の有機化合物は酸化されにくいが，その他の有機物ならびに亜硝酸塩，鉄(Ⅱ)塩，硫化物なども酸化される．多量の塩化物イオンによる妨害は，硝酸銀を添加して防ぐ．試験は，採水後速やかに行わなければならない．測定には，まず，硝酸銀を添加した後，過マンガン酸カリウムを加え，100℃，30 分間加熱して有機物を酸化分解する．その後，未反応の過マンガン酸カリウムを一定量のシュウ酸を加えて脱色し，さらに残留するシュウ酸を過マンガン酸カリウムにより逆滴定する．日本産業規格(JIS)が採用する方法である．

(3) **アルカリ性過マンガン酸法**：酸化力は弱いが，塩化物イオンの影響を受けない測定法であるため，海水の測定に適している．試料水にアルカリ性条件下，過マンガン酸カリウムを加え，100℃，60 分間加熱し，有機物を酸化分解する．未反応の過マンガン酸カリウムに硫酸酸性条件下，ヨウ化カリウムを加えてヨウ素を遊離させる．デンプン試薬を指示薬とし，遊離したヨウ素をチオ硫酸ナトリウムで滴定する．

（ⅳ）　**浮遊物質（SS）**

水に浮遊もしくは懸濁している不溶性物質である．水の濁り，光合成の阻害，魚介類の呼吸阻害，底質の環境悪化の原因になる．ガラス繊維ろ紙に吸引ろ過して乾燥後の重量を測定する．

（ⅴ）　***n*-ヘキサン抽出物質**

試料水を塩酸でpH 4以下に調製した後，n-ヘキサン層に分配・抽出される物質で，80 〜 85℃に加温してn-ヘキサンを留去した後に残る不揮発性物質（油状物質）の総称である．油膜の形成は，空気と水面の接触面を遮断するため，水中への酸素の供給を妨げ，魚介類の呼吸阻害の原因となる．魚介類に着臭し，その商品価値を失わせることもある．また，水中に油分が分散した状態は，日光の入射量減少やえら呼吸の妨害など，水中生息生物に影響を及ぼすおそれがある．n-ヘキサン抽出物質には，比較的揮発しにくい炭化水素，鉱物油，動植物油脂，グリースなどが含まれ，低沸点の軽油類は加温の際に揮散するため測定されない．pH 4以下にするのは，共存する微生物による分解を阻止するとともに，脂肪酸塩から脂肪酸を遊離させるためである．鉱物油と動物油脂を分離する場合は，n-ヘキサン抽出物を四塩化炭素に再溶解し，フロリジルカラムに極性物質を吸着させ，溶出される非極性物質を鉱物油とする．

（ⅵ）　**大腸菌数**

し尿汚染の可能性を示す指標として用いられる．環境基準設定当時の培養技術では，大腸菌のみを検出することは困難であったことから，グラム陰性の無芽胞桿菌のなかで乳糖を分解してガスを産生する好気性または通性嫌気性の細菌群を大腸菌群として検出し，し尿汚染の指標として用いてきた．今日では，簡便な大腸菌の培養技術が確立されていることから，水道水質基準で「大腸菌群」が「大腸菌」に変更されたのに続き，環境基準でも2022年4月の改正により変更となった．大腸菌が特異的に保有・産生するβ-グルクロニダーゼと，培地の成分である酵素基質X-Gluc（5-bromo-4-chloro-1*H*-indol-3-yl β-D-glucopyranosiduronic acid）とが反応して青色を呈するため，大腸菌は青みを帯びた色のコロニーとなる．大腸菌数に用いる単位はCFU〔コロニー形成単位（colony forming unit）〕/100 mLであり，発育したコロニー数を数えることで算出する．

（ⅶ）　**全窒素と全リン**

水中に含まれる窒素化合物由来の窒素の総量を全窒素，無機および有機リン化合物由来のリンの総量を全リンという．窒素とリンは栄養塩類とよばれ，富栄養化の制限因子であることから，湖沼および海域における富栄養化を防止するために基準値が設定されている．

（ⅷ）　**底層溶存酸素量（底層DO）**

2016年に設定された比較的新たな指標である．底層DOは，有機物質の流入や富栄養化による酸素消費量の増加だけでなく，干潟などの減少に伴う浄化機能の低下，人工的な深堀り跡などにおける底層への酸素供給量の低下，水温上昇に伴う底層への酸素供給の阻害など，さまざまな原因により低下する．底層DOが一定レベル以下まで低下すると，底層を利用する水生生物の生息を困難にし，海域においては，底層の貧酸素水塊を生じて青潮発生のリスクを高める．湖沼においても，底層DOの低下は底質から栄養塩を溶出させ，溶出した栄養塩が表層水に供給されると，それを栄養源にしてアオコなどが異常発生し，浄水過程におけるろ過障害，水道水の異臭味の原因となる．

（ix） **全亜鉛，ノニルフェノール，直鎖アルキルベンゼンスルホン酸およびその塩 (LAS)**

物質としての特性，生産量・使用状況，公共用水域からの検出状況からみて環境中に継続して存在するもので，水生生物の集団維持を可能とする観点からリスクが高い物質として測定されている．

d．自然水域の自浄作用

汚濁した河川は，物理学的作用，化学的作用，生物学的作用によって清浄な状態に戻っていく．これを水の自浄作用という．

（ⅰ） **物理学的作用**

河川は上流から下流に流れるにしたがって支流と合流し，水量が増加するため，汚染物質は希釈される．また，浮遊物質は凝集し，それが有機物質などを吸着して川底に沈殿する．なお，沈殿物の性状および量によっては，底質は悪化する．

（ⅱ） **化学的作用**

大気との接触や藻類の光合成により水中に溶存酸素 (DO) が供給される．この DO によって水中の可溶性金属イオンは酸化され，難溶性酸化物として沈殿する．

（ⅲ） **生物学的作用**

水中の有機物は，好気性微生物あるいは嫌気性微生物により分解される．清浄な水域では好気性分解が進行し，最終的に二酸化炭素，硝酸イオン，硫酸イオン，リン酸イオンなどに酸化分解される．汚濁が進行している場合は，有機物の分解に DO が消費されるために嫌気性分解が優位になり，メタン，硫化水素，アンモニア，低級脂肪酸（酢酸など）を生成する．嫌気性分解による生成物は悪臭を発生して流域環境を悪化させ，DO 不足は魚類死滅の原因にもなる．

有機物を含む排水を河川に放流した際の河川流下方向に対する DO 量を示したグラフ（図 9・3・17）を溶存酸素垂下曲線という．垂下曲線の初めには DO の減少が認められる．これは好気的微生物が有機物を分解するときに DO を消費するためである．分解反応が終了すると，大気からの酸素供給により DO は回復して飽和レベルに戻る．この現象は自浄作用のうち，生物学的作用の好気的作用に該当する．この自浄作用には限界があり，限界を上回るような多量の汚水が流入した場合に

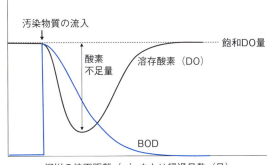

図 9・3・17　溶存酸素垂下曲線

は河川の DO は回復せず，嫌気的分解が進行する．清浄な水の DO は，通常 8 〜 10 mg/L(20℃ の飽和 DO 量は 8.84 mg/L)である．魚類の棲息には 5 mg/L 以上が必要であり，3 〜 4 mg/L では棲息不可能である．

e．水質汚濁に関する法律と規制

ヒトの健康を保護し生活環境を保全するうえで維持されることが望ましい基準として，**環境基準**が**環境基本法**に基づき設定されている．設定に際しては，水利用の観点から定められており，水道用水の基準，農業用水の基準，水産関係の基準などを参考にしている．環境基準を達成することを目標に，水質汚濁防止法に基づいた特定施設を有する事業場からの排水規制，生活排水対策の推進などが実施されている．

（ⅰ）　人の健康の保護に関する環境基準

全国の公共用水域(河川，湖沼，海域)における，27 項目について基準値が設定されていて(付表 7)，すべての項目がすべての水域に対して一律に適用される．全シアン，アルキル水銀，PCB の 3 項目は，定められた測定方法において"検出されないこと"となっている．

地下水の水質汚濁に係る環境基準は，この 27 項目の環境基準とは少し異なっている．酸素の少ない土壌中や地下水中で，トリクロロエチレンやテトラクロロエチレンが微生物により分解される過程で，シス体やトランス体の 1,2−ジクロロエチレン，クロロエチレンが生成される可能性があるため，溶剤や塩素系溶剤原料として使われていたシス−1,2−ジクロロエチレンではなく，シス体とトランス体の和として 1,2−ジクロロエチレンについての基準値やクロロエチレンについての基準値が設定されている．

また，2000 年に**ダイオキシン類対策特別措置法**が施行されたことにより，公共用水域および地下水に対してもダイオキシン類についての基準が設定されている(付表 8)．「人の健康の保護に関連する物質ではあるが，公共用水域等における検出状況等からみて，直ちに環境基準とはせず，引き続き知見の集積に努めるべきもの」として要監視項目と指針値も定められている(付表 9)．これらの項目については，環境基準への移行の必要性を検討するため，公共用水域などでの継続した測定が行われ，その推移が把握されている．

（ⅱ）　生活環境の保全に関する環境基準

13 項目が設定されている(表 9·3·3)．この基準では，公共用水域を利用目的に応じて，河川では 6 類型，湖沼では 4 類型，海域では 3 類型に水域を分類し，河川では 8 項目，湖沼と海域では 11 項目について，各水域の環境基準値が設定されている(付表 10〜14，補足表)．これは，公共用水域は，利用目的や水質汚濁の状況，水質汚濁源の立地状況が水域ごとに特性を考慮することが望ましいためである．

（ⅲ）　排水基準

公共用水域などの水質を保全するために，工場および事業場から排出される排水について，**水質汚濁防止法**に基づき，健康に係る有害物質の項目(付表 15)と生活環境に係る水質保全のための項目(付表 16)について全国一律の基準値が定められている．健康項目の排水基準は，原則として環

表 9·3·3 生活環境の保全に関する環境基準における各水域の規制項目

項　目	河　川	湖　沼	海　域	測定意義
pH	○	○	○	工場排水などの流入による水質変化の指標
DO	○	○	○	水質汚濁の指標
BOD	○	–	–	有機物質による汚染の指標
COD	–	○	○	
SS	○	○	–	不溶性物質による汚染(濁り)の指標
大腸菌数	○	○	○	し尿汚染の指標
n–ヘキサン抽出物質	–	–	○	油分による汚染の指標
全窒素	–	○	○	富栄養化の防止
全リン	–	○	○	
底層 DO	–	○	○	底層環境の保全
全亜鉛	○	○	○	水生生物の保全
ノニルフェノール	○	○	○	
LAS	○	○	○	

LAS：直鎖アルキルベンゼンスルホン酸およびその塩(linear alkylbenzenesulfonic acid sodium salt).

境基準の 10 倍のレベルとされている．これは，排出水の水質は，公共用水域へ排出されると，そこを流れる河川水などによって，排水口から合理的距離を経た公共用水域においては通常少なくとも 10 倍程度には希釈されるであろうと想定された結果である．ただし，全国一律の統一的な排水基準では環境基準を達成維持することが困難な水域では，都道府県がより厳しい基準(上乗せ排水基準)を条例で設定できる．また，施設の破損などの事故が発生し，有害物質(付表 15)や指定物質(付表 17)が施設外に排出されたことにより，ヒトの健康や生活環境に被害を生ずるおそれがあるときには，事故時の措置として，応急の措置を講じるとともに，その事故の状況などを都道府県知事などに届け出ることを義務づけている．指定物質としては，公共用水域に多量に排出されることにより人の健康もしくは生活環境にかかわる被害を生ずるおそれがあるホルムアルデヒドや水酸化ナトリウム，環境中の濃度低減が求められている PFOS と PFOA など 60 物質が指定されている．これらを事業者に遵守させることにより，水質汚濁を防止することが図られている．

9·3·5　水環境にかかわる学校環境衛生基準

　学校環境衛生の維持は，児童生徒などの健康を保持・増進し，学習能率の向上を図るために重要であり，「教室などの環境」，「飲料水」，「学校の清潔及びネズミ，衛生害虫など」，「水泳プール」に関連した検査項目が**学校環境衛生基準**として学校保健安全法で規定されている．これらの検査には**学校薬剤師**が従事しており，必要な指導ならびに助言を行うことで健康的で快適な学習環境が守られている．

a．学校環境衛生基準の考え方

　学校環境衛生基準とは，「児童生徒等及び職員の健康を保護する上で維持されることが望ましい

基準」であるが，学校環境衛生基準の判定基準には，「であること」とされている検査項目と「であることが望ましい」とされている検査項目がある．学校環境衛生活動を進めるにあたり，学校環境衛生基準の考え方を理解しておく必要がある．「であること」とされている検査項目は，この数値を超えると児童生徒などへの健康への影響が大きいと考えられるものや，ほかの法律において同様に「であること」などと定められているものであり，守られるべき値として示している．一方，「であることが望ましい」とされている検査項目は，周囲の環境などに影響されやすい数値であるなどの理由により，おおむねその基準を遵守することが望ましいとされているものである．なお，学校環境衛生基準に示された基準を達成するためには，学校の対応のみでは困難な場合も考えられ，学校の設置者はもちろんのこと，保護者や地域関係者と協力して環境衛生活動を推進することも重要である．また，教職員および児童生徒などが学校における環境衛生について関心をもち，学校環境衛生活動の充実を図ることも必要である(4・4節参照)．

b．飲料水に関する検査項目と基準

学校環境衛生基準では，飲料水に関係する検査対象を3種類に分類し，それぞれに対して検査項目と基準，検査回数を定めている．

① 水道水を水源とする飲料水(専用水道を除く)

② 専用水道に該当しない井戸水などを水源とする飲料水

③ 専用水道(水道水を水源とする場合を除く)及び専用水道に該当しない井戸水などを水源とする飲料水の原水

図9・3・18は，水道法に基づく水道の区分と上記①〜③がどの区分に該当するかを示したものである．①については表9・3・4の検査項目を毎年度1回定期に行う．②に対しては，水道水の水質基準，基準項目(51項目)と遊離残留塩素が検査項目である．これらは水道法に基づく専用水道の検査項目および水質基準と同様のものであり，検査回数も専用水道と同じ回数が必要である．つまり，専用水道と同レベルの安全性が求められている．③は飲料水の原水であり，表9・3・4のうち，遊離残留塩素以外のものが検査項目である．毎年度1回定期に行う．

c．水泳プールに係る学校環境衛生基準

水泳プールでは，プール水のなかでヒトが泳ぐため，プール水が入水者を感染源とする感染症の媒体になる可能性がある．たとえば，アデノウイルスの感染による咽頭結膜熱は，とくにプールを介してヒトからヒトへ感染が拡大することが多いのでプール熱ともよばれることがある．したがって，水泳プールの衛生管理では，消毒が最重要課題の一つであり，入水者が快適かつ衛生的に利用できるように，水泳プールに係る学校環境衛生基準が定められている(表9・3・5)．遊離残留塩素濃度については，細菌やウイルスなどのプールで感染する可能性のある病原体に対して消毒効果を得るため，飲料水に対するものよりも高く設定されており，0.4 mg/L以上(1.0 mg/L以下であることが望ましい)とされている．なお，プール水中の遊離残留塩素は，日光の紫外線による分解や入水者の持ち込む汚れ，毛髪，水着などにより絶えず消費されることから，プール使用前および使用中

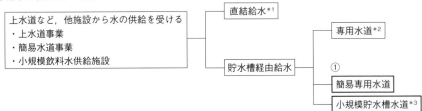

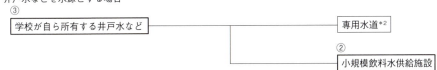

図 9·3·18 水道の区分と学校環境衛生基準の対象

*1 直結給水は，原則として飲料水の供給者により水質検査が実施されており，学校においては水質について日常点検が行われていることから「学校環境衛生基準」における定期検査の対象としない．
*2 専用水道は，水道法に基づいて検査し管理することとされており「学校環境衛生基準」の検査対象としない．
*3 小規模貯水槽水道は，水道法において水質に関する検査が規定されていない．しかし，学校環境衛生基準では，児童生徒などおよび職員に安全な水を供給しなければならないことから，学校の管理状況を確認するため，定期検査の対象としている．

表 9·3·4 学校環境衛生基準における水道水を水源とする飲料水（専用水道を除く）の水質に関する検査項目と基準

	基 準	区 分	目的・意義
一般細菌	1 mL の検水で形成される集落数が 100 以下であること	病原微生物の指標	し尿，下水などの混入による水の汚染度の指標
大腸菌	検出されないこと		し尿汚染の直接的な指標
塩化物イオン	200 mg/L 以下であること	味	地質，下水，家庭排水，工場排水やし尿処理水の混入によって増加するため，水質汚濁の指標の一つ
有機物〔全有機炭素（TOC）〕	3 mg/L 以下であること	味	有機物による汚染度合の指標
pH 値	5.8 以上 8.6 以下であること	基礎的性状	－
味	異常でないこと		
臭 気	異常でないこと		
色 度	5 度以下であること		
濁 度	2 度以下であること		
遊離残留塩素	給水における水が，遊離残留塩素を 0.1 mg/L 以上保持するように塩素消毒すること．ただし，供給する水が病原生物に著しく汚染されるおそれがある場合または病原生物に汚染されたことを疑わせるような生物もしくは物質を多量に含むおそれがある場合の給水栓における水の遊離残留塩素は，0.2 mg/L 以上とする	－	塩素消毒の効果が残留しているかの判断基準

500　　第9章　環　境　衛　生

表 9·3·5　水泳プールに係る学校環境衛生基準(文部科学省通知，平成 30 年 4 月 1 日施行)

検査項目など	基　準	検査回数
遊離残留塩素	0.4 mg/L 以上であること．また，1.0 mg/L 以下であることが望ましい．	使用日の積算が 30 日以内ごとに 1 回
pH 値	5.8 以上 8.6 以下であること．	
大腸菌	検出されないこと．	
一般細菌	1 mL 中 200 コロニー以下であること．	
有機物等 (過マンガン酸カリウム消費量)	12 mg/L であること．	
濁　度	2 度以下であること．	
総トリハロメタン	0.2 mg/L 以下であることが望ましい．	使用期間中の適切な時期に 1 回以上
循環ろ過装置の処理水	循環ろ過装置の出口における濁度は，0.5 度以下であること．また，0.1 度以下であることが望ましい．	毎学年 1 回定期

1 時間に 1 回以上の日常点検を行う．また，水泳プールは，自然水域とは異なり，水量の限られた閉鎖空間であるため，自浄作用は期待できず，水の定期的な入れ替え，新鮮な水の連続的な補給(オーバーフロー)，あるいは循環式ろ過装置による清浄度の維持が必要である．プールの原水は飲料水の基準に適合するものであることが望ましいとされている．

9・4　大　気　環　境

　大気汚染とは，人間の活動に伴って大気中に排出された物質，あるいはその物質が大気中で変化して生じた反応生成物がヒトの健康や生態系に直接的，間接的に影響を及ぼすことである．一般に，火山の噴火などの自然由来の影響は大気汚染に含めない場合が多い．2018 年に WHO は，微小粒子状物質($PM_{2.5}$)などの大気汚染による肺がんや呼吸器疾患，心疾患などで年間約 700 万人が死亡しており，世界人口の約 90％が健康被害のリスクがある濃度の大気汚染物質に曝露されていると推定した．

9・4・1　大気汚染に影響する気象要因

　大気汚染の発生と持続に影響を及ぼす気象要因は，風と大気安定度である．大気中で排出された大気汚染物質は，大気の垂直方向の流れ(乱流)と水平方向の流れ(風向，風速)によって拡散されて周辺の空気によって希釈される．大気汚染の程度は，汚染物質の排出量によるものの，大気が安定で風が弱い場合には大気汚染物質が拡散されにくくなり，大気汚染が進行する．大気安定度は，気温の垂直分布と深い関係がある．

　地表部から空気塊が上昇し，気圧の低下に伴い断熱膨張を起こして気温が低下する．高度と温度低下との関係を断熱減率といい，断熱減率曲線で示される(図 9·4·1)．乾燥空気の場合，高度が

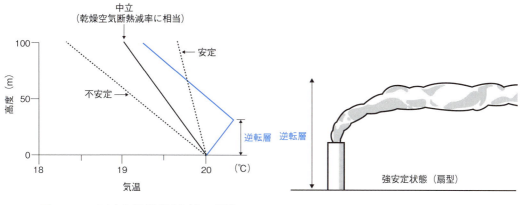

図 9・4・1　高度と気温（乾燥空気）との関係　　図 9・4・2　接地逆転層における煙突から排出される煙の形状

100 m 上昇するごとに気温が 0.98℃（**乾燥断熱減率**），湿潤空気の場合 0.4〜0.9℃ 低下する（湿潤断熱減率）．一般に，実際の大気の気温減率が断熱減率より大きい場合，下方の暖かい空気塊が上昇し上空の冷たい空気塊が下降する鉛直方向の対流が発生し，大気は**不安定**となる．一方，実際の空気の気温減率が断熱減率より小さい場合，対流が起こりにくくなり大気は**安定**になる．

a．逆転層

地表付近の気温が低下し，高度の上昇に伴って気温が上昇するような，垂直方向の気温分布が逆転した場合，大気はさらに安定した状態となる．この温度勾配が逆転している大気層を**逆転層**（図 9・4・1）という．逆転層では，大気中に放出された大気汚染物質が拡散されにくく地表付近に滞留し，大気汚染が起こりやすくなる．逆転層には，発生の仕方により次のように分類される．

（ⅰ）**放射性逆転（接地逆転）**

日没後に地表面の熱放射により地表面の温度が低下し，**放射冷却**により地表付近の空気が冷却され，地表からある高さまで高度の上昇とともに気温が上昇することがある．これを**放射性逆転**または**接地逆転**という．とくに冬季，日中晴れていた夜間や風がない（風速 3 m 以下）ときに発生しやすく，日本における逆転層による大気汚染の発生原因として最も多い．また，この種の逆転層は，地上 200 m 以下に形成されることが多い．接地逆転層内で大気はきわめて安定な状態となるため，層内もしくはその下部で発生した大気汚染物質は逆転層の内部または下部に滞留・蓄積する．煙突から接地逆転層のなかに排出される煙の形状を図 9・4・2 に示した．

（ⅱ）**地形性逆転**

盆地や谷間などでは夜間に周囲から冷たい空気が底のほうに流入し，底の部分の気温がその上空の気温より低くなることがある．これを**地形性逆転**という．

（ⅲ）**沈降性逆転**

高気圧圏内では上空の空気が沈降する気流が発生する．空気が沈降して断熱圧縮で気温が上昇し，下層の空気より気温が高い空気層ができて**沈降性逆転**が発生する．

502　第9章　環　境　衛　生

（iv）　前線性逆転

前線の移動に伴い，暖気が寒気の上層に入り込む，あるいは暖気の下に寒気が入り込むことで形成される逆転層を**前線性逆転**という．

b．越境大気汚染

局地的な影響以外に気象要因が大気汚染物質の輸送にかかわる場合がある．大気汚染物質が，ときに数千 km 遠く離れた発生源から気流に乗って輸送されてくることを長距離輸送という．このうち，とくに国境線を越えるものを**越境大気汚染**という．日本では，土壌粒子（黄砂）や粒子状物質に付着した大気汚染物質が近隣諸国から偏西風に乗って輸送・拡散され，遠隔地の環境に影響を及ぼすことが報告されている．越境大気汚染の解決には国際的な協力に基づいて対策を講じていくことが不可欠である．

9・4・2　大気汚染物質

a．大気汚染物質の種類

大気汚染物質の発生源は**自然起源**と**人為起源**とに分けられる．自然起源の代表的なものとして，火山や森林火災，花粉の飛散，黄砂などの風による地面からの巻き上げがあげられる．人為起源の代表的なものとして，工場や自動車などの化石燃料の燃焼による排出物などが該当する．発生形態の違いにより，燃焼などにより発生源から直接排出される大気汚染物質を**一次汚染物質**，一次汚染物質が大気環境中で大気成分やほかの汚染物質との共存下で光化学反応により生成する大気汚染物質を**二次汚染物質**とよぶ．二酸化硫黄や一酸化炭素は化石燃料の燃焼により直接排出される一次汚染物質であり，大気中で窒素酸化物と炭化水素との光化学反応により生成する光化学オキシダントは二次汚染物質である．また，一次汚染物質の排出源として，工場や事業場などの**固定発生源**と自動車や船舶，航空機などの**移動発生源**が存在する．

大気汚染物質は，形状によりガス状物質と粒子状物質に分類される．一酸化炭素，炭化水素，硫黄酸化物，窒素酸化物，オゾンなどが常温でガス状物質として存在する．空気中に浮遊する微小な液体または固体の粒子を**粒子状物質**（particulate matter：PM），あるいは総称してエアロゾル（aerosol）とよぶ．粒子状物質は，その形態や成因によって粉じん（dust），ヒューム（fume），ミスト（mist），煙（smoke），もや（fog）のように分類される（表 9・4・1）．粒子状物質のうち，粒子径が小さいものは長時間大気中を浮遊する一方で，比較的粒子径が大きく重く大気中で浮遊できずに落下（降下）するもの，あるいは雨や雪などに取り込まれて降下するものを**降下ばいじん**という．また，ディーゼル排出粒子のように発生源から粒子として大気中に排出されたものを**一次粒子**とよぶのに対して，硫黄酸化物などのガス状物質として排出されたものが大気中での光化学反応などにより粒子として生成したものを**二次生成粒子**とよぶ．

b．大気汚染物質に係る環境基準および指針

ヒトの健康の保護および生活環境の保全のうえで維持されることが望ましい基準として環境基準

表 9・4・1　大気中の粒子(エアロゾル)の種類

分　類	形　態	成　因	粒子径 (μm)	例
粉じん	固　体	燃料の燃焼, 無機物・有機物固体の破砕, 研磨, 爆破などにより空気中に分散したもの	1 〜 150	鉱物性粉じん
ヒューム	固　体	昇華, 蒸留, 燃焼で生成した気体分子が冷えて凝集し, コロイド状になったもの	0.1 〜 1	Pd ヒューム, Zn 蒸気から生成した ZnO
ミスト	液　体	液体分散, 液体凝集による球状の液滴コロイド	0.5 〜 30	硫酸ミスト
煙	固体・液体	有機物の不完全燃焼で生じた有機性微粒子	0.01 〜 0.1	タバコや木材の燃焼による煙
もや	液　体	気体凝縮で生じた微細液滴	0.1 〜 100	大気汚染のスモッグ

表 9・4・2　大気汚染にかかわる環境基準および指針

環境基準	物　質	基　準
大気汚染に係る環境基準	二酸化硫黄(SO_2)	1 時間値の 1 日平均値が 0.04 ppm 以下であり, かつ, 1 時間値が 0.1 ppm 以下であること
	二酸化窒素(NO_2)	1 時間値の 1 日平均値が 0.04 ppm から 0.06 ppm までのゾーン内又はそれ以下であること
	一酸化炭素(CO)	1 時間値の 1 日平均値が 10 ppm 以下であり, かつ, 1 時間値の 8 時間平均値が 20 ppm 以下であること
	光化学オキシダント(O_x)	1 時間値が 0.06 ppm 以下であること
	浮遊粒子状物質(SPM)	1 時間値の 1 日平均値が 0.10 mg/m^3 以下であり, かつ, 1 時間値が 0.20 mg/m^3 以下であること
微小粒子状物質に係る環境基準	微小粒子状物質	1 年平均値が 15 µg/m^3 以下であり, かつ, 1 日平均値が 35 µg/m^3 以下であること
ダイオキシン類に係る環境基準	ダイオキシン類	1 年平均値が 0.6 pg-TEQ/m^3 以下であること
有害大気汚染物質(ベンゼン等)に係る環境基準	ベンゼン	1 年平均値が 0.003 mg/m^3 以下であること
	トリクロロエチレン	1 年平均値が 0.13 mg/m^3 以下であること
	テトラクロロエチレン	1 年平均値が 0.2 mg/m^3 以下であること
	ジクロロメタン	1 年平均値が 0.15 mg/m^3 以下であること
光化学オキシダントの生成防止のための大気中炭化水素濃度の指針	非メタン炭化水素	光化学オキシダントの日最高 1 時間値 0.06 ppm に対応する午前 6 時〜9 時までの非メタン炭化水素の 3 時間平均値は, 0.20 ppmC から 0.31 ppmC の範囲にある

が設定されている(表 9・4・2). 環境基本法により**二酸化硫黄**, **二酸化窒素**, **一酸化炭素**, **光化学オキシダント**, **浮遊粒子状物質**(suspended particulate matter:**SPM**)の 5 項目について大気汚染にかかわる環境基準が設けられている. **微小粒子状物質**や有害大気汚染物質としての**ベンゼン**, **トリクロロエチレン**, **テトラクロロエチレン**, **ジクロロメタン**にもそれぞれ環境基準が設定されている. また, 大気中の**ダイオキシン類**については, ダイオキシン類対策特別措置法により環境基準が設定されている. このほか, 光化学オキシダントの生成を防止する目的で, 原因物質である非メタン炭

504 第9章 環境衛生

化水素について「指針」が設けられている.

c. 大気汚染を防止するための法規制

大気汚染を防止するためのおもな法規制として, **大気汚染防止法**と「自動車から排出される窒素酸化物及び粒子状物質の特定地域における総量の削減等に関する特別措置法」(**自動車 NOₓ・PM法**)などがある.

(i) 大気汚染防止法

わが国では, 大気環境を保全するため, 1968 年に大気汚染防止法が制定された. この法律は, 大気汚染に関して, 国民の健康を保護するとともに, 生活環境を保全することなどを目的とし, 環境基本法で設定されている環境基準を達成することを目標に規制を実施している. 大気汚染防止法では, 固定発生源(工場や事業場)から排出または飛散する大気汚染物質について, 物質の種類ごと, 施設の種類・規模ごとに排出基準などが定められており, 大気汚染物質の排出者などはこの基準を守らなければならない(表 9·4·3).

ばい煙とは, 物の燃焼などに伴い発生する硫黄酸化物, ばいじん(いわゆるスス), 有害物質すなわち① カドミウムおよびその化合物, ② 塩素および塩化水素, ③ フッ素, フッ化水素およびフッ化珪素, ④ 鉛およびその化合物, ⑤ 窒素酸化物(表 9·4·3)であり, 大気汚染防止法では, 33 の項目に分けて, 一定規模以上の施設が「ばい煙発生施設」として定められている. ばい煙の排出基準は大別すると量規制, 濃度規制および総量規制の方法があり, 以下の四つの排出基準がある.

- (1) **一般排出基準**：ばい煙発生施設ごとに国が定める基準
- (2) **特別排出基準**：大気汚染の深刻な地域において, 新設されるばい煙発生施設に適用されるより厳しい基準(硫黄酸化物, ばいじんに対して設定)
- (3) **上乗せ排出基準**：一般排出基準, 特別排出基準では大気汚染防止が不十分な地域において, 都道府県が条例によって定めるより厳しい基準(ばいじん, 有害物質に対して設定)
- (4) **総量規制基準**：工場または事業場が集合している地域で, (1)～(3)の排出基準のみによっては環境基準の確保が困難な地域において大規模工場に適用される工場ごとの基準(硫黄酸化物, 窒素酸化物に対して設定)

ばい煙発生施設から排出される硫黄酸化物には, 施設ごとに適用される規制(**K 値規制**)があり, 地域ごとに定められた値(K 値)と排出口(煙突)の高さに応じて次式によって算出される排出基準が適用される.

$$q = K \times 10^{-3} \times He^2$$

q：排出基準(排出が許容される硫黄酸化物の量, 温度零度・圧力 1 気圧の状態に換算した m³/h)

K：地域ごとに定められた値

He：補正された排出口の高さ〔煙突実高さ＋煙上昇高さ(m)〕

K 値は地域の区分ごとに異なっており, 数字が小さいほど規制が厳しい(表 9·4·3).

浮遊粒子状物質や光化学オキシダントによる大気汚染の防止を目的として, **揮発性有機化合物**(volatile organic compounds：**VOC**)の規制が行われている. VOC は, 揮発性を有し, 大気中で気

9・4　大　気　環　境　505

表 9・4・3　工場および事業場から排出される大気汚染物質に対する規制方式とその概要

物質名		おもな発生の形態など	規制の方式と概要
ばい煙	硫黄酸化物(SO_x)	ボイラー，廃棄物焼却炉などにおける燃料や鉱石などの燃焼	1)排出口の高さ(He)および地域ごとに定める定数 K の値に応じて規制値(量)を設定 　　許容排出量($N\,m^3/h$)$= K \times 10^{-3} \times He^2$ 　　一般排出基準：$K = 3.0 \sim 17.5$ 　　特別排出基準：$K = 1.17 \sim 2.34$ 2)季節による燃料使用基準 　燃料中の硫黄分を地域ごとに設定 　　硫黄含有率：0.5%〜1.2%以下 3)総量規制 　　総量削減計画に基づき地域・工場ごとに設定
	ばいじん	同上および電気炉の使用	施設・規模ごとの排出基準(濃度) 　一般排出基準：$0.04 \sim 0.5\,g/N\,m^3$ 　特別排出基準：$0.03 \sim 0.2\,g/N\,m^3$
	有害物質 カドミウム(Cd)，カドミウム化合物	銅，亜鉛，鉛の精錬施設における燃焼，化学的処理	施設ごとの排出基準 　$1.0\,mg/N\,m^3$
	塩素(Cl_2)，塩化水素	化学製品反応施設や廃棄物焼却炉などにおける燃焼，化学的処理	施設ごとの排出基準 　塩素：$30\,mg/N\,m^3$ 　塩化水素：$80 \sim 700\,mg/N\,m^3$
	フッ素(F)，フッ化水素(HF)など	アルミニウム製錬用電解炉やガラス製造用溶融炉などにおける燃焼，化学的処理	施設ごとの排出基準 　$1.0 \sim 20\,mg/N\,m^3$
	鉛(Pb)，鉛化合物	銅，亜鉛，鉛の精錬施設などにおける燃焼，化学的処理	施設ごとの排出基準 　$1.0 \sim 30\,mg/N\,m^3$
	窒素酸化物(NO_x)	ボイラーや廃棄物焼却炉などにおける燃焼，合成，分解など	1)施設・規模ごとの排出基準 　$60\,ppm \sim 950\,ppm$ 2)総量規制 　　総量削減計画に基づき地域・工場ごとに設定
揮発性有機化合物(VOC)		VOC を排出する次の施設 　化学製品製造・塗装・接着・印刷における乾燥施設，吹付塗装施設，洗浄施設，貯蔵タンク	施設ごとの排出基準 　$400\,ppm \sim 60\,000\,ppmC$
粉じん	一般粉じん	ふるいや堆積場などにおける鉱石，土砂などの粉砕・選別，機械的処理，堆積	施設の構造，使用，管理に関する基準 　集じん機，防じんカバー，フードの設置，散水など
	特定粉じん(石綿)	切断機などにおける石綿の粉砕，混合その他の機械的処理	事業場の敷地境界基準 　濃度 10 本 /L
		吹付石綿使用建築物の解体・改造・補修作業	建築物解体時などの除去，囲い込み，封じ込め作業に関する基準

(つづく)

506　第9章　環 境 衛 生

表 9・4・3　つづき

物質名			おもな発生の形態など	規制の方式と概要
特定物質 （アンモニア，一酸化炭素，メタノールなど 28 物質）			特定施設において故障，破損などの事故時に発生	事故時における措置を規定 　事業者の復旧義務，都道府県知事への通報など
有害大気汚染物質	指定物質		248 物質（群） このうち「優先取組物質」として 23 物質	知見の集積など，各主体の責務を規定 　事業者および国民の排出抑制など自主的取組み，国の科学的知見の充実，自治体の汚染状況把握など
		ベンゼン	ベンゼン乾燥施設など	施設・規模ごとに抑制基準 　新設：50 ～ 600 mg/Nm³ 　既設：100 ～ 1500 mg/Nm³
		トリクロロエチレン	トリクロロエチレンによる洗浄施設など	施設・規模ごとに抑制基準 　新設：150 ～ 300 mg/Nm³ 　既設：300 ～ 500 mg/Nm³
		テトラクロロエチレン	テトラクロロエチレンによるドライクリーニング機など	施設・規模ごとに抑制基準 　新設：150 ～ 300 mg/Nm³ 　既設：300 ～ 500 mg/Nm³

備　考
・ばいじんおよび有害物質については，都道府県は条例で国の基準より厳しい上乗せ基準を設定することができる．
・上記基準については，大気汚染状況の変化，対策の効果，産業構造や大気汚染源の変化，対策技術の開発普及状況などを踏まえ，随時見直しを行っていく必要がある．
・有害大気汚染物質とは，低濃度でも継続的な摂取により健康影響が懸念される物質である．
〔環境省："工場及び事業場から排出される大気汚染物質に対する規制方式とその概要"（http://www.env.go.jp/air/osen/law/t-kisei1.html）より〕

体状となる有機化合物の総称であり，トルエン，キシレン，酢酸エチルなど多種多様な物質が含まれる．「粉じん」とは，物の破砕やたい積などにより発生，または飛散する物質をいい，このうち，大気汚染防止法では，ヒトの健康に被害を生じるおそれのある物質を**特定粉じん**，それ以外の粉じんを「一般粉じん」として定めている．特定粉じんには**アスベスト**（石綿）が指定されている．「特定物質」は，物の合成，分解その他の化学的処理に伴い発生する物質のうち，ヒトの健康または生活環境にかかわる被害が生じるおそれがある物質で，アンモニアなど 28 物質が規制の対象となっている．

　大気汚染防止法では，大気汚染の常時監視（24 時間測定）を都道府県および政令市に義務づけ，大気環境モニタリング体制が構築されている．大気汚染の状況を常時監視するために設置する測定局のうち，住宅地などの一般的な生活空間における大気汚染状況を把握するための**一般環境大気測定局（一般局）**と交差点や道路端などの自動車排出ガスの影響が最も大きい区域の大気汚染状況を把握するための**自動車排出ガス測定局（自排局）**が設けられている．これらの大気汚染常時監視測定局の測定値（速報値）は，環境省大気汚染物質広域監視システム（そらまめくん：https://soramame.

env.go.jp/）で提供されている.

（ⅱ）　**自動車 NO$_x$・PM 法**

自動車から排出される窒素酸化物及び粒子状物質の特定地域における総量の削減等に関する特別措置法（**自動車 NO$_x$・PM 法**）は，特定の地域において車種規制を行い，**窒素酸化物（NO$_x$）**と**粒子状物質（PM）**の排出の少ない車を使うことで，それら二つの物質の総量を削減し，環境基準を達成することを目的としている．自動車交通が集中する地域で，大気汚染防止法による従来の対策だけでは，NO$_x$ や SPM にかかわる大気環境基準の確保が困難である地域が対象地域となり，現在は首都圏（東京，埼玉，千葉，神奈川），大阪・兵庫圏，愛知・三重圏が対象地域となっている．トラック，バスなど（ディーゼル車，ガソリン車，LPG 車）およびディーゼル乗用車に関して NO$_x$ と PM について排出基準を定め，基準を満たしていない自動車は登録できない.

d. おもな大気汚染物質の発生源・健康影響・汚染状況

（ⅰ）　**硫黄酸化物**

硫黄酸化物（SO$_x$）は，**二酸化硫黄（SO$_2$）**，**三酸化硫黄（SO$_3$）**とそれらが空気中の水分と結合して生じる**硫酸ミスト**の総称であり，大部分が二酸化硫黄である．環境基準は二酸化硫黄について，排出基準は硫黄酸化物について設けられている．二酸化硫黄は，おもに石炭や石油などの化石燃料中の硫黄が燃焼時に酸化されることにより生じるため，工場などの固定発生源がおもな排出源である．また，鉄鉱石などにも硫黄が含まれるため，製鉄工程などからも排出される.

硫黄酸化物は呼吸器刺激作用があり，せき，ぜん息，気管支炎などの原因となり，心肺機能に悪影響を及ぼす．高度経済成長期の 1960 〜 1970 年代に化石燃料の大量消費によって硫黄酸化物による汚染が日本各地で発生し，とくに大規模な石油コンビナートが建設された三重県四日市工業地帯，千葉県京葉工業地帯，岡山県水島工業地帯など，そして重化学工業化が進んだ川崎市，横浜市，尼崎市，北九州市などの地域において深刻な汚染が起こった．1961 年頃より三重県四日市市で発生した四大公害病の一つである**四日市喘息**が健康影響の代表例である．また，ヒトの健康に対する影響のほか，硫黄酸化物は森林や湖沼に影響を与える酸性雨の原因になる.

大気汚染防止法の制定後，重油脱硫などによる燃料の低硫黄化やアルカリ洗浄などを用いた排煙脱硫装置の普及などによる対策の結果，1980 年代には全国的に環境基準が達成されるようになった．二酸化硫黄濃度の年平均値の推移を図 9・4・3 に示す．2021 年度の二酸化硫黄の年平均濃度は，一般局，自排局ともに 0.001 ppm で，近年は一般局，自排局ともほぼ横ばい傾向にある．2021 年度の二酸化硫黄の有効測定局数は，一般局が 894 局，自排局が 44 局であり，環境基準達成率は，一般局が 99.8％，自排局が 100％であり，近年良好な状態が続いている.

（ⅱ）　**窒素酸化物**

窒素酸化物（NO$_x$）のおもなものは，**一酸化窒素（NO）**と**二酸化窒素（NO$_2$）**である．環境基準は二酸化窒素について，排出基準は窒素酸化物について設けられている．窒素酸化物のおもな発生源は，化石燃料などの燃焼である．窒素酸化物の起源として，燃料中の窒素化合物の燃焼によって生じる**フューエル NO$_x$**と大気成分の窒素が燃焼などの高温下で酸化されて生じる**サーマル NO$_x$**がある.

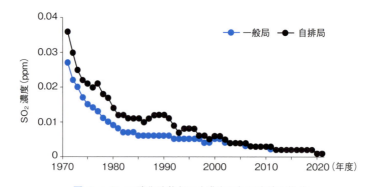

図 9・4・3　二酸化硫黄（SO_2）濃度の年平均値の推移
〔環境省：令和3年度大気汚染物質に係る常時監視測定結果より〕

最近では精製された燃料が使用されているため，燃焼時の生成量は，フューエル NO_x よりサーマル NO_x のほうが多い．燃焼により生じる窒素酸化物の大部分は一酸化窒素であり，大気環境中で速やかに酸化されて二酸化窒素になる．発生源は，工場・事業所などの特定の固定発生源だけでなく，自動車などの移動発生源もあり，一般家庭で使用される暖房器具も発生源となりうる．石炭火力発電所などにおいて，窒素酸化物の発生を抑制するための燃焼法として，1段目で燃料過剰燃焼を行い，2段目で未燃焼分を完全燃焼させる二段燃焼法などが行われている．また，排ガスから窒素酸化物を除去するために**排煙脱硝装置**が用いられ，日本では乾式法とよばれるアンモニアを還元剤に用いる選択接触還元法が多く採用されている．排ガスにアンモニアを加えて触媒中に通気することで窒素酸化物を窒素と水に分解し，排ガス中の窒素酸化物を除去する．

　二酸化窒素は水に溶けにくいため，吸入から数時間後以降に気管支や肺胞など肺の深部に作用し肺炎や肺水腫など呼吸器障害を引き起こす．また，二酸化窒素は，ヘモグロビン中の鉄を酸化し，**メトヘモグロビン血症**の原因になる．一方，一酸化窒素はヘモグロビンと結合してニトロソヘモグロビンを生成し，血液の酸素運搬能を低下させる．ヒトの健康に対する影響のほか，窒素酸化物は，酸性雨や光化学オキシダントの原因となる．

　2021年度の二酸化窒素濃度の年平均値は，一般局で 0.007 ppm，自排局では 0.014 ppm であり，一般局，自排局ともに1970年以降減少し，1970〜1990年代は横ばいであったが，近年再び減少傾向にある（図 9・4・4）．2021年の二酸化窒素の有効測定局数は，一般局が1193局，自排局が365局であり，環境基準達成率は，一般局，自排局ともに100%であり，高い水準で推移している．

（iii）**一酸化炭素**

　燃料など有機物の不完全燃焼により発生し，大気環境中でのおもな発生源は自動車排ガスである．一酸化炭素はヘモグロビンとの結合力が酸素の200〜300倍強く，カルボキシヘモグロビンを生成し，ヘモグロビンによる酸素の体内組織への運搬を阻害する．

　2021年度の一酸化炭素濃度の年平均値は，一般局，自排局ともに 0.3 ppm であり，一般局，自排局とも近年は横ばい傾向である（図 9・4・5）．2021年度の一酸化炭素の有効測定局数は，一般局が55局，自排局が213局であり，1983年以降すべての測定局において環境基準を達成している．

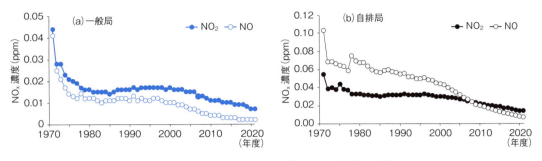

図 9・4・4　窒素酸化物（NO$_x$）濃度の年平均値の推移

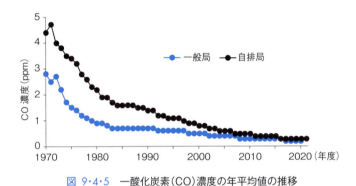

図 9・4・5　一酸化炭素（CO）濃度の年平均値の推移
〔環境省：令和3年度大気汚染物質に係る常時監視測定結果より〕

(iv)　光化学オキシダント

　光化学オキシダントは，大気中において窒素酸化物と非メタン炭化水素が光化学反応することにより二次的に生成する**オゾン**や**パーオキシアセチルナイトレート（PAN）**など，光化学スモッグの原因となる過酸化物の総称であり，強い酸化力をもつ．その大部分がオゾンであり，PAN は 5% 程度含まれている．中性のヨウ化カリウム溶液中でヨウ素（I_2）を遊離させる物質を全オキシダントと定義し，全オキシダントから二酸化窒素を除いた物質が光化学オキシダントである．

　光化学オキシダントは，工場や事業所などの固定発生源や自動車などの移動発生源から排出される非メタン炭化水素（NMHC）あるいは揮発性有機化合物（VOC）と窒素酸化物が太陽光線（とくに紫外線）の照射を受けて生成する，代表的な二次汚染物質であり工場などからの直接排出はない．大気中の NMHC や VOC が存在しない場合，二酸化窒素に紫外線が当たると NO と O_3 が生成し，生成した O_3 は NO と反応し再び NO_2 と O_2 になる（式①）．このとき NO_2，NO，O_3 の 3 物質は平衡状態にあり，一定の比率で存在するため大気中の O_3 は増加しない．

$$NO_2 + O_2 \rightleftharpoons NO + O_3 \cdots ①$$

　一方，大気中に NMHC（オレフィン類やアルキルベンゼン）が存在すると，OH ラジカルや O_3 などと反応して**アルキルペルオキシラジカル（$RO_2\cdot$）**を生成し，これが NO と反応して**アルコキシラジカル（$RO\cdot$）**を生成する．この反応によって NO が消費されて式①の平衡状態がずれて O_3 濃度が

増加する．また，RO・の分解反応により生じたアルデヒドは，OHラジカルやO_2と反応してアシルペルオキシラジカル〔$RC(O)O_2$・〕を生成し，さらにNO_2との反応によりパーオキシアセチルナイトレート〔PAN，$RC(O)OONO_2$〕を生成する．

　光化学オキシダントは，目や喉などの粘膜を刺激し，呼吸器に影響を及ぼす．また，農作物など植物に対して葉が枯れるなどの影響も観察される．さらにオゾンは，それ自体が温室効果ガスであると同時に，植物の光合成を阻害し二酸化炭素吸収量を減少させるとして，気候変動への影響も懸念されている．光化学オキシダントは夏季に高濃度になりやすく，高濃度の状態が継続し被害が生じるおそれがある場合，すなわち大気汚染防止法に基づき光化学オキシダント濃度の1時間値が0.12 ppm以上（環境基準は0.06 ppm）になり，気象条件からみてその状態が継続すると認められる場合に都道府県知事などによって光化学オキシダント注意報などが発令される．注意報発令時には健康被害を防止するため，屋外での激しい運動を控えるよう教育施設や関係機関に伝達して注意を促す．また，汚染状況をなるべく早期に改善させるため，発生の原因となる汚染物質を大量に排出している工場・事業場に対して排出量を抑制するよう要請が行われる．光化学オキシダント警報は，各都道府県知事などが独自に要綱などで定めているもので，一般的には光化学オキシダント濃度の1時間値が0.24 ppm以上の状態が継続すると認められる場合に都道府県知事などが発令する．

　2021年度の光化学オキシダント濃度の昼間の日最高1時間値の年平均値は，一般局で0.047 ppm，自排局では0.045 ppmであり，1983年以降増加傾向にある（図9・4・6）．2021年度の光化学オキシダントの有効測定局数は，一般局が1148局，自排局が32局であり，環境基準の達成率は，一般局で0.2%，自排局で0%ときわめて低い水準であった（表9・4・4）．光化学オキシダント注意報などの発令延べ日数および都道府県数の推移を図9・4・7に示す．2021年度の注意報などの発令状況と発令都道府県数は，2020年と比較していずれも減少し，発令都道府県数が12都府県，発令延べ日数は年間29日であり，大都市部およびその周辺部などで多かった．また，警報の発令はなかった．

（v）　**非メタン炭化水素・揮発性有機化合物**

　炭化水素（HC）からメタンを除いた炭化水素（脂肪族飽和炭化水素，不飽和炭化水素，芳香族炭化水素）を総称して非メタン炭化水素（non-methane hydrocarbons：NMHC）とよぶ．NMHCは，浮遊

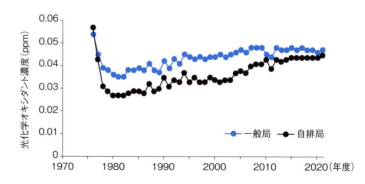

図9・4・6　光化学オキシダント濃度（昼間の日最高1時間値）の年平均値の推移
〔環境省：令和3年度大気汚染物質に係る常時監視測定結果より〕

表 9・4・4　光化学オキシダントの環境基準の達成率

	2017年度		2018年度		2019年度		2020年度		2021年度	
	一般局	自排局	一般局	自排局	一般局	自排局	一般局	自排局	一般局	自排局
測定局数	1150	29	1155	28	1136	30	1155	31	1148	32
達成率(％)	0	0	0.1	0	0.2	0	0.2	0	0.2	0

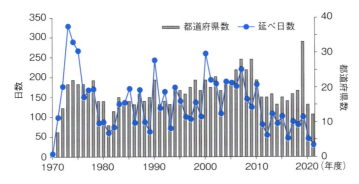

図 9・4・7　光化学オキシダント注意報発令日数および都道府県数の推移
〔環境省：令和3年度大気汚染物質に係る常時監視測定結果より〕

粒子状物質(SPM)や微小粒子状物質($PM_{2.5}$)の原因物質の一つであり，NO_xとともに光化学オキシダント生成の原因物質の一つでもある．メタンは温室効果が高く，地球温暖化の重要な原因物質であるものの，光化学反応の活性が低いことが知られており，光化学オキシダントや粒子状物質の対策で大気汚染を論じる場合には，メタンを除外した指標が使用される．1976年に光化学オキシダントの生成防止の観点から指針値が定められ，常時測定が行われている．光化学オキシダントを環境基準値以下にするための指針値として「午前6時から9時までのNMHCの3時間平均値は0.20 ppmCから0.31 ppmCの範囲にある」と設定されている．単位のppmCとは，炭素換算濃度を表し，各成分の濃度(ppm)に炭素数を乗じた値となる．たとえば，トルエン1 ppmの場合，炭素数7を乗じて7 ppmCとなる．

　大気中のNMHCは，主として塗装，印刷などの作業工程と石油精製，石油化学などの製造，貯蔵および出荷工程などの固定発生源から排出される．また，移動発生源の自動車排出ガス中にも含まれている．

　2021年度の午前6～9時における3時間平均値は，一般局で0.11 ppmC，自排局では0.012 ppmCであり，近年，一般局，自排局とも緩やかな低下傾向がみられる(図9・4・8)．2021年度の非メタン炭化水素の測定局数は，一般局が346局，自排局が136局であり，NMHCの3時間平均値の年間最高値が0.31 ppmCを超過した測定局は，一般局で67.9％，自排局で71.4％であり，ほぼ横ばいに推移している．

　一方，**揮発性有機化合物(VOC)**は，大気汚染防止法において「大気中に排出され，又は飛散した時に気体である有機化合物」として定義され，NMHCにホルムアルデヒドなどの含酸素化合物や

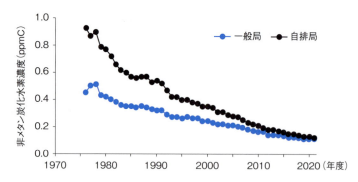

図 9・4・8　非メタン炭化水素濃度の年平均値(午前 6 〜 9 時における 3 時間平均値)の推移
〔環境省：令和 3 年度大気汚染物質に係る常時監視測定結果より〕

ジクロロメタンなどの含塩素化合物を含めた 100 種類以上の揮発性有機化合物の総称である．VOC は，光化学スモッグの生成のみならず，固定発生源からの排出が問題となっており，浮遊粒子状物質や光化学オキシダントの原因となる VOC の工場・事業所といった主要な固定発生源からの排出抑制を目的として 2005 年 6 月に大気汚染防止法の一部が改正され，VOC の排出基準が設けられた．VOC の排出抑制にあたっては，自主的取組みを評価し，促進することを基本とし，法規制は限定的に適用することで相乗的な効果を発揮させる手法(政策のベスト・ミックス)がとられている．また，揮発性の有機化合物であっても，メタンに加えてメタンと同等以下の光化学反応性を有する物質(フロン類)は規制対象から除外されている．

(vi)　浮遊粒子状物質・微小粒子状物質

大気中に存在する粒子状物質は広い粒径範囲に分布するが，質量(体積)濃度分布では，粒子径が 2 μm 前後を谷としてその両側にピークをもつ二峰性の分布を示し，この峰のうち粒径の大きいほうを粗大粒子，小さいほうを微小粒子とよぶ(図 9・4・9)．粗大粒子がおもに土壌の巻き上げや機械的な破砕による物理的発生や花粉のような自然発生を起源とするのに対し，微小粒子は燃焼に伴って排出されるばいじんやディーゼル排出粒子などの燃焼に由来する一次粒子とガス状物質の大気内光化学反応によって生成する二次生成粒子からなる．

浮遊粒子状物質(SPM)は，粒子状物質のうち空気動力学径(粒子径)が 10 μm 以下の粒子状物質である．SPM は大気中の粒子状物質から，粒径 10 μm 以上の粒子を 100％除去する分級装置を通過した粒子状物質を採取したものである．類似した用語として PM(particulate matter)という表現が用いられる場合があり，10 μm 以下の粒子状物質を PM_{10} と表現する．PM_{10} は粒径 10 μm の粒子を 50％除去する装置を通過した粒子状物質のことである．厳密には SPM と PM_{10} は異なる粒径のものであり，粒径分布からいうと SPM は PM_7 程度になる．

2021 年度の SPM 濃度の年平均値は，一般局で 0.012 mg/m³，自排局では 0.013 mg/m³ であった．SPM 濃度の年平均値の推移を図 9・4・10 に示す．年平均値は，近年一般局，自排局ともに減少傾向にある．2021 年度の SPM の有効測定局数は，一般局が 1249 局，自排局が 362 局であり，環境基準達成率は，一般局，自排局ともに 100 ％であり，大規模黄砂の影響で達成率が低下(一般局：

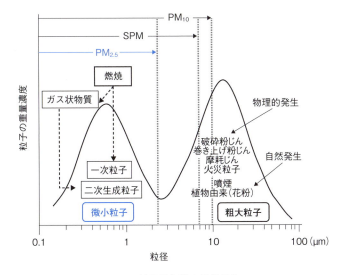

図 9・4・9 粒子状物質の粒径分布
〔W E Wilson, H H Suh：*J Air Waste Manage Assoc.*, **47**, 1238-1249(1997)；環境省：微小粒子状物質健康影響評価検討会報告書より作成〕

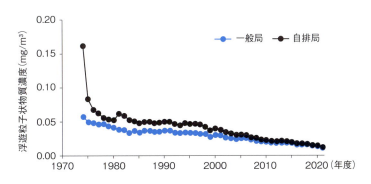

図 9・4・10 浮遊粒子状物質(SPM)濃度の年平均値の推移
〔環境省：令和3年度大気汚染物質に係る常時監視測定結果より〕

69.2%，自排局：72.9%)した2011年度を除いて近年高い水準で推移している．

一方，**微小粒子状物質**(**PM$_{2.5}$**)は，大気中に浮遊する粒子状物質であって，その粒径が2.5 μm の粒子を50%の割合で分離できる分級装置(図9・4・19参照)を用いて，より粒径の大きい粒子を除去した後に採取される粒子をいう．米国では，粒子状物質にかかわる大気環境基準として1987年以降PM$_{10}$を対象としてきたが，PM$_{2.5}$はPM$_{10}$よりも死亡率や罹患率との関係がより強く認められることが疫学調査により明らかにされたことから，1997年に環境基準が改訂されてPM$_{2.5}$についての環境基準が追加された．日本では，2009年に環境基準が設定され，その翌年から全国の大気環境常時監視測定局においてPM$_{2.5}$の測定が本格的に開始された．当初2010年度のPM$_{2.5}$の有効測定局数は，46局(一般局：34局，自排局：12局)にすぎなかったが，2021年度の有効測定局数は1098局(一般局：858局，自排局：240局)まで増加している．

表 9·4·5　微小粒子状物質（PM$_{2.5}$）の注意喚起のための暫定的な指針

レベル	暫定的な指針となる値 日平均値（μg/m^3）	行動の目安	注意喚起の判断に用いる値 1 時間値（μg/m^3）*3
II	70 超	不要不急の外出や屋外での長時間の激しい運動をできるだけ減らす（高感受性者*2 においては，体調に応じて，より慎重に行動することが望まれる）	85 超
I	70 以下	とくに行動を制約する必要はないが，高感受性者では健康への影響がみられる可能性があるため，体調の変化に注意する	85 以下
（環境基準）	35 以下*1		

＊1　環境基準は環境基本法第 16 条第 1 項に基づくヒトの健康を保護するうえで維持されることが望ましい基準．
　　　環境基準の短期基準は日平均値 35 μg/m^3 であり，日平均値の年間 98 パーセンタイル値で評価．
＊2　高感受性者は，呼吸器系や循環器系疾患のある者，小児，高齢者など．
＊3　暫定的な指針となる値である日平均値を一日の早めの時間帯に判断するための値．
〔環境省，専門家会合報告「最近の微小粒子状物質（PM$_{2.5}$）による大気汚染への対応」より〕

　環境基準とは別に，PM$_{2.5}$ 濃度の暫定的な指針となる値が設定されており，PM$_{2.5}$ 濃度の日平均値が暫定指針値を超えると予測される日に各地方公共団体が注意喚起を行うことになっている（表9·4·5）．環境基準はヒトの健康の保護するうえで維持されることが望ましい基準であるのに対し，暫定指針値は現時点までに得られている疫学的知見を考慮して健康影響が出現する可能性が高くなると予測される濃度水準とされている．PM$_{2.5}$ 濃度が指針値を超えた場合には，その吸入を減らすために屋外での長時間の激しい運動や外出をできるだけ減らすことが有効である．とくに呼吸器系や循環器系の疾患を有する者，小児や高齢者は，より影響を受けやすい可能性がある．

　2021 年度の PM$_{2.5}$ 濃度の年平均値は，一般局で 8.3 μg/m^3，自排局で 8.8 μg/m^3 であった．PM$_{2.5}$ 濃度の年平均値の推移を図 9·4·11 に示す．年平均値は，常時監視が始まった 2009 年頃からほぼ横ばいであったが，2013 年度以降一般局，自排局ともに穏やかな改善傾向にある．PM$_{2.5}$ は，長期基準（1 年平均値が 15 μg/m^3 以下）と短期基準（1 日平均値が 35 μg/m^3 以下）の両方を達成した場合に環境基準を達成したと評価される．PM$_{2.5}$ の環境基準達成率は，一般局，自排局ともに 100％ であり，測定が本格的に開始された当初と比べて改善した（図 9·4·12）．SPM と異なり，環境基準達成率は 2013 年度まで低く，年度によって大きな変動があった．これは，気象要因などで短期的に高濃度の PM$_{2.5}$ が観測される頻度が変動し，1 日平均値の達成率に大きく影響したためである．2014 年度以降改善し，2019 年度以降 98％ 以上の高い水準で推移している．

　粒子状物質への曝露によるヒトの健康影響として，気道や肺に炎症反応を誘導することによる呼吸器への影響，自律神経系への影響を介した循環器系への影響，免疫系への影響，ディーゼル排ガス粒子のような粒子状物質による発がん影響などが動物実験によって可能性として示されている．また，粒子状物質に関する疫学研究により，SPM や PM$_{2.5}$ と死亡，医療機関への入院・受診との関係について多くの報告がある．SPM や PM$_{2.5}$ への短期曝露とヒトの死亡について，全死亡（外因死を除くすべての死因による死亡），循環器疾患や呼吸器疾患が原因となった死亡との関連性が報

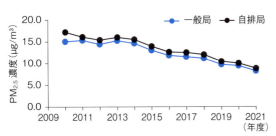

図 9・4・11 微小粒子状物質（PM$_{2.5}$）濃度の年平均値の推移
〔環境省：令和3年度大気汚染物質に係る常時監視測定結果より〕

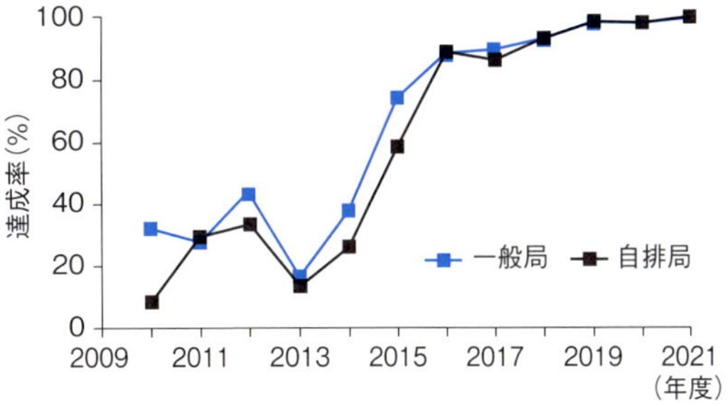

図 9・4・12 微小粒子状物質（PM$_{2.5}$）の環境基準達成率の推移
〔環境省：令和3年度大気汚染物質に係る常時監視測定結果より〕

告されている．PM$_{2.5}$への長期曝露についても，全死亡，呼吸器や循環器疾患死亡，肺がん死亡との間に関連性が観察されている．

(vii) **有害大気汚染物質**

　有害大気汚染物質は，大気汚染防止法において「継続的に摂取される場合には人の健康を損なうおそれがある物質で大気の汚染の原因となるもの」と規定され，低濃度であっても長期曝露によってヒトの健康を損なうおそれのある物質である．2010年の中央環境審議会答申（第9次答申）において，**有害大気汚染物質に該当する可能性がある物質**として248種類が選定され，そのなかで発がん性などの健康リスクがある程度高いと考えられる物質など23物質が，とくに優先的に対策に取り組むべき物質（**優先取組物質**）とされた（表9・4・6）．そのうち，ヒトの健康にかかわる被害を防止するため，早急に排出を抑制しなければならない物質として，ベンゼン，トリクロロエチレン，テトラクロロエチレンの3物質が**指定物質**に定められ，それらに加えてジクロロメタンについて環境基準が設定されている．また，アクリロニトリル，アセトアルデヒド，塩化ビニルモノマー，塩化メチル，クロロホルム，1,2-ジクロロエタン，水銀およびその化合物，ニッケル化合物，ヒ素およびその化合物，1,3-ブタジエン，マンガンおよびその化合物の11物質については，指針値（環境中の有害大気汚染物質による健康リスクの低減を図るための指針となる数値）が設定されている（表9・4・7）．

　環境基準が設定されている4物質について，ベンゼンについては環境基準超過地点数も合わせて図9・4・13および図9・4・14に示した．2021年度の4物質の濃度の年平均値は，ベンゼン0.8 μg/m^3，トリクロロエチレン1.1 μg/m^3，テトラクロロエチレン0.09 μg/m^3，ジクロロメタン1.5 μg/m^{3}であり，すべての地点で環境基準を達成していた．大気中のベンゼン濃度は，調査開始時より大幅に低下し，近年は下げ止まり傾向にあり，環境基準を超過した地点は，2017年以降存在しない．これは，2000年にガソリン中のベンゼン濃度の規制強化（含有量1%以下）が行われ，2003年にガソリンスタンドなどの貯蔵施設のベンゼンを含めた炭化水素類の排出規制が実施されるなど，大気汚染対策が進められてきたことによる結果とみられる．大気中のトリクロロエチレン，テトラクロ

516　第9章　環境衛生

表 9·4·6　優先取組物質（青字は環境基準が設定されている物質）

	物質名	該当する選定基準		物質名	該当する選定基準
1	アクリロニトリル	(1)-I-a	12	ダイオキシン類	(1)-I-a
2	アセトアルデヒド	(1)-I-b	13	テトラクロロエチレン	(1)-II
3	塩化ビニルモノマー（別名：クロロエチレン，塩化ビニル）	(1)-I-a	14	トリクロロエチレン	(1)-I-a
4	塩化メチル（別名：クロロメタン）	(1)-I-b	15	トルエン	(1)-I-b
5	クロムおよび三価クロム化合物	(1)-I-b	16	ニッケル化合物	(1)-I-a
6	六価クロム化合物	(1)-I-b	17	ヒ素およびその化合物	(1)-I-b
7	クロロホルム	(1)-I-a	18	1,3-ブタジエン	(1)-I-a
8	酸化エチレン（別名：エチレンオキシド）	(2)-I	19	ベリリウムおよびその化合物	(1)-I-b
9	1,2-ジクロロエタン	(1)-I-a	20	ベンゼン	(1)-I-a
10	ジクロロメタン（別名：塩化メチレン）	(1)-I-a	21	ベンゾ [α] ピレン	(1)-I-b
11	水銀およびその化合物	(1)-I-a	22	ホルムアルデヒド	(1)-I-b
			23	マンガンおよびその化合物	(1)-I-b

(1)大気環境保全上注意を要する物質群
　(1)-I-a：わが国の大気環境目標（大気汚染に係る環境基準又は環境中の有害大気汚染物質による健康リスクの低減を図るための指針となる数値（指針値））の1/10の値を超える濃度で検出されている物質
　(1)-I-b：以下の諸外国および機関における大気環境保全政策のなかで利用されている目標値の幾何平均の1/10の値（わが国の大気環境目標が設定されていない物質に限る）を超える濃度で検出されている物質群；① EU の目標値，② 英国の大気環境目標，③ オーストラリアの大気環境監視基準，④ ニュージーランドの大気環境指針値，⑤ WHO 欧州地域事務局のガイドライン値
　(1)-II　：(1)-I-a および -b に該当する物質以外で，大防法附則第9項の規定による指定物質に指定されている物質
(2)ヒトに対する発がん性などの重篤な有害性が確認されており，一定の曝露性を有するもの
　(2)-I　：(1)に該当する物質以外で，以下の化管法における特定第一種指定化学物質の有害性の選定基準に該当する物質であって，過去10年間において大気中からの検出例があるもの

表 9·4·7　環境中の有害大気汚染物質による健康リスクの低減を図るための指針となる数値（指針値）および年平均値（2021 年度）

物質名	指針値（年平均値）	2021 年度年平均値
アクリロニトリル	$2 \mu g/m^3$ 以下	$0.061 \mu g/m^3$
アセトアルデヒド	$120 \mu g/m^3$ 以下	$2.1 \mu g/m^3$
塩化ビニルモノマー	$10 \mu g/m^3$ 以下	$0.041 \mu g/m^3$
塩化メチル	$94 \mu g/m^3$ 以下	$1.4 \mu g/m^3$
クロロホルム	$18 \mu g/m^3$ 以下	$0.25 \mu g/m^3$
1,2-ジクロロエタン	$1.6 \mu g/m^3$ 以下	$0.14 \mu g/m^3$
水銀およびその化合物	$40 ng \, Hg/m^3$ 以下	$1.7 ng \, Hg/m^3$
ニッケル化合物	$25 ng \, Ni/m^3$ 以下	$2.5 ng \, Ni/m^3$
ヒ素およびその化合物	$6 ng \, As/m^3$ 以下	$1.1 ng \, As/m^3$
1,3-ブタジエン	$2.5 \mu g/m^3$ 以下	$0.075 \mu g/m^3$
マンガンおよびその化合物	$140 ng \, Mn/m^3$ 以下	$20 ng \, Mn/m^3$

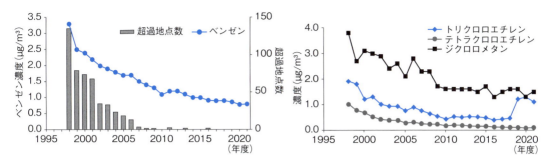

図 9·4·13 ベンゼン濃度の年平均値および環境基準超過地点数の推移
〔環境省：令和3年度大気汚染物質に係る常時監視測定結果より〕

図 9·4·14 トリクロロエチレン，テトラクロロエチレン，ジクロロメタン濃度の年平均値の推移
〔環境省：令和3年度大気汚染物質に係る常時監視測定結果より〕

ロエチレン，ジクロロメタンの濃度の経年変化は，長期的には低下傾向にあり，固定発生源からの排出量の低減によるものと考えられている．また，指針値が定められている有害大気汚染物質11物質の濃度の年平均値は近年の傾向をみると，アクリロニトリル，水銀およびその化合物，ニッケル化合物，1,3-ブタジエンは緩やかな低下傾向，塩化ビニルモノマー，クロロホルム，1,2-ジクロロエタン，ヒ素およびその化合物，マンガンおよびその化合物，アセトアルデヒド，塩化メチルはほぼ横ばいである．2021年度の指針値達成率は，1,2-ジクロロエタンで99.7％，ヒ素およびその化合物で98.2％，マンガンおよびその化合物で99.3％であり，ほかの物質については指針値達成率が100％となっている（表9·4·7）．

(viii) **ダイオキシン類**

ダイオキシン類対策特別措置法では，ポリ塩化ジベンゾ-p-ジオキシン（PCDD），ポリ塩化ジベンゾフラン（PCDF）およびコプラナーポリ塩化ビフェニル（コプラナー PCB）をダイオキシン類と定義している．ダイオキシン類のおもな発生源は廃棄物焼却による燃焼であるが，タバコ煙，自動車排出ガスなども発生源である．ダイオキシン類は，発がんプロモーション作用を有し，甲状腺機能の低下，免疫機能の低下などを引き起こす．

ダイオキシン類は有害大気汚染物質のなかで優先取組物質23物質に含まれているが，ダイオキシン類対策特別措置法に基づき別途モニタリングが行われ，その結果が公表されている．継続調査地点（全国20地点）における PCDD および PCDF の大気環境中濃度の年平均値は，2021年度は 0.015 pg-TEQ/m^3 であり，すべての時点で環境基準（年平均値 0.6 pg-TEQ/m^3）を達成していた（図9·4·15）．1997年度の 0.57 pg-TEQ/m^3 に比べ大幅に低くなっているが，近年は緩やかな濃度低下傾向となっている〔TEQ については 8·3·3 項 b.(ii) 参照〕．

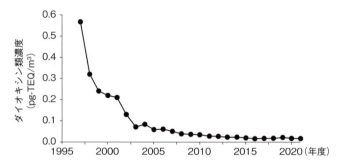

図 9・4・15　ダイオキシン類（PCDD および PCDF）の大気環境中濃度の年平均値の推移
〔環境省：令和3年度大気汚染物質に係る常時監視測定結果より〕

9・4・3　大気汚染物質の測定法

a．大気汚染物質の試料採取法

大気汚染物質の測定法は，試料採取操作と測定操作の二つの操作からなり，測定対象物質に応じて選定する必要がある．試料採取法は，ガス状物質と粒子状物質とで大きく異なる（表9・4・8）．ガス状物質の捕集には，直接容器に試料空気を採取する，あるいは固体の捕集剤に吸着または液体の吸収液に吸収させる手法が用いられる．一方，粒子状物質の捕集には，通常，ろ過捕集法（フィルター法）が用いられる．捕集操作によって得られた試料について，各測定対象物質に合った測定操作を選択する．

b．大気汚染物質の測定法

（i）硫黄酸化物

二酸化硫黄（SO_2）の測定法として，環境省告示により**溶液導電率法**と**紫外線蛍光法**が示されており，これらは環境基準にかかわる測定方法として連続自動測定機器で使われている．また，SO_2 のみを測定する分析法として，**トリエタノールアミン・パラロザニリン法**がある．

（1）　**トリエタノールアミン・パラロザニリン法**：試料大気を吸収液（アジ化ナトリウムを含むトリエタノールアミン溶液）に通気して SO_2 を亜硫酸イオン（SO_3^{2-}）として安定化させて捕集する．パラロザニリン塩酸塩を塩酸溶液中で脱色し，さらにホルムアルデヒドを加えて調製したパラロザニリン・ホルムアルデヒド溶液を試料溶液に加えると，亜硫酸イオンはホルムアルデヒドと反応してヒドロキシメチルスルホン酸を生成し，これがパラロザニリンと反応して赤紫色呈色物となる．得られた呈色液について，560 nm 付近の吸光度を測定する（図9・4・16）．

（2）　**溶液導電率法**：試料大気を硫酸酸性の**過酸化水素水**溶液中に通じると，SO_2 は過酸化水素によって酸化され硫酸となって捕集される．

$$H_2O_2 + SO_2 \longrightarrow H_2SO_4$$

生成した硫酸による電気伝導率（導電率）の増加から SO_2 濃度を求める．共存する三酸化硫黄

9・4 大 気 環 境 519

表 9・4・8 大気試料の採取法

捕集対象	採取法	採取法の概要	測定対象の例
ガス状物質	溶液吸収法	目的とするガス状物質を溶解，あるいは反応して安定化する溶液を吸収液とし，これに試料空気を通じて捕集する	窒素酸化物，二酸化硫黄，オゾン
	容器採取法	試料空気を容器内に採取する方法で，ガスクロマトグラフでの分析に適した方法で，測定対象に応じてステンレス容器(キャニスター)，ガラス製採気瓶，樹脂製採気バッグなどが使用される	揮発性有機化合物，低沸点有機硫黄化合物
	捕集剤による乾式採取法	捕集剤を充填した捕集管に試料空気を通気して常温で目的成分を吸着捕集する．揮発性有機化合物の場合は，捕集剤から溶媒抽出または加熱脱着により回収し，ガスクロマトグラフで分析する	揮発性有機化合物，アルデヒド類
	冷却・濃縮法	捕集管を液体窒素あるいはドライアイス・アセトンで冷却しながら試料空気を通気し，目的成分を捕集する．容器採取法で捕集した試料を濃縮してガスクロマトグラフに導入する場合にも用いられる	炭化水素類，有機溶媒
	拡散法(パッシブ法)	目的のガス状物質を拡散膜を介してサンプラーの捕集エレメントに補足させる方法で，捕集エレメント部には，目的成分に応じて活性炭や吸収液含浸フィルムが使用される．捕集のためのポンプ(電源)が不要で，ヒトに装着して捕集できることから，人体への有害ガスの曝露量を把握するのに適している	揮発性有機化合物，アルデヒド類，窒素酸化物
粒子状物質	ろ過捕集法(フィルター法)	試料大気を一定流量のポンプで吸引し，上流に設置した石英繊維フィルターなどの上に捕集する．目的に応じた採気量に対して，ハイボリウムエアサンプラー($1 \sim 1.5$ m³/分)やローボリウムエアサンプラー($0.01 \sim 0.03$ m³/分)を選択する	PM$_{2.5}$，金属成分，イオン成分，多環芳香族炭化水素，ダイオキシン，農薬類

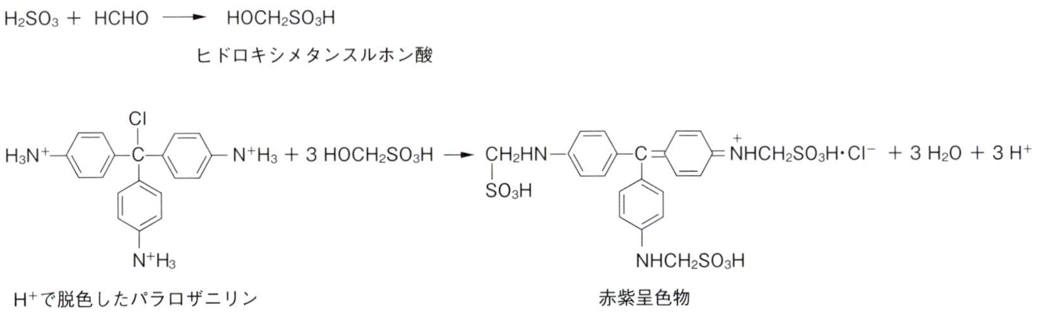

$$H_2SO_3 + HCHO \longrightarrow HOCH_2SO_3H$$
ヒドロキシメタンスルホン酸

H$_2$N$^+$—〈〉—C(Cl)(—〈〉—N$^+$H$_3$)—〈〉—N$^+$H$_3$ + 3 HOCH$_2$SO$_3$H ⟶ 赤紫呈色物 + 3 H$_2$O + 3 H$^+$

H$^+$で脱色したパラロザニリン 　　　　　　　　　　赤紫呈色物

図 9・4・16 トリエタノールアミン・パラロザニリン法の原理

(SO$_3$)も反応するため，硫黄酸化物総濃度を SO$_2$ として測定する．また，導電率に変化を与える物質(アンモニアなど)は，すべて測定値に影響を与えるため，アンモニアの妨害除去を目的として粒子状シュウ酸トラップまたはイオン交換膜を試料大気導入口に装着して用いる．

(3) **紫外線蛍光法**：試料大気に 220 nm 付近の紫外線を照射して SO$_2$ を励起させ，励起した

SO$_2$ 分子が基底状態に戻るときに放出される蛍光 (330 ～ 380 nm) を測定する．紫外線照射により蛍光を発するトルエンやキシレンなどの芳香族炭化水素は，除去器で除いてから測定する必要がある．

(ii) **窒素酸化物**

窒素酸化物 (NO$_x$) の測定法として，環境省告示により**ザルツマン法**と**化学発光法**が示されている．

(1) **ザルツマン法**：ザルツマン法は，**二酸化窒素 (NO$_2$)** の測定法であり，一酸化窒素 (NO) を測定するためには，NO$_2$ に酸化する必要がある．図 9・4・17 のように装置をセットし，まず NO$_2$ が吸収発色液に捕集され，NO は吸収されずに通過する．その後酸化液を通過した NO から生成した NO$_2$ を別途捕集する．吸収発色液〔ザルツマン試薬：N-(1-ナフチル)エチレンジアミン二塩酸塩，スルファニル酸および酢酸の混液〕に試料大気を通気すると，NO$_2$ は酸性下で亜硝酸イオン (NO$_2^-$) を生成し，NO$_2^-$ はスルファニル酸との反応によるジアゾ化スルファニル酸となる．さらに，N-(1-ナフチル)エチレンジアミンと反応することにより，桃紫色のアゾ色素を生成する（図 9・4・18）．この反応液の 545 nm における吸光度を測定し，NO$_2$ 濃度を求める．ザルツマン試薬と直接反応しな

図 9・4・17　ザルツマン法の試料空気採取装置の例

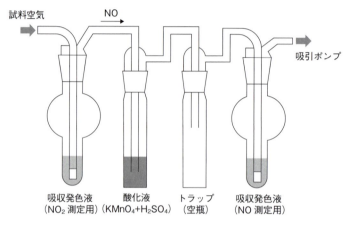

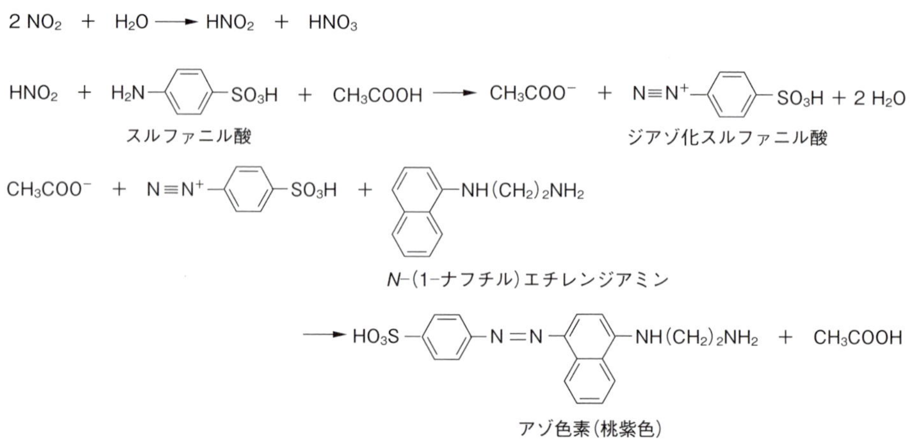

図 9・4・18　ザルツマン法におけるジアゾカップリング反応

い NO については，硫酸酸性過マンガン酸カリウム溶液に通気して NO_2 に酸化してから同様に測定し，NO 濃度を求める．

（2） **化学発光法**：試料大気中の NO が O_3 と反応すると励起状態の NO_2 が生成し，これが基底状態に戻る際に発光することを利用した方法で，NO_2 は NO に還元した後，測定する．NO と O_3 が反応すると，式①により一定の割合で励起状態の NO_2^* を生成する．この NO_2^* が基底状態に戻るときに式②のように励起エネルギーを光エネルギーとして放出する．

$$NO + O_3 \longrightarrow NO_2^* + O_2 \cdots ①$$
$$NO_2^* \longrightarrow NO_2 + h\nu \cdots ②$$

NO と O_3 との化学発光スペクトルは 600 〜 3000 nm の近赤外に発光領域があり，極大波長は 1200 nm 付近で，ほかの化学発光の干渉影響を除くため，光電測光部に光学フィルターを装着する．

（iii） **オゾンおよびオキシダント**

光化学オキシダントの測定法として，環境省告示により**中性ヨウ化カリウム法**，電量法，**紫外線吸収法**および**化学発光法**が示されている．

（1） **中性ヨウ化カリウム法**：中性ヨウ化カリウム溶液からヨウ素を遊離させる物質を総称して**全オキシダント**と定義されており，全オキシダントから NO_2 を除いた物質を光化学オキシダントとよぶ．試料大気をヨウ化カリウム溶液に通気すると，O_3 などによって次式のようにヨウ素(I_2)を遊離する．

$$2 KI + O_3 + H_2O \longrightarrow 2 KOH + I_2 + O_2$$

次いで I_2 は過剰の KI と反応して KI_3 となる．水溶性の I_3^- の吸収極大である 352 nm における吸光度を測定し，全オキシダント濃度を求める．SO_2 などの還元性物質は測定を妨害するため，三酸化クロム含浸ろ紙を用いてあらかじめ除去する．この過程で試料大気中の NO が NO_2 に酸化されるため，NO_2 とともに NO も測定に影響する．しかし，通常の大気測定の場合，NO_2 や NO について補正しなくても影響はほとんどない．

（2） **紫外線吸収法**：O_3 は紫外領域の 254 nm に極大吸収波長を有し，その吸光度から O_3 濃度（光化学オキシダント濃度）を測定する．試料大気中の O_3 を分解する比較用ゼロガスラインを設け，試料と比較ガスとの吸光度の差から O_3 を定量することで，共存ガスの影響を受けずに測定できる．なお，光化学オキシダントに対する O_3 以外の成分の寄与は非常に小さいと考えられており，近年では O_3 のみを紫外線吸収法による自動測定機を用いて測定することが多い．

（3） **化学発光法**：試料大気にエチレンを通気し，エチレンが O_3 により酸化されることで励起状態のホルムアルデヒドを生じ，これが基底状態に戻るときに発光することを利用した測定法である．

（iv） **一酸化炭素**

非分散型赤外線吸収法：一酸化炭素(CO)やメタン(CH_4)など異なる原子から構成される分子は，それぞれ固有波長域の赤外線に吸収をもつスペクトルを示す．CO の 4.7 μm 付近における赤外線の吸収を非分散型赤外線分析計により測定する．

(v) 浮遊粒子状物質・微小粒子状物質

浮遊粒子状物質(SPM)や微小粒子状物質($PM_{2.5}$)の測定には，環境大気中に浮遊する粒子状物質をそれぞれ決まった粒径の割合で分離できる分級装置を用いて粗大粒子を除去したうえで粒子量を測定する．これまでの粒子状物質の環境基準の設定などでは，さまざまな性質を有する粒子状物質を定義する際，粒径(空気力学径)により除去するポイントを設定して基準や研究の対象となる粒径範囲を設定している．これは，粒子状物質の大気内挙動や気道内に吸入した後の体内挙動から，粒子の粒径がヒトへの健康影響に関して重要な要素となるためである．

粒子状物質の分級方法：SPMは粒子状物質のうち空気動力学径(粒径)が10 μm以下の粒子状物質であり，大気中の粒子状物質から，粒径10 μm以上の粒子を100%除去する分級装置を通過した粒子状物質を採取したものである．一方，$PM_{2.5}$は大気中に浮遊する粒子状物質であって，その粒径が2.5 μmの粒子を50%の割合で分離できる分級装置を用いて，より粒径の大きい粒子を除去した後に採取される粒子と定義されている．

SPMや$PM_{2.5}$を捕集する際に粒子を分級する装置として，重量沈降型(多段型)，慣性衝突型(インパクター)，遠心型(サイクロン型)のいずれかの分級装置を用いて大気を導入口から一定の流量でポンプにより吸引する(図9・4・19)．重量沈降型(多段型)では，薄い平板を一定間隔で何枚も重ね合わせ，板が平行かつ水平になるように置き，これに試料大気を流して平行板の間を空気が通り抜ける際に粗大粒子が重力沈降により板上に残り，微細な粒子は通過する．慣性衝突型(インパクター)では，試料大気の導入ノズルに対して直角に衝突板を配置し，気流が衝突板にあたって水平方向に曲がる際に，慣性力により粗大粒子は衝突板に衝突して捕集され，より微細な粒子は気流とともに衝突板の周りに沿って通過して分級装置から流出する．遠心型(サイクロン型)では，粗大粒子を遠心力によって壁面に沿って下方に落下させて装置の底部に堆積させ，微細な粒子は分級装置を通過する．$PM_{2.5}$用のいずれの分級装置も2.5 μmの粒子の透過率が50%であり，より大きな粒子ほど除去されやすく，小さな粒子ほど通過しやすく設計されている(図9・4・20)．測定原理上2.5 μm以下の粒子といっても，2.5 μm以下の粒子を100%含み，2.5 μmを超える粒子はまったく含まれないというものではなく，粒子の物理的な粒径分布において2.5 μmを超える粒子が存在する．通常，$PM_{2.5}$用の分級装置の上流にPM_{10}の粒子を捕集するための分粒装置が設置されている．よ

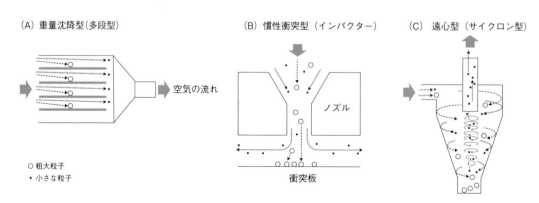

図 9・4・19 分級装置

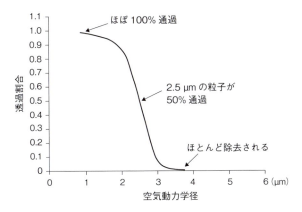

図 9・4・20　PM$_{2.5}$ 分粒装置の透過特性
〔Paul A. Solomon, et al.: "Evaluation of PM$_{2.5}$ Chemical Speciation Samplers for Use in the EPA National PM$_{2.5}$ Chemical Speciation Network, Volume I – Introduction, Results, and Conclusions, Final report", US EPA(2000)より作成〕

表 9・4・9　粒子状物質の測定法の特徴

測定方法	重量法	β線吸収法	振動素子法	光散乱法
フィルター捕集	あり	あり	あり	なし
測定原理	フィルター上の粒子の増加重量から濃度を算出	フィルター上の粒子によるβ線吸収量の増加から濃度を算出	フィルター上の粒子による振動素子の振動数の減衰から濃度を算出	粒子質量濃度に比例して発する散乱光量から相対濃度を算出
測定範囲(μg/m³)	2〜200	2〜数百	2〜数百 2〜数百	2〜200
測定精度(μg)	10〜100	10	0.01	1
長　所	標準測定法	1〜3ヵ月間自動連続測定でき，テープ状フィルターの交換が簡単	高感度で，粒子状物質の粒径，形状，比重などに影響されない	小型軽量で内臓バッテリを用いた測定が可能で，容易に可搬できる
短　所	手動，温湿度調整に時間を要する，一日単位の測定値	高めの測定値を示す可能	除湿目的の加温により，半揮発性物質も揮散する可能性	別途質量濃度への換算係数を求めておくことが必要

り詳細に粒径別捕集する場合は，多段多孔ノズルを備えたインパクター方式のアンダーセンサンプラーを用いる．

　分粒装置を通過した粒子の測定法の特徴を表9・4・9に示す．最も標準的な測定法は**重量法**であり，上述の分粒装置により分粒した粒子をフィルター上に捕集し，その増加重量と吸引大気量から質量濃度(μg/m³)を求める．大気汚染常時監視測定局で自動連続測定を行う場合には，**β線吸収法**や**振動素子(TEOM)法**が測定に用いられる．β線吸収法は，低エネルギーのβ線を物質に照射したとき，その物質の単位面積あたりの質量に比例してβ線の吸収量が増加することを利用した測定法である．フィルター上に捕集したPM$_{2.5}$に一定量のβ線を照射し，透過β線強度を測定することによっ

524　第9章 環 境 衛 生

て粒子質量濃度を連続的に測定する．振動素子法は，円錐状の振動素子とともに固有の振動数で共振しているフィルターカートリッジ上に粒子が捕集されると，粒子による質量増加により振動素子の振動数が減少することを利用した測定法で，振動数の変化から粒子質量濃度を算出する．**光散乱法**は，分級装置により粗大粒子を除去した後，試料空気中の粒子に一方から光を照射し，その質量濃度に比例して発する散乱光量を測定する．質量濃度を間接的に測定する方式であり，別途同時に測定したフィルター秤量法による測定値から質量濃度への換算係数を求めて補正する必要がある．小型化できるため，個人曝露の測定などに用いられることが多い．

（vi）　非メタン炭化水素

試料大気中に存在する炭化水素をガスクロマトグラフによって分離し，非メタン炭化水素（NMHC）およびメタンのおのおのを水素炎イオン化検出器で検出して試料大気中の NMHC 濃度を測定する．NMHC は個々の成分に分別することはできないため，一括して測定される．

（vii）　揮発性有機化合物

環境基準が設定されているベンゼン，トリクロロエチレン，テトラクロロエチレン，ジクロロメタンおよび指針値が設定されているアクリロニトリル，塩化ビニルモノマー，クロロホルム，1,2-ジクロロエタン，1,3-ブタジエン，塩化メチルの測定には容器採取**-ガスクロマトグラフ-質量分析法**が用いられる．容器採取法では，キャニスターとよばれる，目的成分の壁面付着防止のため内面を鏡面加工したステンレス製円形構造の気体採取器に試料大気を採取する．採取した試料大気を試料濃縮装置の濃縮管に導入して冷却濃縮した後，加熱して濃縮管から目的成分を加熱脱着させてガスクロマトグラフ-質量分析計に導入する．サーマルデソープション・コールドトラップ法，あるいはクライオフォーカス法とよばれる．

（viii）　ダイオキシン類

環境大気中のダイオキシン類の採取は，粒子捕集用の石英繊維ろ紙とガス捕集用のポリウレタンフォームを装着できるハイボリウムエアーサンプラーを用い，700 L/ 分程度の流量で 24 時間吸引し，約 1000 m³ の試料空気を採取する．いずれの試料も有機溶媒でソックスレー抽出し，得られた粗抽出液について硫酸で洗浄する．さらにシリカゲルカラムやアルミナカラムなどにより精製した後，**高分解能ガスクロマトグラフ-質量分析計**で測定する．

9・5　室　内　環　境

9・5・1　室　内　環　境

室内環境として対象となるのは，住宅，事務所，学校，病院，店舗など人々が日常生活する「屋内やそれに準じる場所」などである．室内環境は屋外大気の汚染状況や気象条件に影響されるほか，建築物の構造，室内設備などの居住環境，さらに室内の人の　数や室内での作業環境に影響される．これら室内環境を規定する主たる法律には，学校保健安全法や建築物における衛生的環境の確保に関する法律（通称，建築物衛生管理法，ビル管理法）があり，そのほかに健康増進法では，喫煙にかかわる種々の規制が定められている．

ここでは，室内環境に影響を及ぼす要因を整理し，学校薬剤師業務に必要な上記の学校保健安全法や建築物衛生管理法に定める基準項目について，その意義および測定方法を記載する．

建築物衛生管理法では，興行場，百貨店，店舗，事務所，学校など多数の人が利用する建築物のうち一定の規模(基準)を満たすものを特定建築物として，建築物環境衛生管理基準を定めている．

9・5・2　室内環境にかかわる学校環境衛生基準

学校環境衛生基準のうちの室内環境衛生基準に関して，検査項目，基準値およびその測定方法概要を表9・5・1に，建築物衛生管理法における室内空気環境にかかわる主要な基準を表9・5・2に示した．水環境に係る学校環境衛生基準(9・3・5項a.)でも述べたように，室内環境衛生基準にも「であること」と「であることが望ましい」の二つの判定基準がある．

a．空気環境衛生基準項目

(i)　換　気

換気とは，汚染した室内の空気を浄化するために室内の汚染空気を排出して外気を取り入れることであり，換気の程度は，二酸化炭素(CO_2)濃度を指標とする．教室内の空気は，外気との入れ替えがなければ在室する児童生徒などの呼吸などによってCO_2の量が増加するが，同時にほかの汚染物質も増加することが考えられる．このため，教室などにおける換気の基準として，CO_2は1500 ppm 以下であることが望ましいとされている．一方，建築物衛生管理法ではCO_2の基準値は1000 ppm 以下となっている．

換気量は，単位時間あたりに置換される空気量(m^3/h)で表す．室内空気中の汚染物質を許容濃度以下にするための最小限の換気量を**必要換気量** V(m^3/h)といい，次式で求められる．

$$V = \frac{M}{C_S - C_0}$$

ここで，Vは必要換気量(m^3/h)，Mは室内で発生する汚染物質の時間あたりの量(mg/h または μL/h)，C_Sは室内の汚染物質の許容濃度(mg/m^3 または $μL/m^3$)，C_0は室外(室内へ取り入れる空気)の汚染物質の濃度(mg/m^3 または $μL/m^3$)を表す．

また，必要換気量(m^3/h)を，室内空間容積(室内気積，m^3)で除して求めた値は，汚染物質濃度を許容値以下にするために必要な室内空気の1時間あたり置換される回数に相当し，室内の**必要換気回数**(回 /h)とよばれる．

CO_2は，**検知管法**，またはこれと同等以上の方法により測定する．

(ii)　温度(気温)

気温は通常摂氏(℃)で表す．教室内の気温の基準は2022年度に見直しがあり，従来の「17℃以上 28℃以下が望ましい」から「18℃以上 28℃以下が望ましい」へ変更された．

測定は**アスマン通風乾湿計**(図9・5・1)あるいは0.5度目盛り以上の感度を有する温度計を用いて測定する．

526 第9章 環境衛生

表 9·5·1　教室などの環境にかかわる学校環境衛生基準

検査項目	基準	主たる測定方法
換　気	換気の基準として，二酸化炭素は，1500 ppm 以下であることが望ましい	二酸化炭素は，検知管法により測定する
温　度	18℃以上，28℃以下であることが望ましい	0.5 度目盛の温度計を用いて測定する
相対湿度	30%以上，80%以下であることが望ましい	0.5 度目盛の乾湿球湿度計を用いて測定する
浮遊粉じん	0.10 mg/m³ 以下であること	相対沈降径 10 μm 以下の浮遊粉じんをろ紙に捕集し，その質量による方法(Low-Volume Air Sampler 法)または質量 濃度変換係数(K)を求めて質量濃度を算出する相対濃度計を用いて測定する
気　流	0.5 m/秒以下であることが望ましい	0.2 m/秒以上の気流を測定することができる風速計を用いて測定する
一酸化炭素	6 ppm 以下であること	検知管法により測定する
二酸化窒素	0.06 ppm 以下であることが望ましい	ザルツマン法により測定する
揮発性有機化合物		揮発性有機化合物の採取は，教室等内の温度が高い時期に行い，吸引方式では 30 分間で 2 回以上，拡散方式では 8 時間以上行う
ホルムアルデヒド	100 μg/m² 以下であること	ジニトロフェニルヒドラジン誘導体固相吸着/溶媒抽出法により採取し，高速液体クロマトグラフィーにより測定する
トルエン 　キシレン 　パラジクロロベンゼン 　エチルベンゼン 　スチレン	260 μg/m² 以下であること 870 μg/m² 以下であること 240 μg/m² 以下であること 3800 μg/m² 以下であること 220 μg/m² 以下であること	固相吸着/溶媒抽出法，固相吸着/加熱脱着法，容器採取法のいずれかの方法により採取し，ガスクロマトグラフ−質量分析法により測定する
ダニまたは ダニアレルゲン	100 匹/m² 以下またはこれと同等のアレルゲン量以下であること	温度および湿度が高い時期に，ダニの発生しやすい場所において 1 m² を電気掃除機で 1 分間吸引し，ダニを捕集する．捕集したダニは，顕微鏡で計数するか，アレルゲンを抽出し，酵素免疫測定法によりアレルゲン量を測定する
照　度	・教室およびそれに準ずる場所の照度の下限値は，300 lx(ルクス)とする．また，教室および黒板の照度は，500 lx 以上であることが望ましい ・教室および黒板のそれぞれの最大照度と最小照度の比は，20：1 を超えないこと．また，10：1 を超えないことが望ましい ・コンピュータを使用する教室などの机上の照度は，500 〜 1000 lx 程度が望ましい ・テレビやコンピュータなどの画面の垂直面照度は，100 〜 500 lx 程度が望ましい ・その他の場所における照度は，日本産業規格 Z9110 に規定する学校施設の人工照明の照度基準に適合すること	日本産業規格 C1609-1 に規定する照度計の規格に適合する照度計を用いて測定する． 　教室以外の照度は，床上 75 cm の水平照度を測定する．なお，体育施設および幼稚園などの照度は，それぞれの実態に即して測定する

(つづく)

9・5 室 内 環 境　　527

表 9・5・1　つづき

検査項目	基　準	主たる測定方法
まぶしさ	・児童生徒などからみて，黒板の外側 15°以内の範囲に輝きの強い光源（昼光の場合は窓）がないこと ・見え方を妨害するような光沢が，黒板面および机上面にないこと ・見え方を妨害するような電灯や明るい窓などが，テレビおよびコンピュータなどの画面に映じていないこと	見え方を妨害する光源，光沢の有無を調べる
騒音レベル	教室内の等価騒音レベル（LAeq）は，窓を閉じているときは LAeq 50 dB（デシベル）以下，窓を開けているときは LAeq 55 dB 以下であることが望ましい	普通教室に対する工作室，音楽室，廊下，給食施設および運動場などの校内騒音の影響ならびに道路その他の外部騒音の影響があるかどうかを調べ騒音の影響の大きな教室を選び，児童生徒などがいない状態で，教室の窓側と廊下側で，窓を閉じたときと開けたときの等価騒音レベルを測定する． 　等価騒音レベルの測定は，日本産業規格 C1509-1 に規定する積分・平均機能を備える普通騒音計を用い，A特性で5分間，等価騒音レベルを測定する 　なお，従来の普通騒音計を用いる場合は，普通騒音から等価騒音を換算するための計算式により等価騒音レベルを算出する． 　特殊な騒音源がある場合は，日本産業規格 Z8731 に規定する騒音レベル測定法に準じて行う

〔文部科学省："学校環境衛生管理マニュアル"，p.21−25（2018）より作成〕

表 9・5・2　建築物環境衛生管理基準（空気環境）

浮遊粉じんの量	0.15 mg/m³ 以下	温　度	18℃以上 28℃以下
一酸化炭素の含有率	100 万分の 6 以下	相対湿度	40％以上 70％以下
二酸化炭素の含有率	100 万分の 1000 以下		

〔厚生労働省："建築物環境衛生管理基準について"（https://www.mhlw.go.jp/bunya/kenkou/seikatsu-eisei10/）より作成〕

（iii）　相対湿度

　気温とともにヒトの快適性に影響を与える気湿（湿度）の指標として，通例相対湿度が用いられる．相対湿度は，対象試料空気の気温における，含むことができる最大限の水蒸気（飽和水蒸気）の量と比較した，対象試料空気中に実際に含まれている水蒸気量の百分率（％）で表す．相対湿度は，アスマン通風乾湿計またはアウグスト乾湿計（図 9・5・2）を用いて測定する．アスマン通風乾湿計は図 9・5・1 に示すように，乾球温度計と湿球温度計を挿入した金属筒へ下方から空気を急速に吸引するこ

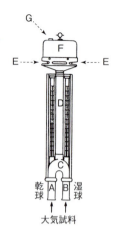
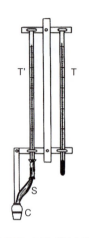
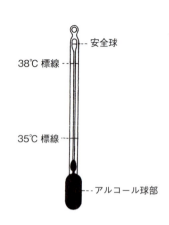

図 9·5·1　アスマン通風乾湿計
A：乾球温度計を挿入した金属筒，
B：湿球温度計を挿入した金属筒，
C，D：金属筒，E：翼車，F：ぜんまい装置と歯車，G：ねじ．
〔日本薬学会 編：“衛生試験法・注解 2015”，p.1037，金原出版(2015)より一部改変〕

図 9·5·2　アウグスト乾湿計
〔日本薬学会 編：“学校薬剤師のための学校環境衛生試験法”，p.8，金原出版(2018)の図 1-2-2 より〕

図 9·5·3　乾カタ温度計
〔日本薬学会 編：“衛生試験法・注解 2015”，p.1047，金原出版(2015)より一部改変〕

とで乾球温度計と湿球温度計に測定対象空間の空気を一定速度で通風させる．この条件で乾湿球示度差と対象空気湿度の間に一定の関係が成り立つことに基づき，相対湿度を評価する．アスマン通風乾湿計は乾球と湿球を金属筒で覆っているので，外気の気流や日射の影響を受けず正確な測定が可能である．これに対しアウグスト乾湿計は，乾球も湿球も露出した構造であり，風あたりや輻射熱の影響を受けやすく誤差が大きくなりやすいので，風や日光に曝されない場所や百葉箱内に取り付けて用いられる例が多い．

(iv)　浮遊粉じん

浮遊粉じんとは，気中に浮遊する粒子状物質のうち，粒径が 10 μm 以下のものをいう．教室内で問題となる要因として，チョークの粉，土由来の塵埃，外気からの排ガスやばい煙の影響などがある．学校環境衛生基準では，「0.10 mg/m^3 以下であること」とされている．

粒径が 10 μm 以上の粒子は，ほとんど鼻咽喉に沈着するが，10 μm より小さくなると，気管支や肺の深部に沈着する割合が高くなっていく．

測定は，分流装置で粒形 10 μm を超える粒子をあらかじめ除去したうえで，浮遊する粒子状物質をフィルター上に捕集する方法で，試料捕集前後のフィルターの重量の差と捕集空気量から粒子状物質濃度(mg/m^3)を求める(**重量濃度測定法**)．

採取法は 2 種類あり，石英繊維製またはガラス繊維製のフィルターを用い，1〜2 m^3/分の吸引速度で短時間の採取から 24 時間連続採取まで可能なハイボリウムエアサンプラー法と，20 L/分程度の吸引速度で短時間から 1 ヵ月間の連続採取可能なローボリウムエアサンプラー法がある．

（ⅴ）　気　流

　室内空気の流動を**気動**または**気流**とし，速度 m/ 秒で表す．室内の気流は 1 m/ 秒以下の微弱なものであるが，温度感覚に重要な効果を与える．気流が過小であれば体熱放散が妨げられ，過大であると放熱過度となる．学校環境衛生基準では，「0.5 m/ 秒以下であることが望ましい」とされている．

　教室内の微弱な気流の測定には**カタ温度計**を用いた測定が適している．カタ温度計（図 9・5・3）は球部の表面積を大きくしたガラスのアルコール計で，そのまま使用する場合を乾カタ温度計，温度計の球部に湿らせたガーゼを巻いた状態のものを湿カタ温度計とよび，それぞれ乾カタ冷却力（カタ度）と湿カタ冷却力の測定に用いられる．**カタ冷却力**（H）とは，人体の平温（36.5℃）に等しい温度計（カタ温度計）の示度において，その周囲の空気による冷却力として定義され，同器球部表面の単位面積から単位時間に放出する熱量（mcal/cm^2/ 秒）で評価される．測定は，同器の（38℃）から（35℃）まで温度が下がるのに要する時間により評価する．周囲の空気の気流が大きいほど，温度が早く下がる．ちなみに「カタ」とは，「下方（down）」を意味するギリシャ語 “$\kappa\alpha\tau\acute{\alpha}$” に由来する．

　カタ冷却力（H）を θ（= 36.5℃−気温）で除した H/θ と気流との対応表より気流を求める．近年，カタ温度計による測定が煩雑であることから，デジタルの微風速計も使用される．

（ⅵ）　一酸化炭素

　一酸化炭素（CO）は不完全燃焼に伴って発生し，その濃度が高い場合には直接ヒトの健康に影響を与える．学校環境衛生基準では，2022 年度の見直し以降「6 ppm 以下であること」とされている．COは検知管を用いて測定する．

（ⅶ）　二酸化窒素

　工場のボイラー，自動車の排ガス，室内の暖房器具など，高温燃焼により窒素酸化物〔二酸化窒素（NO_2）や一酸化窒素（NO）など〕が生成する．空気汚染物質としての二酸化窒素は，高濃度で呼吸器に影響を及ぼすものであり，大気環境では光化学オキシダントの原因物質として知られている．

　二酸化窒素の教室内許容濃度は，学校環境衛生基準で「0.06 ppm 以下であること」とされている．

　環境大気中の二酸化窒素を自動的に連続測定する自動測定器には，ザルツマン試薬を用いる吸光光度法が適用されており，教室内の空気の二酸化窒素測定もザルツマン法を適用する〔9・4・3 項 b.（ⅱ）（1）参照〕．

（ⅷ）　**揮発性有機化合物（ホルムアルデヒド，トルエン，キシレン，パラジクロロベンゼン，エチルベンゼン，スチレン）**

　揮発性有機化合物（VOC）は，化学実験のほかにも溶剤として塗装，洗浄，印刷などの作業に幅広く使用されている．一方で，常温常圧で大気中に容易に揮発するため健康被害を起こすものもあり，最近ではホルムアルデヒドによるシックハウス症候群や化学物質過敏症が社会に広く認知されている．ホルムアルデヒドは，合板や内装材などに使用されている接着剤に含まれ，トルエン，キシレンおよびエチルベンゼンは，内装材などの施工用接着剤，塗料などの溶剤および希釈液として用いられている．パラジクロロベンゼンは，家庭内では衣類の防虫剤やトイレの消臭・芳香剤として使用されている．スチレンは，ポリスチレン樹脂を含む断熱材中に，未反応のスチレンモノマー

530　第9章　環　境　衛　生

として残存している場合があり，室内空気中へ樹脂より拡散している可能性がある．これら揮発性有機化合物群の学校環境衛生基準を表9・5・1に示した．

検査方法：教室などの窓を開放し，教室内汚染物質の濃度を外気と同等にしたのち窓を閉め，5時間放置したのち試料を採取する．標的物質に応じた適切な固相吸着カラムへ，精密ポンプを用いて一定量の試料空気を通し，固相へ試料物質を吸着させる．その後溶媒抽出あるいは加熱により，固相から脱着させた測定対象物質を高速液体クロマトグラフィー（HPLC）あるいはGC-MSにより定量解析する．

（ix）　ダニまたはダニアレルゲン

ダニまたはダニアレルゲンは，近年，アレルギー疾患の発症や憎悪を引き起こす要因であるとされ，2004年より学校環境衛生基準項目となった．基準では，「100匹/m^{2}以下またはこれと同等のアレルゲン量以下であること」とされている．

ダニ匹数の評価は，細塵捕集用フィルターを装着した掃除機で1 m^{2}の範囲を1分間吸引し，次いでフィルター上のダニを溶媒に浮遊させた後，顕微鏡下でダニ数を計測することで行う．ダニアレルゲンの定量は，上記のフィルターからアレルゲンを可溶化した抽出液を，酵素免疫測定（免疫クロマト法）による測定キットへ適用することで行う．

（x）　照　度

照度とは，ある面が光に照らされる度合いのことで，単位はルクス（lx）を用いる．教室内，黒板面，コンピュータ画面などに基準が設定されている．照度の測定は，日本産業規格に規定される照度計を用いて測定する．

（xi）　騒　音

騒音とはヒトにとって不快な好ましくない音の総称で，教室内の基準は，デシベル（dB）を単位とした音圧レベルで等価騒音レベル（LAeq）が規定されている（表9・5・1）．等価騒音レベルは時間内で変動する騒音レベルのエネルギーを時間で平均したもので，日本産業規格に適合する精密騒音計を用いて測定する．

以上のほかに，学校環境衛生基準には記載されていないが，近年，熱中症防止の観点から熱輻射や暑さ指数などの指標が用いられることがある．

（xii）　熱輻射

熱輻射は，物体から熱エネルギーが電磁波として放出される現象を指し，狭義には人工的熱源由来あるいは太陽光由来の赤外線による温熱作用のことである．熱輻射量は黒球温度（℃）を指標とし，その測定には**黒球温度計**（図9・5・4）を用いる．

（xiii）　暑さ指数

暑さ指数〔wet bulb globe temperature：**WBGT**（湿球黒球温度）〕は，熱中症を予防することを目的として提案された指標で，労働環境や運動環境の指針として有効であると認められている．

暑さ指数は人体と外気との熱のやりとり（熱収支）に着目した指標で ① 湿度，② 日射・輻射など周辺の熱環境，③ 気温の三つを取り入れた以下の計算式で求められ，「℃」または通常の温度と区別できるよう単位を省いて「無単位」で表記される．

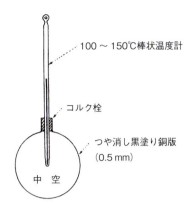

図 9・5・4　黒球温度計
〔日本薬学会 編:"衛生試験法・注解 2015", p.1052, 金原出版(2015)より一部改変〕

暑さ指数(WBGT)の算出式

屋外での算出式：WBGT(℃) = 0.7 ×湿球温度 + 0.2 ×黒球温度 + 0.1 ×乾球温度

屋内での算出式：WBGT(℃) = 0.7 ×湿球温度 + 0.3 ×黒球温度

※ WBGT，黒球温度，湿球温度，乾球温度の単位は，摂氏度(℃)

9・6　放 射 線

9・6・1　放射線とは

　放射線とは，不安定な原子核をもった原子が，より安定した状態へ移行する過程において原子核から放出されるエネルギーをもつ粒子や電磁波のことである．この過程を**放射性壊変**または**放射性崩壊**といい，このような変化を起こす原子のことを**放射性同位体**(radioisotope：RI)あるいは**放射性核種**という．放射性壊変に続いて原子核外から放射線が放出される場合もある．

　代表的な粒子状の放射線として，電荷をもった**α線**，**β⁻線**，**β⁺線**(荷電粒子線)，電荷をもたない中性子線(非荷電粒子線)などがある．また，代表的な電磁波放射線として，原子核から放出される**γ線**，原子核外から放出される**X線**がある．放射線はそのエネルギー・電荷によってほかの原子の軌道電子をはがす電離能力をもっている．しかし，電磁波のなかにはそこまでのエネルギーをもたないものもあり，前者を**電離放射線**，後者を**非電離放射線**とよぶが，一般に放射線といえば前者のことを指す．非電離放射線には電磁波である赤外線，可視光線，紫外線などがある(図 9・6・1)．

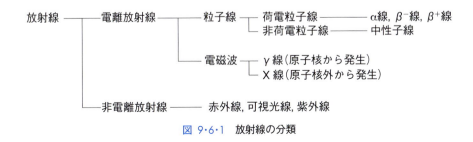

図 9・6・1　放射線の分類

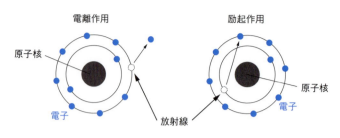

図 9・6・2 放射線の物質との相互作用

9・6・2 放射線の物質との相互作用

　放射線とほかの物質との間で起こる最も基礎的な過程は，原子の軌道電子との相互作用である．その過程では原子・分子の電離や励起が起こる（図 9・6・2）．電離とは，原子の軌道電子を最外電子軌道の外に飛び出させてしまう現象で，これを放射線の**電離能力**（または**電離作用**）という．励起は原子の内側の電子軌道にいる電子をエネルギー準位の高い外側の軌道に押し上げる現象である．放射線はこれらの作用によって物質にエネルギーを与えながら，すなわち自らのエネルギーを失いながら物質中を進む．このとき放射線が単位長さあたりに失うエネルギーを**線エネルギー付与**（**linear energy transfer：LET**）といい，単位として keV/μm などが用いられる．

9・6・3 おもな放射線の特徴・性質

a．α線

　質量数が大きいため原子核が不安定な原子が，**α壊変**を起こすことで放出する放射線である．α線の本体は，陽子2個と中性子2個からなる+2の電荷を有する**α粒子**である．代表的なα線放出核種として，^{222}Rn，^{226}Ra，^{235}U などが知られている．

　α線は物質中では，その+2の電荷によるクーロン引力により強い電離作用を示し，**LET**が大きくなるため，**高 LET 放射線**とよばれる．このため，エネルギーを失いやすく電子密度の低い空気中でも数 cm 程度しか飛ばない．また質量が軌道電子よりも十分に大きいため，相互作用により進行方向が曲がることなく直進する．

b．β$^-$線

　中性子が過剰なため原子核が不安定な原子が，**β$^-$壊変**を起こすことで放出する放射線である．β$^-$線の本体は−1の電荷を有する**β$^-$粒子**で，原子核外に存在する電子と同じものである．β$^-$壊変では，中性子からβ$^-$粒子が放出され，陽子に変わる．代表的なβ$^-$線放出核種として，^{3}H，^{14}C，^{32}P，^{40}K，^{90}Sr などがある．

　β$^-$線は物質中では，その−1の電荷によるクーロン斥力により電離作用を示すが，α線ほどの電離能力はなく，**低 LET 放射線**とよばれる．また質量が小さいため，物質中を構成する原子の原子核の正電荷により進行方向を曲げられ，物質中をジグザグに進行する．このときエネルギーの高い

β^-線が原子番号の大きい物質中を進むと，急激なエネルギーの損失を起こし，電磁波が発生してしまうことがある．これを**制動放射**といい，発生した電磁波を**制動X線**または**制動放射線**という．このため高エネルギー β^-線の遮へいには原子番号の低い元素からなるアクリルなどが用いられる．

c．β^+線

中性子が不足しているため原子核が不安定な原子が，**β^+壊変**を起こすことで放出する放射線である．β^+線の本体は +1 の電荷を有する**β^+粒子**で，**ポジトロン(陽電子)**ともよばれる．β^+壊変では，陽子から β^+粒子が放出され，中性子に変わる．代表的な β^+線放出核種として，^{11}C，^{13}N，^{15}O，^{18}F などがある．

β^-線と電荷が逆であるため，β^+線の物質との相互作用は，進行方向は逆になるが基本的には同様な現象となる．物質中で運動エネルギーを失った β^+粒子は，物質中の軌道電子とクーロン引力で引き合い結合し，2本の電磁波に変わる**電子対消滅**を起こす．この電磁波のことを**消滅放射線**または**消滅 γ 線**といい，1本あたり 511 keV のエネルギーをもつ．したがって，β^+線を利用している場では，この電磁波の遮へいも考慮しなければならない．

d．γ線

α 線，β^-線，β^+線を放出後の原子核は励起状態にあり，これが基底状態に戻る際に放出される電磁波である．代表的な γ 線放出核種として，^{40}K，^{131}I，^{137}Cs(これらは β^-線も放出)や ^{222}Rn，^{226}Ra(これらは α 線も放出)などがある．

γ 線は電荷をもたず，物質中でクーロン力による電離作用は示さないためエネルギーを失いにくく，**低 LET 放射線**に分類される．そのため，物質透過力が高く，γ 線を遮へいするには軌道電子と直接衝突させる確率を高める必要がある．一般に電子密度が高くなる原子番号の大きい鉛(Pb)などが用いられる．

e．X線

X 線には，先に述べた β^-線の制動放射に伴い発生する**制動X線**(連続X線，白色X線)や軌道電子の移動によって発生する**特性X線**(固有X線，単色X線)がある．

放射性同位体から特性X線が発生する例として，軌道電子捕獲がある．軌道電子捕獲は，β^+壊変と同様に中性子が不足しているため原子核が不安定な原子が起こす現象で，陽子が軌道電子と結合し，中性子に変わる．このとき捕獲された軌道電子がいた場所に高エネルギー準位の軌道にいた電子が移動すると，一定のエネルギーをもった特性X線が放出される．X 線は γ 線と同じ**低 LET 放射線**に分類され，物理的性質も同様である．

9・6・4 放 射 線 被 曝

人体が放射線に曝されることを**被曝**といい，放射線を身体の外側から受けることを**外部被曝**または**体外被曝**という．外部被曝の例として，土壌中に存在する天然放射性核種が放出する γ 線や宇宙

線(太陽などの天体活動により発生した放射線)などの自然放射線を受けることによる被曝,また胸部X線撮影や胃の透視検査など医療行為による被曝がある.これに対して,放射性核種が吸入や経口摂取によって体内に取り込まれることにより,身体の内側から放射線を受けることを**内部被曝**または**体内被曝**という.自然界には天然の放射性核種が存在しており,これらは食物中にも含まれている.そのため,飲食時に天然放射性核種(^{40}K など)も一緒に摂取され,身体の内側から被曝することになる.呼吸によって空気中の天然放射性核種(^{222}Rn など)を肺に取り込むことでも内部被曝が発生する.核実験や原子炉事故などによって居住環境中に放出された放射性核種(^{90}Sr, ^{131}I, ^{137}Cs など)を食品などと一緒に摂取することも内部被曝の原因となる.

透過力の高い γ 線や高エネルギー β 線などは空気では遮へいされないため,外部被曝において問題となる.透過力の弱い α 線や低エネルギーの β^- 線の場合は,空気中でそのエネルギーのほとんどを失い,仮に人体に到達しても衣服や皮膚の表面で止まってしまうため,外部被曝ではあまり問題にならない.一方,内部被曝の場合,α 線や β^- 線は電離能力が高いため,原子番号の小さい原子からなる生体内においても確実に電離作用を発揮するため,組織に損傷を与えることになる.これに対して,電磁波である γ 線,X 線は,生体内では電離作用をほとんど発揮することなく体外まで透過してしまうため組織への影響は少ない.

放射性核種が体内摂取されたとき,その放射能が半分に低下するまでにかかる時間のことを**実効**(または**有効**)**半減期**といい,内部被曝量の算定において重要な指標となる.実効半減期は,摂取された核種の壊変速度と体内におけるその核種の代謝・排泄速度に依存する.両速度はおのおの,核種に固有の値である**物理的半減期**(通常,単に**半減期**)と体内摂取されたその核種の量が代謝・排泄によって最初の半分にまで減少する時間である**生物学的半減期**に反映される.これら三つの半減期の間には以下の関係が成立する.

$$\frac{1}{実効半減期} = \frac{1}{物理的半減期} + \frac{1}{生物学的半減期}$$

$$実効半減期 = \frac{物理的半減期 \times 生物学的半減期}{物理的半減期 + 生物学的半減期}$$

体内に取り込まれた原子が,特定の臓器・組織に集積する**臓器親和性**を示す場合がある.たとえば,Ca や P は骨の構成元素となるため骨に集積するが,Ca と同族の Sr や Ra も骨親和性を示す.また I は甲状腺ホルモンの原料として甲状腺に取り込まれる.筋収縮に必須の K は全身の筋肉に取り込まれる結果,広く全身に分布するが,同族の Cs も同様の性質を示す.また,生体を構成している水や有機化合物の構成元素である H や C は特定の臓器などへは集積せず,全身に分布する.このような原子の生体内分布の傾向は放射性同位体であっても同様で,内部被曝の評価において重要な考慮因子となる.なお,同一核種であっても単原子であるか化合物の構成原子であるかにより体内動態は異なるため,核種の臓器への分布状況は化学形により変わることもある.

▎9・6・5 放 射 線 量

被曝の程度を表す物理量の基本となるのが**吸収線量**で,放射線が通過した物質がその放射線から

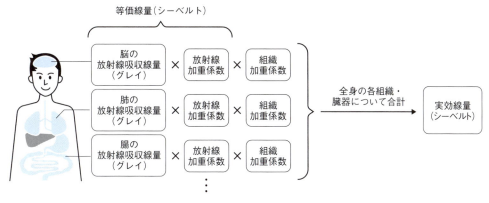

図 9・6・3 被曝量の考え方
〔日本原子力文化財団：https://www.ene100.jp/fukushima/342 より作成〕

どの程度のエネルギーを吸収したかを表すものであり，単位として **Gy（グレイ：J/kg）** が用いられる．人体への影響を考えたとき，同じ吸収線量でも，放射線の種類・エネルギーによって障害の程度が異なることがわかっている．そのため，放射線の種類に関係なく人体への影響を同じ尺度で比較できるように，吸収線量に **放射線加重係数** をかけて補正した **等価線量** が用いられ，単位として **Sv（シーベルト：J/kg）** が使用される．この等価線量はヒトの特定の臓器・組織に限定された概念である．この放射線加重係数は，α線は20であるが，β線とγ線は1である．さらに各組織・臓器の放射線感受性を加重するために，各組織・臓器の等価線量におのおのの **組織加重係数** を乗じ，それらを合算し，全身被曝時の影響を評価できるように等価線量を補正したものが **実効線量** である．単位は等価線量と同じ Sv を用いる（図 9・6・3）．組織加重係数は，全身が均等に照射された結果生じる影響による障害の総計に対する各組織・臓器の相対的寄与を表し，放射線感受性の高い組織（造血器，生殖器官など）は大きな値，感受性の低い組織（神経組織，筋肉など）は小さい値となっている．

9・6・6 放射線の人体への影響

放射線が生体分子を直接電離する現象を **直接作用** といい，高 LET 放射線であるα線で起こりやすい．一方，放射線が水分子を電離し，生成したラジカルや活性酸素種を介して生体分子を間接的に電離する現象を **間接作用** という．低 LET 放射線は直接と間接の両作用が関与する．

放射線障害は被曝した本人に現れる **身体的影響** と子孫に現れる **遺伝的影響** に分けられる．前者はさらに発症までの時間によって，**急性障害** と **晩発障害** に分かれる．また放射線防護の観点から，しきい線量の有無でも分類される．被曝により障害発生に至る原因となる主たる標的分子は，細胞核に存在する DNA であるが，放射線が DNA を切断した場合，低線量であれば修復機構がこれを修復するため障害は発生しないが，線量が高くなると修復できずに細胞死が起こる．このような細胞死が原因となる障害として，血球減少，脱毛，不妊，白内障などがあるが，これらの障害は一定数の細胞死が起こらないと観察されないため，発症のしきい線量が存在する．これを **確定的影響** という．これに対して，修復ミスにより突然変異を起こした細胞が発生し，このような細胞の増殖が原

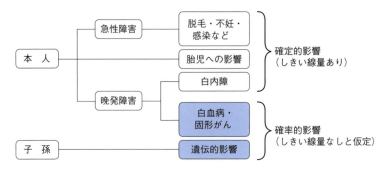

図 9・6・4　放射線の人体への影響

因となる障害として，発がんと子孫に障害が発生する遺伝的影響がある．これらの障害は1個の細胞の発生によっても起こりうると考えられるため，しきい線量は存在しないと仮定される．これを**確率的影響**という（図 9・6・4）．

9・6・7 線量限度

　放射線にかかわる業務において，確定的影響は 100 mSv の被曝がなければ発生しないため，完全に防ぐことが可能である．これに対して，確率的影響は少しの被曝であっても発症するリスクはあると想定するため，業務を行う以上，この可能性をゼロにはできない．そのため，ほかの高いリスクを有する職種と同等のリスクまでは容認できる被曝とし，これを職業被曝の**線量限度**として設定して，この数値内での被曝を限度として放射線業務を行うものとしている（電離放射線障害防止規則，放射性同位元素等の規制に関する法律）．

9・6・8 放射性医薬品

　放射性医薬品とは，疾患の診断または治療を目的とした放射性核種またはその化合物のことである．診断を目的としたものには，体内に投与される**インビボ診断薬**と，検査試薬として試験管内で用いられるインビトロ用があるが，後者は現在ほとんど用いられていない．また治療用として用いられているのは体内に投与される**インビボ治療薬**のみである．

　体内に分布したインビボ診断薬から放出される放射線を体外から検出し，それを画像化することで疾患の診断が行われる．このため，物質透過性の高い γ 線（^{99m}Tc, ^{123}I, ^{201}Tl など）と消滅放射線に変わる β^+ 線（^{11}C, ^{18}F など）を放出する核種を含む化合物が利用されている．γ 線放出核種を用いる診断方法を**単光子放射断層撮影**（single photon emission computed tomography：**SPECT**），β^+ 線放出核種を用いる診断方法を**陽電子放射断層撮影**（positron emission tomography：**PET**）という．一方，インビボ治療薬は放射性医薬品から放出される放射線の電離作用により，病巣部のがん細胞などに損傷を与えることで治療を行う．このため電離能力の高い α 線（^{223}Ra）および β^- 線（^{90}Y, ^{131}I, ^{177}Lu など）を放出する核種を含む化合物が利用されている．

9・6・9 非電離放射線

非電離放射線は，X 線，γ 線よりも波長が長くエネルギーが低く，ほとんど電離作用を示さない電磁波である．エネルギーの高い（波長が短い）ほうから，**紫外線**（ultraviolet ray：**UV**），可視光線，**赤外線**（infrared ray：**IR**），マイクロ波などがある．長期間にわたる，または高い線量による曝露により，人体に影響を及ぼすことがある．

UV は波長によって，**UVA**（315 〜 400 nm），**UVB**（280 〜 315 nm）および **UVC**（100 〜 280 nm）に分類される．UVA は波長が長いため皮膚の真皮まで浸透し，コラーゲンの破壊などを引き起こし皮膚老化の原因となる．また，皮膚内のメラニンを酸化・黒化させ，日焼けを引き起こす．眼に対する影響は少ないが，一部は深く浸透するため，白内障の原因となる可能性もある．

UVB は皮膚の表皮に作用し，強い光損傷により，炎症，血管の拡張，疱などの症状を示す紅斑を引き起こす．またやけどのような強い日焼けの原因となり，皮膚がんの原因になるとされている．また眼に対しては，水晶体や網膜まで到達するため，白内障の原因となる．一方で，皮膚に存在する 7-デヒドロコレステロールを原料とするビタミン D の生成に寄与している．

UVC はオゾン層で吸収され，地表には到達しないが，殺菌作用が強いため，殺菌灯としてさまざまな場面・分野で利用されている．このような作業場では，人に UVC が直接当たることのないよう，その取扱いに注意しなければならない．

IR はエネルギーが低く，人体の細胞や DNA に直接的な損傷を与えることはほとんどないが，長時間の曝露は，皮膚の充血・熱やけど，眼に対しては白内障や角膜炎や結膜炎の原因となるため注意が必要である．

9・7 地 球 環 境

9・7・1 地球生態系とその構造

ヒトは地球という大きな生態系のなかで，種々の環境因子とかかわりあって生存している．地球生態系は，地球環境を構成している生物のすべてである生物学的環境（**生物圏**）と非生物的環境である**気圏，水圏，地圏（土圏・岩圏）**を含んでおり，環境中に存在する化学物質をはじめとする種々の因子は，非生物的環境と生物学的環境の間をバランスよく保たれながら循環している．非生物的環境の気圏，水圏，地圏それぞれにおける主要構成元素の存在率と生物およびヒトの生体構成元素の存在率とを比較した結果を表 9・7・1 に示す．人体や生物は，主要構成元素である水素，窒素の分布がほかの三つの環境圏の分布と大きく異なっている．

9・7・2 オゾン層破壊

地球を取り巻く大気の層は，地表から順に対流圏，成層圏，中間圏，熱圏とよばれる層を形成している．このうち，**成層圏**は地表から約 11 〜 50 km の上空にあり，とくに，地上 20 〜 25 km の下層部には**オゾン層**とよばれるオゾンを多く含む層がある．成層圏におけるオゾン平衡過程は，図 9・

表 9·7·1　地球生態系における主要構成元素の存在率（%）

元　素	非生物的環境			生物圏	
	地　圏	水　圏	気　圏	生　物	人　体
水　素	2.92	66.4	—	49.8	60.6
酸　素	60.4	33.0	21.0	24.9	25.7
炭　素	0.16	0.0014	0.03	24.9	10.7
窒　素	—	—	78.3	0.27	2.4
カルシウム	1.88	0.006	—	0.073	0.23
リ　ン	0.8	—	—	0.03	0.13
硫　黄	0.04	—	—	0.017	0.13
ナトリウム	2.49	0.28	—	—	0.75
カリウム	1.37	0.006	—	0.046	0.37
塩　素	—	0.33	—	—	0.033
マグネシウム	1.77	0.034	—	0.031	0.011
ケイ素	20.5	—	—	0.033	—
アルミニウム	6.2	—	—	0.016	—
鉄	1.9	—	—	—	—

$$O_2 \xrightarrow[\lambda < 240\,\text{nm}]{h\nu} O + O \quad\cdots\cdots ①$$

$$O + O_2 \xrightarrow{[M]} O_3 \quad\cdots\cdots ②$$

$$O_3 \xrightarrow[240\,\text{nm} < \lambda < 320\,\text{nm}]{h\nu} O_2 + O \quad\cdots\cdots ③$$

$$O_3 + O \longrightarrow 2\,O_2 \quad\cdots\cdots ④$$

ただし，②における[M]は熱エネルギーを吸収する物質

図 9·7·1　成層圏におけるオゾンの生成と分解
〔上野　仁，中室克彦，小嶋伸夫 編：“最新公衆衛生学 第6版”，p.208，廣川書店（2015）より〕

7·1の①～④に示す生成と分解を繰り返していると考えられている．

　オゾンは太陽から照射されている強い紫外線により酸素の光解離により生成し，280 nm 以下の波長の紫外線（UVC）を効率よく吸収するため，280 nm 以下の紫外線は地表面には到達しない．UVCは生物にとって有害であり，微生物に対する殺菌作用のほか，DNAにおいてチミンダイマーを形成して皮膚がんなどの原因となる．

a．フロンによるオゾン層破壊

　特定フロンには，**クロロフルオロカーボン（CFC）**および**ハイドロクロロフルオロカーボン（HCFC）**がある．CFC（CFC-11，CFC-12，CFC-113，CFC-114，CFC-115）は，メタンやエタンなどの炭化水素の水素原子を塩素やフッ素などのハロゲン原子ですべて置換した化合物の総称である．また，HCFC（HCFC-21，HCFC-22，HCFC-31）は，CFC分子中のハロゲン原子を水素原子に数原子置換し，対流圏で分解しやすくした化合物である．これらの**特定フロン**は，CFC冷媒，洗浄剤お

表 9·7·2　モントリオール議定書で規制されたオゾン層破壊物質

モントリオール議定書による分類	物質名	化学式	オゾン破壊係数(ODP)*
付属書 A　規制物質			
グループ I（CFC）	CFC-11	$CFCl_3$	1.0
	CFC-12	CF_2Cl_2	1.0
	CFC-113	$C_2F_3Cl_3$	0.8
	CFC-114	$C_2F_4Cl_2$	1.0
	CFC-115	C_2F_5Cl	0.6
グループ II（ハロン）	ハロン-1211	CF_2BrCl	3.0
	ハロン-1301	CF_3Br	10.0
	ハロン-2402	$C_2F_4Br_2$	6.0
付属書 B　規制物質			
グループ I（CFC）	CFC-13	CF_3Cl	1.0
（その他の CFC）	ほかに 9 種の CFC		すべて 1.0
グループ II	四塩化炭素	CCl_4	1.1
グループ III	1,1,1-トリクロロエタン	CH_3CCl_3	0.1
付属書 C　規制物質			
グループ I（HCFC）	HCFC-21	$CHFCl_2$	0.04
	HCFC-22	CHF_2Cl	0.055
	HCFC-31	CH_2FCl	0.02
	ほかに 31 種の HCFC		
グループ II（HBFC）	HBFC-22B1	CHF_2Br	0.74
	ほかに 33 種の HBFC		
グループ III	ブロモクロロメタン	CH_2BrCl	0.12
付属書 E　規制物質			
	臭化メチル	CH_3Br	0.6

*　オゾン破壊係数(ozone depletion potential：ODP)：各化合物の 1 kg あたりの総オゾン破壊量を CFC-11 の 1 kg あたりの総オゾン破壊量で割ったもの．つまり，CFC-11 のオゾン破壊効果を 1 とする．

およびスプレー噴射剤として広く使用されていた．一方，**特定ハロン**は，炭化水素の水素原子を臭素原子で置換した化合物の総称であり，消火剤としておもに使用されていた．

　CFC および特定ハロンは，炭素原子とハロゲン原子(F, Cl, Br)から構成されており，化学的に非常に安定であり，対流圏では分解されずに成層圏まで到達する．その後，紫外線により分解され，**塩素ラジカル**(Cl·)や**臭素ラジカル**(Br·)を放出し，連続的にオゾンを分解して，オゾン層を破壊する．表 9·7·2 に**モントリオール議定書**で規制されたオゾン層破壊物質を示す．CFC の大気中における寿命は長く，オゾン層破壊は現在も続いている．たとえば，CFC-11 によるオゾンの連続的分解は図 9·7·2 のように示される．一方，HCFC の大気中での寿命は CFC より短いため，HCFC のオゾン層破壊係数は CFC に比べて小さい．

b．オゾン層破壊の歴史と規制

　1974 年に特定フロンがオゾン層を破壊するとの学説が発表されて以来，特定フロンによるオゾン層破壊が大きな問題となってきた．オゾン全量は，1980 ～ 1990 年代前半にかけて大きく減少し，現

$$CCl_3F \xrightarrow{h\nu} \cdot CCl_2F + \cdot Cl \quad \cdots\cdots ①$$

$$\cdot Cl + O_3 \longrightarrow ClO + O_2 \quad \cdots\cdots ②$$

$$O_2 \xrightarrow{h\nu} O + O \quad \cdots\cdots ③$$

$$ClO + O \longrightarrow \cdot Cl + O_2 \quad \cdots\cdots ④$$

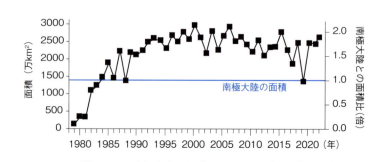

図 9･7･2　成層圏におけるオゾンの連続的分解(ClO サイクル)
〔上野　仁，中室克彦，小嶋仲夫 編：“最新公衆衛生学 第 6 版”，p.274，廣川書店(2015)より〕

図 9･7･3　南極上空のオゾンホールの面積の推移
〔環境省：“令和 5 年版 環境・循環型社会・生物多様性白書”，p.91(2023)の図 1-1-6 より〕

在も 1970 年代に比べて低くなっている．とくに南極上空では，オゾン濃度が極端に低下し，オゾンホールとよばれるオゾン層破壊現象がみられ．2022 年のオゾンホールの最大面積は，南極の 1.9 倍となっている(図 9･7･3)．

1987 年に，オゾン層破壊物質を規制する目的で，「オゾン層を破壊する物質に関するモントリオール議定書(**モントリオール議定書**)」が締結された．議定書の発効により，先進国では，CFC や特定ハロンは 1995 年末に，HCFC も 1999 年末に全廃された．

日本では，1988 年にモントリオール議定書に基づき，「特定物質の規制等によるオゾン層の保護に関する法律」(オゾン層保護法)が制定され，フロン類の生産および輸入の規制が行われた．

特定フロンは，冷媒，洗浄剤および噴射剤などに用いられていたため，全廃する一方で，それらの代替物が開発・使用されてきた．家庭用エアロゾル用品には液化プロパンガスおよびジメチルエーテルなどが，カーエアコンには分子中に塩素原子を含まない**ハイドロフルオロカーボン**(**HFC**)が使用されており，大気中の濃度は増加傾向にある．

9・7・3　地球温暖化

地球の平均気温は約 14℃であるといわれているが，近年，ヒトの活動により大気中の二酸化炭素やメタンなどの濃度が上昇して，過去にヒトが経験したことのない速度で気温が上昇し，気候変動が起こっている．地球温暖化は，両極圏の氷の融解による海面の上昇，降水量や生態系の変化などを引き起こし，さらに地球におけるヒトの生活環境や食糧の供給などに大きな影響を及ぼすことが懸念されている．

表 9·7·3　人為的に排出される主要温室効果ガス

	CO_2	メタン	一酸化二窒素 （亜酸化窒素）	CFC-11	HCFC-22	CF_4
産業革命以前の濃度	280 ppmv	700 ppbv	275 ppbv	0	0	0
1994 年の濃度	358 ppmv	1720 ppbv	312 ppbv	268 pptv	110 pptv	72 pptv
温暖化係数（100 年） 〔各温室効果ガスが 100 年間に及ぼす 温暖化の効果（CO_2 を 1 とした場合）〕	1	21	310	3800	1500	6500

注）1992 〜 93 年のデータからの推計．ppmv は容積比で 100 万分の 1，ppbv は同 10 億分の 1，pptv は同 1 兆分の 1.
〔環境省：“平成 9 年版　環境白書”，p.31（1997）の 1-1-1 表より〕

a．温室効果ガス

温室効果ガスとは，太陽エネルギーや地表で発生した熱が地球外部に放出しないように作用している気体のことで，二酸化炭素，メタン，一酸化二窒素（亜酸化窒素），オゾン，フロンおよび水蒸気などがある（表 9·7·3）．一方，現在の大気中における濃度や寿命，年蓄積率などの因子から，その気体の大気中における濃度あたりの温室効果（100 年間）の強さを示す**地球温暖化係数**（**global warming potential：GWP**）が算出できる．二酸化炭素の GWP を 1 としたときメタンが 21，一酸化二窒素が 310 となっている．現在，温室効果ガスとして二酸化炭素が最も重要視されているが，特定フロン（CFC-12 や CFC-13 など）やその代替フロンである**ハイドロフルオロカーボン**（**HFC**）の赤外線の吸収力は，二酸化炭素の数千倍であり，温室効果がきわめて高いガスである．

b．地球温暖化に対する取組み

これまで，温室効果ガスによりヒトや動植物にとって住みやすい環境が保たれてきた．しかし，人間活動の拡大に伴い二酸化炭素やメタンが大量に大気中に排出され，地球全体の気温上昇が認められている．とくに二酸化炭素は，化石燃料の燃焼などによる人為的な排出量が膨大であるため，温暖化への直接的寄与度は全世界における産業革命以降の累積で約 60％となっている．また，わが国では排出する二酸化炭素の地球温暖化への直接的寄与度は，約 90％を占めている（表 9·7·4，9·7·5）．

地球温暖化防止に対する取組みを国際的に協調していくため，1994 年に**気候変動枠組条約**が発効された．1995 年にはベルリンでの第 1 回締約国会議（COP1）において，2000 年以降の期間に先進締約国などが行う対策や目標についての検討を開始することになった（ベルリン・マンデート）．次いで，1997 年に京都で第 3 回締約国会議（COP3）が開催され，先進各国の温室効果ガス排出量について法的拘束力のある**京都議定書**が採択された．この議定書は，地球温暖化の要因である温室効果ガスの具体的な削減数値目標と達成方法を定めたものである．そのなかで，削減対象温室効果ガスとして，**二酸化炭素，一酸化二窒素（亜酸化窒素），メタン，ペルフルオロカーボン**（**PFC**），**ハイドロフルオロカーボン**（**HFC**），**六フッ化硫黄**（**SF₆**）の 6 種類が指定され，2008 〜 2012 年までの間に，先進国全体で 1990 年のレベル（PFC，HFC，SF_6 の 3 種類については，1995 年のレベルも選

542　第9章 環境衛生

表 9・7・4　産業革命以降人為的に排出された温室効果ガスによる地球温暖化への直接的寄与度

	2008 年度
二酸化炭素	60%
メタン	20%
一酸化二窒素	6%
オゾン層を破壊するフロン類	14%
オゾン層を破壊しない代替フロン類など	0.5%以下

表 9・7・5　日本が排出する温室効果ガスの地球温暖化への直接的寄与度（2021 年単年度）

	2021 年度
二酸化炭素	90.9%
メタン	2.3%
一酸化二窒素	1.7%
HFCs，PFCs，SF_6，NF_3	5.1%

択可能)より少なくとも 5%削減することが決定されたが，条約締結には至らなかった．その後，2005 年 2 月に京都議定書が発効され，法的な拘束力が発生した．また，2015 年 4 月から削減対象温室効果ガスとして，京都議定書の 6 種類に加えて**三フッ化窒素**（NF_3）が追加された．その後，2015 年パリにおいて，すべての国が参加する温室効果ガス排出削減などのための新たな国際枠組みである**パリ協定**が採択された．パリ協定では産業革命前からの地球の平均気温上昇を 1.5℃ に抑える努力を追求することなどが設定され，2016 年 4 月にはパリ協定の署名式が国連本部で行われ，175 の国と地域が署名した．

■ 9・7・4　酸 性 雨

　ヒトの活動によって排出された物質による影響をまったく受けていない雨水の示す pH は，大気中の二酸化炭素だけが雨水に溶けて pH を支配すると仮定して計算されている．この仮定によって算出された pH の値は 5.6 である．この値より低い pH は，人為的な原因で pH が低下したことを意味する．**酸性雨**は，大気中で生成した硫酸や硝酸を含んだ **pH5.6 以下**の雨をいう．

a．酸性雨の生成

　工場や自動車から排出された大気汚染物質である**硫黄酸化物**（**SO_x**）や**窒素酸化物**（**NO_x**）が，大気中の水分子と反応して，硫酸および硝酸などの強酸が生成し，雨を通常よりも強い酸性にする．ヒトの活動や家畜ふん尿に起因するアンモニアは，降雨により土壌に運ばれた後に硝酸塩に変化することで広い意味では酸性雨の一因とされる．また，雨のなかには，有機酸，とくにギ酸や酢酸が含まれていることが多い．

b．生態系への影響

　樹木が酸性の雨や雪に曝されると，植物の葉は H^+ を吸収し，代わりにアルカリ金属イオン，アルカリ土類金属イオンが溶出し，森林の衰退を引き起こす．また，酸性雨は湖沼や河川の酸性化を引き起こし，魚や水生動植物を減少させる．とくに，植物の枯死・樹木の立ち枯れ（森林破壊）は，地球温暖化とも密接にかかわっている．このように，酸性雨は，環境を構成するさまざまな要素に関係する複雑な問題となり，ヨーロッパでは酸性雨による深刻な被害も発生している．

c．酸性雨対策

酸性雨は，局地的な問題としてだけでなく，地球規模での問題として受けとめられている．国際的な取組みは**長距離越境大気汚染条約**(ウィーン条約)に基づき進められている．一方，わが国における酸性雨は，東アジア諸国によって排出された大気汚染物質がおもな原因であると考えられているため，これらの国に適した公害防止のための協力，および酸性雨による被害の発生を未然に防ぐための国際的な取組みが必要となっている．このため，2001年から東アジア酸性雨モニタリングネットワークが開始されている．

▌9・7・5　その他の地球環境問題

河川および海域への油やプラスチック類の流出や有害廃棄物の海上投棄は，魚介類，海鳥およびウミガメなどに被害を及ぼし，生態系を破壊するおそれがある．また，海洋の汚染防止のため，廃棄物の海洋投棄などの制限を定めた条約(**ロンドン条約**)が採択されている．

熱帯雨林は，大気中の二酸化炭素を減少させ，地球環境の浄化にとって大きな役割を担っていると考えられている．熱帯雨林の伐採が著しい国では，人口の著しい増加が起こり，人口の急増によって農地の開拓が必要となっている．熱帯雨林の伐採は，大気中の二酸化炭素の増大を引き起こし地球温暖化とも密接にかかわる．熱帯雨林の伐採は，生態系への影響のほか，砂漠化にもつながっている．砂漠化の被害面積はアジアで最も広く，次いでアフリカ，ヨーロッパと続く．1996年12月に進行し続ける砂漠化に歯止めをかけるために「砂漠化対処条約(UNCCD)」が締結された．

地球上に存在している生物種の数は500万～1千数百万種といわれている．1973年にワシントンで「絶滅のおそれのある野生動植物の種の国際取引に関する条約(**ワシントン条約**)」が締結された．野生生物種の減少の理由は熱帯雨林の破壊や営利目的とした捕獲など人間活動によるものが多く，絶滅を防ぐために関係諸国において棲息地の保護を目的とした対策，餌の供給などが行われている．

遺伝子組換え生物などの使用については，生物の多様性へ悪影響が及ぶことを防ぐため，**カルタヘナ議定書**が国際的な枠組みとして規定されている．わが国ではこの議定書に基づき，遺伝子組換え生物などを用いる際の規制措置を講ずるため，「遺伝子組換え生物等の使用等の規制による生物の多様性の確保に関する法律」(通称**カルタヘナ法**)がある．

有害廃棄物の越境移動の防止を目的として，有害廃棄物の輸出に際して，不適正な輸出が行われることを防止するために「有害廃棄物の国境を越える移動及びその処分の規制に関するバーゼル条約(**バーゼル条約**)」が締結されている．

地球規模の水銀およびその化合物の長距離にわたる大気中の移動，環境中の残留性と蓄積性やヒトの健康被害の防止を目指し，2013年に，水銀を管理するための国際的な取り決めがなされ，「水銀に関する水俣条約(**水俣条約**)」が締結された．

2019年のG20大阪サミットで，2050年までに海洋プラスチックごみによる汚染をゼロにまで削減を目指した「大阪ブルー・オーシャン・ビジョン」が提唱され，2022年の第5回国連環境総会再開セッション(UNEA5.2)で，海洋プラスチック汚染をはじめとしたプラスチック汚染対策に関す

表 9·7·6　SDGs の 17 のゴール

1	貧困をなくそう	10	人や国の不公平等をなくそう
2	飢餓をゼロに	11	住み続けられるまちづくりを
3	すべての人に健康と福祉を	12	つくる責任つかう責任
4	質の高い教育をみんなに	13	気候変動に具体的な対策を
5	ジェンダー平等を実現しよう	14	海の豊かさを守ろう
6	安全な水とトイレを世界中に	15	陸の豊かさも守ろう
7	エネルギーをみんなにそしてクリーンに	16	平等と公正をすべての人に
8	働きがいも経済成長も	17	パートナーシップで目標を達成しよう
9	産業と技術革新の基盤をつくろう		

る決議が採択された．海洋プラスチックによる海洋汚染は地球規模で広がっている．たとえば，日本沿岸への漂着ペットボトルの製造国別では，太平洋側では日本製のものが多く，東シナ海および日本海側では外国(中国や韓国)製のものが多い傾向にある．5 mm 以下の微細なプラスチックごみは**マイクロプラスチック**とよばれ，とくに生態系への影響が問題となっている．

　2015 年 9 月の国連サミットにおいて，2030 年までに持続可能でよりよい世界を目指す国際目標として，17 のゴール(表 9·7·6)，169 のターゲットから構成されている**持続可能な開発目標**(**sustainable development goals**：**SDGs**)が加盟国の全会一致で採択された．SDGs では，先進国を含めすべての国が行動すること(普遍性)，誰一人取り残さないこと(包摂性)，すべてのステークホルダーが役割を担うこと(参画型)，社会・経済・環境に統合的に取り組むこと(統合性)および定期的にフォローアップすること(透明性)が求められており，日本においても積極的な取組みが行われている．

9・7・6　環境保全と法規制

　ヒトが健康な生活を維持するためには快適な環境が約束されなければならない．わが国において国民の健康を保護するとともに，生活環境を保全することを目的とした法律が，1967 年 8 月に「公害対策基本法」としてはじめて公布された．この法律が制定された背景として，1950 ～ 1960 年代に発生した水俣病(熊本県水俣地区)〔7・2・4 項 b.(ii)参照〕，第二水俣病(新潟県阿賀野川流域)，イタイイタイ病(富山県神通川流域)〔7・2・4 項 b.(i)参照〕，四日市喘息(三重県四日市市)〔9・4・2 項 d.(i)参照〕などの四大公害病がある．これらの公害健康被害者の迅速かつ公正な保護を図るため，**公害健康被害の補償等に関する法律**(**公健法**)が 1974 年 9 月に施行された．

　公害により健康被害が生じた場合，公健法に基づいて，補償給付の支給や公害保健福祉事業が行われている．公害健康被害補償制度の補償給付には，① 療養の給付及び療養費，② 障害補償費，③ 遺族補償費，④ 遺族補償一時金，⑤ 児童補償手当，⑥ 療養手当，⑦ 葬祭料が，公害保健福祉事業には，① リハビリテーション事業，② 転地療養事業，③ 療養要具支援事業，④ 家庭療養指導事業，⑤ インフルエンザ予防接種費用助成事業がある．この制度に必要な費用は，ばい煙発生施設設置者や特定施設設置者から汚染負荷量賦課金や特定賦課金として徴収されており，健康被害が

発生した地域の都道府県に納付されている．

さらに，公害対策基本法は，新たな時代に対応するために，1972 年に制定された**自然環境保護法**を包含し，地球環境の保全に関する基本的理念を定めた**環境基本法**（1993 年 11 月）に改定された．本法律には，以下に示すような国民の健康確保に対する基本的な考え方，および健康または生活環境への影響としての公害に関する定義が定められている．

a．環境基本法および環境関連法規

環境基本法第一条の目的には「この法律は，環境の保全について，基本理念を定め，並びに国，地方公共団体，事業者及び国民の責務を明らかにするとともに，環境の保全に関する施策の基本となる事項を定めることにより，環境の保全に関する施策を総合的かつ計画的に推進し，もって現在及び将来の国民の健康で文化的な生活の確保に寄与するとともに人類の福祉に貢献することを目的とする．」と記載されている．大気汚染，水質汚濁，土壌汚染および騒音は，環境基準が定められているが，環境基準は行政上の目標値であり，法律上の規制基準とは異なる．

環境基本法で規定されている典型 7 公害として，**水質汚濁**，**大気汚染**，**土壌汚染**，**悪臭**，**騒音**，**振動**，**地盤沈下**があり，これらを防止するための代表的な法律には，表 9·7·7 に示すものがある．また，図 9·7·4 は，典型 7 公害の種類別公害苦情件数の推移を示しているが，苦情件数は，騒音が最も多く，1999 年度以降増加傾向にあるが，大気汚染，悪臭および水質汚濁は減少傾向にある．

（ i ）　水質汚濁

環境基本法における水質汚濁に係る環境基準は，公共水域に一律に適用される**人の健康の保護に関する環境基準**と，利水目的の適応に応じて水域ごとに類型指定される**生活環境の保全に関する環境基準**とに大別される．また，ダイオキシン類対策特別措置法により，ダイオキシン類の環境基準が定められている．一方，公共用水域の水質保全のための排水の規制は，**水質汚濁防止法**（1970 年制定）に基づく排水基準によって行われている．この基準は，工場，事業場などから公共用水域に排出される排水の水質にかかわる基準である．

（ ii ）　大気汚染

環境基本法における大気汚染に係る環境基準には，**大気汚染に係る環境基準**，**有害大気汚染物質に係る環境基準**，**微小粒子状物質に係る環境基準**および**ダイオキシン類に係る環境基準**がある．

表 9·7·7　環境基本法に基づく公害防止に関するおもな法律

典型 7 公害	代表的な関連法	所　管	制　定
大気汚染	大気汚染防止法	環境省	1968（昭和 43）年 6 月
水質汚濁	水質汚濁防止法	環境省	1970（昭和 45）年 12 月
土壌汚染	土壌汚染対策法	環境省	2003（平成 15）年 2 月
騒　音	騒音規制法	環境省	1970（昭和 45）年 4 月
振　動	振動規制法	環境省	1976（昭和 51）年 6 月
地盤沈下	工業用水法	経済産業省，環境省	1956（昭和 31）年 6 月
悪　臭	悪臭防止法	環境省	1971（昭和 46）年 6 月

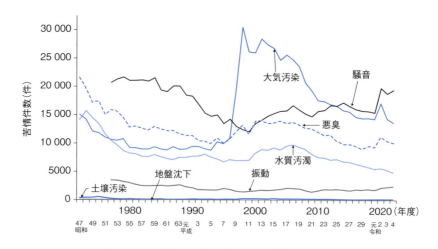

図 9・7・4 典型 7 公害の種類別公害苦情件数の推移
〔総務省："令和 4 年度公害苦情調査結果報告書", p.4(2023) の図 2 より〕

一方, ばい煙, 揮発性有機化合物(VOC), 粉じん, 特定物質, 有害大気汚染物質および自動車排出ガスは, **大気汚染防止法**に基づき規制されている. なかでも, アスベストは**特定粉じん**とされており, 規制対象となっている.

硫黄酸化物の排出規制については, 施設単位の排出基準と高汚染地域における工場単位の総量規制が実施されている. 施設単位の排出基準は, **K 値規制**が行われている. また, 大都市などの自動車交通量の多い地域において, 「自動車から排出される窒素酸化物及び粒子状物質の特定地域における総量の削減等に関する特別措置法」(**自動車 NO_x・PM 法**) が適用されている.

(ⅲ) **土壌汚染**

化学物質による土壌汚染は, 水質汚濁物質および大気汚染物質のように直接人体に影響するものではないが, 生物濃縮の結果から, これら物質を含有する農畜産物や農作物を介してヒトの健康に影響を及ぼす可能性がある. **環境基本法**における「土壌の汚染に係る環境基準」では, アルキル水銀, PCB, 全シアンおよび有機リンが検液中に検出されないこととされている. また, ダイオキシン類対策特別措置法により, 土壌に関するダイオキシン類の環境基準が定められている.

土壌汚染対策の実施を図り, 国民の健康を保護することを目的として**土壌汚染対策法**が制定されている. この法律の**特定有害物質**として, 鉛, ヒ素およびトリクロロエチレンなどが定められている.

(ⅳ) **悪　臭**

悪臭はヒトの感覚によって直接感知されるものであり, 騒音と並び典型的な公害の一つである. 悪臭とは低濃度の気体状物質であって, ヒトに不快感, 嫌悪感を与えるものである. 悪臭にかかわる苦情件数は 1993 年頃まで減少し, 2000 年頃まで一時増加したが, その後減少している. **悪臭防止法**(1972 年 5 月 30 日)では「不快なにおいの原因となり, 生活環境を損なうおそれのある物質」を特定悪臭物質として定めている. 現在, アンモニア, メチルメルカプタンなど 22 物質が規制さ

れている.

工場や事業所からの悪臭物質の規制は，敷地境界線における大気中許容濃度で当該物質の規制基準値の範囲で示され，臭気強度の 2.5 ～ 3.5 に相当する．また，臭気の強さを示す**臭気指数**は人間の嗅覚に基づいた指標が用いられており，臭気指数の 10 ～ 15 は臭気強度の 2.5 に相当する．悪臭の規制は，都道府県知事が悪臭の対象となる地域（規制地域）を指定し，規制基準を定めることになっている．官能試験である三点比較臭袋法などにより得られた臭気指数から求めた臭気強度として，都道府県条例などによって規制されている．

（v）　騒　音

騒音とは「主観的に騒々しいと感じる好ましくない音，不愉快な音，邪魔になる音」であり，ヒトの生活のなかで不必要な音のすべてをいう．騒音の苦情件数は 2000 年度以降，増加傾向を示しており，苦情件数は典型 7 公害のなかで現在最も多い．

騒音の測定には**騒音計**が用いられており，騒音の音圧を電気量に変え，それを増幅して測定された音圧レベルをヒトが耳で聞く音の大きさに換算し，その値が**騒音レベル**（**A-weighted sound pressure level**）として測定されている．

騒音は，可聴音である周波数 20 ～ 20 000 Hz のうち，比較的耳に感度のよい周波数 200 ～ 8000 Hz の音が問題となる．日本産業規格（JIS）では，ある観測点において観測されるあらゆる騒音源からの総合された騒音を**環境騒音**といい，この騒音は**特定騒音**と**暗騒音**から構成されている．環境騒音は，一般に複数の騒音源からの騒音で構成されているが，そのうちある特定の騒音源に着目したとき，それからの騒音を**特定騒音**という．

騒音の環境基準は 1999 年 4 月に改定され，環境騒音評価量として**等価騒音レベル**が採用され，騒音評価の重要な指標となっている．騒音にかかわる環境上の条件について生活環境を保全し，ヒトの健康の保護に資するうえで維持されることが望ましい基準として「騒音に係る環境基準」が告示されている．環境基本法において，道路に面する地域以外の地域，道路に面する地域，航空機および鉄道新幹線に関する騒音の環境基準が定められている．航空機騒音には加重等価平均騒音レベル（WECPNL）を用いた環境基準が定められていたが，2007 年から**時間帯補正等価騒音レベル**（**Lden**）が採用されている．

（vi）　振　動

ヒトに対する振動の身体影響には，全身振動と局所振動とがある．局所振動は削岩機やチェーンソーなどの振動工具の使用により，職業病としては白ろう病で知られている**職業性レイノー症候群**が生じる．振動公害としては，工業や建設の作業現場，自動車や鉄道の走行などから発生する振動が地盤を振動させることによる**全身振動**のみが公害として扱われる．

（vii）　地盤沈下

地盤沈下とは，おもに地下水の汲み上げ過剰による粘土層の収縮をいう．建築物の破壊や洪水による浸水の一要因となり，その対策として工業用水法などによる地下水の揚水規制が行われている．

付　　　表

550 付 表

付表 1 特別管理一般廃棄物の種類

主な分類	概 要
PCB 使用部品	廃エアコン・廃テレビ・廃電子レンジに含まれる PCB を使用する部品
ばいじん	ごみ処理施設の集じん施設で生じたばいじん
ばいじん，燃え殻，汚泥	ダイオキシン特措法の特定施設である廃棄物焼却炉から生じたもので，ダイオキシン類を 3 ng/g を超えて含有するもの
感染性一般廃棄物*	医療機関等から排出される一般廃棄物であって，感染性病原体が含まれ若しくは付着しているおそれのあるもの

*代表例：不織布のマスク，血液の付着したガーゼ，包帯など

付表 2 特別管理産業廃棄物の種類

主な分類		概 要
廃 油		揮発油類，灯油類，軽油類（難燃性のタールピッチ類等を除く）
廃 酸		著しい腐食性を有する pH 2.0 以下の廃酸
廃アルカリ		著しい腐食性を有する pH 12.5 以上の廃アルカリ
感染性産業廃棄物*		医療機関等から排出される産業廃棄物であって，感染性病原体が含まれ若しくは付着しているおそれのあるもの
特定有害産業廃棄物	廃 PCB 等	廃 PCB 及び PCB を含む廃油
	PCB 汚染物	PCB が染みこんだ汚泥，PCB が塗布され，又は染みこんだ紙くず，PCB が染みこんだ木くず若しくは繊維くず，PCB が付着し，又は封入されたプラスチック類若しくは金属くず，PCB が付着した陶磁器くず若しくはがれき類
	PCB 処理物	廃 PCB 等又は PCB 汚染物を処分するために処理したもので PCB を含むもの
	指定下水汚泥	下水道法施行令第 13 条の 4 の規定により指定された汚泥
	鉱さい	重金属等を一定濃度を超えて含むもの
	廃石綿等	石綿建材除去事業に係るもの又は大気汚染防止法の特定粉じん発生施設が設置されている事業場から生じたもので飛散するおそれのあるもの
	燃え殻	重金属等，ダイオキシン類を一定濃度を超えて含むもの
	ばいじん	重金属等，1,4-ジオキサン，ダイオキシン類を一定濃度を超えて含むもの
	廃 油	有機塩素化合物等，1,4-ジオキサンを含むもの
	汚泥，廃酸又は廃アルカリ	重金属等，PCB，有機塩素化合物等，農薬等，1,4-ジオキサン，ダイオキシン類を一定濃度を超えて含むもの

*代表例：注射針，メス，破損したガラス製品など鋭利なもの，血液，血液の付着したチューブ，手袋など

付　表　551

付表 3　水道水質基準(基準項目)　　　　（令和 2 年 4 月 1 日施行）

番号	項　目	基　準	区　分
1	一般細菌	1 mL の検水で形成される集落数が 100 以下	病原微生物の指標
2	大腸菌	検出されないこと	
3	カドミウム及びその化合物	カドミウムの量に関して，0.003 mg/L 以下	無機物質・重金属
4	水銀及びその化合物	水銀の量に関して，0.0005 mg/L 以下	
5	セレン及びその化合物	セレンの量に関して，0.01 mg/L 以下	
6	鉛及びその化合物	鉛の量に関して，0.01 mg/L 以下	
7	ヒ素及びその化合物	ヒ素の量に関して，0.01 mg/L 以下	
8	六価クロム化合物	六価クロムの量に関して，0.02 mg/L 以下	
9	亜硝酸態窒素	0.04 mg/L 以下	
10	シアン化物イオン及び塩化シアン	シアンの量に関して，0.01 mg/L 以下	
11	硝酸態窒素及び亜硝酸態窒素	10 mg/L 以下	
12	フッ素及びその化合物	フッ素の量に関して，0.8 mg/L 以下	
13	ホウ素及びその化合物	ホウ素の量に関して，1.0 mg/L 以下	
14	四塩化炭素	0.002 mg/L 以下	一般有機化学物質
15	1,4-ジオキサン	0.05 mg/L 以下	
16	シス-1,2-ジクロロエチレン及びトランス-1,2-ジクロロエチレン	0.04 mg/L 以下	
17	ジクロロメタン	0.02 mg/L 以下	
18	テトラクロロエチレン	0.01 mg/L 以下	
19	トリクロロエチレン	0.01 mg/L 以下	
20	ベンゼン	0.01 mg/L 以下	
21	塩素酸	0.6 mg/L 以下	消毒副生成物
22	クロロ酢酸	0.02 mg/L 以下	
23	クロロホルム	0.06 mg/L 以下	
24	ジクロロ酢酸	0.03 mg/L 以下	
25	ジブロモクロロメタン	0.1 mg/L 以下	
26	臭素酸	0.01 mg/L 以下	
27	総トリハロメタン	0.1 mg/L 以下	
28	トリクロロ酢酸	0.03 mg/L 以下	
29	ブロモジクロロメタン	0.03 mg/L 以下	
30	ブロモホルム	0.09 mg/L 以下	
31	ホルムアルデヒド	0.08 mg/L 以下	
32	亜鉛及びその化合物	亜鉛の量に関して，1.0 mg/L 以下	色・味
33	アルミニウム及びその化合物	アルミニウムの量に関して，0.2 mg/L 以下	
34	鉄及びその化合物	鉄の量に関して，0.3 mg/L 以下	
35	銅及びその化合物	銅の量に関して，1.0 mg/L 以下	
36	ナトリウム及びその化合物	ナトリウムの量に関して，200 mg/L 以下	
37	マンガン及びその化合物	マンガンの量に関して，0.05 mg/L 以下	
38	塩化物イオン	200 mg/L 以下	
39	カルシウム，マグネシウム等(硬度)	300 mg/L 以下	
40	蒸発残留物	500 mg/L 以下	
41	陰イオン界面活性剤	0.2 mg/L 以下	発　泡
42	ジェオスミン	0.00001 mg/L 以下	臭　気
43	2-メチルイソボルネオール	0.00001 mg/L 以下	
44	非イオン界面活性剤	0.02 mg/L 以下	発　泡
45	フェノール類	フェノールの量に換算して，0.005 mg/L 以下	臭　気
46	有機物(全有機炭素(TOC)の量)	3 mg/L 以下	味
47	pH 値	5.8 以上 8.6 以下	基本的性状
48	味	異常でないこと	
49	臭　気	異常でないこと	
50	色　度	5 度以下	
51	濁　度	2 度以下	

552 付 表

付表 4 水道水質基準(水質管理目標設定項目)(27 項目)　　(令和 2 年 4 月 1 日適用)

番号	項　目	目標値
1	アンチモン及びその化合物	アンチモンの量に関して，0.02 mg/L 以下
2	ウラン及びその化合物	ウランの量に関して，0.002 mg/L 以下(暫定)
3	ニッケル及びその化合物	ニッケルの量に関して，0.02 mg/ L 以下
4	1,2−ジクロロエタン	0.004 mg/L 以下
5	トルエン	0.4 mg/L 以下
6	フタル酸ジ(2−エチルヘキシル)	0.08 mg/L 以下
7	亜塩素酸	0.6 mg/L 以下
8	二酸化塩素	0.6 mg/L 以下
9	ジクロロアセトニトリル	0.01 mg/L 以下(暫定)
10	抱水クロラール	0.02 mg/L 以下(暫定)
11	農薬類	検出値と目標値の比の和として，1 以下
12	残留塩素	1 mg/L 以下
13	カルシウム，マグネシウム等(硬度)	10 mg/L 以上 100 mg/L 以下
14	マンガン及びその化合物	マンガンの量に関して，0.01 mg/L 以下
15	遊離炭酸	20 mg/L 以下
16	1,1,1−トリクロロエタン	0.3 mg/L 以下
17	メチル−t−ブチルエーテル	0.02 mg/L 以下
18	有機物等(過マンガン酸カリウム消費量)	3 mg/L 以下
19	臭気強度(TON)	3 以下
20	蒸発残留物	30 mg/L 以上 200 mg/L 以下
21	濁　度	1 度以下
22	pH 値	7.5 程度
23	腐食性(ランゲリア指数)	−1 程度以上とし，極力 0 に近づける
24	従属栄養細菌	1 mL の検水で形成される集落数が 2000 以下(暫定)
25	1,1−ジクロロエチレン	0.1 mg/L 以下
26	アルミニウム及びその化合物	アルミニウムの量に関して，0.1 mg/L 以下
27	ペルフルオロオクタンスルホン酸(PFOS)及びペルフルオロオクタン酸(PFOA)	ペルフルオロオクタンスルホン酸(PFOS)及びペルフルオロオクタン酸(PFOA)の量の和として 0.00005 mg/L 以下(暫定)

付表 5　水道水質基準（水質管理目標設定項目としての農薬類の対象リスト）

（令和 4 年 4 月 1 日適用）

番号	項　目	目標値(mg/L)	番号	項　目	目標値(mg/L)
1	1,3-ジクロロプロペン（D-D）	0.05	57	チアジニル	0.1
2	2,2-DPA（ダラポン）	0.08	58	チウラム	0.02
3	2,4-D（2,4-PA）	0.02	59	チオジカルブ	0.08
4	EPN	0.004	60	チオファネートメチル	0.3
5	MCPA	0.005	61	チオベンカルブ	0.02
6	アシュラム	0.9	62	テフリルトリオン	0.002
7	アセフェート	0.006	63	テルブカルブ（MBPMC）	0.02
8	アトラジン	0.01	64	トリクロピル	0.006
9	アニロホス	0.003	65	トリクロルホン（DEP）	0.005
10	アミトラズ	0.006	66	トリシクラゾール	0.1
11	アラクロール	0.03	67	トリフルラリン	0.06
12	イソキサチオン	0.005	68	ナプロパミド	0.03
13	イソフェンホス	0.001	69	パラコート	0.005
14	イソプロカルブ（MIPC）	0.01	70	ピペロホス	0.0009
15	イソプロチオラン（IPT）	0.3	71	ピラクロニル	0.01
16	イプフェンカルバゾン	0.002	72	ピラゾキシフェン	0.004
17	イプロベンホス（IBP）	0.09	73	ピラゾリネート（ピラゾレート）	0.02
18	イミノクタジン	0.006	74	ピリダフェンチオン	0.002
19	インダノファン	0.009	75	ピリブチカルブ	0.02
20	エスプロカルブ	0.03	76	ピロキロン	0.05
21	エトフェンプロックス	0.08	77	フィプロニル	0.0005
22	エンドスルファン（ベンゾエピン）	0.01	78	フェニトロチオン（MEP）	0.01
23	オキサジクロメホン	0.02	79	フェノブカルブ（BPMC）	0.03
24	オキシン銅（有機銅）	0.03	80	フェリムゾン	0.005
25	オリサストロビン	0.1	81	フェンチオン（MPP）	0.006
26	カズサホス	0.0006	82	フェントエート（PAP）	0.007
27	カフェンストロール	0.008	83	フェントラザミド	0.01
28	カルタップ	0.08	84	フサライド	0.1
29	カルバリル（NAC）	0.02	85	ブタクロール	0.03
30	カルボフラン	0.0003	86	ブタミホス	0.02
31	キノクラミン（ACN）	0.005	87	ブプロフェジン	0.02
32	キャプタン	0.3	88	フルアジナム	0.03
33	クミルロン	0.03	89	プレチラクロール	0.05
34	グリホサート	2	90	プロシミドン	0.09
35	グルホシネート	0.02	91	プロチオホス	0.007
36	クロメプロップ	0.02	92	プロピコナゾール	0.05
37	クロルニトロフェン（CNP）	0.0001	93	プロピザミド	0.05
38	クロルピリホス	0.003	94	プロベナゾール	0.03
39	クロロタロニル（TPN）	0.05	95	ブロモブチド	0.1
40	シアナジン	0.001	96	ベノミル	0.02
41	シアノホス（CYAP）	0.003	97	ペンシクロン	0.1
42	ジウロン（DCMU）	0.02	98	ベンゾビシクロン	0.09
43	ジクロベニル（DBN）	0.03	99	ベンゾフェナップ	0.005
44	ジクロルボス（DDVP）	0.008	100	ベンタゾン	0.2
45	ジクワット	0.01	101	ペンディメタリン	0.3
46	ジスルホトン（エチルチオメトン）	0.004	102	ベンフラカルブ	0.02
47	ジチオカルバメート系農薬	0.005（二硫化炭素として）	103	ベンフルラリン（ベスロジン）	0.01
			104	ベンフレセート	0.07
48	ジチオピル	0.009	105	ホスチアゼート	0.005
49	シハロホップブチル	0.006	106	マラチオン（マラソン）	0.7
50	シマジン（CAT）	0.003	107	メコプロップ（MCPP）	0.05
51	ジメタメトリン	0.02	108	メソミル	0.03
52	ジメトエート	0.05	109	メタラキシル	0.2
53	シメトリン	0.03	110	メチダチオン（DMTP）	0.004
54	ダイアジノン	0.003	111	メトミノストロビン	0.04
55	ダイムロン	0.8	112	メトリブジン	0.03
56	ダゾメット，メタム（カーバム）及びメチルイソチオシアネート	0.01（メチルイソチオシアネートとして）	113	メフェナセット	0.02
			114	メプロニル	0.1
			115	モリネート	0.005

略号　2,4-D：2,4-dichlorophenoxyacetic acid，EPN：*o*-ethyl-*o*-(4-nitrophenyl)phenylphosphonothioate，MCPA：2-methyl-4-chlorophenoxyacetic acid

付表 6　水道水質基準(要検討項目)(46 項目)　　　　(令和 3 年 4 月 1 日適用)

項　目	目標値 (mg/L)	項　目	目標値 (mg/L)
銀及びその化合物	—	フタル酸ブチルベンジル	0.5
バリウム及びその化合物	0.7	ミクロキスチン-LR	0.0008 *
ビスマス及びその化合物	—	有機すず化合物	0.0006 * (TBTO)
モリブデン及びその化合物	0.07		
アクリルアミド	0.0005	ブロモクロロ酢酸	—
アクリル酸	—	ブロモジクロロ酢酸	—
17-β-エストラジオール	0.000 08 *	ジブロモクロロ酢酸	—
エチニル-エストラジオール	0.000 02 *	ブロモ酢酸	—
エチレンジアミン四酢酸(EDTA)	0.5	ジブロモ酢酸	—
エピクロロヒドリン	0.0004 *	トリブロモ酢酸	—
塩化ビニル	0.002	トリクロロアセトニトリル	—
酢酸ビニル	—	ブロモクロロアセトニトリル	—
2,4-トルエンジアミン	—	ジブロモアセトニトリル	0.06
2,6-トルエンジアミン	—	アセトアルデヒド	—
N,N-ジメチルアニリン	—	MX	0.001
スチレン	0.02	キシレン	0.4
ダイオキシン類	1 pgTEQ/L *	過塩素酸	0.025
トリエチレンテトラミン	—	N-ニトロソジメチルアミン(NDMA)	0.0001
ノニルフェノール	0.3 *	アニリン	0.02
ビスフェノール A	0.1 *	キノリン	0.0001
ヒドラジン	—	1,2,3-トリクロロベンゼン	0.02
1,2-ブタジエン	—	ニトリロ三酢酸(NTA)	0.2
1,3-ブタジエン	—	ペルフルオロヘキサンスルホン酸(PFHxS)	—
フタル酸ジ(n-ブチル)	0.01		

＊は暫定値.
略号　TBTO：tributyltin oxide, MX：mutagenecity X.

付表 7　人の健康の保護に関する環境基準

項　目	基準値	項　目	基準値
カドミウム	0.003 mg/L 以下	1,1,2-トリクロロエタン	0.006 mg/L 以下
全シアン	検出されないこと	トリクロロエチレン	0.01 mg/L 以下
鉛	0.01 mg/L 以下	テトラクロロエチレン	0.01 mg/L 以下
六価クロム [1]	0.02 mg/L 以下	1,3-ジクロロプロペン	0.002 mg/L 以下
ヒ　素	0.01 mg/L 以下	チウラム	0.006 mg/L 以下
総水銀	0.0005 mg/L 以下	シマジン	0.003 mg/L 以下
アルキル水銀	検出されないこと	チオベンカルブ	0.02 mg/L 以下
ポリ塩化ビフェニル(PCB)	検出されないこと	ベンゼン	0.01 mg/L 以下
ジクロロメタン	0.02 mg/L 以下	セレン	0.01 mg/L 以下
四塩化炭素	0.002 mg/L 以下	硝酸性窒素及び亜硝酸性窒素	10 mg/L 以下
1,2-ジクロロエタン	0.004 mg/L 以下	フッ素	0.8 mg/L 以下
1,1-ジクロロエチレン	0.1 mg/L 以下	ホウ素	1 mg/L 以下
シス-1,2-ジクロロエチレン	0.04 mg/L 以下	1,4-ジオキサン	0.05 mg/L 以下
1,1,1-トリクロロエタン	1 mg/L 以下		

標準値は年間平均値とする. ただし, 全シアンに係る基準値については, 最高値とする.
1)　令和 4 年 4 月改正

付表 8　ダイオキシン類による大気汚染，水質の汚濁及び土壌の汚染に係る環境基準

媒　体	基準値	測定方法
大　気	0.6 pg-TEQ/m³ 以下	ポリウレタンフォームを装着した採取筒をろ紙後段に取り付けたエアサンプラーにより採取した試料を高分解能ガスクロマトグラフ質量分析計により測定する方法
水質（水底の底質を除く）	1 pg-TEQ/L 以下	日本産業規格 K0312 に定める方法
水底の底質	150 pg-TEQ/g 以下	水底の底質中に含まれるダイオキシン類をソックスレー抽出し，高分解能ガスクロマトグラフ質量分析計により測定する方法
土　壌	1000 pg-TEQ/g 以下	土壌中に含まれるダイオキシン類をソックスレー抽出し，高分解能ガスクロマトグラフ質量分析計により測定する方法（ポリ塩化ジベンゾフラン等（ポリ塩化ジベンゾフラン及びポリ塩化ジベンゾ-p-ジオキシンをいう．以下同じ）及びコプラナーポリ塩化ビフェニルをそれぞれ測定するものであって，かつ，当該ポリ塩化ジベンゾフラン等を2種類以上のキャピラリーカラムを併用して測定するものに限る）

備考：1．基準値は，2,3,7,8-四塩化ジベンゾ-p-ジオキシンの毒性に換算した値とする．
　　　2．大気及び水質（水底の底質を除く）の基準値は，年間平均値とする．
　　　3．土壌中に含まれるダイオキシン類をソックスレー抽出又は高圧流体抽出し，高分解能ガスクロマトグラフ質量分析計，ガスクロマトグラフ四重極形質量分析計又はガスクロマトグラフタンデム質量分析計により測定する方法（この表の土壌の欄に掲げる測定方法を除く．以下「簡易測定方法」という．）により測定した値（以下「簡易測定値」という．）に2を乗じた値を上限，簡易測定値に 0.5 を乗じた値を下限とし，その範囲内の値をこの表の土壌の欄に掲げる測定方法により測定した値とみなす．
　　　4．土壌にあっては，環境基準が達成されている場合であって，土壌中のダイオキシン類の量が 250 pg-TEQ/g 以上の場合，簡易測定方法により測定した場合にあっては，簡易測定値に2を乗じた値が 250 pg-TEQ/g 以上の場合）には，必要な調査を実施することとする．

付表 9 水質環境基準の要監視項目及び指針値 （令和 2 年 5 月 28 日改正）

公共用水域

項　　目	指針値
クロロホルム	0.06 mg/L 以下
トランス-1,2-ジクロロエチレン	0.04 mg/L 以下
1,2-ジクロロプロパン	0.06 mg/L 以下
p-ジクロロベンゼン	0.2 mg/L 以下
イソキサチオン	0.008 mg/L 以下
ダイアジノン	0.005 mg/L 以下
フェニトロチオン(MEP)	0.003 mg/L 以下
イソプロチオラン	0.04 mg/L 以下
オキシン銅(有機銅)	0.04 mg/L 以下
クロロタロニル(TPN)	0.05 mg/L 以下
プロピザミド	0.008 mg/L 以下
EPN	0.006 mg/L 以下
ジクロルボス(DDVP)	0.008 mg/L 以下
フェノブカルブ(BPMC)	0.03 mg/L 以下
イプロベンホス(IBP)	0.008 mg/L 以下
クロルニトロフェン(CNP)	—
トルエン	0.6 mg/L 以下
キシレン	0.4 mg/L 以下
フタル酸ジエチルヘキシル	0.06 mg/L 以下
ニッケル	—
モリブデン	0.07 mg/L 以下
アンチモン	0.02 mg/L 以下
塩化ビニルモノマー	0.002 mg/L 以下
エピクロロヒドリン	0.0004 mg/L 以下
全マンガン	0.2 mg/L 以下
ウラン	0.002 mg/L 以下
ペルフルオロオクタンスルホン酸(PFOS)及びペルフルオロオクタン酸(PFOA)	0.00005 mg/L 以下(暫定)※

地下水

項　　目	指針値
クロロホルム	0.06 mg/L 以下
1,2-ジクロロプロパン	0.06 mg/L 以下
p-ジクロロベンゼン	0.2 mg/L 以下
イソキサチオン	0.008 mg/L 以下
ダイアジノン	0.005 mg/L 以下
フェニトロチオン(MEP)	0.003 mg/L 以下
イソプロチオラン	0.04 mg/L 以下
オキシン銅(有機銅)	0.04 mg/L 以下
クロロタロニル(TPN)	0.05 mg/L 以下
プロピザミド	0.008 mg/L 以下
EPN	0.006 mg/L 以下
ジクロルボス(DDVP)	0.008 mg/L 以下
フェノブカルブ(BPMC)	0.03 mg/L 以下
イプロベンホス(IBP)	0.008 mg/L 以下
クロルニトロフェン(CNP)	—
トルエン	0.6 mg/L 以下
キシレン	0.4 mg/L 以下
フタル酸ジエチルヘキシル	0.06 mg/L 以下
ニッケル	—
モリブデン	0.07 mg/L 以下
アンチモン	0.02 mg/L 以下
エピクロロヒドリン	0.0004 mg/L 以下
全マンガン	0.2 mg/L 以下
ウラン	0.002 mg/L 以下
ペルフルオロオクタンスルホン酸(PFOS)及びペルフルオロオクタン酸(PFOA)	0.00005 mg/L 以下(暫定)※

※ PFOS 及び PFOA の指針値(暫定)については，PFOS 及び PFOA の合計値とする.

付　表　557

付表 10　生活環境の保全に関する環境基準(河川)

(令和 3 年 10 月 7 日・環境省告示第 62 号(令和 4 年 4 月 1 日施行))

類型	利用目的の適応性	基　準　値				
		水素イオン濃度(pH)	生物化学的酸素要求量(BOD)	浮遊物質量(SS)	溶存酸素量(DO)	大腸菌数
AA	水道 1 級，自然環境保全及び A 以下の欄に掲げるもの	6.5 以上8.5 以下	1 mg/L 以下	25 mg/L 以下	7.5 mg/L 以上	20 CFU/100 mL以下
A	水道 2 級，水産 1 級，水浴及び B 以下の欄に掲げるもの	6.5 以上8.5 以下	2 mg/L 以下	25 mg/L 以下	7.5 mg/L 以上	300 CFU/100 mL以下
B	水道 3 級，水産 2 級及び C 以下の欄に掲げるもの	6.5 以上8.5 以下	3 mg/L 以下	25 mg/L 以下	5 mg/L 以上	1000 CFU/100 mL以下
C	水産 3 級，工業用水 1 級及び D 以下の欄に掲げるもの	6.5 以上8.5 以下	5 mg/L 以下	50 mg/L 以下	5 mg/L 以上	―
D	工業用水 2 級，農業用水及び E の欄に掲げるもの	6.0 以上8.5 以下	8 mg/L 以下	100 mg/L 以下	2 mg/L 以上	―
E	工業用水 3 級，環境保全	6.0 以上8.5 以下	10 mg/L 以下	ごみ等の浮遊が認められないこと.	2 mg/L 以上	―

(備考)基準値は，日間平均値とする(湖沼，海域もこれに準ずる)

(注)自然環境保全：自然探勝等の環境保全

　　水道 1 級：ろ過等による簡易な浄水操作を行うもの

　　水道 2 級：沈殿ろ過等による通常の浄水操作を行うもの

　　水道 3 級：前処理等を伴う高度の浄水操作を行うもの

　　水産 1 級：ヤマメ，イワナ等貧腐水性水域の水産生物用並びに水産 2 級及び水産 3 級の水産生物用

　　水産 2 級：サケ科魚類及びアユ等貧腐水性水域の水産生物用及び水産 3 級の水産生物用

　　水産 3 級：コイ，フナ等，β−中腐水性水域の水産生物用

　　工業用水 1 級：沈殿等による通常の浄水操作を行うもの

　　工業用水 2 級：薬品注入等による高度の浄水操作を行うもの

　　工業用水 3 級：特殊の浄水操作を行うもの

　　環境保全：国民の日常生活(沿岸の遊歩等を含む.)において不快感を生じない限度

558　　付　　表

付表 11　生活環境の保全に関する環境基準(湖沼ア)

(令和 3 年 10 月 7 日・環境省告示第 62 号(令和 4 年 4 月 1 日施行))

類型	利用目的の適応性	基　準　値				
		水素イオン濃度(pH)	生物化学的酸素要求量(BOD)	浮遊物質量(SS)	溶存酸素量(DO)	大腸菌数
AA	水道 1 級,水産 1 級,自然環境保全及び A 以下の欄に掲げるもの	6.5 以上 8.5 以下	1 mg/L 以下	1 mg/L 以下	7.5 mg/L 以上	20 CFU/100 mL 以下
A	水道 2,3 級,水産 2 級,水浴及び B 以下の欄に掲げるもの	6.5 以上 8.5 以下	3 mg/L 以下	5 mg/L 以下	7.5 mg/L 以上	300 CFU/100 mL 以下
B	水産 3 級,工業用水 1 級,農業用水及び C の欄に掲げるもの	6.5 以上 8.5 以下	5 mg/L 以下	15 mg/L 以下	5 mg/L 以上	－
C	工業用水 2 級,環境保全	6.0 以上 8.5 以下	8 mg/L 以下	ごみ等の浮遊が認められないこと.	2 mg/L 以上	－

(備考)水産 1 級,水産 2 級及び 3 級については,当分の間,浮遊物質量の項目の基準値は適用しない.

(注)自然環境保全:自然探勝等の環境保全

　　　水道 1 級:ろ過等による簡易な浄水操作を行うもの

　　　水道 2,3 級:沈殿ろ過等による通常の浄水操作,又は,前処理等を伴う高度の浄水操作を行うもの

　　　水産 1 級:ヒメマス等貧栄養湖型の水域の水産生物用並びに水産 2 級及び水産 3 級の水産生物用

　　　水産 2 級:サケ科魚類及びアユ等貧栄養湖型の水域の水産生物用及び水産 3 級の水産生物用

　　　水産 3 級:コイ,フナ等富栄養湖型の水域の水産生物用

　　　工業用水 1 級:沈殿等による通常の浄水操作を行うもの

　　　工業用水 2 級:薬品注入等による高度の浄水操作,又は特殊な浄水操作を行うもの

　　　環境保全:国民の日常生活(沿岸の遊歩等を含む.)において不快感を生じない限度

付表 12　生活環境の保全に関する環境基準（湖沼イ）

（昭和 60 年 7 月 15 日・環境庁告示第 29 号（備考 2 の追加））

類型	利用目的の適応性	基　準　値	
		全窒素	全リン
I	自然環境保全及び II 以下の欄に掲げるもの	0.1 mg/L 以下	0.005 mg/L 以下
II	水道 1, 2, 3 級（特殊なものを除く），水産 1 種，水浴及び III 以下の欄に掲げるもの	0.2 mg/L 以下	0.01 mg/L 以下
III	水道 3 級（特殊なもの）及び IV 以下の欄に掲げるもの	0.4 mg/L 以下	0.03 mg/L 以下
IV	水産 2 種及び V の欄に掲げるもの	0.6 mg/L 以下	0.05 mg/L 以下
V	水産 3 種，工業用水，農業用水，環境保全	1 mg/L 以下	0.1 mg/L 以下

（備考）1.　基準値は，年間平均値とする．
　　　　2.　水域類型の指定は，湖沼植物プランクトンの著しい増殖を生ずるおそれがある湖沼について行うものとし，全窒素の項目の基準値は，全窒素が湖沼植物プランクトンの増殖の要因となる湖沼について適用する．

（注）自然環境保全：自然探勝等の環境保全
　　　水道 1 級：ろ過等による簡易な浄水操作を行うもの
　　　水道 2 級：沈殿ろ過等による通常の浄水操作を行うもの
　　　水道 3 級：前処理等を伴う高度の浄水操作を行うもの（「特殊なもの」とは，臭気物質の除去が可能な特殊な浄水操作を行うものをいう）
　　　水産 1 種：サケ科魚類及びアユ等の水産生物用並びに水産 2 種及び水産 3 種の水産生物用
　　　水産 2 種：ワカサギ等の水産生物用及び水産 3 種の水産生物用
　　　水産 3 種：コイ，フナ等の水産生物用
　　　環境保全：国民の日常生活（沿岸の遊歩等を含む）において不快感を生じない限度

560　　付　　表

付表 13　生活環境の保全に関する環境基準（海域ア）

（令和 3 年 10 月 7 日・環境省告示第 62 号（令和 4 年 4 月 1 日施行））

類型	利用目的の適応性	基　準　値				
		水素イオン濃度（pH）	化学的酸素要求量（COD）	溶存酸素量（DO）	大腸菌数	n-ヘキサン抽出物質（油分等）
A	水産 1 級，水浴，自然環境保全及び B 以下に掲げるもの	7.8 以上8.3 以下	2 mg/L 以下	7.5 mg/L 以上	300 CFU/100 mL以下	検出されないこと
B	水産 2 級，工業用水及び C の欄に掲げるもの	7.8 以上8.3 以下	3 mg/L 以下	5 mg/L 以上	—	検出されないこと
C	環境保全	7.0 以上8.3 以下	8 mg/L 以下	2 mg/L 以上	—	—

（備考）自然環境保全を利用目的としている地点については，大腸菌数 20 CFU/100 mL 以下とする．
　（注）自然環境保全：自然探勝等の環境保全
　　　　水産 1 級：マダイ，ブリ，ワカメ等の水産生物用及び水産 2 級の水産生物用
　　　　水産 2 級：ボラ，ノリ等の水産生物用
　　　　環境保全：国民の日常生活（沿岸の遊歩等を含む．）において不快感を生じない限度

付表 14　生活環境の保全に関する環境基準（海域イ）

（平成 5 年 8 月 27 日・環境庁告示第 65 号）

類型	利用目的の適応性	基　準　値	
		全窒素	全リン
I	自然環境保全及び II 以下の欄に掲げるもの（水産 2 種及び 3 種を除く）	0.2 mg/L 以下	0.02 mg/L 以下
II	水産 1 種，水浴及び III 以下の欄に掲げるもの（水産 2 種及び 3 種を除く）	0.3 mg/L 以下	0.03 mg/L 以下
III	水産 2 種および IV の欄に掲げるもの（水産 3 種を除く）	0.6 mg/L 以下	0.05 mg/L 以下
IV	水産 3 種，工業用水，生物生息環境保全	1 mg/L 以下	0.09 mg/L 以下

（備考）1.　基準値は，年間平均値とする．
　　　　2.　水域類型の指定は，海洋植物プランクトンの著しい増殖を生ずるおそれがある海域について行うものとする．
　（注）自然環境保全：自然探勝等の環境保全
　　　　水産 1 種：底生魚介類を含め多様な水産生物がバランス良く，かつ，安定して漁獲される
　　　　水産 2 種：一部の底生魚介類を除き，魚類を中心とした水産生物が多獲される
　　　　水産 3 種：汚濁に強い特定の水産生物が主に漁獲される
　　　　生物生息環境保全：年間を通して底生生物が生息できる限度

補足表 1　底層溶存酸素量（底層 DO）（湖沼・海域）

（平成 28 年 3 月 30 日・環境省告示第 37 号）

類　型	水生生物が生息・再生産する場の適応性	基準値
生物 1	生息段階において貧酸素耐性の低い水生生物が生息できる場を保全・再生する水域又は再生産段階において貧酸素耐性の低い水生生物が再生産できる場を保全・再生する水域	4.0 mg/L 以上
生物 2	生息段階において貧酸素耐性の低い水生生物を除き，水生生物が生息できる場を保全・再生する水域又は再生産段階において貧酸素耐性の低い水生生物を除き，水生生物が再生産できる場を保全・再生する水域	3.0 mg/L 以上
生物 3	生息段階において貧酸素耐性の高い水生生物が生息できる場を保全・再生する水域，再生産段階において貧酸素耐性の高い水生生物が再生産できる場を保全・再生する水域又は無生物域を解消する水域	2.0 mg/L 以上

補足表 2　生活環境の保全に関する環境基準の追加（全亜鉛など）

水　域	類　型	水生生物の生息状況の適応性	基　準　値		
			全亜鉛	ノニルフェノール	直鎖アルキルベンゼンスルホン酸及びその塩
河川及び湖沼	生物 A	イワナ，サケマス等比較的低温域を好む水生生物及びこれらの餌生物が生息する水域	0.03 mg/L 以下	0.001 mg/L 以下	0.03 mg/L 以下
	生物特 A	生物 A の水域のうち，生物 A の欄に掲げる水生生物の産卵場（繁殖場）又は幼稚仔の生育場として特に保全が必要な水域	0.03 mg/L 以下	0.0006 mg/L 以下	0.02 mg/L 以下
	生物 B	コイ，フナ等比較的高温域を好む水生生物及びこれらの餌生物が生息する水域	0.03 mg/L 以下	0.002 mg/L 以下	0.05 mg/L 以下
	生物特 B	生物 B の水域のうち，生物 B の欄に掲げる水生生物の産卵場（繁殖場）又は幼稚仔の生育場として特に保全が必要な水域	0.03 mg/L 以下	0.002 mg/L 以下	0.04 mg/L 以下
海　域	生物 A	水生生物の生息する水域	0.02 mg/L 以下	0.001 mg/L 以下	0.01 mg/L 以下
	生物特 A	生物 A の水域のうち，水生生物の産卵場（繁殖場）又は幼稚仔の生育場として特に保全が必要な水域	0.01 mg/L 以下	0.0007 mg/L 以下	0.0066 mg/L 以下

付表 15 健康に係る有害物質についての排水基準

	有害物質の種類	ア 排出水の許容限度[※1]（mg/L）	イ 特定地下浸透水の許容限度[※2]
			（参考）定量限界（mg/L）
(1)	カドミウム及びその化合物	カドミウムとして 0.03	カドミウムとして 0.001
(2)	シアン化合物	シアンとして 1	シアンとして 0.1
(3)	有機リン化合物（パラチオン，メチルパラチオン，メチルジメトン及びEPN に限る）	1	0.1
(4)	鉛及びその化合物	鉛として 0.1	鉛として 0.005
(5)	六価クロム化合物	六価クロムとして 0.5	六価クロムとして 0.04
(6)	砒素及びその化合物	砒素として 0.1	砒素として 0.005
(7)	水銀及びアルキル水銀その他の水銀化合物	水銀として 0.005	水銀として 0.0005
	アルキル水銀化合物	検出されないこと	アルキル水銀として 0.0005
(8)	ポリ塩化ビフェニル	0.003	0.0005
(9)	トリクロロエチレン	0.1	0.002
(10)	テトラクロロエチレン	0.1	0.0005
(11)	ジクロロメタン	0.2	0.002
(12)	四塩化炭素	0.02	0.0002
(13)	1,2-ジクロロエタン	0.04	0.0004
(14)	1,1-ジクロロエチレン	0.1	0.002
(15)	1,2-ジクロロエチレン	—	シス体にあっては 0.004 トランス体にあっては 0.004
	シス-1,2-ジクロロエチレン	0.4	—
(16)	1,1,1-トリクロロエタン	3	0.0005
(17)	1,1,2-トリクロロエタン	0.06	0.0006
(18)	1,3-ジクロロプロペン	0.02	0.0002
(19)	チウラム	0.06	0.0006
(20)	シマジン	0.03	0.0003
(21)	チオベンカルブ	0.2	0.002
(22)	ベンゼン	0.1	0.001
(23)	セレン及びその化合物	セレンとして 0.1	セレンとして 0.002
(24)	ホウ素及びその化合物	海域以外 10 [※3] 海域 230 [※3]	0.2
(25)	フッ素及びその化合物	海域以外 8 [※3] 海域 15 [※3]	0.2
(26)	アンモニア，アンモニウム化合物，亜硝酸化合物及び硝酸化合物	アンモニア性窒素×0.4＋亜硝酸性窒素＋硝酸性窒素として 100 [※3]	アンモニア性窒素 0.7
(27)			亜硝酸性窒素 0.2 硝酸性窒素 0.2
(28)	塩化ビニルモノマー	—	0.0002
(29)	1,4-ジオキサン	0.5	0.005

ア 排出水の基準 水質汚濁防止法第3条第1項及び排水基準を定める省令（昭和46年総理府令第35号別表第1）関連

イ 特定地下浸透水の基準 水質汚濁防止法第12条の3及び環境大臣が定める検定方法（平成元年環境庁告示第39号別表）関連

備考
※1 排出水とは，特定事業場から公共用水域に排出される水（雨水を含む）のことをいう．
※2 特定地下浸透水とは，有害物質を製造，使用，処理する特定施設（有害物質使用特定施設）に係わる水を，地下に浸透する水（非意図的に浸透してしまう場合を含む）のことをいう．
※3 ホウ素及びその化合物，フッ素及びその化合物，アンモニア，アンモニア化合物亜硝酸化合物及び硝酸化合物については，一部業種に属する特定事業場からの排出水には暫定排水基準を適用している（平成13年環境省令第21号により，これらへの一般排水基準が設定されたが，直ちに達成することが著しく困難であった一部の工場・事業場（40業種）に対し，3年間の暫定措置として暫定排水基準が設定された．その後，3年ごとに暫定排水基準の見直しが行われている．現在，8業種については令和7年6月30日まで適用期限を延長し，2業種（旅館業及び下水道業）については適用期限を当分の間延長することとされた（令和4年5月17日公布／環境省令第17号（令和4年7月1日施行））．

付表 16　生活環境に係る水質保全のための排水基準

生活環境項目	許容限度	生活環境項目	許容限度
水素イオン濃度(pH)	海域以外 5.8 ～ 8.6	フェノール類含有量	5 mg/L
	海　　域 5.0 ～ 9.0	銅含有量	3 mg/L
生物化学的酸素要求量(BOD)	160 mg/L	亜鉛含有量	2 mg/L
	(日間平均 120 mg/L)	溶解性鉄含有量	10 mg/L
化学的酸素要求量(COD)	160 mg/L	溶解性マンガン含有量	10 mg/L
	(日間平均 120 mg/L)	クロム含有量	2 mg/L
浮遊物質量(SS)	200 mg/L	大腸菌群数	日間平均 3000 個 /cm^3
	(日間平均 150 mg/L)	窒素含有量	120 mg/L
ノルマルヘキサン抽出物質含有量			(日間平均 60 mg/L)
（鉱油類含有量）	5 mg/L	リン含有量	16 mg/L
（動植物油脂類含有量）	30 mg/L		(日間平均 8 mg/L)

付表 17 指定物質一覧(水質汚濁防止法施行令第3条の3関係)　　(2023年2月1日改正)

番　号	物　質　名
1	ホルムアルデヒド
2	ヒドラジン
3	ヒドロキシルアミン
4	過酸化水素
5	塩化水素
6	水酸化ナトリウム
7	アクリロニトリル
8	水酸化カリウム
9	アクリルアミド
10	アクリル酸
11	次亜塩素酸ナトリウム
12	二硫化炭素
13	酢酸エチル
14	メチル−ターシャリ−ブチルエーテル(別名 MTBE)
15	硫酸
16	ホスゲン
17	1,2−ジクロロプロパン
18	クロルスルホン酸
19	塩化チオニル
20	クロロホルム
21	硫酸ジメチル
22	クロルピクリン
23	りん酸ジメチル =2,2−ジクロロビニル(別名ジクロルボス又は DDVP)
24	ジメチルエチルスルフィニルイソプロピルチオホスフェイト(別名オキシデプロホス又は ESP)
25	トルエン
26	エピクロロヒドリン
27	スチレン
28	キシレン
29	パラ−ジクロロベンゼン
30	N−メチルカルバミン酸 2−セカンダリ−ブチルフェニル(別名フェノブカルブ又は BPMC)
31	3,5−ジクロロ−N−(1,1−ジメチル−2−プロピニル)ベンズアミド(別名プロピザミド)
32	テトラクロロイソフタロニトリル(別名クロロタロニル又は TPN)
33	チオりん酸 O,O−ジメチル−O−(3−メチル−4−ニトロフェニル)(別名フェニトロチオン又は MEP)
34	チオりん酸 S−ベンジル−O,O−ジイソプロピル(別名イプロベンホス又は IBP)
35	1,3−ジチオラン−2−イリデンマロン酸ジイソプロピル(別名イソプロチオラン)
36	チオりん酸 O,O−ジエチル−O−(2−イソプロピル−6−メチル−4−ピリミジニル)(別名ダイアジノン)
37	チオりん酸 O,O−ジエチル−O−(5−フェニル−3−イソオキサゾリル)(別名イソキサチオン)
38	4−ニトロフェニル−2,4,6−トリクロロフェニルエーテル(別名クロルニトロフェン又は CNP)
39	チオりん酸 O,O−ジエチル−O−(3,5,6−トリクロロ−2−ピリジル)(別名クロルピリホス)
40	フタル酸ビス(2−エチルヘキシル)
41	エチル =(Z)−3−[N−ベンジル−N−[[メチル(1−メチルチオエチリデンアミノオキシカルボニル)アミノ]チオ]アミノ]プロピオナート(別名アラニカルブ)
42	1,2,4,5,6,7,8,8−オクタクロロ−2,3,3a,4,7,7a−ヘキサヒドロ−4,7−メタノ−1H−インデン(別名クロルデン)
43	臭素
44	アルミニウム及びその化合物
45	ニッケル及びその化合物
46	モリブデン及びその化合物
47	アンチモン及びその化合物
48	塩素酸及びその塩
49	臭素酸及びその塩
50	クロム及びその化合物(六価クロム化合物を除く.)
51	マンガン及びその化合物
52	鉄及びその化合物
53	銅及びその化合物
54	亜鉛及びその化合物
55	フェノール類及びその塩類
56	1,3,5,7−テトラアザトリシクロ[3,3,1,1]デカン(別名ヘキサメチレンテトラミン)
57	アニリン
58	ペルフルオロオクタン酸(別名 PFOA)及びその塩
59	ペルフルオロ(オクタン−1−スルホン酸)(別名 PFOS)及びその塩
60	直鎖アルキルベンゼンスルホン酸及びその塩(LAS)

索　引

(1) 長音符「ー」は読みを省略してある.
(2) 化学構造を示す数 (1-, 2-, 3-, …) や文字 (*o*-, *m*-, D-, L-, …) や
　　接頭のギリシャ文字は, それらを無視して配列してある.

● あ

アウトブレイク　124
亜鉛(Zn)　215, 249, 252
青　潮　491
赤　潮　491
アカネ色素　321
亜急性毒性試験　442
悪　臭　546
悪性新生物　31, 34, 66
アクリルアミド　291, 305, 369,
　410
アクリロニトリル　410
アコニチン　276
亜硝酸ナトリウム　317
アシルグルクロニド　347
アスコルビン酸　203, 313
アスパルテーム　319
アスベスト(石綿)　107, 368, 506
アスベスト肺(石綿肺)　110
アスマン通風乾湿計　527
アセスルファムカリウム　318
2-アセチルアミノフルオレン
　381
N-アセチルシステイン抱合体(メル
　カプツール酸)　350
N-アセチル転移酵素　349
N-アセチル-*p*-ベンゾキノンイミ
　ン　362
アセチル抱合　349
アセチル CoA　184, 191, 349
アセトアミノフェン　362, 426
アセト酢酸　192
アセトン　192
アゾキシストロビン　312
暑さ指数　530
アディポカイン　87, 232
アディポネクチン　232
S-アデノシルメチオニン　351
アドバンテーム　319
アトロピン　276
アナフィラキシーショック　293

アニサキス　259, 266
アフラトキシン　277, 379
アポタンパク質　178
アポトーシス　361
アマトキシン類　273
アマニタトキシン　273
アマニチン　273
アミグダリン　275
アミノ基転移反応　194, 200
アミノ酸 *N*-アシルトランスフェ
　ラーゼ　350
アミノ酸系除草剤　406
アミノ酸スコア　230
アミノ酸プール　193
アミノ酸抱合　350
アミノペプチダーゼ　173
δ-アミノレブリン酸(δ-ALA)デ
　ヒドラターゼ　396
アミロース　172
アミロペクチン　172
アラキドン酸　231
アラニン　186
亜硫酸ナトリウム　318
アルカリ性過マンガン酸法　493
アルキルペルオキシラジカル
　509
アルコキシラジカル　509
アルコールデヒドロゲナーゼ
　(ADH)　343, 412
アルツハイマー病　9, 35
アルデヒドオキシダーゼ　343
アルデヒドデヒドロゲナーゼ
　(ALDH)　343, 412
アルド-ケトレダクターゼ　346
アルブミン　334
アルミニウム　288
アレルギー様食中毒　295
アロマターゼ　389, 391
安静時代謝量　167
安全係数　311, 446
安全データシート(SDS)　450,
　460

安息香酸　311
アンダーセンサンプラー　523
アンドロゲン受容体　390

● い

硫黄酸化物　399, 504, 507, 518
異　化　163, 182
胃がん　66
易感染性宿主　117
閾　値　15
異状死　433
石綿(アスベスト)　107, 368, 506
石綿肺(アスベスト肺)　110
イスランジトキシン　278
イソニアジド　364
イソマルターゼ　174
イタイイタイ病　392
一塩基多型(SNP)　354
一次汚染物質　502
一次機能　219
一次発がん物質　377
一次予防　6, 463
一次粒子　502
一類感染症　125, 131
一酸化炭素　399, 419, 503, 508
一酸化窒素　507
一種病原体等　129
一般飲食物添加物　308
一般環境大気測定局(一般局)
　506
一般細菌　481
一般毒性試験　441
一般廃棄物　455
一般排出基準　504
一般粉じん　506
遺伝子組換え　322
遺伝子多型　354
遺伝子突然変異　374
遺伝の影響　535
遺伝毒性　373
　——試験　443
　——発がん性　443

566 索 引

移動発生源 502, 508
イニシエーション 374
イニシエーター 374
5′-イノシン酸二ナトリウム 320
異物代謝酵素 338
イボテン酸 273
イマザリル 312
医薬品規制調和国際会議(ICH) 439
医薬品製造販売後調査(PMS) 59
医薬品副作用被害救済制度 156
胃抑制ポリペプチド(GIP) 182
胃リパーゼ 177
因果関係 56
インクレチン 182
——関連薬 181
飲 酒 74
インスリン 183
院内感染 5, 122
インフォームドコンセント 59
インフルエンザ 144
飲料水 498

● う

ウイルス性肝炎 140
ウイルス性食中毒 266
ウイルスベクターワクチン 152
ウィルソン病 216
ウィンクラー法 491
ウェルシュ菌 264
ウェルニッケ・コルサコフ症候群 199
ウェルニッケ脳症 199, 234
う 蝕 223
後ろ向き研究 45
ウリジン二リン酸-α-D-グルクロン酸(UDPGA) 346
上乗せ排出基準 504
運 動 74

● え

エアロゾル 119
エイコサペンタエン酸(EPA) 188, 231
衛生管理者 116
栄 養
——アセスメント 243
——価 230
——改善法 221
——管理 242
——機能食品 220, 224
——機能表示 224
——強化剤 309
——ケア・マネジメント 243
——サポートチーム(NST) 159, 197, 242

——スクリーニング 244
疫 学 41
——の三要因 42
エキソサイトーシス 184
エキソペプチダーゼ 179
エキノコックス症 137
壊死(ネクローシス) 361
エストロゲン 389
——受容体 390
エタノール 363
エチレングリコール 413, 421
エチレンジアミン四酢酸(EDTA)二ナトリウム 313
越境大気汚染 502
エネルギー産生栄養素バランス 237
エポキシドヒドロラーゼ 346
エムポックス 140
エラスターゼ 173, 180
エリソルビン酸 313
エルゴステロール 206
エルゴタミン 279
エルゴメトリン 279
エルシニア 265
塩化ビニルモノマー 379, 409
炎 症 436
遠心型(サイクロン型) 522
塩素消毒 475, 477
——副生成物 479
塩素消費量 479
塩素要求量 479
エンテロキナーゼ 173
エンテロトキシン 260, 265
エンドサイトーシス 332
エンドペプチダーゼ 179
塩分摂取 79

● お

黄色ブドウ球菌 259, 260
黄体形成ホルモン(LH) 389
横断研究 45
黄 熱 137
オカダ酸 271, 384
オキシデーションディッチ法(酸化溝法) 487
2-オキソ酸 186, 194
1-オクタノール/水分配係数($P_{o/w}$) 332, 468
オクラトキシン 278
オステオカルシン 208
オゾン 509
——処理 479
——層 537
オッズ比 53
オルトフェニルフェノール 312
オレイン酸 231
温室効果ガス 541

● か

壊血病 204
解糖系 183
ガイドライン 439
介入研究 45, 56
外部被曝 533
外分泌 184
化学的酸素要求量(COD) 493
化学的消化 171
化学発光法 521
化学品の分類および表示に関する世界調和システム(GHS) 451, 462
化学物質の審査及び製造等の規制に関する法律 451
かかりつけ薬局 3
覚醒剤 425
確定的影響 535
核内受容体 390
確率的影響 536
過酸化水素 313, 318
過酸化物価 301
化審法 403, 407
加水分解 346
ガスクロマトグラフィー質量分析(GC-MS) 431
ガス状物質 518
ガストリン 181
ガスリー法 97
過体重 11, 162
カタラーゼ 435
カタ冷却力 529
脚 気 42
学校環境衛生基準 103, 497, 525
学校保健安全法 103, 525
学校薬剤師 103, 464, 497
活性汚泥法 486
活性型ビタミンD 206, 210
活性酸素種 358, 434
活性炭 419
——処理 479
活性窒素種 359
活動代謝量 167, 169
合併処理浄化槽 456
褐 変 304
家庭血圧 77
カテコール O-メチルトランスフェラーゼ 351
カドミウム(Cd) 285, 392
カフェイン 424
花粉-食物アレルギー症候群 295
芽 胞 262
仮面高血圧 77
可溶性画分(サイトゾル) 338
β-D-ガラクトシダーゼ 481
ガラクトース 172

ガランタミン　276
カリウム　213
カルシウム　210, 241
カルシトニン　207, 211
カルシフェロール　206
カルニチン　179, 190
カルバメート系殺虫剤　402
カルボキシペプチダーゼ　173, 180
カルボキシヘモグロビン　399, 508
カルボキシルエステラーゼ　346
γ-カルボキシル化(Gla 化)　208
カルボニル価　301
カルボニルレダクターゼ　346
過労死等　106
β-カロテン　205, 315
カロリー計算　165
がん　66
——遺伝子　375
——検診　76
——抑制遺伝子　375
——を防ぐための新 12 か条　75
環境汚染物質排出移動登録(PRTR)制度　452, 460
環境基準　496, 502
環境基本法　545
完結出生児数　29
還元　344
還元型グルタチオン　350
管腔内消化　171
肝細胞　336
監視化学物質　451
患者調査　39
肝性昏睡　196, 250
慣性衝突型(インパクター)　522
感染　118
——型食中毒　260
——経路　43, 118
——制御チーム　122
感染症法　124
感染性
——一般廃棄物　457
——産業廃棄物　457
——廃棄物　458
乾燥断熱減率　501
カンピロバクター　258, 263
甘味料　318

● き

記憶喪失性貝毒　272
危害分析重要管理点(HACCP)　258, 263, 267, 306, 326
危害要因　324
規格基準型　224
——特定保健用食品　223

飢餓状態　166
気圏　537
危険因子　63, 65
気候変動枠組条約　541
キサンチンオキシダーゼ　343
記述疫学　43
キシリトール　319
寄生虫　266
基礎代謝基準値　168
基礎代謝量　167
既存添加物　308
喫煙　71
気動　529
機能性表示食品　220, 225
キノホルム　369
揮発性有機化合物(VOC)　504, 511, 524, 529
キモトリプシン　173, 180
偽薬(プラセボ)　56, 59
逆転層　501
客観的評価(ODA)　244
究極毒性物質　358
吸収　163, 332
吸収線量　534
急性灰白髄炎(ポリオ)　133
急性期タンパク質　436
急性参照用量(ARfD)　446
急性毒性試験　441
凝集塊(フロック)　475
凝集剤　474
京都議定書　541
寄与危険度　48, 51
虚血性心疾患　81
巨赤芽球性貧血　201
許容一日摂取量(ADI)　311, 391, 445
ギランバレー症候群　263
気流　529
キロミクロン　178, 188
——レムナント　179

● く

5′-グアニル酸二ナトリウム　320
空気感染　119
クエン酸イソプロピル　314
クドア　266
グリコーゲン　166, 183
——シンターゼ　184
——ホスホリラーゼ　184
グリコヘモグロビン(HbA1c)　305
グリチルリチン酸二ナトリウム　319
グリホサート　406
グルカゴン　183
グルカゴン様ペプチド-1(GLP-1)　182

グルクロン酸抱合　346
α-グルコシダーゼ阻害薬　175
グルコース　172
———-アラニン回路　186
——トランスポーター 2(GLUT2)　176, 184
——トランスポーター 4(GLUT4)　185
———-6-ホスファターゼ(G6Pase)　184
———-6-リン酸(G6P)　183
グルタチオン
——S-転移酵素　350
——ペルオキシダーゼ　216, 435
——抱合　350
——レダクターゼ　435
グルタミルバリルグリシン　320
グルタミン　252
L-グルタミン酸ナトリウム　320
くる病　207
クレチン病　216
クロム　217, 396
クロロプロパノール類　291
クワシオルコル　229
くん煙　308

● け

経気道感染　119
頸肩腕症候群　113
経口感染　119
経済協力開発機構(OECD)　439
経静脈栄養(PN)　246, 248
経胎盤感染　120
経腸栄養(EN)　246
——剤　248
けい肺　110
経皮・経粘膜感染　119
劇症型溶血性レンサ球菌感染症　141
下水道　485
ケースコホート研究　48
血液感染　119
血液凝固因子　208
血液浄化　419
血液脳関門(BBB)　334
結核　34, 133
結合残留塩素　477
血清アルブミン　244
血糖値　183
ケトアシドーシス　197
ケト原生アミノ酸　194
ケトン体　179, 192, 196
ゲニステイン　390
ゲノム編集食品(ゲノム編集技術応用食品)　323
下痢性貝毒　271

減圧症　108
検疫感染症　125, 130
嫌気・無酸素・好気法　488
健　康
　　——管理　114
　　——サポート薬局　3
　　——寿命　7, 12
　　——食品　219
　　——増進法　221, 326
　　——日本21　12
　　——の定義　5
原　水　471
建築物衛生管理法　525

● こ

光化学オキシダント　503, 509,
　　521, 529
降下ばいじん　502
高カルシウム血症　234
高カロリー輸液　166, 246
口腔ケア　93
合計特殊出生率　27
高血圧　77, 81, 86
　　——治療ガイドライン　77
高血糖　86
抗酸化作用　218
甲状腺
　　——刺激ホルモン(TSH)　388
　　——腫　216
　　——ペルオキシダーゼ(TPO)
　　388
　　——ホルモン　387
高速液体クロマトグラフィー質量分
　　析(LC-MS)　431
酵素反応に基づく阻害(MBI)
　　355
酵素誘導　355
後天性免疫不全症候群(AIDS)
　　9, 142
硬　度　482
高度サラシ粉　313, 318
高度浄水処理　479
高トリグリセリド血症　82
高分解能ガスクロマトグラフ–質量
　　分析計　524
高密度リポタンパク質(HDL)
　　188, 189
交絡因子　54, 55
高齢化社会　22
高齢社会　22
高齢者の医療の確保に関する法律
　　87
抗HBsヒト免疫グロブリン(HBIG)
　　98
高LDLコレステロール血症　82
誤嚥性肺炎　35
呼気分析　167, 170

呼吸商　169, 171
国際化学物質安全性計画(IPCS)
　　389
国際疾病分類(ICD)　34
国際標準化機構(ISO)　439
克山(Keshan)病　216
国勢調査　17
国民健康・栄養調査　239, 448
国民生活基礎調査　39
コクラン共同計画　61
個人曝露量　115
五大栄養素　197
個体数ピラミッド　467
骨粗鬆症　91, 207
骨軟化症　207
固定(閉じた)コホート　50, 52
固定発生源　502, 507
こども家庭庁　95
ゴニオトキシン類　270
コハク酸一ナトリウム　320
コハク酸二ナトリウム　320
コバラミン　200
コプラナーポリ塩化ビフェニル
　　(PCB)　407, 517
個別許可型　221
コホート研究　45, 50
コホート内症例対照研究　47
コリ回路　186
五類感染症　127, 140
コールドチェーン　258, 267
コレシストキニン　182
コレステロール　177, 192, 232
コレラ　41, 136
婚姻率　29
昏　睡　230

● さ

災害性腰痛　106
サイカシン　291, 380
催奇形性試験　442
細菌性赤痢　136
細菌を用いる復帰突然変異試験
　　443
再興感染症　5, 117
最小毒性量(LOAEL)　441
再生資源の利用の促進に関する法律
　　(再生資源利用促進法)　460
在宅中心静脈栄養(HPN)　249
サイトカイン　436
サイトゾル(可溶性画分)　338
細胞外マトリックス　436
サイロキシン(T_4)　216, 388
サキシトキシン　270
作業環境管理　114
作業環境測定　114
作業管理　114
作業関連疾患　105

サッカリン　318
殺菌料　313
サプリメント　234, 237
サフロール　382
サーマルNO_x　507
作用機構　357
作用機序　357
サルコシスティス　266
サルコペニア　10, 91, 229
ザルツマン法　520
サルモネラ　262
酸塩基平衡異常　417
酸　価　301
酸　化　338
　　——還元サイクル　358
　　——防止剤　313
酸型保存料　311
産業廃棄物　455
　　——管理票(マニフェスト)
　　458
三酸化硫黄　507
三次機能　219
三重盲検法　56
三種病原体等　129
三次予防　7
酸性雨　542
酸性高温過マンガン酸法　493
酸性水溶性タール色素　315
酸素欠乏症　108
三大栄養素　163, 239
三大生活習慣病　64
産道感染　120
三二酸化鉄　316
酸　敗　300
残余年数　459
残余容量　459
残留塩素　476
残留性有機汚染物質(POPs)　452
三類感染症　125

● し

次亜塩素酸ナトリウム　313, 318
ジアセチルモルヒネ　424
シアン化物　398, 420
死因究明等推進基本法　433
死因別死亡率　34
ジェオスミン　491
ジエチル–p–フェニレンジアミン
　　(DPD)法　484
ジエチルスチルベストロール(DES)
　　385
四塩化炭素　363, 411
シェーンバイン・パーゲンステッヘ
　　ル法　431
紫外線　537
　　——吸収法　521
　　——蛍光法　518, 519

索　引　569

ジカウイルス感染症　137
シガテラ毒　268
シガトキシン　268
ジクロロジフェニルトリクロロエタン（DDT）　390, 403, 468
1,2-ジクロロプロパン　382, 412
ジクロロメタン　412, 503, 515
資源の有効な利用の促進に関する法律（資源有効利用促進法）　460
死産　33
脂質異常症　82, 86
歯周病　94
システマティックレビュー　61
持続可能な開発目標（SDGs）　544
持続性高血圧　77
疾患連関　63
シックハウス症候群　529
実効線量　535
実質安全量（VSD）　447
疾病構造　4
疾病負荷　8
疾病リスク低減表示特定保健用食品　223
指定感染症　128
指定制度　308
指定添加物　308
指定物質　515
自動酸化　300
自動車排出ガス測定局　506
自動車 NOx・PM 法　504
シトクロム c オキシダーゼ　421
シトクロム P450　342
シトリニン　278
ジノフィシストキシン類　271
地盤沈下　547
1α,25-ジヒドロキシビタミン D　206, 210
ジフェニル　312
ジフェノコナゾール　312
ジブチルヒドロキシトルエン　314
ジフテリア　134
1,2-ジブロモエタン　382
死亡率　31
N-ジメチルニトロソアミン　380
7,12-ジメチルベンゾ [a] アントラセン（DMBA）　382
社会的不利（handicap）　6
弱毒生ワクチン　151
収穫後農薬　312
周産期死亡率　33
重症急性呼吸器症候群　135
重症熱性血小板減少症候群　138
従属栄養生物　465
従属人口　22
縦断研究　45

終末糖化産物（AGEs）　230, 305
重量沈降型　522
重量法　523
主観的包括的評価（SGA）　244
宿　主　42, 118
種　差　353
術後早期回復強化（ERAS）プロトコール　251
出生コホート　45
出生率　26
受動喫煙　71
受動輸送　176
受療率　39
循環型社会形成推進基本法　460
循環器疾患　76
純再生産率　27, 28
消　化　163
生涯未婚率　28
消化器系感染症　470
浄化槽　456
消化態栄養剤　248
使用基準　310
条件付き特定保健用食品　223
少子化　28
少子高齢化　21
上水道　471
脂溶性ビタミン　204
照　度　530
消　毒　122
消費者　465
消費者庁　221, 308, 328
傷病統計　38
症例対照研究　44, 46, 53, 56
上腕筋囲（AMC）　244
上腕三頭筋皮下脂肪厚（TSF）　244
上腕周囲長（AC）　244
初回通過効果　333
初期腐敗　296
食塩相当量　238
職業がん　111
職業性腰痛　106, 113
職業病リスト　105
食事摂取基準　12, 172, 212, 234, 236
食事誘発性熱産生（DIT）　167, 169
食生活の欧米化　73, 240
梅　瘡　197, 215, 251
食中毒統計　254
食品安全委員会　308, 327, 438
食品安全基本法　326
食品衛生管理者　310
食品衛生法　308, 327
　　——施行規則　220
食品成分表　172
食品添加物　308

　　——公定書　309
食品表示基準　310
食品表示法　221, 310, 327
食物アレルギー　292
食物感染　119
食物繊維　73, 172, 217, 237
食物連鎖　467
食薬区分　225
食用タール色素　315
初婚年齢　26
ジョン・スノー　41
シロシビン　274
シロシン　274
新型インフルエンザ等感染症　127
新型コロナウイルス感染症（COVID-19）　5, 118, 145
新感染症　128
神経管閉鎖障害　101, 202, 233
神経性貝毒　271
新興感染症　5, 117
人口静態統計　17
人口転換　20
人口動態統計　19
人工濃厚流動食　248
人口爆発　19
人口ピラミッド　18
診察室血圧　77
心疾患　34, 81
腎疾患　252
人獣（人畜）共通感染症　120
人種差　354
新生児　33
　　——マススクリーニング　97, 192
腎臓病　86
身体活動レベル　238
身体的影響　535
振　動　547
　　——障害　109
　　——素子（TEOM）法　523
人年法　51
じん肺　110
腎排泄　335

● す

膵アミラーゼ　173
水泳プール　498
水銀（Hg）　392
水系感染　119
　　——症　470
水　圏　537
水質汚濁　545
　　——防止法　496
水質管理目標設定項目　480
推奨量　235, 237
膵臓ランゲルハンス島　184

索引

垂直感染　120
推定エネルギー必要量　238
推定平均必要量　235
水　道　471
　──水質基準　480
　──普及率　471
水分活性　297
水平感染　120
水溶性アナトー　315
水溶性ビタミン　199
膵リパーゼ　173, 177
スクラーゼ　175
スクラーゼ/イソマルターゼ複合体
　173, 174
スクラロース　318
スクロース　172
スコポラミン　276
健やか親子21　95
スズ(Sn)　287, 397
スチレン　410
ステアリン酸　231
ステリグマトシスチン　277
ストックホルム条約　403, 407
ストレスチェック制度　113
ストレッカー分解　305
スーパーオキシドアニオン　358,
　434
スーパーオキシドジスムターゼ
　434
ズルチン　321

● せ

ゼアラノレン　279
成育基本法　95
生活習慣病　5, 64
性感染症　119, 147
性器クラミジア感染症　147
性器ヘルペスウイルス感染症
　147
制限アミノ酸　230
性　差　353
生産者　465
生産速度ピラミッド　467
生産年齢人口　22
青酸配糖体　274
生殖発生毒性試験　442
精神障害　106
成人病　64
性腺刺激ホルモン放出ホルモン
　(GnRH)　389
製造基準　310
成層圏　537
生態学的研究　45
生態系　463, 464
生態ピラミッド　467
生体防御　16
制動放射　533

生物価　230
生物化学的酸素要求量(BOD)
　492
生物学的環境　537
生物学的半減期　534
生物学的モニタリング　115
生物圏　537
生物体量ピラミッド　467
生物的環境　465
生物濃縮　468
生物膜法　487
成分栄養剤　248
成分規格　309
生命表　35
赤外線　537
セクレチン　181
接触感染　119
接地逆転　501
セルロース　172
セルロプラスミン　214
セレウス菌　265
セレノシステイン　216, 397
セレン(Se)　216, 249, 287, 397
線維化　436
専医リスト　225
線エネルギー付与　532
前塩素処理　475
全オキシダント　521
尖圭コンジローマ　147
染色体異常　374
　──試験　443
前線性逆転　502
選択毒性　401
先天性代謝異常等検査　97
蠕動運動　171
全有機炭素(TOC)　484
前立腺がん　69
線量限度　536

● そ

騒音　530, 547
　──性難聴　109
早期新生児　33
総再生産率　27
創　傷　250
相対危険度　48, 51
相対湿度　527
総量規制基準　504
阻　害　354
促進拡散　176
粗死亡率　31
粗大粒子　512
ソラニン　275
ソリブジン事件　2
ソルビン酸　311

● た

第Ⅰ相反応　338
第Ⅱ相反応　338
第一次ベビーブーム　21, 23
第一種指定化学物質　461
第一種特定化学物質　451
ダイオキシン類　281, 503, 517,
　524
　──対策特別措置法　517
大気汚染　545
　──常時監視測定局　506
　──防止法　504
大気環境常時監視測定局　513
大規模コホート研究　57
体脂肪率　166
代　謝　182, 338
　──(的)活性化　331, 358
　──性アシドーシス　413, 418,
　421
大腸がん　66
大腸菌　481
体内動態(ADME)　331
第二次ベビーブーム　21
第二種指定化学物質　461
第二種特定化学物質　451
耐容一日摂取量(TDI)　446
耐容上限量　235, 237
唾液アミラーゼ　173, 174
多価不飽和脂肪酸　231
多環芳香族炭化水素(PAH)　290
多剤耐性菌　5
多段型　522
脱アミノ反応　298
脱共役剤　359
脱炭酸反応　297
脱窒菌　466
多糖類　172
タリウム　423
多量ミネラル　209
単回投与毒性試験　441
単光子放射断層撮影　536
胆汁酸　177
胆汁排泄　336
単純拡散　176
炭水化物　172
炭素固定　466
炭素循環　466
タンデムマス法　97
単糖類　172
単独処理浄化槽　456
タンパク質
　──・エネルギー低栄養　229,
　250
　──の動的平衡　194

● ち

チアベンダゾール　312
チアミン　199
地域包括ケアシステム　3
チオバルビツール酸試験値　301
地下水　473
地球温暖化係数（GWP）　541
地球生態系　537
チクロ　321
地形性逆転　501
治　験　58
地　圏　537
窒素酸化物　399, 504, 507, 509, 520
窒素循環　466
窒素同化　466
地表水　473
着色料　315
チャコニン　275
注意喚起表示　224
中鎖脂肪酸　179
中心静脈栄養（TPN）　166, 246, 249
中性脂肪　177, 185
中性ヨウ化カリウム法　521
中皮腫　107, 110
腸炎ビブリオ　263
腸管出血性大腸菌　263
　──感染症　135
腸肝循環　177, 193, 333, 337
長距離越境大気汚染条約　543
超高齢社会　22
腸チフス　136
超低密度リポタンパク質（VLDL）　185, 188
腸内細菌　172, 352
調味料　320
直鎖アルキルベンゼンスルホン酸塩（LAS）　483
直接服薬確認療法　133
チラミン　297
沈降性逆転　501

● つ

つつが虫病　138

● て

L-テアニン　320
低栄養　179
定期接種　152
低出生体重児　12, 100, 228
底層溶存酸素量（底層 DO）　494
低密度リポタンパク質（LDL）　188, 189
低 HDL コレステロール血症　82
デオキシコール酸　384

テストステロン　389
鉄（Fe）　213, 241
鉄不応性貧血　214, 215
テトラクロロエチレン　411, 503, 515
12-O-テトラデカノイルホルボール 13-アセテート（TPA）　384
テトラヒドロ葉酸　201
テトラミン　272
テトロドトキシン　268, 468
7-デヒドロコレステロール　206
デヒドロ酢酸ナトリウム　311
電解質コルチコイド　388
デング熱　138
電子対消滅　533
電子伝達系　183
天然香料　308
デンプン　172
電離能力　532
電離放射線　531

● と

銅（Cu）　215, 249, 288, 423
同　化　163, 164, 182
頭蓋内圧亢進　205
等価線量　535
糖原生アミノ酸　194
糖　質　172
糖質コルチコイド　388
糖新生　183
動的（開いた）コホート　50, 52
糖尿病　84, 167
　──性腎症　89
動物実験代替法　441
動物性脂質　240
動物性タンパク質　240
動物由来感染　119
動脈硬化性疾患予防ガイドライン　82
ドウモイ酸　272
トキシドローム　429
トキソイド　152
特殊健康診断　114
毒性等価係数（TEF）　408
毒性等量（TEQ）　408
毒素型食中毒　260
特定遺伝子農産物　323
特定化学物質障害予防規則　453
特定化学物質の環境への排出量の把握等及び管理の改善の促進に関する法律　452, 460
特定健康診査・特定保健指導　87
特定原材料　293
特定酵素基質培地法　481
特定第一種指定化学物質　461
特定物質　506

特定粉じん　506
特定保健用食品（トクホ）　220, 221
毒物及び劇物取締法　453
特別管理
　──一般廃棄物　455, 457
　──産業廃棄物　457
　──廃棄物　457
特別排出基準　504
特別用途食品　221
独立栄養生物　465
ドコサヘキサエン酸（DHA）　188, 231
トコフェロール　208, 314
閉じた（固定）コホート　50, 52
土壌汚染　546
突然変異　373
トランス脂肪酸　232
トランスフェリン（Tf）　214
　──受容体 1（TfR1）　214
トランスポーター　332
トリアシルグリセロール　177
鳥インフルエンザ　135
トリエタノールアミン・パラロザニリン法　518
トリクロロエチレン　411, 503, 515
トリハロメタン　479
トリフェニルスズ　391
トリプシン　173, 180
トリブチルスズ　391
　──オキシド　397
トリメチルアミン　298
トリヨードサイロニン（T_3）　216, 388
ドーリン　275

● な

ナイアシン　202
内因子　200
ナイシン　312
内臓脂肪　232
　──症候群　233
内部被曝　534
内分泌　184
内分泌かく乱化学物質　389
ナタマイシン　312
ナトリウム　212, 238
Na^+ 依存性グルコーストランスポーター 1（SGLT1）　176
2-ナフチルアミン　381
鉛（Pb）　285, 395, 423

● に

二価金属輸送体 1（DMT1）　213
二クロム酸法　493
ニコチン　424

ニコチン酸アミド　　202
二酸化硫黄　　318, 503, 507
二酸化チタン　　316
二酸化窒素　　503, 507
二次汚染物質　　502
二次機能　　219
二次生成粒子　　502
二次発がん物質　　378
二重盲検法　　56, 59
二種病原体等　　129
二次予防　　7
二世代繁殖毒性試験　　442
ニッケル(Ni)　　397
二糖類　　172
ニトレニウムイオン　　380
N-ニトロソ化合物　　290
ニトロソヘモグロビン　　508
ニバレノール　　278
日本脳炎　　138
乳　化　　177
乳がん　　66, 69
乳　酸　　186
　　——アシドーシス　　249
乳　児　　33
　　——死亡率　　33, 38
　　——ボツリヌス症　　262
乳糖不耐症　　175
尿　素　　165, 170
　　——(オルニチン)回路　　196
二類感染症　　125
任意接種　　153
認知症　　11, 35

● ね

ネオテーム　　319
ネオニコチノイド系殺虫剤　　405
ネクローシス(壊死)　　361
熱ショックタンパク質　　436
熱中症　　108
熱輻射　　530
年少人口　　22
年齢差　　353
年齢調整死亡率　　31

● の

脳血管疾患　　10, 79
脳梗塞　　79
脳出血　　79
脳卒中　　79
能動輸送　　176
農林物質の規格化及び品質表示の適
　　正化に関する法律(JAS法)
　　326
ノニルフェノール　　390, 411
ノロウイルス　　258, 266

● は

バイアス　　54
ばい煙　　504
バイオハザードマーク　　457
バイオマス　　467
肺がん　　66
廃棄物処理法　　455
廃棄物の処理及び清掃に関する法律
　　455
排水基準　　496
排　泄　　335
梅　毒　　96, 147
廃用症候群　　197
パーオキシアセチルナイトレート
　　509
白衣高血圧　　77
バクテリアル・トランスロケーショ
　　ン(BT)　　246
曝露評価　　448
曝露マージン(MOE)　　448
ハザード　　324, 437
　　——比(HQ)　　59, 449
破傷風　　142
バーゼル条約　　543
バターイエロー　　321
発がん性試験　　443
発　酵　　296
発　症　　118
発色剤　　317
発生動向調査　　131
発生毒性試験　　442
発生率差　　51
発生率比　　51
パツリン　　278
馬尿酸　　414
ハプテン　　359
パラオキシ安息香酸エステル類
　　311
パラコート　　368, 406
パラチフス　　136
パリ協定　　542
パリトキシン　　269
パルミチン酸　　231
ハロタン　　363
ハロン　　539
半減期　　534
晩婚化　　26, 29
半消化態栄養剤　　248
半数致死量(LD$_{50}$)　　441
ハンター・ラッセル症候群　　393
パントテン酸　　202
反応性代謝物　　338, 358
反応中間体　　338
反復投与毒性試験　　441

● ひ

非医リスト　　226
ビオチン　　203
東アジア酸性雨モニタリングネット
　　ワーク　　543
光散乱法　　524
非感染性疾患(NCDs)　　4, 64
非感染性・慢性疾患　　4
ピクトグラム　　462
非婚化　　29
久山町研究　　58, 80
微絨毛　　175
微小粒子状物質(PM$_{2.5}$)　　512,
　　513, 522
ビス(クロロメチル)エーテル
　　378
ヒスタミン　　292, 295, 297
ビスフェノールA　　390, 410
非生物的環境　　465
微繊毛　　171
　　——膜(刷子縁膜)　　174
ヒ素(As)　　286, 394, 423
ビタミン
　　——A　　204, 233
　　——B$_1$　　199, 249
　　——B$_2$　　200
　　——B$_6$　　200
　　——B$_{12}$　　200, 233
　　——C　　203
　　——D　　206, 233, 241
　　——D受容体(VDR)　　206
　　——D製剤　　234
　　——E　　208
　　——K　　208, 233
　　——K$_1$(フィロキノン)　　208
　　——K$_2$(メナキノン)　　208
非タンパク質呼吸商　　170
必須アミノ酸　　230
必要換気回数　　525
必要換気量　　525
非電離放射線　　537
ヒトパピローマウイルス　　74
ヒト免疫不全ウイルス(HIV)　　9
25-ヒドロキシビタミンD　　233
ヒドロキシメチルグルタリルCoA
　　(HMG-CoA)　　192
β-ヒドロキシ酪酸　　192
ヒドロキシルラジカル　　358
ヒドロキソコバラミン　　421
非分散型赤外線吸収法　　521
飛沫核感染　　119
飛沫感染　　119
肥　満　　11, 74, 87, 162, 227
非メタン炭化水素　　510, 524
百日せき　　143
病原体　　118

表示基準　310
標準的予防策　122
漂白剤　318
日和見感染　5
　──症　117
開いた(動的)コホート　50, 52
ピリドキサミン　200
ピリドキサール　200
ピリドキシン　200
ピリメタニル　312
微量ミネラル　209
　──欠乏症　249
ピルビン酸　184
ピレスロイド系殺虫剤　404
ピロリジジンアルカロイド　292,
　383
ビンクロゾリン　390

● ふ

ファロイジン　273
ファロイン　273
ファロトキシン類　273
フィジカルアセスメント　244
フィッシャー比　194, 250
フィロキノン(ビタミン K_1)　208
風しん　96
富栄養化　490
フェノール酸類　218
フェロトーシス　361
フェロポーチン　214
フェンタニル　424
不確実係数　446
不活化ワクチン　151
不可避尿　469
不感蒸泄　469
不完全抗原　359
副甲状腺ホルモン(PTH)　207,
　210
副腎皮質刺激ホルモン(ACTH)
　388
副腎皮質刺激ホルモン放出ホルモン
　(CRH)　388
フグ毒　267
伏流水　473
浮腫　229
プタキロシド　291, 383
ブチルヒドロキシアニソール
　314
普通沈殿－緩速ろ過　473
物理的消化　171
物理的半減期　534
腐敗　296
　──細菌　296
不飽和脂肪酸　230
フミン質　479
フモニシン　279
浮遊物質(SS)　494

浮遊粉じん　528
浮遊粒子状物質(SPM)　503, 512,
　522
フューエル NO_x　507
プラセボ(偽薬)　56, 59
フラビンアデニンジヌクレオチド
　(FAD)　200
フラビンアデニンモノヌクレオチド
　(FMN)　200
フラビン含有モノオキシゲナーゼ
　342
フラボノイド類　218
プラリドキシムヨウ化物　422
フルクトース　172
フルジオキソニル　312
フレイル　10, 90
　──予防　239
プレコンセプションケア　95
プレベトキシン　271
不連続点塩素処理　478
プログレッション　374
プロゲステロン　389
フロック(凝集塊)　475
プロピオン酸　311
プロピコナゾール　312
プロビット法　445
プロモーション　374
プロモーター　374
フロン　538
分解者　465
糞口感染　119
分枝鎖アミノ酸(BCAA)　194,
　250
分子シャペロン　436
分子状酸素　342
粉じん　506
分析疫学　44
分別生産流通管理(IP ハンドリン
　グ)　323
糞便汚染　481

● へ

平均寿命　35, 37
米国フラミンガム心臓研究　65
ヘキサクロロシクロヘキサン
　(HCH)　403
ヘキサクロロブタジエン(ヘキサク
　ロロ－1,3－ブタジエン)　366,
　412
n－ヘキサン　369
　──抽出物質　494
ヘテロサイクリックアミン　288
ヘファスチン　214
ヘプシジン　215
ペプシン　173, 179
ヘモクロマトーシス　215
ペラグラ　203

ペルオキシソーム増殖因子活性化受
　容体　360
ペルフルオロオクタン酸(PFOA)
　409
ペルフルオロオクタンスルホン酸
　(PFOS)　409
ペルフルオロヘキサンスルホン酸
　(PFHxS)　409
ベロ毒素　264
変異原性　373
　──試験　443
ベンジジン　381
変質　296
ベンゼン　379, 413, 503, 515
ベンゾジアゼピン　425
ベンゾ [a] ピレン　379
ベンチマークドース(BMD)法
　447
変敗　296, 300

● ほ

防かび剤　312
芳香族アミノ酸(AAA)　194, 250
芳香族炭化水素受容体(AHR)
　355
放射性
　──医薬品　536
　──壊変　531
　──核種　531
　──逆転　501
　──同位体　531
　──崩壊　531
防ばい剤　312
飽和脂肪酸　230, 231
保菌者　118
保健機能食品制度　220
母子
　──感染　120
　──感染症　96
　──健康手帳　97
　──保健　94
ポジティブリスト制度　308, 400
ポストハーベスト農薬　312
3′－ホスホアデノシン－5′－ホスホ硫
　酸(PAPS)　348
保存基準　310
保存料　311
没食子酸プロピル　314
ボツリヌス菌　262
ボツリヌス症　138, 317
母乳感染　120
ホメオスタシス　14
ホメピゾール　422
ポリ塩化アルミニウム(PAC)
　474
ポリ塩化ジベンゾ－p－ジオキシン
　(PCDD)　407, 517

574　索　引

ポリ塩化ジベンゾフラン（PCDF）
　280, 407, 517
ポリ塩化ビフェニル（PCB）　280,
　407, 450, 468
ポリオ（急性灰白髄炎）　133
ポリフェノール　218
　——オキシダーゼ　304
ホルモン感受性リパーゼ（HSL）
　190
本態性高血圧症　77

● ま
マイクロプラスチック　459, 544
マイトトキシン　268
前向き研究　45
膜消化　171, 175
マグネシウム（Mg）　213
マーケットバスケット調査　448
麻しん　144
末梢静脈栄養（PPN）　246, 249
マッチング　47, 56
マニフェスト（産業廃棄物管理票）
　459
　——制度　459
麻痺性貝毒　270
マラスムス　229
マラリア　139
マルターゼ　173, 174
マルトース　172
マンガン　216
慢性腎臓病（CKD）　88
慢性毒性試験　442
慢性閉塞性肺疾患（COPD）　89,
　250

● み
ミクロシスチン　491
ミクロソーム画分　338
水の華　491
ミセル化　177
水俣条約　543
水俣病　44, 283

● む
無機鉛　370
無作為化　56
　——比較試験（RCT）　59
ムスカリン　273
無毒性量（NOAEL）　311, 391, 441

● め
メイラード反応　230, 304
メタアナリシス　61, 70
メタノール　373, 412, 421
メタボリックシンドローム　86,
　233
メタミドホス　282

メタロチオネイン　336, 392, 435
2-メチルイソボルネオール　491
メチル水銀　283, 368, 393
1-メチル-4-フェニル-1,2,3,6-テト
　ラヒドロピリジン　368
メチル抱合　351
滅菌　122
メッツ（METs）　169
メトトレキサート　202
メトヘモグロビン血症　370, 421,
　470, 508
メナキノン（ビタミンK_2）　208
目安量　235, 237
メラノイジン　304
メンケス病　216

● も
盲検法　56
目標量　235, 237
モデル人口　32
モノアミンオキシダーゼ　344
モリブデン　217
モルヒネ　424
モントリオール議定書　539
門脈　178

● や
薬剤疫学　59
薬剤耐性（AMR）　5
薬品凝集沈殿-急速ろ過　474
薬物アレルギー　359
薬物代謝酵素　338
薬物乱用防止　103
やせ　11, 87, 162, 227
夜盲症　205

● ゆ
有害性評価　438
有害大気汚染物質　515
有機塩素系殺虫剤　402
有機塩素系除草剤　405
有機フッ素化合物（PFAS）　468
有機リン系殺虫剤　400
有効　534
優先取組物質　515
優先評価化学物質　451
有訴者　39
有病率　38
遊離残留塩素　476
優良試験所基準（GLP）　439
油脂　230
　——の変敗試験　301
輸入感染症　117, 130
ユビキチン-プロテアソーム系
　436

● よ
溶液導電率法　518
要介護　10
溶血性尿毒症症候群　264
要検討項目　481
葉酸　201, 233
　——代謝拮抗剤　202
ヨウ素　216
　——価　301
溶存酸素（DO）　491
　——垂下曲線　495
陽電子放射断層撮影　536
用量反応評価　444
四日市喘息　507
予防接種　43, 153
　——法　152
四種病原体等　130
四類感染症　125, 136

● ら
ライフステージ　160
ラインシュ法　431
ラクターゼ　173, 175
ラクトース　172
ラテックスアレルギー　295
卵胞刺激ホルモン（FSH）　389

● り
罹患率　38, 51
リグナン類　218
リコリン　276
リスク　437
　——アセスメント　325
　——管理　325, 449
　——コミュニケーション　325,
　453
　——差　51
　——判定　449
　——比　51, 53
　——評価　325, 327, 438
　——評価の出発点　444
　——分析　327, 437
　——マネージメント　325
　——要因　63, 65, 70
リナマリン　275
リノール酸　231
α-リノレン酸　231
リフィーディング症候群　229
リポタンパク質リパーゼ（LPL）
　179, 188
リポタンパク質粒子　178
リボフラビン　200
リモデリング（骨の）　207
硫化水素　400, 421
硫酸アルミニウム　474
硫酸鉄（Ⅱ）　318

硫酸転移酵素　348
硫酸バンド　474
硫酸抱合　348
硫酸ミスト　507
粒子状物質　502, 507, 518
リン　210
淋菌感染症　147
リン酸トリ-o-クレジル(TOCP)
　369, 411
リン脂質　177
臨時接種　152
臨床研究　45, 58
臨床試験　58
リンパ管　178

● る

累積罹患率　50
ルテオスカイリン　278

● れ

レイノー現象　109
レジオネラ症　139
レチナール　204
レチノイド X 受容体(RXR)　356,
　391
レチノイン酸　204
　——受容体(RAR)　204
レチノール　204
　——活性当量　205
　——結合タンパク質(RBP)
　204

● ろ

老　衰　35
労働安全衛生法　113, 452
労働基準法　113
労働災害　105
老年化指数　22, 26
老年人口指数　22
老年人口割合　22
ろ過捕集法　518
ろ過膜(生物膜)　474
ロコモティブシンドローム　10,
　91
ロンドン条約　543

● わ

ワクチン　151
ワルファリン　208, 233
ワンヘルス　120

● 欧　文

A 型肝炎　136
A 細胞　184
A 類疾病　152
AAA(芳香族アミノ酸)　194, 250
ABC トランスポーター　332

AC(上腕周囲長)　244
ACTH(副腎皮質刺激ホルモン)
　388
ADH(アルコールデヒドロゲナー
　ゼ)　343, 412
ADI(許容一日摂取量)　311, 391,
　445
ADME(体内動態)　331
AGEs(終末糖化産物)　230, 305
AHR(芳香族炭化水素受容体)
　355
AIDS(後天性免疫不全症候群)
　9, 142
ALARA　447
ALDH(アルデヒドデヒドロゲナー
　ゼ)　343, 412
AMC(上腕筋囲)　244
Ames 試験　385, 443
AMR(薬剤耐性)　5
ARfD(急性参照用量)　446
Atwater 係数　164
B 型肝炎ウイルス(HBV)　98
B 型肝炎ワクチン(HB ワクチン)
　98
B 細胞(膵臓ランゲルハンス島の)
　184
B 類疾病　152
BBB(血液脳関門)　334
BCAA(分枝鎖アミノ酸)　194,
　250
BMD(ベンチマークドース)法　447
BMI　11, 162, 227
BMR　447
BOD(生物化学的酸素要求量)
　492
BT(バクテリアル・トランスロケー
　ション)　246
CAR　356
CKD(慢性腎臓病)　88
COD(化学的酸素要求量)　493
COPD(慢性閉塞性肺疾患)　89,
　250
COVID-19(新型コロナウイルス感染
　症)　5, 118, 145
CRH(副腎皮質刺激ホルモン放出ホ
　ルモン)　388
CYP3A4　342
DALY　8
DDE　390
DDT(ジクロロジフェニルトリクロ
　ロエタン)　390, 403, 468
disability　6
DES(ジエチルスチルベストロール)
　385
DHA(ドコサヘキサエン酸)　188,
　231
DIT(食事誘発性熱産生)　167,

169
DMBA(7,12-ジメチルベンゾ [a] ア
　ントラセン)　382
DMT1(二価金属輸送体 1)　213
DNA 修復機構　436
DO(溶存酸素)　491
DOHaD　100
DPD(ジエチル-p-フェニレンジア
　ミン)法　484
E 型肝炎　137
EBM　60
EPA(エイコサペンタエン酸)
　188, 231
ERAS(術後早期回復強化)プロト
　コール　251
EN(経腸栄養)　246
EM　354
FAD(フラビンアデニンジヌクレオ
　チド)　200
Fenton 反応　435
FMN(フラビンアデニンモノヌクレ
　オチド)　200
FSH(卵胞刺激ホルモン)　389
GC-MS(ガスクロマトグラフィー質
　量分析)　431
GHS(化学品の分類および表示に関
　する世界調和システム)
　451, 462
GIP(胃抑制ポリペプチド)　182
Gla 化(γ-カルボキシル化)　208
GLIM 基準　245
GLP(優良試験所基準)　439
GLP-1(グルカゴン様ペプチド-1)
　182
GLUT2(グルコーストランスポー
　ター 2)　176, 184
GLUT4(グルコーストランスポー
　ター 4)　185
GnRH(性腺刺激ホルモン放出ホル
　モン)　389
GWP(地球温暖化係数)　541
G6P(グルコース-6-リン酸)
　183
G6Pase(グルコース-6-ホスファ
　ターゼ)　184
HACCP(危害分析重要管理点)
　258, 263, 267, 306, 326
handicap(社会的不利)　6
Harris-Benedict の推定式　168,
　238
HbA1c(グリコヘモグロビン)
　305
HB ワクチン　98
HBIG(抗 HBs ヒト免疫グロブリン)
　98
HBV(B 型肝炎ウイルス)　98
HCH(ヘキサクロロシクロヘキサ

576　索　引

ン）　403
HDL（高密度リポタンパク質）
　188, 189
HIV（ヒト免疫不全ウイルス）　9
HMG-CoA（ヒドロキシメチルグル
　タリル CoA）　192
HPN（在宅中心静脈栄養）　249
HQ（ハザード比）　59, 449
HSL（ホルモン感受性リパーゼ）
　190
ICD（国際疾病分類）　34
ICH（医薬品規制調和国際会議）
　439
impairment　6
IP ハンドリング（分別生産流通管
　理）　323
IPCS（国際化学物質安全性計画）
　389
ISO（国際標準化機構）　439
JAS 法（農林物質の規格化及び品質
　表示の適正化に関する法律）
　326
K 値規制　504, 546
LAS（直鎖アルキルベンゼンスルホ
　ン酸塩）　483
LC-MS（高速液体クロマトグラ
　フィー質量分析）　431
LD$_{50}$（半数致死量）　441
LDL（低密度リポタンパク質）
　188, 189
LH（黄体形成ホルモン）　389
LOAEL（最小毒性量）　441
LPL（リポタンパク質リパーゼ）
　179, 188
MBI（酵素反応に基づく阻害）
　355
METs（メッツ）　169
MOE（曝露マージン）　448
mRNA ワクチン　152
NAD(P)H-キノンオキシドレダク
　ターゼ　345
NADPH-シトクロム P450 レダク
　ターゼ　345
NCDs（非感染性疾患）　4, 64
NOAEL（無毒性量）　311, 391, 441
NPC/N 比（非タンパク質カロリー/
　窒素比）　252
NR・サプリメントアドバイザー
　227
NST（栄養サポートチーム）　159,
　197, 242
n-3 系脂肪酸　188, 223, 231, 252
n-6 系脂肪酸　188, 231
ODA（客観的評価）　244
OECD（経済協力開発機構）　440

O157　264
PAC（ポリ塩化アルミニウム）
　474
PAH（多環芳香族炭化水素）　290
PAPS（3′-ホスホアデノシン-5′-ホ
　スホ硫酸）　348
PCB（ポリ塩化ビフェニル）　280,
　407, 450, 468
PCDD（ポリ塩化ジベンゾ-p-ジオ
　キシン）　407, 517
PCDF（ポリ塩化ジベンゾフラン）
　280, 407, 517
PEM（タンパク質・エネルギー低栄
　養）　229, 250
PFAS（有機フッ素化合物）　468
PFHxS（ペルフルオロヘキサンスル
　ホン酸）　409
PFOA（ペルフルオロオクタン酸）
　409
PFOS（ペルフルオロオクタンスル
　ホン酸）　409
PM　354, 512
PM$_{2.5}$（微小粒子状物質）　512,
　513, 522
PM$_{10}$　512
PMS（医薬品製造販売後調査）
　60
PN（経静脈栄養）　246, 248
POD（リスク評価の出発点）　444
POPs（残留性有機汚染物質）　452
PPARα　360
PPN（末梢静脈栄養）　246, 249
PRTR（環境汚染物質排出移動登録）
　制度　452, 460
PTH（副甲状腺ホルモン）　207,
　210
PXR　356
RAR（レチノイン酸受容体）　204
RBP（レチノール結合タンパク質）
　204
RCT（無作為化比較試験）　59
RXR（レチノイド X 受容体）　356,
　391
SDGs（持続可能な開発目標）　544
SDS（安全データシート）　450,
　460
――制度　452
SGA（主観的包括的評価）　244
SGLT1（Na$^+$依存性グルコーストラ
　ンスポーター 1）　176
SGLT2 阻害薬　177
SLC トランスポーター　332
SNP（一塩基多型）　354
SPM（浮遊粒子状物質）　512
SS（浮遊物質）　494

S9 mix　386
TCA 回路（クエン酸回路）　183
TDI（耐容一日摂取量）　446
TEF（毒性等価係数）　408
TEQ（毒性等量）　408
Tf（トランスフェリン）　214
TfR1（トランスフェリン受容体 1）
　214
TNF-α　232
TOC（全有機炭素）　484
TOCP（リン酸トリ-o-クレジル）
　369, 411
TPA（12-O-テトラデカノイルホル
　ボール 13-アセテート）　384
TPN（中心静脈栄養）　166, 246,
　249
TPO（甲状腺ペルオキシダーゼ）
　388
TRF（TSH 遊離因子）　388
TSF（上腕三頭筋皮下脂肪厚）
　244
TSH（甲状腺刺激ホルモン）　388
TSH 遊離因子（TRF）　388
T-2 トキシン　279
U-シェイプ　15
UDP-グルクロン酸転移酵素（UGT）
　346, 356, 388
UDPGA（ウリジン二リン酸-α-D-
　グルクロン酸）　346
UGT1A1　357
VDR（ビタミン D 受容体）　206
VLDL（超低密度リポタンパク質）
　185, 188
VOC（揮発性有機化合物）　504,
　511, 524, 529
VSD（実質安全量）　447
WHO　389
X 線　533

α 線　532
β 酸化　179, 190
β$^+$線　533
β$^-$線　532
β 線吸収法　523
γ 線　533

● 数　字

0 歳平均余命　35, 37
1 型糖尿病　84
1 人暮らしの高齢者　25
1R　460
2 型糖尿病　84
3R　460
3Rs　441
95％信頼区間　52, 53

第 7 版　衛生薬学　—健康と環境—

　　　　　　　　　　　　　令和 7 年 2 月 28 日　発　行

編　者　原　俊太郎・姫野誠一郎・吉成　浩一

発 行 者　池　田　和　博

発 行 所　丸善出版株式会社
　　　　　〒101-0051 東京都千代田区神田神保町二丁目 17 番
　　　　　編集：電話(03)3512-3261 ／ FAX(03)3512-3272
　　　　　営業：電話(03)3512-3256 ／ FAX(03)3512-3270
　　　　　https://www.maruzen-publishing.co.jp

© Shuntaro Hara, Seiichiro Himeno, Kouichi Yoshinari, 2025

組版・株式会社 リーブル プランニング
印刷／製本・三美印刷株式会社

ISBN 978-4-621-31051-9　C3047　　　　　　　Printed in Japan

JCOPY　〈(一社)出版者著作権管理機構　委託出版物〉
本書の無断複写は著作権法上での例外を除き禁じられています．複写
される場合は，そのつど事前に，(一社)出版者著作権管理機構(電話
03-5244-5088，FAX 03-5244-5089，e-mail：info@jcopy.or.jp)の許諾を
得てください．